BONE CANCER

Bone Sarcomas and Bone Metastases-From Bench to Bedside

恶性骨肿瘤

肉瘤与转移瘤·从基础到临床

原著　[法] Dominique Heymann

主译　黎志宏　李浩淼

副主译　刘悦　陆明　涂超　侯昌禾　李源　陈维

中国科学技术出版社

·北京·

图书在版编目（CIP）数据

恶性骨肿瘤：肉瘤与转移瘤·从基础到临床：原书第 3 版 / （法）多米尼克·海曼 (Dominique Heymann) 原著；黎志宏，李浩森主译 . — 北京：中国科学技术出版社，2025.1

ISBN 978-7-5236-0929-3

Ⅰ . R738.1

中国国家版本馆 CIP 数据核字第 2024TW7831 号

著作权合同登记号：01-2023-6275

策划编辑	丁亚红　孙　超
责任编辑	丁亚红
文字编辑	陈　雪
装帧设计	佳木水轩
责任印制	徐　飞

出　　版	中国科学技术出版社
发　　行	中国科学技术出版社有限公司
地　　址	北京市海淀区中关村南大街 16 号
邮　　编	100081
发行电话	010-62173865
传　　真	010-62179148
网　　址	http://www.cspbooks.com.cn

开　　本	889mm×1194mm　1/16
字　　数	984 千字
印　　张	42
版　　次	2025 年 1 月第 1 版
印　　次	2025 年 1 月第 1 次印刷
印　　刷	北京盛通印刷股份有限公司
书　　号	ISBN 978-7-5236-0929-3/R·3316
定　　价	398.00 元

版权声明

注　意

本书涉及领域的知识和实践标准在不断变化。新的研究和经验拓展我们的理解，因此须对研究方法、专业实践或医疗方法作出调整。从业者和研究人员必须始终依靠自身经验和知识来评估和使用本书中提到的所有信息、方法、化合物或本书中描述的实验。在使用这些信息或方法时，他们应注意自身和他人的安全，包括注意他们负有专业责任的当事人的安全。在法律允许的最大范围内，爱思唯尔、译文的原文作者、原文编辑及原文内容提供者均不对因产品责任、疏忽或其他人身或财产伤害及 / 或损失承担责任，亦不对由于使用或操作文中提到的方法、产品、说明或思想而导致的人身或财产伤害及 / 或损失承担责任。

译者名单

主　译　黎志宏（中南大学湘雅二医院）　　　　李浩淼（南方医科大学第三附属医院）

副主译　刘　偿（中南大学湘雅二医院）　　　　陆　明（南方医科大学第三附属医院）

　　　　涂　超（中南大学湘雅二医院）　　　　侯昌禾（南方医科大学第三附属医院）

　　　　李　源（中南大学湘雅二医院）　　　　陈　维（南方医科大学第三附属医院）

译　　者　（以姓氏汉语拼音为序）

　　　　艾　凯（中南大学湘雅二医院）　　　　邓海涛（中南大学湘雅二医院）

　　　　邓丕业（中南大学湘雅二医院）　　　　杜少华（南方医科大学第三附属医院）

　　　　范　博（中南大学湘雅二医院）　　　　封程耀（中南大学湘雅二医院）

　　　　何　予（中南大学湘雅二医院）　　　　洪钰龙（中南大学湘雅二医院）

　　　　胡世弟（南方医科大学第三附属医院）　金青林（南方医科大学第三附属医院）

　　　　雷紫雄（南方医科大学第三附属医院）　李陈碑（中南大学湘雅二医院）

　　　　李　柯（中南大学湘雅二医院）　　　　李宇晟（中南大学湘雅医院）

　　　　林正君（中南大学湘雅二医院）　　　　凌　林（中南大学湘雅二医院）

　　　　庞　科（广西医科大学第一附属医院）　彭宏凌（中南大学湘雅二医院）

　　　　任晓磊（中南大学湘雅二医院）　　　　汤振楚（中南大学湘雅二医院）

　　　　陶雨佳（中南大学湘雅二医院）　　　　万　璐（中南大学湘雅二医院）

　　　　王　华（中南大学湘雅二医院）　　　　王　璐（中南大学湘雅二医院）

　　　　吴　蓓（中南大学）　　　　　　　　　吴彦霖（中南大学湘雅二医院）

　　　　谢　鹏（中南大学湘雅二医院）　　　　谢文清（中南大学湘雅医院）

　　　　徐浩哲（中南大学湘雅二医院）　　　　杨　晶（中南大学湘雅二医院）

　　　　易　磊（中南大学湘雅二医院）　　　　曾　劲（中南大学湘雅二医院）

　　　　张冯依（中南大学湘雅二医院）　　　　张文超（中南大学湘雅二医院）

　　　　张祥洪（中南大学湘雅二医院）　　　　张志明（中南大学湘雅二医院）

　　　　郑　涛（中南大学湘雅二医院）

内容提要

本书引进自 ELSEVIER 出版集团，由国际知名的骨科专家 Dominique Heymann 领衔编写，是一部专注于原发性和继发性骨肿瘤基础及临床各个方面的经典著作。全书共 69 章，为全新第 3 版，不仅详细阐明了恶性骨肿瘤生物学、遗传特征、基因和蛋白组学、分子标志物及治疗靶点的新进展，全面整合了骨肿瘤病理、流行病学、遗传学、动物模型及临床诊治相关知识，还介绍了骨肿瘤微环境、肿瘤细胞与骨组织互作关系，以及人工智能、深度学习、临床前模型、骨肿瘤成像、骨痛管理和骨肿瘤诊治新方法等前沿进展。本书内容系统全面，图片表格丰富，令人耳目一新，同时兼具专业性与实用性，既可作为骨肿瘤专科医师的实用参考书，又可供骨外科、病理科、放射科、肿瘤科、血液内科等相关医务工作者、骨肿瘤基础研究领域学者和在校医学生阅读参考。

原书编著者

原著

Dominique Heymann

Institut de Cancérologie de l'Ouest Laboratory of Tumour Heterogeneity and Precision Medicine,
Saint-Herblain,France;University of Nantes,Nantes,France;
Department of Oncology and Metabolism,Medical School,University of Sheffield,Sheffield,United Kingdom

参编者

Carlos Ferrer Albiach

Oncology Institute, Radiation Oncology, Castellón Provincial Hospital Consortium, Castellón, Spain

C. Alix-Panabières

Laboratory of Rare Human Circulating Cells, University Medical Center of Montpellier, Montpellier, France; CREEC, MIVEGEC, University of Montpellier, CNRS, IRD, Montpellier, France

Fernanda Amary

Histopathology, Royal National Orthopaedic Hospital, Middlesex, United Kingdom

Andrea Angelini

Department of Orthopaedics and Orthopaedic Oncology, University of Padova, Padova, Italy

Gustavo A. Arias-Pinilla

Academic Unit of Clinical Oncology, Oncology and Metabolism, University of Sheffield,Weston Park Hospital, Sheffield, United Kingdom

Hector M. Arredondo Carrera

The Mellanby Centre for Bone Research, Department of Oncology and Metabolism, The University of Sheffield, Sheffield, United Kingdom

Sofia Avnet

Department of Biomedical and Neuromotor Sciences, University of Bologna, Bologna, Italy; BST Biomedical Science and Technology Lab, IRCCS Istituto Ortopedico Rizzoli, Bologna, Italy

Dominic Bagguley

EJ Whitten Foundation Prostate Cancer Research Centre, Epworth Healthcare, Melbourne, VIC, Australia; Department of Surgery, University of Melbourne, Melbourne, VIC, Australia

Nicola Baldini

Department of Biomedical and Neuromotor Sciences, University of Bologna, Bologna, Italy; BST Biomedical Science and Technology Lab, IRCCS Istituto Ortopedico Rizzoli, Bologna, Italy

Jean-Yves Blay

Department of Medical Oncology, Centre Leon Berard, Lyon, France

Claudine Blin-Wakkach

Université Côte d'Azur, CNRS, LP2M, Nice, France

Edith Bonnelye

CNRS ERL 6001/INSERM U1232, Institut de Cancérologie de l'Ouest, Saint-Herblain, France

Corinne Bouvier

Department of Pathology, CHU Marseille la Timone, Marseille, France; University of Aix-Marseille, Marseille, France

J.V.M.G. Bovée

Department of Pathology, Leiden University Medical Center, Leiden, the Netherlands

Mehdi Brahmi

Department of Medical Oncology, Centre Leon Berard, Lyon, France

Janet Brown

Academic Unit of Clinical Oncology, Oncology and Metabolism, University of Sheffield, Weston Park Hospital, Sheffield, United Kingdom

Thomas J. Brown

Division of Biomedical Science, School of Veterinary Medicine and Science, Biodiscovery Institute, University of Nottingham, Nottingham, Great Britain

Janet E. Brown

Department of Oncology and Metabolism, Weston Park Hospital, Sheffield, United Kingdom

Ø.S. Bruland

Department of Oncology, Oslo University Hospital, Norwegian Radium Hospital, Oslo, Norway; University of Oslo, Institute for Clinical Medicine, Faculty of Medicine, Oslo, Norway

Teresa Piquer Camañes

Radiation Oncology, Castellón Provincial Hospital Consortium, Castellón, Spain

Preston Campbell

Venebio Group, LLC, Richmond, VA, United States

Giovana Carrasco

Department of Oncology and Metabolism, University of Sheffield, Medical School, Sheffield, United Kingdom

Daniel Chappard

GEROM Groupe Etudes Remodelage Osseux et bioMatériaux-LHEA, IRIS-IBS Institut de Biologie en Santé, CHU d'Angers, Univ-Angers, Angers, France

Michael M. Chau

Department of Orthopedic Surgery, University of Minnesota, Minneapolis, MN, United States

Edward Chow

Princess Margaret Hospital, Kowloon, Hong Kong, PR China; Princess Margaret Cancer Centre, Toronto, ON, Canada; Sunnybrook Health Sciences Centre, Toronto, ON, Canada

Dimitrios Christoulas

Department of Hematology, 251 General Air-Force Hospital, Athens, Greece

Anne-Marie Cleton-Jansen
Department of Pathology, Leiden University Medical Center, Leiden, the Netherlands

Philippe Clézardin
Oncology and Metabolism Department (OMD), Medical School, University of Sheffield, Sheffield, United Kingdom; INSERM, Research Unit UMR S1033, LyOS, Faculty of Medicine Lyon-Est, University of Lyon, Lyon, France

Denis R. Clohisy
Department of Orthopedic Surgery, University of Minnesota, Minneapolis, MN, United States

Denis Cochonneau
Institut de Cancérologie de l'Ouest, University of Nantes, Tumour Heterogeneity and Precision Medicine, Nantes, France

Robert Coleman
Medical Oncology, Department of Oncology and Metabolism, University of Sheffield, Sheffield, United Kingdom

Nadege Corradini
Department of Paediatric Oncology, Centre Leon Berard & IHOPe, Lyon, France

Ovidiu Daescu
Department of Computer Science, The University of Texas at Dallas, Richardson, TX, United States

Heike Daldrup-Link
Department of Radiology, Pediatric Molecular Imaging Program, Stanford University, Stanford, CA, United States; Department of Pediatrics, Pediatric Hematology/Oncology, Lucile Packard Children's Hospital, Palo Alto, CA, United States

Dylan C. Dean
Department of Orthopedic Surgery, Sarcoma Biology Laboratory, David Geffen School of Medicine, University of California, Los Angeles, CA, United States

Gonzague de Pinieux
Department of Pathology, CHRU de Tours, Tours, France; University of Tours, Tours, France

Zhenfeng Duan
Department of Orthopedic Surgery, Sarcoma Biology Laboratory, David Geffen School of Medicine, University of California, Los Angeles, CA, United States

Armelle Dufresne
Department of Medical Oncology, Centre Leon Berard, Lyon, France

Maryne Dupuy
Nantes University, INSERM UMR1238, Nantes, France

A. Dutour
Cell Death and Pediatric Cancer Team,

INSERM1052, CNRS5286, Centre Leon BERARD, Cancer Research Center of Lyon, Lyon, France

Claire M. Edwards
Nuffield Department of Orthopaedics, Rheumatology and Musculoskeletal Sciences, Botnar Research Centre, University of Oxford, Oxford, United Kingdom; Nuffield Department of Surgical Sciences, University of Oxford, Oxford, United Kingdom

Jouglar Emmanuel
Department of Radiation Oncology, Institut de Cancérologie de l'Ouest, Nantes - Saint Herblain, France

Fei Fei
Department of Pathology, University of Alabama at Birmingham, Birmingham, AL, United States

Adrienne M. Flanagan
UCL Cancer Institute, London, United Kingdom; Histopathology, Royal National Orthopaedic Hospital, Middlesex, United Kingdom

Florent Elefteriou
Departments of Molecular and Human Genetics and Orthopedic Surgery, One Baylor Plaza, Baylor College of Medicine, Houston, TX, United States

Ramses Forsyth
Department of Pathology, Free University of Brussels, Brussels, Belgium

Pierrick G.J. Fournier
Biomedical Innovation Department, Centro de Investigación Científica y de Educación Superior de Ensenada (CICESE), Ensenada, Baja California, Mexico

Stefano Gambera
Cellular Biotechnology Unit, Instituto de Salud Carlos III (ISCIII), Madrid, Spain

Dingcheng Gao
Department of Cardiothoracic Surgery, Weill Medical College of Cornell University, New York, NY, United States; Neuberger Berman Lung Cancer Research Center, Weill Medical College of Cornell University, New York, NY, United States; Department of Cell and Developmental Biology, Weill Medical College of Cornell University, New York, NY, United States

Javier García-Castro
Cellular Biotechnology Unit, Instituto de Salud Carlos III (ISCIII), Madrid, Spain

Christopher George
Department of Oncology and Metabolism, Medical School, University of Sheffield, Sheffield, United Kingdom

Steven Georges
Nantes Université, INSERM, Bone Sarcomas

and Remodeling of Calcified Tissues, Nantes, France

Anne Gomez-Brouchet
University of Toulouse, Toulouse, France; Department of Pathology, CRB Cancer IUCToncopole, Toulouse, France

Francois Gouin
Centre Léon Bérard, Lyon, France; CMCR des Massues, Lyon, France

Agamemnon E. Grigoriadis
Centre for Craniofacial and Regenerative Biology, King's College London Guy's Hospital, London, United Kingdom

Arwin Groenewoud
Institute of Biology, University of Leiden, Leiden, the Netherlands

Thomas G.P. Grünewald
Division of Translational Pediatric Sarcoma Research, German Cancer Research Center (DKFZ), German Cancer Consortium (DKTK), Heidelberg, Germany; Hopp-Children's Cancer Center (KiTZ), Heidelberg, Germany; Institute of Pathology, Heidelberg University Hospital, Heidelberg, Germany

Julia Halper
Université Côte d'Azur, CNRS, LP2M, Nice, France

Yujiao Han
Department of Molecular Biology, Princeton University, Princeton, NJ, United States

Shuko Harada
Department of Pathology, University of Alabama at Birmingham, Birmingham, AL, United States

Jendrik Hardes
Department of Tumour Orthopaedics, University Hospital of Essen, Essen, Germany

Jiri Hatina
Faculty of Medicine in Pilsen, Charles University, Institute of Biology, Plzen, Czech Republic

Marie-Francoise Heymann
Service d'Anatomie et Cytologie Pathologiques, Institut de Cancérologie de l'Ouest, Saint-Herblain, France

Dominique Heymann
Institut de Cancérologie de l'Ouest Laboratory of Tumour Heterogeneity and Precision Medicine, Saint-Herblain, France; University of Nantes, Nantes, France; Department of Oncology and Metabolism, Medical School, University of Sheffield, Sheffield, United Kingdom

David G. Hicks
IHC-ISH Laboratory and Breast Subspecialty Service, University of Rochester Medical Center, Rochester, NY, United States

L.S. Hiemcke-Jiwa
Department of Pathology, University Medical Center Utrecht, Utrecht, the Netherlands

Tina Thi Ho
Department of Radiology, Pediatric Molecular Imaging Program, Stanford University, Stanford, CA, United States

Pancras C.W. Hogendoorn
Department of Pathology, Free University of Brussels, Brussels, Belgium; Department of Pathology, Leiden University Medical Center, Leiden, the Netherlands

Ingunn Holen
Department of Oncology and Metabolism, Medical School, University of Sheffield, Sheffield, United Kingdom

Konstantin Horas
Bone Research Program, ANZAC Research Institute, University of Sydney, Sydney, NSW, Australia

Francis J. Hornicek
Department of Orthopedic Surgery, Sarcoma Biology Laboratory, David Geffen School of Medicine, University of California, Los Angeles, CA, United States

Aymen I. Idris
Department of Oncology and Metabolism, University of Sheffield, Medical School, Sheffield, United Kingdom

Brenda I. Iduarte
Biomedical Innovation Department, Centro de Investigación Científica y de Educación Superior de Ensenada (CICESE), Ensenada, Baja California, Mexico; Posgrado en Ciencias de la Vida, Centro de Investigación Científica y de Educación Superior de Ensenada (CICESE), Ensenada, Baja California, Mexico

Hakan Ilaslan
Imaging Institute Musculoskeletal Division, Cleveland Clinic Foundation, Cleveland, OH, United States

Victoria James
Division of Biomedical Science, School of Veterinary Medicine and Science, Biodiscovery Institute, University of Nottingham, Nottingham, Great Britain; Biodiscovery Institute, University Park, University of Nottingham, Nottingham, United Kingdom

Prem Ruben Jayaram
Department of Radiology, Vancouver General Hospital, Vancouver, Canada

Emmanuel Jouglar
Department of Radiation Oncology, Institut de Cancérologie de l'Ouest, Nantes-Saint Herblain, France

Yan-Ran Joyce Wang
Department of Radiology, Pediatric Molecular Imaging Program, Stanford University, Stanford, CA, United States

Patricia Juárez
Biomedical Innovation Department, Centro de Investigación Científica y de Educación Superior de Ensenada (CICESE), Ensenada, Baja California, Mexico

A. Juzeniene
Department of Radiation Biology, Institute for Cancer Research, Oslo University Hospital, Norwegian Radium Hospital, Oslo, Norway

Yibin Kang
Department of Molecular Biology, Princeton University, Princeton, NJ, United States

Mathijs Kint
Institute of Biology, University of Leiden, Leiden, the Netherlands

Helen J. Knowles
Botnar Research Centre, Nuffield Department of Orthopaedics Rheumatology & Musculoskeletal Sciences, University of Oxford, Oxford, United Kingdom

Udo Kontny
Paediatric Clinic, Section Paediatric Haematology, Oncology and Stem Cell Transplantation, University Hospital RWTH, Aachen, Germany

Francois Lamoureux
Université de Nantes, Nantes atlantique université, INSERM, UMR 1238, Bone Sarcoma and Remodeling of Calcified Tissues, Nantes, France

R.H. Larsen
Sciencons AS, Oslo, Norway

Mélanie Lavaud
Nantes Université, INSERM, Bone Sarcomas and Remodeling of Calcified Tissues, Nantes, France

Nathan Lawrentschuk
Department of Urology, Royal Mebourne Hospital, Melbourne, Australia

Michelle A. Lawson
Sheffield Myeloma Research Team, Department of Oncology and Metabolism, Medical School, University of Sheffield, Sheffield, United Kingdom; The Mellanby Centre for Bone Research, University of Sheffield Medical School, University of Sheffield, Sheffield, United Kingdom

Bénédicte Brounais Le-Royer
INSERM UMR1238, Faculty of Medicine, Nantes University, Nantes, France

Patrick Leavey
Division of Pediatric Hematology/Oncology, The University of Texas Southwestern Medical Center, Dallas, TX, United States

Fernando Lecanda
Division of Oncology Adhesion and Metastasis Laboratory Center for Applied Medical Research (CIMA) University of Navarra, Pamplona, Navarra, Spain

Jiyun Lee
Department of Pathology, Korea University, Seongbuk-gu, Seoul, South Korea

Mélanie Legrand
Department of Pathology, CHRU de Tours, Tours, France

Frédéric Lézot
INSERM UMR1238, Faculty of Medicine, Nantes University, Nantes, France

Shibo Li
Genetics Laboratory, Department of Pediatrics at University of Oklahoma Health Sciences Center, Oklahoma City, OK, United States

Fiona Lim
Princess Margaret Hospital, Kowloon, Hong Kong, PR China; Princess Margaret Cancer Centre, Toronto, ON, Canada; Sunnybrook Health Sciences Centre, Toronto, ON, Canada

Chun-Yu Lin
Institute of Biomedical Engineering, University of Toronto, Toronto, ON, Canada

Andrej Lissat
Charité-Universitaetsmedizin Berlin, Department of Paediatrics, Division of Oncology and Haematology, Berlin, Germany

Ana Lopez-Guajardo
Department of Oncology and Metabolism, Medical School, Sheffield, United Kingdom

Ollivier Luc
Department of Radiation Oncology, Brest, France

Joseph Ludwig
Department of Sarcoma Medical Oncology, University of Texas MD Anderson Cancer Center, Houston, TX, United States

Jorma A. Määttä
Institute of Biomedicine, University of Turku, Turku, Finland

Virginia Morillo Macías
Radiation Oncology, Castellón Provincial Hospital Consortium, Oncology at the University Jaime I (UJI), Castellón, Spain

Maria-Bernadette Madel
Université Côte d'Azur, CNRS, LP2M, Nice, France; Department of Orthopedic Surgery, Baylor College of Medicine, Houston, TX, United States

Paul I. Mallinson
Department of Radiology, Vancouver General Hospital, Vancouver, Canada

Perrine Marec-Berard
Department of Paediatric Oncology, Centre Leon Berard & IHOPe, Lyon, France

Carina Marques
Research Centre for Anthropology and Health, Department of Life Sciences, University of Coimbra, Coimbra, Portugal; Department of Anthropology, Drew University, Madison, NJ, United States

Ingrid Masson
Department of Radiation Oncology, Institut de Cancérologie de l'Ouest, Nantes - Saint Herblain, France

Antonio Maurizi
Department of Biotechnological and Applied Clinical Sciences, University of L'Aquila, L'Aquila, Italy

Andreas F. Mavrogenis
First Department of Orthopaedics, National and Kapodistrian University of Athens, School of Medicine, Athens, Greece

Camila M. Melo
Department of Genetics, Faculdade de Medicina de Ribeirão Preto, University of Sao Paulo, Ribeirão Preto, SP, Brazil

Sofía T. Menéndez
Instituto de Investigación Sanitaria del Principado de Asturias (ISPA) and Instituto Universitario de Oncología del Principado de Asturias (IUOPA), Oviedo, Spain; CIBER en oncología (CIBERONC), Madrid, Spain

Nichole Michael
Department of Oncology and Metabolism, Medical School, University of Sheffield, Sheffield, United Kingdom

Himabindu Mikkilineni
Imaging Institute Musculoskeletal Division, Cleveland Clinic Foundation, Cleveland, OH, United States

Vivek Mittal
Department of Cardiothoracic Surgery, Weill Medical College of Cornell University, New York, NY, United States; Neuberger Berman Lung Cancer Research Center, Weill Medical College of Cornell University, New York, NY, United States; Department of Cell and Developmental Biology, Weill Medical College of Cornell University, New York, NY, United States

Sarah Morice
Nantes University, INSERM UMR1238, Nantes, France

Peter L. Munk
Department of Radiology, Vancouver General Hospital, Vancouver, Canada

Javier Muñoz-Garcia
Institut de Cancérologie de l'Ouest, University of Nantes, Tumour Heterogeneity and Precision Medicine, Nantes, France

Marcia A. Munoz
Garvan Institute of Medical Research, Sydney, NSW, Australia

Ioannis Ntanasis-Stathopoulos
Department of Clinical Therapeutics, School of Medicine, National and Kapodistrian University of Athens, Athens, Greece

Oumaima Omran
Department of Radiation Oncology, Centre Mohammed VI pour le traitement des Cancers-Ibn Rochd, Casablanca, Morocco

Sean Ong
EJ Whitten Foundation Prostate Cancer Research Centre, Epworth Healthcare, Melbourne, VIC, Australia; Department of Surgery, University of Melbourne, Melbourne, VIC, Australia

Benjamin Ory
Nantes Université, INSERM, Bone Sarcomas and Remodeling of Calcified Tissues, Nantes, France

Penelope D. Ottewell
Department of Oncology and Metabolism, Medical School, University of Sheffield, Sheffield, United Kingdom

Hugue A. Ouellette
Department of Radiology, Vancouver General Hospital, Vancouver, Canada

Hui Pang
Genetics Laboratory, Department of Pediatrics at University of Oklahoma Health Sciences Center, Oklahoma City, OK, United States

K. Pantel
Department of Tumor Biology, Center of Experimental Medicine, University Cancer Center, University Medical Center Hamburg Eppendorf, Hamburg, Germany

Alexander H.G. Paterson
University of Calgary, Calgary, AB, Canada; Department of Medicine, Tom Baker Cancer Centre, Calgary, AB, Canada

Ana Patiño-García
Laboratory of Pediatrics Clínica Universidad de Navarra University of Navarra, Pamplona, Navarra, Spain

Peter Peneder
St. Anna Children's Cancer Research Institute (CCRI), Vienna, Austria

Tanguy Perennec
Department of Radiation Oncology, Institut de Cancérologie de l'Ouest, Nantes - Saint Herblain, France

Margherita Puppo
Oncology and Metabolism Department (OMD), Medical School, University of Sheffield, Sheffield, United Kingdom

Neiroshan Rajarubendra
EJ Whitten Foundation Prostate Cancer Research Centre, Epworth Healthcare, Melbourne, VIC, Australia; Department of Surgery, University of Melbourne, Melbourne, VIC, Australia; Department of Urology, Austin Hospital, Melbourne, VIC, Australia

Srinivas Raman
Princess Margaret Hospital, Kowloon, Hong Kong, PR China; Princess Margaret Cancer Centre, Toronto, ON, Canada; Sunnybrook Health Sciences Centre, Toronto, ON, Canada

M.E. Revheim
University of Oslo, Institute for Clinical Medicine, Faculty of Medicine, Oslo, Norway; Department of Nuclear Medicine, Oslo University Hospital, Oslo, Norway

I. Richert
Cell Death and Pediatric Cancer Team, INSERM1052, CNRS5286, Centre Leon BERARD, Cancer Research Center of Lyon, Lyon, France

Günther Richter (HS)
Charité-Universitaetsmedizin Berlin, Department of Paediatrics, Division of Oncology and Haematology, Berlin, Germany

René Rodríguez
Instituto de Investigación Sanitaria del Principado de Asturias (ISPA) and Instituto Universitario de Oncología del Principado de Asturias (IUOPA), Oviedo, Spain; CIBER en oncología (CIBERONC), Madrid, Spain

Michael J. Rogers
Garvan Institute of Medical Research, Sydney, NSW, Australia

Nadia Rucci
Department of Biotechnological and Applied Clinical Sciences, University of L'Aquila, L'Aquila, Italy

Pietro Ruggieri
Department of Orthopaedics and Orthopaedic Oncology, University of Padova, Padova, Italy

Lubaid Saleh
Department of Oncology and Metabolism, Medical School, University of Sheffield, Sheffield, United Kingdom

Markus J. Seibel
Bone Research Program, ANZAC Research Institute, University of Sydney, Sydney, NSW, Australia; Department of Endocrinology & Metabolism, Concord Hospital, Sydney, NSW, Australia

Gene P. Siegal
Department of Pathology, University of Alabama at Birmingham, Birmingham, AL, United States

B. Ewa Snaar-Jagalska
Institute of Biology, University of Leiden, Leiden, the Netherlands

Sofia Sousa
Department of Radiation Oncology, Dana- Farber Cancer Institute, Harvard Medical School, Boston, MA, United States

Jeremy A. Squire
Department of Genetics, Faculdade de Medicina de Ribeirão Preto, University of Sao Paulo, Ribeirão Preto, SP, Brazil

Arne Streitbuerger
Department of Tumour Orthopaedics, University Hospital of Essen, Essen, Germany

Murali Sundaram
Imaging Institute Musculoskeletal Division, Cleveland Clinic Foundation, Cleveland, OH, United States

Stéphane Supiot
Department of Radiation Oncology, Institut de Cancérologie de l'Ouest, Nantes - Saint Herblain, France; Centre de Recherche en Cancérologie Nantes- Angers (CRCNA), UMR 1232 Inserm - 6299 CNRS, Institut de Recherche en Santé de l'Université de Nantes, Nantes, France

Julie Talbot
Curie Institute INSERM/CNRS UMR3347/ U1021, Orsay, France

Matthias Tallegas
Department of Pathology, CHRU de Tours, Tours, France; Molecular genetics of cancer platform, CHRU de Tours, Tours, France

Marta Téllez-Gabriel
Department of Medical Biology, RNA and Molecular Pathology Group, UiT - The Arctic University of Norway, Tromsø, Norway

Evangelos Terpos
Department of Clinical Therapeutics, School of Medicine, National and Kapodistrian University of Athens, Athens, Greece

Pichaya Thanindratarn
Department of Orthopedic Surgery, Sarcoma Biology Laboratory, David Geffen School of Medicine, University of California, Los Angeles, CA, United States; Department of Orthopedic Surgery, Chulabhorn Hospital, HRH Princess Chulabhorn College of Medical Science, Chulabhorn Royal Academy, Bangkok, Thailand

Erik W. Thompson
Queensland University of Technology, Institute of Health and Biomedical Innovation, Brisbane, QLD, Australia; School of Biomedical Sciences, Faculty of Health, Kelvin Grove, QLD, Australia; Translational Research Institute, Woolloongabba, QLD, Australia

Roberto Tirabosco
Histopathology, Royal National Orthopaedic Hospital, Middlesex, United Kingdom

Franck Tirode
University Lyon, INSERM U1052, Cancer Research Center of Lyon, Centre Léon Bérard, Lyon, France

Eleni M. Tomazou
St. Anna Children's Cancer Research Institute (CCRI), Vienna, Austria

Marcus Tötzl
St. Anna Children's Cancer Research Institute (CCRI), Vienna, Austria

Bradley M. Turner
Pathology and Laboratory Medicine, Department of Pathology and Laboratory Medicine, Strong Health Highland Hospital, Rochester, NY, United States; Breast and Gynecologic Subspecialty Services, Breast and Gynecologic Pathology, Strong Health Highland Hospital, Rochester, NY, United States; University of Rochester Medical Center, School of Medicine and Dentistry, Strong Health Highland Hospital, Rochester, NY, United States

Martin Valentine
Department of Radiation Oncology, Gustave Roussy Cancer Campus, Villejuif, France

Manoj K. Valluru
Infection Immunity and Cardiovascular Department (IICD), Medical School, University of Sheffield, Sheffield, United Kingdom

Gualter Vaz
Centre Léon Bérard, Lyon, France; CMCR des Massues, Lyon, France

Franck Verrecchia
Nantes University, INSERM UMR1238, Nantes, France

Ning Wang
The Mellanby Centre for Bone Research, Department of Oncology and Metabolism, The University of Sheffield, Sheffield, United Kingdom

Shi Wei
Department of Pathology, University of Alabama at Birmingham, Birmingham, AL, United States

Fern Wesson
Division of Biomedical Science, School of Veterinary Medicine and Science, Biodiscovery Institute, University of Nottingham, Nottingham, Great Britain

Steven L. Wood
Department of Oncology and Metabolism, Medical School, Sheffield, United Kingdom

Liangcheng Henry Xu
Institute of Biomedical Engineering, University of Toronto, Toronto, ON, Canada

Yet Yen Yan
Department of Radiology, Vancouver General Hospital, Vancouver, Canada; Department of Radiology, Changi General Hospital, Singapore

Lidan You
Institute of Biomedical Engineering, University of Toronto, Toronto, ON, Canada; Department of Mechanical and Industrial Engineering, University of Toronto, Toronto, ON, Canada

Xiang H.-F. Zhang
Lester and Sue Smith Breast Center, Baylor College of Medicine, Houston, TX, United States; Department of Molecular and Cellular Biology, Baylor College of Medicine, Houston, TX, United States

原书序一

近年来，我们在骨生物学方面的认知取得了令人瞩目的进展，这改变了我们对疾病机制的理解，新的治疗方法也不断涌现。

这尤其得益于遗传学的进步及罕见遗传性骨骼疾病相关分子基础的阐明。因此，我们逐渐认识到 OPG/RANKL/RANK 信号通路在骨吸收调控中的重要作用，以及 Wnt 信号通路在骨形成中的重要作用。免疫细胞和细胞因子对骨转换调节的贡献促进了骨免疫学领域的诞生，现在对于具有不同免疫功能的破骨细胞亚型的鉴定不断丰富着这一领域。此外，现在已知神经系统，特别是交感神经系统对肌肉骨骼生物学有影响。随着我们对骨细胞和癌细胞之间关系的理解逐步深入，许多作为药物靶点的分子途径也渐渐浮出水面。这些新概念使骨相关疾病的新兴疗法得以开发，其中包括 RANKL（Denosumab）和硬化素（Romosozumab）特异性抗体的开发许可，这为医生提供了可以替代存在已久的双膦酸盐的生物疗法。

原发性（骨源性肉瘤）和继发性（骨转移）骨肿瘤具有的共同特征对骨组织有重大影响。这两者都通过与骨骼环境的交流，对免疫细胞的招募，以及对血管系统的塑造，对骨骼的塑造和重塑进行异常调节。最新出现的复杂动物模型（患者来源的异种移植、基因工程动物模型、斑马鱼等）已经能够识别关键的分子驱动基因，并被证明对临床前研究是有价值的。结合数字空间分析技术、高通量测序、单细胞分析和液体活检的多模式方法已经可以帮助对骨肿瘤患者进行更好的分层，进而改善临床随访，并能更好地预测治疗耐药的情况。医学研究现在正处于大数据时代，这需要人工智能和机器学习工具的发展。然而，我们永远不能忘记，我们仍然可以从过去吸取教训，正如本书介绍的骨考古学工作所表明的那样。

骨生物学和骨肿瘤是一个仍在快速发展的领域，还有许多需要深入研究和待获取的成果。令人沮丧的是，骨肉瘤仍然是目前最难治疗的肿瘤之一，被完全治愈的恶性骨肿瘤患者依旧很罕见。

继 2010 年的第 1 版和 2014 年的第 2 版之后，Dominique Heymann 教授主编的全新第 3 版问世。这部引人入胜的图书由众多国际知名学者共同完成，近 70 章。

全新第 3 版为医生、研究人员和学生提供了有关恶性骨肿瘤有价值的信息来源。这是关于恶性骨肿瘤最新信息的全面汇编。Dominique Heymann 将来自 19 个国家的 150 多名该领域的国际专家聚集在一起，这一成就值得祝贺。这些专家之所以被选中，是因为他们对恶性骨肿瘤生物学的深入了解，且做出了权威贡献。即使是在一个互联网迅速发展、信息爆炸的时代，这部汇集了该领域领头人智慧的图书依旧在恶性骨肿瘤生物学中占有重要参考地位。骨生物学和肿瘤学领域的学者们会喜欢书架上有这样一部作品。Dominique Heymann 和同事们出版了一部如此杰出且又充满吸引力的著作，我们向他们表示祝贺。

Professor Graham Russell, MD PhD FRCP FRCPath FMedSci FRS

Emeritus Professor of Musculoskeletal Pharmacology,

The Botnar Research Centre and Oxford University Institute of Musculoskeletal Sciences,

Nuffield Department of Orthopaedics, Rheumatology & Musculoskeletal Sciences,

Nuffield Orthopaedic Centre, Headington, Oxford,

United Kingdom

and

The Mellanby Centre for Musculoskeletal Research,

Department of Oncology and Metabolism,

The University of Sheffield Medical School,

Sheffield,

United Kingdom

Professor Richard Eastell, MD, FRCP, FRCPath, FMedSci

Professor of Bone Metabolism, Head of the Academic Unit of Bone Metabolism,

Director of the Mellanby Centre for Musculoskeletal Research,

Department of Oncology & Metabolism,

Faculty of Medicine, Dentistry & Health,

University of Sheffield, Medical School,

Sheffield,

United Kingdom

原书序二

　　骨是转移性疾病最常见的发生部位，骨转移为肿瘤患者带来巨大痛苦。在过去的30 年间，骨肿瘤研究领域取得了重大进展。肿瘤细胞和肿瘤微环境之间的多重相互作用促成了肿瘤的骨内甚至骨外转移，引起持续的骨破坏并形成恶性循环。最近的研究表明，除破骨细胞外，其他几种类型的骨细胞亦在肿瘤相关骨疾病中发挥重要作用。骨吸收抑制药的广泛使用显著降低了骨转移疾病并发症的发生风险，提高了患者生活质量，防止骨转移的发生这一目标也得以实现。此外，肿瘤特定标志物的使用提供了解决这一问题的新方法。

　　很荣幸能为这部高水平专著作序。虽然已经有少量涵盖骨肿瘤疾病多方面知识的专著，但这部全新第 3 版特色更为突出。本书的各章均由本领域内知名专家撰写，他们来自肿瘤相关骨疾病领域基础和临床研究的各个方向。除了转移性骨疾病，本书的大部分内容专注于原发性骨恶性肿瘤，特别是骨肉瘤，包括对其生物学和遗传特征、生物标志物、基因和蛋白组学特征价值的论述，以及现有或潜在治疗方式的归纳。在书中同时包含原发性和继发性骨肿瘤的内容是非常重要的，来自这两个领域的科学研究者和临床工作者之间应该增进交流以促进相互进步。

　　相较于第 1 版和第 2 版，第 3 版的内容经过了大幅度修订和扩展。新版本增加了一些章节，总计达 69 章，几乎是第 1 版的 2 倍。出乎意料的是，本书的第 1 章是新奇的骨考古学。其他有趣的章节包括深度学习和人工智能在骨肿瘤研究和成像中的应用。新的参编者对骨微环境进行了全面描述，不仅讲述了"骨龛"作为肿瘤发展的沃土的概念，也描述了有趣的拟骨过程。肿瘤细胞和骨细胞之间相互联系的内容部分也已经更新，包括技术层面、破骨细胞新的免疫功能、不同类型细胞的功能、细胞沟通的媒介（包括离子通道、内源性大麻素系统、胞外囊泡）。本书亦囊括了肿瘤生物标志物的新发展，包括 miRNA、长链非编码 RNA、循环肿瘤细胞。同时本书也描述了有关临床治疗方面的新进展，如介入放射、放射治疗、靶向骨骼的放射性药物。

　　我强烈推荐本书，相信其对骨科领域的研究者及原发性或继发性骨肿瘤方向的临床工作者有所帮助。

Jean-Jacques Body

CHU Brugmann, Université Libre de Bruxelles, Brussels, Belgium

原书序三

原发性和继发性骨肿瘤是肿瘤领域最棘手的问题之一，但是增加对其机制的理解有利于促进新的有效治疗方法的出现。骨肉瘤是最常见的骨肿瘤，多发于青少年和年轻人群。骨肉瘤具有多种亚型和变异型，其中成骨性骨肉瘤是最常见的类型（60%），成纤维性和成软骨性各约占 15%。Dominique Heymann 在本书中再次整合了其病理、流行病学、遗传学、动物模型及临床研究相关知识。这本书真正的优势在于认识到无论是原发性还是继发性肿瘤的骨骼生长，都打破了骨生物学的某些特征以满足肿瘤生长的需求。本书作者以前沿的思维对骨肿瘤的病理生理和可能的治疗途径进行了综合分析。

此种肿瘤可有多种遗传异常，但少有遗传驱动因素。不同于大多数肿瘤，骨肉瘤独特的基因组重排及其他突变类型通常导致 TRP53 无效等位基因产生，这是目前已知在骨肉瘤中最常见的突变基因。TRP53 的突变也是遗传性易感性障碍 Li-Fraumeni 综合征的标志，TP53 敲除小鼠可在高外显率下发展成为骨肉瘤。

从间充质细胞到晚期成熟成骨细胞靶向突变的小鼠品系均被应用于骨肉瘤研究中，对骨肉瘤的了解多源自此类遗传模型。一些小鼠模型能够反映出骨肉瘤的主要特点，包括组织学、疾病部位、转移倾向、转录程序。本书重点强调了来自这些模型的有价值信息，以及其在药物研发中的价值。研究发现，即使是有限增殖能力的成熟成骨细胞也能发生骨肉瘤，这表明成骨细胞谱系是产生骨肉瘤的细胞群。

由于散播的肿瘤细胞在到达远处器官时会面临各种挑战，转移部位的肿瘤生长比原发部位更慢。虽然骨骼具有宽松的环境，但其物理特性不适合外来细胞的定植。定植细胞所遭遇的骨微环境具有显著的异质性并处于不断变化中，如果肿瘤细胞试图生存并繁殖，就必须适应这些环境特性。

了解骨细胞之间的相互作用是讨论骨转移发展及其治疗和预防的核心。骨骼的维持依赖于贯穿整个生命过程的持续性骨去除和替换（骨重塑）。在骨重塑和基于骨吸收的模型中发现骨吸收释放的生长因子可沉积在骨内，这些生长因子可像它们的正常情况一样局部作用于肿瘤细胞和成骨细胞。

本书关于骨转移的许多章节都阐述了对同一个事实的理解：骨微环境具有"特殊性"，使得其成为某些癌症的有利生长场所，特别是乳腺癌和前列腺癌，以及多发性骨髓瘤这一血液系统恶性肿瘤。

近年来，人们对微环境如何影响远处器官转移瘤的生长越来越感兴趣。对骨微环境中细胞间沟通过程的了解取得了一定进展，利用这些特性开发相应的药物或通过小鼠基因工程研究骨的生物学具有极大的可行性。本书著者为这项工作提供了大量有用的背景，在此祝贺 Dominique Heymann 出版这部著作。

T. John Martin, FAA FRS

Emeritus Professor of Medicine,

University of Melbourne,

St Vincent's Institute of Medical Research,

Melbourne,

Australia

补充说明

书中参考文献条目众多，为方便读者查阅，已将本书参考文献更新至网络，读者可扫描右侧二维码，关注出版社医学官方微信"焦点医学"，后台回复"9787523609293"，即可获取。

译者前言

骨骼是一种多功能组织，具有生物力学支持、保护重要器官、提供力量和活动能力，以及维持钙磷代谢平衡等多种重要功能，但它同时也是原发性骨肿瘤与恶性肿瘤转移受累的好发部位。目前，恶性骨肿瘤仍是十分棘手的临床诊治难题，被完全治愈的骨肿瘤患者仍较罕见。本书详尽整合了骨肿瘤病理学、流行病学、遗传学、动物模型及临床诊治等相关知识，自出版以来，因其实用性高、专业性强，受到国内外读者的广泛关注，反响巨大。

近年来，由于医学的快速发展，我们在骨生物学、肿瘤微环境、骨免疫学等方面的认识取得了极大进展，人们对骨肿瘤发病机制有了更深的认识，许多医疗新技术不断涌现，如高通量测序、单细胞测序、液体活检、人工智能、机器学习等在骨肿瘤领域也得到了广泛应用，极大拓展了骨肿瘤综合诊治策略。鉴于此，原著作者在保持该书原有风格的基础上，对前版做了很大幅度的修订，内容扩增至69章，均由骨肿瘤基础与临床研究领域全球顶尖学者编写。

中文版由中南大学湘雅二医院、南方医科大学第三附属医院、中南大学湘雅医院、广西医科大学第一附属医院等医院骨科、放射科、泌尿外科、血液内科等多学科团队的中青年医师共同翻译完成，希望将新版中著者的更新和修订尽可能完美呈现给广大国内读者。在此，谨向在繁忙工作之余参与翻译审校的全体成员表示由衷的感谢，并向积极引入本书版权并予以大力支持的中国科学技术出版社致以诚挚的敬意。希望此书能帮助临床医生在工作中更准确地识别原发性与转移性骨肿瘤，并选取获益最高的方式为患者进行治疗，提高患者的生存质量，也希望广大科研人员能在阅读中得到启发，为骨肿瘤机制的研究拓展新的方向。

由于中外术语规范及语言表述习惯有所不同，加之译者众多风格有所差别，中文翻译版中可能遗有疏漏之处，敬请广大同道及读者批评指正。

原书前言

遗传或环境的失调可导致来源于骨细胞或间充质干细胞的原发性骨肿瘤发生（如骨肉瘤、尤因肉瘤、软骨肉瘤、巨细胞瘤等）。骨也是非骨细胞来源转移瘤的好发部位，如乳腺癌和前列腺癌。但一些细胞最初便位于骨内，如骨髓瘤细胞，其增殖将导致骨沉积和骨吸收失衡，促进骨溶解。

在过去几十年内，骨生物学研究经历了飞速发展，这一时期取得了重大进展，开辟了全新的研究领域。事实上，控制骨重塑的机制已经被广泛研究并引申出一些新的科学研究领域。例如，在骨免疫学领域，研究识别了一组介导骨细胞（破骨细胞、成骨细胞）和免疫细胞（单核细胞、淋巴细胞、树突状细胞）相互沟通的分子（包括RANKL/OPG、OSCAR 等）。最近，新的证据表明破骨细胞的亚型具有免疫调节功能。同时，最近出现了基于骨量神经元调节的概念，以及旧的骨因子的新激素功能"重建"，如骨钙素。液体标本（循环肿瘤细胞、ctDNA、非编码 RNA）可以作为微小残留性疾病和（或）复发性肿瘤疾病的生物标志物。肿瘤细胞休眠后也称为静止细胞、耐受细胞或持续细胞，可能是肿瘤治疗的未来终点。在了解了新奇的骨考古学后，本书概述了最近的骨肿瘤流行病学数据，包括原发性骨肿瘤（骨肉瘤）和肿瘤骨转移。肿瘤生物学和分子层面（包括蛋白和基因的遗传、表观遗传）的研究阐明了新的治疗靶点和途径。本书在描述骨组织、骨肉瘤和骨转移的创新性研究的同时也阐述了其在临床方面的进展，包括人工智能、机器学习、组织病理学、骨肿瘤成像、骨痛的管理、传统治疗和新方法。在临床前模型中对骨肿瘤相关生物学机制的研究促进了新治疗方法的出现。

本书描述了骨肿瘤基础和临床的各个方面，特意为医学生和科学家、卫生专业人员、研究人员、骨关节领域的教学工作者而呈现。全新第 3 版中由骨生物学和疾病领域的专家新增了许多新的评述。新版共有 69 章，由来自 19 个国家的 150 多位专家编纂而成。我由衷感谢所有作者，感谢他们把专业知识贡献给学生、我们的同事及所有读者。我非常感谢 Jean-Jacques Body、T. John Martin、Graham Russell 和 Richard Eastell 教授接受邀请为本书作序，突出强调了本书的主要科学和医学价值。非常荣幸能够收获他们的友谊，并看到他们的名字出现在本书的全新版本中。

Dominique Heymann, Ph.D., Professor

Institut de Cancérologie de l'Ouest Laboratory of

Tumour Heterogeneity and Precision Medicine,

Saint-Herblain, France;

University of Nantes, Nantes, France;

Department of Oncology and Metabolism,

Medical School, University of Sheffield, Sheffield, United Kingdom

目　录

第一篇　骨肿瘤的基本概念

第二篇　原发性骨肿瘤

第三篇　骨转移

第四篇　骨髓瘤：一种骨相关疾病

第一篇

骨肿瘤的基本概念
Basic Aspects of Bone Cancers

Part A 骨肿瘤的流行病学
Epidemiology of Bone Cancers

第1章 癌症发展史
Cancer: lessons to learn from the past

Carina Marques 著

陈 维 李浩淼 陆 明 译

要 点

- 古病理学提供了大量证据，从时间演变的角度说明了肿瘤疾病的历史。
- 癌症的地理区域和时间的普遍性并不是近代以来的独有现象。
- 以骨转移性疾病和原发恶性骨肿瘤为表现的恶性肿瘤，自更新世以来就影响了世界各地的人们。
- 要全面了解过去的癌症，现代肿瘤学研究人员和古病理学家之间的合作至关重要。

如今，全球癌症相关死亡人数接近 1000 万。因死亡率受老龄化和生活方式等因素的影响，癌症相关死亡人口多来自中低收入国家[1]。尽管与癌症相关的死亡无处不在，但不同人群的肿瘤性疾病负担却有所不同。遗传、环境和社会文化因素的差异解释了世界不同地区癌症死亡率的差异[1]。然而，这些因素对癌症风险的影响是复杂的，并且目前尚未被完全认识，从长时间跨度的历史角度去理解和学习将促进人们对癌症的认识。

现代癌症的知识体系来自过去对癌症的经验和认识的总结。历史上的人类是怎样一步步认识癌症的？这个研究领域目前面临着不少挑战。在接下来的内容中，我们将讨论对这些古代癌症研究的现代认识，并关注于最直接的证据来源：人类骨骼遗骸和尸体中恶性肿瘤的长期变化轨迹。我们将先认识研究古代癌症的科学家，然后讨论

研究这些癌症的方式、我们的知识现状及现存的争议，并对理论的进展和未来研究的潜在方向进行总结。

一、谁在研究古代人类的癌症

专注于古代癌症的人类学专家，根据他们的教育经历和研究重点不同，通常可分为古肿瘤学家、古病理学家或生物考古学家。尽管疾病史学家也对这一领域做出了贡献，但受本书重点和篇幅所限，我们将重点讨论人类学专业。

"古肿瘤学"是 1983 年在维也纳举行的第 13 届国际化疗大会上由医师首次创造的术语[2]，这是一个尝试解释说明肿瘤性疾病如何影响过去社会的学科。古肿瘤学试图回答有关肿瘤的历史和发展的各种问题，例如，我们是否有过去遇到过恶性和良性肿瘤的证据？癌症第一次出现在我们

这个物种中的证据距今有多久了？癌症在近代之前是否已遍布世界各地？癌症仅是现代社会的一种现象而在古代极为罕见吗？过去的恶性肿瘤在生物学、病理学或遗传学上的表现是否与当今临床认识的不同？过去社会中社会文化习俗、饮食、生活方式、生态和环境的变化如何影响癌症的演变和自然史[3-7]？

古肿瘤学是古病理学学科中的一个子领域。古病理学是基于回顾性病理诊断，即识别人类遗骸（骨骼、尸体和其他生物元素）的病理变化，并辅以大量佐证资料（历史、图像或纪录片）[8-10]以对过去人群中的疾病进行研究的学科。由于"疾病总是在生物社会世界中产生、发展、定义和改善"[11]，学者们对过去社区健康和疾病史的研究必须在一个整合了考古学、生态学、历史学、社会文化学、人种学、人口学和生物学参数的生物文化性视角下进行[10, 12, 13]。因此，古病理学特别适合揭示疾病的历史和生物学演变，疾病对人类纵向上和进化上的影响，以及人类、生态和社会文化领域之间的动态关系[7]。在较小的范围内，关于特定疾病在特定时间和空间框架中对特定人群的影响，甚至对特定个人的损害如何在他们的社会生活经历中具有特定意义（如耻辱和残疾），古病理学还提供了启发性见解[14, 15]。

在更广泛的层面上，古病理学也是生物考古学领域的重要贡献者，例如，对从考古遗址中发现的人类遗骸的研究，它在准确地结合了生物和文化研究的同时重建了过去人们的生活经历[9, 12, 16]。生物考古学的范围很广，不仅包括人类健康，还包括类似"人类成长、人口学、人类生态学、社会政治和生存转变、表观遗传学和发育生物学、太平间景观概念、墓地空间组织、社会身份体现的社会理论"[12]等主题。

二、人们如何识别过去的癌症

在人类骨骼和尸体遗骸中诊断肿瘤的尝试可以追溯到19世纪后期，这与早期的古病理学发展有关。早在1881年，在法国医生、人类学家 Jules

Le Baron 的博士论文中，就在欧洲史前遗址的人类遗骸中诊断出多种肿瘤，如脑膜和大脑肿瘤、内生软骨瘤和下颌骨恶性肿瘤[17]。在20世纪的最初几十年里，早期人类恶性肿瘤的鉴定工作出现了新的发展。这包括 Grafton Elliot Smith、Douglas Derry、Mark A. Ruffer 关于埃及和努比亚遗骸的研究工作，以及 George C. MacCurdy、Roy Lee Moodie 在前哥伦布时期秘鲁和北美样本中的研究工作，他们鉴定了包括鼻咽癌、骨转移性疾病和原发性骨肿瘤[18]在内的数种恶性肿瘤。根据这些早期研究的积累，Léon Pales（1929）[18]编制了一份关于从考古遗址鉴定的肿瘤的概要。这些前期工作与古病理学学科的早期发展相平行，反映了早期研究者们对这些古肿瘤的研究热情和基本诊断能力。

目前，古肿瘤学和古病理学研究通过对尸体或骨骼进行检查，建立以干骨变化为主的回顾性诊断，这是研究的基础和第一层次。这种方法一方面依赖于现代诊断标准的应用，这种诊断标准则主要基于当前临床和放射学知识；另一方面则依赖于在基础研究中不断开发和验证的适合古病理学背景的诊断方法和技术[6, 19-21]。在肿瘤的识别及鉴别诊断的分析过程中，需要仔细描述形态学的病变特征（例如，成骨、溶骨或混合过程，病变边缘和基质矿化），评估其骨骼病变的大小、数量和位置（图1-1）。病变的分布类型和形态也需要考虑在其中，这与现代肿瘤的临床和放射学诊断类似[21]。

在研究的第二层次中，古病理学家将"人群"作为研究单位，这里所指的"人群"指的是研究层面，即在一个时间周期内从一个或多个考古遗址挖掘和研究的骨骼总数，甚至在更大的时间或地域范围内进行研究，这使得古流行病学或分析方法的使用成为可能[13, 22]。这种方法至少部分地借鉴了现代流行病学，并允许在更广泛的社会文化和生物架构中对疾病进行描述。

研究人员依靠多种技术和方法来识别良性或恶性肿瘤的存在，如肉眼的大体检查（图1-2）、成像

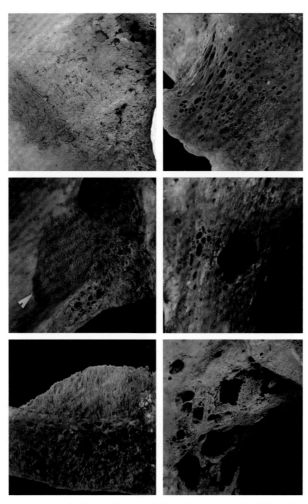

▲ 图 1-1　在骨皮质表面可观察到的不同形式的成骨（左）和溶骨（右）过程

技术（X 线、CT 和显微 CT）、显微镜检查、组织学检查（尤其是干尸）和生物分子分析[21, 23-26]。

虽然最常见的检查方式是宏观的直视下检查和放射学检查，组织学分析应用较少[25]，但新兴的古生物分子研究领域已经显示出不错的结果。在以下示例中，最初基于干燥骨骼或干燥软组织的诊断通过生物分子学的检测方法加强了或修正了最终的诊断，体现了这些检测方法的重要性。例如，酶联免疫吸附分析（enzyme-linked immunosorbent assay, ELISA）被用作诊断中世纪骨骼多发性骨髓瘤的辅助手段[27]；在另一个例子中，通过分析骨细胞外基质蛋白，在具有成骨性病变的骨骼中检测到高水平的前列腺特异性抗原 /α_1 抗胰蛋白酶（prostate-specific antigen/α1-antichymotrypsin,

PSA/ACT）复合物，证实了生活在公元前 7 世纪的个体前列腺癌的诊断[28]。从同一骨架中提取的古代 DNA（ancient DNA, aDNA）显示 p14ARF 肿瘤抑制基因的高甲基化启动子序列，而不伴有 GADD153 和 p53 基因的突变[29]。Bona 等（2014）[30] 对 2000 年前生活在匈牙利的女性肱骨中诊断为骨肉瘤的骨病变进行了蛋白质组学分析，结果鉴定出了几种目前与骨肉瘤相关的蛋白质生物标志物（A10 蛋白、BCL-2 样蛋白、calgizzarin、HSPβ-6、Rho GAP 激活蛋白 7 等）。有趣的是，Pérez-Martínez[31] 等的一个实验项目在 45 年前埋葬的骨骼化人类遗骸中，证明了检测骨羟基磷灰石中吸收的肿瘤生物标志物的潜力。

古代 DNA 分析在诊断古代尸体干燥软组织中的癌症方面特别成功。例如，通过将 DNA 杂交（KRAS 突变的鉴定）与组织学、组织化学和免疫组织化学技术相结合，诊断出 Ferrante Ⅰ of Aragon（1424—1494 年）木乃伊的结直肠腺癌[24]。

尽管在古肿瘤学领域出现了这些相关的检测手段，但仍有一些重要的限制因素值得注意，不仅包括技术角度（如 DNA 降解和污染、处理流程的标准化和指南），也包括伦理和道德角度。对于生物考古学家、古病理学家和考古骨骼收藏馆长来说，他们担忧甚至是反对这些破坏性的分析手段。由于这些遗迹的价值和不可替代性，除非某项研究计划是密切相关且可行的，并且是"无法通过任何其他方式以检验特定的假设或回答特定的问题"[32]，否则这些手段都应该谨慎地进行应用。

三、我们对过去的癌症了解多少？全球视野与文献证据

（一）文献证据

通过书面记录，历史叙述或象形文字推导的恶性肿瘤史学，在特定情况下可以作为我们记录肿瘤发展历史的重要来源。从过去的文献记录中推导癌症的证据则相对谨慎。一些推测性的描述可能已被记录在古埃及帕培里（如 Edwin Smith,

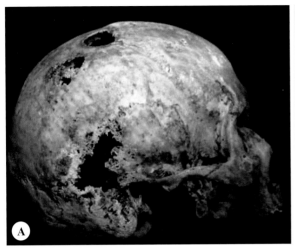
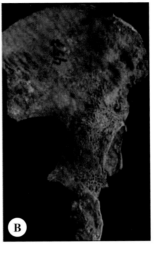

◀ 图 1-2 A. 在一个男性颅骨中观察到的多发巨大溶骨性病变，仅有少量新骨形成。死亡证明上死因显示为"口腔癌"（"mouth carcinosis"，一个过时的术语）。该术语可能是指身体中的一种或多种癌症。B. 在某个死亡证明上显示为"直肠肿瘤"的男性个体中发现左髋部有大量成骨细胞病变（髂骨）

引自 Lisbon Identified Skeletal Collection (Museu Bocage)—MUHNAC, Portugal, 19th-20th centuries

公元前 3000—前 2500 年，Luxor）和古典时期（如 Corpus Hippocraticum，关于流行病的第 5 和第 7 本书，公元前 400 年）的书面记录中，但这证据往往有争议。在伊斯兰医学传统（如 Rāz，公元 860—932 年）或中世纪欧洲（如 Henri de Mondeville，公元 1260—1320 年）文献中，仅在少数情况下讨论及癌症，只有在当代的文字记录中，恶性肿瘤的概念被真正广泛地接受[33, 34]。David 和 Zimmerman（2010 年）认为，对癌症书面记录的缺乏是以往癌症发病率低的有力证据。然而，人们必须承认，人类对一种疾病的识别和定义受历史和文化所局限，因此它是不断变化的。

癌症在前现代著作中很少被描述的事实可能仅仅是社会诊断（即如何理解、分类和识别特定疾病）与生物学诊断之间不协调的产物[35]。这种差异对肿瘤学来说尤其成问题，因为"肿瘤"和"癌症"这两个术语长期以来一直在广义上使用，并不符合我们对这个疾病分类的现代概念。事实上，直到 18—19 世纪，随着解剖学、显微镜检查和组织病理学领域的进步，肿瘤的分类、区分和诊断才逐渐成熟完善[36]。因此，在此之前的文件记录的解读必须谨慎。

（二）生物考古证据

1. 个案研究经验

在我们研究人类古病理记录时，我们发现其关注范围远远超出了文学上的记录。在我们关注

恶性肿瘤之前，先来看看良性肿瘤的相关记录。我们祖先记录的第一个良性肿瘤病例可能是骨样骨瘤，来自 198 万年前南非马拉帕的南方古猿化石[37]。此外，在人类种群中，良性肿瘤的古病理记录比恶性的例子多得多，包括骨瘤、骨样骨瘤、内生软骨瘤、骨软骨瘤、非骨化纤维瘤、脑膜瘤、平滑肌瘤（图 1-3）和畸胎瘤在内[21]的多个个例已在尸体的骨骼遗骸和软组织中报道[24]。

最近，一项研究在对 1909—2017 年古病理学文献中报道的肿瘤生物考古证据中确定了 272 例可能诊断为恶性肿瘤的病例[25]（http://www.cancerantiquity.org/crabdatabase）。这与在公元 1900 年之前的考古遗址出土的骨骼遗骸和一些干尸中观察到的癌症病例报道相对应。在我们的汇编中，囊括了过去 3 年产生的同行评审文献和在线可用的文献（如生物考古报告、在线海报、会议记录和论文）后，潜在的病例数已经增加到至少 314 个，在与古病理学中诊断出的其他疾病的报道数相比时，该病例数让人无法忽视。尽管可能受到错误诊断（尤其是在较旧的出版物中）和数据一致性的影响，但这个数据集为了解癌症的时间和地理上的分布提供了一个基线和参考。

事实上，古病理学研究表明，恶性肿瘤在人类中具有相当古老的历史，其出现甚至在智人之前。根据南非 Swartkrans 遗址的 160 万～180 万年前的古人类化石，古病理学家从 1 例骨骼中第五

跖骨的骨皮质表面和髓腔中的瘤骨形成诊断出骨肉瘤[38]。尽管在现代临床研究中，骨肉瘤，特别是足部骨肉瘤（约占所有骨肉瘤的 1%）[39] 非常罕见，但该病例可能代表了我们进化史中发现的第一个恶性肿瘤。

在我们物种中发现最早的恶性肿瘤在 16 000～18 000 年前，来自印度尼西亚 Aru 群岛的 Liang Lemdubu 遗址中出土的一具年轻成年女性的骨骼，从位于椎骨、右胫骨骨骺和右锁骨的多发溶骨性病变推断出来这位女性可能患有骨转移瘤[40]。尽管这两个病例似乎表明更新世（258 万年前至 1.1 万年前）的古肿瘤学记录异常稀少，但我们必须考虑到这一时期的人类种群数量和可探索的遗址数量相对较少，回收的人类化石极分布零散且极其有限。

全新世（11 700 年前之后）的人类社会发生了一系列生物文化转变。在这个时代的早期阶段，世界各地的人们从觅食转变为种植生产粮食，这导致了群体中人口密度和数量的激增[9, 41]。另外，在这个时期中，有助于保存骨骼遗骸的土葬开始流行，可供研究的考古遗址数量也明显增多，因此在全新世中发现越来越多的古肿瘤学证据似乎合情合理。

公元前 5000 年间的古代癌症记录数量约占总报道病例数的 25%（297 例中有 76 例）。这一时期最早的例子来自公元前 5300—前 5000 年的伊朗（Hajii Firuz 遗址），1 例成年人的颅骨被诊断为可能患有骨转移瘤，但这些病变和相关图像的描述并不足以完全确定诊断。在这个时间范围内，最早且无可争议的例子是 Strouhal 和 Kritscher（1990）[42] 在奥地利 Wein-Mauer 的新石器时代（约公元前 4000 年）遗址报道的多发性骨髓瘤。这副骨骼中发现多个位于颅骨、椎骨、骶骨、肋骨、肩胛骨、锁骨和髂骨的边界清楚的小圆形或椭圆形溶骨性病变，大小均匀，穿透骨皮质，并且没有新骨形成。同样古老且令人信服的是另外两个病例，一个是骨转移瘤，另一个是多发性骨髓瘤，分别报道于生活在公元前 4200—前 1700 年的西伯利亚顺贝加尔湖的两个狩猎采集者群体中[43]。

公元 1—1000 年，古病理学记录继续提供着

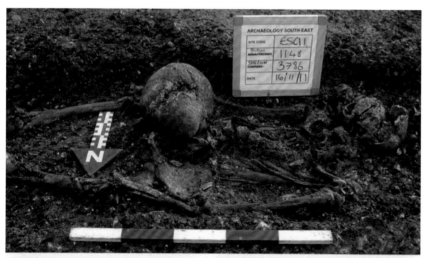

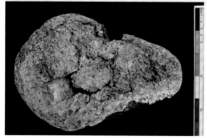 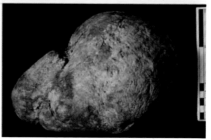

◀ 图 1-3　女性骨骼中的骨盆肿块（长 16.4cm，宽 19.0cm，高 24.3cm，周长 66cm，重 3.32kg）。Cole 等[45] 认为诊断应为钙化子宫和多发性平滑肌瘤

经 Elsevier 许可转载，引自 England, post-Medieval period, ca.1550-1850 CE

恶性肿瘤的证据［30%（297 例中有 90 例）］，但大部分证据仍旧出现在过去 900 年（11—20 世纪）的考古遗址中，这些病例占总数约 44%（297 例中有 131 例）。这种上升趋势并不一定意味着癌症死亡率的整体上升。在公元 1600 年之后，世界人口显著增加，估计为 3 亿～7 亿人[44]。这也是一个考古遗址出土骨骼数量较多、骨骼遗骸整体保存较好的时期。

古病理学研究表明，在人类遗骸中发现的癌症并不局限于特定的地理区域，其范围囊括了人类活动范围内所有大陆，如图 1-4 所示，它说明了报道病例总数（n=314）的国家间分布情况。需要注意的是，这个数字仅指每个国家的绝对值，由于缺乏年龄和性别比例，因此并未采用任何比较性分析。

尽管某些地区（如英国和古埃及 / 努比亚）的病例集中度较高，但这并不能反映过去癌症患病率的地理差异，这与不同地区对尸骸骨骼的保存及挖掘的不同态度、生物考古学研究的不同传统有关。因为世界上的某些地区尚未得到充分探索，

而且从古病理学角度来看不太容易接近[10]。这种现象也反映了不同地区工作的学者对古肿瘤学的不同关注程度。

在古病理学中最常见的恶性骨肿瘤类型是上皮来源的癌[4, 21, 25]。在本文调查的文献中，这一类别在很大程度上超过了原发性骨肿瘤。在癌中［65%（314 例中有 204 例）］，最常见的诊断是骨转移癌（n=189），而少数颅面骨病变的诊断归因于鼻咽癌或口腔癌的直接侵犯。目前通过干尸软组织的组织学仅诊断出四种癌（直肠、结直肠和结肠腺癌、基底细胞癌）。尽管一些作者在观察骨转移疾病的模式时提出了原发部位癌的可能诊断，特别是乳腺或前列腺，但现实是，在缺乏其他信息情况下，通过骨变化的表现来推断原发器官是极其困难的[20, 21]。

不出意料的是，第二常见的诊断是血液和淋巴组织的恶性肿瘤［17%（314 例中有 53 例）］，特别是多发性骨髓瘤（n=49）和白血病（n=4）。少部分的病例是原发性骨恶性肿瘤［14%（314 例中有 45 例）］，骨肉瘤（n=39）是其中最常见的诊

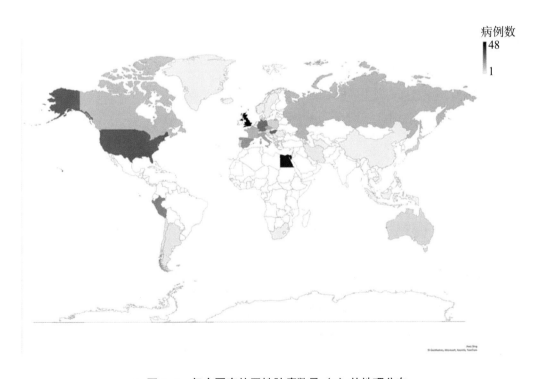

▲ 图 1-4　每个国家的恶性肿瘤数量（n）的地理分布
引自古病理学文献（n=314）

断[45]（图 1-5），另外包括 4 例软骨肉瘤和 2 例尤因肉瘤。例如，Ruffano 和 Waldron[46] 还讨论了一个令人信服的病例，在英格兰 Cherry Hinton 墓地挖出的 1 例成年（＞45 岁）女性的右侧肱骨中观察到骨旁骨肉瘤。大的骨性肿块（5.3cm×3.8cm）与近端骨干的宽基底相连，其特征是凸起的轮廓和毛刺状改变。在这个病例中，还在骨皮质表面观察到溶骨病灶。X 线分析显示髓内高度钙化的骨基质界面。其余 4% 的病例（314 例中有 12 例）则属于提出了多种诊断或其他不太常见的肿瘤诊断的研究报道。

这份回顾研究表明，在过去几年中，古肿瘤学个案研究资料的增加为实施更大范围的研究项目创造了必要条件，进一步的研究旨在大范围的地理和时间框架内更全面地研究癌症患病率，并使之与生态、环境和人口数据相结合。虽然目前学者们已经对此进行了一些尝试，但这些研究的范围仍然是有限的。在不久的将来，希望通过肿瘤学家跨学科团队的合作，可以拓宽和加强对癌症进化观点的理解。

2. 基于群体研究的经验

在过去的几十年里，古病理学逐渐成为一个综合性的和假说驱动的领域，并使用更大人群的研究方法来追踪疾病的历史[8, 10]。虽然这种假说驱动的研究方法在推进某些古病理学研究领域特别有价值，如在传染病的大体、生物分子和进化研究中取得的巨大进展[47]，但它在肿瘤疾病的研究中并不引人注目。

试图考虑一个或多个来自特定区域或时间

范围内的考古骨骼样本来计算恶性肿瘤粗略发生率的研究，比发表孤立的病例研究更不常见。例如，Baxarias 等[48] 对公元前 700 年埃及阿萨西夫 Montemhat 遗址的分析显示出 3.1% 的癌症粗发病率（研究的 96 具骨骼中有 3 种癌症）。Molnár 等[49] 根据在公元 3—16 世纪的 12 个匈牙利考古遗址样本中的统计分析报道了 0.3% 的发病率（3967 具骨骼中的 13 具）。总体而言，大多数使用超过 100 个个体样本的数据集评估粗发病率的调查显示，该数值通常低于 5%。

Nerlich[50] 和 Waldron[3] 等提供了少量将性别和（或）年龄进行标准化的优秀调查报道。这些研究对包括公元前 3200—前 500 年的古埃及遗址、公元 14—18 世纪[50] 的一个德国遗址和 18—19 世纪的英国墓地[3] 在内的三个遗址进行了将年龄标准化后的恶性肿瘤发病率的比较，结果显示这几个遗址中恶性肿瘤的发病率与 1900 年公布的英国数据间没有显著差异。这些研究表明，尽管随着研究的对象时代在发生变化，人群中癌症的负担可能没有显著变化。

Whitley 和 Boyer[51] 通过对生活在公元 1050—1320 年的新墨西哥州陶斯河谷的前哥伦布时期人口进行骨骼分析，提供了一种在古病理学背景下评估癌症风险因素的创新方法。他们在这个古遗址地点发现相对较多的恶性肿瘤（研究的 82 具骨骼中有 4 具）的同时，作者还在天然土壤中挖掘的凹坑（98.7～444.7pCi/L）和住宅中检测到高水平的天然氡（19.4～20.3pCi/L；717.8～751.1Bq/m³）。这项研究强调，古环境分析和古肿瘤学的结合是

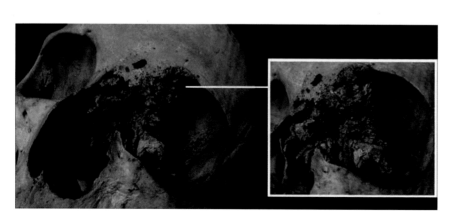

◀ 图 1-5 **Molnár 等报道的女性骨骼中的骨肉瘤**[59]

在筛窦、左眼眶、鼻腔、额骨、左上颌窦和硬腭可以看到毛刺状骨膜反应和新骨形成，以及溶骨活动区域（经 Elsevier 许可转载，引自 Hungary, 11th-12th centuries CE）

一个很有前途的研究方向。

其他基于人群水平的研究方法侧更重于基础研究，旨在改进恶性肿瘤的古病理学诊断标准和在已记录的骨骼收集物中完善对转移性骨病骨表现的认识[52-54]。这些骨骼具有已知的性别、死亡年龄、死亡年份和基于死亡证明的死因信息。此类研究与古肿瘤学诊断标准的验证密切相关。

四、古肿瘤学的局限性和陷阱

近年来，对古病理学领域的反思已经认识到了基于过去人类遗骸的疾病识别的几个局限因素[13, 19, 55]。尤其值得一提的是，古肿瘤学研究受到多种因素的阻碍，包括样本量少、骨骼遗骸不具有普遍代表性（骨骼来源往往是特定人群或人群中最虚弱的个体）、骨骼遗骸保存不善，以及死后骨骼的破坏性改变（老年人的骨骼或有溶骨性改变的骨骼更可能在死后遭到破坏，尤其是在病变区域更容易遭到破坏，从而被掩盖）。因此，我们的研究之源仅仅是曾经生活过，在某个时间点被挖掘出来的，数量稀少且分布零散的一部分个体。我们的研究也受到技术和方法限制的影响。例如，古流行病学研究可能存在问题，因为对性别和死亡年龄等生物人口学参数的估计往往不准确。

回顾性诊断的困难是相当明显的：软组织病变的组织学、临床病史、病历、实验室和分子检查资料对古病理学家来说通常是缺失的。因此，干骨肿瘤的诊断十分具有挑战性，结论通常是不确定的，并一种概率形式进行呈现[6, 20, 21]。此外，鉴别诊断很复杂，因为不同疾病的骨表现类似，并且与其他病因（如感染性疾病）或伪病理反应具有重叠性。恶性肿瘤的识别几乎完全局限于在骨骼组织中留下的痕迹。由于资金限制，没有对在特定考古地点发掘的所有骨骼进行系统的放射学评估。通过扩大与影像学专家和机构的合作可以使这一方面得到改进。

为了量化骨骼遗骸的诊断敏感性，Marques 等对来自里斯本和科英布拉葡萄牙已鉴定的骨骼收藏（公元 19—20 世纪）进行了假设驱动的研究[53]。对 131 具在死亡证明中登记为恶性肿瘤且处于化疗出现前的时期的骨骼进行了宏观大体标本的直接观测。在该队列中，只有 17.6% 的人被依此诊断为癌症。这意味着应用古病理学标准时，表现出与恶性肿瘤的诊断相符的肉眼可见的骨病变占 17.6%（图 1-6）。而临床文献显示，依据疾病的原发器官，该样本中的骨病变比例应介于 18.9%～41.0%，这表明古病理学的诊断敏感性更接近其下限[53]。这些结果表明，诊断的局限性是对过去的癌症真实情况认识中的重要影响因素。因此，当与肿瘤相关的情况发生率似乎较低时，我们应该再三思考作出判断。

考虑到以上所述种种限制，在面对古病理学记录所阐述的癌症历史和相关理论时，反思是必不可少的。古病理学家往往会识别出最具骨性特征和（或）骨骼病变进展更缓慢的癌症亚型（为骨的外表面产生更多可见骨病变提供充分时间）。但最常见的癌症亚型往往随着时间的推移而变化，而古病理学家所识别的未必是过去人群中最常见的一种。例如，在过去的社会中，与感染相关的癌症总体上对骨的影响较小，但可能比前列腺或乳腺肿瘤更常见[53, 56]。这一事实，再加上古病理学诊断的敏感性相对较低，以及考古样本的数量少和碎片化，阻碍了对很大一部分过去癌症病例的发现[3, 4, 6, 25, 53]。

五、结论与展望

骨骼是人类认识自身生物文化生活史的窗口。因此，古病理学研究构成了一个重要的证据体系，它可以从时间的深层次角度说明肿瘤疾病的历史，并有可能促进我们对癌症现状的理解。尽管古肿瘤学研究存在各种局限性和偏倚，但通过回顾癌症的悠久历史，仍有一些重要的经验可供学习。其一，虽然癌症通常被认为是现代环境下产生的一种疾病，但癌症的生物、文化相关风险因素已经在广泛的空间和时间尺度上伴随人类的进化之旅。其二，过去的社会中已经存在各种形式的原发性和继发性癌症。其三，可能也是最有价值的

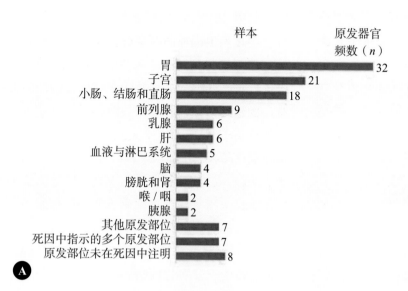

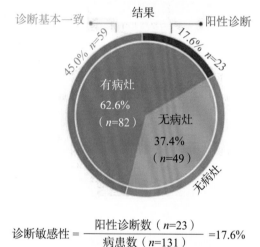

$$诊断敏感性 = \frac{阳性诊断数（n=23）}{病患数（n=131）} = 17.6\%$$

◀ 图 1-6　里斯本和科英布拉已识别骨骼收藏（19 世纪和 20 世纪）的骨骼研究样本和结果，所有病例死因登记均为已知的一种恶性肿瘤
A. 死亡证明中报告的肿瘤原发器官的骨骼样本（n=131）分布；B. 肉眼观察到的骨骼病变的患病率（%）和频数（n）

一个经验是，认为过去恶性肿瘤极为罕见的观念，这种直到近期仍渗透在肿瘤学和骨肿瘤学领域的认识，需要被重构[4, 25, 53, 57, 58]。关于史前和历史时期人类恶性肿瘤的文献资料不断增加，为这一重构的工作提供了有力的支持。

古病理学家研究的人类遗骸生活在肿瘤治疗手段出现前的历史时期，因此能够观察到与肿瘤现代表现不同的广泛的骨骼变化。一方面，没有骨病变痕迹的骨骼实际上可能属于患有最严重、发展最快的癌症形式的个体，而这些癌症无法被诊断；另一方面，我们确实从大量的骨骼表面改变才认识到这些相对进展缓慢、有时间产生骨病变的癌症，这让我们陷入了一种古肿瘤学悖论。

为了加深我们对癌症的演变及其在人群中患病率的理解，未来的研究必须通过整合生物分子学（尤其是古代 DNA 和蛋白质组学）、古生态学、古环境、生物学和社会文化学科，以形成多学科和多层次的研究方法。这些将为过去社会中癌症易感性随时间和空间的变化提供进一步的见解。未来骨骼遗骸的基因组分析可能会提供一个对比的框架来认识基因组变异和癌基因的进化。必须应对的另外一个挑战是将假设驱动的研究和古流行病学分析模型应用于探索癌症疾病流行的时间和地理趋势。最后，通过对骨骼的直接观察，古病理学家有望能够在疾病的早期阶段识别出细微的骨骼变化，这些变化或未被临床和影像学家所认识，但从临床诊断的角度来看会有所帮助。

为了充分了解过去的癌症，我们必须鼓励现代肿瘤学家和古病理学家之间合作。在过去和现在之间架起一座桥梁，将拓宽我们研究恶性肿瘤的视野。从长远来看，这将有助于我们了解"我们今天是谁，未来我们可能面对什么"[10]。为了实现这一目标，一个跨学科的研究团队必须充分合作，以突破当前的古肿瘤学悖论。

致谢

我要对 Dominique Heymann 的盛情邀请和支持表示最深切的感谢。我非常感谢 Jane Buikstra、Ana Luísa Santos、Vítor Matos 和 Benoit Bertrand 提出的建议和有益的评论。这项工作是在 Research Center for Anthropology and Health（CIAS）的支持下进行的。我们感谢 Curator of the Luis Lopes Anthropological Collection and the MUHNAC，Portugal。

第2章 原发性骨肿瘤的流行病学 & 骨转移癌的社会经济要素

Epidemiology of primary bone tumors and economical aspects of bone metastases

Ramses Forsyth　Pancras C.W. Hogendoorn　著

陈　维　李浩淼　陆　明　译

原发性骨肿瘤发病率低，并且在临床、影像和病理上均是难以识别和分类的一类肿瘤。它们在 SEER 数据库[1]登记的恶性肿瘤中占比不到 0.2%。骨肉瘤的年发生率为 0.8~2 人[1]。与软组织肉瘤相比，骨肉瘤的发病率约为软组织肉瘤的 1/10[1]。最常见的原发于骨的肉瘤是骨肉瘤、软骨肉瘤、尤因肉瘤和未分化多形性肉瘤，过去曾称为恶性骨纤维异常增殖症。这类疾病多累及儿童与青少年，因而往往对患者及其家庭产生重大影响。良性骨肿瘤的发生率相对较高，但其中一部分是无症状的，较少引起患者和医生的注意。因此，良性骨肿瘤的发病率极有可能被低估，然而，与身体中发生的其他良性肿瘤相比，它们仍属于罕见的疾病。一个混杂因素是骨肿瘤组织学检查的高差异率，这使得大多数基于人群的系列研究可靠性下降[2]。另外，专家或大型中心的系列报道可能存在对困难或不寻常病例过度报道的倾向。

原发性骨肿瘤可以自发形成，但其中很大一部分亦具备遗传性疾病的背景。因此，每个新发病例都应记录详细的家族史，如果怀疑有相关遗传背景，则必须与临床遗传学家密切合作以进行适当的检查[3, 4]。这种遗传因素同样可能解释了某些地区人群中特定疾病发病率较高的原因。

原发恶性骨肿瘤中有一部分是源于骨中的良性病变，如骨梗死、慢性骨髓炎、Ollier 病、纤维发育不良或骨 Paget 病[5-9]，因此人群中的原发肿瘤发病率是将这些情况计算在内的。例如，Paget病存在众所周知的地区发病率差异。最近，少数与金属假体和植入物相关的骨肉瘤病例吸引了人们的注意，然而，该因果关系尚未得到证实。

无论良恶性，原发性骨肿瘤的数量都远远不及上皮源性恶性肿瘤、黑色素瘤的骨转移及血液系统的疾病（如多发性骨髓瘤、浆细胞瘤）。

一、原发性骨肿瘤的发病率

与其他恶性肿瘤相比，骨肿瘤尤其是骨原发性肉瘤的发生率非常低。大型系列回顾显示，骨肉瘤在所有肿瘤中约占 0.2%[10-12]。在欧洲，每年每 100 000 人中大约会出现 2 例新的原发性骨肉瘤。有趣的是，在童年时期，发病率在整个年龄范围内发生了急剧变化[13]。发病率从出生后的第 1 年的每 10 万人出现 3.9 例增加到 15 岁时每 10 万人出现 142.9 例的峰值[13]。在荷兰骨肿瘤委员会的档案中，超过 14000 例骨肿瘤和肿瘤样病变，肉瘤所占的百分比从高到低依次为骨肉瘤（37%）、软骨肉瘤（23.6%）、尤因肉瘤（12.2%）、未分化多形性肉瘤（10.9%）、非霍奇金骨淋巴瘤（3.3%）、恶性巨细胞瘤（2.3%）、Paget 肉瘤（1%）和造釉细胞瘤（0.8%）[10]。

骨的纤维肉瘤和恶性纤维组织细胞瘤是一种排除性诊断，如今已较少提及。这反映出近年来对这些肿瘤的分类发生了变化。这些肿瘤在临床实践中通常表现为低分化骨肉瘤或去分化软骨肉瘤。现在首选骨未分化多形性肉瘤的术语，以体现这些肿瘤缺乏真正的组织细胞分化的事实。对于良性肿瘤，内生软骨瘤最常见（27.7%），其次是骨巨细胞瘤（21.5%）、骨软骨瘤（14%）、骨样骨瘤（10.5%）、软骨母细胞瘤（9%）和骨母细胞瘤（5.7%）[10]。然而，这些肿瘤均存在与年龄相关的发病率差异[13]。

二、年龄

骨肿瘤的发病与年龄密切相关。骨的肉瘤的发病率有两个年龄特异性峰值。第一个高峰出现在 10—20 岁，包括骨肉瘤和尤因肉瘤（在良性肿瘤中则包括骨软骨瘤）[13]。第二个高峰，从 40 岁起略有增加，在 60 岁之后达到顶峰，包括软骨肉瘤、未分化多形性肉瘤、脊索瘤和骨肉瘤，以及 Paget 肉瘤和放疗后肉瘤。软骨肉瘤在所有年龄组的分布比较平均，在生命的前 20 年很少发现，此后略有增加。骨软骨瘤的恶变，如多发性骨软骨瘤，仅在生长板闭合数年后才会出现，并且可以通过先前存在的骨软骨瘤的软骨帽重新开始生长来识别[14]。

大多数良性骨肿瘤和肿瘤样病变的年轻患者发病于生命的前 20 年。在约 50% 的疾病中，中位发病年龄出现在 10—20 岁（孤立性骨囊肿、动脉瘤性骨囊肿、非骨化纤维瘤、纤维性皮质缺损、软骨瘤、朗格汉斯细胞组织细胞增生症、骨软骨瘤、软骨母细胞瘤、骨母细胞瘤和骨样骨瘤）。其他疾病的中位发病年龄与特定的年龄无关，可能出现在 10 岁之前，甚至 60—70 岁（即皮质旁软骨瘤、骨旁骨肉瘤、纤维增生性纤维瘤）。骨巨细胞瘤几乎只发生在骨骺板闭合后。

三、性别

男女性比例对于大多数骨肿瘤而言没有显著差异，因此性别对诊断贡献很小，两性的影响大致相同。在骨肉瘤中，男女比例为 1∶1。在尤因肉瘤、Paget 肉瘤、脊索瘤和原发性骨性非霍奇金淋巴瘤中，男性的患病率较高（2∶1）。在一些良性病变如骨软骨瘤、软骨母细胞瘤、骨样骨瘤、孤立性骨囊肿或骨母细胞瘤中，男性更好发。男性更高的创伤发生率可能导致发现了潜在的之前无症状的肿瘤，男性发病率更高是否与此相关，目前仍不清楚。

四、发病部位

骨肿瘤好发于四肢的长骨。干骺端是恶性骨肿瘤的最好发部位，尤其是股骨远端和近端、胫骨近端和肱骨近端的干骺端，是 80% 以上骨肉瘤的受累部位。根据肿瘤侵犯的范围，骨骺和骨干也可能受到影响。

大多数中央型软骨肉瘤局限于长骨骨髓间隙，主要位于干骺端和骨干位置。骨未分化多形性肉瘤主要发生在干骺端，与骨肉瘤类似，这令人再次想到是否应将其视为低分化的骨肉瘤这个问题。尤因肉瘤更倾向于发生在骨干上，但也可能向干骺端延伸。脊索瘤只出现于骶骨、椎骨和颅骨中，但也有极少数无法解释的在长骨中发病。除长骨外，肉瘤的其他好发部位是扁平骨，如骨盆、肩胛骨和肋骨（软骨肉瘤和尤因肉瘤）和颅面骨（骨肉瘤）。造釉细胞瘤几乎仅发生于胫骨，少数时候也可见发生于腓骨。

在良性肿瘤中，发生于骨骺的病变仅限于软骨母细胞瘤、骨母细胞瘤和半骨骺发育不良。孤立性骨囊肿和动脉瘤样骨囊肿发生于干骺端，通常靠近骨骺。所有骨软骨瘤均起源于长骨的干骺端，并在生长过程中逐渐远离骨骺。纤维结构不良可发生在全身骨骼。在统计上，指骨中的病变几乎总是内生软骨瘤[15, 16]，只有极少数例外。

五、继发性骨肿瘤的发病率

良性和恶性骨肿瘤都可能继发于先前存在的非肿瘤性骨病或外部感染，如 Paget 病[17, 18]、慢性炎症[19]、放疗[20-22]、骨梗死[23] 和假体[24]。

六、原发性骨肿瘤发病率的种族差异

虽然不同国家报道的发病率存在一些差异，

但最显著的种族差异是尤因肉瘤[25]和骨巨细胞瘤[26]。全基因组分析认为，生殖细胞中特定多态性的缺失可以解释非洲裔人群中尤因肉瘤的极低发病率[27]。骨巨细胞瘤在亚洲人群中的发生率更高，目前原因尚不清楚。

七、骨转移癌的发病率

恶性肿瘤骨转移的发生率取决于特定癌症的发生率，并且可能因人口统计学方法不同而异。骨骼系统是除肺和肝之外转移性肿瘤最常累及的部位[28]，而转移癌也是最常见的骨恶性肿瘤[12]。骨转移癌的好发部位从高到低依次为脊柱、骨盆、股骨和肋骨[29]。

最常见的骨转移癌是乳腺癌、肺癌、前列腺癌、肾癌和甲状腺癌[30, 31]。由于骨中不存在淋巴管，因此可以合理地确定骨转移均为血行转移。70%～80% 的乳腺癌或前列腺癌患者、40% 的晚期肺癌患者会出现骨转移[31, 32]。

八、骨转移癌的病理改变

肿瘤侵犯骨后可导致骨转换增加，骨形成和吸收的失衡。临床上则表现为疼痛、骨折或骨折风险、高钙血症，有时还会导致脊髓受压[29, 32]。治疗包括镇痛药物、放射治疗，必要时甚至需要手术。骨相关事件（skeletal-related event，SRE）包括疼痛、放疗、行动不便、高钙血症症状、病理性骨折、脊髓压迫和骨髓浸润。大约一半的骨转移患者发生至少一种 SRE（表 2-1）。患者发生 SRE 的后果是严重的，包括功能受损或丧失、生活质量下降和生存期缩短。SRE 还对医疗保健系统、社会和患者产生经济影响。SRE 对生存期较长的癌症的经济影响更大。乳腺癌或前列腺癌患者出现骨转移后的中位生存期为 2～3 年，肺癌患者则为 4 个月[38]。

九、疾病成本

疾病成本（cost of illness，COI）被定义为因健康问题而消耗或放弃的资源价值。这些成本可以细分为医疗和非医疗成本，同时又可分为直接成本和间接成本。这种示意性划分既可以应用于医疗保健系统本身，也可以应用于患者和家属。直接医疗成本包括医疗保健支付者所支付的成本，如住院、药物、急诊转运和医疗护理成本。另外，患者和家属也有与疾病治疗相关的直接医疗费用，包括无法核销的住院、看病和药物费，就诊的交通费用，家属探望住院患者的交通费用，由于疾病而在家中进行的改造工程费用，在家照顾患者的费用[39]。其他非医疗间接成本是患者生产力下降或损失的价值，以及因疼痛和痛苦产生的消耗（也称为无形成本）[39, 40]。

表 2-1 转移类型和平均治疗费用

发表年份	作 者	肿瘤来源	#pt	SRE%	RT%	Fr%	Surg%	总费用	放疗费用占比	骨折治疗费用占比	手术治疗费用占比
2003	Groot 等[33]	前列腺	28	100	NA	14	11	€6.973[a]	NA	NA	NA
2004	Delea 等[34]	肺	534	55	68	35	14	$11.979[b]	61%	15%	21%
2006	Delea 等[35]	乳腺	617	52	56	34	14	$13.940[c]	50%	22%	20%
2007	Felix 等[13, 36]	乳腺	121	NA	75	13	1	€5963[d]	25%	NA	NA
2008	Lage 等[37]	前列腺	342	50	89	23	12	$12.469[e]	47%	25%	18%

Fr. 发生骨折的患者数；#pt. 发生骨转移的患者数；RT. 接受放疗的患者数；SRE. 骨转移患者中发生骨相关事件的患者数；Surg. 接受手术治疗的患者数

a. 超过 24 个月；b. 超过 36 个月；c. 超过 60 个月；d. 超过 12 个月；e. 治疗的第 1 年

疾病、治疗疾病所消耗的时间、疾病治疗产生的不良反应，甚至是疾病引起的过早死亡均导致生产力的下降或丧失。这不仅会影响患者，还会影响为照顾患者而减少或停止工作的家庭成员。过早死亡的间接成本则是潜在工资和福利的损失。

综上所述，准确估计 COI 既复杂又困难。最容易计算的成本是医疗保健系统的直接成本。患者的直接成本更难估计，因为大部分成本数据通常不充分或不准确。最难估计的是无形成本和生产力损失成本。大多数关于疾病经济负担的研究只关注卫生保健部门的直接医疗成本，因此低估了总 COI。

成本分析显示出疾病对经济和财务的影响，并为决策者、研究人员和医学专家提供信息，以便更有效地利用资源。此外，根据不同成本组成部分之间的区别，可以估计各种治疗策略的经济影响，这会影响治疗方案的选择。此外，肿瘤姑息治疗也在争夺这些有限的医疗资源。使用伤残调整生命年（disability-adjusted life year，DALY）或质量调整生命年（quality-adjusted life year，QALY）或许可以更客观地证实这些选择[41]。荷兰卫生保健经济评估指南和英国国家卫生与临床优化研究所（National Institute for Health and Clinical Excellence，NICE）推荐使用 QALY[42-44]。更具体地说，QALY 经常被用作预防医学有效性结果的衡量标准。虽然 QALY 主要是为了经济评估目的而创建的，但它已被证明对临床决策也很有用[45, 46]。

十、骨转移癌导致的经济负担

关于骨转移经济影响的研究很少，并且研究仅报道了医疗卫生部门的经济成本。关于该主题的第一项研究于 2003 年在荷兰完成。Groot 等[33] 调查了前列腺癌骨转移患者 SRE 的治疗成本。他们对 28 例前列腺癌骨转移且发生 SRE 的患者进行了为期 24 个月的跟踪随访。此期间每位患者的总治疗费用为 13 051 欧元，其中 6973 欧元（50%）用于治疗 SRE。总成本是根据整个医疗服务计算的，包括人力、材料、管理费用（住房等）。对于与 SRE 治疗直接相关的费用，囊括了放射治疗、

住院治疗和手术干预的费用。因此，这是卫生保健部门的直接成本。他们没有计算患者住院护理的最终成本、患者的直接成本或间接成本。据估计，前列腺癌患者的间接成本有限。在他们对 28 例患者的研究中，骨转移发生在 60 岁以后，平均年龄为 73 岁，这并不是一个积极就业的年龄群体。

第二项相关研究于 2004 年发表，这项研究来自美国，研究的是肺癌患者 SRE 的治疗费用[34]。在美国健康保险索赔数据库中，534 例患者被诊断患有肺癌和骨转移癌。成本是根据所提出的索赔估算的，不包括间接费用。在这 534 例患者中，55% 的患者至少发生了 1 次 SRE。在 SRE 患者组中，68% 的患者接受放射治疗，35% 的患者发生病理性骨折，14% 的患者接受骨手术。首次发生 SRE 的平均年龄为 66.4 岁，这也表明由于生产力损失造成的间接成本往往有限。第一次 SRE 后的平均生存期为 4.1 个月。这项研究持续跟踪随访 36 个月后，计算出的预计终身 SRE 相关成本为 11 979 美元，其中 61% 用于放射治疗。这些和其他研究总结在表 2-1 中。由于包含的成本、治疗方法（如单次或多次放射治疗）、计算成本的时间段、计算方法及多年来各项指数变化的差异，数据难以进行比较。

这些研究提供了关于 SRE 治疗成本的想法，但并未说明 SRE 对癌症患者的整体医疗的影响。Delea 等[47] 重复了他们对肺癌骨转移患者的研究，但这一次比较了 SRE 患者和非 SRE 患者的治疗费用。每位 SRE 患者的额外治疗费用为 27 982 美元。对于乳腺癌骨转移也有相同类型的研究[35]，该研究对比了 60 个月的总医疗费用，SRE 患者比非 SRE 患者多 48 173 美元。对于 65 岁以下的女性，SRE 治疗的额外费用为 62 286 美元；而对于 65 岁以上的女性，则为 36 452 美元。这反映了年轻女性的预计生存期更长。肺癌患者 SRE 治疗的额外费用较低的原因是，肺癌骨转移患者的中位生存期为 4.1 个月，而乳腺癌骨转移患者的平均预期寿命为 2～3 年。

尽管如此，这些研究并未给出转移性骨病真

正影响经济的原因。骨转移癌患者比没有骨转移的患者预计在医疗上花费更多，是因为增加随访频次、使用双膦酸盐的 SRE 预防性治疗等。由于使用双膦酸盐，尤其是唑来膦酸[48, 49]，SRE 治疗的成本在过去几年有所降低[48, 49]，但骨转移癌仍然对医疗费用有很大影响。Schulman 等对骨转移的经济影响给出了很好的观点[50]。他们估算了骨转移在美国 2007 年所有直接医疗费用中的比例：骨转移癌的医疗总费用估计为 126 亿美元，占直接医疗费用总额的 17%。

遗憾的是，文献中缺少关于骨转移癌的疾病成本中两个组成部分的信息，即间接成本和无形成本。最近的一篇文章研究了前列腺癌患者生存和健康相关生活质量（health-related quality of life，HRQoL）之间的潜在权衡。得出的结论是，使用质量调整生命年最适合作为临床研究的主要终点[51]。

结论

骨转移癌对医疗财政的影响很大。迄今为止关于骨转移癌经济影响的报道均低估了真实的总成本，因为它们只给出了关于医疗提供者的直接医疗成本的估计，而不是其他基于患者的直接和间接成本，也没有计算隐形成本。使用质量调整生命年可能有助于更好地估计这些成本。

然而，由于包含的成本类型不同、治疗策略不同、计算成本的时期、计算方法及多年来指数的变化，使得可用数据很难进行比较。

对于年龄较小的癌症患者和即使有骨转移也能延长生存期的癌症类型，骨转移癌有着更大的经济方面的影响。

致谢

作者感谢 Prof. E Hauben 参与本章前一版的编写。

Part B 骨癌动物模型
Animal Models of Bone Cancers

第3章 骨源性肉瘤的哺乳动物模型
Mammalian models of bone sarcomas

Javier Muñoz-Garcia Frédéric Lézot Denis Cochonneau
Agamemnon E. Grigoriadis Dominique Heymann 著
陈 维 李浩淼 陆 明 译

骨源性肉瘤是一类罕见的实体肿瘤，是一个囊括了约50种组织学亚型的高度异质肿瘤家族[1]。骨肉瘤（＞50%）、尤因肉瘤（约35%）和软骨肉瘤（约5%）是三种主要的骨源性肉瘤。前两者好发于儿童和青年人，第三种则好发于30—40岁成年人[2-4]。它们都是间充质源性，由局部微环境（如生长板）中的致癌突变（如 TP53、Rb、EWS-FLI1）引发。不幸的是，骨原发性肉瘤，无论骨肉瘤和尤因肉瘤，其特点是高致残率（如软骨肉瘤的局部复发、截肢或肿瘤所致的骨缺损）与发生肺转移后的高死亡率（如果在诊断时检测到肺转移，总体5年生存率为20%~30%）。骨源性肉瘤的诊断需要通过影像学检查及相应部位的组织病理学分析共同完成。

骨肉瘤起源于具有成骨细胞分化潜能的间充质干细胞，因此一般表达成骨细胞标志物（如骨碱性磷酸酶、骨钙蛋白）并产生类骨质基质[1, 2]。尽管部分骨肉瘤中能检测到突变的 TP53 和 Rb 基因，但除此之外，骨肉瘤仍具有极高水平的遗传/染色体异常。目前的治疗方法是将手术切除和多疗程化疗相结合。远处转移的治疗仍然是骨肉瘤患者面临的最关键问题。

就发病数量而言，尤因肉瘤是排名第二位的骨原发性肉瘤[1, 2]。尤因肉瘤的特征是可检测出由 EWS 基因和 ETS 家族的一个基因之间的染色体易位产生的融合基因。除了形态学分析（CD99+ 圆形细胞）外，目前还使用肿瘤组织中 EWS-ETS 融合基因的检测进行诊断[5]。目前尤因肉瘤的治疗方法与骨肉瘤类似，这两者的治疗困难和临床预后也较为接近。

软骨肉瘤是由具有复杂遗传特征的肿瘤软骨细胞组成的软骨源性肿瘤。软骨肉瘤与异常的 Hedgehog（HH）信号通路（如突变的 EXT1/2 基因）有关[6]。在组织学上，软骨肉瘤是异质性的，由软骨小叶组成，其中肿瘤细胞被包裹在透明细胞外基质中，小叶被结缔组织隔开，肿瘤组织的血管化较差。除了 TP53 和 Rb 的突变外，在 IDH1/2、EXT1/2 和 COL2A1 中也经常观察到一些突变[1, 2]。手术是主要的治疗方法，可以联合化疗和放疗。高级别软骨肉瘤可诱发远处转移，这类肿瘤具有高度复发倾向和高度的致残风险。

目前研究者已建立多种动物模型来研究骨原发性肉瘤的发病机制，本章将简要概述用于研究骨原发性肉瘤的主要模型，并将讨论它们的优缺点。

一、基于癌细胞接种和肿瘤植入的模型

在同种或异种（如裸鼠、NOD SCID 小鼠）环境中接种癌细胞悬液是最常见的建模方法[7]（表 3–1）。同种异体模型使用的同源基因小鼠（C57BL/6J、C3H/HeN、BALB/C）或大鼠（通常是 Sprague Dawley）其主要优势是允许在具有相对较高再现性的免疫活性环境中形成肿瘤组织（图 3–1）。因此，此类模型可用于分析免疫细胞对肿瘤生长的

表 3–1 基于肿瘤细胞或组织植入的骨肉瘤模型

肿瘤类型与模型	宿　主	参考文献
骨肉瘤		
人细胞		
MNNG-HOS		[8–12]
KHOS		[11, 13]
143B		[14, 15]
Saos2		[16–18]
MG63	裸鼠或 NOD SCID 小鼠	[19]
U2OS		[20]
OHS		[21]
COS-33		[22]
G292		[23]
PDX[a]		[24–28]
鼠细胞		
K7M2，K7M3	BALB/c	[12, 29, 30]
Dunn，LM8	C3H/HeN	[31, 32]
POS-1	C3H/HeN	[9, 10, 29, 33, 34]
MOS-J	C57BL/6J	[9, 10, 34]
RF43	裸鼠	[35]
大鼠细胞		
OSGRA 细胞或肿瘤碎片	Sprague dawley	[36, 37]
ROS17/2.8	裸鼠（大鼠）	[38]
UMR106	Sprague dawley	[39]

（续表）

肿瘤类型与模型	宿　主	参考文献
犬细胞		
COSCA-toby，COSCA-Princess，D-17	裸鼠（大鼠）	[40]
HMPOS 和 OOS	裸鼠	[41, 42]
Penny, wall, desmond, sky, dark, lord, pedro	裸鼠	[43]
HOS，POS，HOS	裸鼠	[44]
Abram	裸鼠（大鼠）	[45]
软骨肉瘤		
人细胞		
SW1353	裸鼠	[46–48]
JJO12	裸鼠	[47, 49]
HCS-2/8	NOD SCID	[50]
CDS06，CD11，CDS-17	NOD SCID	[51]
BCSCH01	裸鼠	[52]
NCC-dCS1-C1	裸鼠	[53]
CH-3573	裸鼠	[54]
Swarm（肿瘤组织移植）	Sprague dawley	[55, 56, 58, 59]
PDX	裸鼠	[24, 25, 58]
尤因肉瘤		
人细胞		
TC71	裸鼠	[48, 59, 60]
A673	裸鼠	[48]
SK-NEP-1	裸鼠	[48]
SK-PN-DW	裸鼠	[61]
SKES1	裸鼠	[48, 61]
RD-ES	裸鼠	[62]
PDX	裸鼠 SCID 鼠	[62–64]

a. PDX. 患者异种移植

影响和（或）评估药物作用（如化疗、靶向治疗，包括免疫调节药）。这样的模型可以在有限的预算下快速建立。然而，它们的主要限制是每种动物的免疫特异性可能与人类不同。大多数这些模型可用于模拟人类疾病的变化。根据所使用的细胞系和接种的肿瘤部位，可以观察到肿瘤发展的所有进程（如原发性肿瘤生长和肺转移的发展）。尤因肉瘤是这个列表中的一个例外。事实上，迄今为止还没有可用的尤因肉瘤同源基因模型[65]。此外，基于已建立细胞系接种的尤因肉瘤异种模型不会形成任何转移灶。

癌细胞可以皮下接种或接种在与骨骼紧密接触的部位。虽然皮下成瘤模型有助于筛选药物和肿瘤体积的测量，但其肿瘤环境并不能还原骨肉

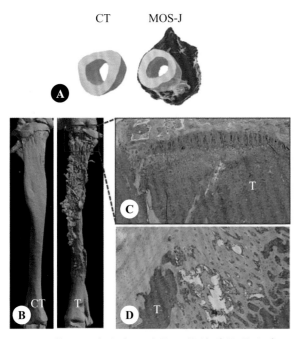

▲ 图 3-1　基于已建立癌细胞的原位接种的骨肉瘤同种模型

在骨旁部位注射小鼠 MOS-J 骨肉瘤细胞。10～13 天后，可以触到肿瘤块，通过破骨细胞前体的募集、分化和骨吸收的激活诱导强烈的骨膜反应。同时，肿瘤细胞产生骨肉瘤特征的类骨质基质。几天后，肿瘤细胞侵入骨腔，细胞迁移并播散到肺部，形成转移性肺病灶。A 和 B. MOS-J 骨肉瘤的显微 CT。A. 黄色：代表胫骨皮质骨；灰色：MOS-J 肿瘤进展。B. 与对侧胫骨（CT）相比，骨膜反应与肿瘤进展（T）相结合的典型显微 CT 图像。C. 被 MOS-J 细胞（T）侵入的骨干骺端的组织切片。D. 骨膜反应和肿瘤骨肉瘤细胞形成的组织

瘤的自然病程，即通过在肿瘤细胞和骨内细胞之间建立恶性循环而在骨环境中开始发展。此外，肿瘤所处微环境会影响药物在体内的治疗效果[66]，在这方面原位种植模型更具备优势。文献中描述了两种类型的原位模型：①在骨旁部位接种肿瘤细胞；②将肿瘤细胞注射到骨髓腔中。使用这两种方法，在接种具备内在转移潜能的骨肉瘤细胞后，可以在模型中检测到肺转移。然而，Maloney 等[67]认为胫骨内接种方法不能被视为自发模型。事实上，肿瘤细胞的直接骨内注射与潜在的肺内肿瘤栓塞有关，即使这种栓塞肿瘤细胞植入，它们也不会重现肺转移的病理生理级联反应[67, 68]。当进行骨旁细胞接种时，会在局部形成原发性骨肿瘤，导致肿瘤细胞在细胞注射后数周向远处器官播种并形成转移。转移形成的能力与最初接种的肿瘤细胞数量直接相关。在骨旁部位注射细胞后，并不会立即在血液中发现肿瘤细胞[69]。使用静脉注射也可以导致肺部肿瘤结节的形成[70]，但这些结节不能被视为"真正"的肺转移，肿瘤细胞只是被困在肺微毛细血管中。总的来说，这些数据显示与其他方法相比，骨旁注射成瘤具备优势。大多数已建立的细胞系是具有高增殖率的侵袭性骨肉瘤细胞，这解释了体内接种后肿瘤的快速增长，但很难在具备合理大小的原发性肿瘤模型中检测到肺转移。有文献介绍了一种合并原发性肿瘤生长和后肢截肢的手术模型[71]。手术治疗在软骨肉瘤中是首选治疗方案。一种通过病灶内刮除手术切除的软骨肉瘤模型已用于研究大鼠的复发性软骨肉瘤的局部进展[57]。

临床实践（如针刺活检）限制了可用于研究的生物材料的数量，并刺激了基于患者异种移植（patient-derived xenograft，PDX）模型的发展（表 3-1）。在这些模型中，肿瘤组织的片段被植入免疫缺陷宿主（通常是裸鼠或 NOD SCID 小鼠）的原位或皮下部位。携带 PDX 的小鼠模型的主要优点是肿瘤在保留原始遗传特征和肿瘤结构的条件下进行增殖。PDX 是昂贵的模型，需要定期进行组织病理学和基因评估。最近的文献清楚地展

示了 PDX 模型用于选择治疗方案中的能力[72, 73]。Roquita 等[71] 分析了包括了 10 例尤因肉瘤和 35 例骨肉瘤在内的 261 例儿童癌症的 PDX 模型，他们证明 PDX 模型忠实地反映了肿瘤的组织学特征，或许可以成为我们理解复杂疾病的主要研究工具。Sayles 等[73] 将骨肉瘤的 PDX 模型与相应的原发性肿瘤进行基因比较，他们发现它们之间的体细胞拷贝数变化密切相关。PDX 模型可用作肿瘤药物开发的平台，用于筛选适当的治疗方案，并可用于设计合理的临床试验。

二、基因工程动物模型

基因工程动物模型被认为是肿瘤学中的准确模型，有助于描绘骨肉瘤的分子驱动因素或遗传起始事件（表 3-2）。事实上，分子生物学和基因工程技术的出现使得开发在目标组织中包含特定基因型和表型的新动物模型成为可能。尽管小鼠模型曾是首选，但基因工程模型目前更倾向于在大型哺乳动物（如猪）中建立（表 3-2）。在肿瘤学中，基因工程动物模型的特点是肿瘤的形成接近于人类疾病病理的自然发展。在骨肉瘤领域，第一个在小鼠中开发的基因工程动物模型在成骨细胞中过度表达 AP-1 转录因子 c-Fos[74]。c-Fos 过表达导致"自发性"骨肉瘤的发展，而不会诱发转移性结节。在这之后，许多基因工程小鼠骨肉瘤模型被建立（例如，删除 TP53、Rb、Prx-1 或 Prkar1a，过表达 HH 信号成分，靶向 Apc 和 Twist）。此外，为了更好地认识肿瘤形成的过程，基因工程哺乳动物模型（genetically engineered mammalian model，GEMM）还可以应用于药物筛选、新药靶向或脱靶效应、药理学的研究。然而，这些模型不能概括导致骨肉瘤高度异质性的所有发病过程，因此在不同的使用背景和科学假设下，应考虑模型的附加条件和局限性。

表 3-2 骨源性肉瘤的基因工程哺乳动物模型

肿瘤与基因型	基因特点	参考文献
骨肉瘤		
$H-2K^b-c-FosLTR$ 基因改造	c-Fos 过表达	[74]
$Osx-Cre^+ Rb^{fl/fl} p53^{fl/fl}$	Rb 和 p53 缺失	[75]
$Prx1-Cre\ p53^{lox/lox}$	p53 基因的纯合缺失	[76]
$Prx1-Cre\ Rb1^{fl/fl}\ Trp53^{fl/fl}$	多能干细胞中 p53 和 Rb 的纯合缺失	[77]
$Osx-Cre^+p53^{fl/fl}\ Rb^{fl/fl}$	成骨细胞祖细胞中的 p53 和 Rb 缺失	[78]
$Apc^{1638N/+}$; $Twist^{\pm}$	APC1638N 的单倍体不足和杂合性	[79]
MOTO 小鼠（OCN 启动子衍生的 SV40 T/t 抗原）	Prkar1a 缺失；RANKL 过表达	[80]
$Osx-Cre^+ TRE-shp53.1224^{Tg}\ Rb^{fl/fl}$	成骨细胞祖细胞 / 成骨细胞中的 p53-shRNA 敲除	[81]
$Col1a1-Cre\ Rb1^{fl/fl}\ Trp53^{fl/fl}$	成骨细胞前体中 p53 和 pRb 的纯合缺失	[77]
$Oc-Cre\ Rb1^{fl/fl}\ Trp53^{fl/fl}$	成熟成骨细胞中 p53 和 pRb 的纯合缺失	[77]
$Osx-Cre^+ p53^{fl/fl}\ pRb^{fl/fl}\ Col10a1^{Tg}-Runx2$	Runx2 基因背景下成骨细胞祖细胞中的 p53 和 pRb 缺失	[82]
$HOC-Cre\ Ptch1^{fl/+} p53^{\pm}$	成骨细胞 HH 信号上调与 p53 杂合缺失	[83]
$Col1a1\ 2.3kb-Cre\ Rosa26^{NICD}$	成骨细胞限制性表达 NICD-IRES-GFP（Notch1 的细胞内结构域）	[84]

（续表）

肿瘤与基因型	基因特点	参考文献
$Trp53^{lslR270H/+}$/TRE-hZNF217 IRES-Luc F	• 骨肉瘤相关肿瘤易感基因抑制等位基因 • $Trp53^{lslR270H/+}$ 中 hZNF217 的过度表达	[85]
Fisher-F344-$TP53^{tm1(EGFP-Pac)Qly}$/Rrrc（F344-TP53）	TP53 突变	[86]
$TP53^{+/-}$ 和 $TP53^{-/-}$	TP53 主要转录（内源性基因）的杂合和纯合敲除	[87]
$TP53R^{167}H$ 变异	TP53 纯合突变	[88]
软骨肉瘤		
Col2rtTA-Cr $Ext1^{E2fl/E2fl}$ $Trp53^{fl/fl}$ 和 Col2rtTA-CreExt1$^{E2fl/E2fl}$ Ink4a/Ar$^{fl/fl}$	TP53 和（或）Ink4a/Arf 的条件性表达缺失	[89]

结论

没有模型是完美的。模型的适用必须由几个参数定义，包括：①研究的主要目标（如肿瘤局部生长、转移过程的研究、局部微环境的分析、高通量筛选等）；②其再现性和准确性；③肿瘤成像的方法；④预算情况（如基于细胞系接种的最便宜的模型、更昂贵的基因工程模型）；⑤研究工具（如抗体）的可及性。这些模型中的每一个都有优点和缺点。例如，肿瘤细胞接种并不反映自发性肿瘤的遗传异质性，但这些模型通常具有高度可重复性并适用于大样本量研究。以肿瘤病灶发展为特征的基因工程模型部分模拟了人类肿瘤在远离人体组织的动物环境中的自然过程。PDX 模型用于维持植入的初始肿瘤片段（人类或动物肿瘤）的细胞异质性，但肿瘤生长发生在异种微环境（如非人类相关的免疫系统）中[90]。可用的骨肉瘤动物模型组使我们有机会更好地认识肿瘤疾病的分子通路并确定其关键驱动基因。动物模型不应单独使用，而应与其他方法（如体外研究、临床数据）结合使用，以建立对药物、靶标和疾病生物学的综合理解。

第4章 用于骨转移研究的体内模型
In vivo models used in studies of bone metastases

Ingunn Holen　Lubaid Saleh　Penelope D. Ottewell　Michelle A. Lawson　著
陈　维　李浩淼　陆　明　译

在人类恶性肿瘤中，骨转移是一个缓慢的过程，通常在最初的肿瘤被诊断和治疗数年后发生。骨转移常仅在患者出现晚期症状时才被发现，此时往往已出现广泛的骨病变[1,2]。骨是一个深在的部位，发现转移时并不会常规活检或取样，而且使用人体组织的研究由于患者在治疗原发肿瘤期间可能接受了广泛的治疗干预而变得更加复杂。因此，我们对骨转移的确切生物学机制的理解尚不完整，这阻碍了治疗和预防策略的发展。目前，研究人员越来越多地转向使用动物模型，然而动物模型通常只代表人类疾病的特定阶段，不能反映从良性增生、随后的侵袭性变化到晚期转移性疾病的逐渐过渡。

大多数骨转移的体内研究使用小鼠，因为小鼠来源充足，寿命短，并且易于进行相对大量的动物研究。然而，小鼠不会自然发生骨转移，这表明它们可能无法提供研究人类癌症变化的最佳环境，在小鼠模型系统中，驱动人类疾病的关键分子和机制可能会被遗漏。尽管存在局限性，骨转移的体内模型仍然为研究人类疾病中的分子途径及治疗方案提供了有价值的工具[2,3]。

一、乳腺癌骨转移研究中的模型（表4-1）

晚期乳腺癌患者发生骨转移的风险很高，并且有相当高的致残率和死亡率。骨病变是复杂分子相互作用的结果，涉及多种细胞类型，包括肿瘤细胞、成骨细胞、破骨细胞、免疫细胞和血管源性细胞[1,3]。最终结果是过度的骨吸收导致溶骨性病变的产生。本章描述了用于增加我们对乳腺癌骨转移发生过程的理解的主要模型[4,5]。

（一）异种移植模型

大多数骨转移的体内研究都使用异种移植模型，其中人类肿瘤细胞植入免疫功能低下的小鼠[6]或大鼠[7]。人类肿瘤细胞被编辑以表达绿色荧光蛋白（green fluorescent protein，GFP）、荧光素酶（luciferase，Luc）或其他标志物，从而实现成瘤过程中的无创体内成像。根据所使用的细胞系、动物的年龄和品种、移植路线，肿瘤在3~5周内在骨中发生，这为研究骨转移的生物学变化和治疗效果提供了体内实验的工具[8-10]。

1.心内注射

将人类乳腺癌细胞注入心脏左心室后，这些细胞将绕过肺血管系统，4~5周内在多个骨骼部位（主要是长骨）形成广泛的转移[11]。这种方法对技术技巧要求很高，但确实能够建立早期骨转移的模型，没有潜在的原发肿瘤快速生长或内脏转移的并发症。然而，它并不代表疾病过程中的初始步骤，即肿瘤细胞离开原发部位（乳腺），进入循环，然后再移向远处部位（骨骼）。心脏内注射乳腺癌细胞已被广泛用于研究肿瘤因子在加速骨转换中的作用、骨源性分子支持肿瘤细胞生长的能力、治疗药物对骨转移和相关骨疾病的影响。

(1) 骨转移形成机制：Phadke及其同事使用心内注射模型对乳腺癌细胞在骨中的运动变化进行了详细的研究[12]。他们将表达GFP的MDA-MB-435细胞注射到雌性裸鼠的左心室，并在1h

表 4-1　目前用于研究乳腺癌骨破坏的主要动物模型

模型类型	细胞种类	种植途径	接种细胞数量	时　间	疾病特征与模型特点
异种移植免疫缺陷动物	• MDA-MB-231（Luc） • MDA-MB-435	心内注射	• $1 \times 10^5 \sim 1.5 \times 10^6$ • 1×10^5	3～5 周	• 骨是主要定植部位，肺和肝转移率低 • 溶骨性病变
	• MDA-MB-231 • MCF-7	胫骨内注射	$(1 \sim 2) \times 10^5$	2～4 周	溶骨反应剧烈
	B02	静脉注射	1×10^5	2～6 周	细胞特异性归巢至骨内，18 天后产生溶骨性病变
同源性免疫小鼠	• 4T1 • 鼠乳腺癌细胞	自体乳腺脂肪垫	1×10^6	3～4 周	在肺、肝、肾、骨内形成多灶性病变
人－人模型 免疫缺陷动物	人乳腺癌细胞系 原发乳腺癌细胞	静脉注射		植入成人骨后 3～4 周注射肿瘤细胞，8 周后处死动物	细胞主要归巢至人骨内，产生溶骨性病变，鼠骨骼无转移灶产生

至 6 周的时间点处死动物，并绘制出乳腺癌细胞从最初的骨定植到晚期骨转移的精确变化谱。研究表明，注射后 1h，在高度血管化的股骨干骺端可以检测到肿瘤细胞，并在接下来的 72h 内逐渐清除。注射后 1 周，主要在远端干骺端检测到小肿瘤细胞病灶，在接下来的 2～3 周内，其中一些发展成较大的肿瘤，并伴有大部分骨小梁的丢失。该研究还表明，肿瘤细胞数量的增加与成骨细胞数量的显著减少与通过诱导细胞凋亡相关。令人惊讶的是，破骨细胞的数量也减少了。成骨细胞与破骨细胞的比例从基线检查时的 40∶1 左右下降到 4 周时的 4∶1，骨转换平衡向再吸收方向转变。这些数据表明，乳腺癌细胞通过一种未知的机制导致骨形成细胞的快速消耗，以阻止肿瘤诱导的溶骨性病变的修复。提示在骨转移的治疗策略中应保护成骨细胞免受肿瘤细胞的有害影响，并与抗骨再吸收药物联合使用。

一些新型技术，包括肿瘤细胞标记和成像，使得在体内检测非常小的肿瘤病灶和在体外检测单个肿瘤细胞成为可能。亲脂性荧光染料可以保留在慢循环细胞中，这种染料的发展使肿瘤细胞休眠的研究成为可能。有研究利用亲脂性染料

Vybrant-DiD（DiDβ）染色的乳腺癌细胞来鉴定慢周期和有丝分裂静止细胞亚群。静脉注射后 5 天，DiDβ 细胞显示位于骨小梁区[13]。该研究中使用了成熟小鼠（12 周龄），因为在这些小鼠中，骨微环境可防止肿瘤生长并支持肿瘤细胞休眠。这些针对肿瘤细胞亚群的研究对于开发预防乳腺癌复发的新疗法至关重要。

Brown 及其同事使用心内注射模型来确定骨转移过程中直接接触肿瘤细胞对成骨细胞和破骨细胞的影响[14]。他们将 MDA-MB-231（GFPβ）乳腺癌细胞注射到雌性 BALB/c 裸鼠体内，并在第 10～33 天处死各组动物。对胫骨和股骨的详细分析显示，在第 15 天，骨中存在显著的肿瘤负荷，随后在第 19 天，可检测到骨量丢失。这是第一项发现与肿瘤细胞不直接接触的骨区域中成骨细胞数量显著增加的研究，反映了肿瘤诱导破骨细胞骨吸收增加的代偿机制。此外，在骨量发生变化之前，肿瘤细胞诱导了骨细胞数量的显著变化。这些结果表明，基于影像学检测到的骨病变存在而启动治疗干预的临床实践可能为时已晚，无法影响转移进展的关键阶段。

通过在心内注射前对癌细胞进行基因编辑，

可以阐明特定分子在骨转移形成中的作用。该方法已被用于研究 MDA-MB-231 细胞中原癌基因 c-Src 的过度表达如何影响细胞的转移能力[15]，以及最近被用于证明 noggin 在乳腺癌骨转移中的作用[16]。

(2) 治疗效果：心内注射乳腺癌细胞也被用于研究治疗药物对癌症引起的骨疾病（cancer-induced bone disease，CIBD）的影响。NF-κB 受体激活蛋白配体（receptor activator of NF-kappaB ligand，RANKL）及其可溶性诱饵受体骨保护素（osteoprotegerin，OPG）的正常比率变化可能导致人类骨转移瘤骨溶解增加。心内注射 MDA-MB-231-Luc 细胞后给予重组骨保护素（recombinant osteoprotegerin，OPG-Fc）抑制骨骼内肿瘤细胞生长，既可作为预防药（第 0 天），也可作为已形成骨转移的治疗药（第 7 天）[17]。OPG-Fc 抑制肿瘤诱导的破骨细胞生成和骨溶解，同时降低肿瘤负荷和增加肿瘤细胞凋亡水平。这项研究支持 RANKL 是骨转移的重要调节因子，也是一个潜在的治疗靶点，并首次表明 OPG-Fc 治疗可提高已建立骨转移小鼠的存活率，证明肿瘤细胞 - 雌激素相互作用对 CIBD 的形成和进展的重要性。

心内注射模型也有助于研究抗再吸收药物唑来膦酸（zoledronic acid，ZOL）对绝经前后骨和乳腺癌骨转移的影响[18]。在这项研究中，成熟（12 周龄）小鼠的卵巢切除（ovariectomy，OVX）导致骨体积和骨转换减少，这与绝经后的情况类似。心内注射 MDA-MB-231 细胞导致接受 OVX 的小鼠骨骼肿瘤发生率显著高于假手术小鼠（模拟绝经前环境）。与生理盐水处理（对照）的 OVX 小鼠相比，使用唑来膦酸可减少 OVX 小鼠的肿瘤数量，这为破骨细胞活性触发骨内播散性肿瘤细胞生长以形成明显的骨转移提供了证据。在通过体内成像未检测到肿瘤的小鼠中，使用离体多光子显微镜确认骨中存在 DIDβ 标记的肿瘤细胞，证明肿瘤细胞已扩散到骨中，但仍处于休眠状态。这项研究首次描述了一个模型系统，其中骨中的肿瘤细胞长期处于休眠状态，并证明骨微环境的

变化（OVX 诱导的骨吸收）可触发骨中播散性肿瘤细胞的生长。

2. 静脉 / 动脉注射

通过从骨转移瘤中分离细胞（最初由心内注射引入），在培养中扩增细胞并将其重新注入左心室，已经产生了特定的"亲骨性"乳腺癌细胞系。在通过骨骼多次传代（通常至少 7 次）后，在静脉注射或动脉注射后生成了专门定位于骨骼的克隆癌细胞。

(1) 骨转移形成机制：Clezardin 小组利用这种方法开发了 B02 模型，在该模型中，经尾部内注射 MDA-MB-231 乳腺癌细胞的骨归巢株可导致后肢肿瘤发生[19]。随后，他们使用该模型研究了靶向肿瘤 $\alpha_v\beta_3$ 整合素的治疗是否可预防骨转移形成[20]。在注射过表达 $\alpha_v\beta_3$ 的细胞的动物中，肿瘤负荷和骨病变的范围都增加了。随后的一项研究评估了 Autotaxin（ATX）的抑制作用。ATX 是核苷酸焦磷酸 - 焦磷酸酶家族的成员，在多种癌症中表达，在转移和溶骨性骨病变的进展中具有选择性表达优势[21]。此外，ATX 与 $\alpha_v\beta_3$ 整合素结合并催化 LPA 的产生，LPA 通过促进细胞增殖、运动、侵袭和存活在癌症进展中发挥作用。血管内注射 B02 后，全身给予 ATX 抑制药 BMP22 可显著减少溶骨性骨破坏。有趣的是，当比较野生型 ATX 和突变型 ATX（ATX-T209A）时，ATX-T209A 小鼠的 B02 骨髓（bone marrow，BM）集落数显著降低。静脉注射模型为进一步理解 LPA 在乳腺癌骨转移中的机制和潜在作用[22] 提供了新的途径。

最近的一项研究评估了采用鼠尾动脉（caudal artery，CA）作为乳腺肿瘤细胞注射途径[23] 的效果。通过静脉或鼠尾动脉途径注射近红外荧光标记纳米颗粒后，作者比较了微粒的扩散情况。他们发现，鼠尾动脉注射可使小鼠下半部的毛细血管快速（在 5s 内）发光，而静脉注射则可观察到缓慢而适度的发光。该组继续通过静脉（2×10^5 个细胞）或鼠尾动脉（1×10^6 个细胞）途径注射荧光素酶标记的肺癌（luciferase-tagged-lung carcinoma，LLC）细胞。30min 后，鼠尾动脉注射的小鼠后肢生物发光强度显著高于静脉注射。然而，两种模型的疾病进展率相同，表明通过两种注射途径对细胞施加的压力没有差异。这些结果在乳腺癌（MCF-7 和 MDA-MB-231）、前列腺癌（PC3）和其他癌细胞系中可以重复。这项研究不仅确定了一种骨转移模型，该模型允许注射更多的肿瘤细胞而不会导致高死亡率，而且还证明了肿瘤细胞的骨归巢能力，这些细胞在其他情况下并不经常归巢到骨内（如 MCF-7）。髂内动脉（internal iliac artery，IIA）也被用作注射途径。该模型与鼠尾动脉注射一样，允许注射更多的肿瘤细胞（根据细胞系的侵袭性，最多可注射 5×10^5 个细胞）。它还将细胞引入循环，而不会对局部组织造成损伤，从而防止局部产生炎症和伤口愈合反应，否则可能会干扰骨归巢过程[24]。两项研究一致表明，IIA 模型在避免软组织损伤的同时，可导致后肢骨转移的高发生率[24, 25]。虽然 IIA 模型可能是一个有效的骨转移模型，但它的建立过程是一个需要精细调节的高难度侵入性操作。

(2) 治疗效果：B02 模型还被用比较两种双膦酸盐［即唑来膦酸（ZOL）和氯膦酸盐（clodronate，CLOD）］的抗肿瘤作用[26]，研究者将在注射肿瘤细胞之前进行治疗（预防方案）与在出现溶骨性病变后进行治疗（治疗方案）进行了对比。与空白对照组小鼠相比，接受 CLOD 每天预防方案或 ZOL 每天 / 每周预防方案的小鼠显示出肿瘤负荷的降低，而单一预防剂量的 ZOL 没有效果。作者得出结论，在该模型中，使用临床剂量的双膦酸盐每天或反复间歇治疗可抑制骨骼内肿瘤的生长。

除了 B02 模型外，骨归巢 MDA-MB-231 模型也被用于治疗靶点的研究。其中一项研究探讨了 IL-1β 受体拮抗药 Anakinra 对骨转移的影响[27]。IL-1β 在既往研究中被认为是骨转移风险增加的潜在生物标志物[28]，它在包括乳腺癌在内的许多癌症中过表达。在该研究中，研究者使用了两种方案来研究 Anakinra 对骨转移发生和进展的影响[27]。第一种方案为预防应用，在静脉注射

MDA-MB-231（-IV）细胞的第 3 天开始每天应用 Anakinra 共 31 天。在第二个方案（治疗应用）中，静脉注射 MDA-MB-231（-IV）细胞，然后从 7 天后开始每天注射 Anakinra，持续 21 天。尽管种植在骨骼上的肿瘤细胞数量没有差异，然而与安慰剂组相比，使用这两种 Anakinra 方案后，出现明显转移灶的小鼠数量显著减少。与安慰剂相比，Anakinra 治疗组的动物的肿瘤体积也明显更小。这些数据表明，阻断 IL-1β 信号传导不会阻止骨转移，但会抑制扩散到该部位的肿瘤细胞的生长，使这些细胞保持休眠状态。

Clezardin 的研究小组也报道了在鼠尾动脉模型中骨转移可以作为靶点，他们以此为工具研究了整合素 α_5 的作用。整合素 α_5 在无骨转移且生存率低的患者中高度表达[29]，通过鼠尾动脉途径将含有沉默整合素 α_5 基因的 B02 细胞注射到 BALB/c 小鼠体内，与注射对照 B02 细胞的小鼠相比，其骨骼微转移显著减少。此外，使用单克隆抗体（M200）抑制整合素 α_5 可导致骨转移出现延迟，与空白载体对照组队列相比，其溶骨性病变的数量显著减少。这项研究表明，鼠尾动脉模型可用于探索靶向通路以开发新型治疗方案。

3. 骨内种植

骨转移也可以通过将癌细胞直接植入骨中来建模，最常见的方法是直接胫骨内注射[30]。这通常用于研究晚期疾病，因为大量肿瘤细胞直接进入骨骼，绕过了早期的归巢和定植步骤。在麻醉动物的胫骨上钻孔，将骨髓冲洗出来，并用肿瘤细胞悬浮液代替。这将不可避免地对注射部位周围的骨骼造成一些损伤，使肿瘤引起的骨骼结构变化的分析变得复杂。大多数注射的肿瘤细胞将死亡，但会有足够数量的细胞存活下来，在 3～4 周内生成骨肿瘤。尽管干细胞龛在肿瘤细胞定植中的重要性已成为一个日益进展的研究领域，但目前仍认为肿瘤细胞将优先定植于与活跃的骨吸收相关的区域[31]。后文介绍了胫骨骨内注射乳腺癌细胞用于研究骨转移相关分子途径和治疗效果的例子。

(1) 骨转移形成机制：Fisher 及其同事利用胫骨内注射植入过表达 PTHrP 和 OPG 的 MCF-7 细胞，研究 OPG 对乳腺癌细胞在骨内生长能力的影响[32]。与接受亲代 MCF-7 细胞的小鼠相比，接受过表达 PTHrP 和 OPG 的 MCF-7 细胞的小鼠的肿瘤生长和骨溶解增加。与此形成鲜明对比的是，即使在注射过表达 OPG 的肿瘤细胞的小鼠中，给予重组 OPG-Fc 也能减少肿瘤生长并限制骨溶解。这些数据表明，肿瘤细胞驱动的 OPG 的生物学作用与治疗用重组结构（如 OPG-Fc）相比可能存在差异。该模型还被用于证明，由于饮食中钙缺乏导致的骨转换增加促进了骨肿瘤的生长，这表明乳腺癌患者的辅助治疗和晚期治疗中钙剂的治疗可能使患者受益[33]。

(2) 治疗效果：研究者通过胫骨内注射植入 MDA-MB-231 乳腺癌细胞，研究了 OPG 和抗再吸收药伊班膦酸盐（ibandronate，IBN）的潜在抗肿瘤作用[34]。肿瘤在移植后 10 天可被检测到，然后用空白载体、OPG、IBN 或 IBN+OPG 治疗小鼠 1 周。与溶媒对照组相比，所有治疗组均能抑制溶骨性病变的发展，并伴有肿瘤面积的减少。OPG 和 IBN 单独或联合使用，可使癌细胞凋亡增加，癌细胞增殖减少。作者得出结论，与使用单一药物相比，OPG 和 IBN 联合使用没有额外的益处，因为这两种药物主要通过减少肿瘤引起的骨破坏间接影响肿瘤体积。

同样有研究者使用胫骨内注射模型研究了多柔比星和唑来膦酸联合治疗对骨内肿瘤生长的影响[35]。将 MDA-MB-436-GFP 细胞注射到雌性 CD1 小鼠胫骨中，再使用对照组空白载体、多柔比星、唑来膦酸，或者多柔比星联合唑来膦酸，每周注射 1 次，持续 6 周。结果显示，联合治疗可显著降低骨肿瘤负担，同时诱导细胞凋亡和抑制肿瘤细胞增殖。尽管这种强化治疗抑制了肿瘤生长并保持了骨的完整性，但肿瘤负荷仍然很大，这表明需要反复治疗才可能根除已建立的骨转移。

（二）同源模型

异种移植模型不能模拟转移发生的初始步骤。已有的同源模型中，通过将小鼠肿瘤细胞（如 4T1）植入具有免疫活性的 BALB/c 小鼠的乳腺脂肪垫，可在 3～4 周内发生骨和内脏转移。4T1 是一种乳腺癌细胞，起源于 BALB/cfC3H 小鼠中自发产生的乳腺肿瘤[36]。该模型包括初始乳腺肿瘤在原发解剖部位生长，然后转移到一系列远处器官，从而模仿人类乳腺癌的特点。其主要优点是，它可以用于研究免疫系统在肿瘤进展中的作用，以及抗癌治疗的反应。然而，同源模型确实有一些重要的局限性。小鼠肿瘤细胞与人类乳腺癌细胞在基因组成、潜在的生长特征和对治疗的反应方面存在差异。此外，原发性乳腺肿瘤一旦形成，生长迅速，除非切除原发性肿瘤，否则转移研究的机会有限。最重要的是，同源模型不是骨转移特异性的，需要大量的动物才能产生足够大的骨骼受累群体。在不同的部位和不同的动物中出现转移所需的时间也有很大的差异。因此对治疗时机、干预频率及结局测量指标的选择方面都提出了特别的挑战。

1. 骨转移形成机制

目前已经开发出使用 4T1-12B-Luc 细胞的模型，用于研究固有免疫和获得性免疫在癌症骨转移中的作用[37]。在 6 只动物中植入亲代 4T1-12B 细胞系，只有 2 只发生骨转移，这些转移在整个骨骼（包括颅骨、胸骨、肋骨及长骨）中都很明显。这些动物还表现出脑、肠和肾转移。相比之下，植入一种变异的细胞系（4T1-1V），在 7 只实验动物中有 6 只出现了骨转移。这个研究强调了密切相关的细胞系向骨微环境扩散的能力差异，并阐明了在内脏转移普遍存在的模型中研究骨转移相关的一些问题。骨转移能力强的 4T1 细胞群也被 Rose 等用于研究参与骨转移形成的新基因[30]。

2. 治疗效果

有研究通过将 4T1/luc 细胞原位植入雌性 BALB/c 小鼠的乳腺脂肪垫，探索了唑来膦酸对转移的影响[38]。转移形成前的动物接受 1 次或 4 次静脉注射唑来膦酸并进行评估。只有最高剂量的唑来膦酸（每只小鼠 5mg）能显著减少骨、肺和肝转移，从而延长总生存期。在骨转移瘤中，唑来膦酸诱导的肿瘤细胞凋亡水平升高，但在内脏转移瘤中没有这一现象。这些结果显示，除了导致骨内肿瘤细胞死亡外，ZOL 还可能通过抑制乳腺癌细胞的迁移和侵袭，影响乳腺癌向内脏器官的转移。

另外一项研究将 4T1 细胞注射到免疫活性 BALB/c 小鼠的乳腺脂肪垫后，通过给予 V-ATP 酶抑制药 FR202126，研究了 ATP 酶（V-ATP 酶）在骨转移中的作用[39]。给予 V-ATP 酶抑制药可降低骨溶解水平，这表明它可能是一种有用的骨再吸收拮抗药，有可能缓解酸敏感受体刺激引起的骨痛。

二、前列腺癌骨转移的体内模型（表 4-2）

骨转移也是晚期前列腺癌的一个常见临床表现，与骨转换加速及高致残率有关。前列腺癌骨转移通常表现为骨硬化与成骨过度活跃，然而破骨细胞导致的骨吸收同样显著增加，提供了溶骨性的成分。可用于前列腺癌骨转移研究的细胞系和体内模型系统相对较少，并且这些细胞系和体内模型系统都不能准确地代表人类疾病的成骨细胞/骨硬化表型[40, 41]。在临床上描述的常是混合性病变，但模型主要局限于模拟疾病的溶骨性成分，这说明我们对前列腺癌细胞引起骨形成失调的理解有限[42]。最近对前列腺癌骨转移转化模型的全面综述强调了当前模型的优缺点，以及目前存在的挑战，包括如何重现免疫系统的成分和肿瘤异质性[43]。

（一）异种移植模型

1. 心内注射

通过心内途径注射前列腺癌细胞会导致肿瘤细胞定植于远处器官，包括骨骼内，其中颌骨是最好发部位，这有可能是与啮齿动物牙齿萌出相关的骨骼重塑有关。肿瘤以溶骨性病变为主，但混合/硬化病灶同样存在。

（1）骨转移的形成机制：研究者在雄性裸鼠体内注射 PC-3Luc 前列腺癌细胞后，用甲状旁腺激素（parathyroid hormone，PTH）治疗 7 天加速骨转换，以研究骨转换的增强在前列腺癌骨转移形成中的作用[44]。各组（4 周龄和 15 周龄）小鼠在腹腔注射 PC-3Luc 细胞的前 7 天和后 7 天每天接受 PTH 或空白对照治疗，并监测肿瘤生长 5 周。在 4 周龄动物中，对照组和 PTH 治疗组之间的肿瘤发生率没有差异。在 15 周龄的成年小鼠中，与对照组相比，PTH 治疗组的肿瘤负荷显著增加，并且只有 PTH 治疗的动物后肢发生骨转移。钙黄绿素标记证实，与对照组相比，PTH 处理的小鼠骨形成增加。这项研究首次明确表明，体内骨形成水平的增加与植入 PC3 细胞系所产生的肿瘤有关，并得出结论，PTH 诱导的骨转换水平的升高确实促进成年小鼠前列腺癌骨转移的形成。这项研究显示在前列腺癌患者中使用去雄激素治疗导致的骨转换增加可能会增加骨骼部位肿瘤进展的风险。

利用染料保留法鉴定 DiD 阳性（慢循环）癌细胞的首批研究之一是在前列腺癌细胞上进行的[45]。这项技术的引入使得研究引起前列腺癌骨转移的细胞亚群成为可能[46]。对 PC3 细胞 DiD$^+$ 亚群的体外分析表明，CXCR4 的表达上调与 PC3 细胞迁移有关，而这种上调是抑制造血干细胞表达所必需的。为了评估体内 CXCR4 信号传导的意义，研究者通过心内注射途径将 DiD 染色的 PC3 细胞注射到 6 周龄的小鼠体内，注射后 24h 可在胫骨中检测到 DiD$^+$ 细胞。在接下来的 1 周内，骨中的 DiD$^+$ 肿瘤细胞数量逐渐减少，但在第 6 周仍能检测到。此外，给予 CXCR4 拮抗药 AMD3100 并没有阻止肿瘤细胞到达骨骼，而是使它们定位于比对照组动物更远离骨表面的地方。此外，通过荧光激活细胞分选（fluorescent-activated cell sorting，FACS）将 DiD 标记的 PC3 细胞分为 DiD$^+$ 和 DiD$^-$ 群体，以比较它们在骨中形成肿瘤的能力。研究发现，经心内注射 DiD$^+$ 细胞后，55% 的小鼠出现骨肿瘤，而注射 DiD$^-$ 细胞后，只有 15% 的小

表 4-2 目前用于研究前列腺癌骨转移的主要动物模型					
模型类型	细胞种类	种植途径	接种细胞数量	时 间	疾病特征与模型特点
异种移植免疫缺陷动物	PC-3	心内注射	2×10^5	2～5 周	后肢骨及颅面骨出现溶骨性病变，骨转换增加
	PC-62		1×10^5		
	LNCaP	胫骨内注射	（1～2）$\times 10^5$	30 周以内	混合性、成骨性病变
	PC-3			5 周以内	溶骨性病变
	LuCaP35			7 周以内	溶骨性病变
	LuCaP23.1			25 周以内	成骨性病变
	PCa1-met	原位前列腺组织种植	组织移植	2～5 周	多灶性病变：淋巴结、肺、肝、肾、脾、骨
同源性TRAMP 模型免疫动物	自发性转基因肿瘤	NA	NA	12 周	多器官病变：淋巴结、肺、肝、肾上腺
	鼠前列腺腺癌				直接植入人类骨片内
人 - 人模型	PC-3		1×10^4	植入人类胎儿骨后4 周注入肿瘤细胞，6 周后处死动物	• 转移至人类骨，溶骨性病变
	DU145		1×10^4		• 成骨及溶骨性病变
	LNCaP		5×10^4		
	LNCaP	静脉注射	1×10^7	植入成人骨后 3～4周注入肿瘤细胞，8 周后处死动物	在人类骨中产生病变，35% 为溶骨性病变，65%为成骨性病变
	PC-3	成人骨植入	5×10^6		

鼠出现骨肿瘤。与注射 DiD⁻ 细胞的小鼠相比，接受 DiD⁺ 细胞的小鼠肿瘤形成数量更多，骨的肿瘤负荷更大。这项研究证明了保持癌细胞静止所需的信号通路的重要性。

Wnt 信号通路也与各种癌症的进展有关。然而，最近的研究表明，Wnt 在前列腺癌骨转移中也可能发挥重要作用。Morgan 等对皮下移植患者肿瘤细胞（VCaP）的 CB17 SCID 小鼠的肱骨和股骨进行了基因表达谱分析。在这里，他们发现在后肢中观察到 Wnt 的上调，而在肱骨中观察到 Wnt 信号抑制剂的上调[25]。除此之外，Wnt 还被证实能促进骨内肿瘤细胞的休眠。在 BALB/c-nu小鼠中通过心内注射 DiD⁺ 的 PC3 细胞，每天注射 Wnt5a 共 3 天，与对照小鼠相比，在胫骨中可观察到 DiD⁺ 细胞显著增加[47]。这些研究表明 Wnt 信号通路是一个有价值的治疗靶点，尤其可用于治

疗导致预后不良的耐药性休眠细胞。

（2）治疗效果：在体内模型系统中检验新的治疗药物是启动临床试验所需验证的重要部分。例如，在研究 EGFR 抑制药吉非替尼对前列腺癌骨转移形成的影响时，在动物模型中使用了亲代PC-3 前列腺癌细胞系和高转移株（PCb2）[48]。经心内注射肿瘤细胞后，裸鼠接受吉非替尼或空白对照治疗（用药 5 天，停药 2 天，重复 3 个周期）。在第 5 周时评估了骨内的肿瘤负荷，接受 PC-3 细胞的 16 只动物中有 12 只证实发生了骨转移，接受 PCb2 细胞的 18 只动物则有 16 只发生了骨转移。吉非替尼治疗导致 PC-3 组和 PCb2 组的骨转移数量分别减少 47% 和 81%，同时溶骨性病变显著减少。这些数据表明，对于不同肿瘤细胞，EGFR 信号通路在驱动骨转移形成时亦有所不同，转移性更强的 PCb2 细胞对吉非替尼表现出更高的敏感

性。作者得出结论，吉非替尼可能是治疗存在骨转移风险的晚期前列腺癌的潜在药物。

2. 胫骨内种植

(1) 骨转移的形成机制：人类前列腺癌细胞形成溶骨性病变的能力已通过在 SCID 小鼠中经胫骨植入肿瘤细胞证实。利用这种方法，Corey 的研究小组对注射到雄性 SCID 小鼠体内的 LNCaP、PC-3、LuCaP35 和 LuCaP23.1 细胞产生的溶骨性病变进行了详细的分析[49]。不同的细胞系植入后，肿瘤生长和相关的溶骨性病变分别在第 4～27 周时出现。所有受试细胞系均被发现在直接植入骨后具有形成肿瘤的能力，其中 LuCaP23.1 细胞产生成骨细胞反应，这在转移的早期阶段很明显。LNCaP 引起混合性骨病变，而 LuCaP35 和 PC-3 产生溶骨性病变。随后的研究表明，前列腺癌细胞在骨中的生长与参与骨转换调节的一系列分子的肿瘤性表达相关，证实骨病变的性质取决于影响成骨细胞和破骨细胞活性的肿瘤因子的水平。

不断改进的新方法（包括体内成像技术）使研究人员有能力对骨转移的早期步骤开展研究。有学者在去势和非去势的 6—8 周龄 MF1 无胸腺小鼠中，通过胫骨内注射表达 GFP 的雄激素非依赖性 PC-3 细胞，研究了去势诱导的骨重塑增加对肿瘤生长的作用。在出现表达 GFP 的肿瘤后 6～9 天处死实验动物[50]。结论是尽管骨转换增加，诱导骨小梁体积显著减少，但去势并不影响肿瘤的发生率和肿瘤大小，也不影响肿瘤首次出现的时间。PC-3 细胞的存在对骨重塑有着深远的影响，它导致成骨细胞数量的下降，再加上活化破骨细胞数量的增加，这可能超过去势所诱导的骨变化所造成的影响。该研究阐明了在骨转移这类复杂生物系统的研究中所遇到的一些现象或表现，其最终结局是由复杂的生理和病理因素所共同决定的。

(2) 治疗效果：通过将肿瘤细胞直接在骨内种植是研究肿瘤诱导骨疾病治疗药物的首选方法。Brubaker 及其同事研究了抗再吸收药唑来膦酸和多西他赛（Docetaxel，DOC）对 LuCaP23.1 细胞的影响。LuCaP23.1 是一种前列腺癌异种移植物，

在经胫骨植入后可刺激成骨反应[51]。在 6 只雄性 SCID 小鼠体内注射 LuCap23.1 细胞，这些小鼠分别接受空白对照、每周 2 次 ZOL、每 2 周 1 次 DOC 或两种药物联合治疗。ZOL 可显著抑制骨肿瘤生长，而 DOC 尽管在该剂量下抑制原位肿瘤生长，但对骨内病灶没有任何效果。这些结果表明，不同的肿瘤部位对治疗药物的反应也不同，并且抑制骨中的肿瘤细胞可能需要比治疗内脏肿瘤更高剂量的化疗药物。在 ZOL 和 DOC 的联合用药组中观察到对肿瘤生长的最大抑制，它们同时靶向肿瘤细胞和周围的骨微环境。作者认为，这种联合疗法可能对晚期前列腺癌骨转移患者有效。

3. 原位种植

王等将人前列腺癌组织移植到补充睾酮的雄性 NOD SCID 小鼠肾被膜下，并通过 5 次连续移植后将肿瘤移植到小鼠前列腺[52]。进一步重复转接和分析产生了一种特殊的转移亚系 PCa1-met，其原位植入约 8 周后在淋巴结、肺、肝、肾、脾和骨中可产生转移。这项研究表明，使用肾被膜下移植法可以产生形成骨转移的细胞系，而直接植入原代人类前列腺癌组织则不存在这种情况。同如前所述的模型相比，该模型为研究前列腺癌骨转移的早期发展阶段提供了方案。

Taichman 研究小组在研究了皮下和原位移植前列腺癌细胞的骨定植后认为，骨转移癌模型具有更大的复杂性[53]。他们在肿瘤植入 3 周后处死试验动物，通过特异性检测人类 ALU 序列的 QPCR 分析位于不同骨骼部位的肿瘤细胞数量。令人惊讶的是，原发肿瘤的位置似乎影响了骨转移的部位，皮下种植肿瘤导致肿瘤细胞颅骨、股骨、肱骨和骨盆定植，而原位种植的肿瘤细胞优先定植于下颌骨、脊柱和胫骨。

（二）同源模型

目前研究最充分的前列腺癌同源模型是 TRAMP 模型[54]。这些转基因小鼠在第 8 周前表达 T 抗原，在第 12 周在前列腺中出现特征性病变。转移灶从 12 周后开始出现，主要在主动脉旁淋巴

结和肺，在肾、肾上腺和骨中较少出现。尽管该模型包括了前列腺癌起源于原发器官并随后扩散到远处的不同发展阶段，但由于内脏转移的高发而导致混淆因素过多，因而在骨转移研究中的应用受到一定限制。此外，在 TRAMP 小鼠中发现的相对较低的骨转移率意味着需要大量的实验动物来产生相应数量可检测的骨转移。

三、人骨转移模型（表 4-3）

人类乳腺癌或前列腺癌细胞自发转移到小鼠骨上的现象很少见。即使在同源模型系统中，该部位的转移也不常见，通常仅发生在少数细胞系中。自发转移率低的部分原因可能是人类和小鼠之间的生物学差异：与人类相比，小鼠细胞具有更强的代谢活性和更长的端粒酶，从而影响肿瘤发生和表型差异[55]。乳腺肿瘤也由不同的细胞谱系发展而来，其中小鼠肿瘤起源于间充质组织，人类肿瘤主要起源于上皮细胞[55]。小鼠乳腺肿瘤是激素非依赖性的，而大多数转移到骨骼的人类肿瘤是激素反应性肿瘤，需要更高浓度的雌激素来维持其生长[56]。此外，强有力的证据表明骨转移生态位在肿瘤细胞的归巢、定植、调节其转移性的休眠和激活中起作用，相关文献[57]对此进行了综述。因此，物种差异可能影响原发肿瘤产生

转移生态位，以及调节该转移部位肿瘤细胞休眠和生长的能力。为了开发更具临床相关性的模型，即肿瘤细胞能够转移到人源性的组织，研究人员开发了动物模型：在注射肿瘤细胞之前，将人体骨骼块皮下植入免疫功能低下的小鼠体内。最初的文献使用人类股骨研究乳腺癌[58, 59]，使用胎儿骨研究前列腺癌转移[60]。这些研究都报道了通过尾静脉或原位移植种植的多个细胞系向人类骨植入物的低转移率，并且仅在 SUM1315 乳腺癌细胞系中观察到向骨转移[58]。

近期在这类模型中的研究成果已使得 ER+ 和 ER- 乳腺癌转移率显著改善：从股骨头中分离的软骨下骨，其生物学活性明显高于松质骨[61]，并且在免疫功能低下的小鼠体内植入后可保持造血能力[62]。仅使用软骨下骨作为单一骨移植物，可使 MDA-MB-231 细胞从乳腺脂肪垫自发转移到人类骨植入物的概率增加 40%[62]。如果使用 MIND 模型将 MDA-MB-231 细胞直接注射到第四乳腺导管中，转移率将进一步增加到约 70%[63]。采用这些方法后，多种乳腺癌细胞系（MDA-MB-231、MCF-7、T47D）和患者来源的异种移植物均可发生人类骨自发转移（表 4-3）[62]。重要的是，与 ER- 乳腺癌相比，ER+PDX 的骨转移更为普遍，这与乳腺癌患者中观察到的转移模式一致；此外，

细胞系 /PDX	分子分型	实验动物	经导管内注射后的转移			人类骨种植后检测到转移的时间
			种植率（%）	鼠 骨	肺	
MDA-MB-231	ER⁻PR⁻HER2⁻	NOD SCID	70	0	0	6～8 周
MCF-7	ER⁺PR⁺HER2⁻	NOD SCID	50	40%	0	8 周
T47D	ER⁺PR⁺HER2⁻	NOD SCID	60	50%	0	8 周
BB3RC32	ER⁺PR⁺HER2⁻	NOD SCIDγ	100	75%	60%	15 周
BB2RC08	ER⁺PR⁺HER2⁻	NOD SCIDγ	100	20%	60%	14 周
BB6RC32	ER⁻PR⁻HER2⁻	NOD SCIDγ	20	20%	100%	12 周

表 4-3 乳腺癌细胞在人 - 人模型系统中的自发性转移

在皮下植入 1～2 片 5mm³ 人股骨软骨下骨 4 周后，将乳腺癌细胞系或 PDX 注入 8 周龄雌性 NOD SCID/NOD SCIDγ 小鼠的第四对乳腺中

PDX. 患者异种移植

在乳腺癌细胞系中未观察到肺转移[62]。在使用该模型时，应考虑以下几个因素：首先，向注射 PDX 和 ER+ 细胞系的小鼠使用雌激素补充剂，尽管这些细胞系主要转移到人类骨植入物，但也检测到小鼠骨转移。ER+ 乳腺癌细胞、MDA-MB-231 或 SUM1315 细胞转移并不需要雌激素的刺激，这些细胞可以特异性地扩散到人类骨植入物[58, 62]。由于雌激素先前已被证明能刺激 ER+ 肿瘤向小鼠骨转移[64]，因此在该模型中，PDX 或 ER+ 细胞系对小鼠骨的明显倾向性可能是受到雌激素的影响。其次，该模型需要使用免疫缺陷小鼠（在乳腺癌细胞系中为 NOD SCID，在 PDX 模型中为 NOD SCIDγ）。尽管植入骨表现出活跃的造血能力，可以使小鼠产生人类 B 细胞，在这些模型中观察到的自身免疫缺乏表明，人类骨中免疫细胞并不活跃，并且人类 T 细胞是否在模型中存在还需要进一步的探究[58, 62]。

对于有志于研究人类肿瘤环境中的晚期骨转移的研究人员来说，肿瘤细胞可以直接植入人类的股骨软骨下骨。这些共培养物既可用于体外分析，也可植入 NOD SCID 小鼠中，用于研究与肿瘤细胞/骨细胞相互作用的各种指标[61]。重要的是，在自发转移和共培养植入模型中进行的研究实验已经发现了相关的分子信号通路，这些通路随后被证实与临床骨转移过程相关[61, 62, 65]。现在需要进一步研究是否可将人类特异性转移组织替换为软骨下骨，以及共培养模型是否可用于研究其他癌症类型的骨转移。

使用人源性动物模型开展研究并不简单。这些模型需要获得适当的伦理协议，获得新切除的股骨头，这些股骨头需要在从患者身上取出后 2～3h 内切片并植入小鼠或置于培养物中。此外，为了获得一致的数据，骨样本应切割成标准尺寸；这种精度要求使用专用设备（见参考文献 [61, 62]）。对于希望模拟从乳腺肿瘤生长到发生明显骨转移的整个转移过程的研究人员来说，这是一个漫长而昂贵的过程。在植入人体骨骼后 4 周注射肿瘤细胞，根据所测试的肿瘤细胞，可

能还需要 6～15 周才能在该转移部位检测到转移（表 4-3）。注射 PDX 需要在植入前在 NOD SCIDγ 小鼠中额外扩增肿瘤细胞，以确保同一患者的足够数量的细胞可用于实验目的，这进一步增加了这些实验的时间和费用。因此，尽管人源性骨转移模型为研究肿瘤细胞/骨细胞相互作用和转移到人类肿瘤特定环境的过程提供了贴近临床的有效工具，但它们难以取代更便宜、更常用的小鼠骨转移心内注射模型。

四、骨髓瘤小鼠模型（表 4-4）

多发性骨髓瘤（multiple myeloma，MM）是一种 B 细胞肿瘤，由骨髓中的恶性浆细胞（malignant plasma cell，MPC）克隆性扩增引起，经常导致贫血、免疫功能障碍、肾损害和骨破坏[66, 67]。大约 70% 的新发患者和 90% 的治疗中患者会发展为骨髓瘤性骨病（myeloma-induced bone disease，MIBD），这是导致残疾和死亡的重要原因。目前治疗 MIBD 的疗法是抗再吸收药物，包括双膦酸盐类药物，如唑来膦酸和地诺单抗（RANKL 的单克隆抗体），这些都是在多发性骨髓瘤的临床前模型中进行初步评估的。在过去的 40 年中，这些小鼠模型增强了我们对多发性骨髓瘤发展过程的理解，而成像方法的进步（双光子显微镜和活体显微 CT）使我们能够识别靠近骨骼的休眠骨髓瘤细胞[68]，并监测骨骼的修复[69, 70]。多发性骨髓瘤模型的使用使我们能够开发新的治疗药物，以减少患者的肿瘤负担和 MIBD。在此，我们将讨论已建立的小鼠多发性骨髓瘤模型的优缺点（表 4-1）。

（一）多发性骨髓瘤的同源小鼠模型

同源模型涉及将小鼠骨髓瘤细胞注射到免疫完整的小鼠体内或通过化学诱导骨髓瘤样疾病。这些模型的缺点是没有人源性因素，每个模型只代表多发性骨髓瘤患者的一个亚组。

1. 多发性骨髓瘤模型的 5T 细胞系

Radl 等首先描述了 5T 细胞系[71]，在免疫活跃的 C57BL/KaLwRij 老年小鼠中观察到了人类 MM

表 4-4 用于研究骨髓瘤相关骨病的小鼠模型总结

模 型	细 胞	注射细胞数	照射剂量	植入方式	时 间	疾病特点与模型特征
同源性						
5T2MM	从 5T2MM- 荷瘤小鼠中分离	2×10^6	免疫健全	经静脉	12 周	溶骨性病变；检测出副蛋白；肿瘤在骨髓及脾内生长
5T33MM	从 5T33MM- 荷瘤小鼠中分离	0.5×10^6	免疫健全	经静脉	4~6 周	无溶骨性病变；可检测出副蛋白；肿瘤在骨髓及肝内生长
5TGM1	从 5TGM1- 荷瘤小鼠中分离	10^6	免疫健全	经静脉	3~4 周	溶骨性病变；检测出副蛋白；肿瘤在骨髓及脾内生长
转基因						
Myc/Bcl-X$_L$	N/A	N/A	N/A	N/A	18~20 周	可检测出副蛋白，肿瘤在骨髓内生长
	N/A	N/A	N/A	N/A	70 周	
Vk*MYC	从 Vk*Myc 荷瘤小鼠中分离	$(2.5~5) \times 10^5$	免疫健全（600rad）	心内或静脉注射	4~6 周	偶可见溶骨性病变，可检测出副蛋白，肿瘤在骨髓内生长
XBP-1	N/A	N/A	N/A	N/A	20~40 周	偶可见溶骨性病变，可检测出副蛋白，肿瘤在骨髓内生长
异种移植						
NSG	细胞系 / 原发细胞	$(1~2) \times 10^6$	0~200rad	静脉注射	2~10 周	溶骨性病变；检测出副蛋白，肿瘤在骨髓内生长
SCID-hu	细胞系	$10^4~10^7$	200~400rad	骨内注射	4~12 周	溶骨性病变，骨髓瘤细胞植入人胚胎骨内，可检测出副蛋白
	原发细胞	$(2~10) \times 10^6$	0~150rad	骨内注射	4~20 周	
SCID-synth-hu	原发细胞	$(0.6~4) \times 10^6$		骨内注射	4~10 周	骨髓瘤细胞植入人骨结构内，可检测出副蛋白
SCID-rab	原发细胞	$(3~10) \times 10^6$		骨内注射	5~20 周	溶骨性病变，骨髓瘤细胞植入人兔骨，可检测出副蛋白
其他						
MOPC315.BM	从 MOPC315. 骨髓荷瘤小鼠中分离	2×10^6	免疫健全	静脉注射	3~4 周	溶骨性病变，可检测出副蛋白，肿瘤在骨髓、脾中生长，偶尔可见肝内生长
MIS$^{(TI)}$TRG6	原发细胞	1×10^6		股骨内注射	4~12 周	细胞归巢于骨髓，溶骨性病变不显著

的许多临床特征[72,73]，包括骨髓中 MPC 的自发增殖、骨髓瘤诱导骨病的产生、副蛋白水平升高（MPC 分泌的异常免疫球蛋白）、正常免疫球蛋白水平降低。后续这些模型通过从荷瘤小鼠体内传代 MM 样细胞到年轻受体小鼠来维持。它们已成功地应用于许多临床前研究，其中 5T2、5T33 和 5TGM1 模型是研究最为详尽的模型[68,74-87]。

(1) 多发性骨髓瘤的 5T2 同源模型：5T2 模型可在 12 周内表现出人类多发性骨髓瘤的经典特征。C57BL/KaLwRij 小鼠经尾静脉注射 2×10^5 个 5T2 细胞。注射后，细胞归巢并在骨髓中生长。由于小鼠的脾在出生后仍然具备造血功能[88]，故在小鼠的脾中也观察到了肿瘤生长。在 5T2 模型中，随着疾病的发展，注射肿瘤细胞 8 周后即可检测到副蛋白，随后不久就会发生骨损伤。Vanderkerken 等[81]描述了 5T2 模型的详细分析方法。可以通过测量血清副蛋白水平或骨髓中的 MPC 来评估肿瘤负担。骨髓瘤骨破坏可通过显微 CT 或骨切片中破骨细胞和成骨细胞的组织形态计量学分析进行评估[85,89]。

肿瘤归巢、定植和发展：不少分子被认为与 5T2 细胞归巢和在骨髓上的黏附有关[90,91]。据报道，IGF 是一种骨髓基质衍生的 5T2 细胞化学诱导剂[90]。黏附分子 LFA-1、CD44、VLA-4 和 VLA-5 在 5T2 细胞上表达[91]，显示出与人类恶性浆细胞相似的黏附特征[91]。Vanderkerken 等[92]在疾病早期监测了 5T2 细胞归巢和分布，在骨髓、脾、肝、肺、心、肠、肾和睾丸中检测到 5T2 细胞；随着疾病的进展，5T2 细胞主要存在于骨髓和脾脏内[91]。

治疗效果：许多治疗药物在 5T2 模型中进行了实验，包括 ZOL[76]和阻断 DKK1 和硬化蛋白[74-76,85,93-95]的单克隆抗体。Croucher 等[76]对小鼠进行长期（预防性）或短期（治疗性）ZOL 治疗，并与对照组进行比较，这两种治疗均预防了骨髓瘤相关骨破坏，并降低了肿瘤负荷。短期 ZOL 治疗也可以显著减少血管生成，提高生存率。Heath 等[95]研究了抑制 DKK1（一种由 5T2 细胞

表达的成骨细胞活性下调因子）对 MIBD 发展的影响。从可检测出副蛋白的节点开始，用抗 DKK1 单抗（BHQ880）治疗 5T2 荷瘤小鼠，与对照小鼠相比，抗 DKK1 治疗可防止 5T2 诱导的成骨细胞抑制，上调成骨反应，从而减少骨破坏。最近，McDonald 等[85]研究了在 5T2 模型中抑制硬化蛋白（一种抑制骨形成的骨细胞特异性 Wnt 拮抗药）的作用；与对照组小鼠相比，这种药物治疗可预防溶骨性损伤，减少骨折发生。

(2) 多发性骨髓瘤的 5T33 同源模型：5T33 模型的建模时间为 4～6 周。自 C57BL/KaLwRij 小鼠静脉注射 0.5×10^6 5T33 细胞，这些细胞归巢至骨髓和脾，但不引起骨髓瘤相关骨破坏。使用该模型的一个优点是 5T33 细胞可以在体外生长，并通过操纵表达 GFP 来监测肿瘤生长[96]。

肿瘤归巢、定植和发展：5T33 细胞的黏附诱导剂是 IGF-1[88]和层粘连蛋白 -1[97]，黏附分子 LFA-1、H-CAM、VLA-4 和 VLA-5 也可起到类似作用[91]。5T33 细胞在动物体内的分布与 5T2 细胞相似。然而在疾病的后期，在肝中也发现了 5T33 细胞[91]。

治疗效果：包括硼替佐米、p38a MAPK 抑制药和 Cdk4 抑制药在内的抗肿瘤药物在 5T33 模型上开展了实验[75,98]。然而，自 5TGM1 模型建立以来，该模型的使用有所下降[80]。

(3) 多发性骨髓瘤的 5TGM1 同源模型：5TGM1 模型来源于父代 5T33 细胞系，其建模在 3～4 周内完成[78,80]。C57BL/KaL-wRij 小鼠静脉注射（1～2）$\times 10^5$ 个 5TGM1 细胞，这些细胞归巢至骨髓（和脾），并产生骨髓瘤诱导的骨破坏。

肿瘤归巢、定植和发展：Oyajobi 等[99]通过全身光学荧光显微镜监测了活体小鼠体内 5TGM1-GFP 细胞的分布；肿瘤主要见于中轴骨（颅骨、骨盆、椎骨、肋骨、胸骨、肩胛骨和锁骨），但髓外肿瘤也见于脾脏和卵巢。最近，有研究者利用双光子显微镜观察到 5TGM1 细胞在活小鼠体内归巢至骨髓，从而能够随时间追踪休眠的肿瘤细胞。5TGM1 细胞休眠已被证明是一种可逆状态，通过

与成骨细胞结合而激活，通过破骨细胞引起的骨吸收而抑制[68]。5TGM1 细胞也可在免疫缺陷重组激活基因 2（RAG2$^{-/-}$）缺陷小鼠和双基因敲除小鼠（RAG2$^{-/-}$ 和 MMP-9$^{-/-}$）[100] 中生长，证实宿主来源的 MMP-9 与 5TGM1 模型中的发病机制相关。骨髓脂肪细胞也被报道具有重要的内分泌功能，可以支持 5TGM1 细胞的生长、存活[83]并导致疼痛[75]。

治疗效果：双膦酸盐、硼替佐米和 miR-138 抑制药、MIP-1α 抑制药、硬化蛋白抑制药、BMP 信号抑制药和外泌体分泌抑制药的作用都已在 5TGM1 模型中进行了评估[78, 84, 85, 87, 99, 101-104]。对 5TGM1 荷瘤小鼠的早期研究表明，IBN 减少了骨髓瘤相关的骨破坏，但对肿瘤没有影响[78]，抑制 MIP-1α 可防止骨破坏同时减少肿瘤负荷[101]。最近的研究表明，硼替佐米治疗降低了肿瘤负担、减少了骨破坏并提高了生存率[99, 103, 104]。抑制成骨分化的下调因子 miR-138 可增强 5TGM1 模型中的骨形成[102]。抗硬化蛋白单克隆抗体增加了 5TGM1 中的骨量并减少了骨溶解[87]，与 5T2 模型中所见相似，增强了抗骨折能力[85]。BMP 信号在 5TGM1 荷瘤小鼠中被抑制，使用可溶性 BMPR1a-FC 受体配体，可防止骨丢失，增加成骨细胞和骨形成，并抑制骨髓硬化蛋白水平[84]。通过阻断携带 5TGM1 的小鼠的外泌体分泌可导致皮质骨体积增加，并增强 5TGM1 细胞对硼替佐米的敏感性[105]。

2. 多发性骨髓瘤的转基因模型

最初的转基因模型使用过表达 Myc、Bcl-XL 或 Myc/Bcl-XL 共同表达的小鼠进行建模[106]，在 Bcl-XL 小鼠中没有肿瘤发生，在 Myc 小鼠中肿瘤产生很少。然而，在 20 周龄时，所有表达 Myc/Bcl-XL 的小鼠都在骨髓中形成了肿瘤，并且可检测到血清副蛋白，偶尔可观察到骨髓瘤诱导的骨破坏。随后，研究者开发了 Vk*Myc 转基因模型，其中 Myc 的表达受 κ 轻链基因控制[107]；在 70 周龄时，这些小鼠的骨髓中的恶性浆细胞增加，血清副蛋白水平升高。随后 Vk*Myc 肿瘤细胞也被移植至 C57BL/6 小鼠体内[108]并用于抗肿瘤药物的

评估[109-111]。另一种转基因模型在淋巴组织中产生了过表达的 XBP-1，在 20—40 周龄时，小鼠骨髓中的恶性浆细胞增加，血清副蛋白水平升高，这与骨髓瘤相关骨破坏的发生有关[112]。

（二）多发性骨髓瘤的异种移植模型

异种移植模型通常通过将人类多发性骨髓瘤细胞移植到免疫功能低下的小鼠体内建立。在 SCID 小鼠骨髓中已观察到人类骨髓瘤细胞系的成功植入，但使用原代细胞的成功率有限。

1. 多发性骨髓瘤的 SCID– 异种移植模型

SCID 小鼠（缺乏成熟 T 细胞和 B 细胞）[113-114]和 NSG 小鼠[115-116]是先后用于研究人类恶性浆细胞生长的在体实验小鼠模型。

(1) 肿瘤归巢、定植和发展：将数个多发性骨髓瘤细胞系和原代恶性浆细胞注射到 NSG 小鼠体内，其骨髓定植、疾病进展和骨髓瘤相关骨破坏严重程度各不相同[69, 70, 84, 85, 102, 116, 117]。

(2) 治疗效果：有研究在骨受累严重的 JJN3 NSG 小鼠中，使用骨调节剂通过抑制 TGF-β[69, 70] 和 BMP 信号[84] 在内的信号通路，观察到对骨髓瘤相关骨病的有效抑制作用；同时还使用活体显微 CT 观察到活体小鼠中已发生的溶骨性损伤的骨修复[69, 70]。该方法也被用于评估在 U266 荷瘤小鼠中降低肿瘤负荷后抑制 TGF-β（使用小分子抑制药 SD-208）的效果。损伤修复是通过骨膜内修复样机制进行的，SD-208 促进了胶原基质的成熟，显著提高了抗骨折能力[70]。也有研究者使用 MM.1S NSG 小鼠以评估抑制硬化蛋白[85] 和 miR-138[102] 的效果。

2. 多发性骨髓瘤的 SCID-hu 模型

SCID-hu 模型的开发是为了观察人类骨髓微环境中原代恶性浆细胞的生长。通常将人类胎儿骨芯片移植到小鼠体内，并将患者恶性浆细胞直接注射到异种移植骨中[118, 119]。然而由于伦理原因，该模型的其他变体，包括 SCID-Synth-hu[120] 和 SCID-rab[121] 已被开发出来。在 SCID-Synth-hu 模型中，将人恶性浆细胞（INA6 或原代）种植

在 3D 骨样聚己内酯聚合物支架上。只有当支架被人骨髓基质细胞包裹，骨髓瘤细胞才能成功植入[120]。在 SCID-rab 模型中，将兔骨皮下植入 SCID 小鼠[121] 后注射原代恶性浆细胞可导致肿瘤的骨髓植入和移植物的骨髓瘤相关骨破坏[121]。

(1) 肿瘤归巢、定植和发展：在 SCID-hu 模型中，恶性浆细胞不需要植入骨髓，因为它们直接被注射到移植骨中。在人类骨髓微环境中，可以观察到肿瘤的生长，同时伴随破骨细胞活性增加和新生血管形成[119]。

(2) 治疗效果：研究者在 SCID-hu 模型中对几种治疗药物进行了实验[122-126]。Nefedova 等[127] 通过单独阻断 Notch 信号或与美法仑多柔比星联合治疗应用于该模型中，所有药物单独使用时均观察到抗肿瘤作用，而联合使用时抗肿瘤效果增强，这表明抑制 Notch 信号可能增加骨髓瘤细胞对化疗的敏感性。

（三）其他模型

1. 多发性骨髓瘤的 MOPC 诱导同源模型

矿物油诱导的浆细胞瘤（mineral oil-induced plasmacytoma，MOPC）模型[128] 主要用于肿瘤免疫学研究[129-134]，因为浸润骨髓的肿瘤细胞有限。另外一种 MOPC 模型中，MOPC315 细胞经过多次体内传代和分离，可渗入免疫活性小鼠的骨髓，导致溶骨性骨病、副蛋白水平升高和终末期截瘫[135]。

2. MIS（KI）TRG6 鼠多发性骨髓瘤模型

MIS（KI）TRG6 小鼠多发性骨髓瘤模型由基因工程小鼠开发，以表达 6 种人类基因（IL-6、M-CSF、IL-3/GM-CSF、hSIRPa、血小板生成素），从而允许原发性恶性浆细胞瘤生长[136]。股骨内注射后，肿瘤生长主要局限于骨髓内。然而，目前还没有关于这些小鼠是否发生骨髓瘤相关骨破坏的公开数据报道。

结论

目前尚不存在用于研究恶性肿瘤骨侵犯的理想单一体内模型系统，包括从原发性器官的局限性肿瘤生长到晚期转移性疾病的漫长过程。我们现有的是一系列不同的模型，这些模型可用于研究产生疾病不同过程中分子和细胞的相互作用，以及评估抗肿瘤药物的治疗效果。研究人员必须仔细考虑哪种模型最适合他们的特定研究目标。例如，免疫系统和人类骨微环境在骨转移进展中的作用无法在使用免疫受损动物的异种移植模型中体现。肿瘤细胞向骨骼的初始归巢步骤需要特定的模型，其中肿瘤细胞是通过静脉注射引入，而不是直接植入骨骼。相反，药物对癌症诱导骨破坏的治疗效果可以在一系列模型中进行研究，包括异种移植物模型，因为这类研究的重点主要是确定的骨转移现象，而不是早期的定植步骤。多种因素将影响体内模型产生的结果，包括使用的肿瘤细胞数量/类型、给药途径、受体动物类型/菌株/年龄等。尽管存在局限性，我们目前对骨肿瘤进展的理解主要来自于动物模型的数据，而体内成像等新技术的快速发展正在扩充我们获得的信息类型和内容。最后，由于使用人体材料进行的骨转移研究仍然有限，在可预见的未来，这类研究将有望成为这一重要临床问题新知识的主要来源。

第 5 章 用于骨肿瘤研究的斑马鱼模型
Zebrafish models for studying bone tumors

Arwin Groenewoud　Mathijs Kint　B. Ewa Snaar-Jagalska　Anne-Marie Cleton-Jansen　著

陈 维 李浩淼 陆 明 译

一、斑马鱼模型在癌症研究中的优势

斑马鱼是一种非常适合用于癌症研究的生物，并已被证明可以作为小鼠模型系统的补充，用于检测肿瘤细胞的恶性程度、生长变化或用于异种移植后抗肿瘤药物筛选[1-4]。斑马鱼和人类之间（原）癌基因和抑癌基因的高度保守性使得斑马鱼模型成为识别临床相关基因和分子的理想模型。此外，斑马鱼中形成的肿瘤具有与人类肿瘤相似的组织病理学和基因图谱特征，因此利用人类癌细胞进行异种移植是可能的，并且可以获得人类肿瘤的信息。斑马鱼作为癌症模型的优势包括以下方面。

• 由于所需空间小，繁殖力高，迭代时间短，因此斑马鱼模型是一种成本效益高的活体模型。对于骨肿瘤研究来说，因其发病率低，不容易获得资助，经济成本尤其重要。

• 斑马鱼基因组已经完成测序，基因操作工具已开发并广泛使用[5]。大约 70% 的人类基因至少有一个明显的斑马鱼同源基因。

• 斑马鱼基因突变体的系统目录已经生成[6]。

• 可获得稳定的组织特异性荧光转基因株系，从而可以将血管生成、骨和软骨发育等发育过程可视化。

• 药物筛选的速度快，因为药物可以简单地注入环境水中。

• 利用斑马鱼模型开发抗癌药物，检测生物分布和靶向效果是可能的[7-9]。

• 有机会对透明胚胎进行快速研究，这些胚胎经历了完整的外部发育。在受精后 5 天之内，胚胎实验通常不需要伦理批准。

• 斑马鱼的获得性免疫系统直到受精后 4 周才达到成熟[10]，可规避细胞移植宿主排斥反应。

• 胚胎的透光性使得研究者能够以单细胞分辨率对癌症进展和相关操作进行无创实时成像。

• 通过将细胞注射到卵黄囊和斑马鱼胚胎的循环中，可以快速进行荧光标记肿瘤细胞的异种移植（图 5-1）。注射和分析都可以自动化完成[11, 12]。

• 可以在斑马鱼幼体和免疫缺陷成年斑马鱼中建立患者来源的异种移植物模型，并测试其个性化药物反应[13, 14]。

二、骨软骨瘤

斑马鱼已被特别应用于软骨性肿瘤的研究，通过识别出人类同源基因中的突变研究特定遗传

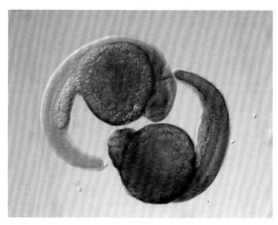

▲ 图 5-1　斑马鱼胚胎

卵黄囊可以注射细胞来研究它们在体内的增殖、迁移和血管生成特性

性疾病的病因[15]，这种模式后来还扩展到对散发病例的研究中[16]，如骨软骨瘤，即青春期最常见的骨肿瘤。导致遗传性骨软骨瘤（多发性骨软骨瘤或 MO、OMIM133700 和 133701）的突变位于基因 *EXT1* 和 *EXT2* 中，这两个基因与硫酸肝素蛋白多糖的产生有关。有研究者研究了一系列斑马鱼软骨突变体的蛋白多糖组织[17]。*EXT2* 的同源基因是斑马鱼中的 *dackel*[18]。从图 5-2 可以看出，*dackel* 突变导致生长板组织严重异常。斑马鱼的软骨可用聚乙烯胺（polyethyleneamine，PEI）染色，PEI 是一种阳离子染料，可与阴离子位点结合，使蛋白多糖定量并可视化。此外，对于与 HSPG 途径相关的其他突变体，也可能出现异常的生长板模式。例如，knypek（一种人类蛋白多糖 glypican 的同源物）引起的疾病表型症状较轻，并且与骨软骨瘤的形成无关。

三、尤因肉瘤

尤因肉瘤的特征是编码 RNA 结合蛋白 EWSR1 和 ETS 转录因子家族成员的基因易位，其中 95% 易位基因为 *FLI1*。不应将人类 *FLI1* 基因与前文提到的 *FLI1* 斑马鱼基因混淆，后者是一种用于在血管系统中表达 GFP 的特异性内皮基因。研究者将人类 EWSR1/FLI1 mRNA 注射到单细胞期斑马鱼胚胎中，以研究转基因对早期胚胎发育的影响[19]。除了一些形态缺陷外，多极有丝分裂纺锤体和无组织纺锤体纤维也导致了有丝分裂缺陷。这揭示了 *EWSR1/FLI1* 致癌融合基因的作用模式，并解释了该融合产物导致 p53 介导的细胞周期停滞的原因[20]。一项研究描述了融合蛋白在斑马鱼中的镶嵌表达，这导致了尤因肉瘤样肿瘤[21]。肿瘤形成的效率很低，但 *TP53* 突变可使其致敏。对肿瘤的

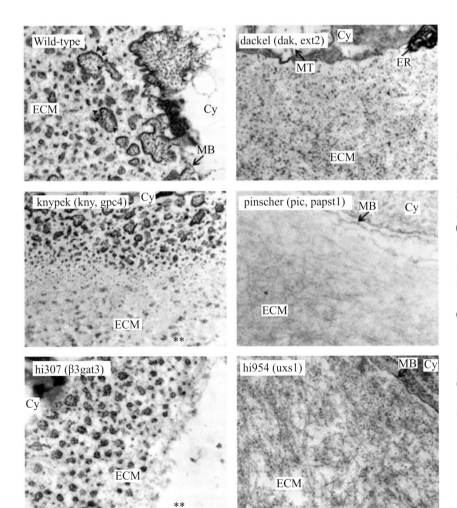

◀ 图 5-2 野生型和蛋白聚糖缺陷纯合子突变体斑马鱼软骨中蛋白聚糖的分布

PEI 染色颗粒沉积在细胞质（Cy）中，并积聚在内质网（ER）和细胞外基质（ECM）中。在野生型斑马鱼中，kny 和 hi307 PEI 染色显示出梯度。在蛋白多糖生物合成、pinscher（pic）和 hi954 严重受损的突变体中未观察到 PEI 染色。在缺乏硫酸乙酰肝素的 dackel（dak）突变体中发现 PEI 染色减少。PEI 聚集体通常形成囊泡状结构，包围在一排密集的沉积物（野生型，箭）中，其内部包含的沉积物则分布更为松散（野生型，箭头）（40000×）。MB. 细胞膜；MT. 线粒体［引自 de Andrea C.E., Prins F.A., Wiweger M.I., Hogendoorn P.C.W. Growth plate regulation and osteochondroma formation: insights from tracing proteoglycans in zebrafish models and human cartilage. *J Pathol* 2011;224:160-8.）

微阵列分析显示，*EWSR1/FLI1* 融合基因在人类和斑马鱼中的表达谱相似，这表明这种生物模式适用癌症研究。

尽管尤因肉瘤的分子机制已知，但目前仍缺乏令人满意的治疗方案。在大约 90% 的肿瘤中，*EWSR1-FLI1* 癌基因转录活性的失活与野生型 *p53* 的再激活共存，这可能提供一种潜在的治疗策略。为了验证这一假设，一种新的尤因肉瘤 – 斑马鱼植入模型产生了，该模型允许对体内肿瘤进展进行动态量化，适用于筛选单一和组合因素的影响[22]。将一组稳定表达樱桃红信号或用荧光膜标记的 EWS 细胞系植入具有绿色脉管系统

2 天的胚胎卵黄囊中（图 5–3）。通过每个幼体的红色荧光百分比信号对细胞增殖进行评分。尽管不同的植入细胞诱导血管生成的潜力不同，但在注射后 6 天内，所有受试细胞系都在斑马鱼幼体的鳍、头部和身体中观察到血行播散和增殖，这与 EWS 细胞的易位类型或 *p53* 状态无关。免疫组织化学分析显示，植入的细胞对 EWS 标记物（CD99，PAS）呈阳性，证明它们在斑马鱼幼体中保留了 EWS 特性。该模型已被用于研究多种药物的联合治疗。重要的是，斑马鱼胚胎可以从水中吸收各种小分子量化合物，这对于筛选抗癌化合物时是十分有优势的。用 YK-4-279 阻断 *EWSR1-*

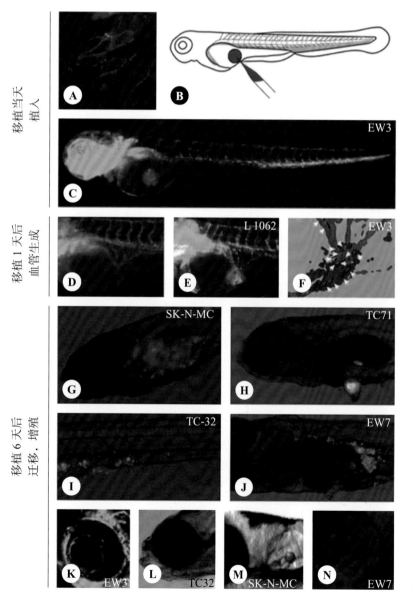

◀ 图 5–3 异种移植实验的工作流程

A. 稳定表达樱桃红信号或用荧光膜标记物标记的细胞。B. 出生后 2 天胚胎注射示意图；红色 . EWS 细胞；绿色 . 尾部和卵黄囊的脉管系统。C. TG（FLI1：EGFP）生后 2 天胚胎，绿色脉管，植入后 3h 注射 EWS 细胞（红色）。D. 未经肿瘤注射胚胎的肠下静脉复合体的正常发育。E. 在 TG（FLI1：EGFP）胚胎中植入 EWS 细胞，注射 1 天后诱导肠下静脉复合物血管新生出芽。F. 注射 1 天后，植入的 EWS 细胞与 TG（FLI1：EGFP）胚胎血管系统之间的相互作用（白箭头）。G 至 J. 6 天后，植入 EWS 细胞的 ABTL 胚胎中的细胞增殖、生长和并移至头部。K. 迁移到眼睛。L. 迁移到下巴。M. 迁移到大脑。N. 迁移到耳泡。数据是 10 个以上独立、高度重复性实验的代表性图像（引自 van der Ent W., Jochemsen A.G., Teunisse A.F., Krens S.F., Szuhai K., Spaink H.P., Hogendoorn P.C., Snaar-Jagalska B.E. Ewing sarcoma inhibition by disruption of EWSR1-FLI1 transcriptional activity and reactivation of p53. *J Pathol* 2014;233:415–24.）

FLI1 转录活性可降低由 *p53* 野生型（EW7、TC32、CADO-ES1）和 *p53* 缺失细胞（SK-N-MC）诱导的尤因肉瘤肿瘤细胞负荷，并且这种治疗效果与 *p53* 状态无关（图 5-4）。用 Nutlin-3 稳定 *p53* 基因后，可使得 YK-4-279 抑制 *p53* 野生型 EWS 细胞的效果进一步增强，而对 *p53* 缺失的 EWS 细胞则不产生这种协同效应。笔者认为 *p53* 再激活与靶向 EWSR1-ETS 转录失调相结合，是对于 *p53* 野生型尤因肉瘤患者的一种有前景的治疗方向。移植前对 A673 细胞受体酪氨酸激酶（RON）的基因去表达降低了斑马鱼异种移植模型中尤因肉瘤的肿瘤负荷[23]。

四、骨肉瘤

第 12 章对斑马鱼胚胎中的小鼠间充质干细胞（mesenchymal stem cell，MSC）模型进行了分析[23]。斑马鱼模型见图 5-5。结果表明，注射后早期传代的非转化小鼠骨髓间充质干细胞仍保留在卵黄囊内。然而，在注射第 2 天后，在小鼠体内检测到致瘤性的晚期传代 MSC，其显示出增殖、迁移和诱导血管生成的能力。通过对透明的 Casper 株和由于血管中特异性 EGFP 表达而具有绿色血管系统的 Tg（FLI1：EGFP）株进行杂交，可以观察到肿瘤细胞通过血管系统的迁移[24, 25]。除了这些形态学效应外，通过使用 Agilent 微阵

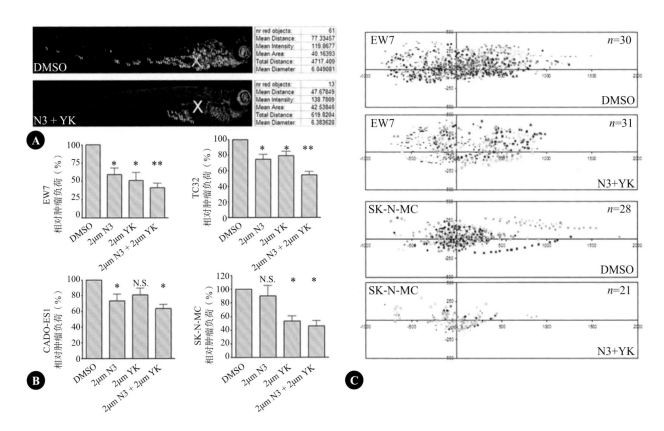

▲ 图 5-4 **Nutlin-3 和 YK-4-279 在体内对 EWS 细胞的影响**

A. 定量分析 25 个植入 SK-N-MC 细胞的胚胎，用 DMSO 或 Nutlin-3 和 YK-4-279 处理。算法使用绿色脉管系统找到 TG（FLI1：EGFP）胚胎的轮廓并估计植入位置（白色 X）。利用 EWS 细胞的樱桃红信号，勾勒出所有肿瘤细胞病灶并编号。通过标记点数量乘以平均大小确定肿瘤负荷的大小。肿瘤细胞的迁移由每一个点标记，并用散点图表示。B. 经 DMSO 组标准化后，注射第 6 天后胚胎中 EWS 细胞的肿瘤负荷。均数之间的差异通过单因素方差分析（ANOVA）和 Dunnett 后检验获得，*. $P<0.05$；**. $P<0.01$；N.S.. 无显著差异；误差条表示 95% 置信区间。C. 迁移散点图；每种颜色代表一个胚胎 / 组，每个点代表一簇肿瘤细胞。植入部位，X，Y=0, 0（引自 van der Ent W., Jochemsen A.G., Teunisse A.F., Krens S.F., Szuhai K., Spaink H.P., Hogendoorn P.C., Snaar-Jagalska B.E. Ewing sarcoma inhibition by disruption of EWSR1-FLI1 transcriptional activity and reactivation of p53. *J Pathol* 2014;233:415-24.）

列对供体（小鼠）和宿主（斑马鱼）进行全基因组表达谱分析，还可以研究肿瘤和宿主的表达模式[23]。鉴于在鱼胚胎中的观察结果，供体细胞中参与迁移和血管生成的基因表达上调也就不足为

奇了。值得注意的是，注射转化的致瘤骨髓间充质干细胞还诱导了免疫应答相关基因的下调[23]。

将荧光标记的人骨肉瘤细胞系（每个胚胎100~400 个细胞）分别静脉注射到 Tg（FLI：EGFP）

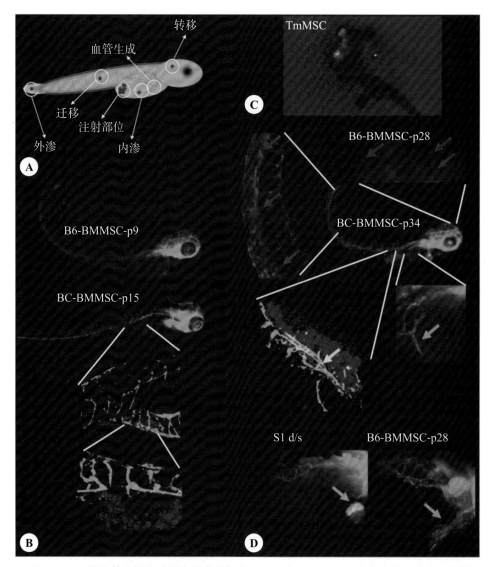

▲ 图 5-5　**A.** 转化前和转化后的小鼠骨髓间充质干细胞，以及两个骨肉瘤样细胞系（致瘤）。如斑马鱼胚胎示意图所示，注射到受精后 **48h** 的斑马鱼胚胎中。注射后，每天对胚胎进行检查，检查注射细胞的内 / 外渗、迁移（转移）和血管生成迹象。每种细胞类型注射 **50** 个胚胎。**B.** 一组有代表性的图片总结了注射正常的前嵴间充质干细胞后，这些干细胞没有迁移或血管生成的迹象。放大倍数更高的照片显示，细胞（红色）没有进入斑马鱼的绿色血管（共分析了 **43** 个胚胎）。**C.** 这张图片显示了斑马鱼胚胎尾部的灰色残体附着在塑料培养皿上，细胞从鱼体快速生长到仍表达红色标签的培养皿中。在这四个胚胎中发现，两个注射了转化的骨髓间充质干细胞，两个注射了致瘤细胞。**D.** 斑马鱼胚胎注射转化细胞和致瘤细胞的代表性图片。放大的图片反复显示细胞向胚胎尾部和头部的迁移（红箭），与血管的直接相互作用（黄箭），以及血管生成的迹象（绿箭）

引自 Mohseny A.B., Xiao W., Carvalho R., Spaink H.P., Hogendoorn P.C., Cleton-Jansen A.M. An osteosarcoma zebrafish model implicates Mmp-19 and Ets-1 as well as reduced host immune response in angiogenesis and migration. *J Pathol* 2012;227:245-53.

或 Tg（KDRL：mCherry）的 Cuvier 导管中，所有植入细胞的肿瘤负荷通过注射第 4 天后的总荧光面积测量，并将注射第 1 天时的荧光信号标准化（图 5-6）。注射后第 1 天 B6BMmsc2（图 5-6）和 SJSA1 细胞（图 5-7）滞留在注射部位，并通过血液播散到尾侧造血组织（caudal hematopoietic

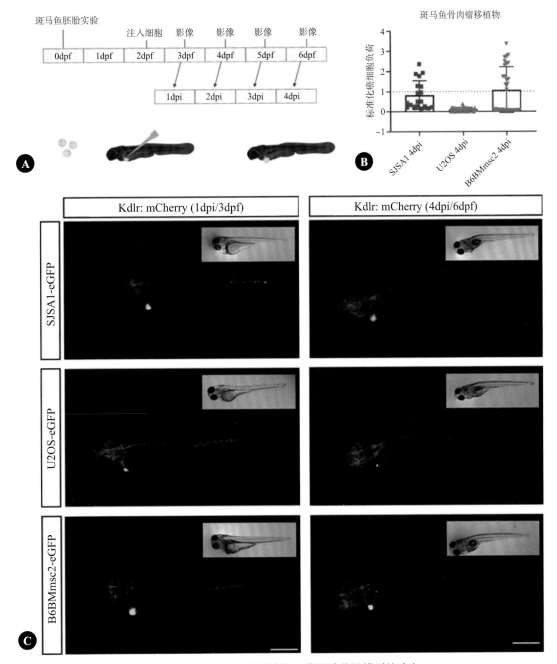

▲ 图 5-6　斑马鱼静脉接种骨肉瘤异种移植模型的建立

A. 实验方法的示意图，简而言之，Tg（FLI：EGFP）或 Tg（KDRL：mCherry）斑马鱼在第 0 天杂交，在第 1 天收集胚胎。孵化的幼体在受精后 48h 通过 Cuvier 导管注射肿瘤细胞。使用徕卡立体荧光显微镜在注射后第 1、第 2 和第 4 天对注射的鱼进行成像，以建立骨肉瘤植入和生长的动力学时间点测量。B. 我们展示了端点测量，标准化为注射后第 1 天。C. 斑马鱼胚胎的代表性图像显示了在 KDRL：mCherry 血管斑马鱼体内植入的三个测试骨肉瘤系（SJSA1-eGFP、U2OS-eGFP 和 B6BMmsc2-eGPF）的注射后第 1 天和第 4 天（本实验选择的动物伦理终点）的斑马鱼胚胎。使用徕卡立体荧光显微镜在 20 倍下成像，收集 2×n=20 的数据，标准化并用均值和 SEM 制图。所有图像，20×，比例尺 =500μm

tissue，CHT）的后方腹端。在注射第 4 天时，对于两种细胞，在注射部位均观察到大量细胞增殖和诱导的新生血管形成，这种反应在一部分个体非常显著；然而，只有 SJSA1 细胞在尾部区域继续增殖（图 5-7）。遗憾的是由于实验过程中 GFP 信号减弱，无法评估 U2OS 细胞是否正确植入。

为了进一步证实这两种细胞系可诱导血管生成，将远红色荧光细胞（iRFP670）注射到 Tg（FLI：EGFP）中；反之，将绿色荧光细胞注射到 KDRL：mCherry 血管斑马鱼中。共焦成像清晰地显示了实体肿瘤肿块的新生血管网络（图 5-6）。通过将 GFP 标记的 B6BMmsc2 和 SJSA1 细胞植入带有红

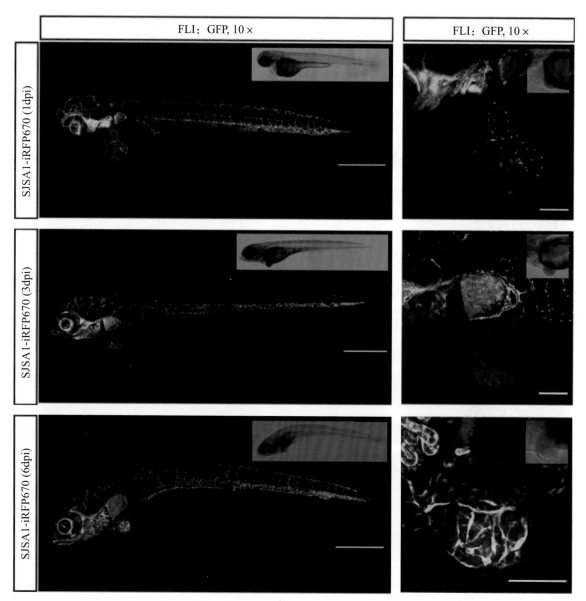

▲ 图 5-7　将骨肉瘤细胞系 SJSA1 静脉注射到斑马鱼体内后可诱导血管生成

用 iRFP 标记的细胞在受精后第 2 天时注入 Tg（FLI：EGFP）胚胎的 Cuvier 导管；移植后 1 天可观察到肿瘤诱导周围血管生成的变化。植入后 3 天，我们可以清楚地看到血管开始渗透到快速扩张的肿瘤肿块中。植入后 6 天，斑马鱼血管结构变化，与肿瘤新生血管非常相似。所有图像均使用徕卡 sp8 共焦显微镜在 10 倍放大下拍摄；所有全身图像均以 4×1 针的形式拍摄，并在斐济软件中进行处理；放大倍数分别为 10× 和 20×。用过表达 CMV：iRFP670 潮霉素的慢病毒构建物转导 SJSA1 细胞，iRFP670 随后被假着色为红色。10×，比例尺 =500μm；20×，比例尺 =100μm

色荧光巨噬细胞的 Tg（Mpeg：mCherry）中，观察到斑马鱼胚胎中这两种细胞类型的增殖伴随着巨噬细胞向肿瘤块的募集（图 5-8）。未来，该模型可通过添加 L-MTP-PE，观察其刺激巨噬细胞活化为 M_1 型而产生的抗肿瘤功效，从而模拟临床观察到骨肉瘤患者使用 L-MTP-PE 或米伐木肽后的存活率受益[26]。

总之，以上研究表明斑马鱼是研究骨肿瘤的多功能模型，其较少受到细胞系缺乏代表性[27]和高阶动物伦理要求的影响。

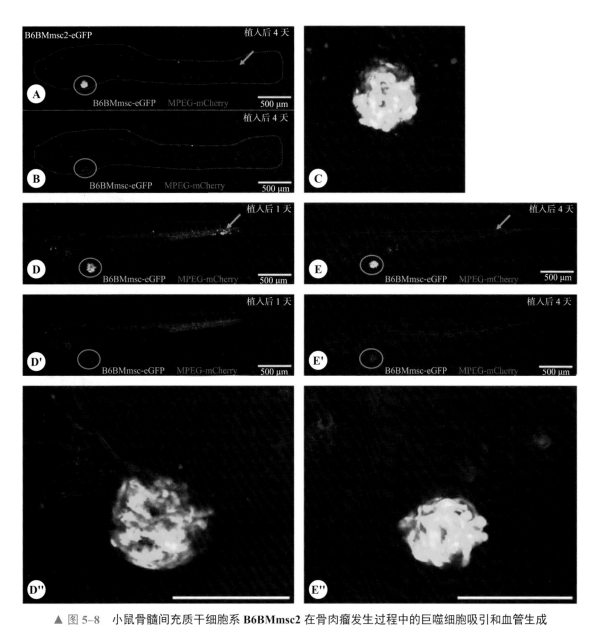

▲ 图 5-8　小鼠骨髓间充质干细胞系 **B6BMmsc2** 在骨肉瘤发生过程中的巨噬细胞吸引和血管生成

A. 表达 Mpeg：mCherry 巨噬细胞的斑马鱼植入 B6BMmsc2 eGFP 后 4 天，显示植入肿瘤对巨噬细胞的吸引力。虚线用于模拟幼体的周长。B. 仅显示红色成像部分，可清晰显示肿瘤区域内高密度的巨噬细胞。C. 肿瘤区域放大后可以清楚地显示巨噬细胞的吸引程度。D 和 D'. 分别用来自细胞（eGFP）和血管系统（mCherry）的双信号，以及仅来自 mCherry 的信号描述了斑马鱼体内植入 B6BMmsc2 的血管生成潜力。E 和 E'. 显示注射后 4 天 B6BMmsc2 的表型，其中 mCherry 信号的增加及血管的高密度均与高水平的新生血管相关。E'. 仅代表强调新生血管增强的 mCherry 信号。D" 和 E". 为相应图片的放大后效果

Part C　机器学习与人工智能
Machine Learning and Artificial Intelligence

第 6 章　机器学习在骨肿瘤中的应用
Use of machine learning in bone cancers

Ovidiu Daescu　Patrick Leavey　著

陈　维　李浩淼　陆　明　译

包括医学影像在内的医学领域正在以越来越快的速度积累数据。以计算机为基础的软件，因其能够自动寻找模式化数据并从已知的数据中推断未知信息，正在成为医学研究和临床实践中的关键组成部分。在过去十年中，基于机器学习（machine learning，ML）的软件在医学领域受到了特别的关注，大量研究声称包括各种癌症在内的多种疾病，机器学习模型能够达到甚至超过专家级的诊断能力[1-7]。

机器学习是人工智能（artificial intelligence，AI）的一个子领域，它指的是一个能够通过从数据中学习来改进算法的一个子类。ML 算法是一种由复杂数学函数描述的数学模型，通过分析特定类型的数据子集（训练集）进行学习。例如，在恶性骨肿瘤中，训练集可以由许多数字化组织全切片图像（whole slide image，WSI）组成。训练样本被认为是在实际中可能出现的数据的代表，训练后的 ML 模型应该能够为新的、以前未看到的相同类型的数据生成提供足够准确的分类或预测。

在医学应用中，分类通常是指将输入数据（如WSI）放置或划分在多个类别中的其中一个，而预测是指根据输入数据推断疾病表现或患者结果（如5 年生存率）。

从数据中学习的方式在构建准确模型的过程中起着关键作用。一般来说，主要有三种方法：有监督、半监督和无监督。在有监督学习中，算法根据已标记的训练数据建立数学模型。例如，在医学图像分类中，输入数据可以由 WSI 组成，由专家标注注释以反映肿瘤存活区、肿瘤坏死区和其他区域。通过迭代优化，数学模型（有时称为目标函数）学习将 WSI 的各个部分与相应的类别标签相关联，在本例中是与存活肿瘤组织、坏死肿瘤组织或其他组织相关联。最常见的监督算法包括分类和回归[8]。当输出数据属于分类变量（如活肿瘤、坏死肿瘤、其他组织）时，使用分类算法；当输出为给定范围内的数值时，使用回归算法。常见的有监督 ML 模型包括支持向量机（support vector machine，SVM）和决策树。

在半监督学习中，一些训练输入样本缺少标签。因此，训练集由标记和未标记的数据组成。在无监督学习中，训练数据没有标记，算法试图通过识别共性来发现数据中的结构。聚类分析和主成分分析（principal component analysis，PCA）是无监督学习的典型例子。

在医学领域尤其是恶性骨肿瘤领域，有监督

算法已经有所应用，我们后续的讨论将集中在这个领域上。目前，建立模型主要有两种方法，一种是基于传统的 ML 方法（如 SVM、决策树），另一种是基于深度学习体系结构。在过去十年中出现的深度学习模式已经被证实在医学影像学领域取得成功。而有监督卷积神经网络（convolutional neural network，CNN）是其中的首选方法。

CNN 在一个高层次上试图模拟人脑中的神经连接。它由模拟神经元的节点组成，按层排列，早期层中的节点连接到后续层中的节点。CNN 有一个输入层和一个输出层，在它们之间有多个隐藏层，并使用卷积作为隐藏层中的主要数学运算。

简而言之，一个卷积层使用一个简单的数学公式来"卷积"其输入，并将结果传递给下一层，就像神经元对特定刺激做出反应一样。为了降低数据的维数，通过一定的输入数据的数量，将一层中节点集的输出合并到下一层的单个节点中，将卷积层与池层混合。关于 CNN 的结构和工作原理的更多细节超出了本书讨论的范围，这些细节可以在各种已发表的资料中找到，包括本书的部分参考文献[9, 10]。当谈到 CNN 时，我们将交替使用"模型"和"架构"这两个词，尽管"架构"可能具体指隐藏层的设计，包括卷积层和池层的数量，以及它们的间隔方式。

接下来，我们将介绍最新的针对骨肉瘤开发的 ML 模型。它们包括传统的 ML 模型和 CNN 模型。

一、机器学习模型在骨肿瘤中的应用

对于恶性骨肿瘤，最近有研究者开发了自动化学习器，用于通过数字图像预测长期结局、在数字组织病理学图像中筛选细胞核，以及将数字图像中的区域分类为活肿瘤、坏死肿瘤和其他（健康）组织。在最后这项工作中，用作模型输入的图像是数字化组织学 WSI，通过使用商用扫描设备扫描 HE 染色的组织玻片获得，并以特定格式存储，该格式以不同的放大率以数字方式捕获图像，放大倍数通常在 1～40。

具体而言，ML 模型已应用于两种最常见的儿童恶性骨肿瘤，即骨肉瘤和尤因肉瘤[5, 10-13]，其目的是减少专家数字图像进行分析所需的时间和改进专家分析所固有的主观性，或者进行疾病结局的预测。

对于其他类型的癌症，如皮肤癌和乳腺癌，有研究称所开发的 ML 模型可以与专业病理学家相媲美，甚至优于专业病理学家[3, 4]。这些模型的开发人员均具有一个优势，即集合了多种途径来源的大型疾病数据库可用作机器学习的训练数据。

然而，对于恶性骨肿瘤而言，可用的数字格式的数据量很少。而建立好的 ML 模型，尤其是 CNN，需要大量的训练数据集。此外，几乎所有为医学数字成像应用开发的 ML 模型都是监督模型，因此需要对训练数据集进行标注，从而导致开发模型的成本较高。

在骨原发性肉瘤中，数据信息通常来自 WSI 或其他复杂的成像方式。例如，对于 WSI，首先需要决定图像的放大倍数，目前使用的放大倍数多为 10 倍或 20 倍。放大 20 倍可以在细胞水平上显示更多细节，而放大 10 倍可以更好地捕捉 WSI 中的细胞核模式。在放大 10 倍和 20 倍的图像中都可以捕捉细胞核的形状，并可以估计细胞核的相对大小，这是病理学家用于识别活肿瘤细胞的两个关键特征。然而，由于 WSI 的尺寸相对较大，通常每个都有数十亿像素，因此只有一小部分 WSI 可以以 10 倍或 20 倍的放大率在计算机屏幕上显示出来。因此，在这样的图像中注释细胞核或存活 / 坏死 / 其他组织是一个乏味、耗时的过程。训练 ML 模型以识别 WSI 中的特征并生成分类也是如此。设计和训练一个以整个 WSI 为输入数据的 CNN 模型几乎是不可行的，因为在描述模型的函数中所需要设置的变量（也称为参数）数量将非常大。迄今为止，大多数基于 CNN 的医学成像模型都接收相对较小的输入图像，通常大小为 512×512 像素或更小。即使对于传统的 ML 模型，提供整个 WSI 作为训练输入数据也是有问题的。为了克服尺寸障碍，现有研究[5, 10-12]将给定的

WSI 划分为较小的单元，通常为方形，可允许重叠，并在这些单元上进行训练。选择出能够代表肉瘤特征的合适的区域子集进行训练，也是一个耗时的过程。

接下来，我们将概述骨肉瘤和尤因肉瘤的 ML 模型开发的最新进展。

（一）机器学习模型在骨肉瘤中的应用

骨肉瘤是最常见的骨原发性肉瘤类型，是一种高度异质性肿瘤，肿瘤对化疗反应的组织学评估是一个极其耗时的过程。尽管如此，肿瘤反应的组织学评估是儿童骨肉瘤的一个关键指标，并且对所有接受手术的肿瘤患者常规开展。

为了对手术切除后的肿瘤进行组织学分析，需要将骨头清理干净，沿着肿瘤最大界面切下一片薄层组织。用特定的染料（通常是 HE）对组织进行染色，以增强细胞结构（如细胞核）的可视性。HE 染色可使细胞核结构呈深紫色，细胞质和细胞外结构呈粉红色。染色后，组织样本被进一步切割成数块安装在载玻片上，并在显微镜下进行评估。随着时间的推移，组织染色的质量会下降，这与储存条件有关，也因而影响历史病例的回顾性分析。商用扫描设备现在被广泛使用，可

以将染色的组织切片扫描到高分辨率的数字组织学图像中，用于模拟显微镜下的组织分析。数字病理学的出现为病理计算方法的发展打开了大门，这种方法可以实现方便的数字切片可视化和导航、共享病理学注释、高效存储、数据共享，以及通过 ML 工具进行切片解读。

骨肉瘤 WSI 图像的自动分析具有挑战性，因为数字切片来源的组织中存在高度的组织学变异性。图 6-1 显示了组内变异性和组间相似性的示例。

病理组织中通常包含不同的区域，包括活肿瘤、坏死、纤维组织、血细胞、钙化骨段、脂肪细胞、软骨和反应性骨样组织。这些区域具有不同的特征，如核的形状、大小和密度，以及图像中的颜色和纹理。同一数据集中即使组织学上相似的区域也存在显著的颜色变化。

参考文献中介绍了骨肉瘤自动学习器[10-12]，并进一步发展[5]，包括传统的 ML 模型[5, 11]和基于 CNN 的模型[5, 10, 12]。

参考文献 [5] 中使用了一组相对较大的骨肉瘤数据来建立分类模型。具体而言，数据来自 1995—2015 年在美国达拉斯儿童医学中心接受治疗的 50 例患者的外科切除肿瘤样本，其中 942

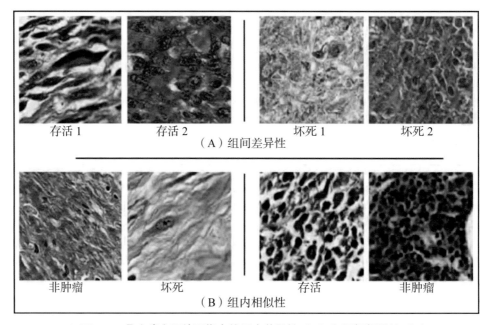

（A）组间差异性

存活 1　　存活 2　　　　坏死 1　　坏死 2

非肿瘤　　坏死　　　　存活　　非肿瘤

（B）组内相似性

▲ 图 6-1　骨肉瘤全切片图像中的组内差异性（A）和组间相似性（B）

张组织学玻片（每位患者 4～51 张）被数字化为 WSI。病理学专家选择 40 个代表骨肉瘤异质性和反应特征的 WSI 进行模型开发。选择 10 倍放大级别作为计算机学习区分特征（图 6-2）和图像区域分类〔活肿瘤、坏死或其他组织（viable tumor, necrosis, or other tissue, V/N/O）〕的最佳代表。在每一个 WSI 中随机选择 30 个 1024×1024 个像素的图像（单元），并进一步整理以去除模糊图像和带有墨迹或其他瑕疵的图像，在所选集合中留下 1144 个单元。

这 1144 个单元随后由病理学专家进行注释，形成一个包含 536 块（47%）其他组织单元、263 块（23%）坏死肿瘤单元和 345 块（30%）活肿瘤单元的训练数据集。当类按比例分布时，ML 模型往往会产生更好的结果，因此，当提供不平衡数据集时，它们通常会通过各种技术进行增强，如对不足分类中的样本进行翻转和旋转。从样本过多的类别中删除样本通常是不必要的选择。

参考文献 [5] 中的下一步是从训练集中识别可用于区分 V/N/O 类的代表性特征。研究者使用了两种方法，一种是基于病理学家最常用于确定 V/N/O 类别的组织学特征，另一种是基于使用名为 CellProfiler 的成熟软件包进行的自动特征识别[14]。首先，对每个单元进行分割，以识别各种结构，如细胞核、红细胞和骨伪影，然后计算每个细胞核的形态（类圆性）、面积、周长、中心特征、与 HE 染色相对应的颜色信息、每个 32×32 大小的小窗口中细胞核的平均数量。然后，根据病理学家的反馈，选择 8 个特征作为代表性特征：一块单元中的细胞核总数，任意 32 个窗口中的平均细胞核数，与肿瘤相关的像素数及其占整个单元的百分比，与其他组织相关的像素数及其百分比，单元中细胞核的平均面积和平均圆度。同时，CellProfiler 被用于自动生成特征，并根据它们的信息增益（它们对选择正确类别的贡献）选择最相关的特征，所有这些特征都是图像的纹理特征，形成第二组 53 个特征。为每个训练图像计算的 61 个特征集（8+53）作为 13 个不同 ML 模型的输入，旨在识别性能最好的模型。ML 模型从三个广泛使用的监督类别中选择：复杂决策树、支持向量机和集成学习器。他们使用 5 倍交叉验证来估计分类精度。在 k-fold 交叉验证中，数据集被划分为 k 个子集，并进行循环训练和验证，其中在每轮训练中，$k-1$ 个子集用于训练，剩余的子集用于验证。13 个模型的准确率在 80.2%～89.9%，支持向量机模型的总体准确率最高，为 89.9%。在所有试验模

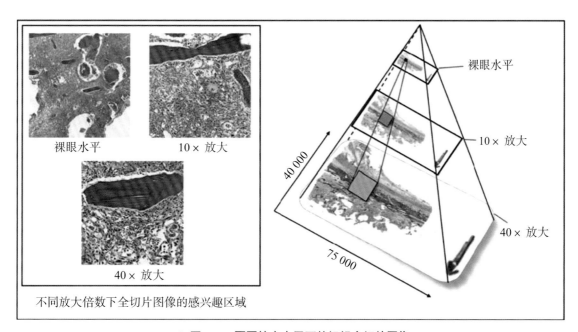

▲ 图 6-2　不同放大水平下的组织全切片图像

型中，非肿瘤的分类特异性准确率最高，其次是存活肿瘤和坏死肿瘤。结合所测试的 ML 模型的多样性，这似乎表明传统的 ML 模型在识别坏死肿瘤方面存在一些局限性，考虑到 WSI 中坏死组织呈现的巨大异质性，这结果并不意外。

在参考文献 [5] 中，选择性能最好的 SVM 模型进行最终训练和测试。构成数据集的 1144 个图像块被随机分为训练集和测试集，其中 80% 用于训练，20% 用于测试。模型从头开始重新训练，使用 914 块单元，其中 428 块（47%）为非肿瘤，210 块（23%）为坏死肿瘤，276 块（30%）为存活肿瘤。验证集包括 210 块单元，其中 108 块（47%）为非肿瘤，53 块（23%）为坏死肿瘤，69 块（30%）为存活肿瘤。

在 ML 模型对医学图像分类的输出结果为二分类变量时，常使用受试者工作曲线（receiver operating characteristic，ROC）分析进行其性能评估。ROC 曲线通过对决策中敏感性和特异性之间的权衡，展示了模型在分类计算方面的准确性。ROC 曲线用于计算 ROC 曲线下面积（area under the ROC curve，AUC），这是评估模型性能最广泛使用的指标。由于 AUC 仅适用于二分类变量，参考文献 [5] 研究了存活肿瘤与坏死肿瘤的区分，并

报道 AUC 值高于 98%，结论是 SVM 模型能够以高置信度分离肿瘤区域和坏死区域。

为了获取所有三类的可分性，他们进一步计算了表面下体积（volume under the surface，VUS）测量值，约为 0.922。相比之下，他们的 CNN 模型在同一数据集上进行训练和评估，非肿瘤的准确率为 93.3%，类别特异性准确率为 91.9%，存活肿瘤的准确率为 95.3%，坏死肿瘤的准确率为 92.7%。CNN 模型 AUC 也高于 0.98，VUS 为 0.959（图 6-3）。因此，参考文献 [5] 推荐 CNN 模型作为选择模型。

CNN 模型是深度学习模型的一个子类，在过去 10 年中由于其在图像分类方面的成功而受到关注，并且正在成为医学图像分类和预测的首选模型 [5, 9, 10, 15]。用于图像处理的典型 CNN 体系结构有一个输入层、一系列卷积过滤器层（它们之间有池层）和一个输出层。

最近有研究者报道了基于 CNN 结构的骨肉瘤模型 [5, 10, 12]。第一个是在参考文献 [10, 12] 介绍的模型，后续的则是参考文献 [5] 中的内容。

在参考文献 [10, 12] 中，研究者们提出了骨肉瘤肿瘤区域分类为 V/N/O 类的 CNN 模型。参考文献 [9] 中的 CNN 模型架构包含八个层，包括三

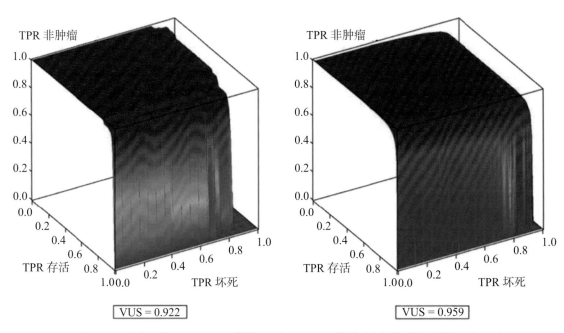

▲ 图 6–3 参考文献 [5] 中 SVM 模型（左）和 CNN 模型（右）的表面下体积（VUS）

个卷积层，其中穿插有用于特征提取的最大池层和两个完全连接的层。他们报道说，对比 AlexNet（Krizhevsky 等[1]）、LeNet（LeCun 等[2]）和 VGGNet（Simonyan 和 Zisser-man[17]）这三种通用的架构，他们提出的 CNN 架构在骨肉瘤 V/N/O 分类中表现更好。

参考文献 [10, 12] 中的 CNN 模型直接对给定输入图像的原始 RGB 颜色数据进行操作。通过由病理学家标注的较大图像块中手动选择出大小为 128×128 像素的小图像块，每个图像块只包含一个类别，由此为单位进行模型的训练。

在他们数据集中的 64 000 个图像块中，60% 用于训练，20% 用于验证，20% 用于测试。在训练和验证过程中，通过计算验证集上的错误率来监控模型的性能，一旦错误率达到饱和，则停止训练。模型分类为 V/N/O，准确率为 92%。使用该 ML 模型，通过在滑动窗口输入单位单元大小的图像可以对未识别的 WSI 中的区域进行分类。

参考文献 [5] 进一步介绍了一种具有类似结构的改进 CNN 模型。主要区别在于模型参数的设置方式，以及训练数据的生成和管理方式。研究者对模型的高阶参数在深度学习的共 20 个迭代的多轮运算中不断进行了人工调整，并通过将图像转换为二进制并计算其 Euler 值（定义为图像中的有效对象总数减去这些对象中的空白对象总数），对生成的图像块进行进一步处理，移除了信息含量较低的图像块。进一步研究者们使用数据扩充方法来扩大训练集。数据增强通过保留或略微改变数据的变换方法，从现有数据中添加更多数据样本，通常包括旋转图像、沿垂直和水平轴翻转图像或改变像素颜色。如前所述，参考文献 [5] 中的 CNN 模型的总体准确率为 93.3%，非肿瘤类的分类特异性准确率为 91.9%，存活肿瘤类的准确率为 95.3%，坏死肿瘤类的准确率为 92.7%。AUC> 0.98，VUS 为 0.958（1 对应对图像的 100% 准确区分）。图 6-3 显示了 CNN 模型与参考文献 [5] 中传统 ML 模型的性能比较，其中 TPR 代表真实阳性率，这是图像块分类正确与否的评价指标。

虽然参考文献 [5] 中报道的 ML 模型的结果可以评价为优秀，但我们注意到，这些模型是在同一个医疗机构收集的数据集上进行训练和测试的。观察模型在其他中心获得的 WSI 数据上的表现会很有趣，特别是因为组织制备、存储方式、成像仪器的不同可能导致不同的图像质量。WSI 和其他恶性骨肿瘤成像模式的统一管理将有助于此类模型的建立、评估，并改善模型运行的结果以服务于临床的需求。

（二）机器学习模型在尤因肉瘤中的应用

近期有研究者在开发尤因肉瘤的自动学习器方面也做了一些工作，目的是发现可用于患者风险分层的预后标志物[13]。尤因肉瘤是第二常见的儿童恶性骨肿瘤，每年约有 3/100 万的人发病[6]，与其他类型的恶性肿瘤相比，发病率相对较低。因此，尤因肉瘤可用的数据集有限，这使得 ML 模型的开发非常具有挑战性。

在参考文献 [13] 中，他们对一个相对较小的队列进行了回顾性研究。其研究假设是可以通过分析活检组织的傅里叶变换红外光谱（Fourier transform infrared，FTIR）预测治疗结局。ML 模型被用于评估肿瘤新辅助化疗前后病理组织 FTIR 的预后价值。文献中的数据集包括 2010—2016 年间诊断为尤因肉瘤的 27 例患者。与骨肉瘤相同，良好的化疗反应被定义肿瘤样本中≥90% 的区域为坏死组织。与前面提到的骨肉瘤研究[5, 10-12] 不同，这些测算是手动完成的。此外，与骨肉瘤研究不同，在骨肉瘤研究中，可以从 WSI 生成单元和区块以形成足够大的输入数据集，在这项研究中每个患者对应着一份输入样本，因为目标是通过 FTIR 预测患者结果。考虑到数据量较小，作者表示他们的研究不是为了生成一个临床适用的预测模型，因为这将需要更大的数据集，"而是为了测试 FTIR 预测尤因肉瘤预后的潜力"[13]。该研究没有使用外部测试集，而是使用留一交叉验证的方法评估模型的准确性。为了获得他们的模型，他们首先使用 PCA 从 FTIR 数据中选择代表性的特征集，然后使用这些特征训练有监督的 ML 模型，包括 SVM、随机森林（random forest，RF）决策树、线性判别分析（linear discriminant analysis，LDA）和梯度增强分类器（gradient boosted classifier，GDM），并为分类器设置默认设置。他们的研究结果显示其中一种 LDA 模型可以预测患者死亡，准确率为 92.3%，而使用线性支持向量机模型可以预测患者复发，准确率高达 92.3%。高肿瘤坏死率（＞90%）更难预测，使用线性支持向量机，准确率达到 84.6%。没有一个模型能够在所有三项预测任务中都表现良好。

这些模型的主要缺陷在于数据集较小而存在过度拟合的风险。如果使用模型对外部数据进行运算，检验准确性是否与其内部数据所显示的相符，结果则十分有意义。

对于骨肉瘤和尤因肉瘤，还存在病理组织中的坏死百分率如何反映肿瘤三维体积中的坏死百分比的问题，因为病理组织学评价结果通常是从单个二维肿瘤平面产生的。

一个有趣的研究方向是尝试在治疗过程中的不同时间获得增强 MRI 序列，评估肿瘤的坏死百分比。通过 ML 模型在组织学和相应 MRI 平面共同评估坏死的能力可能能够建立更好的治疗评估

和预测模型。

二、结论与展望

ML 似乎有可能改变对于医学图像的解读方式，包括组织学和潜在的放射学图像。在多个医学专业中，尤其是在肿瘤学中，ML 算法的开发取得了重大进展，在许多临床分类变量的预测上获得了成功。这些工具的目的并非取代人类专业对图像进行解读，但很有可能提高以定量的方式查询大型数据集的能力。在可预见的未来，程序定量算法将提高常规临床实践中的效率，并将专家的注意力集中在大型生物成像数据集中的特定领域。在上述的恶性骨肿瘤相关进展中，进一步的工作正在进行，其中值得关注的是通过三维协同技术将机器学习步骤从组织组学过渡到放射组学。当这些工作完成后，人们将实现肿瘤的三维立体分析，这或许能够带来手术计划的改变，能够增强医师对整个肿瘤感兴趣区域或特征定量分析的能力，这是目前通过专家评估所无法实现的。此外，结合 ML 模型和高级影像图像评估坏死程度的能力、疾病的基因组学以预测患者的治疗结局，这可能是具有变革性的工作，或者将产生新的生物评价指标[16]和更个性化的治疗，最终有助于改善患者的长期预后。

第 7 章　人工智能在恶性骨肿瘤影像中的应用
Artificial intelligence for bone cancer imaging

Tina Thi Ho　Yan-Ran Joyce Wang　Heike Daldrup-Link　著
陈　维　李浩淼　陆　明　译

要　点

- AI 可以整合临床信息，将患者分层到个性化成像程序中。
- AI 可以帮助放射科医生检测其他器官系统的肿瘤。
- 由于数据稀少，目前骨肿瘤的研究和描述受限。
- AI 可实现超低剂量成像。
- AI 可改进治疗监测和随访。

影像学检查，如 MRI、CT 和 PET，对于诊断恶性骨肿瘤和监测肿瘤对治疗的反应至关重要。最近的证据表明，AI 可以协助肿瘤检测和治疗监测[1]。AI 广义定义为机器所显示的智能，与人类或动物的智能形成对比。机器学习（ML）是 AI 的一个子集，其重点是训练机器使用数学算法和统计模型从输入数据中生成预测和决策，而无须使用明确的指令。例如，如果向机器输入骨破坏的特征集（如位置、大小、同质性等），则机器可以预测该破坏是良性还是恶性，并提供预测准确性的估计。最近，ML 中一种称为深度学习的特殊方法得到了普及。深度学习可以识别数据中的模式，并自行分析实现预设目标，而无须特定编程。卷积神经网络（CNN）是医学影像学中最常用的深度学习技术之一。CNN 已用于许多医学成像应用，如骨龄估计[2] 和病理诊断[3-6]。然而，迄今为止在骨肿瘤成像的应用受到限制。本章概述了 AI 在恶性骨肿瘤成像中的现状及其在深度 CNN 应用方面的未来潜力。我们还强调了对理解这些研究方法非常重要的技术概念。

一、AI 技术

AI 在语音识别、视觉感知和决策等认知功能方面为补充人类智能做出了尝试。AI 算法可以整合复杂的临床和影像数据，大大加快定量测量的速度，并且可反复调用。尽管 AI 在医学成像领域显示出越来越大的前景，但 AI 在常识的增加和伦理考虑方面仍然至关重要。因此，AI 与人类专业知识相结合可以提高骨肿瘤诊断和治疗的安全性、效率和准确性。

（一）监督学习与非监督学习

ML 中有两种主要的学习方式：监督学习和非监督学习。监督学习涉及具有已知输出的数据集。例如，数据集中的每个条目可能有两个特征，如肿瘤大小和位置，以及一个已知的输出（称为标签），如良性或恶性诊断。监督学习使用该数据集（称为训练数据）训练模型，生成一个映射函数，通过模式识别将输入连接到输出，惩罚错误的预测，并纠正模型，直到达到所需的精度。相比之下，无监督学习涉及没有标签的数据集，计算机在其中推断信息并执行模式识别以生成输出 / 预测。

（二）ML 算法

支持向量机（SVM）是有监督的 ML 算法的示例，它创建了一个决策边界，将 N 维数据中的两类数据点分隔开来（其中 N 是训练数据中的特征数）。例如，在 500 个样本量的训练数据集中，每个示例具有两个特征（如肿瘤大小和位置），SVM 将建立具有 500 个数据点的 2D 空间，并通过决策边界将其分隔开（如良性和恶性肿瘤）。决策树分类器是一种分类算法，它使用数据特征将数据进行分支，直到将受训数据充分分离。例如，一个分支点可能肿瘤大小＞8cm，通过此分支点创建一个数据子集，该子集将作为下一个分支节点的输入。随机森林是分类算法的另一个例子，其中单个决策树成为一个集合。每个决策树给出其预测，得分最多的树成为模型的预测值。朴素贝叶斯分类器是一种基于贝叶斯定理的监督分类算法，它假设所有数据特征都是相互独立的，在给定输入的情况下返回概率预测。

神经网络是按照大脑的结构建模的。每个神经元（或节点）都有传入连接，每个连接都与指定的权重相关联。当数据通过连接传入时，它们将按相应的权重进行缩放。节点通过激活功能整合输入值，该功能确定是否将数据"发射"到下一个节点。所以输入的数据并非独立评估，而是考虑了多个不同的变量。深度学习则将神经网络与更多的处理层相结合。

CNN 是一种流行的图像识别深度学习体系。这是因为 CNN 在降维方面非常有效，而图像具有高维性，因为每个像素都被视为一个特征。CNN 使用数学运算通过多层互联网络处理输入数据，类似人脑视觉系统中的运算：当我们看一幅图像时，我们寻找某些特征来缩小图像识别的范围。对于骨肿瘤图像，我们有一个预定义的恶性肿瘤特征列表，如边界不清、皮质破坏、侵袭性骨膜反应等。识别到这些特征，我们将图像分类为恶性骨肿瘤。

神经科学家 David Hubel 和 Torsten Wiesel 发现视觉皮层中的神经元亚群具有不同的功能[7, 8]：一些神经元负责检测边缘方向，其他神经元决定不同的视觉特征。这些多层处理结合在一起，可以形成易于理解的图像。为了将此转换为机器语言，机器使用像素描绘图像中的边缘和线条，而 CNN 则处理此信息以描述特定结构，如骨骼或肿瘤。CNN 通过最少的数据加工提供图像分类，并为其多个相互关联的算法分配学习权重，以定义特定特征的重要性，如骨皮质破坏或骨基质形成。算法中的多个层可以从输入数据中提取特征，以便算法"学习"预测预先指定的输出，如某个特定类型的骨肿瘤。当许多卷积层堆叠在一起时，它们被称为深度卷积神经网络。

深度 CNN 使用具有共享权重结构和平移不变性特征的多层感知器（神经元）的变体，从不完整的输入数据中重建高级特征。深度 CNN 可以减轻对显性特征提取的需求，简化和加速特征选择过程，并将特征提取、选择和监督分类过程集成到同一深度体系结构中（称为端到端学习）[1]。有了这些优势，深度 CNN 比过去的方法更精确、更快、更独立，并且不太容易出现"幻觉伪影"（即增强的随机信号效应）。即便如此，深度 CNN 也存在一些局限性。由于 CNN 在迭代过程中使用重叠的图像块进行训练，因此会出现计算冗余，并且只能提取图像子部分中的局部特征[9]。因此，CNN 的计算成本很高，并且会丢失全局图像语义。许多增强版本，包括 LeNet[10]、U-Net[11]、ResNet[12]、AlexNet[13] 和完全卷积网络（fully convolutional network，FCN）[14]，已经被提出以解决 CNN 的一些限制。CNN 正在不断改进，并在大多数恶性骨肿瘤成像方面显示出应用前景。

二、AI 辅助肿瘤检测与识别

来自医学图像数据的信息为骨肿瘤的治疗提

供了重要依据。例如，迄今为止，治疗非转移性骨肉瘤的唯一方法是完全切除肿瘤。如果 AI 算法低估了肿瘤的范围，那么肿瘤次全切除可能会导致局部肿瘤复发，并导致原本可能存活下来的患者死亡。如果 AI 算法高估了肿瘤的范围，不必要的大面积切除可能会导致不必要的组织缺损。因此，AI 需要准确地检测和描绘骨肿瘤，并根据规范标准测量肿瘤大小、体积和（或）代谢。

（一）AI 在骨分割中的应用

肿瘤的全身分期通常使用 ^{18}F-FDG-PET 进行。为了检测骨髓中的转移，工作人员手动描绘和评估人体的 206～208 块骨骼，既耗时又容易出错。因此，许多 AI 致力于加速描绘和测量骨破坏。历史上，计算机辅助技术，如基于区域 [15-19]、分水岭 [20-22]、活动轮廓模型 [23-26] 和水平集 [27-29] 的技术已被用于骨骼分割。尽管这些技术提高了效率，但其结果缺乏关于成像区域（如骨骼、器官或背景）整体的语义信息 [30]。深度学习可以在识别分析中解决语义缺失，从而提高准确性。

对于计算机生成的图像分割，通常用衡量实际注释的感兴趣区域与生成的区域间相似程度的骰子相似性系数（dice similarity coefficient，DSC）得分来衡量算法性能。CNN 在骨骼分割方面的 DSC 得分高达 92% [31]，并且可以通过进一步的增强和调整来提高。基于 U-Net 的系统在各种验证数据集上的 DSC 分数高达 98% [32, 33]。在一项描绘 49 块骨骼的特定研究中（图 7-1），基于 CNN 的分割每次 CT 需要 2min，而由医生手动分割需要 50min [34]，这表明 AI 在提供定量测量方面的潜力。

（二）AI 在原发性肿瘤检测中的应用

目前，临床上通常通过 X 线、CT 和（或）MRI 进一步评估骨痛和（或）局部肿胀的症状。识别恶性肿瘤的特征对于将患者转诊至进行活检和提供适当的额外影像学检查非常重要。由于恶性骨肿瘤是罕见的，全科医生可能不认识恶性肿瘤的特征，这可能会延误转诊到相应专家的时间。AI 有助于识别和标记恶性肿瘤的典型特征，有可能

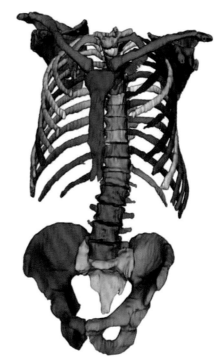

▲ 图 7-1　自动卷积神经网络识别患者 49 块正常骨骼 [34]

避免诊断延误。

计算机辅助骨肿瘤诊断可追溯到 1963 年，当时 Lodwick 等根据 Bayes 定理开发了计算机指令，用于诊断原发性骨肿瘤，平均准确率为 77.9% [35]。1991 年，Piraino 等将人工神经网络（artificial neural network，ANN）用于骨肿瘤诊断 [36]。神经网络由三层组成：隐藏层、输入层和输出层。神经网络用 110 例骨肿瘤病例的数据集进行训练，并用反向传播学习规则进行调整。反向传播是一种修正技术，通过在网络中反向移动和沿途调整连接权重来改进预测。神经网络的诊断准确率略高于无经验的第 1 年放射科住院医师，略低于经验丰富的第 4 年放射科住院医师。

最近，深度学习模型在骨肿瘤检测相关研究中得到应用。多监督侧输出层神经网络（multiple supervised side output layers neural network，MSFCN）旨在解决 CNN 在获取全局语义方面的局限性。MSFCN 在卷积网络的顶部添加了监督侧输出层，以捕获局部和全局图像特征 [37]。每侧输出层捕获其相应的局部图像特征，其组合结果确定肿瘤边界。当在 CT 图像中识别 23 个骨肉瘤时，MSFCN

显示 DSC 评分高达 87.80%，表明在分割肿瘤方面具有高精度。在预训练的 ResNet-50 模型的基础上，研究者提出了多监督残差网络（multiple supervised residual network，MSRN）模型，用于 CT 中的骨肉瘤的识别[38]。MSRN 模型使用 15 例骨肉瘤患者的 1900 张 CT 图像进行训练，并使用 8 例骨肉瘤患者的 405 张 CT 图像进行测试，DSC 评分为 89.22%。虽然结果乐观，但这两项研究都面临着数据量少的缺陷。考虑到骨肉瘤的异质性，目前的 AI 算法需要成百上千的病例来提供可靠的诊断，而放射科医生可能会根据少量的接触来识别罕见的疾病。如果 AI 算法得到有效的训练，它们可以达到放射科医生的诊断准确性。

（三）AI 在肿瘤转移检测中的应用

骨转移的发现对治疗计划和长期预后有很大影响。计算机辅助诊断（computer-aided diagnosis，CAD）系统可以帮助检测骨扫描、X 线、CT、PET 和（或）MRI 中的转移灶。传统上，CAD 系统被用于乳腺 X 线检查中的乳腺癌检测[39]。CAD 系统包括用于图像处理、图像特征分析和数据分类的计算机算法。在这些领域取得成功后，近期有研究报道了 CAD 系统在骨转移检测中的应用。

基于特征点的模糊推理系统[40]、极限边缘检测[41] 和具有非线性图像的时间减影模式[42] 已用于计算机辅助骨转移检测。在一项研究中，Sadik 等研究了在 CAD 系统中使用 ANN 检测 ^{99m}Tc 放射性示踪骨扫描中的骨转移[43]。CAD 由骨骼分割、检测和热点特征提取算法组成。ANN 由两个网络组成：一个对每个热点进行分类，另一个对整个扫描结果进行分类。该模型通过 810 例骨扫描的训练和 59 次扫描测试，其灵敏度为 90%，特异度为 89%。

商用 CAD 系统（即 EXINIbone 和 BONENAVI[44]）已经引入临床实践，以分析静脉注射 ^{99m}Tc-MDP 后的骨成像图。BONENAVI 生成两个影像指标：ANN 和骨扫描指数（bone scan index，BSI）。ANN 用于分析转移的可能性，BSI 用于量化肿瘤负担。第一步是对骨骼进行分割。然后，识别放射性示踪剂累积的"热点"区域，提取其特征（如大小、形状、强度和定位）并输入 ANN。BSI 由 ANN 所分类的热点计算得出。在一项回顾性研究中，BONENAVI 对骨转移检测的总体灵敏度高达 85%[45]。ANN 对正常骨扫描的特异度为 82%，对无骨转移的癌症患者的特异度为 81%。对于良性热点和无骨转移的患者，特异度为 54%。小病灶、放射性示踪物摄取有限的溶骨性病灶及靠近膀胱的病灶导致了假阴性的产生。这项研究显示了计算机算法的优势，可以方便地生成定量测量值，为多因素鉴别诊断提供依据。

V-Net 和 W-Net 这两种深度学习方法，在多发性骨髓瘤患者的 PET/CT 图像中显示出检测和识别恶性骨病变的能力[46]。V-Net 是一种基于 CNN 的架构，通过计算整个图像容量来识别 3D 图像[47]。W-Net 体系结构是 V-Net 的改进，它将一个 V-Net 的输出以不同的参数反馈到另一个 V-Net 中[46]。CT 的容积数据用于训练一个 V-Net 以学习骨骼解剖，然后将输出结果输入另一个 V-Net，该 V-Net 通过 PET/CT 进行训练以检测骨病变。使用 PET/CT 的 W-Net 的 DSC 得分为 72.98%。在病变检测方面，该算法的灵敏度为 73.50%，特异度为 99.59%，精确度为 72.46%。当算法漏掉亚厘米级转移瘤或对高放射性示踪剂摄取的正常组织进行错误分类时，就会出现假阳性（图 7-2）。

类似的是，Btrfly-Net 结合了两个同时处理前后图像的 U 形网络，用于识别骨骼和提取热点[48]（图 7-3）。通过将前后位全身图像输入 Btrfly-Net 并进行深度监督改进，输出骨骼和背景结果，来完成骨骼的分割。分割耗时 16s，热点提取耗时 94s。骨骼识别的 DSC 评分范围为 78%～95%，具体取决于所识别的骨骼。通过将前后位图像块输入 Btrfly-Net，并对残余块进行改进来完成热点的提取，输出包括三层，即骨转移、良性病变和其他（如膀胱 / 肾中的背景和放射性示踪物摄取）。这个模型对恶性热点的灵敏度为 90%。

自动化病变检测的主要挑战来自不同患者或

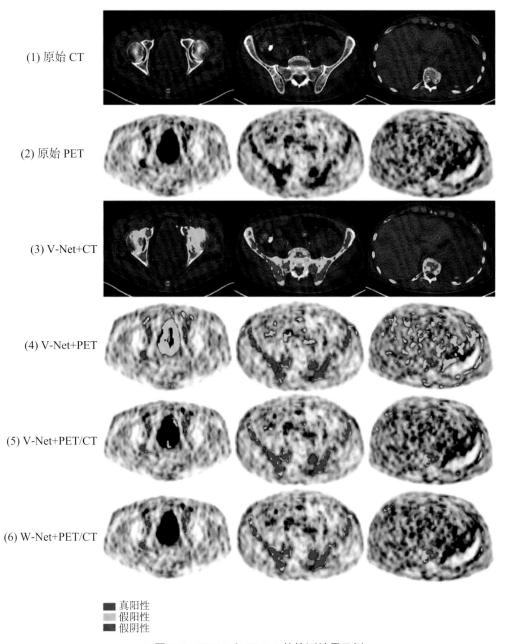

(1) 原始 CT

(2) 原始 PET

(3) V-Net+CT

(4) V-Net+PET

(5) V-Net+PET/CT

(6) W-Net+PET/CT

■ 真阳性
■ 假阳性
■ 假阴性

▲ 图 7-2　**V-Net 和 W-Net 的检测结果示例**
（1）原始轴向 CT 切片；（2）相应的 FDG-PET；（3）V-Net 单独应用 CT 预测 MM 病变；（4）V-Net 中单独应用 PET 预测 MM 病变；（5）在 V-Net 中应用 PET/CT 预测 MM 病变；（6）使用 W-Net 进行 MM 病变检测[46]

不同病变的不规则形状、不同的发病部位和代谢 PET 信号的高度差异。训练有素的放射科医生可以很容易地识别具有高度可变形状和结构的不同特征的骨病变，但其基本方法无法通过数学规则轻松定义。然而，如果输入大量病例，该模型可以获得足够的识别能力，在全身扫描中自动检测和描绘肿瘤病变。这避免了对肿瘤的手动追踪和测量，这是一项费力且易受操作员偏差影响的工作。从统计方法学到 ANN，再到 CNN，这些研究显示了计算机辅助肿瘤检测的快速发展。

三、肿瘤鉴别

到目前为止，AI 研究的重点是基于回归 / 分类的问题（如良性病变与恶性病变、肿瘤控制成

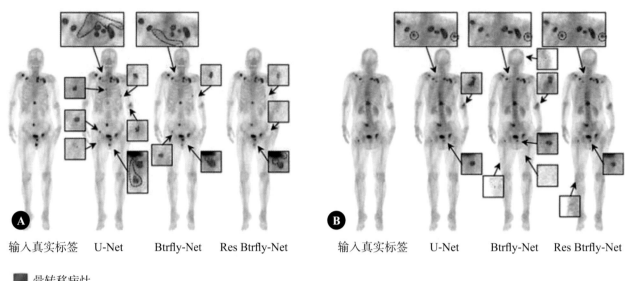

输入真实标签　　U-Net　　Btrfly-Net　　Res Btrfly-Net　　　　输入真实标签　　U-Net　　Btrfly-Net　　Res Btrfly-Net

■ 骨转移病灶

■ 非恶性病灶

▲ 图 7-3　前方（A）和后方（B）图像上骨转移热点的提取结果
红点圈出的为假阳性病变，黄点圈出的为假阴性病变[48]

功与治疗失败等）[49]。这是因为当前的 ML 算法要从大样本中准确预测结果，需要收集多机构的大型数据。由于恶性骨肿瘤的发病率较低，数据的缺乏在其中显得尤为明显。鉴于新成像技术的迅速发展，成像数据的收集也需要在合理的时间范围内完成。由于这些原因，针对骨肿瘤的研究更多地集中于鉴别良性和恶性肿瘤，而不是提供肿瘤特定类型的鉴别诊断。

（一）区分特定肿瘤类型

1995 年，Strotzer 等首次使用神经网络识别 23 种不同的骨病变，并将其分为良性或恶性[50]。该模型虽然无法充分描述骨肿瘤的特定病理改变，但可以区分良性和恶性病变。2001 年，Kahn 等构建了一个贝叶斯网络，对 10 种不同类型的骨病变进行分类[51]。该模型考虑了患者的年龄、性别和 17 个影像学特征，并提供了含不同概率的鉴别诊断。其第一诊断的准确率达 68%，合并第一和第二诊断后准确率达 89%。

最近，Do 等使用朴素贝叶斯模型提供了概率预测[52]。他们选择了一系列特征来描述骨肿瘤。710 例骨肿瘤被分为三个亚组，以评估样本量对算法性能的影响：A 组（普通、中级和罕见病例共 710 例）、B 组（中级和罕见病例共 559 例）和 C 组（普通病例 478 例）。对于每个子集，该算法提供了概率鉴别诊断。该算法评估了第一诊断准确率（即病理诊断是否为第一预测诊断）和鉴别诊断准确度（即病理诊断是否在前三预测诊断）（图 7-4）。对于 A 组，第一诊断准确率为 44%，鉴别诊断准确率为 60%；对于 B 组，第一诊断准确率为 56%，鉴别诊断准确率为 73%；对于 C 组，第一诊断准确率为 62%，鉴别诊断准确率为 80%。这项研究直接显示了输入数据对模型精度的影响：可用于训练模型的数据越多，精度越高。可用于训练的临床数据本身有限，而恶性骨肿瘤的罕见性则又进一步造成了限制。因此，当前的研究都试图利用较少的数据有效地训练模型。

（二）鉴别诊断

尽管目前的 AI 算法无法对特定肿瘤类型进行高精度分类，但在区分肿瘤良恶性[53-55]、低度恶性与高度恶性[56-58] 及对有限数量的肿瘤类型进行识别[59, 60]方面显示出良好的前景。这种方法遵循的概念是，如果临床问题范围缩小，那么计算机

10 岁，女性

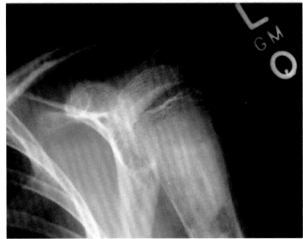

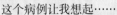
参考 710 个样本所产生的 12 780 种图像属性，在 29 种最常见的肿瘤中，我认为应该鉴别以下几种疾病

鉴别诊断排序：

尤因肉瘤 =1/1（74.5%）
骨肉瘤 =1/3（25.5%）
动脉瘤样骨囊肿 =1/220608

这个病例让我想起……

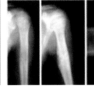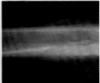

▲ 图 7-4　机器输出示例

机器根据 18 个临床和观察标准评估输入图像（左），并生成计算机系统中所有诊断的可能性（右）。条件概率＞ 0% 的诊断按降序显示为"鉴别诊断排序"（右上角，黄框）。概率＜ 1% 的显示其原始分数。在对诊断进行排序后，系统会显示与第一鉴别诊断具有相同诊断和发病位置的病例的图像（右中柱），并将其与输入图像的真实情况进行比较（右下角）[52]

算法的准确性可以提高。1994 年，Reinus 等使用两层前馈神经网络来区分良性和恶性局灶性骨病变，总体准确率为 85%[54]。最近，利用影像学特征和代谢数据在 X 线中鉴别骨肉瘤和良性肿瘤时，RF 获得了 92% 的灵敏度和 78% 的特异度[55]。在 ^{18}F-NaF PET/CT 图像中对良恶性病变进行分类时，RF 的灵敏度为 88%，特异度为 89%[53]，进一步提升了 AI 在骨肿瘤鉴别中的存在感。AI 还可以帮助区分具有相似特征但具有不同治疗方案和（或）预后的肿瘤类型[59, 60]。例如，骶骨脊索瘤（sacral chordoma，SC）和骶骨巨细胞瘤（sacral giant cell tumor，SGCT）具有非常相似的特征，但脊索瘤的首选治疗方法是整块切除术，而 SGCT 通常采用病灶内刮除术[60]。因此，经常通过活检以区分这两种肿瘤。使用广义线性模型（分类器模型）结合特定的筛选算法，在 CT 增强扫描中区分 SC 和 SGCT 的准确率达到 89.7%[60]。这些研究表明，尽管确定特定的肿瘤类型往往比较困难，但 AI 可以帮助缩小鉴别诊断范围。

相衬显微镜是用于监测细胞增殖和检查药物效应的工具。骨肿瘤组织学检查对于肿瘤的诊断、分期和明确治疗反应非常重要。目前，这些显微镜图像的分析是手工完成的，这既耗时又费力，而且容易产生偏差。为了解决这些问题，一项特别的研究调查了相位对比图像中检测和分割骨肉瘤细胞的多级 RF 分类器[61]。第一个 RF 分类器用于生成细胞区域的概率图，第二个用于将细胞与背景和噪声区分开来，该方法的准确率约为 93%。关于组织学图像，ML 模型能够将将检查时间减少到以分钟为单位，并将分类准确率提高到 90% 以上[62, 63]。在一项特定的研究中，CNN（特别是 AlexNet、LeNet 和 VGGNet[64]）通过组织学切片进行训练，将其分为活骨肿瘤、肿瘤坏死或非肿瘤[63]。CNN 由三个卷积组成。第一个卷积的目标是检测边缘，第二个卷积检测高阶特征（如纹理和空间连通性），第三个卷积通过下采样生成高阶特征。下采样是一种通过减少过度计算的类别来均衡每个分类中的数据量的技术。这确保了模型不会偏向具有更多数据的分类。CNN 对存活图像的分类准确率为 92%，对坏死图像的分类准确率为 90%，对非肿瘤图像的分类准确率为 95%。随着肿瘤组织学的数字化、组织病理学染色的定量化，AI 非常适合于肿瘤组织学特征的自动化分析和定量。从这些研究中可以看出，AI 的鉴别能力

不仅局限于放射学图像，还可以应用于临床中的其他图像。

（三）骨肿瘤的分期

恶性骨肿瘤的综合分期需要一系列影像学检查，如原发肿瘤的 X 线和 MRI 检查，骨扫描和（或）PET 以评估转移，胸部 CT 以评估肺结节。AI 可以协助肿瘤分期和分级[56-58]，尽管迄今为止针对骨肿瘤的研究有限。

有研究尝试通过 X 线检查对恶性骨肿瘤进行分级和分期，评估了支持向量机在 CAD 系统中的应用[56]。支持向量机使用根据信息量测量预处理的图像定位癌症区域。局部区域的信息量（熵）表示区域的均匀性，其中非均匀区域的信息量高于均匀区域的信息量。因此，过渡区域具有更高的信息量，这有助于确定骨骼边界。定义骨骼边界后，从图像中提取诊断特征来训练支持向量机。SVM 对图像中是否有肿瘤进行分类。那些被标记为患有肿瘤的人随后被输入两个独立的决策树分类器：一个根据 Enneking 分类系统对肿瘤进行分期和分级[65]，另一个对骨骼破坏模式进行分类。然后，决策树将分级、分期和骨破坏模式输出至结果中。决策树分类器在确定分期和分级方面表现良好，能够将 90% 的测试图像正确地分为四组：间室内和低级别、间室外和低级别、间室内和高级别、间室外和高级别。在分析骨破坏模式时，则优先考虑骨结构的纹理和形状。因此，用于训练骨破坏模式决策树分类器的特征是凹度变化率、表面边缘长度和边缘数。每个模型（支持向量机和两个决策树分类器）的结果在准确率、灵敏度和特异度方面都至少达到 80%。这项研究展示了 AI 在骨肿瘤分期和分级方面的潜力，有望能够减少目前进行分级分期所需进行的检查数量。

四、图像处理

恶性骨肿瘤的分期通常需要局部的影像学图像评估肿瘤范围的和全身影像学图像来评估转移。前者通常为 MRI，后者则多数为 ^{18}F-FDG-PET 或全身骨成像。^{18}F-FDG-PET 涉及静脉注射放射性示踪剂（^{18}F-FDG）并与辐射暴露有关，尤其是当 CT 用于 ^{18}F-FDG-PET 数据的解剖共定位时。CT 可以被无辐射 MRI 代替，用于 PET 数据的解剖共定位。长的采集时间是 PET/MRI 技术从研究应用到临床实践的主要瓶颈。CNN 能够有助于减少图像噪声，减少放射性示踪剂的计量，减少图像采集所需的时间，从而提高 ^{18}F-FDG-PET 的解剖分辨率。

（一）超分辨率

与 ^{18}F-FDG-PET/CT 相比，新的集成 ^{18}F-FDG-PET/MRI 技术可以为骨肉瘤患者提供"一站式"局部和全身分期（图 7-5），减少辐射量高达 80%。为了进一步降低辐射暴露，Theruvath 等应用商用 CNN（SubtlePET）将低剂量 ^{18}F-FDG-PET 数据增加到标准剂量水平[67]。SubtlePET 通过降低图像噪声和提高解剖分辨率来提高低剂量 PET 图像的诊断质量（图 7-6）。根据 RECIST/PERCIST[68, 69] 对肉瘤的标准，原始 PET 和 CNN 增强 PET 分别评估治疗反应。一致性相关系数[70] 和 Mann-Whitney U 检验[71] 用于比较全剂量和低剂量 PET SUV 反应得分之间的差异。CNN 增强 PET 的 FDG 使用剂量降低了 50%，并且对于评估肿瘤反应具有 100% 的灵敏度和 100% 的特异度。

类似的是，Wang 等使用 3D 条件生成对抗网络（generative adversarial network，GAN）模型通过低剂量对比剂成像生成高质量 ^{18}F-FDG-PET 图像[72]。GAN 是由生成器和鉴别器组成的深层 CNN 体系结构。生成器是在训练时生成新数据（即生成与实际图像相似的新图像）的模型，而鉴别器尝试将数据分类为生成的或真实的数据。在本研究中，给生成器注入低剂量 PET 图像，CNN 试图构建高分辨率全剂量 PET 图像。将得到的 CNN 增强图像送入鉴别器网络，与真实的高质量全剂量 PET 图像进行比较。如果鉴别器能够区分两者，这将表明由生成器网络产生的图像可能与高分辨率图像不够相似，从而改进生成器。结果表明，

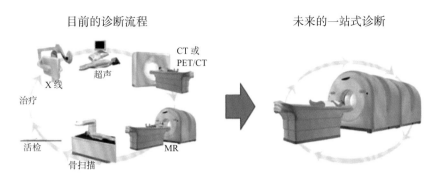

▲ 图 7-5　从多步骤癌症诊断到"一站式"局部和全身分期的过渡

目前，新诊断癌症的儿童必须接受多种影像学检查，然后进行活检。将来，只需一次检查即可获得全面诊断。在某些情况下，结合血液生物标志物的成像将足够准确，因此不再需要组织活检。在其他情况下，图像引导活检将整合到这一单一检查中[66]

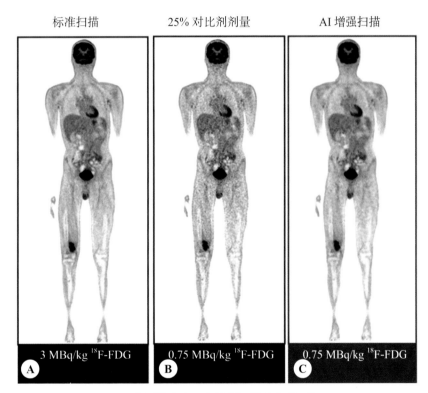

▲ 图 7-6　**18 岁男性患者，右股骨远端骨肉瘤，^{18}F-FDG-PET**

A. 静脉注射标准剂量 ^{18}F-FDG（3MBq/kg）后 60min 进行 PET；B. 在原始 ^{18}F-FDG 剂量（0.75MBq）的 25% 下重建 PET 显示图像噪声增加；C. AI 增强低剂量扫描与标准剂量扫描提供相同的图像质量[67]

CNN 增强的低剂量图像可以提供与原始全剂量图像相似的肿瘤 SUV 测量，这显示出 CNN 通过减少辐射照射提高医学成像安全性的潜力。

（二）噪声 / 伪影抑制与重建

在过去几十年中，出现了许多改进和技术，以减少图像采集时间（如回波平面成像技术[73]、并行成像技术[74] 和压缩传感技术[75]）和成像成本[76]。快速、低成本的成像技术可能会增加噪声和不必要的伪影、模糊和不完整的数据。AI 有望通过更快的采集时间和低成本技术改善重建图像的质量。

深度学习方法（如多层感知器结构[77]、变异网络[78]和 U 型网络生成器等[79]）已用于减少因患者运动引起的图像伪影、噪声和图像数据失准。深度 CNN 提供了物体运动估计、不完整投影推断数据和伪影的抑制[80]，改善了图像重建。这些结果与商用重建软件的结果相当。更进一步如 U 型网络和混合域[81]CNN 模型，在抑制图像中的噪声/伪影，同时保留图像结构[9, 82, 83]和减少 CT 上的条纹[84]方面也显示出了更大的潜力。AI 不仅可以减少图像采集时间，而且可以在低采集时间和低成本条件下提高图像质量。

五、利用 AI 指导患者管理

迅速且及时的诊治计划对于侵袭性强且快速生长的骨肿瘤非常重要。AI 可用于对患者分层进行个性化成像。例如，AI 可以整合来自癌症易感综合征患者血液生物标志物分析的信息，针对性地进行系列的影像学检查，以早期发现恶性肿瘤。目前，放射科医生之间对于最适合的成像技术或检查方案没有普遍的一致意见[85]，各种检查中假阴性率或假阳性率偏高均见于报道[86]。随着更多的研究和不断地改进，AI 增强成像将逐渐融入临床中成为其中的一部分。

（一）患者风险分层

机器学习可以综合多种信息（如影像学数据、临床数据和生物信息学）来了解患者对疾病的易感性及其风险因素，显著改善个体化医疗。有学者利用基因组信息，使用预后基因训练 SVM 分类器，以区分转移性和非转移性骨肉瘤，并使用机器学习回归模型构建风险评分模型，预测骨肉瘤患者的总体生存率[87]。也有学者利用 EWSR1 染色体易位的尤因肉瘤组织病理学和微阵列数据中几种生物标志物的频率和分布，通过随机生存森林（random survival forest，RSF）模型来区分不同预后的患者[88]。RSF 是 RF 的一个扩展，用于处理删失生存数据。在一项研究中，研究者将 Kaplane-Meier 检验[89]和 Log Rank 检验[90]用于结合肿瘤部位、临床表现、大小和分级来评价中央型软骨肉瘤远处转移的风险[91]。尽管这项研究侧重于统计建模，但同样的方法可以用于先进的 AI 模型。当根据相应的临床数据进行训练时，AI 能够预测肿瘤患者的生存率（如滑膜肉瘤[92]、软骨肉瘤[93-95]和脊索瘤[96]），预测骨转移患者的骨相关事件（如病理性骨折、高钙血症和脊髓压迫[97]），并引导高危肿瘤患者进行更充分的影像学检查[98]。这些研究说明了 AI 在影像学检查之外，也可以通过集成医疗过程中的许多不同数据，提供对临床有益的判断。

（二）治疗反应评估

放射基因组学描述特定疾病的特定成像特征和遗传特征之间的关系。放射基因组学目前已用于探究基因组变异如何影响恶性肿瘤的放射敏感性，预测放疗不良反应[49]，探索联合用药的效果[99, 100]，以及预测药物疗效[101]。放射基因组学也被用于识别肿瘤相关生物标志物，以预测骨肉瘤复发[102]、化疗耐药性[103]、预后[104]和临床病理特征[105]。

对于骨肉瘤，目前治疗成功的参考标准是切除后肿瘤标本的坏死程度。1998 年，Glass 和 Reddick 使用神经网络对骨肉瘤治疗后 MR 图像中的坏死进行分割和量化，以评估化疗的反应[106]。最近，研究者使用 AI 预测了骨肉瘤对新辅助化疗的反应[107-110]。一般来说，高级别骨肉瘤患者在手术切除前要接受几个周期的化疗。研究者基于预处理 ^{18}F-FDG-PET 图像，训练了 SVM、RF 和梯度增强方法预测高级别骨肉瘤的化疗反应[109]。训练数据包括 70 例高级别原发性骨肉瘤患者的 ^{18}F-FDG-PET 图像和相关的临床结果数据。研究结果表明，AI 方法与主成分分析相结合，可以识别有不良预后风险的患者。同样，提前识别高复发风险的患者也会对治疗计划造成影响。针对骨巨细胞瘤刮除术后局部复发的预测，专家预测的准确率为 64.3%，而 CNN 模型（经术前 MRI 训练）的准确率为 75.5%[111]。从这些研究中可以看出，AI 可以作为一种有用的工具，通过了解遗传易感性的风险来制订个性化治疗计划。

结论

AI 可以整合来自不同诊断工具的信息，加速骨肿瘤指标的定量测量，简化临床工作流程，在一次评估中实现"一站式"局部和全身分期[112-115]（图 7-5）。AI 还可以在预防、诊断、治疗监测等不同阶段为患者提供帮助（表 7-1）。到目前为止，多种 AI 算法已经在骨肿瘤应用中进行了检验，目前可用的 CNN 正在不断改进和完善。理想的 AI 算法需要具有高精密度、高准确度和快速的处理效率，以便在医学成像领域中发挥作用（表 7-2）。由于恶性骨肿瘤非常罕见，医疗培训数据也非常有限，因此技术创新需要专门考虑低样本量的数据。AI 在医学成像的大多数方面都具有很强的可塑性，并且根据本文回顾的结果，AI 在骨肿瘤的诊断、治疗及患者计划的制订方面都具有很大的潜力。

表 7-1 人工智能在儿科肿瘤成像中的潜在贡献[1]

	人工智能算法在骨肿瘤成像中的优势
影像学分类	• 提供初步诊断：分辨异常图像 • 向专家提供骨肿瘤影像学初步诊断
肿瘤诊断	• 早期发现骨肿瘤 • 鉴别骨肿瘤良恶性 • 明确是否存在关节浸润 • 检测肿瘤是否包裹或肿瘤血栓 • 自动进行肿瘤分期和再分期

（续表）

	人工智能算法在骨肿瘤成像中的优势
肿瘤分类	• 通过影像（基因）组学提供更详细的影像诊断 • 将血液生物标志物与图像诊断联系起来 • 预测生存和预后
治疗选择	• 为每位患者选择最合适的联合治疗方式 • 在放疗中自动识别肿瘤区域 • 预测抗肿瘤药物敏感性 • 预测个体药物毒性，调整治疗剂量
肿瘤治疗反应	• 自动测量肿瘤大小和体积 • 自动评估肿瘤治疗反应 • 了解肿瘤耐药性 • 研究肿瘤自发缩小 • 促进新药开发 • 促进药物再利用 / 发现新用途
检查结果互通	• 促进检查结果标准化 • 提醒患者与合适的专家 • 复诊并跟踪随访

表 7-2 人工智能算法应用于骨肿瘤成像中的理想特征

骨肿瘤成像人工智能算法的可取特征
• 定义训练、验证和测试数据集
• 通用性：可应用于不同机构和不同成像设备
• 快速的数据处理时间
• 患者无须增加扫描时间
• 结果重现性高超越专家级的评估水平
• 避免操作者偏倚
• 寻找新成像模式 / 新的连接
• "白盒"处理：解释预测机制及原理
• 24/7 可用，无停机，无疲劳

Part D　组织样品的制备
Preparation of Tissue Samples

第8章　如何为准确的组织学分析准备最合适的骨样本
Technical aspects: how do we best prepare bone samples for proper histological analysis?

Daniel Chappard　著

陈　维　李浩淼　陆　明　译

骨骼的组织学分析是诊断恶性肿瘤的一个关键步骤。它可以在骨转移或血液病的情况下直接识别骨髓腔内的恶性肿瘤细胞。骨活检优于骨髓抽吸，因为可以保留骨髓的微观结构，为血液病的诊断提供重要信息。由于骨髓细胞与骨细胞（内膜细胞、成骨细胞、破骨细胞及其前体）直接接触，各种恶性肿瘤细胞在骨髓腔内增殖时会出现异常的骨重塑。骨细胞合成各种作用于骨髓细胞前体的细胞因子（如 M-CSF）[1]，恶性细胞释放其他对骨重塑有活性的细胞因子[2-4]，骨的变化几乎总是与骨髓的改变有关，反之亦然。组织形态分析是评估代谢性骨病中骨重塑的有力工具，也被成功地应用于血液病和实体瘤转移的诊断[5, 6]。骨组织形态学是早期诊断 B 细胞恶性肿瘤的一种强有力的方法，能够在出现临床症状前检出患有冒烟型骨髓瘤或意义不明的单克隆免疫球蛋白血症（monoclonal gammopathy of undetermined significance，MGUS）患者，将确诊时间提前数年。骨组织形态学在骨肿瘤动物模型中也很有用，因为它可以精确评估肿瘤细胞引起的骨重塑变化[7-9]。然而，骨组织形态检验必须在未脱钙的骨切片上进行，这样可以精准识别骨组织（由成骨细胞新近合成的未矿化的骨基质）、破骨细胞（通

过使用组织酶学检测），以及进行组织动力学分析（在人类中使用双四环素标记或在动物中使用各种其他氟色素标记）。这些方法不能用于脱钙和石蜡包埋的骨，因为脱钙会消除骨基质的差异性染色，并去除氟色素标记，而热石蜡包埋会破坏酶的活性。然而，脱钙和石蜡仍是有用的，可以做到塑料切片上很难完成的免疫组化。聚合物包埋一贯的缺点是骨标本的准备时间较长（使用聚酯树脂时需要几个月）。随着组织学技术的发展，现在有可能出现与传统石蜡方法一样快的聚合物包埋方法。在过去的 20 年里，我们的实验室开发和改进了以下技术，并用于 3000 多个人类骨活检和包含各种动物物种（如小鼠、大鼠、鸡、狗、山羊、绵羊、猪）的大量动物研究中。

一、人类或大型动物的骨活检

正如 20 世纪 70 年代以来所推荐的那样，骨穿刺时必须使用大内径的穿刺器：7mm 穿刺器对于保留骨的微结构和分析骨髓腔的代表性区域是必要的。基于人体工程学，我们对 Meunier 穿刺器提出了一些修改意见，使其操作更容易，并能获得更好的骨标本[10]。笔者实验室开发的穿刺器是由 Commeca 公司（Commeca, Beaucouze'-Angers,

France）制造的（www.commeca.com）。人类患者的骨活检在双皮质麻醉的情况下是无痛的，这项技术内容（包括视频）见具体网址（https://www.gerom-angers.fr/bone_biopsy.htm）。

二、骨标本的固定

依照传统，骨胶原基质在 70 度的乙醇固定液中能得到更好地保存。但是，这会引起明显的细胞收缩，进而无法做细胞学检查。福尔马林固定法能很好地保存细胞，但在使用三色法时，会引起胶原蛋白的染色不良。由 Beebe 提出的乙醇和福尔马林的组合效果非常好[11]，这种被称为 BB 液的配方是：95 度乙醇，900ml；37%～40% 甲醛，100ml；去离子水，150ml。

骨活检组织在冰箱中 4℃ 下固定 24h，然后弃去固定液，用丙酮代替。BB 液可以保留骨细胞的酶，并保留胶原蛋白的染色特性。在低温下固定（冰箱内 4～8℃）可以提高骨组织的质量。24h 后弃去固定液，用丙酮或上述快速脱水液代替。

三、显微 CT

显微 CT 是过去几十年间开发的一种新型显微技术[12, 13]，是放射科医生常用的 CT 微型化版本，目前系统的分辨率在 2mm 左右。显微 CT 包括一个密封的微聚焦 X 线源、一个 CDD 照相机和一个接收骨骼样本的步进式平台。骨活检或动物骨骼标本仍在固定液中时就可以进行分析（图 8-1）。先将标本转移到一个 Eppendorf 试管中，里面装满浸有固定液的聚酯纤维（这种固定液是辐射透明的，可以固定样品）。显微 CT 能够在 1h 内完成，并且在 2h 内能完成人类或动物样本的图像重建、三维模型建立和形态测量[6, 14]（图 8-1A 至 D）。我们已经证明，显微 CT 能够在 4h 内提供一个非常有用的早期诊断。在一项包含 247 例骨转移瘤、骨髓瘤、淋巴瘤或 MGUS 患者的大型系列研究中，研究者将显微 CT 结果与二维组织形态学和组织病理学结果进行了比较[15]。在显微 CT 提供的三维重建模型上，可发现骨溶解 / 骨硬化的迹象

（包括过量的骨吸收、微结构的局域混乱、骨变性和骨硬化）。使用 Cohen Kappa 测试，组织学方法和显微 CT 结果之间具有高度一致性。当侵蚀面 >10.5% 时，显微 CT 识别出骨小梁表面的过量骨吸收，但未能识别出一些冒烟型骨髓瘤患者、一些具有微吸收的淋巴瘤或微转移瘤。然而，这些显微 CT 变化并不具有特异性，必须通过组织病理学分析来确认。叠加的显微 CT 图像可用于开发基于图像分析的新方法。在 5T2 骨髓瘤模型的小鼠中，骨溶解的特点是与皮质骨的穿孔有关的骨小梁的大量破坏。因为这些动物的股骨是圆柱形的，所以可以用图像的解包技术来测量穿孔的大小和数量[16]。

使用血管对比剂可以在动物模型中对骨转移瘤的血管床进行成像。然而，由于这种对比剂是不透射线的（Microfil 对比剂：Flow Tech, Carver, MA, USA），具有与矿化骨相同的密度，所以必须使用双重扫描程序：首先用显微 CT 分析未脱钙的骨骼（含有不透射线的血管铸型），并重建三维模型[17]。在 4% 甲酸和 10% 福尔马林的混合物中对骨骼进行 4 天的脱钙。采用这种脱钙液是因为它不会软化骨基质，不会引起胶原蛋白肿胀或影响标本。在自来水中冲洗脱钙后的股骨以去除酸的残留物，保存在 10% 的福尔马林中，直到用显微 CT 重新分析，获得第二个模型（仅包括血管）并叠加在前者上，从而清晰地观察到被侵袭组织中的血管分布，定量评估血管体积和血管直径（图 8-2）。最近，有一种更简单的方法被开发用于制备不透射线的注射介质，可用于动物和人类尸体。这种对比剂由 5% 的明胶和 95% 的用于消化道 X 线成像的商业硫酸钡溶液（Micropaque, Guerbet, Roissy, France）组成的溶液在 37℃ 下加热制成，加入叠氮化钠可防止霉变。该溶液平时需储存在 4℃ 的冰箱里，使用时需加热至 37℃[18, 19]。

四、骨样本的脱水和浸润

快速脱水和脱脂是通过同时结合丙酮和二甲

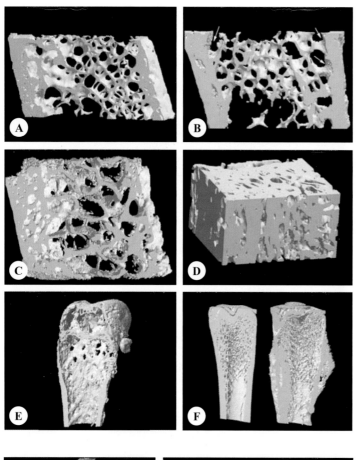

◀ 图 8-1　A. 对照组骨活检的显微 CT，可见两侧骨皮质和规则的骨小梁三维网络结构；B. 多发性骨髓瘤患者的骨活检的显微 CT，可见严重的骨溶解导致的骨小梁局灶性消失，被侵蚀的骨膜表面带有深层吸收坑（箭）；C. 前列腺腺癌引起的骨硬化性转移患者的骨活检的显微 CT，骨小梁被变性骨的薄小梁所覆盖；D. 硬化性骨髓瘤患者的骨活检的显微 CT，几乎所有的骨髓腔都消失了；E. 患有晚期骨髓瘤的小鼠的显微 CT（C57BL/KaLwRij 小鼠的 5T2 模型），骨小梁已经完全消失，骨皮质穿孔也很明显；F. 对照组大鼠（左）和患有 Mat-Ly-Lu 癌引起的骨硬化性转移的大鼠（右）的股骨的显微 CT，可见原发性和继发性海绵体以及骨膜下的骨硬化病灶

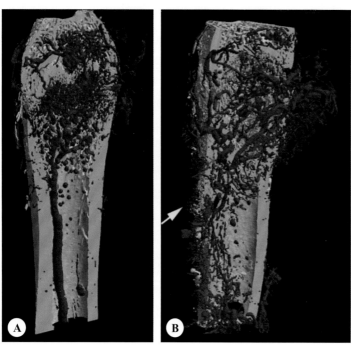

◀ 图 8-2　注射肿瘤细胞 7 天（A）及 15 天（B）后的 Walker 256 癌大鼠骨转移的显微 CT，使用了不透射线的血管对比剂（Microfil®），血管床使用了红色伪彩，叠加了双重显微 CT

苯进行的 [11]。丙酮优于乙醇，因为它不会使骨细胞失活。将骨骼活检标本转移到可以使样本完全浸润的有螺旋盖的试管中，使用低速运行的旋转式设备可以大大缩短脱水时间（图 8-3A）。脱水和脱脂是在 3h、分 3 次完成的，每次 1h。最后在纯二甲苯中浸泡 1h 确保清除完全。

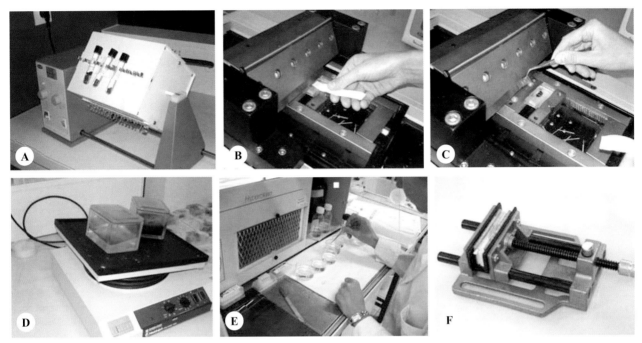

▲ 图 8-3　**A.** 如果将骨标本放在带螺旋盖的小瓶中不断搅拌，可大大缩短在活性甲基丙烯酸甲酯介质中的脱水和浸润时间。**B.** 使用湿纸条在 Polycut S 型切片机上进行切片，避免切片滚动。**C.** 用镊子夹起切片。**D.** 将切片浸入染色液中，放置在震摇机上进行染色。**E.** 染色后的切片装片前在 2- 丙醇和 Histolemon® 溶液中进行脱水处理。**F.** 轻轻压制安装好的切片，以减少聚合物切片的细小褶皱

五、骨样本的包埋

以前，人们使用聚酯树脂包埋骨标本，也有人提出使用环氧树脂进行包埋。然而，这些单体的高黏度使得浸润过程需要超过 3 周的时间，耗时太长，与癌症患者的常规诊断需求不相符。现在，基于甲基丙烯酸甲酯（methylmethacrylate，MMA）的包埋液受到青睐，因为这种单体具有与水相同的黏度，并能在骨质组织内迅速扩散。然而，一些实验室中在使用 MMA（及其多聚物形式 PMMA）的过程中存在很多常见错误。大家在使用时可以参考以下一些简单的规则。

（一）MMA 的提纯（图 8-4）

制造商会在 MMA 单体中添加聚合抑制药以避免自聚，常用的抑制药是氢醌或 4- 甲氧基苯酚。所以，为了获得可靠的实验结果，需要在使用前对商用 MMA 进行提纯。有几种提纯方法可供选择，其中最简单的方法是在 1mol/L NaOH 中进行多次洗涤[20]，方法如下：用分离漏斗将 1L 粗制的 MMA 与 500ml 1mol/L NaOH 水溶液混合（图 8-4A

和 B），将混合物剧烈摇晃 2min，然后静置分离。由于 MMA 是疏水的，因此有两相分离，下相包含水、NaOH 和棕色的氧化酚类物质；上相是 MMA 与悬浮液中的残留水滴。抽出下相，重新加入 500ml 的 NaOH，然后重新摇晃、静置（图 8-4C 和 D），弃去下相，加入去离子水，摇晃，再次弃去下相。这时，MMA 相是混浊的（由于悬浮液中剩余的水滴）；将其转移到一个带螺旋盖的瓶子中，并置于 -20℃ 的冷冻室中（图 8-4E）。第 2 天，冰晶已经形成，通过使用带有 Whatman 3 号滤纸的多孔布氏漏斗进行真空过滤，将冰晶与 MMA 分离（图 8-4F）。将经过提纯、不含抑制药的 MMA 在 -20℃ 下储存在带螺旋盖的瓶子中备用。

（二）用于浸润和包埋的加速 MMA 介质的制备

使用磁力搅拌器将 12g 过氧化苯甲酰（benzoyl peroxide，BPO）与 1000ml 纯化的 MMA 混合，制备包埋介质。由于过氧化苯甲酰在干燥时易爆，所以需要加入大量的水保持稳定。这些水可以通

过在 –20℃下重新冷冻、真空过滤来消除[20]（图 8-4H 和 J）。然后加入增塑剂（常用邻苯二甲酸二丁酯）（100ml 加入 900ml 活性 MMA）后储存在 –20℃避免 BPO 分解。将 2ml 叔胺（N-N- 二甲基苯胺）与 18ml 2– 丙醇混合，制备启动混合物（用于诱导氧化还原聚合），储存在 –4℃备用。

（三）快速浸润和包埋方法

实践证明，温和、持续地搅拌大大缩短了浸润时间。在装有脱水后的骨样的试管中加入 10ml 加速 MMA 混合物，放置在旋转机上 1h。然后更换混合物，继续室温下旋转 1h。最后使用由 25ml 加速 MMA 混合物和 400ml 启动液组成的加速启动 MMA 浸浴。

建议使用带有一次性聚乙烯吸头的 Gilson 移液器来处理 MMA 和启动混合物。

将浸泡在加速启动 MMA 中的骨样放置在 –20℃的冰箱中过夜，这可确保所有成分在骨内完全和均匀地扩散。

（四）包埋

以前曾使用过在玻璃瓶中包埋的技术，这是一种危险的方法，因为取块时必须用锤子敲碎玻璃瓶。我们发现聚乙烯模具（Peel-a-Way 包埋系统：Polyscience Inc., Warrington PA, USA）构成了一个适应性很强的一次性系统。一条用于水族馆

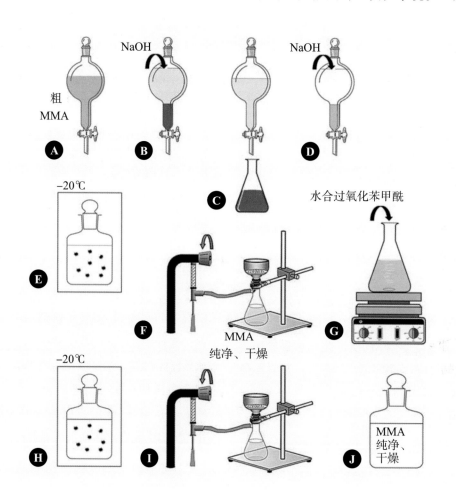

▲ 图 8-4　甲基丙烯酸甲酯（MMA）的简单提纯方法

A. 将含有聚合抑制药（氢醌）的粗 MMA 单体倒入分离漏斗；B. 碱洗，将氢醌氧化成棕色的酚醛，进入水相；C. 弃去酚类物质；D. 再次碱洗，完全去除氢醌；E. 将混有水滴的 MMA 置于 –20℃的环境中使其中的水滴结晶；F 用布氏漏斗快速过滤去除冰晶，制得纯净和干燥的 MMA；G. 用磁力搅拌器进行溶解水合聚合促进剂（过氧化苯甲酰）；H. 重复冷冻步骤将来自过氧化氢的剩余水分结晶出来；I. 使用新的布氏漏斗再次过滤，去除所有的冰晶；J. 获得纯净、干燥的 MMA 单体，储存在 –20℃备用

或厨房油烟机过滤器的聚酯绵被放置在模具的底部，以避免聚合过程中的界面收缩[21, 22]。因为大气中的氧气是一种强烈的聚合抑制剂，所以放置一层薄薄的覆膜（Alcan, Packaging, Neenah, WI, USA）以防止空气接触[23]。将 Peel-a-Way 模具放在 4℃的水浴中 24h，使聚合过程在低温下缓慢进行。N-N- 二甲基苯胺对 BPO 的分解遵循温度的指数函数（阿伦纽斯定律）：在 –20℃时，聚合受到抑制（但有利于渗透）；当温度上升到 –4℃时，氧化还原聚合开始[24]。水浴是用来限制与 MMA 聚合有关的放热峰值，这样可以保留酶的活性（如抗酒石酸、酸性磷酸酶或 TRACP）。在真空下进行包埋和聚合是没有意义的，因为这增加了 MMA 的蒸发，也增加了物体内部的孔洞数量（注意，技术人员经常提到的聚合缺陷不是气泡，而是聚合过程中包埋物收缩产生的孔洞）[22]。

（五）切片

使用配备 50°～60° 碳化钨刀的重型切片机（如 Leica，Polycut S）完成切片。厚度为 7mm 的切片可用于组织形态测量，厚度为 14mm 的切片用于四环素（或钙黄素）组织动力学研究。平坦的切片可以用纸条和镊子辅助获得（图 8–3B 和 C）。然而，所有的显微镜公司都已经停止开发和销售这种类型的切片机，徕卡已经停售 Polycut S 和它的升级款 SM2500。目前，脱离脱钙技术建立骨实验室是很困难甚至是不可能的，它们对骨病的良恶性诊断至关重要。令人惊讶的是，一些公司因此认为这些骨病已经不存在了。

切片可以不加染色，用于成像四环素标记。可以准备 4mm 的薄切片，用傅里叶红外显微镜和成像技术进行分析。该方法可以在分子水平上提供关于骨基质的有用信息[25]。同样，切片后可以对标本块进行抛光，用拉曼显微镜和成像技术进行分析，这是另一种在分子水平上提供关于肿瘤中骨基质质量信息的方法[26]。

（六）骨组织和钙化骨

Masson、Mallory 或 Goldner 三色染色法常用于鉴定骨质 / 矿化基质。然而，经典的染色方法会将骨质和骨髓细胞都染成近似的红色，难以准确区分识别骨质。笔者及其团队设计了一种特殊的三色法，显著改善了这一情况[27]。将切片放入装有染色溶液的玻璃瓶中，漂浮于其中，在摇晃装置上使切片随之晃动，可以避免切片持续与瓶侧壁接触，使染色均匀（图 8–3D）。该方法概述如下。

饱和的苦味酸溶液（1.2g 溶于 100ml 水中）染色 30min。

去离子水清洗 30s。

Meyer HE 染色（Merck）15min。

去离子水冲洗，饱和碳酸锂水溶液（5g 溶于 1000ml 水中）中直至染蓝，再次去离子水冲洗。

在下述溶液中染色 15min。

酸性品红	0.1g
二甲苯胺丽春红	0.4g
去离子水	100ml
无水乙醇	1ml

在 1% 乙酸中冲洗 30s。
在以下溶液中分化 1min。

橙黄 G	1g
去离子水	100ml
磷钼酸	1.5g

不必冲洗，在以下溶液中复染。

固绿 FCF	0.1g
去离子水	200ml
无水乙醇	1ml

使用 1% 乙酸漂洗。

在 2- 丙醇中脱水（2- 丙醇是一种脱水溶剂，对 PMMA 切片没有影响；相反，水 – 乙醇的混合物可以大大软化切片）。

连续 3 次转移至甲基环己烷或 Histolemon 浸

浴（这些化合物与 PMMA 不相溶）（图 8-3E）。

安装在合成培养基中（例如，Neo Entellan，Merck）。

将切片放置在两片木片间，加压 12h，使切片平整（图 8-3F）。

使用苦味酸可以大大提高骨组织的红染程度，减少骨髓细胞的染色；细胞核的染色很微弱（图 8-5A）。值得注意的是，红色区域对应的是最近附着的骨。图 8-5B 说明了同一患者的四环素标记情况。其他在未脱钙切片上鉴定骨质的老方法不作详细描述。众所周知，VonKossa' 染色法的精确性不如三色染色法，而且对钙没有特异性[28, 29]。砂罗铬花青的耐光性差。

六、染色方法

（一）嗜精蛋白（AgNOR 法）

嗜精蛋白存在于所有细胞的核仁中（核仁素、RNA 聚合酶 I、蛋白 B23），它们在那里构成了核仁组织区（nucleolar organizing region，NOR）。我们发现，OPN（即一种富含 Asp 残基的骨基质非胶原蛋白）也可以用 AgNOR 方法染色[30, 31]。我们推荐以下染色技术。未脱钙的切片在染色前需要在 10% 的甲酸水溶液中脱钙 1h 以上，以避免骨基质的钙被银原子置换。在避光、室温条件下，将切片在由硝酸银（2 体积的 50% 水溶液）和甲酸（1 体积的含 2% 明胶的 1% 溶液）组成的染色液中浸泡 55min。染色后，用去离子水彻底清洗切片，并将其转移到即时制备的 5% 硫代硫酸钠水溶液中 10min。然后用去离子水冲洗切片，按前述方法脱水和装片。

所有细胞的核仁在 AgNOR 中显示为黑色小点，该反应在骨髓、肿瘤和骨细胞中都有明显的表现，而且在肿瘤细胞中 NOR 的数量会增加[32]。在骨切片上，骨细胞和管腔周围及它们的裂隙外围都能发现密集的嗜银物质条纹，微妙的骨细胞间关系清晰可见。在基质中也能观察到线性沉积物，与 PMMA 和静止线相对应。

（二）通过 TRAcP 染色对破骨细胞进行酶学鉴定

TRAcP 是一种热敏性酶，在福尔马林或酒精中长期固定时会被破坏。上述固定和包埋程序可完全保留破骨细胞中 TRAcP 的活性[20, 33]。后续的程序非常适用于组织形态学分析，因为所使用的萘酚磷酸盐能为破骨细胞的细胞质提供更为均匀的染色[34]。也可以使用取代萘酚（AS-BI，AS-TR），但它们更为精确地定位了胞内胞质溶酶体中的酶，使得破骨细胞不太容易在低倍镜下识别出来（图 8-5C 和 D）。

染色方法概述如下。

通过混合以下溶液制备乙酸缓冲液。

乙酸钠	19g
冰醋酸	4.5ml
去离子水	1000ml
酒石酸钠	150mg

制备作为酶底物的 A 溶液。

α- 萘磷酸酯，钠盐	100mg
醋酸盐缓冲液，pH=5	100ml

制备含有染色剂的 B 溶液。

耐晒紫 B 盐	250mg
醋酸盐缓冲液，pH=5	50ml

混合两种溶液并立即过滤。

将新制备的骨切片置于溶液中在 37℃下漂浮 60～90min。

使用去离子水冲洗。

将切片置于以下溶液中 60min，使剩余的酶失活。

氟化钠	4.2g
去离子水	1000ml

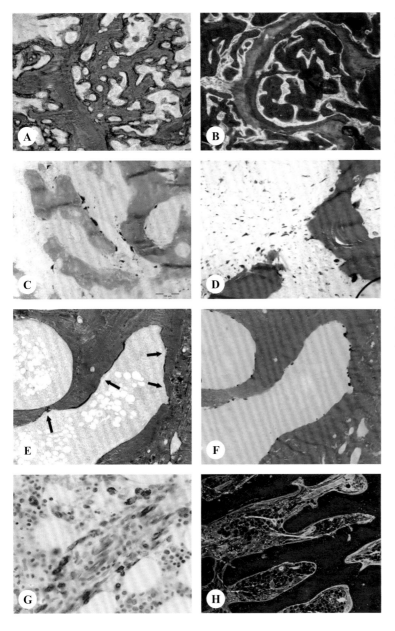

◀ 图 8–5 **A.** 前列腺腺癌患者的骨活检病理。骨髓完全被肿瘤侵占，但细胞染色程度低。相反，骨质以红色显示，钙化的骨基质以绿色显示。可见延伸的骨质增生。使用改良的 **Goldner** 三色染色法（100×）。**B.** 在同一患者相邻切片的相同区域使用四环素标记（100×）。**C.** 转移性乳腺癌患者的 **TRAcP** 染色。破骨细胞被染成棕色，骨基质被反染为蓝色（100×）。**D.** 转移性乳腺癌患者的骨髓标本。在肿瘤基质中可见大量破骨细胞生成（200×）。**E.** 多发性骨髓瘤患者的骨活检标本，可见扩展的侵蚀面（箭）。使用改良的 **Goldner** 三色染色法（100×）。**F.** 同一病例的配对切片，通过其 **TRAcP** 含量对破骨细胞进行组织酶学鉴定。**G.** 识别系统性肥大细胞增多症患者的肥大细胞。可见含有玄色颗粒的纺锤形的肿瘤细胞（400×）。**H.** 罗丹明固定后的骨活检中活性 / 坏死区域的鉴定。骨基质有蓝色的自发荧光。活细胞显示为骨基质内的绿色小点。骨小梁中心的坏死区域内没有骨细胞。使用荧光显微镜（100×）

用去离子水冲洗。

在以下溶液中复染 20min。

苯胺蓝（水溶）	66mg
磷钨酸	2g
去离子水	200ml

用去离子水冲洗，Apathy 糖浆封片。

因为萘酚和重氮之间的缩合产物可溶于水，所以切片必须安装在水介质中。合成介质通常含有酒精基团或其他会破坏有色沉淀物的功能。目前已知最好的培养基是 Apathy 糖浆封片液，大量制备方法如下 [35]。将阿拉伯胶粉（500g）和蔗糖（500g）放入装有去离子水（500ml）和一个大的麝香草酚晶体的瓶子中。然后用螺丝塞封闭瓶子，并在 65℃的干燥箱中放置 48h，每 4～6 小时搅拌一次，获得黏稠的棕色糖浆，并分配到 25ml 的离心管中。将装有热糖浆的离心管以 2000RPM 离心 30min。用刮刀除去离心结束时残留的非常细小的气泡层。将糖浆分配到 20ml 的注射器中。这种糖浆可以在冰箱中保存 1 年以上。

（三）肥大细胞增多症中肥大细胞的识别

肥大细胞含有富含硫酸化 GAG（如硫酸乙酰肝素）、组胺、细胞因子和蛋白酶（胰酶）的颗粒。硫酸化 GAG 赋予肥大细胞颗粒以异染性。在系统性肥大细胞增多症中，肥大细胞的数量增加，可以在骨髓中形成结节，并可以黏附在骨小梁表面的成骨细胞或衬里细胞上，用以下方法可以进行识别。

将切片置于以下溶液中 15min，染色。

甲苯胺蓝	0.5g
去离子水	100ml
冰醋酸	1ml

用 1% 醋酸冲洗，直到不再有蓝染被洗出。

在 2- 丙醇中脱水，并按上述方法装片。

肥大细胞的颗粒呈深紫色，细胞的着色效果取决于胞质颗粒的数量（图 8-5G）。如参考文献报道，在识别肥大细胞的方法上，甲苯胺蓝染色法优于用抗胰蛋白酶抗体进行的免疫组化检测[36]。

（四）骨基质中具有活性的骨细胞

成骨细胞是具有机械敏感性的细胞，负责维持骨的韧性。人们认为没有骨细胞的骨龛可以被破骨细胞清除。通过使用高度荧光的核染色剂和骨基质的荧光复染剂，可以检测到骨基质内的活体骨细胞。以下方法效果非常好。

通过以下方法配制 Hoechst 33342 对核仁进行染色。

Hoechst 33342	2mg
去离子水	1000ml

去离子水冲洗。

在以下溶液中复染 10min。

核固黄 R	1g
福尔马林	100ml
磷钨酸	1g

用去离子水冲洗，Apathy 糖浆封片。

Hoechst 33342 作为一种荧光染料被广泛用于活细胞的细胞核染色。它优先与 DNA 的 AT 区域结合，不对细胞质染色。对切片的观察和测量是在紫外荧光显微镜下用 WU 近紫外荧光立方体进行的。在对应于钙化骨基质的红色染色背景上，骨细胞显示为强绿色染色点（并且只有完整的细胞核被染色）。骨髓细胞、内皮细胞和衬里细胞的细胞核也被染色。

本实验室最近总结了另一种有趣的方法，需要在冰箱中用以下混合物进行为期 1 周的后固定。

罗丹明 B	2g
10% 福尔马林	100ml

该方法可以在紫外荧光显微镜下直接观察到骨的坏死区域。骨细胞和其他活细胞显示为浅绿色，骨基质通过其蓝色自发荧光显示出来（图 8-5H）。如果需要更细微的细节观察，也可以用共聚焦显微镜分析组织块[37]。

这些染色方法是在过去几十年中发展起来的。其中许多方法的成功取决于 PMMA 在低温下的使用和质量。使用 PMMA 作为包埋介质可以识别大量在脱钙和石蜡包埋的骨骼上无法识别的细节或结构。然而，在其基础上进行免疫组织化学研究是困难的，目前只有少数相关报道。未脱钙标本的包埋方法已经提供了许多临床和研究上可靠的报道，大大改变了良性和恶性骨病的评估方法。

Part E 骨微环境与骨肿瘤
Bone Microenvironment and Bone Cancer

第 9 章 骨生态位与骨转移
Bone niche and bone metastases

Yujiao Han　Yibin Kang　著
李浩淼　杜少华　陈　维　译

乳腺癌是一种威胁全球女性公众健康的疾病，也是女性最常见的恶性肿瘤。骨转移是乳腺癌患者死亡的主要原因[1]。转移到任何器官都会威胁生命且通常无法治愈，然而在不同器官的转移癌中，骨生态位与骨转移的生物学特性可能是最独特和最具活力的。首先，骨组织通过骨吸收和骨形成的平衡而不断重塑。癌细胞通过在骨骼中破坏骨骼结构和生成新的骨骼组织来生长。其次，在骨髓的正常造血过程中，来源于造血干细胞（hematopoietic stem cell，HSC）的多种细胞形成血液并进入循环。最后，通常由于承载造血干细胞或其他成体干/祖细胞的骨生态位被播散性肿瘤细胞（disseminated tumor cell，DTC）操纵，实体瘤的转移扩散经常会浸润骨骼[1-5]。研究独特的骨微环境如何发挥作为转移生态位的作用，或许可以解释恶性肿瘤向骨转移的倾向性。

一、正常的骨稳态和独特的骨微环境

（一）骨功能与骨驻留细胞

骨骼是一个结构器官，是体内钙和磷储存的主要场所，支持局部运动，保护重要器官，并为造血提供生态位[6]。尽管它的外观是静止和惰性的，但实际上骨骼是高度动态的，并且不断地进行重塑。为了保持骨结构的完整性并促进其功能作用，不同类型的骨细胞可实现结构和组成的持续调整[7]。骨重建过程通过骨吸收和骨形成的适当耦合，不断调节着成人骨骼中骨密度的增加和减少。

破骨细胞是多核巨细胞，由造血系统的单核细胞融合形成，负责骨吸收（图 9-1）。在骨吸收过程中，极化破骨细胞表面可观察到四个膜区：封闭区（sealing zone，SZ）、皱褶边缘（ruffled border，RB）、基底外侧和功能性分泌区。破骨细胞在 SZ 和 RB 形成的骨表面独特的有限空间中，释放质子和蛋白酶，使骨基质脱矿和降解[8]。破骨细胞的极化是通过将其肌动蛋白细胞骨架重新排列成 F- 肌动蛋白环来实现的。RB 中的液泡型 H^+-ATP 酶（V-ATP 酶）有助于酸化再吸收陷窝并溶解羟基磷灰石。这种酶降解的产物，如 TRAP、CTSK 和 MMP-9，通过 RB 内吞并转运至远离骨表面的功能性分泌域[9]。

成骨细胞来源于骨髓基质中的间充质干细胞，参与骨基质合成和随后的矿化。虽然成骨细胞仅占总骨细胞的 5% 左右，但它们可以分泌胶原蛋白，主要是 I 型胶原蛋白（type I collagen，COL I）、非胶原蛋白［骨钙蛋白（osteocalcin，

OCN）、骨粘连蛋白（osteonection，ONN）、骨唾液酸蛋白（bone sialoprotein，BSP）和骨桥蛋白（osteopontin，OPN）]，以及蛋白多糖，包括核心蛋白聚糖和双聚糖。骨细胞占总骨细胞的 90%～95%，嵌入矿化骨基质中，呈树突状。骨细胞来源于 MSC 谱系，通过成骨细胞分化形成，并通过成骨细胞标志物（如 OCN、BSP 和 COL I）表达下调，骨细胞标志物包括 DMP-1 和 SOST 表达上调。骨细胞对于维持钙和磷酸盐代谢、感知机械负荷、充当骨重塑的调节器非常重要[6]（图 9-1）。

在骨微环境中，除了破骨细胞和成骨细胞外的骨驻留细胞，还包括软骨细胞、脂肪细胞、成纤维细胞、内皮细胞、周细胞、血细胞、免疫细胞、神经细胞，以及间质和造血干细胞、血细胞谱系中的祖细胞和前体细胞[10]。

除了骨细胞，由无机盐和有机基质组成的细胞外基质（extracellular matrix，ECM）也是骨的重要组成部分，为骨驻留细胞提供机械支持。有机基质包含胶原蛋白和非胶原蛋白[11]。骨基质中最丰富的胶原蛋白形式是 COL I，而在非胶原蛋白中，前五种最具有特征的蛋白是 BSP、OPN、Fn、蛋白多糖和 MMP[11]。无机物包括磷酸盐和钙离子，以及碳酸氢盐、钠、钾、柠檬酸盐和镁。骨基质在维持骨稳态也发挥着重要作用。骨基质蛋白的浓度可能随营养状况、年龄、疾病和抗骨质疏松症治疗而变化，这可能会影响骨的形成和骨折愈合[6]。

（二）骨细胞之间的交互作用

在正常骨组织生理学中，最典型的骨细胞之间的作用例子是破骨细胞与成骨细胞的交互作用，这对于维持骨骼形成和吸收之间的平衡至关重要。破骨细胞的分化需要 M-CSF 和 RANKL，它们主要由附近的成骨细胞和骨细胞分泌[12-14]（图 9-1）。相反，由骨髓中的成骨细胞和成纤维细胞等细胞产生的 OPG 可以与 RANKL 结合，抑制破骨细胞的发生[15, 16]（图 9-1）。其他因素也可以直接或通过调节 RANKL/OPG 的比例来诱导破骨细胞的分

化和功能，如 SEMA3A[17]、Wnt5a[18]、Wnt16[19, 20] 和 SOST[21]（图 9-1）。除了调节骨吸收外，成骨细胞分泌的 SOST 还能调节成骨细胞的分化和骨的形成[22, 23]。破骨细胞衍生的因子，包括 BMP-6[24]、CTHRC1[25]、S1P[26]、EFNB2[27]、SEMA4D[28] 和 CT-1[29]，影响成骨细胞系的分化能力和功能[22]（图 9-1）。

血管生成与骨形成及吸收过程的耦合对骨重塑也很重要。成骨细胞系细胞产生血管内皮生长因子（vascular endothelial growth factor，VEGF）A，它是一种主要的促血管生成因子，可以促进内皮细胞的增殖、生存和迁移[30, 31]（图 9-1）。缺氧诱导因子 1α（hypoxia-inducible factor，HIF-1α）可以通过诱导软骨细胞和前成骨细胞的 VEGFA 表达来促进骨的血管生成[32]。MMP 介导的 ECM 重塑会影响 VEGF 的释放，也是血管生成的关键[33, 34]。同时，破骨细胞前体细胞分泌的 PDGF-BB 也是一种血管生成因子，可以诱导 H 型血管形成，从而激活骨形成[35]（图 9-1）。显然，血管的形成对促进骨的形成至关重要；然而，血管生成也对造血和间充质干 / 祖细胞产生影响，从而维持骨稳态和骨中肿瘤的生长[36]。

骨髓是成人所有循环血液和免疫细胞系造血细胞产生的主要场所。骨髓中还含有常驻细胞，这些细胞不仅参与维持骨内稳态，还调节造血和免疫细胞的命运[37, 38]。干细胞生态位为维持干细胞增殖和静止之间的平衡、成人干细胞的自我更新和分化能力提供了线索[37, 39]。例如，间充质祖细胞和成骨细胞通过释放 CXCL12、SCF 和其他因子来调节不同阶段的造血[40]。造血细胞（如造血干细胞、淋巴细胞、巨核细胞）和造血干细胞衍生的破骨细胞在调节成骨细胞的增殖、分化和功能方面平行发挥作用[41]。

（三）骨组织的内分泌功能

除了结构上的作用外，骨还被认为是调节全身能量平衡的内分泌器官。骨衍生因子参与内分泌系统的构成，以确保稳态平衡[22]。成骨细胞和

骨细胞分泌 FGF-23，通过抑制肾对磷酸盐的再吸收和 1, 25（OH）$_2$D$_3$ 的产生，以及甲状旁腺中甲状旁腺激素（parathyroid hormone，PTH）的合成来调节磷酸盐代谢 [42, 43]（图 9-1）。

通过一系列利用小鼠遗传模型和临床观察的研究，成骨细胞分泌的 OCN 已被确定为另一种骨源性内分泌激素，可调节全身的葡萄糖和能量代谢、繁殖和认知 [44]。据报道，成骨细胞产生的 C- 羧基化 OCN（C-carboxylated OCN，GlaOCN）进入骨的细胞外基质 [45]。然后，GlaOCN 在骨吸收间隙的酸性 pH 环境中脱羧，变成活性的羧基化 OCN（active undercarboxylated OCN，GluOCN），作为一种激素进入血液循环 [46]。GluOCN 能增强葡萄糖的摄取 [47]，增加胰岛素的产生，提高其敏感性 [48, 49]；增加脂联素的表达 [50]；促进 B 细胞增殖 [47]。此外，OCN 通过刺激 Leydig 细胞的睾酮合成促进男性生育力 [51, 52]，并通过调节神经递质合成和海马体发育改善认知功能 [53]（图 9-1）。

在成骨细胞缺失的小鼠中观察到食物摄入量增加，而额外的 OCN 给药并没有进一步影响食

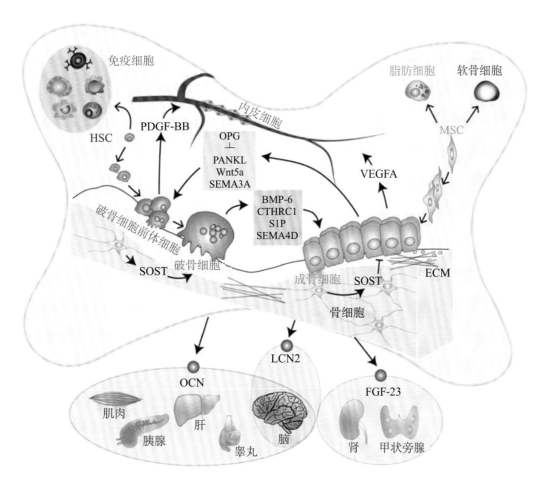

▲ 图 9-1　正常骨微环境

骨驻留细胞包括骨髓间充质干细胞、成骨细胞和骨细胞、造血干细胞和破骨细胞、血管内皮细胞、骨髓免疫细胞、细胞外基质，构成了独特的骨微环境。破骨细胞衍生的 BMP-6、CTRC1、S1P 和 SEMA4D 负责调节成骨细胞分化。成骨细胞分泌的 VEGFA 和前成骨细胞分泌的 PDGF-BB 参与骨血管生成。除了结构功能外，骨骼还作为内分泌器官发挥作用，通过分泌 OCN、LCN2 和 FGF-23 来调节其他器官。BMP-6. 骨形态发生蛋白 6；CTHRC1. 胶原三螺旋重复序列 1；ECM. 细胞外基质；FGF-23. 成纤维细胞生长因子 23；HSC. 造血干细胞；LCN2. 脂钙蛋白 -2；MSC. 间充质干细胞；OCN. 骨钙素；OPG. 骨保护素；PDGF-BB. 血小板衍生生长因子 BB；RANKL. NF-κB 配体；S1P. 1- 磷酸鞘氨醇；SEMA4D. 信号素 4D；SEMA3A. 信号素 3A；SOST. 硬骨素；VEGFA. 血管内皮生长因子 A；Wnt5a. Wnt 基因家族 5a

欲，这表明可能存在额外的骨源性激素来帮助调节食物摄入[54]。最近的研究表明，成骨细胞衍生的 LCN2 在下丘脑中抑制食欲，并通过调节葡萄糖耐量和胰岛素敏感性帮助维持葡萄糖的平衡[55]（图 9-1）。

癌症是一种全身性疾病。肿瘤的生长和恶性进展受肿瘤引起的全身性因素的影响。骨作为一个内分泌器官的概念表明，骨源性因素参与建立远处器官的微环境，这可能有助于原发肿瘤的生长或转移。值得注意的是，Engblom 等报道，具有骨源性 OCN 阳性表达（OCN+）的成骨细胞可以远程激活中性粒细胞，促进肺部肿瘤的生长[56]。骨骼和其他器官之间的分子交互作用已经开始引起人们的思考。然而，我们对远离局部骨微环境的肿瘤进展的骨动力学的了解仍然有限。为了解决这一知识空白，需要确定来自骨生态位的其他因素，从而通过系统的角度来研究它们的功能。

二、转移性生态位的功能

循环肿瘤细胞（circulating tumor cell，CTC）克服了多种障碍，在远处器官定植。大量研究证明，肿瘤微环境（tumor microenvironment，TME）在肿瘤转移过程中对肿瘤在宿主器官中的播散、生存、生长和耐药起关键作用。一旦建立了转移，肿瘤在其他器官的生长往往会破坏整个身体的正常功能。此外，转移的肿瘤细胞经常对应用于原发肿瘤有效的治疗方法缺乏反应。因此，进一步了解转移中肿瘤组织 – 间质相互作用的分子机制，对于预防和治疗转移性肿瘤是非常必要的。

Stephen Paget 在 1889 年提出 CTC 作为"种子"，不同转移部位的特定器官微环境为"土壤"[57]。"种子和土壤"假说是基于不同的肿瘤有转移到不同器官的倾向，并推测一些特定的器官比其他器官更适合肿瘤细胞成功定植[58]。最近，越来越多的研究表明，转移到特定的器官依赖于肿瘤细胞与促进肿瘤细胞生长、存活、血管生成、侵袭及转移的稳态因素之间的相互作用[39, 58]。CTC 还会继续在原始肿瘤上定植，这一过程被称为"肿瘤自种"。

肿瘤细胞自种可以解释肿瘤切除后播散细胞的扩散与间变、肿瘤大小、血管分布及预后的关系[59]。

当肿瘤细胞到达远处器官时，CTC 无法立即得到 TME 对其的支持。大多数转移的肿瘤细胞不能存活[60]。浸润的肿瘤细胞保留其肿瘤干细胞（cancer stem cell，CSC）的潜力，并对支持正常成人干细胞的特殊生态位进行利用[61]。目前不同的生态位已经被提出，包括转移前生态位、血管周围生态位和干细胞生态位[39]。

（一）转移前的生态位：为肿瘤定植和转移做好准备

转移前的生态位（premetastatic niche，PMN）是在肿瘤细胞到来之前形成的，由全身性肿瘤分泌因子和肿瘤脱落的细胞外囊泡诱导[62, 63]。临床前和临床研究已提供证据表明，不同类型的全身性因素，包括炎症细胞因子、外泌体和酶，在多种肿瘤模型中为肺、肝或骨髓的肿瘤细胞浸润提供了先决条件[39, 63]。

中性粒细胞衍生的白三烯先于乳腺癌细胞浸润，并有助于肿瘤细胞选择和定植到肺部，表明中性粒细胞是转移前肺部微环境内转移性构建的主要成分和驱动因素[64, 65]。例如，肿瘤来源的外泌体通过整合素介导的与器官特异性常驻细胞的融合制备 PMN，促进癌细胞定植和器官特异性转移[66, 67]。参与 PMN 的 ECM 重塑相关酶包括金属蛋白酶组织抑制因子 1（tissue inhibitor of metallopeptidase 1，TIMP1）[68] 和赖氨酰氧化酶（lysyl oxidase，LOX）[69]。TIMP1 通过 SDF1（也称为 CXCL12）/CXCR4 依赖性的中性粒细胞招募产生肝 PMN[63, 68]。LOX 受 HIF-1α 调控，在缺氧诱导的转移生态位形成中至关重要[69]（图 9-2）。

（二）血管周围生态位：对播散性肿瘤细胞的支持

血管周围生态位（perivascular niche，PVN）支持从毛细血管外渗后扩散到毛细血管基底膜的肿瘤细胞。肿瘤细胞保持与内皮细胞及其旁分泌因子的密切关系。浸润远处器官后，存活下来的肿瘤细胞称为 DTC。PVN 也与构成肿瘤细胞休眠生态位有关[39]。休眠 DTC 在肺、骨髓和大脑微血管上的驻留现象及微血管生态位的形成对乳腺癌细胞生长的影响均表明，稳定的微血管与肿瘤休眠有关[70]。进一步的研究工作显示内皮源性 TSP-1、TGF-β_1 和骨膜蛋白是活性促癌因子，证明 PVN 是维持休眠必要条件[70]（图 9-2）。DTC 的存在不仅与复发有关，而且是乳腺癌患者无转移生存率差的预测因素。此外，尽管进行了系统的辅助化疗，DTC 仍然存在于远处组织中。有证据表明，正是 PVN 保护 DTC 免受化疗的影响，而与细胞周期状态无关。抑制整合素介导的 DTC 和 PVN 之间的相互作用可以增强 DTC 对化疗药物的敏感性[71]。

越来越多的证据表明，骨髓、肺和脑组织中的组织特异性 PVN 在赋予定义 DTC 的三个基本特征属性中发挥着重要作用：存活、暂时生长停滞和治疗抵抗[72]。休眠乳腺癌细胞存在于富含 E- 选择素和 CXCL12 的骨髓窦周血管区域。然而，血管 E- 选择素相互作用介导 DTC 进入骨髓，而 CXCL12/CXCR4 相互作用将 DTC 锚定在其微环境中。抑制 CXCR4 迫使 DTC 离开原发微环境，而抑制 E- 选择素阻止 DTC 向骨转移，导致 DTC 被困在血管中，从而对化疗敏感[73]。最近的一项研究揭示了内皮 E- 选择素如何参与 DTC 生存和生长的机制。E- 选择素通过激活 DTC 中的 Wnt 信号诱导间质 - 上皮转化（mesenchymal-epithelial transition，MET）并增强干细胞特性。药物抑制

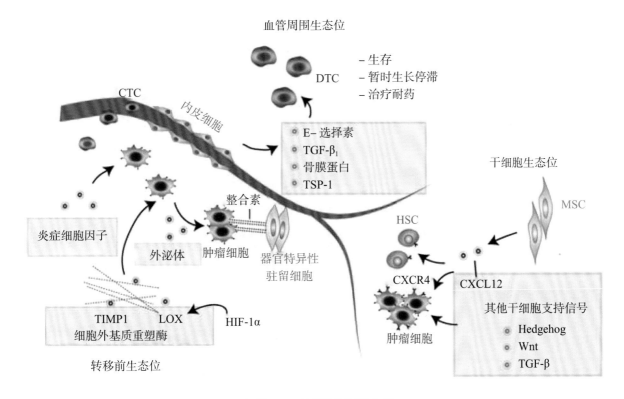

▲ 图 9-2　转移性生态位功能

循环肿瘤细胞从血液中排出，并在远处的器官中定居。由炎性细胞因子、外泌体和细胞外基质再传递酶组成的转移前的生态位在 DTC 出现之前提供了一个培养肿瘤的微环境。血管周围生态位支持 DTC 在静止状态下存活和生长停滞，并通过 E- 选择素、CXCL12、TGF-β_1、骨膜蛋白和 TSP-1 保护 DTC 逃避化疗药物杀伤。转移性肿瘤细胞可以从原生干细胞生态位中获益，因为它们可以与本地干细胞竞争调节干细胞行为的因子，如 HH、Wnt、TGF-β 和 CXCL12。CTC. 循环肿瘤细胞；CXCL12. C-X-C 基序趋化因子 12；CXCR4. C-X-C 基序趋化因子受体 4；DTC. 播散性肿瘤细胞；HIF-1α. 缺氧诱导因子 1α；HSC. 造血干细胞；LOX. 赖氨酰氧化酶；MSC. 间充质干细胞；TGF-β. 转化生长因子 β；TIMP1. 金属肽酶 1 组织抑制物；TSP-1. 血小板应答蛋白 1

E- 选择素结合活性可减少骨转移进展[74]。这两项发现提供了对 E- 选择素的新见解，它是 PVN 的一种成分，在介导骨转移中起着关键作用（图 9-2）。

（三）干细胞生态位：癌细胞与局部干细胞竞争

干细胞生态位是调节干细胞行为的特殊微环境，参与维持干细胞增殖与静止，自我更新与分化之间的平衡[37, 72]。干细胞生态位的概念由 Schofield 首次正式提出，他推测生态位限制干细胞进入周期发生分化，从而维持组织的干细胞库[75]。

宿主组织中的天然干细胞生态位常被浸润的癌细胞入侵，使细胞直接占据支持性的微环境。干细胞生态位含有丰富的发育和自我更新信号，如 HH、Wnt、TGF-β 和 CXCL12[37, 39]。众所周知，造血干细胞主要存在在骨髓中，由间质基质细胞产生的信号调节造血干细胞的自我更新、增殖和运输。例如，间质基质细胞产生的 CXCL12 是造血干细胞维持的必要条件[76]。有证据表明，CXCL12 受体 CXCR4 是乳腺癌转移到富含 CXCL12 的骨髓微环境中的一个标志物[77]。另外，CXCL12 会选择已经为骨转移做好了准备的乳腺癌细胞亚群[78]（图 9-2）。

脑、脾、骨髓、骨骼肌和皮肤组织中的组织特异性干细胞都位于造血血管附近[79-82]。此外，在多个人体器官包括骨骼肌、胰腺、脂肪组织和胎盘中的间充质干细胞也位于微血管附近[83]。内皮细胞衍生的因子在维持这些组织的干细胞表型方面起着关键作用[72]。同时，在乳腺癌、肺癌和黑色素瘤的转移过程中，转移的癌细胞与血管周围部位密切相关[39, 84]。干细胞和转移性癌细胞都占据了 PVN。转移性生态位由 PMN、PVN 和干细胞生态位组成，它们之间存在重叠。例如，干细胞生态位可以位于血管周围部位，转移前信号也可能由血管周围细胞释放，并与干细胞生态位保持一致[39]。

三、骨微环境可作为转移性生态位

骨微环境主要支持骨骼发育和重塑过程。骨骼还作为一个内分泌器官，分泌调节其他器官的因子。同时，骨源性调节因子可以维持骨的平衡，而骨微环境也为肿瘤细胞提供了一个生态位。骨转移是最容易理解的显性定植的病例，并提供了决定这一转移最后阶段的器官特异性特征的明确例子[85]。临床观察发现，骨骼是作为 DTC 定植的主要器官之一[86]。对骨生态位的深入探索将有助于揭示肿瘤在全身水平的转移机制。

（一）破骨细胞生态位

当转移性癌细胞定植在骨生态位时，它们经常利用正常的骨稳态过程，导致过度活跃骨溶解或骨生长，以促进骨转移[85]。在溶骨性骨转移中，肿瘤细胞和破骨细胞生态位之间的分子交互作用被认为是"种子和土壤"相互作用的经典例子[85]。肿瘤细胞产生多种因子，直接刺激破骨细胞分化和成熟，或者间接促进成骨细胞产生 IL-6 和 RANKL，然后激活破骨细胞的形成[1]。破骨细胞激活后，TGF-β 在溶骨性骨病变中释放和激活，进一步促进癌细胞存活、增殖和转移[87, 88]（图 9-3）。此外，肿瘤细胞可能影响破骨细胞中广泛的 miRNA 表达，包括 miR-16 和 miR-378，这对破骨细胞的成熟非常重要。静脉注射这些 miRNA 可以抑制破骨细胞活性，减少体内溶骨性骨转移[89]。

破骨细胞生态位在骨转移中的作用研究已经被证明与临床相关，并提供了有前景的治疗靶点。VCAM-1 表达与乳腺癌早期复发和从休眠微转移到明显的宏观转移的激活有关。VCAM-1 过表达通过招募单核破骨细胞祖细胞和通过 VCAM-1-$\alpha_4\beta_1$ 结合激活破骨细胞生成，从而促进骨转移。VCAM-1 和 α_4 阻断性抗体可有效减少骨微转移的进展[90]（图 9-3）。也有报道，Notch 配体 Jagged1 在临床与功能上与骨转移相关。Jagged1 通过直接诱导破骨细胞分化和刺激成骨细胞产生 IL-6 促进乳腺癌溶骨性骨转移。此外，Jagged1 是 TGF-β-Smad 信号的下游靶点，在骨破坏期间促进骨转移[91]（图 9-3）。此外，针对 Jagged1（克隆 15D11）的全人源单克隆抗体对骨转移表现出高度有效的抑制作用，尤其是在联合化疗时。这不仅通过阻断 Jagged1 促转移的作用实现，还通过抑制化疗诱导的成骨细胞中 Jagged1 表达实现，这也是化疗后癌细胞存活的证据[92]。对临床乳腺肿瘤样本的分析表明，DLC1 表达降低与 PTHrP 表达升高和器官特异性骨转移有关。在缺乏 DLC1 的情况下，Rho-ROCK 信号的激活介导了 SMAD3 连接区的

磷酸化和 TGF-β 诱导的 PTHrP 表达，导致破骨细胞的成熟，以实现溶骨性定植[93]。

由于乳腺癌和前列腺癌是性类固醇（雄激素、雌激素和孕激素）反应性癌症，疾病进展或激素剥夺疗法引起的宿主性激素水平变化也可促进溶骨性骨转移[85, 94]。激素和其他内分泌因子（如维生素 D）可直接或间接影响破骨细胞的形成、存活和功能[95, 96]。目前，经批准的针对骨转移的临床治疗，如双膦酸盐和 RANKL 抗体地诺单抗

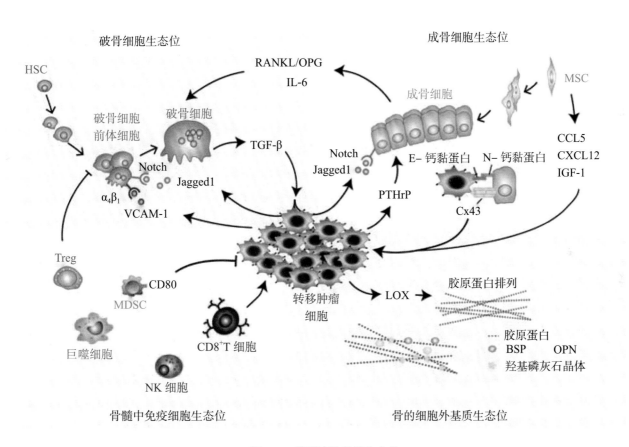

▲ 图 9-3　乳腺癌骨转移生态位

肿瘤细胞分泌的 PTHrP 诱导成骨细胞产生更多 RANKL，刺激单核细胞形成破骨细胞。活化的破骨细胞随后产生 TGF-β，以招募更多的肿瘤细胞。肿瘤细胞也可以分泌 VCAM-1，VCAM-1 通过与破骨细胞中的 $α_4β_1$ 结合直接激活破骨细胞。Notch 配体 Jagged1 通过直接诱导破骨细胞形成和刺激成骨细胞产生促转移细胞因子 IL-6 来刺激骨转移。此外，Jagged1 是由骨破坏期间从骨基质释放的 TGF-β 诱导的，形成正反馈回路。成骨细胞通过 Cx43 缝隙连接或 E- 钙黏蛋白 / N- 钙黏蛋白异型黏附连接为播散性乳腺癌细胞提供生态位。间充质干细胞通过分泌 CCL5、CXCL12 和 IGF-1 促进肿瘤转移。骨髓间充质干细胞系细胞产生 ECM，包括胶原排列、非胶原蛋白、BSP 和 OPN、羟基磷灰石晶体，为骨转移肿瘤细胞形成生态位。与破骨细胞起源相同的免疫细胞也对骨转移产生影响。骨髓间充质干细胞和巨噬细胞在促进骨转移中起关键作用，而 NK 细胞和 CD8+T 细胞介导对骨转移的抑制作用。Treg 通过抑制破骨细胞的形成来调节骨转移。BSP. 骨涎蛋白；CCL5. C-C 趋化因子配体 5；Cx43. 连接蛋白 43；CXCL12. C-X-C 基质趋化因子 12；HSC. 造血干细胞；IGF-1. 胰岛素样生长因子 1；IL-6. 白细胞介素 6；LOX. 赖氨酰氧化酶；MDSC. 髓源性抑制细胞；MSC. 间充质干细胞；NK. 自然杀伤细胞；OPG. 骨保护素；OPN. 骨桥蛋白；RANKL. NF-κB 配体；TGF-β. 转化生长因子 β；Treg. 调节性 T 细胞；VCAM-1. 血管细胞黏附分子 1

（Denosumab），可以通过抑制破骨细胞来防止骨丢失，这是激素剥夺治疗期间临床治疗骨转移的常用策略 [85, 97-99]。PD-1 单克隆抗体在肿瘤免疫学中引起广泛关注，并已被 FDA 批准用于多种癌症治疗。最近的研究表明，PD-1 阻滞药通过 RANKL 诱导的 JNK 激活和 CCL2 生成抑制破骨细胞生成，从而减轻骨转移引起的癌症疼痛，为破骨细胞靶向治疗提供新的思路 [100]。

（二）成骨细胞生态位

由于乳腺癌和前列腺癌引起的骨病变的病理特征不同，成骨细胞衍生因子在骨转移中的作用研究集中在不同的方面。转移性乳腺肿瘤在骨中为混合的溶骨性 / 成骨性模式，而前列腺肿瘤通常在骨中以成骨为主 [101]。

就前列腺癌而言，令人信服的研究证据显示，人类前列腺癌细胞与正常造血干细胞竞争占据干细胞生态位 [102]。目前的研究已经明确，成骨细胞系的细胞是参与维持正常造血干细胞功能的干细胞生态位的关键组成部分 [38, 103]。一个来自体内模型的证据显示，在骨转移的早期阶段，前列腺癌细胞更倾向于聚集在富含成骨细胞的皮质骨内层区域 [104]。通过抑制 CXCL12/CXCR4 轴，前列腺癌细胞在骨中的优先分布模式被破坏，这表明针对成骨细胞生态位的治疗可能能够预防前列腺癌骨转移 [104]。前列腺癌细胞归巢到成骨细胞丰富的区域后，可以改变成骨细胞的功能，从而通过分泌改变骨基质或骨微环境的生长因子，如 BMP[106-108]、FGF-9[109] 和 VEGF[110] 等，以影响骨的形成和骨的稳态，导致成骨性转移 [105]。成骨细胞分泌的因子可以促进前列腺癌转移进展 [105]。TGF-β 在支持乳腺癌细胞骨转移中的作用已被证实。在前列腺癌中，TGF-β 通过上调 PMEPA1 表达促进前列腺癌骨转移 [111]。成骨细胞分泌的 GDF10 和 TGF-β$_2$ 通过 TGF-βRⅢ-p38MAPK-pS249/T252RB 途径调节前列腺癌细胞在骨中的休眠 [112]。如前所述，由成骨细胞分泌的 Wnt5a 通过 Wnt5a-ROR2 信号传导介导成骨细胞与破骨细胞的

交互作用 [18]。最近的研究表明，来自成骨细胞生态位的 Wnt5a 通过 Wnt5a/ROR2/SIAH2 轴诱导前列腺癌细胞在骨中休眠 [113]。一项研究认为，内皮细胞向成骨细胞（EC-to-OSB）的转化是导致前列腺癌成骨性骨转移的机制之一。前列腺癌细胞分泌的因子，如 BMP-4，可以诱导内皮细胞向成骨细胞转化 [114]。然而，仍有一些悬而未决的问题有待解决，如在前列腺癌细胞的刺激下，负责新骨形成的确切来源细胞是什么？MSC 的细胞命运是如何改变的？前列腺癌成骨性病变中新生骨的组成和生化特性与正常骨相比如何？它们能否成为治疗前列腺癌骨转移的靶点 [115]？

对于乳腺癌，间充质干细胞 – 成骨细胞系在乳腺癌骨转移中的作用尚未像前列腺癌一样得到充分阐释。乳腺癌细胞刺激间充质干细胞分泌趋化因子 CCL5，以旁分泌的方式促进癌细胞的运动、侵袭和转移 [116]。间充质干细胞衍生的 CXCL12 和 IGF1 选择了 Src 高活性乳腺癌细胞，这是为骨转移做准备 [78]。这两项研究表明，间充质干细胞在乳腺癌骨转移中具有促转移作用（图 9-3）。最近的一项研究表明，成骨细胞系细胞中 HIF 信号的激活会增加骨量，有利于乳腺癌的局部骨转移，同时也会促进乳腺癌细胞在远离骨骼的其他组织中的生长和扩散。这种作用是通过增加血液 CXCL12 水平来实现的，从而导致全身乳腺癌细胞的增殖和扩散的增加，这也支持了骨骼是全身肿瘤环境的重要调节器的概念 [117]。除了前列腺癌中多种因素可刺激成骨性转移以外，乳腺癌细胞系分泌的 ET-1 通过与 ET-A 受体结合，也可以增强骨的形成和成骨性转移 [118]。如果发现更多的成骨细胞特异性分泌因子，就可以开发出针对乳腺癌成骨转移的其他靶向治疗方法。

早期骨转移的在体小鼠模型研究明确了乳腺癌细胞在骨内定植的初始阶段所利用的成骨生态位 [119, 120]。肿瘤细胞和骨生态位之间的相互作用是由异型黏附连接介导的，涉及肿瘤细胞衍生的 E- 钙黏蛋白和成骨细胞衍生的 N- 钙黏蛋白，以及肿瘤细胞中 mTOR 信号的激活 [119]（图 9-3）。

乳腺癌细胞也通过含有间隙连接蛋白 43 的间隙连接从成骨生态位获得钙。通过 As2O3 对钙信号的抑制可以抑制潜在的骨转移[120]（图 9-3）。然而，乳腺癌细胞究竟如何影响成骨细胞的分化和功能，以及处于不同分化阶段或病理状态的成骨细胞如何对癌细胞产生影响，目前仍不清楚。

成骨细胞也在溶骨性骨病变中发挥作用，这在前列腺癌和乳腺癌的转移中都可以观察到。成骨细胞产生 RANKL 促进破骨细胞分化，并诱导 OPG 阻断 RANKL[12-16]。肿瘤细胞分泌的 PTHrP 直接与成骨细胞结合，然后诱导 RANKL 分泌，并减少成骨细胞产生的 OPG[121, 122]（图 9-3）。从肿瘤细胞蛋白水解释放的表皮生长因子（epidernal growth factor，EGF）样生长因子可抑制成骨细胞中 OPG 的表达，随后促进破骨细胞的分化。表皮生长因子受体（EGF receptor，EGFR）抑制药通过靶向骨基质细胞中的 EGFR 信号传导阻断溶骨性骨转移[123]。过量的 RANKL 与其受体 RANK 结合，不仅在破骨细胞中表达，而且在激素反应性乳腺癌和前列腺癌中也有表达[5, 124]，表达 RANK 的癌细胞被吸引到 RANKL 浓度很高的溶骨性骨病灶[5]。

（三）细胞外基质生态位

在肿瘤细胞到来之前，潜在转移部位的组织成分变化有助于 PMN 的形成。特别是 PMN 中 ECM 成分和组织的改变在决定肿瘤转移潜能方面起着关键作用[63, 125]。ECM 是骨的主要成分之一。原发肿瘤分泌的蛋白质既可以直接激活 ECM 的合成和重塑，也可以刺激骨髓中 ECM 修饰细胞群的招募[125]。

PMN 中的许多 ECM 蛋白被认为是肿瘤转移的关键介质。胶原蛋白是骨 ECM 中的最重要的胶原蛋白成分，因为它参与维持骨骼强度和稳定性，并作为黏附受体信号和机械传导刺激[126]。前列腺癌成骨性转移的患者中骨内胶原排列紊乱会损害骨的机械功能[127]。此外，在正常情况下，骨中高度交联的胶原纤维有助于提高骨基质的抗溶

性和硬度[128]。LOX 介导的胶原蛋白交联和硬化对 PMN 的形成至关重要。低氧乳腺癌细胞分泌的 LOX 使胶原蛋白交联，招募 CD11b+ 细胞，并使肿瘤细胞在骨髓中产生转移[129]。抑制 LOX 可减少 CD11b+ 细胞的募集和肿瘤转移[129]。一致的是，LOX 与乳腺癌的骨转移及复发显著相关[130]。LOX 在原发性乳腺癌细胞中的高表达或 LOX 的全身分布通过调节 NFATc1 驱动的破骨细胞生成导致骨丢失和溶骨性病变的形成[130]，此过程不依赖 RANKL 信号传导。这两项研究表明，胶原交联剂 LOX 的功能在破坏正常骨内稳态和促进骨内局部 PMN 形成方面发挥作用（图 9-3）。

除胶原基质外，包括 BSP 和 OPN 在内的非胶原蛋白也参与了骨转移过程。BSP 和 OPN 在多种癌症中的表达水平升高，尤其在那些倾向于转移到骨的癌症中[131-134]。BSP 和 OPN 与其跨膜受体结合，并诱导成骨细胞系细胞的基因表达[135, 138]。体内外研究表明，人乳腺癌细胞中 BSP 的促进表达部分通过 TGF-β 的促转移作用增强骨转移[136, 137]（图 9-3）。OPN 被认为是患者骨转移的预测标志物[139, 140]（图 9-3）。OPN 缺失可以抑制肿瘤细胞向骨转移[141]，而 OPN 的过度表达可以通过与表面黏附受体 CD44 结合刺激癌细胞迁移、侵袭和转移[126, 142]。CD44 的一种剪接亚型被认为是 CSC 标记，并诱导 CSC 特性[143]。有趣的是，基质蛋白 OPN 也是 HSC 生态位的一个组成部分，它对 HSC 池的大小和定位起着负向调节作用[144]。对 OPN 作为干细胞生态位成分在骨转移中的作用进行更深入的探索，将有助于进一步阐明 ECM-CSC 的相互作用。

无机骨基质是一个丰富的矿物质来源，主要由在骨吸收过程中释放出来[11]的羟基磷灰石晶体组成。羟基磷灰石晶体取向异常，与胶原纤维一起，会破坏成骨细胞的排列，损害骨的机械功能[127]。研究表明，在接种了乳腺癌和前列腺癌细胞的小鼠中，由于胶原蛋白和羟基磷灰石晶体的异常排列，出现了无方向性的骨组织模式，并扰

乱了成骨细胞排列[127, 145]（图 9-3）。完整、排列整齐的骨结构与其骨组织的机械功能相适应。肿瘤细胞侵犯的骨会出现微观结构的紊乱和机械功能的严重破坏[126]。对骨生态位的研究可能会阐明转移骨中骨非均向性破坏的内在机制，并提出骨转移的潜在治疗策略。

（四）骨髓内的免疫生态位

免疫细胞是骨髓中的一个主要细胞群。骨髓中含有多种免疫细胞，包括抗肿瘤免疫细胞和促肿瘤免疫细胞[101, 146]。在荷瘤小鼠的骨髓和脾脏中，抑制性骨髓细胞（myeloid-derived suppressor cell，MDSC）或 Gr1+CD11b+ 细胞的水平显著增加[147]。已有证据表明，骨髓间充质干细胞在卵巢癌的进展中显示出免疫抑制作用，这是由 CD80 的表达介导的[148]（图 9-3）。此外，Gr1+CD11b+ 未成熟髓细胞通过增强肿瘤细胞的侵袭和转移能力促进 TGF-β 介导的乳腺癌转移[149]。骨髓瘤是发生在转移到骨的实体瘤中的类似事件的一个潜在范例[147]。有趣的是，骨髓瘤小鼠的骨髓和脾中 MDSC 的数量和破骨细胞分化能力均增加[150]。由于 MDSC 来源于与巨噬细胞相同的髓系，而巨噬细胞是破骨细胞的前体细胞，因此从患有骨转移的荷瘤小鼠中分离的 MDSC 在体外和体内均被证实可分化为功能性破骨细胞，提示 MDSC 可能作为一种新型破骨细胞祖细胞发挥作用，并有助于增强骨破坏和肿瘤生长[151]。

除骨髓间充质干细胞外，巨噬细胞也来源于髓系细胞系。在两个携带前列腺癌的条件巨噬细胞清除小鼠模型的胫骨中，肿瘤生长显著减少，这表明骨驻留巨噬细胞在前列腺癌骨骼转移中发挥关键作用[152]（图 9-3）。包括 T 细胞和 NK 细胞在内的其他免疫细胞也参与构建骨转移生态位。NK 细胞和 CD8+T 细胞通过调节 Irf7 抑制乳腺癌骨转移[153]（图 9-3）。在这项研究中，CD8+T 细胞和 NK 细胞的缺失促进了转移，并缩短了乳腺癌小鼠的生存时间[153]。Treg 抑制破骨细胞形成[154]，体内 Treg 缺失导致荷瘤小鼠骨密度降低[155]，表明 Treg 可能通过抑制破骨细胞活性进而在增加骨量方面发挥积极作用（图 9-3）。这些发现进一步支持了这样的观点，即骨髓中的免疫生态位在调节骨重塑和促进肿瘤骨转移中发挥作用[155]。

四、结论与展望

骨骼是转移性癌细胞的肥沃"土壤"。骨生态位，包括各种骨细胞和骨基质，在促进肿瘤细胞休眠、转移到骨与其他器官中至关重要。此外，骨的动态特性使得肿瘤细胞与骨生态位的相互作用更加复杂，也会受到包括衰老、全身性疾病和治疗方法等许多过程的影响。

到目前为止，骨转移仍然是无法治愈的。以骨转移生态位为靶点是未来治疗和预防策略的一个有前景的方向。骨微环境的干预也可能有助于克服骨转移对化疗或放疗等传统治疗的抵抗，或者增强靶向治疗和免疫治疗的疗效。

由于骨具有复杂的结构和动态重塑过程，开发更具有特异或自发的骨转移小鼠模型将有助于更好地理解骨生态位在癌症转移中的作用。为了进一步确定骨转移癌中的关键细胞类型和调节因子，包括最近开发的单细胞测序和高分辨率活体成像在内的新方法将有助于精确描述肿瘤细胞生态位相互作用期间的细胞命运和基因表达图谱。除了使用活体模型和方法研究骨生态位以外，更复杂的 3D 培养体系（考虑了天然骨基质、不同的细胞类型、氧浓度梯度和机械力因素的模式）可以更好地在分子层面上理解骨转移癌，并促进新疗法的发展。

第 10 章　骨骼，肿瘤进展的沃土
Bone, a fertile soil for tumor development

Christopher George　Nichole Michael　Penelope D. Ottewell　著

李浩淼　杜少华　陈　维　侯昌禾　陆　明　译

缩略语

BMP	bone morphogenic protein	骨形态发生蛋白
CXCL	C-X-C motif ligand	C-X-C 基序配体
CXCL12	C-X-C motif chemokine 12	C-X-C 基序趋化因子 12
CXCR4	C-X-C chemokine receptor type 4	C-X-C 趋化因子受体 4
DKK1	Dickkopf Wnt signaling pathway inhibitor 1	Dickkopf Wnt 信号通路抑制剂 1
FGF	fibroblast growth factor	成纤维细胞生长因子
HSC	hematopoietic stem cell	造血干细胞
IFN-γ	interferon γ	γ 干扰素
IGF	insulin-like growth factor	胰岛素样生长因子
IL-11	interleukin 11	白细胞介素 11
IL-1β	interleukin 1β	白细胞介素 1β
IL-6	interleukin 6	白细胞介素 6
IL-8	interleukin 8	白细胞介素 8
M-CSF	macrophage colony-stimulating factor	巨噬细胞集落刺激因子
MCP-1	monocyte chemoattractant protein-1	单核细胞趋化蛋白 –1
MDSC	myeloid-derived suppressor cell	髓源性抑制细胞
NF-κB	nuclear factor kB	核因子 κB
NK	natural killer	自然杀伤
OPG	osteoprotegerin	骨保护素
PDGF	platelet-derived growth factor	血小板源性生长因子
PTHrP	parathyroid hormone-related protein	甲状旁腺激素相关蛋白
RANK	receptor activator of NF-κB	NF-κB 受体激活蛋白

RANKL	receptor activator of NF-κB ligand	RANK 配体
TGF-β	transforming growth factor β	转化生长因子 β
TNF-α	tumor necrosis factor α	肿瘤坏死因子 α
Treg	regulatory T cell	调节性 T 细胞
VEGF	vascular endothelial growth factor	血管内皮生长因子
VEGFR1	vascular endothelial growth factor receptor 1	血管内皮生长因子受体 1

骨是多种恶性肿瘤的常见转移部位，多发性骨髓瘤中出现转移的 80%～90%，乳腺癌和前列腺癌中的 70%～80%，肺癌和肾癌的 30%～40% 转移到骨，证据表明甲状腺癌、结肠癌和妇科癌症也会发生骨转移 [1-3]。不仅大多数肿瘤转移到骨内，而且其他肿瘤（如骨肉瘤等）也转移到这个部位，这表明骨为肿瘤生长提供了有利的环境 [4]。尽管确切的机制尚未完全阐明，但人们认为，骨基质的不断更新及骨中存在的丰富生长因子环境为吸引肿瘤细胞在该部位定植提供了"肥沃土壤"，并促进骨中肿瘤生长发展。强有力的证据表明，一旦骨内肿瘤细胞可通过激活破骨细胞刺激骨基质的吸收，导致基质结合细胞因子的释放，包括 IL-6 和 TNF-α，它们反馈到肿瘤细胞上，进一步刺激其生长。肿瘤细胞和骨细胞之间的这些相互作用产生了一个正反馈循环，称为骨转移恶性循环 [2]。在本章中，我们将讨论骨微环境之所以成为肿瘤细胞转移、扩散和（或）生长好发部位的各方面因素。我们将集中讨论为什么骨是肿瘤细胞的特异性宿主（骨趋向性），以及肿瘤细胞和骨中不同类型的细胞（包括破骨细胞、成骨细胞、骨细胞、脂肪细胞和免疫细胞）之间的如何相互作用进而促进肿瘤在该转移部位的生长。

一、骨趋向性

很明显，转移不是一个随机事件。不同的肿瘤类型表现出特定的组织倾向性（例如，ER 阳性乳腺癌、前列腺癌和多发性骨髓瘤优先转移到骨，而 ER 阴性乳腺癌、结直肠癌和黑色素瘤主要扩散

到肺）。这种组织特异性的趋向性并不是一种新现象，它是由 Stephen Paget 在 1889 年首次描述的，当时他提出了一个"种子和土壤"假说，在该假说中，他提出只有将肿瘤细胞种植到允许其定植和生长的环境中，从而提供"肥沃的土壤"，才能建立转移 [5]。来自临床前模型的证据表明，肿瘤细胞能够"动员"骨骼，使其更容易接受转移性肿瘤细胞的到来。骨基质作为一个重要的贮存库，储存钙和生长因子。必要时，身体会刺激破骨细胞重新吸收骨骼，并将这些因子释放到血液循环中。有证据表明，原发部位的肿瘤细胞也可以通过这种方式刺激骨吸收：乳腺癌、前列腺癌、肺癌、结肠癌细胞都会分泌赖氨酰氧化酶（LOX）[6-9]，这种酶的分泌已被证明会刺激破骨细胞的骨吸收，为肿瘤细胞的到来"动员"骨微环境 [10, 11]，并导致释放先前与基质结合的生长因子，包括 TGF-β、IGF、FGF、PDGF 和 BMP，它们不仅具有促癌特性，还能增加肿瘤细胞中细胞因子和其他骨吸收因子的产生和释放 [12, 13]。来自肺癌和黑色素瘤模型的临床前证据也表明，骨微环境可以作为转移前的生态位，在转移过程的初始阶段动员远处器官更容易接受转移的肿瘤细胞。VEGFR1 表达的骨髓源性 HSC 已被证明先于转移的肿瘤细胞之前到达未来转移的部位。据认为，这些 HSC 的到来会导致未来转移部位纤维连接蛋白和（或）趋向性炎性因子的产生增加 [14, 15]。

一旦进入骨内，肿瘤细胞就会聚集在转移生态位中，该转移生态位包括骨内生态位（包含 HSC 生态位和成骨细胞）和血管周围生态位（位

于血管外侧）[15-17]。在转移性癌症中，肿瘤细胞被认为通过趋化机制扩散到转移生态位，骨中的趋化因子将表达其受体的肿瘤细胞吸引到该环境中。来自小鼠模型的证据证实，转移性乳腺癌、前列腺癌和骨髓瘤肿瘤细胞通常位于骨内和血管周围生态位，大多数播散性肿瘤细胞与骨内生态位相关，尽管骨骼中的特殊动力学使得无法确切区分这些生态位[16, 18-20]。CXCR4/CXCL12 之间的相互作用被认为是癌细胞归巢和黏附到骨内这些转移生态位的关键因素[21]。癌细胞上表达的 CXCR4 介导与 CXCL12（一种由成骨细胞和骨内血管产生的稳态趋化因子）的附着[20, 22, 23]。肿瘤细胞上的 RANK 和成骨细胞上的 RANKL 之间的相互作用也在肿瘤细胞归巢和黏附到骨转移生态位中发挥作用[24]。重要的是，RANKL/RANK/OPG 系统也是推动疾病进展的"恶性循环"的重要组成部分，肿瘤细胞和骨细胞之间通过直接接触或通过分泌分子的相互作用来决定哪些肿瘤细胞将保持休眠状态，哪些将发展成为骨内显性转移。

二、骨转移瘤的生长

当肿瘤细胞到达骨转移生态位时，它们要么因凋亡而死亡，要么作为单个细胞休眠，要么通过免疫调节形成微转移，维持在平衡状态（增殖率等于细胞死亡率）。肿瘤细胞在"苏醒"并增殖形成明显转移之前，通常在骨生态位的作用下长期处于静止或休眠状态。事实上，30%～40% 的乳腺癌患者[25]的骨骼中可以检测到播散性肿瘤细胞，大约 20% 的乳腺癌患者被认为是骨转移复发后康复已超过 15 年的[26]。此外，人们认为，肿瘤细胞可以通过骨骼转运到其他器官而形成另外的转移[27]。肿瘤休眠及生长的机制尚未被完全理解和详细阐明，最新信息可在本书其他章节或综述文章 [28, 29] 中找到。然而，人们普遍认为，肿瘤细胞通过细胞进程被刺激发展成显性转移，从而导致转移生态位的扩大，刺激先前休眠的播散性肿瘤细胞的增殖和（或）减少骨内的抗癌免疫。

促炎细胞因子 IL-1β 参与所有这些过程，因此是骨转移生长的根本驱动因素。在乳腺癌模型中，肿瘤细胞与骨细胞（成骨细胞或骨髓细胞）的直接接触导致 IL-1β 的表达和分泌增加[30]。骨微环境中 IL-1β 的增加刺激前成骨细胞和内皮细胞的增殖，导致骨转移生态位的扩大[30]。此外，骨微环境中的 IL-1β 通过激活 Wnt 介导的机制[31]激活播散性肿瘤细胞的增殖，并增加破骨细胞的活性，导致骨基质释放生长因子，有助于进一步促进骨内肿瘤细胞的生长[32]。药物抑制 IL-1 信号已被证明可以抑制乳腺癌和前列腺癌小鼠模型肿瘤的转移生长[30-33]，并改善早期多发性骨髓瘤患者的生存率[34]，这表明该细胞因子可能参与了多种肿瘤骨内定植的早期阶段。然而，在骨肉瘤中，虽然抑制 IL-1β 已被证明可以减少小鼠模型的痛觉过敏症状，但没有观察到肿瘤生长的减少，这进一步表明 IL-1β 在转移中起到作用，而不是在的原发肿瘤的生长中发挥作用[35]。

三、骨转移的恶性循环

一旦肿瘤细胞开始在骨内增殖，就会触发一个正反馈循环，通常称为"骨转移的恶性循环"（图 10-1）。肿瘤细胞在骨内生长，促进破骨性骨吸收，导致矿化骨中释放出包括 TGF-β、FGF、PDGF、IGF 和激活素在内的生长因子[36]，所有这些生长因子都已被证明可以促进肿瘤生长。因此，更多的肿瘤细胞衍生因子，如 PTHrP、IL-1 和 IL-6，被分泌到骨环境中[24]。PTHrP 具有促进成骨细胞分泌 RANKL 和减少成骨细胞产生 OPG 的双重作用，从而使 RANKL/RANK/OPG 系统失调[37]。RANKL/RANK/OPG 信号对维持骨骼吸收和形成之间的平衡至关重要[37]。RANKL 激活破骨细胞上的 RANK，增强其活性，而 OPG 则作为 RANKL 的诱饵受体，保护骨骼免受 RANK 诱导的破骨细胞过度激活的影响。因此，肿瘤细胞导致 RANKL/OPG 失衡，有利于 RANKL 增加，导致破骨细胞活性和骨吸收增加，并进一步从骨基质释放生长因子。加速骨重塑也会导致 Ca^{2+} 释放

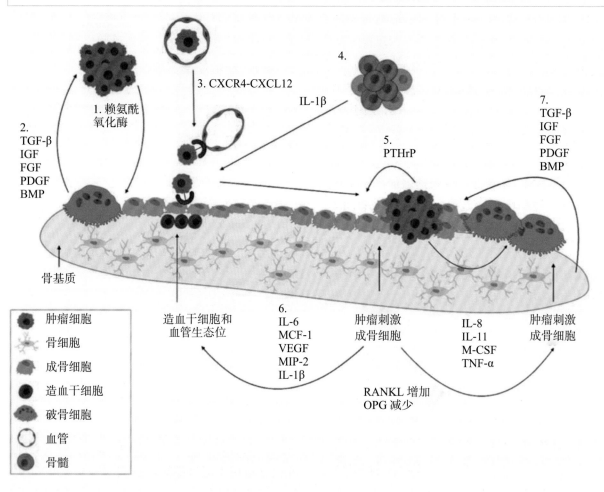

1. 肿瘤细胞为它们的到来为骨骼做准备	2. 骨生长因子的释放将肿瘤细胞吸引到骨内	3. 肿瘤细胞通过 CXCR4-CXCL12 相互作用附着在骨转移生态位上	4. 从骨髓中释放细胞因子可刺激生态位的扩张和转移起始细胞的增殖	5. 肿瘤细胞分泌刺激破骨细胞和成骨细胞的因子，导致骨吸收增加	6. 成骨细胞分泌的因子进一步刺激了转移生态位的扩张	7. 生长因子从再吸收的骨中释放出来，进一步刺激肿瘤生长

▲ 图 10-1　骨转移的恶性循环

增加，反过来又会刺激肿瘤细胞在骨内的定植和生长。

　　这种恶性循环主要涉及主导骨吸收的破骨细胞、主导骨形成的成骨细胞和肿瘤细胞之间的相互作用。肿瘤细胞刺激破骨细胞 / 成骨细胞活性的程度决定了骨内是否形成溶骨性病变或混合病变。除了多发性骨髓瘤，它只形成溶骨性病变，因为骨髓瘤细胞刺激破骨细胞病完全抑制成骨细胞[38]，大多数肿瘤类型可产生溶骨性、成骨性或混合病变，其倾向取决于肿瘤类型：乳腺癌转移主要是

溶骨性的，只有不到 20% 的患者产生成骨性转移或混合性转移[39]，而前列腺癌转移瘤和骨肉瘤主要是成骨性病变为主，少数患者表现为溶骨性或混合性病变[40, 41]。

四、骨驻留细胞群对肿瘤生长的影响

（一）成骨细胞

　　骨内的乳腺癌细胞对常驻骨细胞群有着深远的影响，改变了正常的骨转换平衡。成骨细胞是起源于间充质细胞的骨形成细胞，由间充质细胞

通过转录因子 Runx2 和 Osterix 的作用分化为成骨细胞系后形成的。成骨细胞的主要作用是在破骨细胞留下的吸收陷窝中形成新的骨基质[42]。成骨细胞也被视为骨重塑的调节器，因为它们通过释放 RANKL 或其诱饵受体 OPG 来沟通和调节破骨细胞的活动，以平衡骨重塑[43]。骨转移灶中的肿瘤细胞可通过向微环境分泌激活素 A、硬化蛋白、DKK1 等和抑制成骨细胞分化的 noggin[37] 等细胞因子来改变成骨细胞的功能。在恶性循环的经典模型的基础上，更多的有助于肿瘤进展的途径被已经被发现。在肿瘤细胞上表达的 Jagged1 已被证明与成骨细胞上的 Notch 受体结合，导致骨 / 肿瘤微环境中成骨细胞衍生的 IL-6 表达增加[44]，从而刺激肿瘤生长[45]。此外，IL-6 已被证明能增加体外培养骨髓中 TRAP 阳性破骨细胞的数量，加剧骨吸收[46]。

在骨转移的后期阶段，成骨细胞往往从产生骨基质转向产生有利于肿瘤生长和侵袭的生长因子和细胞因子。在体外实验中，成骨细胞与 MDA-MB-231 乳腺癌细胞系共培养或用乳腺癌细胞条件培养基处理后，成骨细胞会产生 IL-6、IL-8、MCP-1 和 IL-1β，这些细胞因子可以刺激破骨细胞的形成[32, 47]。此外，MCP-1 是肿瘤增殖的有效刺激因子，MCP-1 和 IL-1β 都在迁移和侵袭中发挥重要作用[30, 47]。此外，向小鼠体内注射 MDA-MB-231 导致小梁骨中的 MCP-1 和 VEGF 增加，表明侵袭的肿瘤细胞是如何影响成骨细胞以促进肿瘤在骨微环境中的侵袭和存活的[46]。

（二）破骨细胞

破骨细胞是在 M-CSF 和 RANKL 的刺激下从造血干细胞系中衍生出来的骨吸收细胞。M-CSF 和 RANKL 的可获得性对于模拟破骨细胞的功能和生存也是至关重要的。

破骨细胞直接或间接地受到骨内肿瘤细胞的影响，肿瘤细胞通过改变破骨细胞的活性来产生致瘤环境。骨内的肿瘤细胞产生几种能够直接刺激破骨细胞分化和活化的分子，如 IL-8、IL-11、

M-CSF 和 TNF-α[48]。破骨细胞分化的增加导致了恶性循环，因为更多的生长因子和促瘤分子从骨内释放出来，促进了肿瘤的生长。然而，正如上述恶性循环的经典模型所描述，大多数破骨细胞的活性是通过成骨细胞间接刺激的，这个过程是通过肿瘤细胞释放的 PTHrP 进而导致成骨细胞分泌 RANKL。

（三）骨细胞

骨细胞是骨组织中最丰富的细胞群，来源于被矿化骨基捕获的成骨细胞。它们最初被认为是被动的细胞；然而，它们最近被证明在正常的骨骼功能中是至关重要的，它们可以感知和传递机械力，并分泌细胞因子以控制破骨细胞和成骨细胞的活动。骨细胞具有长的胞质突起，在整个骨骼中形成广泛的网络，将骨细胞相互连接，并与骨髓细胞及骨表面的细胞形成连接。因此，最近发现了骨细胞通过与侵袭性肿瘤细胞的通信交流参与了促肿瘤生态位的形成也就不足为奇了。

骨细胞是骨内 RANKL 的主要来源，体外和体内实验都发现，暴露于肿瘤细胞会增加骨细胞中 RANKL 的表达[49]。此外，将骨细胞暴露于肿瘤细胞可增加骨细胞中前破骨细胞生成细胞因子 IL-11 的表达，表明骨细胞在肿瘤细胞诱导的破骨细胞活性刺激中发挥重要作用[50]。骨内肿瘤细胞的相互作用也可以缩短骨细胞的寿命，增加骨细胞的凋亡。肿瘤细胞与骨细胞的相互作用激活了 Notch 信号，进而触发下游 caspase-3 激活和凋亡，这一过程由 TNF-α 信号放大和维持[50]。这会加剧骨丢失，因为骨细胞凋亡会吸引破骨细胞前体到此部位，并启动骨吸收[51]。

（四）脂肪细胞

脂肪细胞在骨髓中占有相当大的比例，在成年早期占骨髓空间的 15%～40%，并随着年龄的增长增加到 60%。虽然脂肪细胞已被证明具有直接的促瘤作用，促进原发肿瘤的生长和转移，但骨髓脂肪细胞对骨转移发展的具体作用尚不完全清楚[52, 53]。在骨髓中可以发现两种类型的脂肪细

胞，一种是构成性脂肪细胞，在黄色骨髓中占很大的成分，另一种是调节性脂肪细胞，散布在红色骨髓的造血区域内[54, 55]。骨骼中的调节性脂肪细胞随着年龄的增长而增加，这些细胞也位于转移好发的区域。随着年龄的增加，骨转移发生的可能性也在增加，有人推测，调节性脂肪细胞可能参与了这一过程。事实上，来自多发性骨髓瘤、乳腺癌和前列腺癌模型的证据有力地支持脂肪细胞在骨转移中的作用。体外实验表明，骨髓脂肪细胞和肿瘤细胞之间的相互作用会导致肿瘤细胞增殖，以及诱发氧化应激，并使肿瘤细胞向糖酵解代谢方向重编程，促进更多侵袭性表型的产生[56, 57]。重要的是，通过给小鼠高脂肪饮食增加骨髓脂肪也可促进肿瘤生长和骨骼的溶骨性吸收[56-58]。

除了引发直接的肿瘤效应外，骨髓脂肪细胞还可能调节骨的微环境并促进该部位的肿瘤生长。脂肪细胞和成骨细胞都来自间充质前体细胞；因此，促进脂肪细胞分化而不是成骨细胞分化的条件会导致成骨细胞减少，进而减少骨形成。此外，骨髓脂肪细胞会分泌 RANKL、CXCL1 和 CXCL2，这些因子通过抑制 BMP 信号传导进而促进破骨细胞的激活和活化，以及减少成骨细胞的分化[58-62]。尽管只有有限的数据提及脂肪细胞在骨转移中的作用，但越来越多的证据表明，这种细胞类型可能显著促进癌细胞在骨中的转移性生长，并可能揭示出与衰老相关的转移的特殊联系。

（五）免疫细胞

人们普遍认为，免疫系统是对抗癌细胞的主要防御系统，不同的免疫细胞群可能具有促癌或抗癌作用。在转移中，有证据表明，抗肿瘤或促肿瘤免疫微环境可能依赖于局部细胞因子环境、附属基质细胞、肿瘤特异性相互作用、免疫细胞亚群的存在。与外周循环相比，骨骼呈现出一种独特的环境，它具有免疫豁免权，因为含有低丰度的细胞毒性 T 细胞和 NK 细胞，以及高比例的 Treg 和 MDSC[63]。据认为，这种免疫抑制环境对维持造血干细胞生态位很重要；然而，免疫力降低对该部位肿瘤生长的发展也有重要影响。细胞毒性 T 细胞释放 TNF-α 和 IFN-γ 以清除肿瘤细胞，NK 细胞通过颗粒酶 B 和穿孔素诱导的凋亡杀死肿瘤细胞，这些细胞是清除肿瘤细胞的主要媒介[64]；因此，在骨骼中，这些免疫细胞的数量较少，就会产生一个促进肿瘤的环境。相反，骨内其他类型的增加，包括 Treg、辅助性 T 细胞、抑制性树突状细胞和 MDSC，积极促进肿瘤生长和转移[63, 65]：Treg 通过 CXCR4/CXCL12 信号和（或）RANK/RANKL 轴促进肿瘤细胞向骨转移[66, 67]；而树突状细胞通过产生 ARG1、NO、TGF-β 和 IL-10 来抑制 CD8⁺T 细胞的细胞毒性，从而促进肿瘤进展[68-70]。除了释放细胞因子（包括 IL-6、VEGF、bFGF 和 MMP-9）之外，MDSC 还通过树突状细胞使用的相同机制抑制 CD8⁺ 细胞，进而促进癌症进展和骨转移[71-73]。巨噬细胞和中性粒细胞也会影响骨内肿瘤的生长。作为对肿瘤细胞分泌的免疫抑制因子的反应，M₁ 型巨噬细胞和 N₁ 型中性粒细胞被极化为具有促瘤特性的肿瘤相关 M₂ 型巨噬细胞和 N₂ 型中性粒细胞[70]。在骨内，肿瘤相关的 M₂ 型巨噬细胞分泌高水平的 IL-10 和 TGF-β，以减少 CD4⁺ 和 CD8⁺T 细胞的活化[74, 75]。此外，肿瘤相关的 N₂ 型中性粒细胞释放 CXCR4、VEGF 和 MMP-9 促进骨转移[76, 77]。综上所述，这些数据表明，骨内的免疫调节有利于肿瘤的生长，而不是抑制，这可能在一定程度上解释了为什么骨是一个常见的转移部位。

除了直接影响骨内肿瘤的生长外，免疫细胞还主要通过 OPG/RANKL/RANK 信号调节骨转换。CD4⁺T 细胞可以释放如 IL-6、IL-11、IL-15 和 TNF-α 等细胞因子，促进破骨细胞生成和溶骨性病变的形成[73, 78]。一旦被激活，这些 CD4⁺T 细胞可以通过释放 OPG-L 进一步增加破骨细胞活性，从而促进骨破坏[79]。除了分泌促骨溶解因子外，证据表明活化的 CD4⁺ 细胞也可以通过产生 IFN-γ 来降低破骨细胞的活性[80, 81]。因此，免疫细胞的骨破坏性促瘤作用和骨保护性抗瘤作用之间的平衡可能在该部位的骨转移形成中发挥重要作用。

　　免疫细胞和成骨细胞之间的相互作用更为复杂，B 细胞和巨噬细胞都与成骨细胞相互作用，以调节免疫和骨转换。成骨细胞对 B 细胞发育的各个阶段的调节和分化都是必不可少的；因此，任何导致成骨细胞数量减少的肿瘤细胞相互作用都会产生减少杀伤肿瘤细胞所需成熟 B 细胞的连锁反应[82]。另外，巨噬细胞调节成骨细胞的分化和骨基质的矿化[82]。这些数据表明，免疫细胞在调节骨内生态位方面起着关键作用，进而决定着肿瘤细胞在该部位扩散的命运。

结论

　　许多癌症经常发生骨转移，其他癌症（如骨肉瘤）也起源于骨。骨为肿瘤细胞的定植和生长提供了有利条件，其中包括丰富且特异的细胞和分子生态位，骨基质的持续转换，丰富的生长因子环境，以及免疫抑制的环境。因此，骨组织提供了一个"肥沃的土壤"，吸引了肿瘤细胞在这个部位定植并促进转移的发展。

第 11 章　骨拟态：旧的概念和新的发现
Osteomimicry: old concepts and new findings

Antonio Maurizi　Nadia Rucci　著

李浩淼　杜少华　陈　维　侯昌禾　陆　明　译

要　点

- 骨是乳腺癌和前列腺癌患者转移的主要靶器官。
- 骨转移是"种子和土壤"理论的典型范例。
- 骨拟态是指循环肿瘤细胞（CTC）获得类似骨驻留细胞的分子特征的能力。
- 最近的研究表明，骨转移患者的 CTC 中存在仿骨特征。

骨是乳腺癌和前列腺癌患者转移的主要靶组织，可能是这些癌细胞生长的最佳"土壤"。事实上，根据 Paget 在 100 多年前提出的"种子和土壤"理论[1]，为了适应骨微环境，嗜骨肿瘤细胞需要表达骨相关基因。这种现象被称为骨拟态，它允许肿瘤细胞在以骨 / 骨髓组织为代表的恶劣环境中生存[2]。远处器官的定植在一定程度上是一个低效的过程，因为只有很小比例的循环肿瘤细胞（CTC）能够逃避机体采取的不同监视策略，最终到达原发部位以外的第二个器官[3]。为了转移，肿瘤细胞会相应地改变其分子结构，其中一个关键的改变就是上皮 – 间质转化（epithelial-to-mesenchymal transition，EMT）。这是一个肿瘤细胞通过消除其上皮特征来获得运动 / 间充质表型，最终能够扩散到原发部位周围的过程，最重要的是，经此变化后肿瘤细胞可以进入血管和淋巴循环并进行系统传播[4, 5]。在这里，癌细胞必须克服许多障碍，例如，在循环系统中的剪切应力和宿主的免疫监视，并最终到达转移部位。这些被称为播散性肿瘤细胞的"外来"细胞为在恶劣环境中生存开发出新的策略。转移至骨内后，肿瘤细胞通常模仿骨驻留细胞的行为和分子特征，这就是骨拟态现象，通常指成骨细胞拟态，通过这种拟态，嗜骨肿瘤细胞表达成骨细胞特异性基因，使它们能够在骨组织内"隐藏"和不受干扰地生长，并显著破坏其内环境稳定。

在本章中，我们将首先概述成骨细胞生理学，阐明参与成熟和功能性成骨细胞形成的分子途径，以及成骨细胞所执行的功能。接下来，我们将在恶性循环的背景下阐明骨模拟的概念，阐释有助于我们理解这个复杂谜题的新发现。

一、成骨细胞生理学

（一）成骨细胞的分化

成骨细胞通常被称为骨组织的造骨细胞，占总骨细胞的 4%～6%。当观察组织学骨切片时，成骨细胞通常排列成一排，排列在骨小梁表面，并具有立方状上皮样形态（图 11–1）。事实上，成骨细胞是来源于多能间充质干细胞（MSC）的间充质细胞，它们与成纤维细胞、脂肪细胞、软骨细胞、成肌细胞和腱细胞等细胞间有共同之处[6]。

成骨细胞分化最早的关键事件之一是从 MSC

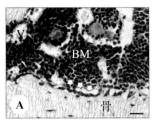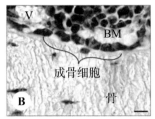

▲ 图 11–1　骨中成骨细胞的鉴定

来自小鼠胫骨的甲苯胺蓝组织切片的典型图像。A. 白箭 = 成骨细胞；比例尺 =50μm。B. 为左侧的放大图；比例尺 =10μm。BM. 骨髓；V. 血管

到骨祖细胞的转换，这是因为"开启"了一种对成骨细胞谱系至关重要的转录因子：Runx2，又称 Cbfa1/Osf2[7]，其缺失在小鼠模型中是致命的。携带 Runx2 纯合突变的小鼠在出生后即因呼吸困难而死亡。此外，由于成骨细胞成熟失败[8]，杂合子突变体缺乏软骨内和膜内成骨，其重现了常染色体显性遗传病颅骨锁骨发育不良（cleidocranial dysplasia，CCD）中观察到的骨骼缺陷[9]。Runx2 促进早期成骨标志物的表达，如碱性磷酸酶（alkaline phosphatase，ALP）和 Ⅰ 型胶原。

进入分化过程，有一个参与成骨细胞的转录因子是 Osx[10]，其表达可能依赖或不依赖于 Runx2 转录活性。Osx 促进 *Satb2* 的表达，*Satb2* 是一种编码转录因子的基因，属于富含 AT 的特殊结合蛋白家族[11]。*Satb2* 基因敲除（KO）小鼠的骨骼表型特征显示，*Satb2* 参与成骨细胞分化[12]，而 *Satb2* 单倍体不足是导致人类颅面缺损的原因[13]。对成骨至关重要的转录因子复合物还包括 ATF，其在小鼠中的缺失会损害 Ⅰ 型胶原的合成，从而最终导致低骨量表型[14]。

一旦骨祖细胞成为 ALP 阳性的前成骨细胞，形态学就会发生变化，形成立方形，并开始合成骨基质蛋白。成熟的成骨细胞是一种终末分化的极化细胞，除了分泌矿化结节的能力外，其特征是高表达骨基质蛋白，如 OCN、BSP-1 和 BSP-2、OPN 和 Ⅰ 型胶原等。

一些系统性、旁分泌和自分泌因素有助于协调成骨细胞的分化过程。在这些因素中，我们将着重描述 Wnt 和 BMP 信号通路，因为这些分子在

骨拟态中起着关键作用。

Wnt 家族包括至少 19 种分泌糖蛋白，其功能广泛，尤其是在胚胎发育[15]和癌症病理条件下[16, 17]承担重要角色。在骨骼中，Wnt 通过经典或非经典途径促进成骨功能[18]。在经典（即 Wnt/β-catenin 信号通路）途径中，Wnt 分子与受体 Frizzled（FZD）和 LRP5/6 共受体相互作用，从而阻止 GSK3b 诱导的 β-catenin 磷酸化。在低磷酸化形式中，β-catenin 更稳定，可以转移到细胞核，促进成骨细胞分化基因的转录。相反，当 β-catenin 被磷酸化时，它会被蛋白酶体降解，因此无法启动成骨基因的转录。非经典的 Wnt/PCP 途径也参与成骨细胞分化，Wnt5a 通过结合 FZD 和 ROR1/2 发挥成骨作用[19]。这导致 JNK 通过 DVL 及 Rac 和 Rho 小 GTPase 激活。第三个 Wnt 激活途径是非经典 Wnt/Ca^{2+} 途径，Wnt 与 FZD 结合导致细胞内钙（Ca^{2+}）释放。这会激活许多钙依赖性酶，如 PKC、钙调神经磷酸酶和 CamK Ⅱ[18]。

在骨的病理生理学中备受关注的是对抑制 Wnt 通路的特定分子的鉴定，如 SOST、sFRP 和 DKK1。SOST 是一种主要由骨细胞产生的糖蛋白，与 LRP5/6 和 LRP4 结合，从而起到细胞外拮抗剂的作用[20, 21]。SOST 的功能缺失突变可导致高骨量疾病 Ⅰ 型硬化症和 van Buchem 病[22, 23]。sFRP 家族作为 Wnt 配体诱饵受体，包括五个成员[24]，sFRP4 的突变与骨骼疾病有关[25]。DKK1 是一种由成熟成骨细胞和骨细胞表达的分泌性糖蛋白，与 LRP5 结合，从而抑制 Wnt/β-catenin 通路。事实上，缺乏 DKK1 的小鼠出现骨量的增加[26]，而 DKK1 过表达的小鼠由于成骨细胞数量减少而骨质减少[27]。

BMP 属于 TGF-β 家族，该家族还包括 TGF-$β_1$、TGF-$β_2$、TGF-$β_3$ 和激活素，均可调节成骨细胞的生成[28]。大多数 BMP 具有成骨作用，如 BMP-2、BMP-4、BMP-6 和 BMP-7，用这些分子处理后，前成骨细胞中 ALP 和成熟成骨细胞中 OCN 的表达和活性增加[29-32]。BMP 还刺激矿化结节的形

成 [33]。相反，BMP-3α 和 BMP-3β 会抑制成骨细胞分化 [34, 35]。BMP 通过激活涉及 SMAD 蛋白的细胞内途径来调节成骨细胞的生成，这反过来又有利于转录因子 Runx2 和 Osx 的激活。BMP 促进的另一种信号通路导致 MAPK 通路的激活，该通路促进 Alp 和 OCN 的表达 [36]。

最近出现的与成骨细胞分化有关的其他转录因子包括 FOXO 和 ATF4 [14, 37]。已经证明 FOXO1 与 ATF4 相互作用，刺激骨基质矿化和 OCN 表达 [38]。

（二）成骨细胞功能

成骨细胞被称为造骨细胞，产生骨基质并使其矿化，可分泌胶原蛋白（Ⅰ型胶原）和非胶原蛋白，如 BSP、OPN、Fn、骨连蛋白、DMP-1 和 OCN [39]。近年发现成骨细胞还有许多额外功能，当平衡失调时，这些功能可能会导致骨转移的发展。其中一个独特的功能是通过调节破骨细胞的形成来维持骨内环境的稳定。这对于确保成骨细胞和破骨细胞活动之间的耦合非常重要。事实上，成骨细胞产生 M-CSF，促进破骨细胞前体细胞的增殖，从而保证有足够的细胞库，以融合并产生多核成熟破骨细胞 [40]。此外，M-CSF 增加破骨细胞前体细胞 RANK 的表达 [41]，激活 RANKL。RANKL 是一种由成骨细胞和骨细胞产生的关键细胞因子，通过活化 B 细胞的 NF-κB 介导的机制强烈促进破骨细胞生成。这种转录因子刺激活化 T 细胞的细胞质钙调神经磷酸酶依赖性核因子（calcineurin-dependent，NFATc1）[42-44]，可反过来积极调节破骨细胞生成基因的转录。促破骨细胞生成效应也由成骨细胞释放的 IL-6、IL-1β 和 TNF-α 诱导，主要在慢性炎症等病理条件下发挥作用 [45-47]。另一种调节成骨细胞与破骨细胞相互作用的成骨细胞衍生蛋白是 OPG，作为 RANKL 的诱饵受体充当破骨细胞分化的负调节因子 [48]。

最近的研究结果指出，成骨细胞是造血干细胞的生理调节器。正如 Zhang 及其同事在参考文献 [49] 中所报道的，有一种成骨细胞亚群，称为纺锤形 N- 钙黏蛋白 +CD45- 成骨细胞（spindle-shaped N-cadherin+ CD45- osteoblast，SNO），通过 N- 钙黏蛋白 /β-catenin 途径与长期 – 造血干细胞（LT-HSC）发生物理相互作用 [49]，使 LT-HSC 保持静止状态 [49]。Calvi 等 [50] 发现，由于 Jagged1/Notch1 通路的激活，在成骨细胞中表达活性 PTH/PTHrP 受体的小鼠具有更多 HSC [50]。上述这些发现为骨髓中骨内膜生态位的特征化提供了依据，而近期亦有报道发现骨内膜生态位与肿瘤休眠过程相关 [51]。

二、成骨细胞在恶性循环中的作用

前列腺癌和乳腺癌有很高的骨转移倾向。这意味着在肿瘤细胞从原发部位扩散的过程中，肿瘤细胞获得了某种分子特征，使其在骨 / 骨髓微环境中的定植具备优势。骨细胞和癌细胞之间形成恶性循环，最终促进肿瘤生长 [52, 53]（图 11-2）。有两种反映骨转移病灶宏观形态的恶性循环已得到充分阐述：骨硬化恶性循环（图 11-2A）和溶骨性恶性循环（图 11-2B）。在混合性骨转移的情况下，这两种情况很可能同时存在，这种转移同时具有溶骨性和骨硬化特征 [52, 54]。

成骨性转移是前列腺癌骨转移的典型表现，肿瘤细胞倾向于定居在富含成骨细胞的区域 [55]，并分泌一系列促进成骨细胞分化和活性的因子，如 IGF、FGF、BMP、TGF-β、VEGF、ET-1、Wnt 家族成员、uPA [56]。此外，ET-1 抑制 DKK1 的表达，从而进一步促进成骨细胞的形成 [57]。在这种刺激下，成骨细胞产生额外的因子对肿瘤细胞产生促生存作用，如 VEGF、IL-6 和 IL-8，从而加剧肿瘤生长和骨形成的恶性循环 [58]。PTHrP 通过增加成骨细胞表面 RANKL 的表达促进骨吸收加剧 [59]，发挥肿瘤细胞促生存作用 [60]。在骨基质中大量存在并可能参与骨拟态的一个因子是 TGF-β，它对成骨细胞和前列腺癌细胞都有促增殖作用。TGF-β 的非活性形式通过前列腺癌细胞产生的酶（如 PSA、hK2 和 uPA）裂解而活化。TGF-β 已被证实可以调节 BSP 的转录，表明该因子具有促进骨拟态作用 [61]。成骨细胞的形成和活性增加导致

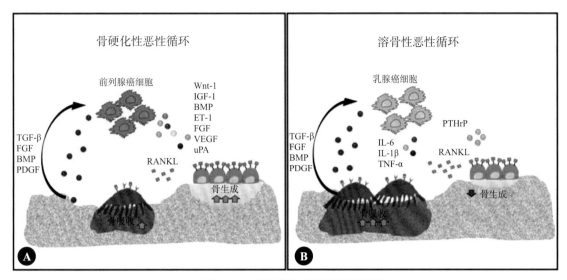

▲ 图 11-2 骨硬化与溶骨性恶性循环

A. 前列腺癌细胞分泌刺激成骨细胞分化的因子，从而产生新骨及肿瘤细胞的促生存因子。成骨细胞也被诱导释放 RANKL，从而促进骨吸收和随后释放储存在骨基质中的生长因子。B. 乳腺癌细胞通过增加成骨细胞产生促破骨细胞因子，直接或间接地刺激破骨细胞的形成和活动。这会导致骨吸收增加，并释放上述生长因子，这些生长因子"喂养"肿瘤细胞，加剧恶性循环

骨基质的异常沉积，从而形成编织状骨，这是前列腺癌诱导骨转移的骨硬化症表型的原因。由于这种加剧的成骨细胞矿物质沉积，在 X 线观察中，成骨性病灶表现为高密度影。

在上述背景下，成骨细胞还通过促进肿瘤细胞中的类骨表型而有利于转移的发生。事实上，Knerr 及其同事[62] 证明，来自成骨细胞的条件培养基改变了前列腺癌细胞的黏附特性，并诱导一种骨拟态表型，其特征是骨基质蛋白（即 OPN、OCN 和 ONN）、ALP 和 BMP-2 的表达[62]。

成骨细胞在骨硬化性骨转移发展中的关键作用不言而喻。然而除此之外，癌细胞也参与了溶骨性恶性循环，许多癌症，包括乳腺癌、肺癌和肾癌，在转移后都会建立这种恶性循环[58]。这些癌细胞在骨微环境中分泌大量的破骨细胞生成诱导因子（即 RANKL、M-CSF、IL-1β、IL-6、IL-11），以及破骨细胞活性或生存促进剂，如 EGF、OSF、TNF-α 和激活素 A[63]。这种过度的破骨细胞形成导致骨吸收显著增加，从而形成巨大的溶骨区，为肿瘤细胞提供理想的增殖空间[63, 64]。值得注意的是，上述因素也能对成骨细胞产生负面影响，如诱导其凋亡。

在嗜骨性乳腺癌细胞的控制下，成骨细胞通过分泌炎性细胞因子 IL-6、MIP-2、MCP-1、角质形成细胞趋化剂（keratinocyte chemoattractant, KC）和 VEGF 实现局部肿瘤发生和破骨细胞生成，在溶骨转移的发展中发挥积极作用[65]。此外，在肿瘤细胞源性 PTHrP 的刺激下，成骨细胞减少 OPG 的释放，同时增加 RANKL 的产生，RANKL 作用于破骨细胞和肿瘤细胞，最终促进肿瘤的发生和破骨细胞的生成[59]。与骨硬化性转移相关的 ET-1，也在这种溶骨性恶性循环中发挥作用。事实上，该因子不仅对刺激成骨细胞功能很重要，而且能够通过增加 Runx2 的活性，促进乳腺癌细胞骨拟态，最终导致下游靶基因 *MMP-9* 的转录[66]。

作为骨吸收异常的结果，骨基质中会大量释放生长因子促进肿瘤细胞生存，如 BMP、TGF-β、FGF 和 PDGF。最后，骨骼矿物质基质的破坏会导致高钙血症，并且已经证实，肿瘤细胞能够感知钙离子促进存活和增殖[67]。

如前所述，最近发现成骨细胞可调节 HSC。研究表明，DTC 与 HSC 竞争成骨细胞生态位的占有率[68]，而 Wang 等[69] 证明 DTC 与成骨细胞之

间存在异型钙黏蛋白相互作用，这有利于肿瘤细胞的存活，其机制依赖于 mTOR-Akt 信号通路[69]。与此相呼应，最近的一项研究表明，播散性乳腺癌细胞位于骨髓中靠近骨内生态位的位置，通过 Notch1/2-Jagged 通路与 SNO 相互作用[70]。SNO 已经被证明有助于 LT-HSC 在骨内膜生态位中的静止[49]，可以通过类似的机制使肿瘤细胞休眠[70]。此外，休眠的 Notch1/2 高表达乳腺癌细胞表现出 HSC 拟态，使其能够与 HSC 竞争，占据骨内膜生态位[70]。

在骨微环境中，肿瘤和骨细胞之间的这些复杂相互作用是由生态位衍生因子介导的，包括 CXCL12，也称为 SDF-1，可与癌细胞表达的 CXCR4 结合[71]。除了 CXCL12/CXCR4 轴外，其他成骨细胞分泌的分子也被认为可以介导 DTC 的归巢、传播和休眠，包括 RANKL、MMP、IL 和 HIF[51]。上述结论都指出了成骨细胞在骨内膜生态位中与肿瘤细胞相互作用，促进肿瘤休眠过程，这是成骨细胞在骨转移发生中的另外一个作用[51]。

三、骨拟态：关键里程碑

"骨拟态"一词是指肿瘤细胞获得类似骨驻留细胞的分子特征的能力，从而获得宿主组织定植的优势。对这一现象的研究主要始于前列腺癌诱导的骨转移，其中成骨细胞是主要参与者。1999 年，Koeneman 等[2]假设前列腺癌细胞具有拟骨特性，从而有利于它们在骨中的植入。在这篇论文中，作者展示了成骨细胞成熟和前列腺癌细胞向高级别恶性表型发展之间的基因图谱相似性，这两种细胞的特征是骨基质蛋白 OCN、OPN 和 BSP 的表达增加。此外，这种效应是由前列腺癌细胞中转录因子 Runx2 和 MSX 的作用驱动的。事实上，Curatolo 等的早期研究[72]显示上述骨基质蛋白在前列腺癌细胞中的表达明显高于正常组织，他们建议将这些蛋白作为前列腺癌随访的潜在生物标志物[72]。后来，观察到 BSP 表达与前列腺癌进展之间存在显著的统计学关联，从而确定了该

蛋白的预后作用[73]。此外，Lin 等[74]不仅在嗜骨前列腺癌细胞中发现了类似成骨细胞的特征，如 Alp、OCN、BSP、OPG 和 RANKL 的表达，而且还证明了它们在体外矿化的能力[74]。在乳腺癌中也有类似的结果，Barnes 及其同事[75]发现转录因子 Runx2 和 Msx2 在人类乳腺癌细胞中被激活促进 BSP 转录，而在正常乳腺组织中不表达[75]。一致的是，成骨细胞样基因表达特征已在嗜骨乳腺癌细胞中得到证实[76]。

当然，骨拟态的获得是一个多步骤的过程。事实上，Tan 及其同事发现，在乳腺癌细胞中，骨拟态是在 EMT 后获得的，促进这种转变的因素之一是通过激活 Runx2 产生 BMP-2。这一系列过程使癌细胞变得与成骨细胞类似，促进了骨相关基因的表达，增强了肿瘤细胞的趋化性、增殖和多药耐药性[77]。除了骨基质蛋白的经典表达（这是成骨细胞模拟的一个明显标志）外，多年来还发现了其他几个与成骨细胞生理变化有关的分子作为这一现象的重要媒介，这一点将在后文中描述（图 11-3）。

（一）调节骨拟态的转录因子

如前所述，Runx2 在成骨细胞分化中起着突出作用。与这种生理作用相一致的是，其在乳腺癌和前列腺癌中的表达和活性也出现了增加。在乳腺癌细胞中，Runx2 是骨相关基因表达的主要调节因子，包括成骨细胞特异性钙黏蛋白 -11、骨基质蛋白，如 COMP、ASPN、POSTN、SPARC，以及编码细胞外基质降解酶的基因，如 *MMP*、*ADAM*、*ADAMTS*、*CTSK*、*uPA* 及其抑制剂（TIMP）。这些骨相关基因表达特征的增加是由 BMP-2/SMAD 信号轴介导的[77]。

在前列腺癌中，Runx2 异常表达，其激活（即磷酸化）由 RAS/MAPK 途径诱导，与 Gleason 评分和淋巴结转移呈正相关[78]。此外，Runx2 表达与前列腺癌细胞的侵袭性直接相关，可促进转移相关基因的转录表达、增强肿瘤细胞的体外迁移和侵袭能力、促进体内肿瘤生长[78]。

经典骨拟态特征

骨基质蛋白	促骨拟态转录因子	破骨细胞调节因子	成骨通路因子
• BSPⅡ	• BMP	• OPG	• Wnt
• OCN	• Runx2	• PTHrP	• BMP
• OPN	• MSX2	• M-CSF	
• ONC	• TWIST	• RANKL	
	• FOXF2		
	• NF-κB		

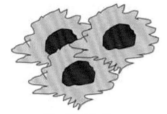

骨拟态

循环肿瘤细胞

新型骨拟态调节剂

MicroRNA	机械负荷
• miR-203	• 流体力学作用
• miR-135	
• miR-203	
• miR-466	
• miR-218	
• **miR-30 家族**	

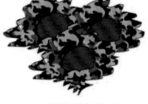

骨拟态肿瘤细胞

▲ 图 11-3 肿瘤细胞的骨拟态

图中总结了影响向骨性乳腺癌和前列腺癌细胞骨拟态特性的主要分子和因素

TWIST 是一种螺旋 – 环 – 螺旋转录因子，在包括前列腺癌在内的多种人类癌症中高度表达，在前列腺癌中 TWIST 促进 EMT 最终增加转移潜能。此外，TWIST 通过刺激 *Runx2* 基因转录诱导 DKK1 的表达，增强前列腺癌细胞的骨拟态[79]。

另有一个参与乳腺癌骨拟态调节的分子是 FOXF2，FOXF2 是一种参与胚胎发育的转录因子。最近的研究探讨了 FOXF2 在乳腺癌进展和 EMT 中的作用，其结果存在争议[80, 81]。Wang 及其同事[82]发现，FOXF2 通过 SMAD1 的 BMP-4 依赖性反式激活可以驱动 4T1 乳腺癌细胞向骨转移，同时减少肺和肝转移。并导致许多骨相关基因的上调，包括 *Runx2* 和 *POSTN*。

在骨中，NF-κB 在破骨细胞生成中的关键作用而广为人知[42-44]。此外，NF-κB 在肿瘤发展和转移中也有显著作用。因此，可以想象这个转录因子参与了骨拟态。已经证明，通过 TNF-α 处理或通过 p65 亚单位的过度表达激活 NF-κB 可增加

前列腺癌细胞的转移能力，并促进 OPN、OCN 和 I 型胶原的表达[83]。

（二）骨基质蛋白

骨基质蛋白 OPN、BSP 和 OCN 广泛参与骨模拟。前两个是 SIBLING 家族的成员，参与恶性嗜骨癌细胞的增殖、侵袭和转移。该家族还包括 DMP-1、DSPP 和 MEPE[84]。BSP 在几种类型的嗜骨癌中表达，包括乳腺癌、前列腺癌、骨髓瘤和甲状腺癌[73, 85-87]。在乳腺癌和前列腺癌细胞中，FGF2 通过增加 Runx2 活性增强 BSP 的表达[88, 89]。

BSP 在骨化过程中由成骨细胞、骨细胞和肥大软骨细胞产生[84]。表达 BSP 对癌细胞有几个好处，例如，$\alpha_v\beta_3$ 和 β_5 整合素的表达增加，黏着斑相关通路的表达增加，以及获得促迁移和侵袭表型[90-93]。此外，BSP 与活化内皮细胞表达的 $\alpha_v\beta_3$ 的相互作用刺激血管生成[94]。

BSP 不仅是骨基质的一个组成部分，还通过 RANKL 依赖机制在刺激破骨细胞形成和存活方面发挥功能作用[95]，这可能是乳腺癌细胞诱导溶骨性转移的一个优势。结论一致的是，体内研究表明，BSP 的强制表达增加了乳腺癌诱发的骨转移，其机制可能与 TGF-β 有关[96, 97]。乳腺癌细胞中 BSP 基因敲除证实其显著降低了体外迁移能力，以及小鼠模型中的内脏和溶骨性转移[98]。从分子角度来看，BSP 敲除上调肿瘤抑制基因 EGR1 和乳腺上皮分化基因 ID2 表达，而转移相关基因 CD44 和 IL-11 表达下调[98]。采用 siRNA 方法也观察到了类似的结果。用针对 BSP 和 OPN 的 siRNA 处理 MDA-MB-231 后，可显著减少体外细胞迁移，用针对 OPN 和 BSP 的 siRNA 局部处理后大鼠裸鼠体内溶骨性病变可观察到同样的现象[99]。

与 BSP 一样，OPN 由成骨细胞、骨细胞、破骨细胞、肥大软骨细胞和成牙本质细胞产生[84]。OPN 在肿瘤生长和转移中的多功能作用也已得到充分证实[100]。除了全长 OPN（OPN-a）外，还有了两种不同的剪接变体被发现并被分别命名为 OPN-b 和 OPN-c，它们在癌症中发挥作用[101]。OPN-c 在正常乳腺组织中不存在，但其在肿瘤中的表达高于 OPN-a 或 OPN-b，并与肿瘤分级、预后不良和复发增加有关[90]。相比之下，在前列腺癌中，尽管 OPN-c 的表达最高，但这三种变体都有表达，并且这种表达与恶性肿瘤呈正相关[102]。因此，OPN-c 被建议作为前列腺癌的标志物[102]。前列腺癌细胞过度表达 OPN，并通过整合素 $\alpha_v\beta_3$ 增加肿瘤细胞侵袭[103]。相反，siRNA 下调 OPN 可降低前列腺癌细胞的恶性表型，同时增加其凋亡[104, 105]。OPN 对前列腺癌的促瘤作用与 COX-2 的表达有关，最终导致新血管生成和肿瘤细胞浸润的增加[106]。此外，Ding 等[107]发现了一个"四基因信号"，包括 OPN、细胞周期蛋白 D1、PTEN 和 SMAD4，这在预测人类前列腺癌的生化复发或致命转移方面具有预后作用[107]。在乳腺癌方面，OPN 也有类似的作用，其在乳腺癌患者血浆

和肿瘤样本中的表达与预后不良和预期寿命缩短有关[108]。这种效应可能是由于 OPN 介导的 uPA 增加，导致了乳腺癌细胞迁移增加[109]。OPN 的促肿瘤作用之一是通过其与整合素和 CD44 细胞表面受体结合，后者反过来反式激活促生存信号分子，如 Src、PI3K、Akt、MAPK 和 PKC[110]。此外，Cook 等描述了 OPN 通过 HAS2[111]诱导的促癌表型，而 Mutrie 等[112]证明过度表达 OPN 的乳腺癌细胞对 Hsp90 和 Src 激酶抑制药更敏感。相反，同一细胞中 OPN 的敲低增加了对上述治疗的抵抗力[112]。OPN 表达也会增加乳腺癌引起的肺和淋巴结转移[113]及溶骨性病变的发展，后一种效应是由于 HH 信号上调 OPN，最终导致骨降解酶 cathepsin K 和 MMP-9 增加所致[114, 115]。

多发性骨髓瘤的特征是通过诱发溶骨性病变严重损害骨骼完整性。在此背景下，OPN 被确定为破骨细胞活性的标志物和血管生成的调节剂[116]。此外也观察到，OPN 水平与骨转换标志物前胶原 N 端前肽、血管生成标志物 VEGF 之间存在正相关[116]。

OCN（又名 BGLAP）是骨基质中含量最丰富的非胶原蛋白，由成骨细胞产生。成熟的 OCN 在三个残基上进行 γ- 羧化，形成一种对骨基质具有高度亲和力的蛋白质[117]。然而，破骨细胞吸收陷窝内的低 pH 可引起成熟 OCN 去羧化，这种异构体很容易在循环中释放，并作为一种能够影响多种功能的激素发挥作用[118]。值得注意的是，Hayashi 等[119]发现羧基化的 OCN 可以刺激前列腺癌的生长，而羧基化不足的 OCN 则没有效果。Gardner 等[120]研究表明，尽管 OCN mRNA 在大多数前列腺癌细胞中高度表达，但在原发肿瘤或淋巴结转移中无法检测到该蛋白，它仅存在于前列腺癌骨转移病灶中[120]。一直以来，前列腺癌和乳腺癌的骨转移患者均发现血清 OCN 水平显著升高，因此该蛋白也被建议作为骨转移的早期生物标志物[121, 122]。与此相应，一项临床试验正在进行，以验证 OCN 阳性循环细胞数量与骨转移之间的相关性（ClinicalTrials.gov Identifier：NCT03814811）。

（三）Wnt 通路

Wnt 除了在参与成骨细胞发挥其生理功能及恶性肿瘤发生发展过程外，其信号通路的失调还参与了骨转移的发展，包括骨拟态的形成过程。事实上，前列腺癌细胞产生多个 Wnt 分子，以自分泌方式发挥作用，以防止肿瘤细胞凋亡并刺激肿瘤增殖，同时旁分泌效应作用于成骨细胞前体以促进其分化[123]。在评估 Wnt 表达谱时，Thiele 等[124]发现，与良性前列腺增生样本相比，转移性前列腺癌细胞中这些分子的表达显著更高。Wnt 表达谱包括 Wnt 配体，如 Wnt1、Wnt4 和 Wnt5a、Wnt 通路抑制剂（DKK1、SOST 和 sFRP）及 Wnt 受体 FZD。类似的是，Chen 等[125]之前的研究表明，晚期转移性前列腺癌样本中 Wnt1 及其下游信使 β-catenin 均上调。Wnt 通路在其他类型癌症的骨转移中也被激活，如乳腺癌、黑色素瘤和多发性骨髓瘤[126]。

（四）BMP 通路

与 Wnt 分子一样，BMP 通路也是嗜骨性肿瘤中的关键成骨因素，它们表现为不同形式的 BMP 及 BMP 受体。在前列腺癌骨转移的患者中，BMP-3 和 BMP-5 的表达明显高于正常组织[127]。同样，Masuda 等[128]表明，骨转移样本中 BMP-7 的表达明显高于正常骨。然而，后来他们发现 BMP-7 在正常前列腺组织中的高表达水平，在前列腺癌的进展过程中会降低[129]。此外，用 BMP-2 和 BMP-4 处理 PC3 细胞可刺激细胞增殖、迁移和侵袭，表明这些分子具有自分泌效应[130]。关于乳腺癌，BMP-2 在乳腺癌细胞系和乳腺癌样本中都存在[131, 132]，与内脏器官转移相比，乳腺癌诱导的骨转移中 BMP-2 的表达显著更高。此外，BMP-2 通过一种依赖于 SMAD 信号的机制刺激乳腺癌的侵袭性和骨转移[133]。

最后，在嗜骨性癌症中观察到 BMP 和 Wnt 通路之间的相互作用。如 Dai 等[134]所述，用 Wnt3a 和 Wnt5a 处理前列腺癌细胞可刺激 BMP-4 和 BMP-6 的表达。敲除 DKK1 后观察到一致的结果。

相反，前列腺癌细胞中 BMP 的敲除抑制 WNT 介导的成骨细胞形成和活性[134]。

（五）RANKL/RANK/OPG 信号轴

正确的骨重塑依赖于成骨细胞和破骨细胞活性之间的完美平衡。RANKL/RANK/OPG 通路在这种平衡中起着重要作用。前列腺癌细胞产生 RANKL 和 OPG[135]，这符合骨拟态促进嗜骨肿瘤骨定植的观点。在骨转移的情况下，由于 OPG 下调和 RANKL 上调同时发生，RANKL/OPG 比率通常会增加，从而促进溶骨性病变的形成[136]。

目前已发现，除了破骨细胞生成作用外，RANKL 还通过刺激肿瘤细胞的迁移和侵袭而具有促转移作用[137]。事实上，RANKL 在前列腺癌中的表达与复发率升高有关[138]，通过免疫组化检测包括 RANKL 在内的指标对肿瘤样本进行评估被认为是评估前列腺癌分级的可靠方法[139]。RANKL/RANK 轴在乳腺癌转移的发展中也起着关键作用，可促进乳腺癌细胞在远处组织中的存活和迁移[140]。因此，Denosumab 靶向 RANKL 信号可能具有双重优势，即破坏溶骨性转移和肿瘤细胞定植[137]。

OPG 是破骨细胞分化的负调节因子，充当 RANKL 的诱饵受体[48]。根据 Brown 等[135]的研究，与内脏转移和原发肿瘤相比，骨转移中的 OPG 增加。然而，Zhang 及其同事[141]发现，在胫骨内注射前列腺癌细胞的小鼠中，OPG 治疗通过减少破骨细胞的数量显著抑制了溶骨/成骨细胞混合病变的发展，而对前列腺癌细胞的增殖没有影响。与此相应，重组 OPG 的使用降低了乳腺癌患者的骨吸收标志物水平[142]。

除了作为 RANKL 诱饵受体的抗破骨细胞生成作用外，OPG 作为 TRAIL 的可溶性受体还可以调节细胞凋亡[143]，这是一种属于 TNF 配体家族的分子，能够通过与携带死亡结构域（即 DR4 和 DR5）的受体结合来启动细胞凋亡[144]，这种促凋亡信息对转化细胞有效，但对正常细胞无效。实际上，OPG 可能通过充当 TRAIL 的诱饵受体，保护表达死亡域受体的前列腺癌细胞免受 TRAIL 介导的凋亡。Holen 等[145] 已经清楚地证明了这一点，他们发现，与雄激素敏感的前列腺癌细胞相比，雄激素抵抗的前列腺癌细胞产生更多的 OPG。用重组 OPG 治疗肿瘤细胞可通过与 TRAIL 结合防止细胞凋亡。在可溶性 RANKL 存在的情况下，经 TRAIL 治疗的前列腺癌细胞凋亡显著增加，这可能是因为内源性 OPG 的作用受到抑制。这些发现清楚地表明，OPG 是前列腺癌细胞的生存因子[145]。

乳腺癌细胞也表达 OPG，其产生受到 IL-1β 的刺激。此外，与亲代细胞或转移到软组织的 MDA-MB-231 细胞相比，嗜骨 MDA-MB-231 细胞中的 OPG 水平显著升高，从而表明 OPG 在骨归巢和定植中起作用[146]。由于上述 OPG 对肿瘤细胞的 TRAIL 抗凋亡作用，Higgs 等[147] 开发了缺乏 TRAIL 结合域但保留了与 RANKL 结合的能力的 OPG 突变体，从而解耦联了抗凋亡和抗吸收作用。这些突变体能够抑制破骨细胞的生成，同时被阻止作为 TRAIL 的诱饵受体与之结合，从而使肿瘤细胞产生凋亡效应[147]。

四、骨拟态的新调节剂

过去 5 年中出现的一个重要发现是 ncRNA（如 miRNA 和 lncRNA）在癌细胞骨拟态中的影响。一个例子是一种 miRNA，即 miR-203，其表达在嗜骨乳腺癌细胞中缺失，而当存在 miR-203 时，它会与 miR-135 一起抑制 Runx2 表达[148]。miR-203 在前列腺癌方面也有类似的抗转移作用，这种 miRNA 的引入抑制了骨拟态基因的表达，包括 Runx2、OPN、homeobox 蛋白 Dlx-5 和 OCN[149]。Colden 等[150] 表明，当 miR-466 过度表达时，会强烈抑制前列腺癌细胞中 EMT 和侵袭相关基因，以及 Runx2 靶基因 OPN 和 OCN 的表达。这最终会显著抑制原位肿瘤生长和骨转移[150]。

另一个参与骨拟态的 ncRNA 是 miR-218，它在成骨细胞分化过程中上调，并靶向 Wnt 途径抑制剂 SOST、DKK2 和 sFRP2[151]。Wnt 信号则反馈性上调 miR-218。在癌症背景下，上述通路会产生显著的效果。Hassan 等[152] 发现骨转移性乳腺癌细胞表达的 miR-218 水平明显高于正常乳腺细胞，进而刺激 Wnt 信号通路和成骨细胞基因的表达[152]。

miR-30 家族包括五个成员（miR-30a、miR-30b、miR-30c、miR-30d 和 miR-30e），也可以抑制乳腺癌骨转移和骨溶解[153]。这种效应可能是通过靶向与破骨细胞分化和活化（即 IL-8 和 IL-11）相关的基因，以及与成骨细胞分化和活性降低（如 DKK1）相关的基因来实现的。miR-30 家族成员还通过靶向 Runx2 和钙黏蛋白 -11 抑制乳腺癌细胞的骨拟态[153]。与此相应，原发性乳腺肿瘤中 miR-30 水平的降低与低无复发生存率相关[153]。因此，研究者建议 miR-30 家族成员作为对抗乳腺癌转移的潜在治疗选择。

前列腺癌细胞中一种新的骨拟态调节因子是 mindin，它是一种分泌型细胞外基质蛋白，属于含有血栓黏合素类型重复序列的分子类别。mindin 正在成为前列腺癌进展的一个重要调节因子，并被发现在患有骨转移的前列腺癌患者中显著上调[154-156]。事实上，mindin 治疗可促进破骨细胞和成骨细胞相关基因的表达，如 RANKL 和 TRAP 的上调，以及 Runx2、Osx、ALP 和 OCN 的上调，而通过 siRNA 下调 mindin 后观察到相反的结果[157]。

最后，从机械负荷在调节骨重塑中起着关键作用的观点出发，Gonzales 及其同事评估了流体力学作用（mechanical action of fluid flow, MAFF）对前列腺癌细胞骨拟态情况的影响，发现在雄激素依赖性和雄激素非依赖性前列腺癌细胞中，PTHrP、OPG、VEGF、Runx2 和 PTH1R 均有增加[158]。

五、肿瘤诱导的拟态

本段提到了肿瘤细胞驱使除骨细胞以外的局部细胞以获得成骨细胞表型的能力。通过对前列腺癌组织切片的分析，Roudier 等[159] 发现梭形细胞的基质对应物可产生类骨基质。此外，还观察到皮下注射成骨 PDX 前列腺癌细胞可诱导异位骨形成，从而表明除成骨细胞外的其他细胞类型有助于骨硬化转移瘤中的骨沉积[160, 161]。与这些发现一致，Lin 等[162] 证明肿瘤细胞诱导内皮细胞转化为成骨细胞。这些被命名为"内皮细胞 – 成骨细胞杂交细胞"的细胞表现出了这两种细胞类型的标记，即 Tie-2 和 OCN 阳性[162]。此外，用 BMP-4 处理肿瘤来源的内皮细胞可促进其成骨标志物（如 Osx 和 OCN）的表达，而在皮下注射的非成骨前列腺癌细胞中过度表达 BMP-4 可诱导异位骨形成[162]。

六、结论与展望

骨骼无疑是许多癌症的首选转移部位。一旦发生骨转移，患者的预期寿命和生活质量就会急剧下降，因为患者被严重的并发症所困扰，包括骨痛、神经压迫、骨折和高钙血症，所有这些都被称为骨相关事件[52]。虽然在前列腺癌中，骨骼几乎是唯一的转移部位，但与内脏转移相比，骨转移的乳腺癌患者的预后更好。因此，改善这些患者的生活质量和减少 SRE 是值得追求的。

骨转移代表了"种子和土壤"理论的范例，该理论强调了宿主环境对种子（即肿瘤细胞）生根的重要性。到达骨骼的肿瘤细胞已经呈现出一种分子结构，允许它们融合在一起。因此，骨拟态是肿瘤细胞在骨中存活和增殖的绝佳机会。肿瘤细胞和骨驻留细胞之间能建立密切、双向的相互作用，成骨细胞释放的因子会在肿瘤细胞中引发骨拟态过程。

最近的研究表明，骨转移患者的 CTC 中存在骨拟态特征。事实上，Armostrong 等发现，从去势抵抗的转移性前列腺癌患者中分离的 CTC 表现出 OPN、OCN、ALP、成骨细胞钙黏蛋白和 SPARC 的复制增加和 RNA 表达增加[163]。此外，在接受 ^{223}Ra 治疗的患者中，他们观察到，在有可检测的骨转移瘤病灶的患者中，Ra 的沉积量比没有的要多，结论是转移到骨中的前列腺肿瘤细胞发生的骨拟态现象可能有助于骨转移瘤中 ^{223}Ra 的沉积[163]。

总之，骨拟态仍然是一个值得研究的话题，从中有望出现新的治疗策略，进而提高骨转移患者的质量和预期寿命。

第12章　骨髓间充质干细胞在骨肿瘤发生、增殖和转移中的作用

The role of mesenchymal stem cells in bone cancer: initiation, propagation, and metastasis

Anne-Marie Cleton-Jansen　著

李浩淼　杜少华　陈维　侯昌禾　陆明　译

一、概述：间充质干细胞

多能干细胞在生物医学研究中具有重大意义，因为它们有产生各种组织的潜力，可用于修复受损器官。在人类寿命得到明显延长的时代，人们需要替换因衰老、手术、血管衰竭或炎症而功能失调的部分组织和器官，当供体细胞可以从患者本身获得时，可以避免不必要的免疫排斥。

尽管存在临床应用价值被高估、治疗效果存在持续争论等问题[1]，但间充质干细胞（MSC）仍是目前最具潜力的治疗性多能细胞[2]。

MSC 也称为间充质基质细胞或间充质前体细胞，是未分化的自我更新前体细胞，可分化为骨、软骨、脂肪组织和结缔组织基质细胞。其他类型的细胞，如神经细胞、上皮细胞和肌肉细胞，也被认为来自 MSC，但这主要是在特定培养条件下的体外培养观察到的[3, 4]。使用骨髓间 MSC 的临床试验数量接近 1000 项，包括免疫调节、多发性硬化、再生医学、组织保护和移植物增强试验[5]。这些细胞是很受欢迎的生物制药，因为它们很容易从骨髓和造血干细胞中获得，它们与造血干细胞的区别在于它们倾向于黏附在塑料培养皿上，以及表达许多表面标志物（CD73、CD90 和 CD105），但实际上没有一种标记对 MSC 完全特异。此外，MSC 培养可以在体外扩增，产生足够的剂量用于治疗。间充质干细胞还可以从脂肪组织和脐血中获得。

然而，MSC 也有潜在的风险，因此在将这些细胞用作生物制药时要谨慎[6, 7]。其中最令人担忧的是，MSC 很可能是肉瘤的祖细胞，体外培养的 MSC 在移植后可以转化并产生肿瘤[7]。这一观察结果可以外推到肿瘤干细胞理论，该理论可以解释为什么最初对治疗有反应的肿瘤会因为具有干细胞样特性的不明残留细胞而产生耐药性，并导致复发和转移。MSC 的一个风险是它们在转移中的潜在作用。早在 1889 年，就有研究者提出，转移瘤的产生需要提前准备好的土壤，以便肿瘤细胞种植[8]，而骨髓 MSC 在这一过程中发挥了作用。此外，骨髓 MSC 为原发性骨肿瘤提供了生态位，可以被视为癌症相关细胞，就像上皮性肿瘤中描述的癌相关成纤维细胞（cancer-associated fibroblast，CAF）一样。最近一篇综述总结了骨髓 MSC 在肿瘤微环境中的作用[9]。本章重点介绍骨髓 MSC 在骨肿瘤发生、增殖和转移中的作用。

二、起始：骨髓间充质干细胞作为骨肿瘤的祖细胞

高度恶性骨肉瘤和尤因肉瘤的突发性、年龄特异性提示其存在一种独特的致病机制。年轻患者中这些高度致死性肿瘤缺乏良性的前期病变，这不符合 Bert Vogelstein[10] 提出的多步骤肿瘤进化模型。该模型基于好发于中老年人的上皮性肿瘤，其特点是在多细胞分裂期间恶性克隆的缓慢发展。

恶性间叶源性骨肿瘤很可能有一种更为迅速的发生机制，这一机制反映在其特定的体细胞遗传组成上，即染色体三体化（染色体在单一事件中被扰乱并被错误组合）[11] 及尤因肉瘤的病理学染色体易位。除此之外，MSC 可作为骨肉瘤的祖细胞也是其特殊发生机制中的一个关注点。

本章介绍了不同的骨肿瘤类型，以及 MSC 作为其祖细胞的依据[7]。首先，作为一个普遍性的话题：MSC 有退化成恶性细胞的倾向。这在从实验室小鼠骨髓中分离出来的 MSC 中已被反复观察到[12-18]。MSC 经过或多或少的传代后变得高度非整倍体，并在小鼠体内移植时产生肉瘤性恶性肿瘤，或者在斑马鱼胚胎中显示出转移特性[19]。当然，这提示 MSC 的临床实践也存在相当风险。幸运的是，即使在长期培养后，人类 MSC 也没有观察到这种转化[20]（图 12-1）。有研究认为这种恶性转化也可能发生在人类来源的 MSC 中[21]，但同样有研究者驳斥了这一点，称其是由高度恶性的人类肉瘤细胞系 HT1080[22] 的污染所致。

（一）软骨源性肿瘤

一般来说，软骨源性肿瘤好发于老年人，其侵袭性不如骨肉瘤和尤因肉瘤。大多数良性软骨原性病变，包括内生软骨瘤和骨软骨瘤，不会转变为恶性肿瘤，只有 1%～5% 恶化为软骨肉瘤[23]。骨软骨瘤的发展局限于年轻人，因为只有当长骨骨骺处的生长板仍然未闭时，它们才能扩张。青春期结束时，生长板闭合，骨软骨瘤不会增长[24]。鉴于内生软骨瘤通常无症状存在，其恶性转化的数据很少[23, 24]，但被认为是中央型软骨肉瘤的可能早期病变。

中央型软骨肉瘤是来自前期生长板的软骨残余还是来自 MSC，这一点是有争议的。不同种类和等级的软骨肿瘤的体内组织学和免疫组织化学特征表明，肿瘤存在一系列不同的分化状态的细胞[25]。对肿瘤细胞的细胞外基因和蛋白质表达的分析表明，其内部存在成熟的软骨细胞、类似肥大软骨细胞或处于早期分化阶段的软骨细胞[26]。

对经历软骨分化的间充质干细胞进行表达谱分析，发现其与软骨肉瘤表达的基因非常相似，可以区分低级别软骨肉瘤和高级别软骨肉瘤，前者的特点是前软骨基因的表达谱，后者则是典型的终末分化软骨基因谱[27]。这表明 MSC 可能是软骨源性肿瘤的祖细胞。然而，很少有实验数据支持这一软骨源性肿瘤祖细胞假设的理论。尽管如此，不同类型的软骨源性肿瘤肯定再现了骨髓 MSC 向软骨细胞分化的阶段。图 12-2 很好地描述了这一点，它是 Thomas Aigner 提出的模型的副本，显示了 MSC 分化阶段与软骨原性肿瘤不同类型和阶段的类比[28]。事实上，MSC 及其软骨生成衍生物的基因表达谱显示，不同分化程度的软骨肉瘤与 MSC 在软骨生成途径上的成熟具有相似性[27]。编码 IDH 的基因突变在内生软骨瘤和软骨肉瘤中经常被发现，该突变可促进骨髓 MSC 中的软骨生成并抑制成骨细胞分化[29, 30]。

（二）尤因肉瘤

尤因肉瘤的特征是主要涉及 EWSR1 基因和 FLI1 的病理易位。相对于骨肿瘤而言，它具有不同的神经外胚层特性的显著表型，这些特性在光镜和电镜下及通过免疫组织化学标记分析都可以识别[31]。尤因肉瘤的起源细胞难以捉摸。EWSR1-FLI1 易位产物转化 NIH3T3 细胞，NIH3T3 细胞是

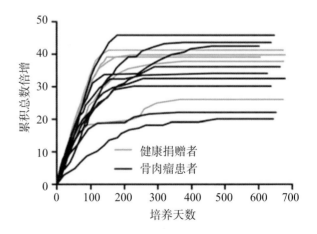

▲ 图 12-1　9 例骨肉瘤患者和 5 例健康捐赠者培养的间充质干细胞的累积群体倍增

所有样本均为两份，显示了每个重复样本的平均值[20]

小鼠成纤维细胞，具备致癌性[32]。然而，由此产生的转化细胞与尤因肉瘤缺乏相似性，这可能归因于物种差异。

在正常人成纤维细胞中，易位产物导致 p53 依赖的生长停滞和凋亡[33]。一项巧妙的实验表明，当将 EWSR1-FLI1 融合物导入骨髓 MSC 时，细胞发生转化，这些细胞重新植入 SCID 小鼠后的 4 周内可以形成类似尤因肉瘤的肿瘤[34]；然而，这只适用于小鼠骨髓间充质干细胞。另一项研究表明，EWSR1-FLI1 在小鼠骨髓 MSC 中的稳定表达会导致尤因肉瘤样肿瘤，即使在免疫功能正常的小鼠中也是如此[35]。值得注意的是，由于 EWS/FLI1 MMSC 很少在第 15 代之前形成肿瘤，因此肿瘤诱导效率与培养的细胞传代数相关。进一步分析显示了 MSC 中正常的 p53 表达，以及完整的 CDKN2A 基因、P16 和 P19。此外，还观察到 IGF1、IGFBP3 和 IGFBP5 的上调。IGF 通路上调是尤因肉瘤的一个标志，在尤因肉瘤的一个亚群中，抑制 IGF 具有良好的抑制肿瘤的反应[36]。然而，在诱导 EWSR1-FLI 易位的其他细胞中，即胚胎干细胞和胚胎成纤维细胞，IGF 通路成分被下调[34]，这表明 MSC 对 EWSR1-FLI1 介导的细胞转化具有特定的许可性。将此染色体易位导入 MSC 也会诱导胚胎干细胞基因的表达，如 NANOG、OCT4 和 SOX2[37]，这表明 EWSR1-FLI 转录是阻止分化的。有学者认为[35]，人类间充质前体细胞

不易受这种易位产物的影响，而有一篇论文显示，将易位产物引入人类 MSC 后，明确表达了 Ewing 样特征[38]。

在三种不同的人类尤因肉瘤细胞系中，使用 siRNA 沉默 EWSR1-FLI1 融合基因表后，产生了相反的实验结果[39]。融合基因的沉默导致了 MSC 中 RNA 全基因组表达谱表达模式的激活，这表明尤因肉瘤中的易位产物是抑制其表达的。在使用适当的分化药物治疗后，受抑制的尤因肉瘤细胞可以进一步分化为成脂肪和成骨细胞系。

利用 CRISPR/Cas9 能够将 EWSR1-FLI1 融合引入人骨髓 MSC，但在 MSC 中无法维持这种融合，而诱导性多能干细胞能够与之相容[40]。对尤因肉瘤的转录组分析表明，易位产物决定了尤因肉瘤细胞和 EWSR1-FLI1 多能干细胞的谱系[41]。

（三）骨肉瘤

骨肉瘤与尤因肉瘤有几个共同特征，即发病年龄早，缺乏良性前体病变或特定的遗传易感性，以及突发性和偶然性，给人以急性起病而不是缓慢的肿瘤进化发展的印象。骨肉瘤基因组不同于尤因肉瘤中的简单易位，它是一种病理学上的易位，在没有目标基因线索的情况下，表现出极其复杂的易位、扩增和缺失。这些染色体总体数量和结构畸变的机制尚未阐明。p53 通路的破坏很可能起着重要作用，因为在大多数骨肉瘤中，该通

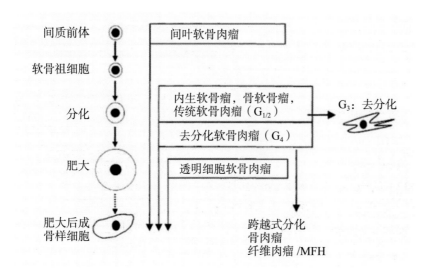

▲ 图 12-2　按分化模式与软骨细胞分化路径平行排列的软骨源性肿瘤[28]

MFH. 恶性纤维组织细胞瘤

路的一个因子受到损害，缺乏 p53 检查点会使细胞变成非整倍体，从而导致异常重排[42]。p53 通路并不是骨肉瘤的唯一靶点，因为它在几乎所有肿瘤类型中都发生了突变，因此它不能解释导致儿童和年轻人早期发病的原因。深度测序揭示了一种被称为三色体[11]的现象，这种现象源于单一事件中的大规模基因组重排，在约 1/3 的骨肉瘤中出现[43]。

　　MSC 是骨肉瘤最为公认的祖细胞。该假设的模型见图 12-3。骨髓 MSC 分化过程中产生骨肉瘤的时间点并不确定，可能由肿瘤的组织学亚型决定。成纤维细胞、成软骨细胞或成骨细胞这三种主要亚型可能来自相应的祖细胞。

　　除了使用转基因条件小鼠模型进行实验诱导的肿瘤发生外，研究者还描述了一种自发的模型，这种模型指出 MSC 是产生这种破坏性肿瘤的罪魁祸首。在体外传代的小鼠 MSC 成为非整倍体，并在移植到免疫抑制或免疫能力强的小鼠体内时产生肉瘤性病变[12-17]。一项研究认为这些病变产生

骨样基质，是骨肉瘤的典型标志[17]。该研究描述，最初的骨髓 MSC 取自健康小鼠的骨髓，并在含有小牛血清的培养基中培养数代。细胞倍增时间的监测显示初期细胞培养相对缓慢。在细胞种群倍增 20 倍后，细胞经历了传代危机；然而，在培养 100~125 天后，一些存活的细胞开始以比最初的 MSC 更快的速度增殖[17]。这些细胞的核型发生了很大的变化。由于多倍体化的结果，它们大多是高度非整倍体，除此之外也可以看到其他改变。在传代期间，种群是异质的，具有多种不同类型的核型，但在进一步培养后，特殊的克隆出现了，并且显然已转化为生长更快的种群。对染色体畸变的详细分析包括阵列比较基因组杂交，它可以更精确地描述缺失和扩增。在 CDKN2A 位点发现了一个重复的纯合缺失，该位点包含编码细胞周期调节中三个关键角色的基因，即 *p16*、*p15* 和 *p19*。值得注意的是，在人类骨肉瘤中，p16 蛋白表达的缺失被证明与非常差的预后有关[17]，这可能与转化小鼠 MSC 中发现的相同的纯合子缺失相

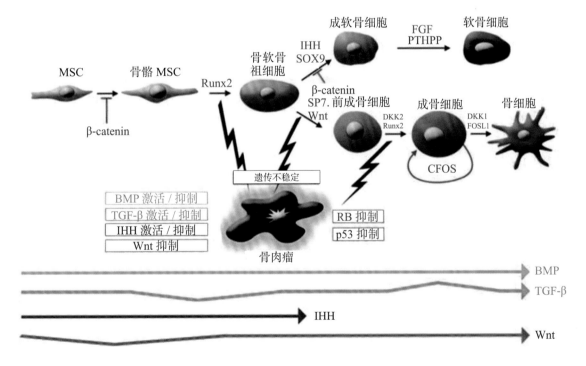

▲ 图 12-3　间充质干细胞（MSC）分化和骨肉瘤的发展

几种在骨骼发育中起作用的信号转导途径示意。底部的线条描绘了干细胞向不同谱系分化期间这些通路的活性水平。其中一条或多条通路的去调节可能与骨肉瘤发生有关[44]

关[45]。在尤因肉瘤中也发现 CDKN2A 纯合性缺失，并且与不良预后相关[46]。综上所述，在表型、遗传机制（如基因组不稳定性）和特异性基因畸变方面，小鼠转化的 MSC 骨肉瘤模型与人类骨肉瘤疾病发生过程具有相同的特性。

这种自发转化可能会引起人们对骨髓 MSC 作为生物药物安全性的担忧。

然而，尽管在小鼠骨髓 MSC 中反复观察到这种现象，但人类多能干细胞在体外未发现自发转化的表现，这很可能是因为它们受到 Hayflick 界限的限制。体外培养的人类细胞群体传代潜能受到限制，一般估计在体外传代不会超过 50 次[47]。端粒在传代过程中逐渐缩短被认为是这种现象出现的原因。在这方面人类细胞与小鼠细胞不同，最可能的原因是小鼠细胞的端粒更长[48]。事实上，有报道称人类骨髓 MSC 在体外不会发生转化[6, 20]。Buddingh 的研究发现人类骨髓 MSC 的体外培养将近 2 年，没有观察到恶性转化（图 12-1）。此外，该研究排除了骨肉瘤患者骨髓MSC 的可能易感性，因为 9 例患者的骨髓没有显示任何肿瘤性变化的迹象。人类骨髓 MSC 在异位表达 hTERT 后寿命延长，但这些细胞不表现出核型改变，也不导致新的肿瘤[49]。

有一些证据表明，移植的骨髓 MSC 在患者体内发生了细胞转化。有研究报道了 1 例接受骨髓移植治疗 β– 珠蛋白生成障碍性贫血的患者发生骨肉瘤的情况。捐赠者是他的兄弟，他在 NDP 基因中有一个突变，导致了 Norrie 病，即一种以儿童早期失明为特征的复发性疾病。移植 16 年后，受者发展成骨肉瘤，肿瘤被确认为供体来源，因为它携带 NDP 突变[50]。也有报道称自体脂肪移植会导致骨肉瘤[51]，但这里无法评估肿瘤是否起源于移植物，或者移植物是否促进了肿瘤生长。此外，有几篇报道称骨肉瘤是骨髓移植后的继发恶性肿瘤[52-54]，但这更可能是由于辐射诱发的，因为这些患者在骨髓移植前接受了全身辐照。然而，Pierobon 等的最新研究报道了 3 例在骨髓移植治疗白血病后出现继发性骨肉瘤的病例，并得出结论，

这些骨肉瘤具有非常强的侵袭性，并且对化疗具有耐药性。作者尚未评估这些患者的骨肉瘤是否起源于移植。

除了上面讨论的尤因肉瘤模型外，骨肉瘤也可以通过比自发转化更可控的方式从骨髓 MSC 中衍生出来。在 CDKN2A 双基因敲除小鼠的 BMSC 中过表达 c-Myc，在注射到同基因野生型小鼠的腹腔内后，会产生广泛播散的肿瘤，其中含有梭形细胞和类骨生成，这是骨肉瘤的典型特征[55]。使用 Osterix 驱动的 Cre-lox 构建体对 TP53 和 RB1 进行条件性敲除，使其在成骨细胞谱系中特异性失活，可在小鼠中引起骨肉瘤。该研究中提出了成骨细胞谱系可能作为一个比 MSC 分化程度更高的祖细胞[56]。如图 12-3 所示，目前尚未明确骨肉瘤确切的祖细胞阶段[57]。鉴于骨肉瘤的异质性，可能存在多个祖细胞，但无论如何，所有这些起源细胞都来自 MSC[58]。

三、增殖：骨肉瘤中的肿瘤干细胞

肿瘤干细胞（CSC）也被认为是肿瘤起始细胞（tumor-initiating cell，TIC），能够广泛增殖、自我更新，并且比大部分肿瘤细胞形成肿瘤的频率更高[59]。CSC 不应与癌症起源细胞混淆，后者指的是在肿瘤发生起始阶段，作为转化靶点的组织内的细胞[60]（图 12-4）。对于骨肿瘤，MSC 及其分化程度更高的后代被视为起源细胞。然而，CSC 代表了肿瘤中可以再生的细胞亚群。CSC 可能是肿瘤能够逃避常规治疗的"罪魁祸首"；因此，根除 CSC 可能实现完全治愈。然而，CSC 是静态或缓慢循环的，过度表达抗凋亡蛋白，拥有多药耐药蛋白，其特征与正常干细胞相似，只是分化能力有时会受到限制[59]。

对于骨肉瘤和尤因肉瘤，识别这种化疗难治性 CSC 非常重要，因为耐药性转移是最难控制的，尽管成功地进行了手术，并将大部分肿瘤细胞通过细胞抑制药进行了根除，但许多患者都仍会因耐药性转移而死亡。在细胞系中的实验表明，细胞抑制药治疗确实可以丰富骨肉瘤中的 CSC 群

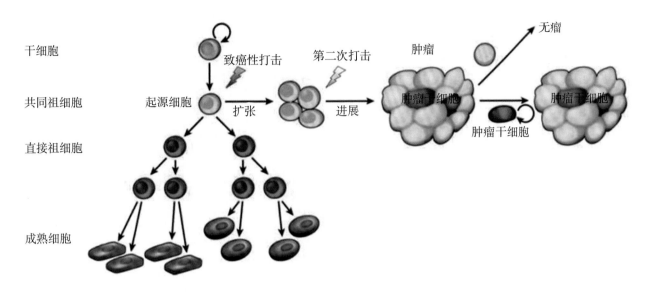

▲ 图 12-4　肿瘤起源细胞和肿瘤干细胞是两种不同的细胞类型

起源细胞可能经历了几次遗传和表观遗传的致癌打击。肿瘤干细胞在大部分肿瘤细胞中作为一个小的亚群出现。只有肿瘤干细胞能够传播并生成肿瘤[60]

体[61]。软骨肉瘤通常对化疗完全耐药[25]，这并不意味着 CSC 概念不适用于这些肿瘤。

骨肿瘤中 CSC 的典型标志物是什么？对于几种特殊肿瘤类型，已存在特定的干细胞标志物[62]，包括脑肿瘤[63] 的 CD133 和乳腺癌[64] 的 CD44。但即使是正常的干细胞，MSC 也没有特定的表面标志物，因此可以预计骨肉瘤中的 CSC 或 TIC 也不会通过表达特定的蛋白质来标记自己。与其他 CSC 一样，骨肉瘤 CSC 也可能表达胚胎干细胞标志物[65]。CD133 也被认为是尤因肉瘤中 CSC 的标志物[66]。在新发尤因肉瘤中，CD133 阳性群体仅占总数的百分之几，并显示出较高的肿瘤形成能力、成球潜能，以及相对较高的胚胎干细胞标志物 OCT4 和 NANOG 表达。在随后的一项研究中，对 CD133+ 细胞进行了 miRNA 分析，差异性表达的 miRNA 似乎与来自其他肿瘤类型的胚胎干细胞和 CSC 的 miRNA 表达相同[67]。

此外，对于尤因肉瘤，高乙醛脱氢酶（aldehyde dehydrogenase，ALDH）活性与化疗耐药性有关[68]。ALDH 是一种参与解毒途径的酶，其活性可作为区分正常和恶性干细胞的标志物[69]。ALDH 高表达细胞的选择可以通过 ALDEFFLUR 分析，使用活细胞流式分选来完成，这有助于对活细胞进行进一步的功能分析。从细胞系和异种移植物中分离出尤因肉瘤 ALDH^HIGH 细胞，当在非黏附条件下培养时，这些细胞显示出成球聚集体（肌圈）的倾向性增加，这是 CSC 的一个特征。只有 ALDH^HIGH 细胞能够同时产生 ALDH^HIGH 和 ALDH^LOW 细胞，而 ALDH^LOW 不能。这一细胞群的化疗耐药性也符合 CSC 规则；然而，这类细胞对一种 EWSR1-FLI1 活性的小分子抑制药 YK-4-279 敏感[70]。这表明尤因肉瘤 CSC 中也存在病理易位；然而，该研究中并没有测试 EWRS1-FLI1 融合是否存在。

此外，骨肉瘤中的 CSC 一直是人们寻求已久的圣杯，考虑到骨肉瘤细胞基因组的反复无常性，更难找到 CSC。用于富集 CSC 的球体形成试验首次证明骨肉瘤 CSC 可用于细胞系和原代肿瘤培养[71]。这些细胞球中的胚胎标志物 OCT4、NANOG 及 MSC 表面标志物（CD105、CD44 和 Stro-1）的表达增加。通过对 OCT4 驱动的 GFP 表达的细胞进行分选能够使骨肉瘤细胞富集，从而形成高度增殖、转移的细胞群[72]。一项研究中报道了骨肉瘤 CSC 中 SOX2 和 KLF4 的过度表达。此外，在富含干细胞特性的骨肉瘤细胞中，Wnt/

β-catenin 信号活跃[73]，这与缺乏该途径激活的大部分骨肉瘤细胞形成对比[74]。Wnt/β-catenin 活性的双面性可能是骨肉瘤[75]中关于该途径的报道存在争议的基础。

高 ALDH 活性也被用于鉴定 Saos-2、Hu09 和 MG-63 骨肉瘤细胞系中的骨肉瘤干细胞。ALDH[HIGH] 细胞占总细胞数的 0.6%～1.8%[76]。

OS99-1 是一种来源于高度侵袭性的骨肉瘤细胞系，其中 ALD[HIGH] 细胞可高达 45%；然而，在 NOD/SCID 小鼠中异种移植这些细胞后，这个百分比会出现减少[76]。CSC 的倾向及其对化疗的耐药性可能是由 ATP 结合核转运体活性增加引起的。由于染料 HOECHST 33342 是这些转运体的底物，因此该属性可用于分离该亚体。通过流式细胞仪分析，可以将主动清除这种染料的细胞区分，这种方法对于从多种肿瘤类型中分离 CSC 非常有效[77]，但对于骨肉瘤，这在几个不同的研究中效果均不理想[78]。

四、转移：间充质干细胞为转移铺平道路

（一）生态位

除了作为祖细胞的作用外，已经观察到骨髓 MSC 具有促肿瘤作用。对骨髓转移的观察表明，骨髓基质是微转移细胞归巢和生长的有利环境。骨髓微环境能够产生细胞因子和细胞外基质，为其他细胞提供生长优势[79]。有人认为，骨髓 MSC 是播散性癌细胞的相互作用剂。事实上，在将人类骨髓基质细胞和结肠肿瘤细胞共同注射到免疫抑制小鼠体内后，产生的异种移植物比对照组生长更活跃，并且具有更多的血管生成[80]。在人类骨肉瘤细胞（Saos-2 细胞系）的原发肿瘤和肺转移瘤也显示出这一特点。通常，Saos-2 在异种移植到裸鼠体内时不会转移；然而，当注射 GFP 标记的人 MSC 时，这些 MSC 向肿瘤迁移，同时可检测到肺转移，转移灶伴有 GFP 标记的细胞[81, 82]。显然，骨髓 MSC 为肿瘤细胞创造了一个生态位，帮助肿瘤增殖（图 12-5）。其他类型的肿瘤（如乳腺

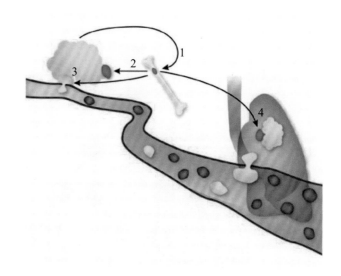

▲ 图 12-5　间充质干细胞如何促进肿瘤细胞的扩散[83]
蓝色细胞 = 骨髓干细胞（间充质干细胞和造血干细胞）。黄色 = 肿瘤。1. 肿瘤细胞刺激干细胞；2. 干细胞促进局部侵袭；3. 干细胞为转移前生态位做准备；4. 骨髓间充质干细胞被募集到转移部位

癌）也有类似的报道。骨髓 MSC 很可能为骨肉瘤的生长和血管生成准备合适的生态位，这可能解释了在骨肉瘤患者中观察到的典型跳跃性转移，即骨肉瘤患者在同一肢体的骨髓中同时发生继发性病变。同时，非同步的跳跃性病变也会发生，特别是在对化疗反应不佳的患者中[84]。

（二）种子、土壤和外泌体

MSC 在肿瘤刺激下产生趋化因子和细胞因子（如 CCL5[82, 85] 和 IL-6[81]），促进肿瘤转移，其机制目前尚未明确。MSC 如何被吸引到转移部位尚不清楚。实验结果显示，肿瘤细胞产生外泌体，即富含蛋白质和 miRNA 的小囊泡（图 12-6），直径为 40～100nm，由各种细胞类型释放到细胞外空间[86, 87]。这些小泡在多方面的潜在价值使其引起了癌症研究的关注。其一是纯粹的诊断价值，当肿瘤细胞中的外泌体脱落时，可以作为生物标志物来检测外周血中的微小残留疾病，即液体活检，这为检测疾病的进展和疗效提供了一个微创诊断工具。尽管在液体活组织检查中可以检测到无细胞 DNA 和循环肿瘤细胞，但外泌体不太容易发生核酸降解，适合使用肿瘤特异性 RNA

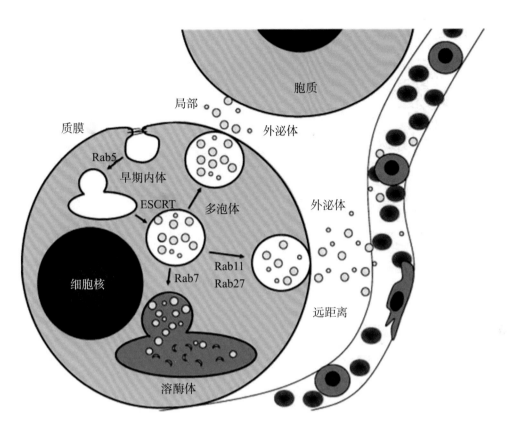

▲ 图 12–6　外泌体的产生和性质[86]

进行检测[88]。特别是对于具有特定基因产物的肿瘤，如尤因肉瘤中的典型易位，在循环中测出这种 DNA 具有高度特异性。一项临床前研究表明，确实可以在外泌体中检测到 *EWSR1-FLI1* 融合基因的易位产物[89]，在临床样本中，可以在患者的外周血中识别出 *EWSR1* 融合[90]。此外，对于特异性不足的癌症基因产物，外泌体可以提供诊断信息，因为每种癌症类型都有自己特定的外泌体特征[91]。

　　本章之所以提到外泌体，是因为它们已被证明能够刺激 MSC 为转移预先准备土壤[92]。这在黑色素瘤中已得到阐述，而这一理论也适用于其他类型的肿瘤，因为大多数肿瘤都能够产生外泌体。正常细胞也会产生这些囊泡，但肿瘤外泌体中含有更多蛋白质。黑色素瘤外泌体蛋白质含量超过正常 20 倍[92]。这种高蛋白含量反映在 RAB 的高表达上（图 12-6），这是外泌体产生的一个重要因素。用抗 RAB 的 siRNA 治疗肿瘤细胞可减少肿瘤

负担。Peinado 等[92] 的论文巧妙地论证了外泌体为黑色素瘤转移准备了骨髓中的土壤，指导驻留的 MSC 接纳肿瘤细胞，在未来这可能作为一个潜在的治疗靶点。

　　骨肉瘤中也有报道发现其通过外泌体中的 TGF-β 培养 MSC，诱导 IL-6 介导的炎症反应，进而促进肺转移[93]。也有报道称，骨肉瘤脱落的外泌体中的 miRNA 可促进迁移和转移[94]。

　　此外，用高转移性肿瘤的外泌体处理的小鼠骨髓也能造成肿瘤。这一概念揭示了骨髓生态位是如何在原发性肿瘤细胞的积极干预下促进转移的。

结论

　　MSC 存在诱导骨肿瘤发生的危险吗？当将这些细胞用作生物制剂时，应该谨慎小心吗？答案很可能是否定的。小鼠骨髓 MSC 明显具有恶性转化的强烈倾向，但人类骨髓 MSC 不会受到此类事件的影响。由于基因传递载体的引入，以及在重

编程和细胞培养过程中可能发生染色体损伤，人类诱导多能干细胞有可能出现转化为恶性肿瘤的现象[95]，但是已经以自然方式编程的多能干细胞不容易产生骨肉瘤。

CSC 在治疗耐药性中的潜在作用为联合治疗模式提供了线索，在这种模式下，原发性快速生长的肿瘤细胞和缓慢生长的 CSC 都被根除。CSC 似乎与正常的 MSC 具有共同的属性，这为我们提供了对其识别和消除的途径。

MSC 在转移中的作用尚不清楚，但进一步揭示这种潜在的负面属性也有机会促进对该过程的具体治疗干预。如果外泌体确实介导了这一过程，它们将为监测隐匿性转移和观察治疗疗效提供有用和非侵入性的生物标志物。

第13章 骨细胞和癌细胞之间的信息传递
Technical approaches for studying the communications between osteocytes and cancer cells

Chun-Yu Lin　Liangcheng Henry Xu　Lidan You　著
杜少华　李浩淼　陈　维　译

概述

（一）骨细胞生物学及其在调节骨稳态中的作用

骨细胞是骨中最丰富的细胞，在机械反应、机械传导和与其他骨细胞的通信中发挥着至关重要的作用。它们起源于成骨细胞，被自生的骨基质包围[1]。由于被包裹在矿化基质中，骨细胞的星状突起从位于骨陷窝的细胞体通过小管向各个方向延伸，形成骨陷窝小管系统。骨中的这种系统允许骨细胞通过间隙连接和细胞周围空间中的分泌信号分子直接或间接地与相邻和邻近细胞进行交叉通信[2]。骨细胞还可以将其突起延伸到骨表面和骨髓内，控制各种骨细胞之间的通信。此外，有人提出，骨细胞体周围的基质和小管中的突起允许在机械载荷[3, 4]下，通过流体阻力进行应变放大，这是骨细胞机械感知的主要原因。

一个健康的骨骼结构需要终身的骨重塑来维持其质量和完整性，这一过程通过成骨细胞（骨形成细胞）和破骨细胞（骨吸收细胞）活动的平衡来实现[5]。骨细胞作为骨骼中的主要机械感知细胞，通过机械传导信号级联在协调骨骼重塑中发挥重要作用[6]。骨细胞通过多种机制感知作用于骨骼的机械信号，包括整合素、初级纤毛、机械敏感离子通道和G蛋白耦联受体（G-protein-coupled receptor，GPCR）[2]，然后骨细胞将信号转化为调节成骨细胞和破骨细胞活性的生物信号，保持骨内环境平衡。参与这一过程的几个重要下游信号分子包括硬化蛋白、DKK1、RANKL受体激活剂和OPG。骨细胞通过硬化蛋白和DKK1抑制成骨细胞增殖和分化。硬化蛋白和DKK1作为Wnt拮抗剂，通过与成骨细胞表面的LRP5/6和Wnt受体结合，阻断典型的Wnt信号通路[7]。骨细胞也是RANKL的主要来源，而RANKL和OPG是破骨细胞功能的关键调节因子。RANKL与破骨细胞前体表面的受体RANK结合，激活下游通路，刺激破骨细胞分化和成熟。OPG作为诱饵受体与RANKL结合，进一步阻断破骨细胞的生成[8]。

随着对骨细胞生物力学及其在调节骨重塑中作用的理解，近期研究已经开始探讨骨细胞对骨肿瘤生长的调控作用，它可能会破坏骨重塑过程及骨组织。

（二）骨骼内的癌症——骨转移

有几种类型的恶性肿瘤可以在骨骼中生长。其中最常见的是由其他部位原发的癌症转移至骨内形成的转移癌[5]。据估计，美国每年有35万例患者死于肿瘤骨转移[9]。在骨转移癌中，乳腺癌和前列腺癌占原发肿瘤的70%[10]，85%的晚期乳腺癌患者和80%的晚期前列腺癌患者发生骨转移[11, 12]。一旦癌症扩散到骨骼，就会破坏骨的生理结构和骨重塑过程。目前，骨转移仍是不治之症，而且通常伴有多种病症，如严重疼痛、骨折高风险和高钙血症，进一步降低了患者的生活质量[11]。

癌症转移的过程包括一系列步骤，首先是原

发性恶性肿瘤浸润新生血管，然后进入血液循环系统。肿瘤被吸引到远处骨的毛细血管床上，最后黏附并渗出血管内皮细胞，进入骨微环境，继而在这里开始增殖。癌细胞归巢于骨是骨转移的关键[9]。1889 年，Stephen Paget[13] 指出选定的癌细胞（种子）与特定的肥沃微环境（土壤）有亲和力，并可能与土壤发生相互作用，最终变为移病灶。在骨特异性转移微环境中，造血干细胞归巢至骨髓的关键因子 CXCL12 及其受体 CXCR4 被认为是癌细胞吸引的关键调节因子。一项体外研究表明，CXCL12 能增强表达 CXCR4 的细胞（如前列腺癌细胞）跨内皮的迁移和侵袭[14]。

转移的癌细胞与骨细胞密切沟通联系，促进了骨吸收和骨形成间平衡的破坏，进而产生溶骨性病变、成骨性病变或混合性病变[9]。超过 80% 的乳腺癌骨转移患者因破骨细胞活性增加和骨吸收而出现溶骨转移。在溶骨性转移中，恶性肿瘤不仅会导致骨破坏，还会形成一个恶性循环，促进肿瘤自身的侵袭性生长[15, 16]。转移性肿瘤首先向成骨细胞分泌破骨细胞激活因子 PTHrP，并调节 RANKL 和 OPG 分泌以激活破骨细胞前体，导致骨质破坏。当骨发生降解时，骨基质中嵌入的生长因子，包括 TGF-β、IGF、PDGF 和 BMP 被释放，进一步吸引乳腺癌细胞并刺激增殖，形成恶性循环。

另外，前列腺癌骨转移患者通常会发生成骨性病变[17]，这是由于成骨细胞骨形成的上调。在成骨性病变中，由成骨细胞形成的骨基质增多，并且多为低强度编织组织，组织结构失衡，导致骨增厚、硬化[18]。在前列腺癌转移过程中，几种肿瘤分泌因子在介导成骨细胞反应中很重要，包括 ET-1、FGF、PDGF 和 BMP。这些因素刺激成骨细胞的骨形成，直接促进肿瘤转移。癌细胞分泌的 ET-1 与成骨细胞上的 ETA 受体结合，促进骨质沉积[19]。前列腺癌表达的 FGF 介导成骨细胞的增殖[20]。此外，BMP 负责成骨细胞分化和基质生成。除此之外，PSA、uPA 和组织蛋白酶 D 等蛋白酶可以通过激活潜在的 TGF-β、裂解 IGF 与

其抑制性结合蛋白（IGF-binding protein，IGFBP）或使溶骨因子 PTHrP 失活来激活成骨细胞刺激因子，从而进一步促进骨形成[9, 21, 22]。

（三）骨骼内的癌症——多发性骨髓瘤

多发性骨髓瘤是一种导致溶骨性病变的恶性肿瘤，由于骨重塑的不平衡与不协调，导致了其溶骨性病变的产生。多发性骨髓瘤的特点是骨髓中单克隆浆细胞的扩增和积聚。多发性骨髓瘤是骨骼疾病中常见的恶性肿瘤，高达 90% 的患者出现骨病变[23]。多发性骨髓瘤患者的骨病变会并发病理性骨折、高钙血症和脊髓压迫，严重影响患者的生存和健康。与其他骨转移癌不同，来源于骨髓的多发性骨髓瘤细胞在病变的骨骼上生长，不发生远处迁移。它们同基质细胞与骨祖细胞相互作用产生、骨髓瘤细胞直接释放的可溶性因子影响骨微环境[24]。骨髓瘤细胞上调 RANKL 并下调基质细胞中的 OPG，并直接分泌破骨细胞生成因子、CCL3，导致破骨细胞的形成和存活[24]。相反，它们通过抑制主要促成骨转录因子 Runx2[25] 和分泌 Wnt 信号抑制剂（如 DKK1[23]）抑制成骨细胞分化。破骨细胞的形成和成骨细胞的抑制导致骨稳态失调，形成溶骨性病变。

（四）骨细胞介导骨恶性肿瘤的最新发现

尽管人们对骨内恶性肿瘤中的分泌因子及肿瘤、成骨细胞和破骨细胞之间的相互作用有所了解，但骨细胞在其中的作用在很大程度上仍然是未知的。近年来，人们对骨细胞在骨转移和多发性骨髓瘤骨病中的作用及它们作为潜在治疗靶点的前景兴趣日渐增加，并在该领域逐步开展了深入的研究。

在排除复杂因素观察骨细胞与肿瘤之间的直接相互作用时，骨细胞表现出促转移特性。在体外，骨细胞可缩短肿瘤形成所需时间，并刺激特定乳腺癌和前列腺癌细胞系的增殖[26, 27]。这可能是骨基质蛋白（如 I 型胶原）在骨细胞条件培养基中所起的相关化学作用。由骨细胞产生的趋化剂 CXCL12 也可能有助于癌细胞归巢至骨[28]。在

多发性骨髓瘤中，骨细胞和多发性骨髓瘤细胞的直接接触通过激活骨细胞和多发性骨髓瘤细胞中的双向 Notch 信号触发骨细胞凋亡和自噬[29]。这种激活导致破骨细胞活性增加，以及 RANKL 和硬化蛋白的产生增强。骨细胞中的 Notch 信号导致细胞凋亡，而反过来又支持多发性骨髓瘤细胞的生长和增殖。此外，骨细胞中硬化蛋白表达的增加抑制成骨细胞分化。尽管存在上述促转移特性，但在体外骨细胞与肿瘤的相互作用中也观察到了其对癌细胞的不利影响，表明骨细胞亦有可能阻止癌细胞向骨的迁移。例如，肿瘤和骨细胞之间的直接和间接相互作用可下调 Snail 的表达，Snail 是一种转录因子，在促进上皮细胞向间质细胞转化和肿瘤转移中起重要作用，而骨细胞对其产生的抑制作用可抑制癌症的迁移。

由于骨细胞是骨中主要的机械感知细胞，新的研究集中在机械刺激骨细胞对骨内肿瘤的影响上。骨细胞的动态机械负荷被证明是抗转移的，它可以通过与破骨细胞和内皮细胞的间接交互作用，抑制乳腺癌经内皮细胞的迁移，并增加癌细胞凋亡[30]。机械刺激还会打开骨细胞内的内源性 Cx43 半通道，并触发 ATP 的下游释放，从而抑制乳腺癌细胞的迁移、侵袭和生长[31]。研究还表明，在振荡液体流下，骨细胞可以减少乳腺癌细胞的外渗距离和外渗百分比[32]。有趣的是，最近的一项研究表明，机械刺激的骨细胞在调节乳腺癌转移中表现出强度依赖性的双相效应。在 5N 水平的负荷下，受刺激的骨细胞表现出促转移作用，降低了 OPN 的表达，而在 1N 机械负荷下，骨细胞提高了 OPN 的表达并抑制了肿瘤的生长[33]。此外，尽管存在肿瘤细胞分泌的可溶性因子，骨细胞仍能对机械负荷做出反应[34]。

尽管骨细胞显示出其调节骨恶性肿瘤的潜力，但它们在肿瘤转移和归巢过程中的作用仍基本未知。阐明骨细胞在骨恶性肿瘤中的作用的局限性之一是缺乏合适的技术手段。研究中不同的细胞类型和技术可能导致不同的结果。因此，未来的研究需要适当的技术手段，以进一步帮助确定骨细胞相关的治疗靶点。

（五）观察骨细胞微环境时应考虑的重要因素

传统研究肿瘤细胞通信的方法存在一些局限性。虽然骨细胞嵌入骨基质中形成三维骨陷窝小管系统，但分离骨细胞并同时与周围环境保持实时信号传递仍然是一个挑战。例如，传统的 2D 体外模型允许分离骨细胞，然而，牺牲了它们在 3D 微环境和独特表型中的重要特性。在物理相关的体内模型中，很难分离骨细胞并控制关键信号事件中的特定因素，因为骨细胞嵌入在复杂的骨基质中。因此，开发成功满足上述要求的适当技术方法非常重要，并将为研究人员提供更好的平台，以进一步理解骨细胞在骨恶性肿瘤中的作用。

骨生态位的独特特征支持肿瘤细胞的归巢和生长，同时具有特定的生物分泌因子和物理特性[35]。包括激素和骨细胞 / 癌细胞衍生因子在内的生化因子在细胞 – 细胞相互作用中起着重要作用。从早期转移事件到恶性循环和骨损伤，生化信号仍然是调节细胞间骨微环境的重要调节因子。另外，骨细胞 – 癌微环境中需要考虑的重要物理特性包括细胞外基质（ECM）力学因素、低 PH 和缺氧。由于骨 ECM 缺乏可扩展性，肿瘤诱导的压力可进一步促使骨细胞促进前列腺癌骨转移[36]。反过来，骨细胞可以表达 MMP，调节 ECM 降解，并能够通过质子泵产生低 PH 环境，以去除骨陷窝中的基质。与成骨细胞和成纤维细胞相比，骨细胞在酸性条件下也能提高细胞活力[37]。此外，在氧含量低于 5% 的情况下，骨细胞深埋于氧气供应受限的骨基质中，富含缺氧标志物。与常氧环境相比，低氧环境可诱导骨细胞树突延长[38]。缺氧还抑制成骨细胞分化，增加溶骨性骨转移。在研究骨细胞 – 癌相互作用时，需要考虑这些物理特性。

（六）骨细胞介导的骨癌研究中不同模型的挑战

目前现有的模型包括体内模型、2D 体外模型和 3D 体外模型，它们各有优缺点。由于高度的生理相关性，动物模型常应用于临床前研究的最后阶段，用于开发治疗策略和研究动态通路。然而，它们成本高、耗时长，而且很难分离出特定的影响因素。传统的 2D 体外系统具有快速周转、相对成本效益高、生化和生物物理条件可控的优势，但它缺乏 3D 微环境，并且依赖于具体细胞类型。为了弥补这种缺陷，3D 体外系统已经被开发出来以模拟体内事件的复杂性，同时分离骨细胞因子。然而，尚未发现用于研究骨细胞和癌细胞之间通信的完美 3D 体外模拟工具。因此，选择何种模型来阐明骨细胞与癌细胞的相互作用取决于具体研究目标及待检验的研究假设。

在这篇综述中，笔者将首先介绍目前用于阐明骨细胞在骨恶性肿瘤中作用的体外模型，然后重点介绍已经开发的在体研究方法，最后总结和讨论骨细胞与癌细胞相互作用的最新技术进展。

一、体外方法

长期以来，基于塑料培养皿的传统实验一直是研究骨和癌细胞生物学、理解细胞间相互作用背后潜在机制的标准。随着研究的进展，研究人员意识到环境线索的重要性，并逐步创造了更接近体内细胞间通信条件的多培养系统。通过将这些生理上更相关的因素纳入实验设计中，可以观察到不同于传统塑料培养皿实验的细胞行为，解锁对癌细胞机制的认识，从而对临床肿瘤中的观察结果产生新的理解。随着体外实验工具的这些新进展，研究人员将能够加速病理机制的基础研究，并大大提高药物开发的效率。我们将介绍传统的基于条件培养基的体外模型，以及正在兴起的癌症骨转移的微流控模型。这些模型大部分基于 2D 细胞培养，部分也尝试模拟 3D 活体组织布局和结构。我们还将讨论骨细胞在流体刺激下对肿瘤细胞产生的影响，以及体外研究方法的相关进展。

（一）体外条件培养基模型

在目前的文献中，有许多类型的体外模型用于研究癌症与骨细胞的相互作用。这些模型大多依靠现有的宏观和微观制造技术以适应其研究设计。大部分系统依赖于二维、单细胞群体培养，通过条件培养基来模拟细胞的相互作用。细胞向周围环境分泌不同水平的信号因子，这些因子可以从细胞生长培养基中分离并将其应用于不同的培养基中，以模拟细胞间通信的过程。已有研究者在宏观模型下发现，应力刺激下骨细胞的条件培养基可以影响乳腺癌细胞转移[39]，应力加载的乳腺癌细胞也可以影响骨细胞功能[34]。使用标准的流动室设备，用 1Pa 流体剪切应力刺激培养在玻片上的骨细胞。从这种骨细胞培养物中提取的条件培养基显示可以增强 MDA-MB-231 的侵袭性，而通过骨细胞 – 内皮细胞的间接信号传导的条件培养具有相反的效果[39]。这些癌细胞的迁移和侵袭研究都依赖于 Transwell 平台，其标准孔板具有可控的孔径，非常适合此类实验。Transwell 平台是研究转移过程中骨细胞和癌细胞通信的常用工具。有研究人员使用类似技术研究骨细胞条件培养基对前列腺癌细胞迁移的影响[27]，以及前列腺癌细胞条件培养基对骨细胞功能的反作用[40]。同样，多发性骨髓瘤中骨细胞和肿瘤细胞之间的双向通信也已通过 Transwell 进行了研究[29]。尽管它易于使用，并适用于标准培养皿，但这些基于条件培养基的实验缺乏直接细胞信号的模拟，更重要的是，无法模拟两个细胞群体之间信号反馈的能力。这种单向通信与体内条件具有较大的差异，在体内条件下，相邻的细胞群会经历实时双向信号，并对彼此产生持续的循环效应。骨细胞和癌细胞在玻片上的直接共培养很难维持，因为它们在生长要求上存在差异，同样体内亦不存在的大量细胞间的污染和直接的细胞接触。因此，要实现进一步对骨细胞和癌细胞通信进行体外研究，仍需开发更先进的技术方法。

（二）体外骨细胞流体剪切应力

既往研究表明，骨细胞最重要的力学信号之一是流体剪切应力[41-45]。这种机械刺激会影响骨细胞增殖和产生影响效应细胞的下游信号。有两种主要类型的流体剪应力：单向稳定流体流动和振荡流体流动。尽管之前的研究主要集中在稳定流动上，但越来越多的研究表明，振荡流体流动可以引起骨细胞截然不同的反应[46, 47]。研究表明，在振荡流体流动下，骨细胞对药物治疗更敏感，其细胞内钙反应模式更接近骨组织负荷的体外模型[48-50]。由于振荡流体流动曲线更接近骨细胞所经历的体内负荷，因此在研究骨细胞与癌细胞的通信时，它应该是理想的选择。目前推荐的剪应力的生理范围为 0.5～3Pa，频率为 0.5～2Hz[45, 51]。流体剪切应力参数的具体值取决于研究特定类型癌细胞所需的生理负荷类型。

（三）骨细胞体外微流控装置

目前，骨细胞和癌细胞间通信的体外模型研究的进展主要集中在推动多细胞群体培养系统与机械刺激的结合上。因此，微流控设备成为替代传统玻片和大型宏观流动室的理想选择。微流控设备由标准流体力学原理控制，由于设计的多样性，可以适用于特定的功能和细胞组织。骨细胞微流控设备的制造通常遵循标准软光刻技术。简单地说，图案是用 CAD 软件生成的，然后用激光蚀刻在铬光掩模上。将光刻胶旋涂到硅酮基晶圆上，然后使用先前生成的光掩模通过紫外光在光刻胶上曝光。正确开发和蚀刻之后，模具就完成了，可以用于微流控设备的复制制造。微流控器件制造中最常用的弹性体是聚二甲基硅氧烷（polydimethylsiloxane，PDMS）。通过改变交联剂的剂量，可以实现不同弹性模量水平的 PDMS，并针对不同的实验目的进行调整[52]。由于这一点及 PDMS 的透气性，用这种弹性体制成的微流控设备最适合细胞培养应用。Wei 等的工作建立了微流控设备中设计和培养骨细胞的基本流程[53]，为可用于研究骨细胞和癌细胞相互作用的微流控设备的更复杂设计提供了基础。

微流控共培养平台在目前研究中越来越常见。例如，许多涉及内皮细胞和癌细胞之间相互作用的研究已经为此应用设计了特定的共培养微流控设备[54-56]。然而，涉及骨细胞的共培养平台很少。Estee 等开发了一个平台，将不同的骨细胞（如骨细胞和破骨细胞）种植在通过介质通道连接的单独孔中。通过灌注该装置，来自初始细胞培养的信号因子可以传播到模拟多细胞培养系统的二级甚至三级孔[57]。然而，由于灌注流是单向的，该平台仍然缺乏模拟双向细胞信号的能力。另外，Middleton 等开发了一种微流控系统，其中骨细胞和破骨细胞相邻接种，一系列梁充当物理屏障。梁之间的间隙旨在最大限度地减少细胞迁移，在整个实验过程中保持两种培养物的纯净。流动方向与间隙方向垂直，使两种培养物的信号因子在两个培养室之间自由流动。这更接近于体内骨细胞和破骨细胞之间正在进行的双向细胞间信号传导[58]。在这个装置中，当在流体刺激的骨细胞附近接种破骨细胞时，可以观察到破骨细胞分化的减少。尽管该平台提供了一个研究骨细胞 - 破骨细胞共培养的生理相关系统，但其装置设备封装复杂，存在进一步改进的空间。

（四）体外微流控系统检测骨癌转移

类似的共培养设备也适用于研究骨细胞和癌细胞之间的通信（图 13-1）。由于骨通常是癌症转移的主要部位，因此人们对研究癌细胞的骨转移，以及骨细胞在这一过程中的角色进行了大量的研究。因此，有许多微流控设备模拟癌细胞外渗周围的微环境。Bersini 等是最早应用微流控设备研究癌症骨转移的研究者之一，他们创建了一个三元培养系统来研究乳腺癌骨转移[59]（图 13-1A）。将填充有人骨髓间充质干细胞（human bone marrow mesenchymal stem cell，hBM-MSC）的水凝胶注射到该装置中，使其内皮细胞单层种植之前分化形成骨基质。加入 MDA-MB-231 乳腺癌细胞，观察其是否通过内皮细胞外渗。这种多层设备允许连续添加不同的细胞，而无须混合，从而创建一个类似生理条件的细胞组织，以在体外模拟细胞外渗。Jeon 等的一项研究使用了单层装置，

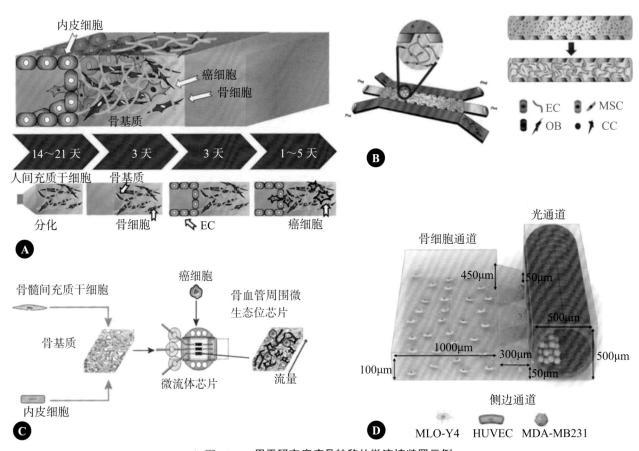

▲ 图 13-1　用于研究癌症骨转移的微流控装置示例

A. 使用人类间充质干细胞（MSC）形成的骨基质与癌细胞（CC）一起种植，以研究癌细胞通过单层内皮细胞的侵袭[59]；B. 一种类似的系统，在该系统中，内皮细胞可以形成一个小的微血管网络，癌细胞可从中通过[60]；C. 为了更好地模拟骨基质，研究者将一块离体骨切片嵌入微流控装置中，并通过在骨基质中植入内皮细胞（EC）和间充质干细胞研究癌细胞的迁移[61]；D. 一种使用单层骨细胞的双通道系统，可用于研究特定流体剪切应力水平对癌细胞通过内皮细胞侵袭能力的影响[32]

其中微流控通道内嵌入了含有 hBM-MSC 的水凝胶，微血管可以在通道内形成[60]（图 13-1B）。癌细胞被添加到相邻的通道中，并通过微血管进行灌注，在微血管中骨细胞分泌的因子会吸引癌细胞渗出到基质中。这两个平台都创造了一个研究乳腺癌迁移的 3D 微环境；然而，它们缺乏适当分化的骨细胞，因此无法准确分析吸引癌细胞的信号因子。此外，这两种模型都缺少对骨细胞的机械刺激，这是迁移过程中的一个重要影响因素。

　　Marturano 等试图通过将体外脱细胞骨基质作为内皮细胞和骨髓间充质干细胞种植的支架，为他们的系统增加机械负荷[61]（图 13-1C）。通过对骨基质进行显微 CT，使用模拟软件可预测基质不同部位细胞所经历的剪切应力水平。这项研究同

样缺乏细胞特异性，使用的是不具备骨细胞全部功能特征的分化 BM-MSC。根据模拟，骨基质不同部分之间的剪切应力水平存在很大差异，但经历不同剪切应力水平的细胞分泌的信号因子均存在于骨基质中，因此难以量化剪切应力水平变化对癌细胞的影响。Mei 等最近发表的一篇文章不再使用 BM-MSC，而是使用 MLO-Y4 骨细胞来研究骨细胞在迁移过程中的作用[32]（图 13-1D）。这是首次在微流控设备中使用骨细胞特异性细胞系进行乳腺癌研究。他们的设计由两个平行通道组成，一个包含完全成熟的管状内皮管腔，另一个植入了单层骨细胞。这些通道由水凝胶填充的缝隙连接，乳腺癌细胞在外渗后可以通过这些缝隙迁移。由于骨细胞是在 2D 培养基中种植的，因此可以用

非常精确的剪切应力水平，从而实现机械刺激的精准控制。这些外渗的微流控模型使我们更进一步了解骨细胞和癌细胞之间的双向通信，探讨预防癌症向骨转移的潜在措施。

（五）体外模型的挑战

目前的微流控系统所缺乏的一个重要特性是对骨细胞的 3D 培养。在体内，骨细胞生长在腔隙小管网络内。这很难在体外重建，因为使用标准制造工艺很难建立这些模型。研究者使用骨细胞与双相磷酸钙颗粒包裹在一起[62]的方式尝试了基于水凝胶的 3D 骨细胞网络。前列腺癌转移的骨细胞模型也采用了类似的方法[38]。尽管这些堆积的微珠在尺寸上创造了更接近体内骨陷窝小管网络的空间，但它们缺乏适当的表面功能，培养的骨细胞缺乏对所经历的流体剪切应力的准确表征。因此，需要更好的制造技术来创建更准确的骨细胞体外表达网络，并进一步集成到微流控癌症转移模型中。3D 生物打印技术和生物凝胶合成技术的进步将有助于实现这些目标，从而能够创造出具有适合骨细胞培养的适当结构布局、化学成分和基质硬度的体外骨细胞基质。

二、体内模型

动物模型是研究特定因素对活体整体影响的唯一临床前实验手段。开发针对骨恶性肿瘤中骨细胞的新治疗方法需要注意选择合适的动物模型、品系和肿瘤接种技术。在动物模型中，啮齿动物通常用于骨细胞生物学和骨转移研究。使用啮齿类动物的几个优点包括易于操作、与人类的基因组同源性高，以及基因改造方便。在本部分中，我们首先回顾研究骨细胞生物学和骨恶性肿瘤的常见啮齿动物模型和技术。然后，我们将探讨目前使用体内模型对骨细胞调节骨恶性肿瘤的研究。最后，我们将讨论研究骨细胞和癌细胞之间通信的体内方法目前面临的挑战。

（一）骨细胞生物学研究的体内模型

骨细胞生物学一直是骨科界的主要研究领域

之一。在过去的 20 年里，Cre/loxP 技术已经允许开发转基因和基因缺陷动物模型，该模型已被广泛用于阐明骨细胞生物学。用于骨细胞体内基因表达或条件敲除的最广泛使用的 Cre 转基因系是 Dmp1 Cre 模型[63]。已经开发出各种具有骨细胞特异性基因修饰的 Dmp1-Cre 模型，包括 β-catenin、RANKL、Cx43 的缺失和硬化蛋白的表达。通过这些转基因小鼠所进行的研究产生了许多骨生物学方面的相关进展[64-66]。

由于骨细胞的机械转导在骨细胞生物学中起着关键作用，因此，利用体内模型结合不同的无创机械加载系统来研究骨细胞的机械感知作用及其潜在机制的方法已经发展起来。啮齿动物尺骨负荷模型向固定前肢施加压缩力，将动物的腕和肘部固定在试验装置中。由于尺骨的自然弯曲，沿前肢传递的轴向载荷转化为弯矩[67]。利用这个模型，研究人员一直在考察骨细胞在特定时间和位置下对机械刺激的反应。例如，加载后 1h，在体内嵌入的骨细胞中观察到加载诱导的 β-catenin 信号，并在 24h 后扩散到骨表面[68]。与尺骨负荷模型类似，在胫骨上施加压力也被用于研究长骨对轴向负荷的反应[69, 70]。这类系统被广泛用于进行骨小梁区的研究，而尺骨加载模型则被用于皮质骨。另外，骨骼上缺乏机械负荷会抑制骨形成。一个著名的例子是宇航员在太空飞行期间，长期生活在微重力环境下的骨质流失。啮齿动物的后肢悬吊（hind limb suspension，HLS）模型已被用来研究骨骼的非负荷状态，其中动物的尾巴被悬挂在高架线上，形成后肢的废用环境。使用 HLS 模型，研究表明，骨骼应力的缺失会诱发骨细胞和成骨细胞的凋亡，并减少其增殖。另一研究也一致地显示，尾巴悬吊 3 天后，小鼠胫骨中 Sost 的表达增加[71]。

（二）体内注射技术诱导骨恶性肿瘤

动物模型对于研究骨转移的潜在机制是必要的。目前已经建立了几种用于小鼠模型的研究转移性肿瘤生长的肿瘤接种技术，包括心内、尾静脉和骨内（胫骨或股骨）注射[72]。使用心内和尾静脉注射模型，可以研究肿瘤扩散的进展；然而，无法控制肿瘤发生的位置，并且研究结果很难复制[73]。骨内直接注射是研究癌细胞与骨微环境相互作用的一种相对可重复和可预测的方法，因此它常被用于研究肿瘤骨转移。向免疫缺陷（SCID）小鼠胫骨注射 PC-3 人前列腺癌细胞，可以建立前列腺癌骨转移活体模型[74]。在本研究中，PC-3 在注射后 2 周呈指数级增殖，这与显微 CT 数据所显示的骨密度和骨矿物质减少相关。结合体内机械加载技术和肿瘤接种技术，研究者进一步进行了骨恶性肿瘤的体内机械刺激模型。Lynch 等在对胫骨施加机械负荷之前，将 MDA-MB-231 人乳腺癌细胞注射到 SCID 小鼠的胫骨近端[75]，结果表明机械负荷抑制肿瘤生长和骨降解。

（三）骨 – 癌通信的体内研究

尽管研究者们针对啮齿类动物模型对骨细胞生物学和骨恶性肿瘤进行了研究，但使用体内系统专门进行骨恶性肿瘤骨细胞调节的研究数量有限。Zhou 等研究了 Cx43 半通道在乳腺癌骨转移中的作用。在骨细胞中大量表达的 Cx43 半通道在机械负荷和双膦酸盐药物刺激下显示出对乳腺癌骨转移的抑制[31]。该研究使用了几种体内模型，包括野生型 Cx43、$Cx43^{\Delta 130-136}$ 和 $Cx43^{R76W}$ 转基因小鼠。由于骨细胞中半通道和缝隙连接的形成依赖于 Cx43 蛋白的表达，因此开发了转基因小鼠来阐明对乳腺癌的抑制作用是否是由于半通道或缝隙连接造成。$Cx43^{\Delta 130-136}$ 转基因小鼠的骨细胞缺乏功能性 Cx43 半通道和缝隙连接，而 $Cx43^{R76W}$ 小鼠在骨细胞中显示功能性半通道，但没有缝隙连接。将 Py8119 细胞注射到所有活体模型的胫骨中，仅在 $Cx43^{\Delta 130-136}$ 小鼠中显示出肿瘤增长的上调。此外，用双膦酸盐药物治疗小鼠模型显示，野生型小鼠中肿瘤的生长减少，而 $Cx43^{\Delta 130-136}$ 小鼠则没有，这表明骨细胞中的 Cx43 半通道介导了乳腺癌的骨转移，并以此响应双膦酸盐药物的刺激。此外，最近的研究表明，在注射肿瘤的小鼠

模型中，每周注射 MHC2（一种增加骨细胞 Cx43 半通道活性的抗体）可提高其存活率并减少肿瘤扩散[76]。

最近，Fan 等利用体外和体内模型表明，机械刺激的骨细胞对乳腺癌细胞的影响展示出强度依赖的变化[33]。在这项研究中，注射了 4T1.2 和 EO771 细胞的 Balb/c 和 C57BL/6 免疫健全小鼠在胫骨上接受 1N 和 5N 的负荷，每天 5min，持续 2 周。低水平的 1N 负荷减少了溶骨性骨质退化；然而，5N 机械负荷增加了微裂缝的数量和肿瘤面积占比。与体外研究一致，机械负荷调节骨细胞并进一步介导乳腺癌细胞中 OPN 和 TGF-β 的表达，这表明负荷相关的肿瘤细胞通信是机械强度依赖性的。

Delgado Calle 等研究了通过胫骨内注射 JJN3 细胞建立的骨转移性多发性骨髓瘤小鼠模型中骨细胞与癌细胞的通信[29]。多发性骨髓瘤细胞通过与骨细胞树突的物理相互作用而促进骨细胞的凋亡，并增加骨细胞中 RANKL 和硬化蛋白的表达。

（四）体内模型的挑战

对于目前的体内模型，分离出特定的因素并模拟整个骨转移的过程仍然具有挑战性。由于体内模型通常用于研究特定刺激的整体效果，结合体外模型来研究细胞相互作用的具体机制可能会有帮助。此外，小鼠的大多数自发性乳腺癌并不转移，目前的肿瘤接种技术无法再现从原发部位到骨的整个扩散过程。需要体内模型的进一步进展来填补这些空白。另外，应该根据具体的研究问题和假设选择合适的模型和技术进行研究。

结论

本章概述了目前文献中研究骨细胞与癌细胞通信的技术方法。尽管在体外和体内都有各种各样的模型，但目前还没有一个理想的平台涵盖了研究这些过程需要考虑的所有关键成分和因素。未来需要在构架技术和体内模型方面加深探索以填补这些空白，为全面揭示骨细胞与癌细胞之前的通信机制提供可用的研究工具。

Part F 癌症细胞与骨细胞的对话
Dialog Between Cancer Cells and Bone Cells

第 14 章 骨细胞与骨肿瘤生态位
Osteocytes and bone tumor niche

Evangelos Terpos Dimitrios Christoulas 著

陆 明 李浩淼 陈 维 译

骨细胞是成骨细胞系的终末分化细胞。它们是数量最多的骨细胞类型，占骨骼成熟成人骨组织中所有细胞的95%[1]。骨细胞被认为是骨骼组织中的永久成分，估计半衰期为25年[2]，而成骨细胞最多可存活3个月，破骨细胞的寿命只有几周。骨细胞的定义源自其位置，即被矿化基质包围的细胞，而并非其功能；一旦成骨细胞被包裹在它们产生的基质中，它们就被称为骨细胞。虽然最初被描述为被动细胞，但我们现在知道骨细胞是多功能细胞，能够感知和传递骨中的机械力，并通过分泌控制成骨细胞和破骨细胞活性的细胞因子来协调骨形成和骨吸收[3, 4]。因此，骨细胞在调节骨和矿物质动态平衡方面起着至关重要的作用。本章的目的是探讨骨细胞在恶性骨病中可能起到的作用。

一、骨细胞：一种多功能骨细胞

一部分成骨细胞会转变为骨细胞（约30%）。大多数成骨细胞发生凋亡，而其他成骨细胞则转化为无活性的成骨细胞[5]。在某些条件下，它们可能会分化为产生软骨样骨的细胞[6]。成骨细胞的比例取决于动物种类、年龄和骨骼类型[6]，以及激素或疾病状态[7, 8]。骨细胞生成被认为是一个被动过程，骨表面的成骨细胞作为骨细胞被包埋，从而减缓基质的生成，相邻的成骨细胞进一步包埋围绕，这些成骨细胞继续积极生成基质[5, 9]。骨细胞生成的过程在很大程度上是未知的，但以下分子在健康骨细胞数量和分布的维持上，已被证明起到关键作用：MMP、DMP-1、成骨细胞/OF45、Klotho、TIEG、LPA、E11抗原和氧[10]，有观点认为骨细胞生成并非是一个被动过程。据报道，成骨细胞基因和蛋白质表达模式存在异质性[9]，这增加了成骨细胞亚群可根据其基因表达呈现不同结局的可能性。

既往研究已经提出了一个从成骨细胞到骨细胞具有八个可识别过渡阶段的模型[5]。在成骨细胞向骨细胞分化的早期阶段，骨细胞被称为大骨细胞、年轻骨细胞或类骨细胞。这些骨细胞比旧的骨细胞大，保留其合成胶原的能力，其细胞质以发育良好的高尔基体为特征。从活动的成骨细胞转化为被包裹的骨细胞大约需要3天，在此期间，细胞产生的细胞外基质体积是其自身细胞体积的3倍，这导致成熟的骨细胞要比原始成骨细胞体积减少70%[11]。细胞经历了从多边形形状到向矿化前沿树突延伸的细胞的显著性转变，然后树突开始延伸到血管腔或骨表面[4]。当成骨细胞转变为骨细胞时，ALP 降低，酪蛋白激酶 II 升高，OCN 也升高[4]。最后，成熟的骨细胞分布在矿化骨的深处，位于被称为骨陷窝的小囊中。

骨细胞有很长的细胞质突起，穿过称为小管的小通道，在矿化骨中形成复杂而广泛的小管网络[4, 12]。E11/gp38 和 MT1-MMP 等分子似乎都在树突 / 小管形成中发挥作用，而 destrin 和 CapG 等分子则调节细胞骨架。它们的突起与邻近的骨细胞和表面成骨细胞的突起之间形成缝隙连接，使细胞之间能够通信。这些长的突起可以到达皮质骨的骨膜、皮质内表面，以及骨髓表面。通过腔隙小管系统，骨细胞相互连接，与骨表面细胞［如内皮细胞、基质细胞、成骨细胞和（或）破骨细胞及其前体］建立细胞间相互作用，并分布自分泌 / 旁分泌因子。因此，虽然细胞间距离较远，并且被包裹在坚硬的矿化细胞外基质中，但骨细胞并不是孤立的。

目前普遍认为，骨细胞对机械传导敏感，并将机械应变转化为生化信号[13]，影响成骨细胞和破骨细胞的活性，而破骨细胞又通过环境变化来做出减少骨量的反应（沃尔夫定律）[14, 15]。支撑这一观点的证据是，当有针对性地去除骨细胞会损害骨对机械负荷的合成代谢反应[16]。骨细胞受激素和骨因子等其他因子的调节反应。此外，骨细胞是矿物质稳态的基础，因为它们能够对离子浓度的变化做出反应，并刺激骨基质和细胞外液之间的离子交换[17]。破骨细胞和成骨细胞的活性必须严格调控，以确保维持骨内稳态。骨细胞被认为是维持这种平衡的关键调节因子[4]。最新研究旨在探索骨细胞控制其他骨细胞的信号通路，以及这些通路可能用于疾病治疗的潜在途径。

二、骨细胞通过调节 RANK/RANKL 和 Wnt 途径骨细胞在骨重建中的关键作用

（一）破骨细胞调节

成骨细胞谱系细胞控制破骨细胞分化和功能的概念已经存在了 40 多年，这是基于观察到破骨细胞生成激素受体，如 PTH，存在于具有成骨特征的细胞上，但不存在于破骨细胞祖细胞上[18]。具有成骨细胞特征的细胞系或富含成骨细胞祖细胞的细胞制剂支持破骨细胞与破骨细胞祖细胞共培养形成破骨细胞[19, 20]。

RANK 是一种跨膜信号受体，属于肿瘤坏死受体超家族，发现于破骨细胞前体表面[21, 22]。RANKL 在骨髓基质细胞和成骨细胞上以膜结合蛋白的形式表达。两项独立研究表明骨细胞是 RANKL 的主要来源[19, 20]。其表达由刺激骨吸收的细胞因子诱导[23]，如 PTH、1, 25(OH)$_2$D$_3$ 和前列腺素[24, 25]。RANKL 结合破骨细胞前体的 RANK 受体并诱导破骨细胞形成。此外，它对成熟破骨细胞有直接影响，导致肌动蛋白环形成和细胞骨架重排。RANK 通过 NF-κB 和 p38 MAPK 途径发出信号，并诱导破骨细胞骨吸收活性增加和成骨细胞存活能力增强。RANKL 在正常破骨细胞生成中的重要作用已在 RANKL 或 RANK 基因敲除小鼠中得到明确验证。这些动物缺乏破骨细胞，因此会发生严重的骨质疏松症[26-28]。骨细胞中缺乏 RANKL 的小鼠所显示的高骨量现象，支持骨细胞是成年骨重塑过程中 RANKL 的主要来源这一观点[19, 20]。

OPG 是 RANKL 的可溶性诱饵受体，是 TNF 受体超家族的成员[29]。它由成骨细胞和其他细胞类型产生，并阻断 RANKL 与 RANK 的相互作用，从而限制破骨细胞的生成。OPG 基因敲除小鼠模型则显示了 OPG 的重要性。OPG 缺陷小鼠出现严重的骨质减少和骨质疏松[30, 31, 32]。OPG 的表达受 Wnt/β-catenin 途径调控，骨细胞中缺乏 β-catenin 的小鼠破骨细胞数量和骨吸收将增加[33]。

在正常人群中，RANKL/OPG 比率极低。然而，在良性和恶性骨病中均发现 RANKL/OPG 比率异常[34]。研究表明，骨细胞寿命的缩短常伴随着与雌激素和雄激素缺乏、糖皮质激素缺乏相关的骨吸收和骨丢失的过度增加、机械废弃和老化[35-37]。骨细胞凋亡在空间、时间和功能上与受损骨的去除和替换有关。从机制上讲，骨细胞凋亡增加了相邻骨细胞中 RANKL 的表达，从而招

募破骨细胞前体并刺激其分化[38–40]。

（二）成骨细胞调节

大量临床和动物数据表明，骨细胞通过分泌 Wnt 信号拮抗剂，包括 DKK1 和硬化蛋白，负性调节成骨细胞的活力和功能[4, 41, 42]。经典 Wnt 通路已被证明是成骨细胞中的主要信号通路。Wnt 糖蛋白与 Wnt 受体及其共同受体 LRP-5/LRP-6 结合，导致 β-catenin 的稳定。这导致其细胞质积累、移位到细胞核中，并刺激成骨细胞靶基因的表达[43]。在缺乏 Wnt 信号的情况下，β-catenin 被蛋白酶体磷酸化和降解。细胞外 Wnt 拮抗剂阻止 Wnt 糖蛋白与其受体的结合，可产生两类功能[44]。DKK 家族成员与 Wnt 受体复合物的 LRP-5/LRP-6 成分结合，而 sFRP（如 sFRP-2 和 sFRP-3）与 Wnt 蛋白结合。两者都导致 Wnt 信号的抑制和成骨细胞功能的降低。硬化蛋白是另一种与 LRP-5/LRP-6 结合的 Wnt 抑制剂，它抑制成骨细胞驱动的骨形成并诱导成熟的成骨细胞凋亡[45]。*DKK1* 和 *SOST*（编码硬化蛋白的基因）突变的患者及这些基因缺失的小鼠表现出骨量增加，主要是由于成骨细胞数量和骨形成增加。骨细胞通过下调硬化蛋白来协调成骨细胞对机械力的反应，从而激活非正常 Wnt 信号[41, 46–49]。硬化蛋白也可以被 PTH 下调。硬化蛋白升高与代谢性骨疾病的骨丢失机制有关，如绝经后骨质疏松症和珠蛋白生成障碍性贫血相关骨质疏松症[50–52]。

然而，在骨中协调 Wnt 信号通路合成代谢作用的细胞仍然尚未明确。一个假设是骨细胞协调骨中典型 Wnt/β-catenin 信号激活的合成代谢作用。与此概念一致，骨细胞中 Wnt/β-catenin 信号的遗传刺激导致成骨细胞数量和骨形成增加，从而导致骨量增加[53]。这些结果与在成骨细胞中表达相同显性活性 β-catenin 转基因的小鼠中观察到的结果形成对比，后者也表现出骨量增加，但主要是由于骨吸收减少[54]。

总之，骨细胞通过产生 RANKL 来控制破骨细胞的形成，并通过产生硬化蛋白来调节成骨细

胞的形成，从而改变骨重塑和矿物质稳态。机械负荷和激素的影响似乎是由嵌入骨基质的骨细胞介导的。RANK、RANKL 和 OPG 的生物学途径及 Wnt 途径都与多发性骨髓瘤的发病机制有关[55]，并且有越来越多的数据表明它们在实体瘤向骨髓转移中的作用[56–61]。因此，除了骨内稳态的关键调节因子外，骨细胞也可能参与骨肿瘤生态环境。

三、恶性肿瘤中 RANK/RANKL 和 Wnt 调节通路

（一）破骨细胞活性增加

多发性骨髓瘤细胞导致肿瘤微环境中 RANKL/OPG 系统失衡：多发性骨髓瘤患者骨髓活检中 RANKL 表达上调，而 OPG 表达降低[62]。Notch 家族成员及其锯齿状配体在 MM 细胞膜上表达，分别与相同或相邻细胞发生同型和异质性相互作用。随后激活的细胞内级联最终导致 MM 细胞产生 RANKL 的增加。然而，在骨髓瘤微环境中，骨髓间充质干细胞和骨细胞仍然是 RANKL 的主要来源[63, 64]。另外，骨髓瘤细胞通过减少成骨细胞和基质细胞分泌 OPG 来降低骨微环境中 OPG 的量[65]。它们还产生并分泌黏结蛋白聚糖 –1（CD138），这是一种跨膜蛋白聚糖，与 OPG 的肝素结合域结合，并通过骨髓瘤细胞介导其内化和连续溶酶体降解[66]。这些效应的结合导致骨髓微环境中 RANKL/OPG 比率增加，有利于破骨细胞的形成和激活。OPG 和 RANKL 水平与 MM 的临床活动、骨病的严重程度和不良预后相关[67]。但目前尚未明确其存活率低的原因是因为过度骨质破坏，或者仅仅是肿瘤严重程度或侵袭性的反映。最近研究表明，激活素 A 通过刺激 RANK 表达和诱导破骨细胞生成参与骨髓瘤骨病[68, 69]。骨破坏过程从骨基质中释放生长因子，增加骨髓瘤细胞的生长，导致骨破坏和肿瘤增大的"恶性循环"。

RANKL/OPG 系统在转移至骨的实体瘤患者中的作用也已被研究证实，其与恶性肿瘤类型和骨骼肿瘤负荷有关。乳腺癌和肺癌似乎通过上调 RANKL/OPG 系统发挥其溶骨作用，而前列腺癌

则仅引起 OPG 水平的显著升高，从而导致成骨细胞活性的增加[56]。RANKL、RANK 和 OPG 的差异表达与人类非小细胞肺癌和前列腺癌向骨骼转移可能有关[57, 58]。在乳腺癌和前列腺癌骨转移的小鼠模型中，抑制 RANKL 活性可阻止骨肿瘤的进展[59, 60]。

（二）抑制成骨细胞活性

骨细胞和 MM 细胞表达 Wnt 拮抗剂，如硬化蛋白、DKK1 和 sFRP，并抑制成骨细胞活性[65, 70]。活动性骨髓瘤患者血清中硬化蛋白升高，与骨形成减少和骨吸收增加相关[71]。与所有其他患者相比，诊断为病理性骨折的骨髓瘤患者的循环硬化蛋白较高，这与绝经后骨质疏松症的数据一致，其硬化蛋白升高与骨丢失和骨质疏松性骨折的发展相关[50, 51]。在体外骨髓基质细胞和人类骨髓瘤细胞的共培养系统中观察到硬化蛋白增加，以及 RANKL 表达增加[72]。这些数据表明，骨髓瘤细胞通过与骨髓基质细胞的相互作用导致硬化蛋白的生成增强，从而导致成骨细胞功能障碍和破骨细胞活化。

硬化蛋白也与实体瘤的骨转移生物学有关。在体外研究中，MDA-MB-231 乳腺癌细胞分泌的硬化蛋白能够强烈抑制成骨细胞分化和功能[73]。在前列腺癌中，通过免疫组织化学染色及 BMP-6 和 noggin 的表达，对 136 例人类前列腺标本中硬化蛋白的表达进行了评估。与结节性前列腺增生患者相比，前列腺癌患者的硬化蛋白表达降低，而 BMP-6 表达增加。更重要的是，原发性前列腺癌中高水平的 BMP-6、低水平的硬化蛋白和 noggin 表达可提示远处转移的发生。即使在高级别前列腺癌患者或无骨转移的患者中，硬化蛋白、noggin 和 BMP-6 的预测价值仍然存在[74]。硬化蛋白在前列腺癌中的重要作用进一步得到了以下观察结果的支持：Mesd，即 LRP-5 和 LRP-6 的一种特殊伴侣，能够拮抗硬化蛋白与 LRP-5/6 的结合（从而抑制硬化蛋白活性），能够抑制 PC-3 前列腺癌细胞系的增殖[75]。这些结果表明，硬化蛋白不

仅对前列腺癌细胞的转移能力至关重要，而且对其生存和增殖也至关重要。

dickkopf-1 是一种由骨髓瘤细胞分泌的蛋白质，与硬化蛋白具有协同作用，干扰自分泌 Wnt 信号，随后抑制成骨细胞分化和活性。在伴有溶骨性病变的多发性骨髓瘤（MM）患者中，骨髓活检的免疫组织化学分析显示骨髓瘤细胞过度表达 DKK1[76]。此外，DKK1 的基因表达水平与骨病严重程度相关。MM 患者血清中 DKK1 水平升高[77]，并与骨病程度相关[78]。无论选择何种方案，对治疗有反应的骨髓瘤患者的血清 DKK1 降低，但无反应者的血清 DKK1 降低不明显[79]。此外，由于成骨细胞中的 Wnt 信号增加 OPG 的表达并下调 RANKL 的表达[80, 81]，因此抑制 Wnt 信号可促进破骨细胞的生成。

sFRP-2 由 MM 细胞分泌，抑制 BMP-2 诱导的矿化结节形成和成骨细胞分化[82]。它在多个步骤上抑制成骨细胞分化，不仅在早期影响成骨细胞分化表达 ALP，而且还影响其晚期分化矿化过程。它被认为是干扰 Wnt 与其受体 Frizzled 结合的诱导受体。患有晚期骨病的 MM 患者骨髓瘤细胞中 sFRP-2 的表达升高[82]。

Wnt 信号通路也与实体瘤转移到骨骼的能力有关。乳腺癌和骨转移患者的 DKK1 表达增加，而转移性前列腺癌患者的 DKK1 表达降低[21, 61]。

四、恶性细胞和骨细胞之间是否有直接联系

骨细胞在肿瘤转移和骨归巢早期阶段的作用尚不清楚。白喉毒素进行给药诱导的骨细胞基因消融增加了骨髓瘤细胞向特定骨区的归巢，并增加了肿瘤总负荷[83]。研究者通过对骨活检样本中骨细胞活性进行了评估，活检样本来自 MM 患者或 MGUS 患者和健康受试者[84]。MM 患者的活骨细胞数量明显少于健康对照组，并且与破骨细胞数量呈负相关。此外，有骨损伤的 MM 患者的活骨细胞数量明显少于无骨损伤的 MM 患者，部分原因是细胞凋亡增加。这些发现在体外也得到

了证实。微阵列分析表明，MM 细胞通过上调破骨细胞因子（如 IL-11）的产生，增加其促破骨细胞生成特性，从而影响前干细胞的转录谱。有骨病变的 MM 患者骨细胞 IL-11 的表达高于无骨病变的 MM 患者。在一项研究中，体内骨细胞的转录组也受到癌症应激的强烈影响，产生了基因表达足迹，其形态学表现似乎与癌症的性质有关[85]。这些变化包括 TGF-β 信号通路，已明确其在正常骨和癌症病变骨的骨微环境中起着关键作用[86, 87]。似乎骨细胞的形态、骨陷窝和周围的细胞外基质都受到癌症应激的强烈影响。Keller 及其同事在体内证明，骨骼中前列腺癌细胞的生长会增加髓内压[88]。由于骨细胞是骨中主要的机械传递因子，他们研究了骨中物理力的变化是否会改变骨细胞的功能。在体外，来自加压骨细胞的条件培养基增加了前列腺癌细胞的增殖、迁移和侵袭能力[88]。机制研究表明，这些效应部分由骨细胞衍生的 CCL5 和 MMP 介导[88]。这些变化是否会导致恶性细胞"利用"骨细胞来发展骨转移，目前认为存在这一可能性，但仍未确定。癌细胞中的 CXCR4 受体发出的 CXCL12 信号在多种骨肿瘤中肿瘤细胞的滞留和归巢到骨中起着重要作用[89-91]。骨细胞产生 CXCL12，因此可以激活癌细胞中的 CXCL12-CXCR4 信号轴，有利于它们归巢到骨骼[92]。然而，骨细胞也可能阻止转移性乳腺癌细胞迁移和骨内转移。体外研究表明，机械刺激的骨细胞减少了乳腺癌细胞的跨内皮迁移[92]。这些发现之间的差异表明，骨细胞和肿瘤细胞之间的相互作用具有特定背景和癌症特异性。

骨细胞似乎是 RANKL 和硬化蛋白的主要来源，这两种分子在骨重塑和骨恶性肿瘤中起着关键作用。虽然最初的研究没有将其纳入前述提到的"恶性循环"中，但新的发现支持骨细胞也通过直接和间接机制促进肿瘤增殖微环境的形成。骨髓瘤细胞刺激表达 RANKL 的骨细胞的增加[64]，通过分泌促破骨细胞因子和刺激骨吸收，骨细胞有助于从基质中释放生长因子，促进肿瘤生长。

除细胞因子外，骨细胞还与位于骨皮质表面的骨髓瘤细胞建立物理相互作用[64]。这些物理相互作用导致骨髓瘤细胞中 Notch 信号的激活，这是一种介导相邻细胞之间通信并控制增殖 / 死亡程序的途径[64]。有趣的是，骨细胞似乎使用一组不同的 Notch 受体与骨髓瘤细胞进行通信，因为骨细胞和骨髓瘤细胞之间的双向通信改变了这两种细胞类型中的 Notch 受体。骨细胞激活 Notch 信号可增加细胞周期蛋白 D1 mRNA 的表达，并促进骨髓瘤细胞的增殖[64]。Notch 信号的失调可导致数种骨肿瘤的进展[93, 94]，该途径为治疗骨肿瘤提供了研究方向。

五、结论与展望

骨细胞通过 RANK/RANKL 和 Wnt 信号通路，调控骨吸收和骨形成细胞，以维持机体矿物质稳态，并根据需要重塑骨量环境要求。转移至骨的 MM 和实体瘤打破了这些通路的调控，改变了骨细胞的活力及其基因表达谱，并将其转化为原癌细胞，从而形成骨破坏和肿瘤扩散的恶性循环。要充分理解骨细胞在恶性骨疾病中的参与过程，还需要做大量的研究工作，这也将为治疗骨肿瘤提供更多的潜在方向。

第15章　破骨细胞的免疫功能：对恶性骨肿瘤的新认识
Immune functions of osteoclasts: new insights for bone cancers

Julia Halper　Maria-Bernadette Madel　Claudine Blin-Wakkach　著

陆　明　李浩淼　陈　维　译

要 点

- 破骨细胞不仅仅是骨吸收细胞，也是具有先天免疫功能的单核细胞。
- 破骨细胞参与免疫抑制，促进骨癌的发展。
- 破骨细胞表现出表型和功能多样性，一些破骨细胞亚群更容易产生免疫耐受和免疫抑制，使其成为骨癌有趣的治疗靶点。

　　骨髓（bone marrow，BM）是一个常见的肿瘤转移部位，骨转移可见于约80%的晚期乳腺癌、前列腺癌患者，以及30%～40%的肺癌、肾癌或甲状腺癌患者[1]。癌细胞倾向于以骨骼为巢穴，这是由原发器官的特性决定的。BM是一个特异性器官，在这里，造血干细胞和记忆淋巴细胞等长寿细胞维持在专门的生态位中，为癌细胞提供促进其趋附、存活及生长的信号[2, 3]。癌细胞使用类似的归巢和存活机制，并有能力与这些长寿细胞竞争BM生态位[4-8]。维持BM中的肿瘤生长需要肿瘤细胞与BM细胞相互作用，包括成骨细胞（osteoblast，OBL）、间充质基质细胞、破骨细胞（osteoclast，OCL）、内皮细胞和免疫细胞[9]。此外，存在BM中的肿瘤细胞获得了类似骨的特性，从而提高了它们对BM环境的适应性[10, 11]。同时，BM是一种免疫特权器官，与其他组织相比，它含有高比例的免疫抑制细胞，如Treg和MDSC[4, 12]。因此，BM的免疫抑制倾向有利于HSC的存活，也有利于癌细胞的存活。

　　恶性肿瘤骨转移的主要病理性改变是造成肿瘤介导的骨破坏。此外，在溶骨性原发性骨肿瘤（骨肉瘤、尤因肉瘤）[13, 14]和血液系统恶性肿瘤（多发性骨髓瘤、淋巴瘤、白血病）[15-18]中也观察到溶骨性病变。骨溶解和癌症之间的联系已经被广泛研究探索，并确定了所谓的肿瘤细胞和骨细胞之间的恶性循环[19, 20]。BM中的肿瘤细胞产生直接促进骨吸收、破骨细胞分化的因子[21, 22]，如RANKL[14, 23-25]、TNF-α[26]、M-CSF[27-30]、MIP-1α[31, 32]或IL-3[33]。它们也可以间接地刺激破骨细胞的形成，例如，通过产生PTHrP，一旦与PTH受体结合，就会导致高钙血症和破骨细胞介导的骨质破坏[34-37]。相反，破骨细胞可以促进肿瘤发生和转移性生长。骨吸收期间从骨基质释放的活性TGF-β刺激癌细胞产生PTHrP，有利于肿瘤生长和破骨细胞生成[38]。其他生长因子，如FGF、IGF、PDGF和BMP家族也从骨基质中释放，以促进肿瘤细胞的增殖[39, 40]。骨溶解过程中钙的释放促进了表达钙传感器受体（calcium sensor receptor，CaSR）的肿瘤细胞的存活[41]。此外，破骨细胞具有促血管生成作用，进一步促进肿瘤进展[42-44]。此外，破骨细胞的骨吸收活性有助于造血生态位的形成和激活[45-47]，并有助于控制 BM 中的肿瘤细胞休眠[48-50]。从这些研究看来，骨癌细胞和破骨细胞之间的相互作用对于骨吸收和肿瘤生长之间的恶性循环至关重要。

然而，破骨细胞又不仅仅是骨吸收细胞。根据其环境和发育阶段，破骨细胞具有不同的细胞起源。它们可能来自红髓系祖细胞（erythromyeloid progenitor，EMP）、BM-HSC 或成熟单核细胞[51]。这种异质性的来源导致其骨吸收能力及免疫潜能的表型和功能也具有异质性[51-53]。事实上，作为单核细胞家族的成员，破骨细胞还具有一种先天免疫功能[51]。作为抗原呈递细胞（antigen-presenting cell，APC），它们具有激活调节性 CD4 和 CD8 T 细胞或产生炎性 TNF-α 的 CD4 T 细胞的能力，因此有可能参与免疫抑制或炎症反应过程[51]。通过对破骨细胞起源和免疫功能的分析，可以突出其异质性，并证明与一般假设相反，破骨细胞包含具有不同表型和功能特性的若干细胞亚组，这些细胞亚组与其免疫功能尤其相关[51-53]。因此，它们对骨髓中癌症进展和维持体内癌细胞的作用超过其骨吸收功能。

在本章中，我们将重点关注破骨细胞的免疫调节能力，它有助于形成有利于溶骨性病变相关骨肿瘤的致瘤性 BM 微环境。

一、破骨细胞是先天免疫系统的成员

破骨细胞除了具有独特的骨吸收能力外，还是先天免疫系统的重要参与者。RANKL 作为主要破骨细胞生成因子的发现促进了对其参与炎症过程的研究[54-56]。在过去 20 年中发现，破骨细胞参与免疫过程在各种疾病的发展和进展中确实起着重要作用。最初，骨免疫学的重点主要在于 T 淋巴细胞产生的重要细胞因子可作为破骨细胞形成和活性调节的产物[54, 57-60]。然而，这种作用是相互的，因为破骨细胞是表达 MHC Ⅱ 和共刺激分子的特异性 APC，能够通过诱导不同的 T 细胞亚群积极形成系统免疫反应，这取决于破骨细胞表型

的本身[51-53, 61]。

破骨细胞的免疫起源和功能直到最近才被认识。破骨细胞以其独特的功能而闻名，因其由 M-CSF 和 RANKL 驱动的髓系祖细胞分化和融合可产生巨大多核细胞（见参考文献 [51]）。在小鼠和人类的粒细胞 / 巨噬细胞祖细胞（granulocyte/macrophage progenitor，GMP）下游可以识别常见的巨噬细胞 / 破骨细胞 / 树突状祖细胞（macrophage/OCL/DC progenitor，MODP）[62-65]。然而，最近的研究表明这种差异性分化模式更加复杂。

如最近研究对组织巨噬细胞[66]表面受体 Cx3cr1、Flt3 和 Csf1r 表达细胞的命运追踪结果证明，发育阶段参与的破骨细胞祖细胞是来源于卵黄囊的 EMP 细胞[67, 68]。虽然 EMP 衍生的破骨细胞参与胚胎骨发育，但 BM-HSC 也有助于出生后破骨细胞的生成，并代表成人的主要破骨细胞祖细胞[67, 68]。而在成人中，EMP 衍生的破骨细胞也参与了骨损伤后的骨愈合，这揭示了破骨细胞起源的异质性：起源取决于它们所在及所作用的环境[68]。

破骨细胞发生的复杂性源于其能够从成熟单细胞分化出来，或者在分化后与这些成熟细胞融合[51, 67, 68]。单核细胞（monocyte，MN）是 BM 中高度异质的群体，它们以趋化因子依赖的方式进入循环[69]。通常，MN 分为两个主要子集：经典 MN 和非经典 MN[70-72]。典型或炎症性 MN 迁移到组织中，在组织中它们可以分化为 Mø 和树突状细胞（dendritic cell，DC）以补充常驻池，或者被招募到感染部位发挥作用。这些细胞的特征是其细胞表面表达 CD14/CD16（人类）或 CD11b/Ly6C（小鼠）[73]。另外，在稳态和炎症条件下，非经典 MN 与内皮细胞一起发挥巡逻功能[72, 74]。在任何情况下，MN 都能够通过产生 TNF-α 或 IL-1 等细胞因子参与炎症反应，同时伴有低水平的吞噬活性。在小鼠和人类中，与非经典 MN 相比，炎症性 MN 能够更有效地促进破骨细胞的生成，尤其是在与骨破坏相关的条件下[75-78]。

DC 组成了一种 BM 衍生的破骨细胞前体细胞类型。未成熟 CD11c+DC 当遇到病原体或其他危

险刺激时，它们与共刺激分子 CD80 和 CD86 一起增加 MHC 分子的表达，并迁移到淋巴结以激活 T 细胞和 B 细胞。成熟的 DC 是高效的 APC，负责桥接先天性和适应性免疫反应。不同于 MN，DC 则作为异质群体存在。传统 DC 与 MN 和 Mø 来源于相同的 MDP 前体，已知可产生 IL-12、IL-6 和 TNF-α[79]。相反，浆细胞样 DC 被认为来自一种稍有不同的前体，它们能够产生大量 IFN，以响应病毒刺激[80, 81]。作为破骨细胞前体的人类 DC 最初在体外被鉴定为以未成熟 DC 为主，在 M-CSF 和 RANKL 刺激下及在关节炎患者滑液诱导的致病性刺激下产生融合[82]。在小鼠体内进一步证实了这一点，证明注射 DC 可以恢复骨钙化小鼠的骨吸收[83]。这项研究表明，在 BM CD4+T 细胞产生高水平的 RANKL 和 IL-17 的情况下，DC 被积极招募到 BM 中，并分化为溶骨性破骨细胞[83]。在多发性骨髓瘤的癌症背景中也出现了类似的机制[84, 85]。多发性骨髓瘤患者 BM 中 DC 与 Th17 细胞的比例增加[85, 86]，在与产生 RANKL 的骨髓瘤细胞和 IL-17 相互作用后，这些 DC 易于分化为破骨细胞[85]。

巨噬细胞代表吞噬性破骨细胞祖细胞的一个子集，几乎分布于所有组织内，参与生理稳态、对环境信号的反应和组织修复[87]。在巨噬细胞中有两种很好的极化状态：经典激活 / 促炎性 M₁ 亚群，以及非固有激活 / 抗炎性 M₂ 亚群。然而，这种分类只显示了一种趋势，在不同的器官[88] 或疾病环境[89] 中可能存在巨大差异，甚至可以完全颠倒[90, 91]。巨噬细胞通常对标志物 F4/80 呈阳性，而这些亚群的特征是细胞因子的产生，主要是 M₁ 极化中的 TNF-α、IL-6 和 ROS，以及 M₂ 极化中的 IL-10 和 IL-4。这些细胞因子反过来会影响破骨细胞的生成[92, 93]。M₁ 巨噬细胞通过分泌 IFN-γ、IL-12 或 TNF-α 诱导抗肿瘤反应。相反，M₂ 巨噬细胞清除细胞废物，促进血管生成和组织重塑。在癌症条件下，M₂ 巨噬细胞通过分泌 TGF-β 或 IL-10 发挥免疫抑制细胞的作用，并通过分泌 IL-17、IL-23、VEGF 或 FGF 刺激血管生成和肿瘤生长[94]。

有趣的是，M₂ 巨噬细胞比 M₁ 巨噬细胞更有

效地分化为破骨细胞[95]，并且这种分化由雌激素控制，而雌激素可导致骨质疏松小鼠的骨丢失[96]。最近，通过在关节炎滑膜中识别出不同于 BM 破骨细胞祖细胞的 Cx3cr1+F4/80+ 关节炎相关破骨细胞生成 Mø（原子），证实了巨噬细胞对病理性骨破坏的贡献[97]。

最后，骨髓间充质干细胞也组成了破骨细胞的一种重要祖细胞类型，特别是在肿瘤和转移性扩散的病理背景下，骨髓中的局部骨髓间充质干细胞库急剧扩大[98-100]。这些骨髓间充质干细胞被认为是被阻止进一步分化为一个髓样细胞谱系的未成熟髓样细胞的异质群体[101]。骨髓间充质干细胞通过产生 NO、ROS 或 ARG1 能够有效抑制促炎性 T 细胞反应[102]。它们通常被认为是各种癌症类型骨转移和骨溶解中具有高促瘤能力的免疫抑制细胞[98, 103-105]。然而，与循环 / 远居骨髓间充质干细胞或肿瘤原始骨髓间充质干细胞相比，只有定居在骨髓生态位内并与肿瘤颗粒接触的骨髓间充质干细胞才能分化为破骨细胞[106]。这有助于增加破骨细胞数量，增加骨吸收，继而造成了在各种类型的癌症（包括乳腺癌和 MM）中晚期骨溶解和骨转移增加[98, 107]。然而，MDSC 的特性是否会影响最终的破骨细胞表型，即功能性是否转向抗炎表型仍是待解决的问题。

二、破骨细胞的天然免疫功能

破骨细胞根据生理或病理背景来自不同的祖细胞。如今通常认为，这些不同的来源会导致不同细胞功能，这不仅表现在骨吸收能力方面，同样也表现在潜在的免疫功能方面[51]。因此，破骨细胞在不同环境条件下的免疫调节功能受到关注。作为单核细胞，破骨细胞在体外组成性表达 MHC 和共刺激分子[52, 61, 82]，破骨细胞在体内的 MHC Ⅱ 表达已得到证实[52]。它们能够有效地摄取、处理、呈现和交叉呈现抗原，从而刺激 T 细胞[52, 61, 108]。因此，在生理条件下，由健康小鼠的总 BM 或 CD11b+MN 产生的破骨细胞能够激活 CD4+Treg，因此被称为耐受性破骨细胞（tolerogenic OCL， t-OCL)[52]。此外，它们还能够交叉表达和激活 CD8[+]T 细胞 CD8[+]FoxP3[+]Treg 产生细胞因子，抑制 BM 中新生破骨细胞的生成[109, 110]。

相反，通常在与高 TNF-α 和 IL-17 水平相关的病理条件下，源自 DC 或炎症小鼠 BM 的破骨细胞具有不同的免疫效果，其产生 TNF-α 的 CD4[+]T 细胞而非 Treg，这反过来会导致持续性炎症信号的恶性循环，如同骨质疏松或炎症性结肠炎相关的骨破坏中的表现[52, 53]。这些观察结果表明，在破骨细胞起源中观察到的异质性导致了其表型和免疫功能的巨大变化。为了更好地理解这种多样性，开发成熟破骨细胞的测定标准可以比较来自不同来源的纯破骨细胞[52, 111]。目前能够区分 fractalkine 受体 Cx3cr1 识别，慢性炎症条件下产生的破骨细胞子集，以及以 DC 或炎性 Ly6Chigh 单核细胞区分的破骨细胞子集[52, 53]。然而，到目前为止，这个标记仍然是唯一一个能够区分破骨细胞亚群的标记，并且仍需进一步的分析来确定其完全异质性。

三、破骨细胞的免疫抑制功能及其在溶骨性肿瘤中的作用

在成人中，BM 是造血和免疫细胞前体分化的主要部位，也是成熟免疫细胞维持的部位，如记忆 B 和 T 细胞。这些功能需要一个有利于细胞长期休眠和存活的免疫抑制环境[4]。这种免疫抑制环境由 BM 细胞介导，包括以 MDSC 为主的间充质基质细胞[112-114] 和以 Treg 为主的免疫细胞[4, 115]。这些细胞的特点是产生抗炎细胞因子和免疫抑制因子，参与抗炎反应，同样参与癌症的发展，尤其是 BM[100, 116, 117]。

有趣的是，在 BM 中，T 细胞中的 Treg 比例高于其他器官[144]。BM Treg 主要位于骨内膜表面[12]，并显示出比其他 Treg 更高的抑制能力[118]。在接受 HSC 移植的小鼠中去除 Treg 可显著降低 HSC 的植入和存活率，表明它们在保护 BM 生态位方面的重要作用[12]。骨肉瘤、骨转移和 MM[115, 117, 119, 120] 中的 BM Treg 数量增加，它们发挥抑制 T 细胞活化和

抗肿瘤反应，在癌症发展和转移生长中发挥关键作用[117]。

破骨细胞能够有效激活 Treg。t-OCL 诱导 Treg 被认为是一种保护机制，可以避免骨吸收过程中出现自身肽相关的自身免疫反应，保持 BM 生态位完整性[52, 108]。然而，在恶性骨肿瘤的情况下，这种保护性特性反而会参与癌细胞的保护，并通过降低抗肿瘤免疫而有利于肿瘤的生长。因此，这种塑造 T 细胞反应的能力也表明破骨细胞是肿瘤微环境中一个复杂的调节因子，肿瘤浸润性白细胞的存在极其表型对肿瘤发展、生长和转移及患者预后的重要性[121-123]进一步证实了这一点。

有趣的是，除了抗原呈递功能和 T 细胞活化能力外，破骨细胞还能够在特定条件下降低免疫细胞活化。OCL 导致骨降解后，储存在基质中的细胞因子和生长因子（如 TGF-β）被释放，进一步影响局部免疫系统和（或）肿瘤存活[124, 125]。破骨细胞产生 TGF-β 和 VEGF，它们也能刺激 BM 中的 MDSC 扩张，从而在癌症病理过程中扩大骨髓中的免疫抑制和破骨细胞前体库[126]。由于 MDSC 的免疫抑制表型，这些细胞产生的破骨细胞也可能具有耐受性 / 抑制表型的倾向。然而，这一假设仍然需要详细讨论。

来源于血液祖细胞的人破骨细胞能够通过体外抑制 T 细胞活化和凋亡诱导 T 细胞无能[6, 127]。它们还表达免疫抑制细胞因子，如 IL-10 或 TGF-β[61]，在小鼠中，来源于 MN 的 t-OCL 中的这一类细胞因子的表达高于来源于 DC 的炎性破骨细胞（inflammatory osteoclast，i-OCL）[52]。破骨细胞对 T 细胞活化的抑制是通过对 IFN-γ 和 CD40L 产生免疫抑制性 IDO 介导的[128]。在 MM 的情况下，破骨细胞产生的 IDO 和 PD-L1 保护骨髓瘤细胞免受细胞毒性淋巴细胞的损伤[129]。OCL 还表达 HVEM、Galectin-9、CD200 和 CD38，它们是免疫检查点和免疫抑制细胞因子，参与抑制 T 细胞反应的能力[53, 129]。有趣的是，免疫抑制特性破骨细胞的类型似乎仅限于特定的子集。最近的研究表明，20%～25% 在炎症状态下出现的破骨

细胞或来自 DC 的破骨细胞表达 fractalkine 受体 Cx3cr1[52, 53]。Cx3cr1 和 Cx3cr1[+]-i-OCL，即使来自相同的祖细胞，在转录组学特征和功能能力上都有显著差异。与 Cx3cr1[+]-i-OCL 相比，Cx3cr1[-]-i-OCL 具有更高的骨再吸收能力和激活产生 TNF-α 的 CD4[+]T 细胞的能力[53]。尽管这两种 i-OCL 亚群通常与炎症有关，但作者可以证明 Cx3cr1[+]OCL 具有强大的免疫抑制能力，与免疫抑制表面分子 HVEM、Galectin-9 和 PD-L1 的高表达有关[53]。这种免疫抑制功能被 PD-1/PD-L1 的相互作用所阻断[53]。

总的来说，这些研究强调了破骨细胞在控制 BM 免疫反应中的重要意义。破骨细胞亚群可以显著影响 T 细胞活化，这一特征表明，其异质性比既往理解的更为复杂。此外这些研究为病理条件下破骨细胞调节的新机制提供了新见解[51]。然而，在包括原发骨肿瘤和骨转移瘤在内的各种骨病理学中，如何防止破骨细胞过度活化，以及如何理解骨溶解的潜在调节机制仍有待在体内继续研究。

结论

总之，破骨细胞参与肿瘤扩散、骨转移和转移性生长是一个高度动态和复杂的研究领域。破骨细胞的高度异质性和可塑性为在不同水平上靶向和干预肿瘤进展开辟了多种新的创新可能性。破骨细胞能够塑造和调节肿瘤 BM 生态位；本质上，它们有助于准备转移前生态位，并且在肿瘤沉降后，它们从骨基质中产生或释放肿瘤促进因子[124, 125, 130]。此外，它们降低了抗肿瘤免疫反应[16, 129, 131]，并控制了肿瘤细胞的休眠[48, 132]。有趣的是，似乎诱导免疫抑制和耐受的能力仅限于某些破骨细胞亚群，而其他亚群具有促炎症作用[51]。因此，进一步的研究可能为开发针对免疫抑制性破骨细胞的新治疗策略开辟途径。

这种研究可以在不同的层次上进行。如前所述，关于引起破骨细胞多样性的不同祖细胞和微环境刺激的知识不断增加[51]，针对这一点未来仍需进行具体而深入的研究。到目前为止，免疫抑制性破骨细胞的祖细胞仅被鉴定为 CD11b[+]BM 细胞[52]，它代表了大量的异质性细胞群。因此，进一步探索免疫抑制性破骨细胞的确切前体，特别是在恶性肿瘤的背景下，并将其作为抗肿瘤和抗转移治疗的靶点进行研究，可能具有特别的意义。

破译肿瘤细胞及其环境之间的特定功能和相互作用对于改进抗肿瘤治疗策略至关重要。从这个意义上讲，破骨细胞作为免疫系统直接诱导因子的功能抑制作用仍然被低估。破骨细胞参与肿瘤和转移发展的情况值得更深入的研究，以便更全面地了解相关机制，并评估针对这些不同功能的治疗方案。例如，利用半胱氨酸组织蛋白酶[133-137]、MMP[138-140] 或 CD-38[139-141] 等不仅参与破骨细胞分化和功能，而且参与免疫抑制的标志物，靶向破骨细胞分化，影响免疫反应和肿瘤细胞扩散，最终对抑制骨内肿瘤生长产生有益作用。

最后，通过阻断 RANK/RANKL 轴或双膦酸盐抑制破骨细胞分化被证明是限制骨溶解和骨转移的抗肿瘤治疗的有效辅助方法。然而，它们的长期使用可能与不良反应有关，如低钙血症、肾损害、下颌骨骨坏死或非典型骨折[142, 143]。然而，新出现的破骨细胞的功能多样性[51] 支持与恶性骨肿瘤和免疫抑制相关，尤其是与刺激免疫原性反应相关的破骨细胞为靶点，对其他亚群的影响较小。例如，具有高度免疫抑制活性的 Cx3cr1[+]OCL 子集，以及能够有效促进 Treg 的 BM CD11b[+] 细胞所衍生的 t-OCL 可能代表了靶向治疗的新方向。这些破骨细胞亚群在其表型和特异性免疫功能方面发挥的作用仍需要更深入的研究。因此，靶向特定的破骨细胞亚群可以减少常规抗骨吸收治疗中观察到的治疗相关不良反应，并提高抗骨肿瘤转移的成功率。

致谢

这项工作得到了法国国家研究机构（ANR-16-CE14-0030）及法国政府的支持，并由法国国家研究机构管理，作为阿韦纳大学绝地研究项目（ANR-15-IDEX-01）的一部分。M-B.M. 得到了法国医学基金会（FRM，ECO20160736019）的支持。

第 16 章 骨肉瘤的免疫环境

The immune environment of bone sarcomas

I. Richert A. Dutour 著

陆 明 李浩淼 陈 维 译

尽管我们对肿瘤生物学的理解取得了进展，通过手术和放疗制订了标准化、有效的局部控制措施，并开发出了靶向治疗等新的治疗方案，但骨肉瘤的存活率在 30 多年来没有得到提升。骨肉瘤的治疗仍然是严峻的挑战，而靶向治疗的低成功率提示了一个事实，即研究者必须考虑到肿瘤所处的环境，特别是其中的免疫环境。

在过去的 40 年里，医学研究中在免疫系统的认识，以及如何激活和抑制免疫系统以治疗各种各样的自身免疫性疾病和癌症方面取得了显著的进展。最近，工程化 T 细胞和阻断 CTLA-4、PD-1 和 PD-L1 的免疫检查点（immune checkpoint，ICP）抑制药在一系列实体瘤中表现出活性。肉瘤的免疫治疗策略相对发展缓慢[1]。来自小鼠模型的证据[2]和免疫抑制患者（非卡波西）肉瘤发病率增加 3 倍的观察结果[3]支持免疫系统在预防这些癌症的发展和进展中发挥重要作用。骨肉瘤发生于特定环境（即骨骼）。在该环境中，参与骨内稳态和免疫反应的通路相互关联，并共享诸如 RANK/RANKL 等共同效应因子[4]。这种观点认为骨肉瘤特殊的免疫环境可能在肿瘤进展中起作用，因此在骨肿瘤的整体发病过程中应考虑包括其免疫环境在内的特殊发病环境。

在免疫学方面，骨肉瘤长期以来被认为是像软骨肉瘤和脊索瘤等软骨性肿瘤一样的冷肿瘤或免疫沙漠。近年来，已有研究描述了这些肿瘤的免疫环境以更好地了解肿瘤和免疫成分之间的相互关系，以便设计适合骨肉瘤免疫特异性的治疗方法。越来越多的数据显示这些肿瘤不是免疫沙漠，它们的免疫环境可以被调节用于治疗目的。

本章的目的是描述三种主要骨肿瘤（骨肉瘤、软骨肉瘤和脊索瘤）的免疫环境知识，以及正在开发的免疫疗法。这些疗法可以为这些肿瘤提供治疗选择。

一、免疫环境在骨肉瘤进展中的意义

（一）骨肉瘤的免疫环境

骨肉瘤（osteosarcoma，OS）是最常见的原发恶性骨肿瘤，主要影响儿童和青少年（诊断时的中位年龄为 15 岁）[5]。

OS 的生物学是复杂的。它被归类为具有复杂基因组的肉瘤，其特征是染色体不稳定，具有高度的体细胞结构变异和拷贝数改变。经常发生影响多种基因的 DNA 改变，其中最常见的是 *RB* 和 *TP53* 的改变。

除了这些内在遗传因素外，微环境因素似乎在骨肉瘤的发生和发展中起着重要作用。事实上，OS 微环境是异质的，由多种细胞类型组成：骨细胞（破骨细胞和成骨细胞）、造血前体细胞和免疫细胞。所有这些细胞都与 OS 细胞相互作用，从而影响肿瘤的进展。

最近，对 OS 微环境的更多了解阐明了免疫效应物在 OS 环境中所起的作用[6, 7]，这将在后文中讨论。

（二）肿瘤浸润淋巴细胞与 OS 进展

肿瘤浸润淋巴细胞（tumor-infiltrating lymphocyte，TIL）包括所有 CD3$^+$T 细胞。这些细胞可以发挥特定的细胞毒性抗肿瘤活性（CD8$^+$CTL），促进（CD4$^+$Th1）或限制（CD4$^+$Th2，CD4$^+$/FOXP3$^+$Treg）的抗肿瘤反应。

研究表明，高 CD8$^+$T 细胞 /FOXP3$^+$T 细胞比率与 OS 的更好存活率相关。因此，促炎性 CD8$^+$CTL 优于抗炎性 FOXP3$^+$Treg 的平衡是 OS 的良好预后因素[8]。这些结果首先在体外得到证实：来自患者活检组织的 TIL 显示出针对同种异体 OS 细胞系的直接细胞毒性活性，这一结果也在大鼠原位 OS 模型中得到了证实[9]。最近，一项大型研究分析了免疫细胞（包括 CD8$^+$、CD4$^+$T 细胞和 CD4$^+$Treg）在软组织和骨肉瘤中的表达，并证实了这些免疫效应物在所有 OS 中的存在[10]。

（三）肿瘤相关巨噬细胞与 OS 进展

肿瘤相关巨噬细胞（tumor associated macrophage，TAM）在侵袭、血管生成和转移过程中发挥作用。根据微环境刺激，巨噬细胞具有促炎（M$_1$）或抗炎（M$_2$）表型，不同的表型具备不同的功能。经典途径激活的 M$_1$ 巨噬细胞产生促炎性细胞因子，并可发挥细胞毒性抗肿瘤活性。相反，选择性激活的 M$_2$ 巨噬细胞产生促炎细胞因子并抑制抗肿瘤免疫。

尽管许多研究证实了 TAM 在 OS 中的丰富性，但它们在 OS 进展中的作用尚不清楚。一项研究表明，总 CD14$^+$ 巨噬细胞的高密度与更好的总体和无转移生存率相关[11]。然而，M$_1$ 巨噬细胞（CD14$^+$/HLADRa）和 M$_2$ 巨噬细胞（CD14$^+$/CD163$^+$）的密度对患者预后没有影响。相反，另一项研究表明，高比例的 CD68$^+$ 巨噬细胞与 5 年无事件生存率较低相关（CD68 高为 45.5%，CD68 低为 84.4%）[12]。一些研究集中于原发性 OS 的免疫环境对转移性播散的影响。其中一项研究显示，与转移性患者相比，非转移性患者肿瘤中的 M$_1$ 巨噬细胞显著增加[7]，而最近的一项研究证实，原发性 OS 中高比例的 CD163$^+$M$_2$ 巨噬细胞与更好的患者存活率和较慢的转移性播散相关[13]。

这些研究中观察到的差异可以部分解释为用于表征 M$_2$ TAM 的标志物不同（CD68$^+$、CD14$^+$、iNOS$^+$、CD163$^+$），以及这些巨噬细胞从一种表型向另一种表型变化的高度可塑性。在已知免疫环境不断变化的情况下，很难在给定的时间点描述这些免疫效应物的特征。然而，所有这些研究表明，原发性肿瘤中存在的 TAM 可能有助于防止 OS 的转移播散。

（四）免疫检查点与 OS 进展

免疫反应受到共刺激或共抑制分子 ICP 的严格调控。ICP 与其在 T 细胞上表达的受体的相互作用将激活或抑制次级淋巴器官或肿瘤微环境中的 T 细胞活性。相关研究探讨了 OS 患者 ICP 的预后价值，初步研究集中在 PD-1/PD-L1 和 TIM3 上；最近的研究则集中在 B7H3 上。

- PD-1/PD-L1

受体 PD-1 与其配体 PD-L1 的相互作用抑制 CTL 的增殖及其细胞因子的产生，从而抑制其细胞毒性[14]。

PD-L1 在骨肉瘤中的表达对预后的价值已经被详细研究。虽然不同的研究表明，在 OS 中 PD-1/PD-L1 的可变表达可能与分析方法和阳性阈值（PD-L1$^+$ 细胞设置为＞1% 或＞5%）有关，但 PD-L1 似乎在 OS 中也有表达（表 16-1）。最近涉及 868 例肉瘤患者的 Meta 分析表明，原发肿瘤中 PD-L1 的表达是 OS 的一个不良预后因素[16]。P 对 D-L1 在 OS 肺转移瘤中表达的研究较少，但在转移瘤中发现了更高的 PD-L1 表达频率。事实上，48% 的 OS 患者在肺转移瘤中表达 PD-L1，而在原发肿瘤中仅 13% 表达 PD-L1[17]。

- TIM3

TIM3 在 CD8$^+$CTL 和 CD4$^+$LTh1 表面表达。TIM3 与其配体 Gal-9 的结合诱导 LTh1 耗竭和凋亡。在 OS 中，研究发现血清中可溶性 TIM3 的高浓度与肿瘤体积较大及转移频繁相关[18]。一项研究表明，

表 16-1　评估 PD-1/PD-L1 在骨肉瘤中的表达和预后价值的研究

参考文献	样本量	分析方法	PD-1/PD-L1 表达	相关性
[15]	26 例骨肉瘤样本	Western Blot PCR IHC	与正常健康组织相比，PD-1 过度表达	N/A
[12]	4 个细胞系 48 份骨肉瘤样本	• Western Blot • RT-PCR • IHC	• 骨肉瘤细胞系表达 PD-L1 • 25% 患者 PD-L1 阳性	PD-L1 表达关联： PD-1 表达 /T 细胞和 DC 细胞的存在 /下降的 5 年生存率（25% vs. 69%）
[13]	124 个骨肉瘤样本	IHC	• 16.4% 的患者 PD-1 阳性 • 14.7% 的患者 PD-L1 呈阳性	PD-1 和 PD-L1 表达式与以下内容相关：CD8[+]T 细胞 /CD68[+] 和 CD163[+] 巨噬细胞

IHC. 免疫组织化学；PD-1. 程序性死亡受体 1；PD-L1. 程序性死亡受体配体 1；PCR. 聚合酶链反应

69% 的 OS 患者表达 TIM3，其可溶性循环形式的水平可能是 OS 的预后标志物。研究表明 69% 的 OS 患者肿瘤内 TIL 表达 TIM3[10]，但其作用仍需要进一步的研究来更好地理解。

• B7H3

B7H3 在抗原呈递细胞或肿瘤细胞表面表达。B7H3 与其未知 T 细胞受体的相互作用导致 T 细胞增殖、IL-2 和 IFN-γ 分泌减少[19]。一项研究显示 86% 的 OS 患者表达 B7H3；其高表达（强度和密度）是预后不良的因素，并与复发风险相关[20]。

• CD47/SIRPA

巨噬细胞上表达的 SIRPA 与肿瘤细胞上表达的 CD47 的相互作用被称为"不要吃我"信号，可阻止巨噬细胞吞噬肿瘤细胞。研究者在包含 226 例 OS[216] 的骨和软组织肉瘤的大队列中进行了肿瘤相关 ICP 表达的研究。有趣的是，30% 的 OS 患者中 TAM 表达 SIRPA，47% 的患者中肿瘤细胞表达 CD47。此外，CD47 的表达与较差的无进展生存率相关[21]。

似乎许多细胞或分子免疫效应物参与了 OS 的进展，但也必须考虑到这种肿瘤发生的特殊环境。骨内稳态效应物与免疫效应物的相互作用产生了骨免疫学的概念。

（五）骨免疫学

众所周知，骨骼环境与免疫细胞相互联系。

事实上，免疫细胞产生的某些细胞因子可以调节骨重塑。T 细胞尤其影响破骨细胞的活性。CTL 和 LTh1 分泌 IFN-γ 可抑制破骨细胞生成。事实上，IFN-γ 抑制了破骨细胞前体表达 CSF1R，从而阻止 CSF1 的作用[22]。LTreg 和 LTH2 细胞产生 TGF-β 和 IL-4，同时抑制破骨细胞的形成[23, 24]。树突状细胞和巨噬细胞等 APC 在 CSF1 和 RANKL 的作用下可转分化为破骨细胞。因此，它们可充当破骨细胞前体[4, 25]。

骨环境中的常驻巨噬细胞也称为骨巨细胞（破骨细胞和巨噬细胞吞噬细胞的收缩）[26]。在生理条件下，这些骨巨细胞主要是 M₂ 巨噬细胞，参与维持骨内稳态、参与重塑和炎症过程。在早期炎症阶段，骨肉瘤可被激活为 M₁ 促炎巨噬细胞[27]。

已知骨巨细胞，特别是 M₂ 表型的骨巨细胞与成骨细胞相互作用，并通过分泌 BMP-2 和 TGF-β 激活骨形成。事实上，已经证明在没有骨巨细胞的情况下，由成骨细胞活性产生的骨矿化显著降低[28]。M₁ 巨噬细胞分泌促炎细胞因子，如 TNF-α、IL-6 和 IL-1β，负责 RANKL 的表达，从而激活骨吸收[26]。M₂ 巨噬细胞产生抗炎细胞因子 IL-10 和 TGF-β，抑制骨吸收[26]。表 16-2 显示了不同免疫细胞对骨重塑的影响。

这说明了骨重塑与免疫之间的相互联系，以及巨噬细胞的多样性取决于其表型。因此，来自

参考文献	免疫细胞	细胞因子	在骨稳态中的作用
[29]	CD8$^+$CTL	IFN-γ	
[29]	CD4$^+$Th1	IFN-γ	
[23]	CD4$^+$Th2	IL-4，IL-5，IL-10	抑制破骨细胞生成
[24]	FOxP3$^+$Treg	TGF-β，IL-4	
[26]	M$_1$ 巨噬细胞	M-CSF，IL-1β，IL-6	激活破骨细胞生成
[26]	M$_2$ 巨噬细胞	• TGF-β，IL-10 • BMP，TGF-β	• 抑制破骨细胞生成 • 促进骨形成

表 16-2　影响骨重塑的免疫细胞和细胞因子

OS 免疫环境的细胞可能与来自骨骼环境的细胞相互作用，以调节肿瘤进展。

总之，OS 表现为肿瘤内免疫浸润，由调节抗肿瘤免疫反应的不同因子参与：CTL、LTreg、TAM 和 ICP。

CD8$^+$TIL 的比例高于 LTreg 是一个良好的预后因素。TAM 仍然是 80% 骨肉瘤中的主要免疫细胞。较高比例的 TAM 似乎与更好的生存率和防止转移扩散相关。最后，为了逃避免疫监测，OS 细胞释放 ICP，如 PD-L1 和 B7H3，其表达是一个不良预后因素。然而，在 OS 中对 ICP 的描述仍不完整，需要进一步探讨。

图 16-1 概括了目前关于 OS 免疫环境的知识。

我们对骨肉瘤免疫环境的了解表明，免疫疗法可以用于这种肿瘤。其中一部分将在骨肉瘤免疫治疗相关部分进行综述。

二、软骨肉瘤的免疫环境

软骨肉瘤（chondrosarcoma，CHS）是发病率第二高的骨来源的肉瘤。长期以来，这些肿瘤被认为是免疫沙漠，CHS 的免疫景观较 OS 而言很少被描述。

在考虑 CHS 时，必须区分传统 CHS 和不太常见的亚型。事实上，这些肿瘤在组织学上是不同的，表现出非常不同的侵袭性和生存率。

传统 CHS 的特点是血管化程度低，基质致密，呈小叶型，使肿瘤内几乎没有免疫浸润；然而，在这些 CHS 的外围可能会遇到免疫效应物。

在不太常见的 CHS 亚型中，去分化 CHS 的特征是出现两种被明显界面分开的成分：一种分化良好的软骨瘤（内生软骨瘤，Ⅰ级或Ⅱ级 CHS），与一种典型的高级别肉瘤相邻，在这种肉瘤中可以遇到免疫效应物[30]。由于组织学亚型的免疫浸润至少在位置上是相当不同的，传统和去分化 CHS 的免疫景观如下所述。

三、TAM 与 CHS 进展

传统 CHS

近年来，不同的研究表明 CHS 的免疫环境参与肿瘤的进展，并可能提供潜在的治疗靶点。CHS 免疫环境图显示 TAM 是主要亚群，并且仅局限于传统 CHS 的瘤周区域[31]。该研究还证实了免疫浸润成分、肿瘤侵袭性和传统 CHS 患者生存率之间存在相关性。事实上，高 CD8$^+$/CD163$^+$ 比率与较低的肿瘤侵袭性和提高患者生存率相关。此外，在免疫活性大鼠群 CHS 模式中进行的临床前研究表明，免疫效应因子在 CHS 进展中具有重要意义。在这个模型中，CD8$^+$CTL 的耗竭（通过硫唑嘌呤）能够显示这些细胞的抗肿瘤作用。相反，CD163$^+$M$_2$ 巨噬细胞转化为 M$_1$ 巨噬细胞（通过 MTP-PE）表明，CD163$^+$ 巨噬细胞促进肿瘤进展并增加 CHS 的侵袭性[31]。

骨肉瘤免疫环境概述

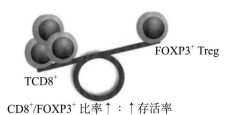

▲ 图 16-1　骨肉瘤免疫环境中遇到的主要免疫效应物及其在肿瘤进展中的作用
TAM. 肿瘤相关巨噬细胞；Treg. 调节性 T 细胞；PD-L1. 程序性死亡受体 1；PD-L1. 程序性死亡受体配体 1

四、去分化 CHS

最近发现，在去分化 CHS 中，TAM 表达比例较高。与传统 CHS 相比，去分化 CHS 大量的免疫浸润主要由 CD68[+]TAM 组成，位于去分化 CHS 的去分化区[32]。这些结果与在骨肿瘤（如 OS）中观察到的结果一致，在 OS 中，TAM 可以出现在高达 50% 的肿瘤区域[13]。他们还与最近一项比较骨肉瘤和软组织肉瘤中免疫浸润成分的研究一致，该研究表明 CHS 是淋巴细胞计数最低的肉瘤（淋巴细胞中位数为 0/mm[2]）[10]。

五、ICP 与 CHS 进展

由于 CHS 中的免疫效应物（尤其是 T 细胞）较少，因此对这些肿瘤中 ICP 的表达知之甚少。在 CHS 中对 PD-1/PD-L1 表达的分析表明，PD-L1 在常规 CHS 中不表达，而 50% 的去分化 CHS 仅在其去分化部分表达[33]。PD-L1 的这种表达模式被一项重组常规 CHS 和去分化 CHS 的研究所证

实[32, 34]。此外，在去分化 CHS 中，PD-L1 表达与 TIL 密度和 HLA I 类分子的高表达呈正相关[33]。如果 PD-L1 表达在 CHS 中没有预后价值，则表明在去分化 CHS 中使用针对 PD-1/PD-L1 的治疗的可能性较低。

最近，有研究通过对 71 例 CHS 患者进行免疫组织化学（immunohistochemistry，IHC）分析，完善了对 CHS 中 ICP 表达的认识。这表明只在不到 10% 的肿瘤中 PD-1、LAG3 和 TIM3 均有表达[10]。同样有研究者在常规和去分化 CHS 中，对一组激活剂（OX40/OX40L、ICOS/ICOSL）或抑制剂 ICP（PD-1/PD-L1、B7H3、TIM3、LAG3、CSF1/CSF1R、CTLA-4、CD47/SIRPA）mRNA 表达水平进行了分析。结果表明，ICOS、ICOSL、CTLA-4 和 CD47 在 CHS 中不表达，而 OX40 的表达水平随着肿瘤的分级升高而降低。有趣的是，CSF1R、B7H3、SIRPA、TIM3 和 LAG3 在两种 CHS 亚型中均有表达[32, 34]。除了显示这些 ICP 在 CHS 中表达的巨大可变性外，最具创新性的报道是 CSF1R

在两种 CHS 亚型中的高表达。与传统 CHS 相比，去分化亚型中发现的 CSF1R⁺TAM 密度更高。尽管未发现 CSF1R 表达与总生存率之间的相关性，但诊断时在去分化转移性 CHS 中发现高密度的 CSF1R⁺TAM，这表明这些巨噬细胞可能参与这些肿瘤的转移扩散 [32, 34]，正如乳腺癌中所发现的那样。

所有的分析都表明，CHS 并不是人们曾经认为的免疫沙漠。这些肿瘤似乎能够创造一个免疫抑制环境，以利于其自身发展（图 16-2）。

通过将免疫抑制环境转变为促炎症环境，可以恢复抗肿瘤免疫。由于 TAM 是软骨肉瘤免疫环境中的主要群体，因此可以设想针对这些效应物的免疫疗法。例如，可以阻止单核细胞的募集（抗CCL2、抗 CCRR2、抗 CD11b），降低 TAM 的激活（CSF1R 抑制药、曲贝替定），或者将 TAM 重新编程为促炎巨噬细胞（MTP-PE）[35]。

六、脊索瘤的免疫环境

脊索瘤是一种非常罕见的骨肿瘤，仅占原发性骨肿瘤的 4%~8% [36, 37]。鉴于其稀有性，大规模的生物学和分子研究是比较难的。因此，对脊索瘤的生物学、遗传驱动因素和分子改变及脊索瘤与免疫肿瘤微环境的相互作用的认识仍十分有限。迄今为止，对脊索瘤免疫景观的描述研究仍然稀少且零碎。

当比较骨来源肉瘤免疫环境的细胞组成时，一项研究表明脊索瘤免疫景观的特点是炎症细胞密度稀疏 [10]。从这个角度来看，脊索瘤更接近于传统的 CHS，而不是 OS 和去分化 CHS，后者存

常规软骨肉瘤免疫环境

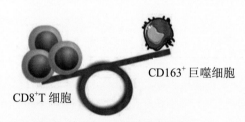

CD8⁺T 细胞　　CD163⁺ 巨噬细胞

CD8⁺/CD163⁺ 比率：肿瘤侵袭性低
CD8⁺/CD163⁺ ↑：↑存活率

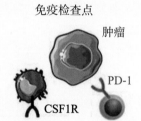

免疫检查点

肿瘤

PD-1

CSF1R

去分化软骨肉瘤免疫环境

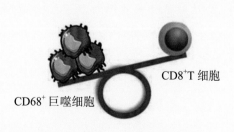

CD8⁺T 细胞

CD68⁺ 巨噬细胞

CD68⁺/CD8⁺ 比率：不良预后因素
CD68⁺ ↑：↑转移性播散

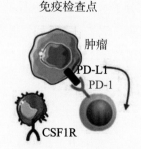

免疫检查点

肿瘤

PD-L1

PD-1

CSF1R

▲ 图 16-2　常规和去分化软骨肉瘤免疫环境中遇到的主要免疫效应物及其在肿瘤进展中的作用
PD-1. 程序性死亡受体 1；PD-L1. 程序性死亡受体配体 1

在高密度的炎性细胞。最近，对脊索瘤的免疫核心（即中心 T 细胞密度和肿瘤边缘的测量）的预后价值进行了评估[38]。高免疫核心（CD4[+]T 细胞显著浸润）与脊索瘤更好的总体生存率相关，表明免疫微环境在脊索瘤中的相关作用[38]。此外，较高的中性粒细胞比率（neutrophil-lymphocyte ratio，NLR）、血小板淋巴细胞比率（platelet-lymphocyte ratio，PLR）和系统性免疫炎症（systemic immune-inflammation，SII）指数与脊索瘤的不良预后相关[39]。

关于脊索瘤中的 ICP，在三个原发性脊索瘤细胞系中显示 PD-L1 在 UCH1 和 UCH2 细胞中组成性表达并由 IFN-γ 处理诱导产生[40]。此外，一项研究证实 94.9% 的脊索瘤样本 PD-L1 呈阳性，其表达与 TIL 密度相关[40]。此外，与原发性样本相比，转移性肿瘤样本中 PD-L1 表达增加[40]。相反，另一项研究发现脊索瘤原发肿瘤没有显著水平的 PD-L1 表达，仅在肿瘤微环境中的 TAM 和 TIL 上观察到 PD-L1 表达（10 例中有 4 例患者）[41]。

即使这些研究只是绘制了脊索瘤免疫环境的局部图景，但它们表明，破译脊索瘤的肿瘤免疫对确定其预后因素和潜在治疗靶点是非常重要的。关于脊索瘤免疫环境的问题仍有待解决。在免疫疗法日益发展的时代，现在迫切需要破译免疫途径的组成、位置和激活脊索瘤免疫状态的方法，使患者能够受益于适于脊索瘤特异性的免疫治疗方法。

总之，骨来源的肉瘤的免疫环境仍需在细胞（软骨性肿瘤）和分子水平（免疫途径的激活状态）进一步探索。然而，似乎大多数骨髓源性细胞倾向于促进免疫抑制环境。恢复骨肉瘤抗肿瘤免疫的一种方法是通过巨噬细胞和（或）ICP 抑制药进行免疫调节，将免疫抑制环境转变为免疫促进环境。

七、骨来源肉瘤的免疫治疗

免疫疗法是治疗实体瘤的一种古老方法。首次应用于骨来源肉瘤的免疫疗法可追溯到 19 世纪，当时 William Coley 在一例无法手术的骨来源肉瘤患者身上注射了链球菌。这是由以下假设驱动的，即服用链球菌会产生感染，从而导致肿瘤缩小。从那时起，免疫治疗已经发展，分子生物学的进步，特别是 ICP 及其抑制药的发现，引起了人们对免疫疗法的巨大兴趣。被动免疫治疗（即单克隆抗体）已被证明在特定的肿瘤亚型中非常成功，而通过靶向 CTLA-4 和 PD-1/PD-L1 的药物重新激活抗肿瘤免疫反应的策略已在黑色素瘤、某些癌症和造血系统肿瘤的治疗取得显著进展。与此同时，嵌合抗原受体（chimeric antigen receptor，CAR）技术已经出现，并正在不同癌症中进行评估。

尽管骨源性肉瘤的免疫治疗不如其他实体瘤那么发展迅速，但包括细胞因子注射、疫苗治疗、过继性细胞转移治疗和 ICP 阻断在内的几种方法已经在骨源性肉瘤中进行了试验，尤其是在 OS 中。本部分将继续介绍骨源性肉瘤临床前和临床试验的结果。

（一）骨肉瘤细胞因子

细胞因子是参与调节免疫反应的分子。在所有的细胞因子中，IL 和 IFN 家族可能是最著名的。

IL-2 是一种促炎细胞因子，可通过刺激淋巴细胞增殖、激活 CTL 和维持 NK 细胞处于激活状态来激活抗肿瘤免疫反应。该细胞因子是美国 FDA 批准的首批用于治疗转移性肾细胞癌的免疫疗法候选药物之一[42, 43]。有研究者在 10 例儿童肉瘤（包括 2 例转移性 OS 患者）的临床试验中，检测了 IL-2 在骨肉瘤中的抗肿瘤作用。尽管这种细胞因子能够诱导肿瘤消退或完全缓解[44]，但大剂量 IL-2 给药有许多不良反应，限制了其临床用药[45]。

IFN 是一种能激活抗肿瘤免疫反应的免疫刺激分子。在免疫活性小鼠骨肉瘤模型中，体内 IFN-α 抑制肿瘤的发展[46]。IFN-α 联合常规化疗的方案在临床试验中得到了进一步评估。然而，所有接受测试的 IFN 均不能改善化疗效果（包括 COSS-80 中的 IFN-β[47]，EURASMOS-1 中的聚乙二醇化

IFN-α-2β[48]）。表 16-3 给出了评估骨肉瘤中细胞因子或 IFN-α 的不同临床研究结果。

另一种刺激抗肿瘤免疫的方法是使用靶向肿瘤抗原的抗体来诱导抗体依赖性细胞毒性（antibody dependent cellular cytotoxicity，ADCC）。

（二）用针对肿瘤抗原的抗体诱导 ADCC

单克隆抗体可以靶向肿瘤抗原。在单克隆抗体与肿瘤抗原结合后，抗体的 Fc 部分与免疫细胞上的 Fc 受体的相互作用介导免疫细胞的抗肿瘤细胞毒性和（或）吞噬作用。这两步过程称为 ADCC。

研究者在 OS 中测试了两种 ADCC 诱导抗体，第一种靶向 EGFR（西妥昔单抗）和第二种靶向 HER2（曲妥珠单抗）。西妥昔单抗可增强 NK 细胞对原代 OS 细胞系的杀伤作用。然而，没有进一步进行临床前或临床研究来评估西妥昔单抗治疗 OS 的疗效[51]。原发性 OS 可发现 HER2 的表达[52, 53]。一项测试曲妥珠单抗联合化疗治疗效果的 II 期研究显示，该抗体的治疗效果不确定（曲妥珠单抗组的总生存率为 59%，而未接受曲妥珠单抗组为 50%）[54]。

令人惊讶的是，ADCC 或许可以应用于脊索瘤。事实上，在四种脊索瘤细胞系中发现了

EGFR 的表达，在体外，西妥昔单抗增加了这些细胞系中 NK 细胞介导的 ADCC 裂解[55]。到目前为止，西妥昔单抗尚未达到脊索瘤的临床阶段，即使两项 IHC 分析报道脊索瘤样本中 EGFR 的表达；其中一项为在 169 个样本的大队列中显示 69% 的脊索瘤中存在 EGFR 表达[56, 57]。这些结果表明 ADCC 可能是脊索瘤的一种潜在治疗方法。

（三）疫苗疗法

治疗性癌症疫苗可以激活针对特定肿瘤抗原的抗肿瘤免疫。可以使用几种方法，包括称为 DC 疫苗的肿瘤抗原预激活的 DC，或者称为肽疫苗的肿瘤抗原肽。

1. DC 疫苗

在这种方法中，患者的血单核细胞通过与 GM-CSF 和 IL-4 一起培养在体外分化为 DC。这些 DC 随后被肿瘤抗原肽（对肿瘤突变有特异性）或自体肿瘤裂解物激活[58]。一些临床研究已经在肉瘤中测试了这种免疫疗法。在 OS 中，给予含有肿瘤裂解物的 DC 不会诱导显著的抗肿瘤反应[59]。这些疗法的临床获益在 OS 中很难评估，因为大多数临床试验都包括所有类型的肉瘤，并且只包括少数 OS 病例[60, 61]。

表 16-3 评估骨肉瘤细胞因子的临床研究				
细胞因子及参考文献	病理诊断	包含患者数量	随 访	结 果
IL-2[45]	骨肉瘤	6	7~71 个月	5CR
	尤因肉瘤			5PR
IFN	骨肉瘤	3	6~8 个月	2CR
				1PR
IFN-α[49]	骨肉瘤	89	10 年	MFS: 39%
IFN-β[47]	骨肉瘤（COSS_80）	158	30 个月	PFS: IFN+, 77%; IFN-, 73%
IFN-α-2β p[50]	骨肉瘤（EURAMOS-1）	716	3 年	174 EFS 事件报道（MAP, n=93）；MAP+IFN-α-2β, n=81）

CR. 完全缓解；EFS. 无事件生存率；MAP. 甲氨蝶呤 – 多柔比星 – 顺铂化疗方案；MFS. 无转移生存率；PFS. 无进展生存率；PR. 部分缓解；IL. 白细胞介素；IFN. 干扰素

2. 肽疫苗

该类型的疫苗作用原理为直接注射肿瘤抗原。一项临床试验在新发肉瘤和骨肉瘤中测试了这种疗法[62]。尽管这些疫苗的安全性和免疫原性已经得到验证，但是其诱导的免疫反应不足以防止肿瘤进展[62]。在另一个 Ⅱ 期研究中，对软组织和骨肉瘤（包括三个 OS）使用人化肽疫苗。根据 IHC 的评估，个性化疫苗结合了肿瘤中表达最多的两种 HLA 亚型。然而，这种疫苗接种无效，并且在治疗期间肿瘤发生了进展[63]。

令人惊讶的是，脊索瘤的肿瘤抗原疫苗正在获得研究者的关注并被进一步评估。这些疫苗针对与肿瘤发生和脊索瘤进展相关的转录因子 brachyury[64]。

既往的实验研究已经证明，酵母 brachyury 构建体可以诱导人类树突状细胞的成熟，并激活人类 brachyury 特异性 CD4+ 和 CD8+T 细胞[65]。

在一项临床试验中，11 例脊索瘤患者中有 6 例接受疫苗治疗后出现短臂特异性 CD4 和（或）CD8 T 细胞反应[66]。1 例患者有出现部分缓解（肿瘤大小缩小），10 例可评估患者中有 7 例病情稳定[66]。目前正在进行一项 Ⅱ 期临床试验（NCT02383498），以确定酵母 brachyury 疫苗 GI-6301 是否能提高局部脊索瘤患者的放射治疗效果。

肿瘤抗原肽给药最常见的导致低效问题可能部分源自肿瘤抗原的特异性的缺乏。随着能够预测特定肿瘤抗原免疫原性的新算法的发展，未来有望可以生产对每个患者的肿瘤抗原更具特异性的疫苗。

除了使用细胞因子、抗体或疫苗外，细胞免疫治疗已经出现并有了很大的发展。这是通过在患者体内外激活和（或）修饰 T 细胞以增强抗肿瘤免疫反应并重新转运它们以产生抗肿瘤治疗效果的一种治疗方法。

（四）免疫细胞过继转移

目前有两种不同的免疫细胞过继转移方法，一种是用肿瘤抗原刺激免疫细胞，另一种是修饰免疫细胞以表达肿瘤特异性抗体。但这些方法仍处于治疗骨来源肉瘤的临床前评估阶段。

1. TIL 的激活

TIL 激活的原理非常简单：这些细胞从患者的肿瘤中分离出来，用肿瘤抗原体外刺激，然后重新融合到患者体内。在 OS 中，虽然 TIL 在体外对肿瘤细胞显示出很高的细胞毒性活性[9]，但它们不能进行分离和体外扩增。事实上，鉴于在骨来源肉瘤环境中发现的 T 细胞比例很小，细胞因子的长时间扩增和刺激将导致其耗竭。

2. CAR T 细胞

CAR T 细胞是经修饰以表达肿瘤特异性 CAR 的 T 细胞。在慢病毒中转染编码 CAR-TCR 融合蛋白的基因并扩增生成 CAR T 细胞后，这些细胞可以给患者注射。CAR 与肿瘤抗原的识别和随后的结合导致淋巴细胞活化，从而诱导肿瘤细胞凋亡。CAR T 细胞必须以在肿瘤高度表达，但在健康组织中低表达的抗原作为作用的靶点。

OS 会过度表达 HER2、GD2 和 B7H3，针对这三种抗原的 CAR T 细胞已经被研发出来。

· 针对 HER2 的 CAR T 细胞

靶向 HER2 的 CAR T 细胞由健康供体产生，其杀灭 3D 培养（肉瘤球）的 OS 细胞的能力在体外实验中接受了评估[67]。在第一次体外试验显示 HER2 CAR T 细胞能够抑制肉瘤球的形成，进一步的研究评估了这些 CAR T 细胞在体内抑制 OS 初始阶段的能力。与 CAR T 细胞预培养并植入小鼠体内的 OS 细胞无法形成肿瘤，证明了 HER2 CAR T 细胞杀死 OS 细胞的效率[67]。

这些抗 HER2 CAR T 细胞在儿童肉瘤患者（包括 5 例 OS）的 Ⅰ 期临床试验中进行了评估。该试验证明了这些细胞的安全性和治疗效益，1 例患者达到完全缓解，3 例患者病情稳定[68]。虽然 HER2 不是 OS 的最佳靶点，但其在不同患者之间的表达情况不同，这些结果显示了在骨肉瘤中使用 CAR T 细胞的潜在可行性和潜力。

· 以 GD2 为靶点的 CAR T 细胞

GD2 是一种在 OS 中高度表达的肿瘤抗原[69, 70]，在一项实验中研究者发现 100% 的患者表达靶向 GD2 的 14G2 克隆的 CAR T 细胞。在体外，这些 CAR T 细胞能够诱导 GD2$^+$ 肉瘤细胞系的裂解。然而，在体内免疫缺陷的异种移植 OS 模型中，这些 CAR T 细胞没有显示任何抗肿瘤活性[70]。这可能是由于抑制骨髓细胞活性的抑制性骨髓细胞（myeloid-derived suppressor cell，MDSC）的募集所致。CAR T 细胞与 MDSC 抑制剂全反式维 A 酸（all-trans retinoic acid，ATRA）的结合则显示抗肿瘤效果。

• 针对 B7H3 的 CAR T 细胞

B7H3 是来自 B7 分子家族的 ICP，由肿瘤细胞表达。它与受体的结合抑制 T 淋巴细胞的活性。约 86% 的原发性 OS 表达 B7H3，其高表达与较差的患者生存率相关[20]。靶向 B7H3 的 CAR T 细胞已经开发出来，并且在小鼠 OS 模型，特别是转移性 OS 模型（通过切除携带肿瘤的 paw 获得）中进行了体内临床前研究。在这些 OS 模型中，B7H3 CAR T 细胞导致肿瘤消退并阻止转移扩散[71]。鉴于这些乐观的结果，以及 OS B7H3 的高表达特性，针对这种 ICP 的 CAR T 细胞可以作为 OS 治疗的一种选择，并在未来在临床上进行评估。

• 针对 CSP4G 的 CAR T 细胞

脊索瘤被证明过表达了几种细胞外基质基因，尤其是高分子量黑色素瘤相关抗原（HMW-MAA），该抗原被报道在 62% 的脊索瘤中表达[72]。

这种肿瘤抗原也称为 CSPG4，是一种膜结合蛋白聚糖，可激活多种致癌途径[73]。CSPG4 可能是脊索瘤和 CHS 中基于 CAR T 的免疫治疗的一个有吸引力的候选者。由于靶向 CSP4G 的 CAR T 细胞已经成功生成[74]，因此评估它们对表达 CSP4G 的骨肉瘤细胞系的细胞毒性作用将是一件有意义的事情。

尽管 CAR T 细胞带来了很多希望，但这种方法在临床上实施起来既麻烦又昂贵。近年来对免疫治疗的重新关注与 ICP 的发现及其在黑色素瘤等肿瘤中的抑制药的开发和成功案例有关。

（五）免疫检查点封锁

这种方法的目的是重新引入抗肿瘤免疫或免疫效应物的活性。针对 ICP 的抗体将阻断抑制性检查点（PD-1/PD-L1；CTLA-4）或激活促进性检查点（OX40/OX40L）。在骨来源的肉瘤（OS 和 CHS）中，目前仅存在针对抑制性 ICP 的报道，如 CTLA-4、PD-1/PD-L1 和 B7H3。

• CTLA-4

CTLA-4 是一种抑制次级淋巴器官中 T 细胞活化的 ICP。研究者将抗 CTLA-4 抗体与肿瘤裂解物激活的 DC 的组合在小鼠皮下和同基因 OS 模型中进行了测试[75]。这种组合提高了作为单一疗法使用的两者的治疗效果，从而提高了动物存活率（联合疗法为 70 天，单一疗法为 45 天）和 CD8$^+$T 细胞的瘤内计数 [联合疗法为 33/mm^2，单一疗法为（3～17）/mm^2][75]。

一项 I 期临床试验对抗 CTLA-4 抗体进行了测试（伊匹木单抗）（NCT01445379），有 2 例（总数 8 例）OS 患者的病情得到控制[76]。

• PD-1/PD-L1

一些临床前研究表明，针对 PD-L1 的抗体在 OS 中具有治疗价值。值得注意的是，在同基因小鼠 OS 模型中，抗 PD-L1 抗体减缓了转移扩散。然而，这种作用是暂时的，因为在 PD-L1 阻断后观察到 CTLA-4 表达增加。事实上，肿瘤细胞通过过度表达其他 ICP 来抵消一种 ICP 的抑制作用[77, 78]。在该模型中，抗 PD-L1 和抗 CTLA-4 抗体的组合能够控制转移性肿瘤[79]。在一种小鼠 OS 异种移植模型中，联合应用抗 PD-L1、PD-1 和 OX40 激动药抗体可改善动物存活率并防止肿瘤细胞转移扩散[80]。

所有这些研究都表明了在 OS 中靶向 PD-1/PD-L1 的潜在治疗价值。研究者在包括骨肉瘤在内的肉瘤临床试验中对纳武利尤单抗和帕博利珠单抗（两种抗 PD-1 抗体）进行了检测。对部分患者，这仅仅能使病情稳定下来。在帕博利珠单抗组中分别有 22 例 OS 患者中的 1 例和 5 例去分化 CHS 患者中的 1 例出现了肿瘤的客观缓解[81]。在第一项研究中，纳武利尤单抗单独或与伊匹木单抗（抗 CTLA-4 抗体）联合使用均未显示疗效[82]，而在另一项试验中，纳武利尤单抗在 4 例的 OS 患者中有 2 例出现部分应答或疾病稳定[83]。

由于 PD-1 和 PD-L1 的表达在脊索瘤肿瘤环境中被发现，因此有研究评估了抗 PD-1 治疗在脊索瘤中的效果。目前，一项 I 期临床试验正在评估纳武利尤单抗联合立体定向放射外科（stereotactic radiosurgery，SRS）治疗复发、晚期或转移性脊索瘤患者的不良反应（NCT02989636）。

针对骨肉瘤 PD-1/PD-L1 的主要临床研究见表 16–4。

• B7H3

B7H3 过度表达是 OS 的一个预后因素。针对 B7H3 特异性癌细胞的临床前实验的有效性表明 B7H3 是 OS 免疫治疗的潜在靶点。因此，用特异性抗体直接抑制 B7H3 似乎是合乎逻辑的。

伊诺妥珠单抗是一种针对 B7H3 的人源化单克隆抗体，已进入包括 OS 在内的各种癌症的临床试验阶段。I 期研究（NCT02982941）旨在测试该抗体的安全性和耐受性，该研究在 25 例儿童癌症患者（包括 OS）中进行。该研究于 2019 年 5 月完成，但结果尚未公布。

迄今为止提出的所有治疗方法基本上都是针对适应性细胞免疫的效应器。因为巨噬细胞，更确切地说是抗炎巨噬细胞，是骨肉瘤中最丰富的免疫效应细胞。通过将其定向于促炎性表型或抑制其增殖来调节其活性可能是有意义的。

（六）巨噬细胞的免疫调节

• 用米非司酮调节巨噬细胞表型

脂质体包封法（L-MTP-PE）MTP-PE 是 MDP 的合成类似物，可刺激固有免疫。其作用机制尚未完全阐明，但部分是由于巨噬细胞的免疫调节。一旦被巨噬细胞吞噬，MTP-PE 作为病原体相关分子模式（pathogen-associated molecular pattern，PAMP）并与其 NOD2 受体相互作用[84]。这种相互作用激活了一个信号级联，导致促炎细胞因子 IL-1β、TNF-α 和 IL-6 的产生[85]。对狗自发性 OS 进行的一项实验表明，该化合物具有良好的抗肿瘤效果，随后在临床研究中对该化合物进行了 OS 试验[86, 87]。一项 III 期临床试验评估了米非司酮联合两种化疗方案（MAP 米非司酮或 MAI 米非司酮）治疗 OS 的疗效[88]。由于异环磷酰胺和米非司酮之间的相互作用不允许实现原计划的统计分析，本研究无法确定米非司酮的实际疗效。2008 年对该试验进行了一项新的分析，以 6 年总生存率为终点。结果表明，在化疗中加入米非司酮可将 6 年总生存率从 70% 提高到 78%[89]。此后，米非司酮联合化疗已在欧洲被批准用于治疗 OS[90]。法国目前正在进行一项 II 期临床试验，以评估米非司酮联合化疗对高危 OS 患者的疗效，即诊断时转移或

表 16–4　重新评估骨肉瘤 PD-1/PD-L1 阻断的临床试验			
试验编号、阶段和参考	纳入癌种	治　疗	应答情况
NCT02500797 II 期研究	不可切除的骨和软组织肉瘤	纳武利尤单抗＋伊匹木单抗单独或联合使用纳武利尤单抗	对骨肉瘤效果有限
NCT02301039（SARC028） II 期研究[81]	骨和软组织肉瘤	帕博利珠单抗	骨肉瘤中 OR 为 5% 去分化软骨肉瘤中 OR 为 20%
[83]	不可切除和（或）转移性骨和软组织肉瘤	纳武利尤单抗	去分化软骨肉瘤中 1/4PR 去分化软骨肉瘤中 1/4SD 骨肉瘤中 1/4PR 骨肉瘤中 1/4SD

OR. 客观反应；PR. 部分缓解；SD. 病情稳定

化疗难治的患者（NCT03643133）。

在 CHS 中，一项原位免疫活性大鼠模型的临床前研究表明，在免疫活性大鼠模型中，L-MTP-PE 诱导 M_2 巨噬细胞减少，与肿瘤进展缓慢相关[31]。这些结果表明，在 CHS 中使用 L-MTP-PE 治疗也可以使患者受益。

• 曲贝替定

曲贝替定是一种细胞毒性药物，主要用于治疗软组织肉瘤。该分子还通过激活死亡受体（TRAIL）和诱导外源性凋亡途径，对循环单核细胞和 TAM 具有细胞毒性作用[91]。

曲贝替定在小鼠同基因和胫骨内 OS 模型中抑制肿瘤进展和转移扩散[92]。在该模型中，曲贝替定还增加了 CD8[+]T 细胞的瘤内计数，同时减少了单核细胞的瘤内数量[92]。虽然临床前结果令人感兴趣，但尚未有临床试验研究曲贝替定治疗 OS 的疗效。只有两例转移性 OS 患者在新辅助条件下接受曲贝替定治疗[93]。尽管观察到主要的治疗反应，但未研究曲贝替定在 OS 中的抗肿瘤作用与巨噬细胞耗竭之间的联系。

其他调节巨噬细胞活性的分子，如 CSF1R、CLEER-1 和 CCL2 抑制剂，目前正在其他癌症的临床试验中，但尚未在骨肉瘤中进行试验。

结论

目前对骨来源的肉瘤免疫环境方面的研究掌握程度不如其他实体肿瘤，因此，目前接受评估的免疫治疗可能不是最好的或真正适合这些肿瘤的特异性的（图 16-3 总结了应用于骨肉瘤的免疫治疗方法）。近来兴起了对骨肉瘤免疫景观的研究，并且在几年内发展迅速。随着新技术（纳米线 DPS、多重 IF 染色、单细胞测序）的发展，在未来几年内人们或许能更深入地了解免疫环境及其与肿瘤的相互作用。这将促成针对这些罕见肉瘤的特异性免疫疗法的发展。

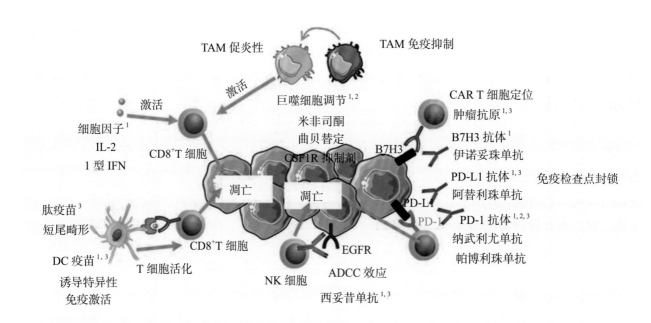

▲ 图 16-3 骨肉瘤的免疫治疗

通过将巨噬细胞导向 M_1 促炎症表型来调节巨噬细胞，可增强对免疫效应物（如 CD8[+]T 细胞）的刺激。促炎细胞因子或 IFN 刺激 T 细胞的增殖和激活。肽疫苗或 DC 疫苗诱导 DC 特异性激活 T 细胞。靶向 EGFR 的抗体通过 NK 细胞诱导 ADCC 效应导致肿瘤细胞凋亡。免疫检查点阻断可重新诱导抗肿瘤细胞免疫。在与特异性抗原结合后，CAR T 细胞被激活并诱导肿瘤细胞凋亡。1. 在骨肉瘤中的应用；2. 在软骨肉瘤中的应用；3. 脊索瘤的应用

第 17 章　巨噬细胞与骨癌的病理生理学
Macrophages and pathophysiology of bone cancers

Sofia Sousa　Jorma A. Määttä　著
陆　明　李浩森　陈　维　译

要　点

- 几种相互作用的信号机制驱动肿瘤发展中的组织水平进化。
- 肿瘤相关巨噬细胞是骨转移过程中的关键角色。
- 肿瘤代谢是肿瘤免疫的重要调节者。
- 正在研究调节肿瘤巨噬细胞功能的疗法。

巨噬细胞已被发现在肿瘤生长、癌细胞扩散和转移发展中起着关键作用。这些细胞参与人类癌症的发病机制，包括乳腺癌（breast cancer，BC）和前列腺癌（prostate cancer，PC）及骨肉瘤等原发性骨恶性肿瘤。巨噬细胞是具备多种功能的髓样细胞，能够和破坏吸收外部物质，它负责将外部环境结构的片段呈递给 T 细胞，并分泌多种细胞因子和生长因子。巨噬细胞是一种抗原呈递细胞和专业吞噬细胞。根据周围的刺激，巨噬细胞可以从一系列激活阶段中进行选择。从广义上讲，它们要么促进炎症和细胞毒性免疫反应，要么下调 T 细胞活性[1, 2]并促进组织血管化[3]，这两者都有利于癌症的发展，而当吞噬与组织正常转换相关的细胞碎片时，它们是不起作用的。

一、巨噬细胞分化、极化和活化状态

巨噬细胞、树突状细胞和破骨细胞从循环 CD14+ 单核细胞分化而来，循环 CD14+ 单核细胞又是从骨髓（BM）髓系干细胞分化而来[4]。此外，在发育过程中，组织内的巨噬细胞部分来源于卵黄囊和胎肝，它们能够在原位增殖，补充自身的数量[4-7]。单核细胞外渗可由可溶性因子介导，如 fractalkine 和 CXCL12（也称为 SDF-1α）[8]。在组织中，巨噬细胞使其功能表型适应位置和微环境[9]。巨噬细胞存在于许多组织中，如肝（库普弗细胞）、肺（肺泡巨噬细胞）、大脑（小胶质细胞）和肠道，它们的数量具有显著的异质性[4]。此外，除多核破骨细胞外，BM 中还存在常驻巨噬细胞和树突状细胞[10]。次级淋巴器官，如脾和淋巴结，有其独特的巨噬细胞群，直接调节固有免疫和适应性免疫[5, 11]。组织巨噬细胞可通过来源于 BM 造血干细胞的循环单核细胞的外渗和分化来补充[4]。

部分研究表明，相同的活化巨噬细胞群体如果受到不同的环境刺激，可以随着时间的推移而改变。巨噬细胞也可能招募新的巨噬细胞群体进入组织[12]。在巨噬细胞激活状态的多样性范围内，有两个主要亚群：经典激活的巨噬细胞，称为 M_1 巨噬细胞（类似于 T 细胞的 Th1/Th2 命名法），以及交替激活的巨噬细胞，即 M_2 巨噬细胞[13]。组织学上，在人类中，M_2 名称包含几种定义的中间状

态 [14–17]（图 17–1）。在本章中，我们主要使用术语 M_1 和 M_2 从概念上描述巨噬细胞作用的免疫学和生物学意义。

M_1 巨噬细胞的免疫调节 / 促炎特性引起 Th1 型 T 细胞的细胞毒性反应，促进其增殖、活化和分化 [18]。另外，抗炎 M_2 巨噬细胞，尤其是通过 IL-10 作用形成的 M_{2c}，通过将 T 细胞分化为 Th2 型 T 细胞来抑制免疫反应 [19–21]。此外，它们通过分泌 VEGF 促进组织重塑、修复 [12] 和血管形成 [18]。生理学上，所有这些能力和过程对于维持组织内环境稳定 [12] 和伤口愈合 [22] 至关重要。

二、TAM

在原发性肿瘤的发展过程中，癌细胞、免疫系统和肿瘤基质之间经历了一个细胞水平的进化过程。肿瘤是一个复杂的生态系统，有多种细胞类型与癌细胞相互作用，这导致除了癌症六大特征（抗细胞死亡、持续增殖信号、逃避生长抑制物、激活侵袭和转移、复制和死亡、诱导血管生成）以外，增加了免疫系统逃逸、促肿瘤炎症、细胞能量学放松监管的特征 [23–24]。肿瘤基质细胞，包括 TAM，参与构造了这些癌症的相关特征 [24, 25]。

在肿瘤组织的细胞中，5%～50% 由 TAM 组成 [26, 27]。在 80% 以上已发表的关于 TAM 临床作用的研究中，肿瘤内巨噬细胞密度增加与疾病预后不良相关 [28, 29]。在小鼠中，TAM 主要与浸润的单核细胞相区别，而不是与局部组织巨噬细胞相区别 [30]。即使最初具有细胞毒性（M_1 型），TAM 最终也会将其表型转变为免疫抑制、促进肿瘤生长的 M_2 巨噬细胞 [31, 32]。这一过程涉及巨噬细胞、肿瘤细胞、免疫系统的其他细胞和其他基质细胞（如成纤维细胞）之间的复杂相互作用 [33–35]。癌细胞从细胞迁移、血管生成、细胞通信和凋亡过程各方面通过产生或富集其转录因子影响人单核细胞和巨噬细胞 [36–38]。研究显示，在高度侵袭性乳腺癌中，TAM 基因标记富集，并与较短的疾病特异性存活率相关 [38]。

在肿瘤组织中，大多数 TAM 位于肿瘤边缘附近和肿瘤血管周围，向肿瘤内部形成逐渐减小的梯度变化 [39, 40]。TAM 通过以下方式积极作用于肿瘤：产生维持恶性细胞存活的几种分子，修饰肿瘤细胞外基质蛋白，促进新生血管的发育，并协助肿瘤细胞进展。此外，TAM 通过诱导幼稚 T 细胞沉默而显著影响适应性免疫反应；通过 PD-L1、B7-H4 和 PD-L2 耗尽细胞毒性 T 细胞；通过招募和刺激调节性和 Th2 型 T 细胞，进而抑制细

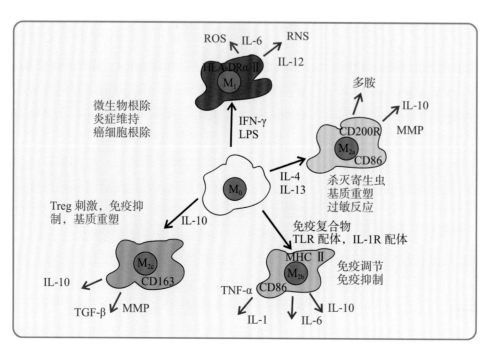

◀ 图 17–1　组织学定义的人巨噬细胞极化状态的分化因子（黑色）、特征性表面标志物（蓝色）和分泌因子及作用（红色）的图示

IL. 白细胞介素；MMP. 基质金属蛋白酶；ROS. 活性氧；RNS. 活性氮物种；TGF. 肿瘤生长因子；TLR. Toll 样受体；TNF. 肿瘤坏死因子；Treg. 调节性 T 细胞 [15]

胞毒性 Th1 细胞[41]；通过纤维化诱导促进免疫排斥[42]。

Mo-MDSC 与 TAM 具有一些共同细胞表面标志物和免疫抑制功能。肿瘤部位存在的促炎因子强烈吸引 Mo-MDSC（以及粒细胞 PMN-MDSC）。与 TAM 不同，Mo-MDSC 同时表达部分巨噬细胞 M_2 型标记和部分 M_1 型标记[41]。在 CD45 磷酸酶抑制转录因子 STAT3 活性后，Mo-MDSC 可局部分化为 TAM，因此可被视为未成熟的 TAM 前体[43]。骨髓间充质干细胞是强免疫抑制剂，因为它们：①通过产生 ROS 和 RNS 抑制 T 细胞活化和功能，这会损害 T 细胞受体（T-cell receptor, TcR）功能和抗原识别，并干扰通过 IL-2c 受体的信号传导；②耗尽 T 细胞活化和增殖所需的精氨酸和半胱氨酸；③通过 CCL2 的过氧亚硝酸盐修饰破坏 T 细胞迁移；④通过产生 IL-10、TGF-β、IFN-γ 和 CD40-CD40L 相互作用促进自然调节 T 细胞；⑤抑制 NK 细胞的细胞毒性和 NK 细胞产生 IFN-γ。TAM 和 MDSC 建立了一种免疫调节相互作用，其中肿瘤 MDSC 分泌 IL-10 促进 TAM 下调 IL-12 的分泌，并且 TAM 可诱导 MDSC 产生更多的 IL-10[44]。

三、TAM 的代谢调节

最近，癌细胞和肿瘤基质中其他细胞的代谢调节重新获得了科学家的关注。癌细胞优先使用糖酵解来产生能量，而不是氧化磷酸化（oxidative phosphorylation, OXPHOS）。近一个世纪前，Otto Warburg 教授描述了这一现象，并以其名字命名[45, 46]。癌细胞的代谢改变导致乳酸的产生和分泌增加，脂肪酸和氨基酸代谢改变[47]。肿瘤中低水平组织 PO_2（由于血管系统差）和低 pH（由于癌细胞的高糖酵解活性）导致肿瘤微环境对免疫细胞不利[48, 49]。因此，侵入肿瘤的巨噬细胞可能会调整其代谢，使其与癌细胞相似[50, 51]。乳酸本身已被证明是巨噬细胞的强大免疫抑制剂[52]，并且可诱导体外人类巨噬细胞的表观遗传重编程[53]。因此，酸性低氧肿瘤环境可能是驱动 TAM M_2 样

极化的最重要决定因素，这同样导致宿主抗肿瘤免疫反应性受损，以及癌细胞迁移和侵袭能力增强。

除了葡萄糖代谢的改变外，癌细胞在 TAM 中诱导的代谢改变也与脂质和氨基酸代谢有关。简而言之，所有这些变化包括：①通过 PPAR-β/δ 靶基因，如 PDK4，促进无氧糖酵解，从而有利于癌症进展[54]；②上调 COX-2 的表达，导致肿瘤中 PGE2 水平升高，高 PGE2 水平反过来进一步促进 TAM 的免疫抑制极性化[55]；③ ARG1 表达上调。这限制了精氨酸 iNOS 产生的促炎性 NO 生成，并增加了鸟氨酸的生成，从而有利于组织重塑和多胺的产生[47]。

四、癌细胞内、外渗过程中的巨噬细胞

通过对缺乏巨噬细胞的小鼠的进行研究，学者们证明巨噬细胞在癌细胞内灌注中起着至关重要的作用[56]。在一项体内研究中，研究者发现肿瘤细胞的运动与 TAM 存在的区域有关，肿瘤细胞直接向血管周围巨噬细胞迁移，这一过程最终导致肿瘤细胞的血管内迁移[39]。如图 17-2 所示，单核细胞募集、向 TAM 分化、TAM 进一步参与癌细胞迁移和血管内灌注的过程是单核细胞 /TAM、癌细胞和肿瘤基质的其他细胞（如癌相关成纤维细胞）之间的相互通信过程[39, 57, 58]。此外，在因 CSF-1 生成不足而缺乏巨噬细胞肿瘤定植的小鼠（Csf1op/op；PyMT 小鼠）中使用 BC 模型表明，其原发肿瘤的循环肿瘤细胞生成量比其产生 CSF-1 的同龄小鼠的肿瘤细胞生成量低 16 倍，而血管周围巨噬细胞数量增加 6 倍[39]。

为了促进癌细胞的血管化，肿瘤的细胞外基质（ECM）必须部分降解并重新定向。TAM 具有用于伤口愈合的基质重塑功能，是 ECM 重塑步骤的主要参与者。在 TAM 和肿瘤细胞分泌的蛋白酶的作用下，天然致密的 ECM 变成一个更松散的网状结构。多光子显微镜观察到肿瘤细胞在体内沿着重塑的胶原纤维迁移。研究发现，这种运动比癌细胞体外培养中观察到的随机细胞运动要快得

多。含有胶原蛋白的纤维像蜘蛛网一样支撑着位于中心的肿瘤相关血管。这些纤维在血管上的汇聚作用可以引导巨噬细胞诱导的肿瘤细胞向血管移动[57, 59, 60]。TAM 和癌细胞之间的相互作用影响肌动蛋白调节因子的活性，导致巨噬细胞中足体的形成和肿瘤细胞中的侵袭足形成，从而促进细胞迁移。此外，ECM 的部分降解导致趋化因子和生长因子（如 EGF）的释放，从而为肿瘤细胞向血管形成趋化梯度 / 路径[60]（图 17-2）。

迁移至血管内后，肿瘤细胞可以在血液或淋巴循环中作为 CTC 被检测到[61, 62]。CTC 必须在循环中存活、渗出、在组织中作为播散性肿瘤细胞存活，并最终在新的环境中增殖，才能形成新的转移病灶。CTC 存活、血管内渗出和（微）转移

的整个过程通常极其低效[63, 64]。在转移部位，巨噬细胞及其产物通过诱导内皮细胞上的黏附分子和趋化因子，为 DTC 准备生态位来促进外渗[42]。Chan 等在一个小鼠模型中表明，巨噬细胞耗竭后，BC 细胞向肺组织的外渗显著减弱。有人提出，当肿瘤细胞在肺毛细血管中停滞时，局部产生的 CSF-1 招募并分化单核细胞为表达 CCR2 和 VEGFR1 的 TAM，招募更多直接与癌细胞相互作用的巨噬细胞，通过分泌蛋白酶帮助侵入肺实质，促进肿瘤生长、移动和生存[45]（图 17-2）。

五、巨噬细胞在转移中的作用

巨噬细胞可促进小鼠 CTC 外渗和组织微转移[57, 65]。在肿瘤转移中，可发现转移相关巨噬细

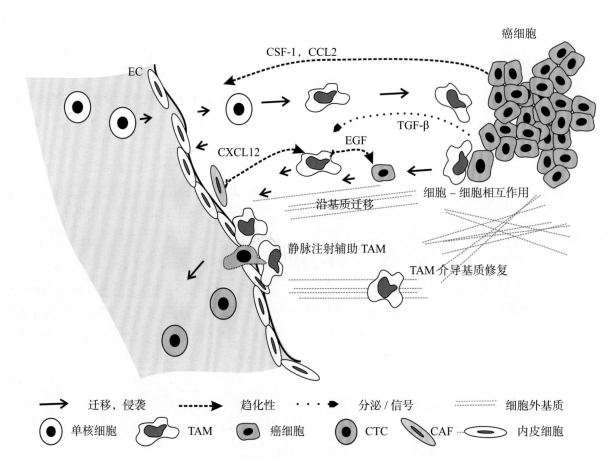

▲ 图 17-2 巨噬细胞在癌细胞灌注中作用的示意图模型

癌细胞通过分泌 CSF-1 和 CCL2 吸引巨噬细胞，巨噬细胞分泌 EGF 促进癌细胞迁移。随后，癌细胞通过 TGF-β 信号诱导 TAM 表达 CXCR4。这导致肿瘤相关成纤维细胞分泌的 CXCL12 在血管周围部位对 TAM 产生化学吸引。血管周围部位的 TAM 有助于癌细胞灌注。巨噬细胞也重塑细胞外基质，促进癌细胞向血管系统迁移[57, 58]。EC. 内皮细胞；CTC. 循环肿瘤细胞；CAF. 癌相关成纤维细胞；TAM. 肿瘤相关巨噬细胞

胞（metastasis-associated macrophage，MAM）群。在肺转移性 PyMT BC 的 FVB 小鼠模型的研究中[66]表明，MAM 来源于循环炎症单核细胞，这些单核细胞由分泌 CCL2 的肿瘤细胞募集[65]。值得注意的是，该单细胞群体更喜欢转移部位，而不是原发肿瘤部位[65]。此外，一项从 PyMT 小鼠模型体内分离的侵袭性 TAM 的基因表达研究表明，这种表型独特的巨噬细胞群体富含与胚胎和组织发育相关的基因，这表明 TAM 可能具有某些发育营养功能，以促进肿瘤进展。其中一种被高度聚焦和验证的途径是 Wnt 信号途径，特别是 Wnt7b，其在与晚期乳腺肿瘤中表达上调[67]。

体外分化和 M_1 极化的人巨噬细胞的条件培养液通过激活 MAPK、c-Src 和 PKC 来下调 MCF-7BC 细胞系的 ER-α 表达。这种下调过程已被证明可促进 BC 细胞的内分泌抵抗，这是 30% 转移性肿瘤的一个重要特征[26]。在一个 BC 小鼠模型中，TAM 显示出很低的杀瘤活性，并且降低了 iNOS 的表达和 NO 的产生[68]。CD1 是 NKT 细胞胸腺

选择所必需的。CD1 缺陷小鼠缺乏产生 IL-13 的 NKT 细胞，而 IL-13 是 M_2 巨噬细胞极化的重要细胞因子。一项针对小鼠 4T1 转移性乳腺癌的研究表明，与野生型小鼠相比，去除原发性肿瘤后，CD1 缺陷小鼠存活了下来[2]。这种生存优势归因于三种免疫监测机制：产生表达 iNOS 的 M_1 巨噬细胞，对 4T1 肿瘤细胞具有杀瘤作用；通过产生 ARG 抑制 T 细胞的骨髓间充质干细胞迅速减少；活化淋巴细胞的产生[2]。

如同生理性乳腺发育中的常驻巨噬细胞支持乳腺干细胞生态位[69]，TAM 也可能促进 BC 干细胞表型，从而导致更具侵袭性的肿瘤产生[70-72]。这包括转录的相互调节，如下调 BC 细胞上的 ER-α 和促进 TAM 的 M_2 样极化，以逃避细胞毒性 M_1 样 TAM[36, 73]。

BM 携带了至少两个不同的 HSC 生态位：血管周围生态位和成骨细胞生态位[76]（图 17-3）。DTC 能够抢占生理性 HSC 生态位。生态位是包含多种细胞类型的复杂网络，如血管周围生态位

血管周围生态位

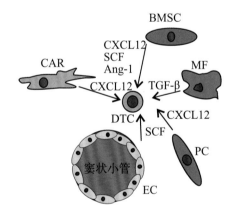

骨内膜生态位

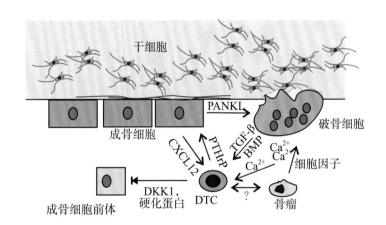

▲ 图 17-3 **骨髓生态位**

多个细胞群参与血管周围生态位的功能。富含 CXCL12 的网状细胞（CAR）可能是 CXCL12 最重要的来源，对维持生态位至关重要。此外，周细胞（PC）、内皮细胞（EC）和骨髓间充质干细胞分泌其他重要的生态位因子，如 SCF 和 Ang-1。巨噬细胞分泌 TGF-β，可维持 HSC/DTC 休眠。MF 和 BMSC 之间的相互作用尚不完全清楚。在骨内膜生态位，成骨细胞分泌的 CXCL12 的相对重要性高于血管周围生态位。分泌 PTHrP 的 DTC 可形成典型的 "恶性循环"，其通过诱导成骨细胞分泌 RANKL，导致破骨细胞成熟并释放基质结合的 TGF-β 和 BMP。在溶骨性乳腺癌骨转移中，已观察到 DKK1 和硬化蛋白的高表达，这两种蛋白均阻止成骨细胞分化[74, 75]。骨吸收增加局部细胞外钙浓度，这可能对 HSC/DTC 产生直接影响[76]

HSC. 造血干细胞；DTC. 播散性肿瘤细胞；BMSC. 骨髓基质细胞；MF. 巨噬细胞

的 BMSC、网织红细胞、周细胞、巨噬细胞、巨核细胞，甚至施万细胞，以及成骨细胞生态位的成骨细胞、骨巨细胞和破骨细胞[76]。生态位在调节 DTC 休眠、再激活和增殖方面起着关键作用[76, 77]。

在与骨表面无关的 BM 基质中发现的巨噬细胞被称为骨髓巨噬细胞，而距离骨表面 3 个细胞直径内的巨噬细胞被定义为骨巨噬细胞[78]。不同的巨噬细胞群在 BM 生态位维持中的作用目前尚不完全清楚。

六、巨噬细胞在乳腺癌骨转移中的作用

CCL2，也称为 MCP-1，由巨噬细胞、成纤维细胞、内皮细胞和癌细胞产生。在 BC（裸鼠中的 MDA-MB-231 人类细胞）[79, 80] 和 PC（SCID 小鼠中的 PC-3 人类细胞）[81] 模型中的研究表明，癌细胞衍生的 CCL2 通过增加巨噬细胞的募集，促进癌症骨转移。此外，通过招募和激活破骨细胞，巨噬细胞促进 BC 和 PC 的骨代谢酶的数量和生长，从而助长"恶性循环"。相反，TAM 可分泌 CCL2，诱导上皮 – 间质转化，并通过激活 ERO-1α 和 MMP-9 的表达增加人乳腺上皮细胞（MCF10A）的侵袭性。这可以解释肿瘤邻近乳腺细胞转化为癌细胞引起的局部复发[82]。最近，研究表明，BC-TAM 表达 SIGLEC1（CD169）并分泌 CCL8，从而招募表达 CCR2 的单核细胞，这些单核细胞进一步分化为 TAM（由于癌细胞驱动的 CSF-1、TNF-α、IL-1β 和 TAM 衍生的 TNF-α）。此外，CCL8 通过上调 MMP 作用于肿瘤细胞，增加肿瘤的迁移和侵袭[38]。

炎性 BC 细胞还分泌 M₂ 巨噬细胞来募集和极化细胞因子，如 CSF-1、MCP-1、CCL5，并受 RANTES、VEGF-A、MIP-1α、MIP-1β 和 CCL18 激活的调节。反过来，TAM 通过分泌 IL-8 和激活 STAT3 信号的生长相关癌基因来增强癌细胞的干性和 EMT[83]。

在叶状肿瘤（phyllodes tumor，PT）（一种罕见的 BC，涉及导管周围基质细胞）中，TAM 和肿瘤细胞之间存在正反馈环。肿瘤细胞分泌高水平的 CCL5，通过其 CCR5 受体招募巨噬细胞并使其分化为 M₂ 样表型（人表达 CD163，小鼠表达 ARG1）。TAM 分泌 CCL18 和其他因子，如 TGF-β 和 IGF-1，促进肿瘤细胞的恶性、迁移和基质胶原重塑。肿瘤中 CCL5 的表达与 PT 患者的肿瘤恶性程度、不良预后、无病生存率降低（OS 和 DFS）相关[84]。

七、巨噬细胞在前列腺癌骨转移中的作用

巨噬细胞在前列腺的发育、生长和维持中起着重要作用。前列腺上皮细胞合成 M-CSF，该因子可招募和激活前列腺上皮细胞并诱导巨噬细胞分化。巨噬细胞数量与前列腺上皮细胞的增殖活性相关，这有助于前列腺上皮的再生[85]。此外，研究表明，PC 细胞系[86] 和转移性 PC 中存在 M-CSF 的高表达和 TAM 的高浸润[87]，而 M-CSF 缺陷小鼠前列腺中的巨噬细胞较少[88]。

在原位大鼠 AT-1 前列腺肿瘤模型中，TAM 显示出促进肿瘤和血管生长的能力。通过 CLO-LIP 清除 TAM 可显著减少肿瘤生长、血管生成和动脉生成。与体外培养的 AT-1 细胞相比，体内 AT-1 肿瘤中血管生成因子（如 Ang-2、CCL2、FGF-2、MMP-9、TGF-β 和 IL-1β）的表达上调，表明它们是由肿瘤团中的宿主细胞产生的。通过免疫组织化学检测，发现 MMP-9 和 IL-1β 仅在巨噬细胞样细胞中表达，从而证实了 TAM 的促血管生成活性[3]。在使用人类 PC-3 细胞异种移植的模型中，PC-TAM 的 CCL5 表达导致 EMT、PC 肿瘤干细胞形成（ALDH 和其他干细胞标志物的表达增加、体外肿瘤球形成）及骨转移发生。此外，通过对前列腺癌患者队列的生物信息学分析证实前列腺肿瘤中 CCL5 mRNA 的表达与肿瘤恶性程度、去势抵抗和转移进展相关[89]。

有研究者认为，在人类 PC 的小鼠模型中，PC-3 细胞分泌的 IL-6 通过向肿瘤部位募集更多 TAM 促进癌症的侵袭性。这些 TAM 产生的 TNF-α 刺激 PC 细胞产生额外的 IL-6。在同一小

鼠模型中，TAM 缺失或沉默肿瘤细胞中的 IL-6 可以显著降低骨破坏、骨溶解和淋巴结转移的发生率[90]。同样，Lee 等[91]证明 BMP-6 在人类 PC 细胞中的过度表达可导致小鼠肿瘤产生去势治疗抵抗。这是由 TAM 分泌的 IL-6 介导的。IL-6 激活 PI3K 通路，导致了 PC 细胞雄激素受体（androgen receptor，AR）表达上调[91]。有学者通过对裸鼠 CTSK 缺陷的小鼠胫骨内注射 PC-3 细胞，并对其形成的骨转移模型进行研究，发现小鼠骨病变的生长依赖于 CTSK。此外，研究表明 CTSK 的主要来源是驻留在 BM 的巨噬细胞，而不是破骨细胞。在野生型小鼠的骨肿瘤中观察到丰度更高的巨噬细胞，并且这与肿瘤的加速生长相关。CCL2 水平随着巨噬细胞源性 CTSK 水平的增加而增加，而 CTSK 的过度表达与巨噬细胞和肿瘤源性组织蛋白酶 B 和 COX-2 表达的增加相关，这两者均与破骨细胞生成和肿瘤侵袭性有关。在携带肿瘤的 CTSK 缺陷小鼠中发现 VEGF 表达水平较低，其血管生成能力受损。综上所述，巨噬细胞和破骨细胞来源的 CTSK 有助于前列腺肿瘤在骨中的定植和生长[92]。在人类 PC 研究中，巨噬细胞 /PC 细胞相互作用会导致对 SARM 治疗的耐受性[88, 93]。在这种相互作用中，巨噬细胞衍生的 IL-1β 导致从 AR 中产生核受体共抑制复合物，从而中和 SARM 的治疗效应[93]。

也有报道认为，在 PC 引流淋巴结中的巨噬细胞可用于肿瘤免疫监测和控制肿瘤转移。更具体地说，在 PC 大鼠模型中，低转移性的 AT-1 模型在检测到转移之前可发现巨噬细胞的增加，而高转移性的 MLL 模型中可检测到引流淋巴结中低水平的 CD169 巨噬细胞。CD169 巨噬细胞参与肿瘤源性抗原的捕获和向效应 T 细胞的呈递，并且也与 CD8[+]T 细胞肿瘤浸润增加相关。引流淋巴结中 CD169 巨噬细胞百分比较高的 PC 患者 OS 较长[94]。在混合性骨转移 PC 的模型中，CD169 巨噬细胞的缺失导致病理性编织骨形成的减少但不影响骨肿瘤的大小，而全巨噬细胞的缺失同样减少病理性编织骨的形成，但出现了骨肿瘤大小的增

加。这些发现提示 TAM、骨巨噬细胞和破骨细胞在促进成骨细胞病变中的作用。当破骨细胞和成骨细胞的活动都受到抑制时，病理性编织骨形成减少，肿瘤生长空间增大，导致了肿瘤的进一步生长[95]。值得注意的是，在 4T1 小鼠 BC 模型中，CD169 巨噬细胞表现出相反的作用，其 PD-L1 表达增加，并且 CD8[+]T 细胞向原发肿瘤和肺转移的浸润减少。该模型中的 CD169 巨噬细胞缺失导致原发性肿瘤生长和肺转移减少，这可能是由于抗肿瘤细胞毒性淋巴细胞活性的增加[96]。然而，4T1 小鼠 BC 模型中抗 CSF-1R 和抗 G-CSF 治疗可清除淋巴结包膜下的 CD169 巨噬细胞，进而导致淋巴结转移的增加[97]。特定的巨噬细胞群体对肿瘤的促进或抑制作用取决于多种因素，肿瘤固有特性（如肿瘤抗原的特点）及巨噬细胞群体所处的位置（影响其免疫抑制分子如 PD-L1 的表达）都可能对其产生影响。

八、骨肉瘤中的巨噬细胞

TAM 在骨肉瘤中的作用存在争议。与破骨细胞类似，在肿瘤发展的早期阶段，巨噬细胞使 BM 成为骨肉瘤细胞的培养环境，促进局部肿瘤生长。在骨肉瘤发展的早期，TAM 似乎可以阻止肿瘤细胞从骨中迁移，从而预防转移。然而，随着肿瘤体积的增加，癌细胞分泌因子可能会使破骨细胞数量和活性降低到维持破骨细胞生态位所需的阈值以下，从而促进癌细胞的侵袭和转移，而不是进一步的原发性肿瘤生长。同样，随着肿瘤分泌因子数量的增加，原发肿瘤驻留的 M$_1$ 巨噬细胞可能向 M$_2$ 表型倾斜，从而进一步加剧转移。一旦达到任一表型的阈值数量，M$_1$ 与 M$_2$ 巨噬细胞的比率可通过改变肿瘤微环境来调节骨肉瘤转移的倾向性[98]。一项针对化疗前患者的活检标本的研究显示，人类高级别骨肉瘤的 TAM 是 M$_1$ 和 M$_2$ 巨噬细胞的异质群体。巨噬细胞总数与良好的存活率相关，但 M$_2$ 极化与之无关。在诊断后 5 年内未发生转移的患者中，其 20% 的过表达基因与巨噬细胞相关。尤其是 CD14 和 HLA DRa（M$_1$ 标志

物）与无转移生存率独立相关。高 TAM 数的生存获益可能部分归因于对其更好的化疗反应率。化疗杀死肿瘤细胞后可导致释放内源性信号，这些信号与 TAM 中的模式识别受体结合，使其极化从 M_2 向 M_1 倾斜，从而促进死亡肿瘤细胞的清除并抑制转移性肿瘤细胞的生长[99]。最近，一项类似的研究表明，M_1 TAM（iNOS）骨肉瘤浸润与较高的 OPG 水平和肿瘤的低转移率相关，而 M_2 TAM（CD163）浸润与较高的肿瘤血管化、较低的 OPG 表达和肿瘤转移相关[100]。与 BC 模型[84]一样，TAM 衍生的 CCL18 通过 EP300/UCA1/Wnt/β-catenin 途径促进骨肉瘤细胞的增殖和迁移，并增加异种移植瘤模型中的肺转移。在骨肉瘤患者中，CCL18+TAM 与肺转移和低生存率的显著相关支持这一结论[101]。此外，骨肉瘤模型中的相关研究提示 TAM 在血管生成和淋巴管生成中起作用。在模型中，M-CSF 的抑制减少了巨噬细胞募集和肿瘤血管化，从而降低了肿瘤生长和转移[102]。在最近一项关于人源化骨生态位异种移植物的研究中，植入线粒体复合物 I（complex I，C I）缺失的人类骨肉瘤细胞，尽管其肿瘤负荷与植入野生型骨肉瘤细胞相似，但可在维持骨生态位的同时增加 TAM 数量。缺乏 C I 的肿瘤分泌较低水平的 MIF，这导致了 TAM 的增加，TAM 提供血管生成因子并诱导血管结构重塑[103]。这表明，药物靶向于 C I（如二甲双胍）可能在肿瘤细胞以外的促肿瘤 TAM 发挥作用，通过对 TAM 的抑制而产生治疗上的获益[103]。

九、巨噬细胞在恶性骨肿瘤治疗中的作用

（一）癌细胞与 TAM 间信号通信的干预策略

由于 TAM 具有稳定的基因组，它们较少产生耐药性，因此在抗癌治疗中可作为良好的靶点[39, 57, 104]。肿瘤细胞可以通过细胞表面受体与巨噬细胞表面的相应配体 / 靶受体相互作用。其中一对受体 / 配体是巨噬细胞表面的 α_4 整合素和肿瘤细胞上的 VCAM-1。比起 T 细胞和 B 细胞，TAM 表达更高水平的 α_4 整合素，而许多癌细胞在其表面过度表达 VCAM-1[104, 105]。VCAM-1 可结合 α_4 整合素并激活 AKT 介导的细胞存活信号。在人类 BC 患者的肺和骨转移瘤中 VCAM-1 的表达明显高于脑转移瘤。这表明，表达 VCAM-1 的癌细胞在 α_4 整合素水平较高、富含白细胞的部位，如肺和骨髓等，具有转移瘤形成的优势[104]。那他珠单抗（Natalizumab）是一种抗 α_4 整合素的单克隆抗体，在多发性骨髓瘤的动物模型中，已证明其抗 α_4 整合素治疗可减少 BM 中的肿瘤生长[106]。然而首次针对该药物的多发性骨髓瘤的临床试验（NCT00675428）因患者招募率低而终止了。除此之外，有一些小分子整合素 α_4 拮抗药，如 AJM300，可用于治疗炎症性肠病[107]，并已进入 I 期临床试验。

肿瘤细胞分泌的 CSF-1 和 TAM 表达的 CSF1R 介导了这两者间的另一种重要相互作用[39, 46, 107]。Priceman 等证明了用合成药物阻断 CSF1R 抑制药（GW2580）可减少 PC 小鼠模型中 TAM 和 Mo-MDSC 的数量，但对肿瘤生长不产生影响。在同一研究中，与单独抗 VEGF 相比，GW2580 联合抗 VEGF 治疗（DC101）能够进一步抑制肿瘤生长。在该研究中，使用的肿瘤细胞系中没有 CSF1R 表达，因此观察到的效应是通过靶向 TAM 和 Mo-MDSC 治疗产生的[108]。

在乳腺 PT 中，肌成纤维细胞（假定起源于 PT 的细胞）和 TAM 之间的 CCL5-CCR5 轴及 CCL18-PIPTNM3 轴组成的正反馈环可促进恶性 PT 肿瘤的发生和转移。在体外将 TAM 与肿瘤细胞共培养或患者源性异种移植物与人单核细胞共移植，并使用 CCR5 抑制药马拉维若（已批准用于 HIV 治疗）进行处理，发现 TAM 募集、M_2 极化、肿瘤细胞迁移、侵袭和基质重塑都出现了下调；而在体内实验中除了类似的改变外还出现了肿瘤的生长，以及肝肺转移的抑制。因此，马拉维若可能能使 PT 转移患者获益[84]。

破坏癌细胞与 TAM 互相作用的一种方法是抑制侵袭性乳腺癌 CTC 中上调的 HAS2。乳腺癌 CSC 和 TAM 表达透明质酸受体 CD44，因此这两

种细胞类型通过基质透明质酸的相互作用为 CSC 的增殖提供了一个生态位[72]。简而言之，TAM 释放 PDGF-BB 等生长因子，刺激基质细胞分泌 FGF，支持 CSC 增殖。在人类 CSC 小鼠模型中，CSC 中 HAS2 的缺失或 4-MU 的抑制降低了 TAM 的 PDGF-BB 分泌，导致骨转移形成和生长的减少[72]。

（二）TAM 清除或极化调整策略

临床前研究中使用的巨噬细胞耗竭技术涉及二氧化硅颗粒、卡拉胶、硫酸葡聚糖、氯化钆、抗巨噬细胞抗体、脂质体和脂质体包裹药物[109]。脂质体包裹药物被巨噬细胞吞噬后，通过溶酶体作用释放其包裹产物，导致巨噬细胞凋亡[110-112]。CLO-LIP 已被用于多种肿瘤动物模型中的 TAM 清除，包括畸胎瘤、横纹肌肉瘤[113]和弥漫性恶性间皮瘤[114]。此外，它已被证明能有效地消除小鼠模型中的多发性骨髓瘤[115]。在原位大鼠前列腺肿瘤模型中，CLO-LIP 通过减少 TAM 分泌血管生成和组织重塑因子，减少单核细胞 / 巨噬细胞浸润，能够显著减少肿瘤生长[3]。

口服氯膦酸盐用于 BC 治疗的临床试验结论不一。患者的 DFS、OS、无复发间期（recurrence-free interval，RFI）和无骨转移间期（bone metastasis-free interval，BMFI）未发现改善，但观察到骨转移间期（nonbone metastasis-free interval，nBMFI）的临界改善。然而，50 岁以上的女性似乎存在 RFI、BMFI 和 nBMFI 的获益[116]。细胞自分泌和旁分泌途径可能在绝经后女性中占主导地位，而内分泌途径在年轻女性中更为活跃。这可以解释绝经后女性对双膦酸盐治疗反应更大[117]。

有一种减少巨噬细胞辅助肿瘤进展的方法是调节 TAM 极化。在 IL-12 和唑来膦酸联合治疗 PC 的体外模型中，含氮双膦酸盐将 TAM 极化从 M_2 转化为 M_1。唑来膦酸钠加 IL-12 治疗模式能够恢复免疫抑制性 TAM 特性[118]。类似的是，在大鼠 ErbB-2（neu）癌基因激活的转基因小鼠（BALB-neuT 小鼠）BC 模型中，唑来膦酸盐损害 TAM 募集、肿瘤血管化，并使 M_2 TAM 恢复到 M_1 激活状态。唑来膦酸钠降低 VEGF 和 IL-10 的表达，增加 IFN-γ 的产生，从而诱导 iNOS 产生杀肿瘤亚硝酸盐[119]。在临床试验中，唑来膦酸已被证明能改善绝经后早期 BC 患者的临床结局（AZURE 试验）。此外，在 AZURE 试验的 10 年随访研究中，发现唑来膦酸盐对 MAF 生物标志物阴性的 BC 患者有益，而这种获益与绝经期无关[120]。

最近，CSF-1 和 CSF1R 抗体和小分子抑制药疗法（如 JNJ-40346527、ARRY-382、卡巴利珠单抗、培昔达尼、AMG820[121]、IMC-CS4、MCS110、PD-0360324 和依米妥珠单抗）已进入局部晚期或转移性实体瘤的临床试验[122]。BC、腺癌、肉瘤、黑色素瘤[123]和结肠癌的临床前证据表明，短期激活 TAM 的策略（使用激动性抗 CD40 和抗 CSF1R 的组合）可重新激活先前存在的 T 细胞反应[124]。该研究还表明，在人类肿瘤中，TAM 表达 CD40，并且与肿瘤浸润 T 淋巴细胞相邻近。

近期研究表明表观遗传学在巨噬细胞极化和固有免疫系统编码中的作用，这一过程类似于获得性免疫记忆[125]。有研究者已经在 TAM 重编码中测试了 HDAC 等表观遗传学靶点。使用 TMP195 抑制 II a 类 HDAC 可以通过 M_1 巨噬细胞的募集和分化减少乳腺肿瘤生长和肺转移（MMTV-PyMT 模型）[126]。最近一项关于人和小鼠 TAM 分化的体外和体内研究表明，COX-2 活性是实现 M_2 极化所必需的。通过向 M_2 分化细胞因子混合物中添加 COX-2 抑制药依托度酸，可使人和小鼠体外巨噬细胞向 M_2 分化均受到抑制。此外，4T1 小鼠 BC 模型持续口服依托度酸可抑制肺转移，但不影响 4T1 细胞增殖。在该模型中，COX-2 抑制使 TAM 和脾脏巨噬细胞趋向于 M_1 极化[127]。类似的是，在骨肉瘤小鼠模型和人类骨肉瘤样本中，TAM 通过上调 COX-2 增加 MMP-9 和 pSTAT3 的表达来增强 EMT、迁移和转移。COX-2 抑制逆转了 TAM 的促转移作用[128]。在骨肉瘤患者中使用巨噬细胞激活药米非司酮联合标准化疗方案的临床试验提高了 6 年生存率，在此基础上欧盟批准使用米非司酮用于骨肉瘤的治疗[129-130]。

Viitala 等 [131] 最近的一项研究表明，在 LLC1 Lewis 肺癌和 E0771 乳腺癌小鼠模型中，基因失活或抗体介导的 Clever-1 阻断可显著降低肿瘤生长。这种效应是由于细胞毒性 CD8T 细胞的激活，其抗肿瘤免疫效果与 PD-1 抑制药相当而导致的。重要的是，Clever-1 阻断和 PD-1 抑制被证明具有协同效应。目前，人源化抗 Clever-1 抗体正在对包括 ER+ 乳腺癌在内的 10 种实体瘤开展 I / II 期临床试验（NCT03733990）。

研究表明，靶向 TAM 可以显著提高常规疗法和免疫疗法的疗效。在胰腺癌小鼠模型中，用 CCR2 和 CXCR2 小分子抑制药同时阻断 TAM 和 TAN 迁移已被证明可提高化疗的疗效 [132]。在晚期和转移性实体瘤的免疫治疗（抗 PD-1、抗 PD-L1）中，有一些正在进行的 I 期和 II 期临床试验将其与 TAM 靶向药物相结合，如 CSF1 和（或）CSF1R 激动药、CCR2 和 CCR5 拮抗药、CXCR4 拮抗药、ANG2 和（或）TIE2、CD40 激动药、CD47（SIRPaeFc）和 PI3Kg 和（或）PI3Kd 抑制药。TAM 拮抗药被用来克服免疫治疗的耐药性，因此需要进一步的数据和证据证实巨噬细胞浸润或其特定表型与患者预后相关，以提供患者治疗选择的依据 [42]。

十、结论与展望

目前针对原发性骨肿瘤及骨转移瘤的体外、动物模型和临床研究，其重点放在癌细胞与 TAM 之间的相互作用上，并清楚地证明了这两者间密切联系的重要性，但是这些研究远远没有考虑到在肿瘤环境中的所有免疫参与者。TAM 类似于 M_2 极化状态巨噬细胞，在肿瘤生长、血管内迁移、CTC 和 DTC 的增殖和维持、外渗和远处种植等转移过程的几个步骤中起着至关重要的作用。在许多模型中，清除肿瘤巨噬细胞已被证明具有有益的效果。此外，癌细胞诱导的巨噬细胞极化似乎对 TAM 在肿瘤进展中的作用至关重要。免疫抑制的 M_2 巨噬细胞被证明有利于癌细胞在原发肿瘤中的存活、迁移、侵袭和远处种植。这有力地支持了针对 TAM 或肿瘤细胞相互作用的有效和特异性的新治疗模式。旨在根除 TAM，或者（至少在原发性肿瘤的情况下）将极化状态从 M_2 转换为 M_1 以促进针对肿瘤细胞的免疫反应，有可能在未来的治疗发展占据重要的分量。

致谢

作者感谢图尔库大学附属教授 Maija Hollmén 先生对本章的批判性阅读。

Part G 细胞通信介质
Mediators of Cell Communications

第18章 生长因子、细胞因子与儿童恶性原发性骨肿瘤
Growth factors, cytokines, and pediatric malignant primary bones tumors

Bénédicte Brounais Le-Royer　Frédéric Lézot　著
陆　明　李浩淼　陈　维　译

原发性骨肿瘤是一个罕见的异质性肿瘤家族,是骨形成和骨内环境稳定中重要的几种细胞谱系所发生的肿瘤性转化,其中包括成骨细胞、软骨母细胞和破骨细胞谱系。部分原发性骨肿瘤属于儿童肿瘤,其中两种恶性程度特别高,即骨肉瘤(osteosarcoma,OS)和尤因肉瘤(Ewing's sarcoma,ES)。OS的发病原因尚不清楚,与其他恶性肿瘤类似,目前已有报道 *P53*、*Rb* 和 *MDM2* 基因突变与之相关[1]。相反,ES发病与染色体重排(主要是11号和22号染色体之间的易位)有关,染色体易位导致由 *EWS* 基因的第一个外显子和 *ETS* 家族基因的最后一个外显子编码的异常融合蛋白(转录因子)的合成,最常见的是EWS-FLI1融合蛋白[2]。ES与OS都是高度恶性肿瘤,通过破骨细胞激活破坏邻近骨,形成肿瘤样骨组织,向其他骨部位和肺转移,形成矿化结节[3]。考虑到骨微环境中放疗的低效性,ES和OS患者的实际治疗是一个三步方案,包括术前常规化疗(以诱导肿瘤坏死并明确肿瘤边缘)、肿瘤的外科切除和术后针对潜在残余肿瘤细胞的化疗[4]。这样的方案可以使5年无复发生存率达到70%以上。然而,如果在诊断时或在化疗耐药的情况下出现转移,这种生存率会显著降低到30%以下。在过去的几

十年中,许多研究致力于确定新的治疗靶点以提高患者的寿命,这些靶点与OS和ES的转移播散或化疗耐药性有关。

由于肿瘤发生在儿童及青少年中,研究者们探讨了在骨骼生长中起作用的生长因子对肿瘤的潜在影响,以及与骨建模和重塑相关的细胞因子的潜在作用。本章旨在回顾四个生长因子家族(Wnt、FGF、HH和TGF家族)及一个细胞因子家族(IL-6)在ES和OS生长、转移播散和化疗抵抗中的意义。

一、TGF-β 家族在儿童恶性原发性骨肿瘤中的意义

TGF-β家族由33个成员组成,包括TGF-β、激活素/抑制素、BMP、GDF及Nodal/left-right决定因子[5]。事实上,这个大家族包括3种不同的TGF-β(TGF-β1、TGF-β2和TGF-β3)、7种激活素/抑制素(ACT-A、ACT-AB、ACT-B和INH-A、INH-BA、INH-BB、INH-BC)、10种BMP[BMP-2、BMP-3、BMP-4、BMP-5、BMP-6、BMP-7、BMP-8α、BMP-8β、BMP-10和BMP-15(也称为GDF-9β)]、10个GDF[GDF-1、GDF-2(也称为BMP-9)、GDF-3、GDF-5(也称为BMP-14)、GDF-6(也称

为 BMP-13）、GDF-7（也 称 为 BMP-12）、GDF-9、GDF-10（也 称 为 BMP-3β）、GDF-11 和 GDF-15〕、3 个 Nodal/left-right 确定因子〔Nodal、Lefty-1（也称为 BMP-17）和 Lefty-2〕。

该超家族的成员作为二聚体与两种细胞表面受体（Ⅰ型和Ⅱ型）相互作用，这两种受体在其细胞内结构域中具有内在丝氨酸 / 苏氨酸激酶活性（表 18-1）。在功能上，配体与Ⅱ型受体结合并启动级联反应，导致Ⅰ型受体的募集、磷酸化和激活。这会诱导称为 R-SMAD（SMAD-1、SMAD-2、SMAD-3、SMAD-5 和 SMAD-8/9）的 SMAD 家族（表 18-1）的蛋白质磷酸化，这些蛋白质会转移到细胞核并与 SMAD-4（独特的共 SMAD）相互作用，从而激活该转录复合物，并负责多种基因的表达（图 18-1A）。SMAD 蛋白的另一个亚组称为 I-SMAD（SMAD-6 和 SMAD-7），抑制 R-SMAD。

关于儿童恶性原发性骨肿瘤，大多数研究关注 TGF-β 和 BMP 蛋白在肿瘤生长、转移播散和化疗耐药性中的作用。三种 TGF-β 的表达也有报道[6-8]，主要与肿瘤进展[9]和高级别肿瘤分类（TGF-β$_1$[6, 10]）有关。肿瘤[11]和血液[12, 13]中的 TGF-β 表达水平被认为是化疗前和化疗期间的预后因素。TGF-β$_1$ 基因多态性（29T/C）被证明与骨肉瘤易感性有关[14, 15]。TGF-β 受体（ALK-4、ALK-5 和 TbRⅡ）的表达已被报道[16-18]，ALK-5

基因[19]和 TbRⅡ 基因[20]的多态性也与骨肉瘤易感性相关。在 ES 中，EWS/FLI1 融合蛋白可调节 TbRⅡ 的表达[21-24]。SMAD 蛋白表达（SMAD-1、SMAD-2、SMAD-4、SMAD-5 和 SMAD-7）同样与肿瘤相关[8, 25-29]。至于 BMP 家族，第一批 BMP 分子是在 20 世纪 80 年代从骨肉瘤细胞培养中分离出来的，基于其诱导骨形成的能力[30-39]，顺理成章地大多数 BMP 家族成员在骨肉瘤被发现存在表达，包括 BMP-2、BMP-3、BMP-4、BMP-5、BMP-6、BMP-7、BMP-8α 和 BMP-8β[8, 40-63]。然而到目前为止，只有 BMP-2 基因多态性被证实与骨肉瘤易感性相关[64]。而这些 BMP 的受体，大多数能在骨肉瘤中检测到（BMPR-Ⅱ[44, 47]、ALK2[44]、ALK3[8]、ALK6[62]），这表明肿瘤中存在自分泌和旁分泌刺激环。在骨肉瘤中表达的 TGF-β 家族其他成员包括 GDF-10[43]和激活素 A[65, 66]，这两者都被证实存在促肿瘤效应。

关于 TGF 和 BMP 对肿瘤生长的影响，不同的生长因子及相同因子在肿瘤细胞的不同分化阶段均已经报道存在不同的促肿瘤或抗肿瘤作用。事实上，TGF-β$_1$ 被证明可以通过维持低分化肿瘤细胞的未分化状态产生促肿瘤作用[10, 61, 67-69]，而对预分化细胞则通过刺激骨基质蛋白（即 OPN、BSP、OCN、ALP[74-79]）的表达促进成骨细胞分化[18, 70-73]，调节 PTH/PTHrP 激素效应[80-83]以产生

Ⅰ型受体	Ⅱ型受体	R-SMAD	配体
ALK-1	ActR-Ⅱ/ActR-ⅡB/BMPR-Ⅱ	1, 5, 8	BMP
ALK-2（ActR-Ⅰ）	ActR-Ⅱ/ActR-ⅡB/BMPR-Ⅱ	1, 5, 8	Activin/BMP
ALK-3（BMPR-ⅠA）	ActR-Ⅱ/ActR-ⅡB/BMPR-Ⅱ	1, 5, 8	BMP
ALK-4（ActR-ⅠB）	ActR-Ⅱ/ActR-ⅡB/TbR-Ⅱ	2, 3	Activin/TGF-β
ALK-5（TbR-Ⅰ）	ActR-Ⅱ/ActR-ⅡB/TbR-Ⅱ	2, 3	Activin/TGF-β
ALK-6（BMPR-ⅠB）	ActR-Ⅱ/ActR-ⅡB/BMPR-Ⅱ	1, 5, 8	BMP
ALK-7	ActR-Ⅱ/ActR-ⅡB	2, 3	Nodal/Lefty/Activin
ALK-8	ActR-Ⅱ/ActR-ⅡB/BMPR-Ⅱ	1, 5	BMP

表 18-1　Ⅰ型受体、Ⅱ型受体和下游 R-SMAD 及相关配体的功能组合

抗肿瘤效应。

　　一些研究致力于破译肿瘤细胞中 TGF-β 的作用机制，以确定治疗靶点来阻断这些因素的不良效应[84, 85]。一些 miRNA 也参与调节 TGF-β 信号的促肿瘤作用（miR-522[86]、miR-339-5p[87]、miR-181c[88]、miR-20b[48]、miR-17-92[89]）或抗肿瘤作用（miR-29[90]、miR-34a[91]、miR-153[92]）。

　　在 BMP 中也存在促肿瘤和抗肿瘤作用的报道。BMP-2 是该家族被研究最多的成员。很少有研究

报道 BMP-2 的促肿瘤效应，这种效应基本通过间接途径实现，如通过刺激 Wnt 信号或与 TGF-β 信号交叉调节[71, 93–98] 产生。BMP-2 的抗肿瘤作用与通过调节基因表达刺激肿瘤细胞的分化有关[99–102]，包括成骨细胞基因 Runx2[103, 104]，驱动软骨样表型的基因 Sox9[105]、基因 Adamts7[106] 或降钙素相关肽基因[107]。有趣的是，在 ALDH[108] 高表达或 miR-29c[109] 或硬化蛋白[110] 低表达的情况下，也观察到 BMP-2 的这种调节分化作用。只有另外两种 BMP，BMP-7 和 BMP-9，对骨肉瘤具有类似的促

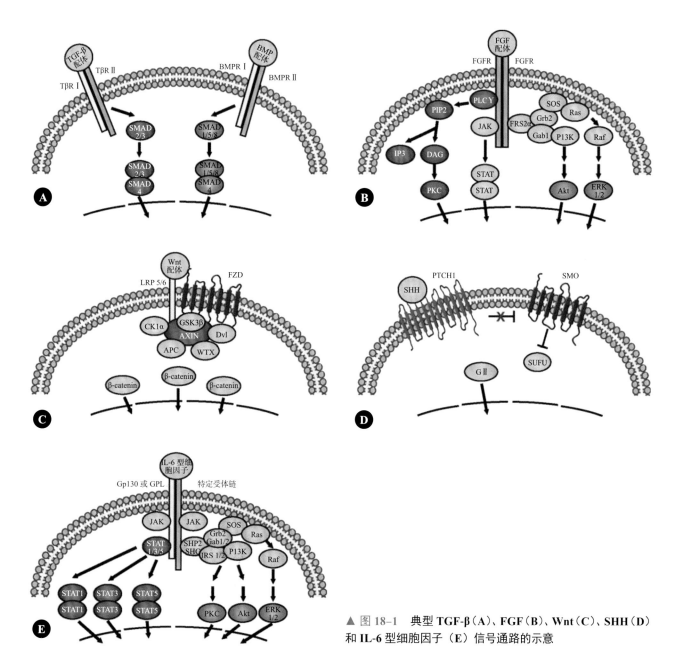

▲ 图 18-1　典型 TGF-β（A）、FGF（B）、Wnt（C）、SHH（D）和 IL-6 型细胞因子（E）信号通路的示意

分化作用[101, 103, 111, 112]。

已知的 TGF-β 家族成员可通过四个不同的过程影响肿瘤转移发生[92, 94, 113–118]。第一种是支持转移发生的间质 – 上皮转化。TGF-β 和 BMP-2 已被证明可刺激 MET[98, 119–125]，这种效果可以被激活素膜结合抑制剂 BAMBI 阻断[126, 127]。

第二种是刺激有利于转移过程的新生血管生成。TGF-β 和 BMP-2 与此类新生血管生成刺激相关[123, 128–133]。

第三种是免疫逃逸，使肿瘤细胞在血液中移动时能够存活[123]。

第四种是诱导细胞迁移、侵袭和外渗。TGF-β 和 BMP-2 通过控制细胞黏附[134–140]，调节 MMP[132, 141, 142]、多功能蛋白聚糖[143, 144]、透明质酸[144]、富含半胱氨酸的蛋白 61[145]、核心蛋白聚糖[146]、S100A4 蛋白[147] 和光蛋白聚糖的表达，刺激侵袭和迁移[148]。

有趣的是，BMP-2 的促转移作用最近被证明依赖于 miR-29c[109] 和 ALDH[149] 在肿瘤细胞中的表达水平，这为原发性骨肿瘤转移播散的治疗方法打开了新的窗口。BMP-9 通过下调 PI3K/AKT 信号[112] 和降低 MMP-9 的表达而具有抗转移作用的观察结果也具有很好的治疗价值。

关于 TGF-β 家族成员对化疗药物耐药性的影响，只有关于 TGF-β 的数据已经发表，肿瘤细胞中的 TGF-β 表达水平与化疗药物抵抗相关，通过阻断自身调节环[150] 或抑制 TGF-β 信号（Ly2109761 抑制剂[147]）能够实现再致敏。从机制上讲，这种耐药性与自噬[151] 和失巢凋亡[124] 过程的调节、miRNA 表达的调节（miR-499a[152]、miR-202[153]）或诱导大多数抗有丝分裂药物无法靶向的静止状态的去分化效应有关[154]。

在过去的几十年中，已经有许多 TGF-β 家族信号通路的人工合成高度特异性抑制药，但只有少数在原发性骨肿瘤中得到评估。潜在原因可能是 TGF-β 家族信号通路对肿瘤生长和转移扩散的多种复杂影响，并且与细胞分化阶段密切相关，这使得这类药物难以针对这种异质性肿瘤。然而，有趣的是，旧的药物和天然化合物已被证明能有

效地靶向儿童恶性原发性骨肿瘤中的 TGF-β 家族信号通路，如阻断 TGF-β₁ 效应的丙泊酚[155]，阻断 TGF-β 效应的苏拉明[156]，刺激 BMP-2 产生分化作用的 CF 活性因子[157]。深入分析这些药物在肿瘤细胞中的作用机制，可能为 TGF-β 家族信号通路的靶向治疗儿童恶性骨肉瘤开辟新的前景。

二、FGF 家族在儿童恶性原发性骨肿瘤中的意义

FGF 信号在骨骼发育、代谢和体内平衡中起着至关重要的作用[158]。在多种人类疾病中观察到 FGF/FGFR 信号轴功能异常，如先天性颅缝骨病和侏儒综合征[158]。FGF 家族是较大的生长因子家族之一。迄今为止，已确定 22 个 FGF 家族成员，其中有 18 个分泌型 FGF 和 4 个非分泌型 FGF，其定位主要位于细胞核，称为 FGF 同源因子（FHF-1 至 FHF-4），对应于 FGF-11 至 FGF-14[159]。第 18 个 FGF 分为 6 个亚家族，5 个具有旁分泌作用，最后一个具有内分泌作用。旁分泌亚家族包括 FGF-1 亚家族（FGF-1 和 FGF-2）、FGF-4 亚家族（FGF-4、FGF-5 和 FGF-6）、FGF-7 亚家族（FGF-3、FGF-7、FGF-10 和 FGF-22）、FGF-8 亚家族（FGF-8、FGF-17 和 FGF-18）和 FGF-9 亚家族（FGF-9、FGF-16 和 FGF-20）。内分泌亚家族是 FGF-19（在小鼠中称为 FGF-15）亚家族（FGF-19、FGF-21 和 FGF-23）。FGF 通过结合和激活高亲和力的酪氨酸激酶受体，即 FGFR-1 和 FGFR-4 发挥作用。FGFR 家族的第五个成员称为 FGFRL1，对应于一个没有细胞内结构域的截断受体[160]。FGF 与非活性单体 FGFR 的结合触发 FGFR 的共聚焦变化，导致胞质结构域的酪氨酸激酶的二聚化和激活。经典的 FGF/FGFR 下游信号通路包括 Ras/Raf MEK MAPK、PI3K/AKT、PLCg 和 STAT（图 18–1B）。

有报道 FGF 信号在骨肉瘤细胞中活跃[161–164]。有研究进一步报道了在患者血液中 FGF-1 而非 FGF-2 的表达增加[165]。FGF-2（也称为 bFGF）和 FGF-8 通 过 结 合 FGFR-1 和 FGFR-2[170–172] 刺激

骨肉瘤细胞的增殖和分化[166-169]，并调节主基因 *Runx2*[168, 173] 和同源框基因 *Lhx9*[174] 的表达。有趣的是，在骨肉瘤中也报道了 FGFRL1[175] 和可溶性 FGFR-3[176] 的表达，其对 FGF 信号具有抑制作用。

在 ES 中，虽然 FGF-2 能够刺激 EWS/FLI1 表达[177]，但该融合蛋白通过阻断 SPROUTY 蛋白抑制 FGFR 的反馈调节环，从而影响肿瘤侵袭性[170, 178]。EWS/OCT4 融合蛋白可增加 FGF-4 的表达，对肿瘤生长有显著影响[179]。最后，在 OS 和 ES 中，使用 FGFR 抑制药（AZD4547 和 PD-173074）能够显著降低肿瘤生长[170, 178]，促进化疗药物的作用。

关于 FGF 信号对转移播散过程的影响，FGF-2[180] 通过 PI3K-RAC1 途径的激活[181]，MMP-9 表达的增加[182]，以及双糖链蛋白多糖的抑制[183]，在 OS 和 ES[180] 中促进转移过程发生。FGF-1 通过 STAT-3 刺激血管生成来刺激这一过程[184]。

关于 FGF 信号在儿童恶性原发性骨肿瘤化疗抵抗中的意义，只有两项研究被报道，第一项认为 FGF-2 刺激 Janus 激酶表达与此有关[185]，第二项认为 FGF 信号对肿瘤干细胞的刺激是这种化疗抵抗的原因[186]。

三、Wnt 家族在儿童恶性原发性骨肿瘤中的意义

Wnt 信号通路对正常发育至关重要，其参与多种细胞过程，如增殖、迁移或分化。有三种已知的 Wnt 信号通路，包括本文将重点关注的经典 Wnt/β-catenin 通路，以及两种非经典 Wnt/ 平面细胞极性和 Wnt/ 钙通路。

Wnt 配体是一个由 19 种分泌糖蛋白组成的家族，它们能够与 Fzd 家族的 10 种受体之一或它们的共同受体（如 LRP-5 或 LRP-6）相结合以激活细胞信号。Wnt 配体与 Fzd 受体及其共同受体 LRP5/6 的结合导致 β-catenin 在其易位到细胞核之前在细胞质中积累，不再降解[187]（图 18–1C）。β-catenin 与 TCF/LEF 家族的转录因子及组蛋白修饰的辅激活因子 p300 或 CBP、BCL-9、BRG1 和 Pygopus 相互作用[188, 189]。这些复合物激活靶基因如 *Axin2*、*Lef1*、*c-Myc*、*Ccnd1* 和 *Birc5* 的转录。

Wnt/β-catenin 信号通路在原发恶性骨肿瘤的生长和转移过程的不同阶段起着至关重要的作用，然而其在骨肉瘤中的研究比 ES 更多。许多研究表明，在骨肉瘤细胞或组织中异常激活 Wnt/β-catenin 信号通路与肿瘤的不良预后及肺转移播散有关[190-193]。同样有研究强调，Wnt/β-catenin 途径的失活，特别是 Wnt 信号通路基因相关基因的频繁缺失，在骨肉瘤的发展中起着关键作用[194-196]。在这种情况下，Shimozaki 等表明，尽管 β-catenin 的核转移增加及其靶基因的表达支持 β-catenin 的肿瘤抑制作用，但抑制 GSK3b 会降低骨肉瘤细胞的增殖[197]。然而，暂未发现其他研究支持这个假设。尽管这条通路其在侵袭性肉瘤中被激活，并且骨微环境是 Wnt 配体的来源，但在 ES 中并未出现有关 Wnt/β-catenin 信号通路的重复突变的报道。虽然 Wnt/β-catenin 途径的激活并不影响 ES 细胞的增殖，但它似乎在 ES 细胞的细胞运动和获得更具侵袭性的转移表型方面起着关键作用[198-201]。WNT974 是一种靶向膜结合的 O- 酰基转移酶蛋白抑制剂，它参与 Wnt 配体的棕榈酰化，这是配体分泌的一个不可或缺的过程。在小鼠皮下异种移植转移模型中，WNT974 减少了 ES 细胞在体外的迁移，减少了在体转移性疾病的发展，并延迟了首次肺转移的时间[202]。更进一步研究表明，Wnt/β-catenin 通路的激活部分拮抗了融合蛋白 EWS/FLI1 的转录功能，导致通常被 EWS/FLI1 抑制的促进转移基因的增强。相反，EWS/FLI1 通过其与转录因子 LEF1 之间的直接相互作用抑制 β-catenin 依赖性转录，从而阻止 ES 细胞系中 β-catenin 和 LEF1 之间的相互作用[203]。

Wnt/β-catenin 信号还参与促进转移扩散的两个主要过程：MET 和血管生成。

骨肉瘤起源于间充质细胞，并经历 MET，这是骨肉瘤转移的关键过程，与转录因子（如 Snails、ZEBs 或 Twist）的过度表达有关，这些转

录因子与上皮来源的肿瘤细胞中观察到的反向上皮 – 间质转化有关[204-207]。TGF-β 似乎是肿瘤细胞中 MET 的主要诱导因子[123]，但需要包括 Wnt/β-catenin 途径在内的其他信号通路协同作用以诱导完全的 MET[208]。Tian 等的研究证明 BMP-2 通过 Wnt/β-catenin 信号通路促进骨肉瘤细胞的 MET，从而增强其运动性和侵袭性[98]。

血管生成在恶性骨肿瘤的原发性进展和转移潜能中也起着关键作用。VEGF 是最重要的促血管生成因子，其表达与微血管密度增加、OS、ES 患者预后不良相关[209, 210]。一方面，β-catenin/TCF 复合物对 VEGF 的转录调控直接涉及 VEGF 基因启动子中的 TCF 结合位点[211, 212]。另一方面，可溶性 Wnt 抑制剂家族 SFRP 能够调节血管生成，尤其是减少内皮细胞迁移，与肿瘤血管生成减少相关[213]。然而，很少有研究涉及 Wnt/β-catenin 信号通路在骨肉瘤相关血管生成中的意义。一项研究表明，Wnt 信号的负调节因子下调了骨肉瘤血管系统发育相关基因的表达[214]。另一项研究表明，Wnt/β-catenin 激活的 ES 细胞促进局部 TME 的血管生成[215]，提示 Wnt/β-catenin 通路在骨肉瘤和 ES 中的促血管生成作用。

Wnt/β-catenin 信号通路也参与了骨肉瘤对化疗的抵抗，主要通过促进肿瘤干细胞的自我更新实现。因此，Wnt/β-catenin 信号的组成性激活在骨肉瘤干细胞而非亲代骨肉瘤细胞中被发现[216]。最近，Liu 等强调 β-catenin 在体外正向调节骨肉瘤干细胞的特性[192]。β-catenin 抑制药能够降低骨肉瘤细胞对多柔比星的耐药性，减少 CSC 人群[217]。

经典的 Wnt/β-catenin 信号通路的关键作用并不局限于恶性骨肿瘤，在多种癌症中针对 Wnt/β-catenin 信号通路的不同治疗策略已被开发。简而言之，临床试验主要包括靶向膜结合的 O– 酰基转移酶抑制药，靶向膜结合 O– 酰基转移酶是一种负责 Wnt 配体的棕榈酰化的酶，允许其细胞外分泌（LGK974 或 WNT974）、抗 Fzd 抗体（OMP18R5）或 β-catenin 转录复合物抑制药（PRI724），目前主要在实体瘤患者中进行评估[218]。

四、HH 家族在儿童恶性原发性骨肿瘤中的意义

1980 年，Nusslein Volhard 和 Wieschaus 通过对果蝇的分析发现了 HH 家族的第一个基因[219]。在接下来的 10 年中，在脊椎动物中还发现了另外两个基因，组成了这个家族：*Sonic*、*Indian* 和 *Desert*。HH 家族的成员在整个骨骼发育过程中发挥着重要作用，从早期阶段到矿化过程，以及骨稳态的维持[220, 221]。该家族的主要成员 SHH 是作为前体（45kDa）合成的，后期被切割成两个肽 SHH-N 和 SHH-C（19kDa 和 26kDa）。在添加脂质（棕榈酰和胆固醇）后，SHH-N 将产生活性形式的 SHH，而 SHH-C 被认为不具有生物活性[222, 223]。

在靶细胞中，SHH 能够激活经典或非经典通路。经典的级联反应基于 SHH 与受体（PTCH）的结合，抑制 G 蛋白 – 耦联 SMO 受体的活性[224]。配体结合后，PTCH 发生内吞作用，并在溶酶体中降解[225]，从而激活 SMO。SUFU 是通过将胶质瘤相关癌基因同源物（Gli）隔离在细胞质[226, 227]（图 18–1D）中实现功能的关键抑制剂。*Gli* 基因家族由三个成员组成：*Gli1*、*Gli2* 和 *Gli3*。SMO 的激活导致 GLI-SUFU 复合物的分离，并促进细胞核中 GLI 蛋白的转位，其转录活性可促进多种基因的表达，包括在 SHH 级联中的编码元件（如 GLI1 和 PTCH1）、促增殖因子（如 CYCLIN D1 和 MYC）、细胞周期调节因子（如 CCND2 和 CCNE1）[228]。至于在癌症中活跃存在的非经典级联反应[229]，其主要机制涉及独立于 SHH、PTCH 和 SMO 的 GLI 的活化。例如，在致癌转化过程中，EGFR 通过 ERK 途径[230] 激活胶质细胞，在胃癌[231] 中通过 Ras 信号[230]，在黑色素瘤[232] 中通过 SMAD-3 依赖机制激活 TGF-β 级联。

在儿童原发恶性骨肿瘤中，研究显示 HH 信号在骨肉瘤细胞[233-239] 和 ES 细胞[240] 中过度激活，并对肿瘤生长、转移播散和化疗耐药性产生影响。

因此，在骨肉瘤中，阻止肿瘤生长的策略包

括靶向不同的信号传导元件。第一个目标是被证明在 OS[241-243] 中过度激活的 SMO。使用拮抗药 CDE225、维莫德吉或环丙胺进行 SMO 抑制，可显著降低肿瘤生长[244-249]，但对肿瘤细胞的免疫逃逸没有影响[246]，并且环丙胺具有明显的不良反应[248]。HH 信号传导的第二个下游靶点是 Gli 转录因子家族。靶向 GLI 蛋白[247, 250-254] 的砷衍生物（如美拉索明）被证明能有效抑制骨肉瘤生长，但同样存在不良反应。针对 GI1 或 GLI2 所开展的进一步研究减少了这种不良反应的产生。抑制 RAB31[255] 和 GSK3b[256] 可显著降低 GLI1 活性，并导致骨肉瘤生长停滞；而抑制 ΔNp63a[257] 和 Gant61[258, 259] 的过度表达可以有效靶向 GLI2，并对肿瘤生长产生直接影响。进一步证实这种特异性靶向 GLI 在骨肉瘤中的治疗用途，仍需要进行更进一步的研究。

关于 ES，很少有研究致力于分析 HH 信号在肿瘤生长中的意义。GLI1 被明确证明是 EWS/Fli1 融合蛋白的靶点[260-262]，最近的一项研究也证实了 GLI2 与肿瘤生长有关[263]。通过 LDL 纳米颗粒[264] 靶向 HH 信号证实在 ES 和骨肉瘤中靶向 HH 通路具有治疗意义。

关于转移播散中的 HH 信号，无论靶点是什么（SMO[242]、GLI1[256]、GLI2[258, 265]），对该信号的抑制都能显著减少与肿瘤生长减少相关的转移结节的发生。

在化疗的耐药性方面，HH 信号相关研究较少。HH 信号对干性特征的刺激被认为是增殖期药物抵抗的原因[266-268]。有趣的是，HH 信号还通过另一种机制与骨肉瘤的放射抗性相关[269, 270]，这一机制仍有待进一步的阐释和证实。

五、IL-6 家族在儿童恶性原发性骨肿瘤中的意义

IL-6 家族由包含 130kDa（gp130）糖蛋白亚单位的转导受体复合物组成。在人类中，有八种细胞因子满足这种条件，即 IL-6、IL-11、IL-27、CNTF、LIF、OSM、CT-1 和 CLC，以及与独特的

gp130 样受体链结合的 IL-31RA[271, 272]。这些细胞因子在胚胎发生、器官发生、炎症和免疫反应过程、造血、神经元再生和骨重塑中都有广泛的功能。由于细胞因子或其受体的表达受到限制，其中一些功能局限于单个 IL-6 型细胞因子，而其他功能则由 IL-6 家族的几种细胞因子共有[273]。

IL-6 型细胞因子诱导受体亚单位的寡聚化，导致 JAK 的激活，JAK 反过来激活以 STAT3 为主的 STAT，或者诱导 Ras-Raf MAPK（MEK/ERK）信号级联。被 IL-6 家族细胞因子激活的其他信号通路包括 PI3K/Akt 和 PKCd 通路（图 18-1E）。磷酸化 STAT3 二聚化并易位到细胞核，可启动其靶基因（如 HIF-1α）的转录，包括 MMP-2、MMP-9 或 VEGF[274]。类似的是，磷酸化的 ERK、Akt 和 PKCd 转位到细胞核以调节细胞凋亡目标基因的表达，包括 c-Fos 或 Mcl-1。STAT 诱导与生长抑制和凋亡诱导相关的基因表达，而激酶似乎可以抵消 IL-6 诱导的 STAT 信号所介导的效应[273]。许多癌细胞表达 IL-6 受体，而在生理条件下它们的表达仅限于激活的 B 细胞、静止的 T 细胞和肝细胞[274, 275]。

已知 IL-6 型细胞因子根据癌细胞类型发挥刺激或抑制生长作用。在骨肉瘤中，一些研究表明，IL-6、OSM、LIF 和 IL-27 在体外和临床前模型中具有直接的抗增殖作用或对各种死亡诱导剂（包括化疗药物或米多司他林）诱导的细胞凋亡增敏[276, 277]。这些效应似乎是由 STAT 激活介导的，可诱导细胞周期抑制剂（如 p21 或 p27）[278, 279]，以及调节促凋亡/抗凋亡蛋白比例[277]。然而，其他研究表明，由骨肉瘤细胞或 MSC 直接产生的 IL-6 通过激活 STAT3 和 ERK 促进骨肉瘤增殖，并在激活 STAT3 后促进转移。因此，抑制 IL-6 可以减少骨肉瘤的发展和转移扩散[280-282]。此外在患者中，血清中 IL-6 水平升高与总体生存率降低相关[283]。ES 患者的血清 IL-6 水平升高同样与不良预后相关[284]。IL-6 促进 ES 细胞的抗凋亡和迁移[284]，而 OSM 通过 STAT3 激活和 Myc 诱导增强细胞增殖[285]。有趣的是，IL-6 似乎能够通过激活 ES 细

胞中的 STAT 来维持 EWS-FLI1 的表达，从而维持肿瘤的进展[286]。

除了在原发性骨肿瘤进展中的意义外，IL-6 型细胞因子在转移播散中也起着关键作用。与非转移性骨肉瘤患者相比，转移性骨肉瘤患者中 IL-6 是 10 个过表达的核心基因之一[287]。IL-6 型细胞因子参与转移进展的两个主要过程：MET 和血管生成。一方面，IL-6、OSM 和 LIF 促进各种癌症细胞系的 EMT，如肺癌[288]或乳腺癌[289]，以及骨肉瘤[290]中的 MET。另一方面，IL-6 和 OSM 能够刺激 VEGF 合成，从而增强肿瘤血管化和血管生成[291, 292]。除了在骨肉瘤原发部位的作用外，IL-6 和 CXCL8 还介导骨肉瘤细胞和肺之间的相互作用，以促进转移的建立[293]。

只有少数研究涉及 IL-6 型细胞因子对骨肉瘤化疗抵抗的影响。体外实验表明，IL-6 促进骨肉瘤细胞对多柔比星的耐药性[294]，并介导 MSC 诱导的骨肉瘤对多柔比星耐药性的增加[281]。此外，IL-6 型细胞因子是 CSC 表型获得的重要驱动因素，CSC 与化疗耐药性增加有关，并与各种癌症的不良预后相关[295, 296]。OSM、LIF 和 IL-6 促进各种癌症中 CSC 的自我更新特性，包括胰腺癌[297]、肝细胞癌[298]和乳腺癌[299]，但它们在骨肉瘤中的作用尚待阐明。

靶向 IL-6 信号通路的治疗药，如托珠单抗，一种阻断 IL-6 受体的人源化单克隆抗体，已经被开发出来，并在类风湿性关节炎中显示出其疗效[300]。基于体外和临床前研究，目前有几项临床试验主要评估了托珠单抗对实体瘤的疗效，包括乳腺癌（NCT03135171）、卵巢癌（NCT01637532）或胰腺癌（NCT04258150）。

六、结论与展望

本章针对四个生长因子家族（TGF-β、FGF、Wnt 和 HH）和 IL-6 细胞因子家族在儿童恶性原发性骨肿瘤中的意义，包含各因子在调节肿瘤生长、转移扩散和化疗耐药性中的作用。根据不同的因子和（或）肿瘤细胞分化不同阶段观察到的促肿瘤和抗肿瘤作用，强调了在富含生长因子和细胞因子的微环境中生长的高度异质性肿瘤中寻找良好治疗靶点的复杂性。在这一章中，每个家族被认为是独立于其他家族的，但在儿童恶性骨肿瘤（TGF-β 与 FGF[171, 301]，TGF-β 与 Wnt[302]，TGF-β 与 IL-6[303]，TGF-β 与 HH[304]，Wnt 与 HH[305, 306]）中存在着不同家族之间的相互影响，这可能会增强或消除彼此对肿瘤生长、转移性播散和对化疗的耐药性的影响。下一个挑战是对这一复杂的交叉网络（包括 miRNA 的一部分）的精细解读，这也是有效识别治疗靶点的前提。

第 19 章　NF-κB 调控对肿瘤相关骨病的影响

Effects of NF-κB manipulation on cancer-associated bone disease

Giovana Carrasco　Aymen I. Idris　著

陆　明　李浩淼　陈　维　译

缩略语		
AR	androgen receptor	雄激素受体
BCR	B cell receptor	B 细胞受体
CAPE	caffeic and phenethyl ester	咖啡酸苯乙酯
CD4	cluster of differentiation 40	分化簇 40
CRPC	castration-resistant prostate cancer	抗去势前列腺癌
ER	estrogen receptor	雌激素受体
GSK-3β	glycogen synthase kinase-3 beta	糖原合成酶激酶 –3β
HER2	human epidermal growth factor receptor 2	人表皮生长因子受体 2
IKK	IκB kinase	IκB 激酶
IL-1R	IL-1 receptor	白细胞介素 –1 受体
IL-1β	interleukin 1 beta	白细胞介素 1β
IκBa NF-κB	NF-κB inhibitor alpha	NF-κB 抑制剂 α
mCRPC	metastatic CRPC	转移性 CRPC
NBD	NEMO-binding domain	NEMO 结合域
NEMO	NF-κB essential modulator	NF-κB 必需调节剂
NF-κB	nuclear factor kappa-light-chain-enhancer of activated B cell	核因子 κB
NIK	NF-κB-inducing kinase	NF-κB 诱导激酶
OPG	osteoprotegerin	骨保护素
PDTC	pyrrolidine dithiocarbamate	吡咯烷二硫代氨基甲酸酯
PR	progesterone receptor	孕激素受体
PSA	prostate-specific antigen	前列腺特异性抗原

PTEN	phosphatase and tensin homolog	磷酸酶和张力蛋白同系物
PTHrP	PTH-related protein	PTH 相关蛋白
RANK	receptor activator for NF-κB	NF-κB 受体激活蛋白
RANKL	RANK ligand	RANK 配体
RELA（p65）	REL-associated protein	REL 相关蛋白
RIP	receptor interacting protein	受体相互作用蛋白
RNA	ribonucleic acid	核糖核酸
TAK1	TGF-β-activated kinase 1	TGF-β 激活激酶 1
TBK1	TANK-binding kinase 1	TANK– 结合激酶 1
TGF-β	transforming growth factor beta	转化生长因子 β
TNBC	triple-negative breast cancer	三阴性乳腺癌
TNF-α	tumor necrosis factor alpha	肿瘤坏死因子 α
TNFR	TNF receptor	肿瘤坏死因子受体
TRAF TNF	TNF receptor-associated factor	TNF 受体再结合因子

在生理条件下中，NF-κB 信号转导途径在炎症和免疫中起着重要作用[1-4]。NF-κB 信号的激活主要通过两种途径发生：标准（经典）或非标准（替代）途径[3, 5]（图 19–1）。已知炎性和非炎性刺激物通过与各自受体结合激活这些通路，这一过程触发各种衔接蛋白的募集，细胞质信号蛋白的磷酸化，以及五个结构相关成员的激活，包括 RelA（p65）、RelB、c-Rel、NF-κB1（p105）和 NF-κB2（p100），它们共享一个高度保守的 Rel 同源结构域[4, 6, 7]。反过来，Rel 结构域与各种基因的启动子和增强子位点结合，这些基因参与多种过程，包括细胞分化、增殖、融合、存活和死亡[3, 4]。

典型的 NF-κB 途径主要通过 BCR 或 TNFR 激活，并涉及来自 TRAF 和 RIP 家族的衔接蛋白[3, 8]。TRAF1 到 TRAF7 是衔接蛋白，与许多生理和病理生理活动有关，包括炎症、免疫、癌症和骨重塑[2, 9]。

TRAF 在多种促炎因子受体下游发挥作用，包括 RANKL、IL-1β 和 TNF-α[3]，TRAF2、TRAF5 和 TRAF6 对于调节骨重塑至关重要[10]。TRAF6/NF-κB 信号通过配体（如 CD40L 或 RANKL）与其各自受体的相互作用启动[11]。这导致了 TRAF6 在膜中的招募，随后各种衔接蛋白（如 IKK 家族的 TAK1 蛋白）结合形成复合物[12]。这反过来导致 IκB-α 的磷酸化、随后的泛素化和降解，p50/p65 被释放并转移到细胞核，在那里它与 DNA 结合并激活各种促炎症介质的释放[13]。相反，非规范的 NF-κB 途径涉及 NIK 的募集和结合，以及激活 IKKa 的衔接蛋白，如 TRAF2 和 TRAF3，导致 p100 RelB 复合物的磷酸化，进而释放 p52 RelB 复合物[7, 14]（图 19–1）。

典型和非典型 NF-κB 通路的组成性和诱导性激活与转移的开始和进展[13, 15-17]、化疗耐药性的发展[6, 18, 19] 有关。由于富含 NF-κB 激活因子和细胞因子，骨被认为是表达高水平 NF-κB 通路成分的转移癌细胞的理想环境[20, 21]。在骨骼中，促骨

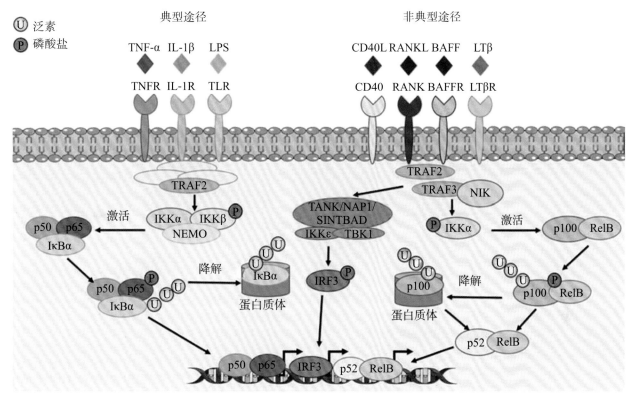

▲ 图 19-1　典型途径和非典型途径

典型途径可由多种生理刺激激活，导致 IKKα/β/γ 的激活，以及 p50-p65-IκBα 复合物的磷酸化，以释放 p50-p65 转录因子。非典型途径由 TNF 家族的细胞因子激活。这产生 IKKα 的激活，使 p100 RelB 复合物磷酸化，成为 p52 RelB 转录因子

性癌细胞分泌 NF-κB 激活介质，通过干扰异质性骨细胞群（尤其是破骨细胞和成骨细胞）的分化和活性，直接或间接破坏骨重塑过程的平衡[22, 23]。此外，癌细胞表达各种骨衍生因子的受体，如 TGF-β 和 RANKL，以及包括促炎细胞因子 TNF-α 和激素 PTHrP 在内的全身介质[22, 24, 25]。癌细胞对正常骨重塑的这种去调节导致了所谓的"恶性循环"（图 19-2），其特征是过度溶骨性骨吸收、增强成骨细胞分化和破骨细胞生成，或者两者兼而有之[26]。除直接作用于破骨细胞和成骨细胞外，肿瘤源性促炎介质和生长因子也被证明可刺激免疫细胞产生溶骨因子，如 RANKL、IL-1β 和 TNF-α[27-29]。

后续章节中回顾了 NF-κB 信号通路的生理病理效应在多种肿瘤的骨转移，以及骨内原发肿瘤中的治疗价值。

一、NF-κB 在骨转移中的作用

（一）抑制 NF-κB 对前列腺癌的影响

患有转移性 CRPC 的男性患骨质疏松症和骨相关事件的风险很高[39]。促炎性 NF-κB 途径与前列腺癌的进展有关[30]。典型和非典型 NF-κB 途径的一些关键成分的组成性激活和表达与雄激素敏感和去势非依赖性前列腺癌细胞中雄激素受体表达增强相关[30, 31]。在前列腺癌组织中也检测到 TRAF（NF-κB 信号传导的关键成分）的高表达[32, 33]，在前列腺癌异种移植模型中，NF-κB 抑制药小白菊内酯治疗可减少去势抵抗肿瘤的生长和进展，降低 PSA 水平，并显著抑制 AR 表达[34]。同样的是，通过 IKKβ 敲除或暴露于 NF-κB 抑制药硼替佐米来抑制标准 NF-κB 通路，可下调去势耐受性前列腺癌异种移植物中 AR 表达、减少肿瘤生长、恢复对抗雄激素治疗的反应[34, 35]。

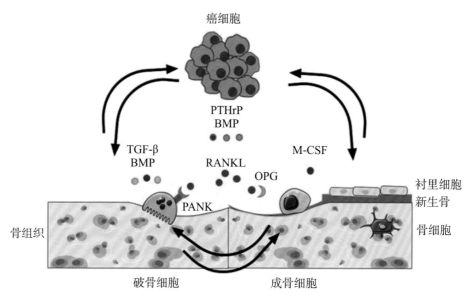

▲ 图 19–2　癌骨细胞相互作用的恶性循环

癌细胞产生诱导成骨细胞生成 RANKL 的因子，RANKL 与成骨细胞前体表达的 RANK 受体结合，刺激破骨细胞的形成和再吸收。破骨细胞释放维持肿瘤活性的因子

在骨骼中，在前列腺癌转移中检测到 NF-κB p65 的核内聚集增加[36]。通过暴露于 RANKL OPG 诱饵受体抑制 NF-κB，在体外抑制前列腺癌诱导的破骨细胞生成，并减少骨中前列腺肿瘤的形成[37]。此外，人类单克隆 RANKL 抗体地诺单抗目前正在前列腺癌晚期患者中进行试验[40]。在Ⅲ期试验中，地诺单抗可改善非肿瘤性 CRPC 患者的无转移生存[41]。有趣的是，一项针对非转移性去势抵抗前列腺癌患者的Ⅲ期研究表明，与含氮双膦酸盐唑来膦酸（Zometa）相比，地诺单抗在减少骨相关事件方面更有效[39, 40]。在笔者的实验室中，最近研究了 NF-κB 抑制药小白菊内酯对前列腺细胞 – 成骨细胞相互作用的影响。在存在前列腺癌衍生因子的情况下，小白菊内酯抑制 RANKL 诱导的破骨细胞形成，并降低成骨细胞 RANKL 的表达。有趣的是，在前列腺癌细胞 – 小鼠头盖骨共培养系统中，暴露于小白菊内酯可增强前列腺癌细胞刺激成骨细胞成熟和增加骨体积的能力[38]。总之，这些发现表明靶向 NF-κB 降低前列腺癌细胞的致瘤、转移和溶骨潜能。

（二）抑制 NF-κB 对乳腺癌的影响

乳腺癌是全世界女性癌症死亡的首要原因[42]。

作为一种激素驱动的疾病，ER、PR 和 HER2 是用于诊断的常见生物标志物[43, 44]，异常激活的高水平 NF-κB 与乳腺癌发展和进展至激素非依赖状态有关[15, 45, 46]。此外，NF-κB 的持续激活与三阴性乳腺癌（triple-negative breast cancer，TNBC）和溶骨性骨转移的发生有关[47, 48]。使用各种 NF-κB 抑制药（如丙内酯、塞来昔布或 BAY 11-7082）治疗，可在体外减少乳腺癌细胞的增殖，诱导其凋亡，并减少乳腺癌异种移植模型中的肿瘤生长、转移[50–53]及化疗耐药性[49]。

TRAF2 在 NF-κB 的激活中起着关键作用，在各种上皮癌中均可检测到 TRAF2 和下游信号蛋白的扩增表达和激活。TRAF2 与乳腺癌晚期导致的骨溶解有关[54, 55]，笔者团队既往研究表明，TRAF2/NF-κB 轴在临床前模型中可调节乳腺癌诱发的骨病。TRAF2 过表达增强了乳腺癌细胞的体外生长和运动能力，并增强了它们诱导小鼠溶骨性骨丢失的能力[56]。此外，在与乳腺癌进展相关的 NF-κB 途径的其他关键成分中，IKKα 在乳腺上皮增生中起重要作用[45, 57]，重要的是，IKKε 被认为是乳腺癌原癌基因[48]。在乳腺癌骨转移的临床前模型中，使用小白菊内酯或小分子 IKK 抑制药抑制 NF-κB，可在体外破坏乳腺癌细胞成骨细胞破骨细胞的相互作用，并抑制骨转移、骨肿瘤生长和骨溶解[58-60]。IKKε/TBK1 的基因失活和药理学抑制降低了肿瘤生长和骨溶解，联用化疗药物多西他赛可提高乳腺癌活体模型的存活率和转移率[61]。鉴于乳腺癌骨转移的溶骨性，骨靶向制剂已被用于预防和治疗乳腺癌细胞引起的骨骼不良临床事件[47]。在许多Ⅲ期试验中，与抗破骨细胞药物唑来膦酸相比，RANKL 抑制药地诺单抗在减少骨骼并发症方面具有优势[62, 63]。

（三）抑制 NF-κB 对黑色素瘤的影响

黑色素瘤是一种皮肤癌，一旦发生远处转移，其预后不良[64]，并有对达卡巴嗪或替莫唑胺等常规疗法产生耐药性的趋势[65, 66]。BRAF 的高突变率通常见于黑色素瘤患者[65, 67]，并且 BRAF 抑制药可提高生存率[68]。对 BRAF 抑制药的耐受性很常见，BRAF 活化与 IKK 活性相关[65]。此外，NF-κB 信号的激活增强与黑色素瘤的发生和转移有关[65, 69]。一些选择性 NF-κB 信号抑制药，如 DHMEQ、小白菊内酯和硼替佐米，已被证明可降低黑色素瘤细胞的促凋亡能力[70, 71]。此外，使用阻断 IKK-NEMO 复合物组装的肽可在体外降低黑色素瘤细胞的增殖[69]。植物源性姜黄素已被证明在体外黑色素瘤细胞中抑制 NF-κB 活化、诱导凋亡和减轻对多柔比星的耐药性[72, 73]，在体内，姜黄素相关化合物已被证明具有抗肿瘤活性[64]。此外，IKKβ 抑制药 BMS-345541 在体外诱导黑色素瘤细胞凋亡，并在体内减少肿瘤生长，其疗效与蛋白酶体和 NF-κB 抑制药硼替佐米相似[74]。硼替佐米可以增加黑色素瘤细胞对化疗药物替莫唑胺的敏感性，降低体外细胞生长和体内血管生成[66]。此外，在转移性黑色素瘤的Ⅰ期试验中检验了硼替佐米的耐受剂量，并已用于Ⅱ期试验[75]。相比之下，在Ⅱ期临床试验中，转移性黑色素瘤患者使用硼替佐米治疗病情没有改善[76]。RANKL 诱导的 NF-κB 激活在黑色素瘤中起作用，RANKL 抑制药地诺单抗与 PD-1 抑制药纳武利尤单抗和伊

匹木单抗联合治疗可恢复伴有骨转移的黑色素瘤患者的钙化[77]。总的来说，这些发现支持使用涉及 NF-κB 抑制药的联合疗法治疗黑色素瘤诱发的骨病。

二、NF-κB 在原发性骨癌中的作用

（一）抑制 NF-κB 对多发性骨髓瘤的作用

多发性骨髓瘤是一种发生在骨髓中的浆细胞肿瘤，NF-κB 在这些癌细胞生存、增殖和耐药性发展中起着重要的作用[14, 78]。在多发性骨髓瘤中，NF-κB 途径中的数个成分发生突变[79]；因此，许多用于治疗该疾病的化合物靶向并抑制 NF-κB 信号[80]。在这些化合物中，抗炎糖皮质激素地塞米松和非甾体 SDX-308 抑制 NF-κB 活化，从而减少破骨细胞的形成并抑制多发性骨髓瘤细胞增殖[81, 82]。蛋白酶体抑制药（如硼替佐米）通常用于治疗多发性骨髓瘤，这些药物可抑制破骨细胞、成骨细胞和多发性骨髓瘤细胞的典型 NF-κB 活化途径[80, 83]，显示出促骨合成代谢和抗溶骨性作用，蛋白酶体抑制药目前已成为多发性骨髓瘤的一线治疗方法[84]。事实上，与大剂量地塞米松治疗相比，硼替佐米治疗的患者表现出更好的反应率[82]。有趣的是，据报道，硼替佐米联合地塞米松治疗的患者的疾病预后有所改善[85]。随着蛋白酶体抑制药和糖皮质激素耐药性的增加，进一步出现了不可逆蛋白酶体抑制药卡非佐米[86, 87]。此外，RANK/RANKL/OPG 是 NF-κB 信号的有效激活剂，在多发性骨髓瘤引起的骨丢失中起着重要作用[88]。在对多发性骨髓瘤骨病患者进行的大型临床试验中，使用地诺单抗治疗产生了积极的效果[80, 89]。总而言之，靶向并抑制骨和多发性骨髓瘤细胞中 NF-κB 的活化，无论是单独应用抗炎药物或联合免疫调节药物，都有望改善多发性骨髓瘤的治疗效果。

（二）NF-κB 抑制对骨肉瘤的影响

骨肉瘤是一种侵袭性原发性骨肿瘤，好发在长骨生长板周围，并且容易转移到肺部[90-94]。该

疾病主要影响儿童和年轻人，目前的治疗依赖于手术和多药化疗[92, 95-97]。骨肉瘤组织中 NF-κB p65 的高表达与肿瘤抑制因子 PTEN 的低表达相耦合[98]。因此，典型的 NF-κB 途径是骨肉瘤进展[18] 和化疗耐药[99] 的主要因素。用抗炎镇痛药物阿司匹林治疗可降低体外骨肉瘤细胞的运动性，并通过部分依赖于 NF-κB 抑制的机制抑制体内肺转移[100]。据报道，NF-κB 的其他选择性抑制药，如小白菊内酯和 JSH-23，可在体外降低骨肉瘤细胞的迁移能力[18, 101]，并在体内抑制肺转移[102, 103]。此外，通过 ncRNA 抑制 NF-κB 表达可在体外[104] 和体内[19, 105] 抑制骨肉瘤细胞的增殖，并减少肺转移结节的形成[106]。鉴于 RANK/RANKL/OPG 在骨重塑中的关键作用，研究者发现 RANKL 拮抗药 RANKL Fc 可减少骨肉瘤小鼠的溶骨性病变和肺转移产生[107]。

骨肉瘤治疗中的许多联合治疗方法涉及 NF-κB 抑制药的使用。例如，多柔比星和 NF-κB 抑制药姜黄素的联合给药已显示可延缓携带人类骨肉瘤细胞 KHOS 的小鼠的肿瘤生长[108]。此外，暴露于 NF-κB 和 GSK-3β 抑制药组可使骨肉瘤细胞对常规化疗药物增敏[99]。

（三）NF-κB 对骨巨细胞瘤的抑制作用

骨巨细胞瘤是一种罕见的侵袭性溶骨肿瘤，转移潜能低；尽管如此，它会导致严重的骨质破坏、疼痛、功能和活动性受损[109]。据报道，在骨巨细胞瘤患者[110, 111] 中 NF-κB 相关蛋白的表达升高，几种 NF-κB 抑制药包括硼替佐米、PDTC、小白菊内酯和 BAY 11-7085 可抑制骨巨细胞瘤细胞的体外生长[110]。此外，用植物源性姜黄素治疗可降低 NF-κB 活性，抑制增殖，并诱导骨巨瘤细胞凋亡[112]。抑制 NF-κB 活化的 c-Met 抑制药卡博坦尼可显著降低体内骨巨细胞瘤基质细胞的生长[113]。RANK-RANKL 通路在破骨细胞的形成和与骨巨细胞瘤相关的活性中起着关键作用[114]，在 Ⅱ期临床试验中，使用地诺单抗治疗减少了患者的肿瘤相关骨溶解[109, 115]。

（四）NF-κB 抑制对尤因肉瘤的影响

尤因肉瘤是一种侵袭性骨肿瘤，主要影响儿童和青少年，其特征是大范围的溶骨性骨破坏[116]。NF-κB 的组成性激活在疾病进展中起着重要作用，IκB-α 磷酸化位点的突变可导致尤因肉瘤细胞系的凋亡，并抑制小鼠的肿瘤发生[117, 118]。各种 NF-κB 抑制药在治疗尤因肉瘤方面显示出有积极的结果。许多已知的靶向和抑制 NF-κB 激活的药物，包括硼替佐米、BAY 11-7082 和 CAPE，已被证明在体外诱导尤因肉瘤细胞凋亡[119-121]。用 RANK 诱导受体 OPG 治疗可降低携带尤因肉瘤细胞的小鼠的肿瘤发生率，减小肿瘤体积[122]。

三、结论与展望

靶向异常通路是晚期转移癌治疗的重要方法。NF-κB 的组成性激活是各种来源的原发性和转移性癌症的共同特征。在骨骼中，NF-κB 与癌症引起的骨骼疾病的多个方面有关。因此，NF-κB 抑制药有望用于减少骨骼肿瘤负荷、减轻溶骨性骨损伤、骨痛及与多种癌症相关的骨骼转移（图 19-3）。

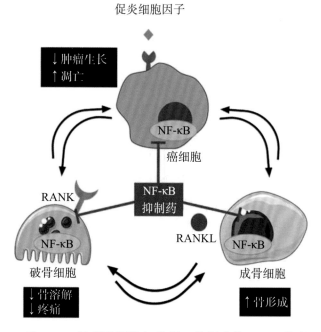

▲ 图 19-3 肿瘤微环境细胞相互作用中的 NF-κB 抑制假说

在肿瘤微环境中靶向抑制 NF-κB 治疗可诱导癌细胞死亡，减少肿瘤生长、骨破坏和疼痛，并增加骨形成

迄今为止的研究表明，小分子 NF-κB 抑制药可减少肿瘤生长，促进骨形成，并抑制骨吸收。然而，NF-κB 抑制药作为抗溶骨药和骨合成代谢药的疗效仍有待进一步与转移癌临床前模型中的经典抗再吸收剂（如双膦酸盐）进行比较。未来的研究还应检查与 NF-κB 抑制相关的骨骼肿瘤负荷的减少是直接对肿瘤生长抑制的结果，还是间接抑制了骨丢失导致剥夺了肿瘤生长和扩张的空间。目前的临床前和临床数据表明，硼替佐米直接或地诺单抗间接抑制 NF-κB 在治疗多发性骨髓瘤等溶骨性肿瘤相关骨病方面显示出巨大的前景。尽管硼替佐米等 NF-κB 抑制药在治疗骨转移中骨相关事件方面具备潜力，但仍需要进一步的研究来测试其在临床试验中与化疗和免疫疗法相结合的效果。促炎性 TRAF/NF-κB 信号通路在骨质疏松性骨吸收和各种原发性骨肿瘤和骨骼转移癌中起着重要作用。笔者未发表的研究中表明，靶向并抑制 TRAF 家族成员活性的药物有望用于治疗晚期前列腺癌和乳腺癌引起的骨病。然而，有必要进一步研究开发和测试选择性靶向单个 TRAF 蛋白的药物对癌症诱发骨病的临床前模型的影响，这项工作仍在进行当中。

致谢

作者要感谢英国关节炎研究所、骨癌研究信托基金会和乳腺癌研究基金会为我们在这一研究领域的研究提供的资金支持。

利益冲突

A. I. Idris 是多项专利的发明人，这些专利涉及使用 NF-κB 信号的小分子抑制药治疗骨病。G. Carrasco 声明没有利益冲突。

第 20 章 TGF-β 及其信号通路在恶性肿瘤骨骼并发症中的作用

Transforming growth factor-β and its signaling pathway in skeletal complications of malignancy

Patricia Juárez　Brenda I. Iduarte　Pierrick G. J. Fournier　著

陆　明　李浩淼　陈　维　译

要　点

- TGF-β 在骨中含量丰富，是骨重建过程中骨细胞中的一个关键耦合因子。
- 肿瘤常以原发性骨肿瘤或在骨转移瘤的形式影响骨骼。
- TGF-β 信号在肿瘤中具有双重作用，可作为肿瘤抑制因子或肿瘤促进因子。
- 癌细胞或微环境中的 TGF-β 促进了疾病的进展。
- 抗 TGF-β 疗法虽然在临床前模型中有效，但对患者的疗效有限。

无论是在发育过程中，即从两个配子开始产生人体所有的细胞、组织和器官，或者是在随后的体内平衡过程中，维持它们的数量、组织和功能，人的身体都是一个极其复杂的机器。为了实现这些复杂的生理过程，我们的细胞需要交换信号并进行整合，以适当利用基因组中的信息。这种微调的实现部分归功于维生素、激素、趋化因子或细胞因子，以及它们通过受体激活的信号通路。这些信号通路是至关重要的，在我们的一生中，积累在我们 DNA 中的突变可能导致它们的功能失调，导致疾病和包括癌症在内的病理改变。在这些信号通路中，TGF-β 信号通路值得特别注意，尤其是当涉及癌症和骨肿瘤时。

在多细胞生物的整个进化过程中，TGF-β 信号通路非常保守，几乎所有的细胞在表达其受体时都能对 TGF-β 做出反应。因此，TGF-β 具有多种功能，包括调节细胞外基质的产生、伤口愈合、免疫反应、骨骼发育和重塑，以及在癌症的发生和发展中发挥作用（图 20-1）。

癌症的特点是细胞的增殖和死亡失去调控，导致形成侵袭性原发性肿瘤，并且癌细胞可在全身扩散形成继发性肿瘤[1]。原发性肿瘤的生长在干扰其生长器官的功能（即肠道或气道阻塞、肝功能衰竭）时可导致患者死亡。然而，当转移形成是，多个器官功能的损害会导致大多数癌症相关死亡（＞80%）。据估计，2020 年有 960 万人死于癌症，是世界上主要的死亡原因之一。但即使根据国际癌症研究机构（International Agency for Research on Cancer，IARC）和 GLOBOCAN 项目的综合数据，也很难估计出现骨转移癌或骨并发症的患者数量。骨内肿瘤细胞，一般出现在原发性恶性骨肿瘤的情况下，即骨中的正常细胞转化为癌细胞时发生，或者当软组织中原发性肿瘤的癌细胞扩散到骨中时发生骨转移中时产生。在 GLOBOCAN 分类中，原发性恶性骨肿瘤，主要是骨肉瘤、软骨肉瘤和尤因肉瘤，属于"其他指定

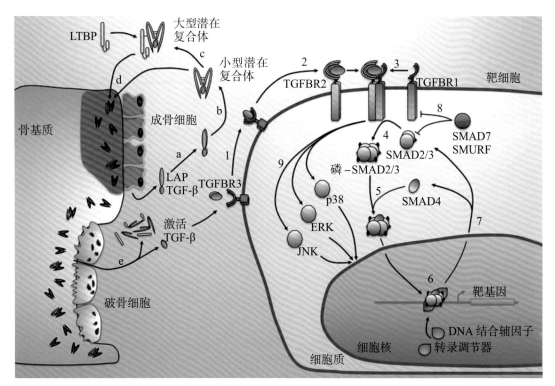

▲ 图 20-1　骨中的 TGF-β 和 TGF-β 信号通路

左侧：a. 在成骨细胞的内质网中，pre-pro-TGF-β 二聚化为 pro-TGF-β；b. Furin 转化酶在高尔基体中的 LAP 和 TGF-β 之间进行蛋白水解裂解以形成小的复合物；c. 分泌后，LTBP 可与小的复合物结合形成大的复合物，尽管大部分蛋白仍以小的复合物的形式存在于骨骼中；d. 非活性 TGF-β 随后沉积在骨基质内；e. 在破骨细胞的骨吸收过程中，TGF-β 被激活并释放。右侧：1 至 5. 在靶细胞表面（1），活性 TGF-β 可以在结合到 TGFBR2（3）之前结合到 TGFBR3（2）在 TGFBR1 募集和激活后（4），SMAD2/3 被磷酸化激活（5），与 SMAD4 形成 SMAD 复合物；6. 一旦进入细胞核，SMAD2/3/4 复合物与 DNA 结合辅因子和转录调节因子相关，可激活或抑制基因表达；7. SMAD2/3 和 SMAD4 随后返回细胞质，在那里可以重复作用；8. SMAD7 和 SMURF 可以通过抑制蛋白质的功能或通过蛋白酶体靶向蛋白质降解来抑制 TGF-β/SMAD 信号；9. TGF-β 受体也可通过 p38、JNK 或 ERK1/2 或 MAPK 传导信号，以调节基因表达或 SMAD 活性

部位"类别的一部分，这一类中还包括男性乳腺癌或结缔组织和眼睛的癌症[1]。骨转移通常发生在晚期乳腺癌、前列腺癌或肺癌等发病率较高的肿瘤患者中。基于此，可以预计许多癌症患者会在特定的时间点出现骨骼的受累。

为了能够开发减轻或消除骨肿瘤患者的痛苦的治疗方法，必须了解他们疾病的分子和细胞机制。骨骼是 TGF-β 的主要储存库，它沉积在骨基质中，并在骨吸收过程中释放。TGF-β 是骨生理学的重要调节因子，与大多数恶性肿瘤的骨骼并发症有关。因此，TGF-β 和 TGF-β 信号已被确认为癌症治疗的潜在靶点。

本章将概述 TGF-β 信号通路及其在骨发育和重塑中的作用。我们将回顾目前关于 TGF-β 在多发性骨髓瘤、骨肉瘤、软骨肉瘤、尤因肉瘤、骨巨细胞瘤和骨转移瘤等多种肿瘤中的作用，以及骨源性 TGF-β 在骨外的作用。此外本章中还强调不同的抗 TGF-β 策略，这些策略可以治疗恶性肿瘤的骨骼并发症。

一、从 TGF-β 的合成到其信号通路

TGF-β 是一种罕见的多功能生长因子，属于结构保守的蛋白质家族，称为 TGF-β 超家族。TGF-β 超家族包括 TGF-β、BMP、激活素、GDF、抑制素、淋巴结和抗米勒管激素。该超家族参与调节多种细胞功能，包括增殖、分化和凋亡，它

们在胚胎发育过程中至关重要，在成年期后同样参与维持体内平衡[2]。它们的信号通路的组成部分在家族成员之间是共享的，并且已经在所有后生动物中被识别，包括淡海栉水母、非洲爪蟾、果蝇和自由生活的蛔虫（秀丽隐杆线虫），以及人类[3, 4]。

目前已经发现三种不同的 TGF-β 亚型：TGF-β$_1$、TGF-β$_2$ 和 TGF-β$_3$。TGF-β 作为一种包含 390 个氨基酸的潜在前体蛋白（pre-pro-TGF-β）被分泌并调节其生物活性。前 TGF-β 由三部分组成：信号肽、潜伏相关肽（latency-associated peptide，LAP）和成熟肽。该信号肽包含疏水性信号肽、三个 N- 连接糖基化位点和一个蛋白水解裂解位点。处理 pre-pro-TGF-β 的第一步是信号肽在穿过内质网的过程中的裂解，通过在 LAP 和成熟肽中半胱氨酸残基处的二硫键形成的二聚体裂解形成两个单体。此外，TGF-β 的前区在通过高尔基体的过程中通过添加甘露糖 6- 磷酸残基进行糖基化。这种修饰对于 TGF-β 的正确分泌和激活是必要的[5, 6]。

TGF-β 的前区被转化酶 Furin 切割，分割成 LAP 和成熟 TGF-β，尽管两者仍然通过非共价键结合。这种结合将 LAP 转化为成熟多肽并形成小的潜伏复合物，其可与潜伏 TGF-β 结合蛋白（latent TGF-β-binding protein，LTBP）结合形成大的潜伏复合物[7]。LTBP 对于 TGF-β 的正确折叠和分泌后 ECM 内大的潜伏复合物的维持是必不可少的[8]（图 20-1）。

骨基质是体内 TGF-β 的主要储存库。实际上，TGF-β 是从牛去矿化骨中首次分离出来，其与软骨内骨形成过程中的细胞分化有关[9]。三种 TGF-β 亚型的存在已在骨中得到表征，其中 TGF-β$_1$ 是最丰富的。虽然大多数细胞以巨大的潜伏复合物形式分泌和产生 TGF-β，但骨细胞是一个例外。在骨器官培养中，成骨细胞产生大量缺乏 LTBP 的潜伏 TGF-β[10]。因此，小型潜伏复合体是 TGF-β 在骨环境中的主要存在形式[11]。

TGF-β 从骨基质中被释放，并在破骨细胞骨吸收过程中被激活[10]（图 20-1）。活性 TGF-β 可与细胞膜上的 TGFBR2 结合，形成一个能够招募 TGFBR1（或 ALK5）的复合物。两种受体在其细胞质末端都有丝氨酸 / 苏氨酸激酶结构域。TGFBR2 磷酸化并激活启动细胞内信号级联的 TGFBR1。TGF-β 也有一些共受体，即 TGFBR3，也称为 β- 苷元和内皮素。这些共受体是膜蛋白，可提高 TGF-β 与 TGF-β 超家族受体结合的效率和特异性。TGFBR3 是一种膜蛋白多糖，以高亲和力结合所有 TGF-β 等型。以膜形式，它通过将 TGF-β 呈递给 TGFBR2 来增强 TGF-β 信号传导[12]。然而，在蛋白水解脱落后，TGFBR3 可以溶解。它通过捕获 TGF-β 并阻止其与受体的结合而成为 TGF-β 信号的有效拮抗剂[13]。TGFBR3 广泛分布，几乎在除内皮细胞外的所有细胞中均有表达，在内皮细胞中 endoglin（一种膜糖蛋白）能够有效调节 TGF-β 信号[14]。

在异聚体复合物 TGFBR2 和 TGFBR1 形成和激活后，TGFBR1 磷酸化和激活 TGF-β 特异性细胞内信号介质、R-SMAD、SMAD2 和 SMAD3（图 20-1）。R-SMAD 的磷酸化诱导其从 SARA（SMAD 锚定的受体激活）中释放。然后，磷酸化的 SMAD2/3 复合物结合辅 SMAD、SMAD4，并转移到细胞核。R-SMAD 蛋白有两个球状结构域：MH1 可以与 DNA 序列结合，MH2 则与结合其他 SMAD 和转录调节器，包括共激活子 p300 和 CBP 或共抑制子 TGIF 或 SKI[15, 16]。所形成复合物的不同决定了所调控的基因性质不同，这解释了 TGF-β/SMAD 信号通路所调控的多个基因种类和介导的多个不同效应[17]。

TGF-β 还可以通过诱导细胞外信号调节激酶（ERK-1、ERK-2）、p38 或 JNK 的磷酸化来激活其他信号通路，如 MAPK 信号。这些信号可以独立于 SMAD 蛋白或与 SMAD 蛋白共同作用合作[18]。在骨骼中，TGF-β 在单核细胞中诱导 p38 MAPK，但在成熟破骨细胞中不诱导，从而促进破骨细胞的生成。相反，持续暴露于 TGF-β 会降低 RANK 的表达和破骨细胞的形成[19]。TGF-β 还激活单体 G 蛋白或小 GTP 酶，如 RHOA、RHOB

和 CDC42[20]。对这些信号通路的激活与上皮 – 间质转化的诱导有关[21]。

二、TGF-β 在骨骼发育和维持期间作用

人类骨骼系统是由起源于神经嵴或中胚层的间充质干细胞凝聚而成的。这一过程被称为骨骼发育，大约从妊娠的第 4 周开始，在出生后一直持续到青春期。骨形成有两种方式。软骨内骨化发生在长骨中，在长骨中形成软骨模型，然后被矿化骨替代。在扁平骨中，膜内骨化直接由间充质细胞产生骨，而无须事先形成软骨。

骨骼的持续活跃，需要骨形成成骨细胞和骨吸收破骨细胞的协同活动。这些过程由全身和局部生长因子及其信号通路（包括 TGF-β 信号通路）协调和耦合。它在骨重建的时间和空间调节中起着核心作用。

转基因小鼠有助于用于探讨 TGF-β 在骨骼发育过程中的作用。TGF-β1 基因敲除小鼠胫骨较短，长骨的骨密度和弹性显著降低[22]。TGF-β2 基因缺失的小鼠具有围产期死亡、四肢、脊柱、内耳和颅面骨骨骼发育的广泛缺陷[23]。缺乏 TGF-β3 的小鼠在腭板融合中表现出缺陷，而未观察到颅面异常[24]。有趣的是，与不同亚型敲除相关的表型几乎没有重叠，表明 TGF-β 亚型之间的不存在补偿功能。转基因小鼠也有助于确定与 TGF-β 信号水平相关的骨基质特性。Smad3 基因敲除后 TGF-β 信号的减少增强了骨的机械性能、骨基质和骨块中的矿物浓度[25]。

TGF-β 是骨重建过程中骨形成和吸收之间耦合的中心成分[26-28]。然而，它在骨重建中的作用是复杂的，因为它存在时间和空间上的变化。在体外，在早期阶段，TGF-β1 通过成骨细胞的趋化性吸引促进骨形成。它刺激成骨细胞增殖，以及 ECM 蛋白质和蛋白多糖的产生[29]。在小鼠中，使用 Smad3 或 Smad4 敲除策略，成骨细胞中 TGF-β 信号的失活降低了骨量和骨形成[30]。成骨细胞分化早期的 TGF-β 信号产生促进骨形成的作用。相反，成骨细胞中 TGF-β2 的过度表达导致进行性

骨丢失和骨脆性增加[31]。因此，在 Tgfbr2 基因敲除小鼠或成骨细胞过度表达缺乏胞质结构域形式的 Tgfbr2 的小鼠中，成骨细胞中 TGF-β 信号的失活导致小梁骨体积和骨量增加[32]。此外，成骨细胞中 Tgfbr2 的缺失增加了 Pth-Pthrp 受体（Pth1r）和 Pth 信号传导的细胞表面表达。通过注射 PTH（7–34），即 PTH 中作为受体拮抗剂的片段，恢复了 Tgfbr2 敲除导致的骨表型[33]。这与 TGF-β 中和抗体或 SD-208（TGFBR1 激酶结构域的小分子抑制剂，可增加成骨细胞分化和骨形成）对 TGF-β 信号的系统抑制作用一致，减少破骨细胞形成和骨吸收，导致小梁骨增加[34, 35]。

TGF-β 对破骨细胞生成和骨吸收的影响同样复杂。活性破骨细胞可激活 TGF-β，TGF-β 通过破坏破骨细胞的生成来减少骨吸收，并通过趋化吸引和刺激成骨细胞前体的增殖和分化来促进骨形成[27]。TGF-β 可通过直接和间接作用抑制和刺激破骨细胞分化，具体取决于细胞环境。TGF-β 增加成骨细胞和骨髓基质细胞的 OPG 分泌，减少 RANKL 的成骨细胞生成，从而减少破骨细胞分化[36, 37]。然而，OPG 中和抗体并不能挽救 TGF-β 诱导的破骨细胞生成的抑制作用，这表明这种作用独立于 OPG，而更可能是由 RANKL 降低介导的[36]。相应的是，TGF-β 在没有 OPG 的情况下抑制了 OPG-/- 小鼠的细胞共培养中破骨细胞的形成，证实 TGF-β 通过限制生物活性 RANKL 而不是增加 OPG 分泌发挥作用[37]。虽然这些体外数据表明，TGF-β 在破骨细胞生成和骨吸收过程中具有双相效应，但来自转基因小鼠和经 TGF-β 抑制药治疗的小鼠的数据一致表明，TGF-β 促进破骨细胞生成和骨吸收[28, 34, 35]。

三、TGF-β 在早期恶性肿瘤和原发性骨肿瘤中的抑瘤作用

（一）TGF-β 的抑瘤作用

在骨骼外，TGF-β 无论是在发育过程中还是在组织内稳态过程中同样起着关键作用。在正常细胞（如上皮细胞）中，它是一种众所周知的增

殖抑制剂，可导致细胞周期停滞在 G_1 期。TGF-β 信号通路可阻止积聚在细胞核内的细胞周期依赖性激酶抑制剂 p27[Kip1] 的蛋白酶解，而 p27[Kip1] 的沉默可逆转 TGF-β 诱导的生长抑制[38]。当与 DNA 结合辅因子和转录因子 FoxO1、FoxO3 和 FoxO4（角质形成细胞中叉头盒 O 家族的成员）相互作用时，SMAD 复合物还可诱导 p15[Ink4b] 和 p21[Cip1]（其他 CDK 抑制剂）的表达[39]。TGF-β 信号的激活导致 CDK 失活，导致 CDK4 和 G_1 期阻滞[40]。原癌基因 MYC 的表达可以逆转这种效应。然而，TGF-β 也可以诱导 MYC 水平降低，从而实现增殖阻滞[41]。除了阻断增殖外，TGF-β 还可以以非 SMAD 依赖和 SMAD 依赖的方式诱导细胞凋亡[42]。在胃上皮细胞中，TGF-β 增加 BIM（BH3 纯蛋白家族的促凋亡成员）的表达，并随后激活 BAX、caspase-9 和 caspase-3[43]。过度表达抑制剂 SMAD7 可逆转这种线粒体凋亡。这种对细胞存活的控制在发育过程中至关重要，在缺乏 BIM 或 caspase-9 小鼠出现了与凋亡缺陷相关的胃上皮异常[43]。

作为细胞停滞和凋亡的诱导剂，TGF-β 轴在皮肤癌和上皮细胞肿瘤（如乳腺癌）中起到肿瘤抑制作用。在因 TGF-α（MMTV-Tgfa）表达而发生乳腺癌的转基因小鼠中，乳腺上皮（MMTV-Tgfb1）中 TGF-$β_1$ 的过度表达抑制了肿瘤的形成[44]。相一致的是，在由于癌基因 Erbb2 的表达而自发发生乳腺肿瘤的 MMTV-PyVmT 小鼠中，删除 Tgfbr2 时 TGF-β 轴的紊乱增加了肿瘤的发生，并缩短了肿瘤形成的时间[45]。在患者中，活检样本中 TGFBR2 的低表达与原位癌和浸润癌的侵袭性增加相关[46]。

研究者在癌细胞中发现了不同形式的 TGF-β 信号通路的破坏，这与对抗 TGF-β 肿瘤抑制效应有关。在乳腺癌患者中，TGFBR2 基因的高甲基化导致受体表达减少或缺乏[47]。在胃肠道肿瘤中，经常发现失活性突变。在微卫星不稳定的结肠癌中，超过 90% 的样本中发现 TGFBR2 基因突变[48]。在胰腺癌中虽然仅不到 10% 的患者检测

到 TGFBR2 突变，但在 30%～50% 的肿瘤中发现 SMAD4 的失活突变[49, 50]。起源于骨的肿瘤，如多发性骨髓瘤或原发性恶性骨肿瘤，不属于上皮源性的癌症。然而，骨中存在大量的 TGF-β，因此，骨源性肿瘤细胞也 Y 应存在相应的保护机制，免受这种肿瘤抑制作用的影响。

（二）多发性骨髓瘤

骨髓瘤或多发性骨髓瘤属于血液系统的范畴。它是浆细胞的恶性肿瘤，通过 B 淋巴细胞分化并产生大量抗体[51]。TGF-β 是众所周知的 B 细胞调节因子[52]，它可以增加 p21[Cip1] 和 p27[Kip1] 的表达以抑制其增殖[53, 54]。TGF-β 还通过增加促凋亡 BIM 和 BIK 或降低抗凋亡 BCL-XL 诱导 B 细胞线粒体凋亡[55, 56]。然而，与正常受试者（3.88ng/ml）相比，MM 患者血清 TGF-β 水平升高（28.44ng/ml）[57]。高水平的 TGF-β 可能是由于持续增加的骨吸收[58] 和 TGF-β 的释放导致，TGF-β 可能来自矿化的骨基质、骨髓的细胞成分，如 BMSC[59] 或与 MM 细胞相关的成纤维细胞[60]。这些成纤维细胞产生的 TGF-β 比对照组患者或 MGUS 患者（被认为是 MM 的前体形式）的成纤维细胞多。然而，TGF-β 不能在体外阻止 MM 细胞的增殖或诱导其凋亡[59, 61]，这表明 MM 细胞具有抵抗 TGF-β 细胞抑制程序的机制。

靶向或全基因组测序和基因组图谱尚未显示 MM 中 TGF-β 信号通路成分的突变[62-64]。然而，对 TGF-β 效应的抵抗可能是由 TGF-β 信号通路的表观遗传控制。TGFBR2 受体基因在 MM 患者中可高度甲基化（高达 40%），这与生存率降低相关[65]。在 MM 或 MM 细胞系患者样本中，共受体 TGFBR3 的表达也降低。利用腺病毒转导恢复 TGFBR3 表达可导致 p21[Cip1] 和 p27[Kip1] 增加，并降低体外 MM 细胞生长和黏附[66]。

其他 MM 细胞确实表达 TGF-β 信号成分，但似乎对 TGF-β 不敏感。Fernandez 等[63] 发现，一些浆细胞瘤细胞产生一种活性形式的 TGF-β，直接与胞质中的 TGF-βR2 结合，阻止其移位、与外

源性 TGF-β 结合、激活相应信号通路。在其他患者的 MM 细胞中，外源性 TGF-β 体外诱导丝氨酸 465 和 467 上 SMAD2 的持续磷酸化，而不会引起 p15[Ink4b] 或 MYC 的变化，也不会降低细胞存活率或增殖[59]。进一步的实验表明，在某些 MM 中高度表达的 CDK2 使其苏氨酸 8 上的 SMAD2 进一步磷酸化，阻止其与 SMAD4 相互作用并完成信号级联[59]。

相反，如果 TGF-β 不直接影响 MM 细胞并发挥肿瘤抑制作用，则其对肿瘤微环境的影响有助于疾病的发展。TGF-β 是癌症相关细胞的有效调节因子，包括癌症相关成纤维细胞[67]，以及免疫系统的组成部分，如巨噬菌体和 T 细胞[68-70]。

原代 MM 细胞的成功培养取决于 IL-6 的存在[71, 72]。然而，只有一小部分 MM 细胞产生自己的 IL-6，而其余的依赖于 MM 相关细胞[73]。骨髓间充质干细胞分泌 IL-6，与 MM 细胞共培养可增加 IL-6 的产生及其增殖[61, 74]。TGF-β 增加了骨髓间充质干细胞的 IL-6 分泌，TGFBR1 小分子抑制剂对 TGF-β 信号的抑制逆转了 IL-6 分泌和骨髓间充质干细胞诱导的 MM 细胞增殖[61]。有趣的是，IL-6 信号的激活可能有助于 TGF-β 抵抗。在来自胃上皮、表皮样癌或头颈癌的不同细胞中，持续激活 STAT3 可增加 SMAD7 的表达并抑制 TGF-β 信号[75, 76]。STAT3 通过受体或信号转导子 gp130 的磷酸化介导了对 TGF-β 的脱敏。信号转导子 gp130 被许多细胞因子共享，包括 IL-6，它可与 IL-6R 的 α 链相互作用。IL-6/gp130/STAT3 轴对 MM 细胞的存活或对硼替佐米或地塞米松的耐药性至关重要[77-79]。由于这种 STAT3 介导的脱敏没有在 MM 细胞中进行检测，因此它是否能够避免骨髓瘤中 TGF-β 的肿瘤抑制效应仍有待确定。

Hayashi 等[61] 还证明 TGF-β 可增加 BMSC 中 VEGF 的表达。VEGF 是一种有效的促血管生成因子，支持肿瘤的血管化，并能促进 MM 细胞的增殖和迁移。当在 PTK787/ZK 222584（一种 VEGFR 的 TKI）存在下培养 MM 细胞时，这种效应可以被逆转[80]。

TGF-β 也可能是 MM 患者产生耐药性的关键因素。茶氨酸前体抑制药硼替佐米联合来那度胺和地塞米松可作为一线治疗方案。然而，部分 MM 患者对硼替佐米耐药[51]。Frassanito 等[81] 从硼替佐米耐药 MM 患者的骨髓中分离出一些癌症相关成纤维细胞。他们的特点是在蛋白酶体抑制物存在的情况下，细胞因子（如 IL-6、IL-8、IGF-1 和 TGF-β）的表达增加。这些成纤维细胞能够保护 MM 细胞免受硼替佐米诱导的凋亡，体外添加 TGFBR1 小分子抑制药 LY2109761 逆转了这种效应，表明 TGF-β 信号在这种耐药机制中的重要性[81]。

考虑到 TGF-β 在 MM 微环境中的重要性，研究者在临床前模型中测试了不同抗 TGF-β 治疗的疗效。小鼠单克隆抗体 1D11 可中和所有三种 TGF-β 亚型，增加骨形成，同时减少无癌小鼠的骨吸收[35]。当使用 5TGM1 或 JJN3 细胞给不同 MM 模型的小鼠服用 1D11 时，作为单一疗法的 1D11 可以改善骨参数，但对肿瘤负担几乎没有影响。然而，当硼替佐米或骨吸收抑制药唑来膦酸等疗法与 1D11 抗 TGF-β 抗体结合使用时，能够更有效地降低小鼠 MM 负荷[82, 83]。Takeuchi 等[84] 检验了 TGFBR1 激酶结构域的小分子抑制药 Ki26894 的功效。将兔骨植入 SCID 小鼠并接种具有 IL-6 或基质细胞依赖性的人 MM 细胞 INA6，持续口服 Ki26894，通过检测人可溶性 IL-6R 的血液水平和组织学分析显示 MM 细胞的生长出现降低。Ki26894 治疗也增加了肿瘤部位的骨体积[84]。第三种抗 TGF-β 策略是 LSKL 肽及其衍生物 SRI31277，该肽可防止血栓反应蛋白介导的 TSP1[85]。渗透泵给药 LSKL 可显著降低人 CAG 骨髓瘤细胞和骨髓中磷酸化 Smad2 染色的骨肿瘤负担。SRI31277 也能够在表达乙酰肝素酶的 CAG 细胞的侵袭性模型中降低骨骼肿瘤负担，并提高硼替佐米的疗效[85]。

MM 的一个并发症是 MM 细胞对成骨细胞和骨形成的长期影响，抗 TGF-β 疗法可能有用。MM 患者患有无法修复的溶骨性缺损。在疾病活跃期和缓解期，成骨细胞数量和功能减少，这可能是由于表观遗传改变的脂肪细胞造成的成骨细胞抑制 [51, 86]。有趣的是，在受试的不同模型中，使用 1D11 抗体或抑制药 Ki26894 和 SRI31277 抑制 TGF-β 及其信号传导可增加 MM 小鼠的成骨细胞数量 [83-85]。这种对成骨细胞的影响不仅有助于促进患者骨损伤的修复，而且因为 TGF-β 抑制可使成骨细胞终末分化，从而抑制 MM 细胞的生长 [84]。

（三）原发恶性骨肿瘤

虽然 MM 起源于骨骼，但它被认为是血液系统恶性肿瘤而不是恶性骨肿瘤，因为它来源于造血系细胞。原发恶性骨肿瘤仅占恶性肿瘤病例的 1%，是指骨骼中的正常细胞转化为恶性肿瘤细胞。恶性骨肿瘤，如骨肉瘤、软骨肉瘤和尤因肉瘤都是肉瘤的一部分，因为它们是肉瘤细胞转化的产物。TGF-β 对间充质干细胞及其细胞系至关重要。然而，与上皮细胞和癌细胞不同，TGF-β 可增加间充质细胞的增殖，如成纤维细胞 [87]、脂肪细胞祖细胞 [88] 和骨祖细胞 [89]。

1. 骨肉瘤

骨肉瘤（OS），也称为成骨性肉瘤，是一种儿科常见恶性肿瘤，也是最常见的原发恶性骨肿瘤。它也是一种侵袭性恶性肿瘤，高级别 OS 的 5 年生存率为 60%～66% [90]。OS 细胞导致非矿化骨基质的形成，因此人们将其与成骨细胞联系起来 [91]。与产生 TGF-β 并将其沉积在骨基质中的成骨细胞一样，OS 细胞分泌 TGF-β 导致患者血液中 TGF-β_1 和 TGF-β_2 水平升高 [92]。在患者活检的 OS 细胞细胞核中也检测到磷酸化 SMAD2 和 SMAD3，表明其 TGF-β 信号通路完整 [92, 93]。OS 患者的 TGF-β 信号可能与肿瘤的侵袭性和预后有关。转移性 OS 患者 SMAD3 磷酸化水平高于非转移性 OS 患者 [92]。在 OS 患者中，TGF-β 水平升高与肿瘤细胞坏死率降低相关，这可能是化疗抵抗和不良预后的预测因素 [94]。

在体外，TGF-β 和组成性激活的 TGFBR1 增加了 OS 细胞 MG-63 的增殖 [95]。为了了解这种

与上皮细胞和癌细胞的细胞周期阻滞相反的效应，研究者评估了一些 TGF-β 调节基因的表达。虽然 TGF-β 一过性增加 CDK 抑制剂 p21^{Cip1}，但它也诱导 MYC 持续增加，从而逆转细胞周期停滞 [40, 95]。在体内，通过 SMAD7 的程序性表达抑制 TGF-β 可降低小鼠体内 HOS 和 SaOS2-OS 细胞的生长 [92]。

TGF-β 还分别在划痕和 transwell 实验中增加 U2OS 和 SaOS2-OS 细胞在体外的迁移能力 [96, 97]。在 SaOS2 细胞中，TGF-β 还增加了 IV 型胶原酶、MMP-2 的表达，并增加了其通过基质凝胶的侵袭力 [92]。细胞侵袭是转移级联反应和癌细胞在体内扩散的第一步，而 90% 以上的癌症相关死亡是由肿瘤扩散导致的。在小鼠中，HOS 和 SaOS2 细胞中 SMAD7 的过度表达抑制了 TGF-β 信号，并增加了小鼠肺转移的发展 [92]。在癌症中，TGF-β 诱导不同转录因子如 ZEB1、SNAIL、SLUG 和 TWIST 的表达，这些转录因子控制肿瘤细胞 EMT 并促进了侵袭。EMT 通过降低上皮细胞的特性（即细胞与 ECM 之间的强黏附）使癌细胞从肿瘤中分离，并赋予它们间充质特性，如运动性增强。由于肉瘤来源于间充质细胞系，它们不太可能产生 EMT 过程。然而，在肉瘤细胞中观察到类似 EMT 过程，这可能与临床上更具侵袭性的生物学行为有关 [98]。对 OS 细胞系和患者活检的分析表明，其 EMT 转录因子 ZEB1、SNAIL2 和 TWIST 表达或过度表达 [99-101]。SNAIL2 的表达与肿瘤分级相关，ZEB1 的表达随着肺转移的发展而增加。在一项体外研究中，Wang 等 [102] 指出 TGF-β 增加了 U2OS 细胞中 SNAIL1 和 SLUG 的表达及相关的迁移和侵袭。黄芩苷是一种从黄芩根中分离的黄酮衍生物，能够抑制 TGF-β 信号传导和 TGF-β 诱导的 EMT 转录因子表达。相似的独立研究还发现，TGF-β 在体外通过激活 PI3K、MEK1/2 和 p38 MAPK，增加 U2OS 细胞和波形蛋白中间充质标志物 SNAIL1 和 SLUG 的表达，降低上皮标志物 E- 钙黏蛋白 [103]。蓝萼毒素 A 是一种从植物香茶菜叶片中分离的二萜化合物，在体外 U2OS 细胞

中具有类似的作用：逆转 TGF-β 诱导的 E– 钙黏蛋白减少，抑制 TGF-β 介导的波形蛋白、SNAIL1 和 SLUG 的表达，并阻止 TGF-β 诱导的迁移[104]。蓝萼毒素 A 能够抑制 SMAD2 和 SMAD3 的磷酸化，表明 TGF-β 在 U2OS 细胞中的作用可能是通过 SMAD 典型途径实现的。然而，据报道，蓝萼毒素 A 也通过抑制 PI3K/AKT 信号通路影响 OS 细胞[105]。TGF-β 还可以通过 lncRNA 调控 E– 钙黏蛋白的表达。TGF-β 增加 OS 细胞中 lncRNA MALAT1 的表达[106]。MG-63 和 SaOS2 细胞中 MALAT1 水平的升高降低了 E– 钙黏蛋白的表达，增加了它们在体外的迁移和侵袭，这可能在体内导致转移的增加。在 OS 患者样本中，TGF-β 和 MALAT1 的表达增加，MALAT1 循环水平升高与无进展生存率和总生存率降低相关[106]。其他 lncRNA 可能具有相反的效果。OS 细胞中 lncRNA MEG3 的过度表达降低了 TGF-β 的表达，增加了 E– 钙黏蛋白的表达，以及 OS 细胞的迁移[107]。因此，TGF-β 可以很好地控制 OS 细胞中的类 EMT 过程，从而支持转移级联的启动。

在 OS 的小鼠模型中，抑制 TGF-β 信号传导能够减少转移。研究结果显示，蓝萼毒素 A 能够抑制通过尾静脉接种的 143B OS 细胞肺转移的形成[105]。SD-208 对 TGFBR1 的抑制也减少了小鼠自发肺转移的数量，这可能是由于抑制了 TGF-β 诱导的 MMP-2 表达[92]。然而，SD-208 并没有减少胫骨旁 OS 肿瘤的生长。常山酮（Halofuginone）是一种从常山（Dichroa febrifuga）中分离出来的生物碱化合物，可以抑制 TGF-β 和 BMP 信号[108]。它可以抑制在胫骨附近接种的 HOS-OS 细胞的生长和肺转移的自发发展[109]。

2. 软骨肉瘤

当涉及其他类型的骨肿瘤时，TGF-β 信号通路受到的关注明显减少。软骨肉瘤（chondrosarcoma，CS）是一种恶性软骨肿瘤，它起源于软骨细胞，是第二常见的原发恶性骨肿瘤。多项研究表明，CS 患者的 TGF-β 信号通路完整且活跃。CS 细胞表达 TGF-β$_1$、TGF-β$_2$ 和 TGF-β$_3$ mRNA，其

中 TGF-β$_1$、TGF-β$_2$ 的表达在高级别 CS 中更为普遍[110]。TGFBR1 和 TGFBR2 的表达也在几乎所有样本中检测到[110]。在大多数 CS 患者的细胞核中检测到磷酸化 SMAD2，表明信号通路的开启[111, 112]。在 III 级 CS 患者样本中，TGF-β 靶基因（如纤维连接蛋白、*PAI-1*、*TSP1* 和 *p21*^{Cip1}）的表达上调[112]。使用 SW1353 和 JJ012 CS 细胞进行的体外试验证实，TGF-β 在 SMAD3 响应启动子（CAGA）$_{12}$ 的控制下诱导荧光素酶报告基因的表达，并且 TGF-β 不会减少或增加这些细胞的增殖[110]。TGF-β$_1$ 还可以激活 JJ102 CS 细胞中的 PI3K/AKT 和 NF-κB 信号，增加其迁移[113]。TGF-β 信号和核磷酸化 SMAD2 的激活似乎随着疾病的分级而增加［4/10（40%）为 I 级，11/14（78.6%）为 II 级和 III 级］，但未达到统计学意义（*P*=0.09）[110]。类似的是，高度磷酸化的 SMAD2 似乎与无转移生存率降低相关，但未达到显著水平（*P*=0.055）。总的来说，这些数据支持进一步研究 TGF-β 在 CS 中的作用和抗 TGF-β 治疗的效果。

3. 尤因肉瘤

ES 是一种罕见但高度恶性的骨或软组织肿瘤，发生于青少年和年轻人。这些肿瘤的特点是非随机染色体易位导致融合蛋白的产生。最常见的融合（85% 的病例）是 EWSR1 和 FLI1 之间的融合，导致产生肿瘤特异性嵌合转录因子 EWSR1-FLI1 或 EWS-FLI1[114]。FLI1 属于 ETS 转录因子家族，调节 *TGFBR2* 基因的表达[115]，胚胎干细胞系中的 EWSR1-FLI1 抑制受体 TGFBR2 的表达[116]。类似的是，TGFBR2 在不同 ES 细胞系中的表达非常低，实际上，这些细胞系对 TGF-β 不产生反应[117]。然而，EWSR1-FLI1 的敲除可以恢复 TGFBR2 的表达。

有趣的是，Wnt/β-catenin 信号通路的激活可拮抗转录因子 EWSR1-FLI1 的功能、Wnt3A 诱导的 TGFBR2 表达、SMAD2 的磷酸化，使细胞对 TGF-β 敏感。同样，在 ES 患者中 LEF1 是 Wnt/β-catenin 信号通路的标志物，与 TGFBR2 的表达呈正相关[117]。TGF-β 信号的激活与 77 个基因的

表达有关，其中许多与 ECM 重塑、血管生成和血管基质的诱导有关。这种 TGF-β 诱导的反应可能与 ES 的 Wnt/β-catenin 亚型更具侵袭性和转移表型有关[117]。

4. 骨巨细胞瘤

骨巨细胞瘤（giant cell tumors of the bone，GCTB）约占骨肿瘤的 5%，但本质上不是骨源性肉瘤，因为它是一种良性原发肿瘤。然而，GCTB 具有局部侵袭性，因为它在 30% 的患者中引起广泛的溶骨性病变和病理性骨折，并且在 3% 的患者中可发生肺转移[118]。组织学上，GCTB 包括三种主要细胞类型：梭形基质细胞、单核细胞样细胞和破骨细胞样多核巨细胞。这些破骨细胞样细胞是骨溶解产生的原因，也是这个疾病名称的由来。人们曾经认为 GCTB 来自破骨细胞系细胞的转化，导致产生破骨细胞瘤的命名错误。然而，基于增殖标志物（即 KI67、PCNA、MDM2）的表达及其在培养物中的长期存活，基质细胞才是其中的肿瘤成分[119, 120]。GCTB 基质细胞具有相应的基因表达谱和表型，表明它们来源于间充质干细胞[121, 122]。培养的 GCTB 基质细胞表达前成骨细胞标志物，如 I 型胶原、BSP 或骨连接蛋白，并在 BMP 存在下向成骨细胞分化[123]。因此，GCTB 可被视为肉瘤。

TGF-β$_1$ 在单核前体细胞和破骨细胞样细胞中检测到表达，而 TGFBR2 仅表达于后者[124]。免疫染色显示患者样本中 TGF-β$_1$ 的表达，并且染色强度随疾病分期而增加[125]。来自 GCTB 的细胞条件培养基诱导破骨细胞前体和大鼠破骨细胞的迁移和募集。这种募集部分由来自 GCTB 细胞的 TGF-β 介导，因为 TGF-β 中和抗体抑制了这种募集，从而导致溶骨性病变[124]。RANKL 轴在疾病中也很重要，在 GCTB 样本或细胞培养中 RANKL/OPG 比率升高。TGF-β 以 SMAD3 依赖的方式增加 GCTB 细胞系 GCT1 和 GCT2 中的 RANKL/OPG 比率[125]。GCTB 细胞驱动的 TGF-β 也增加了 RAW264.7 细胞向破骨细胞分化。在原代 GCTB 细胞培养中，TGF-β 增加了 PAR-1 和 ANGPTL4 的表达，其在体内的表达也升高[126, 127]。GCTB 细胞的条件培养基增加了 RAW264.7 细胞向破骨细胞分化，并促进 HUVEC 形成管状结构。使用 TALEN 方法敲除 GCTB 细胞中的 ANGPTL4 可逆转 GCTB 细胞的两种特性。在体内试验中，GCTB 生长在尿囊绒膜（chorioallantoic membrane，CAM）上，ANGPTL4 增加了肿瘤体积和血管生成[127]。类似的是，TGF-β 诱导的 PAR-1 在体外增加了 GCTB 细胞增殖和 GCTB 介导的破骨细胞生成和血管生成，并且增加了鸡 CAM 试验中的肿瘤生长和血管生成[126]。与 ANGPTL4 不同，PAR-1 是一种不会分泌的膜受体。为了作用于破骨细胞前体和内皮细胞，PAR-1 通过 GCTB 细胞释放的微泡运输到其靶细胞[126]。

尽管有证据表明 TGF-β 和 TGF-β 信号通路可能对 GCTB 的发展至关重要，它们的作用尚未在临床前模型中确定，抗 TGF-β 疗法仍需在小鼠身上进行试验，以证明其可能转化至临床。

总的来说，当肿瘤和癌症在骨内成功发生时，肿瘤细胞成功地抵抗了 TGF-β 的细胞抑制程序。这些肿瘤细胞还利用 TGF-β 抑制骨微环境发挥其优势，无论是通过增加破骨细胞的分化和募集，阻止成骨细胞终末分化和相关凋亡，或者对治疗产生耐药性，最终得以在其他器官发生转移。这种包括肿瘤抑制和转移促进的双重效应，导致 TGF-β 被称为癌症中的一把双刃剑[128]。

类似的现象也发生在软组织肿瘤中，TGF-β 同样支持包括骨转移瘤在内的远处转移的形成和发展。

四、TGF-β 在继发性骨癌或实体瘤骨转移中的作用

骨是发生转移或继发肿瘤的常见部位，当癌细胞从原发肿瘤分离，到达血液或淋巴管并迁移到新器官定植时，就会发生转移或继发肿瘤。并非所有癌症都容易形成骨转移，根据 Roth 等的回顾性研究[129]，结直肠癌患者骨转移的发生率相对较低，仅为 5.5%。然而，骨是晚期前列腺癌

（85%）、乳腺癌（70%）、肺癌（40%）或肾癌（40%）患者的常见转移部位[130]。这些癌症形成骨转移的倾向有多中解释：①首过器官理论，该理论是一种机制模型，其中转移细胞将停在引流路线遇到的第一个器官中；②骨髓窦状内皮细胞中的低血流量会促进循环肿瘤细胞的外渗[131]；③"种子和土壤"理论，如果转移细胞适应有利的新转移部位，则可以在局部生长[132]。根据目前对骨转移的认识，TGF-β 信号通路似乎对癌细胞在骨中生长的能力至关重要。

（一）TGF-β 信号的维持和对 TGF-β 诱导的细胞停滞的抵抗

乳腺癌、前列腺癌、肺癌和肾癌及其他导致骨转移的癌症均属于上皮源性恶性肿瘤。它们是上皮细胞转化的结果，上皮细胞特别容易受到 TGF-β 的肿瘤抑制作用。与结直肠癌不同，这些形成骨转移的癌症并不存在 TGF-β 信号成分的失活突变[133-135]，这表明 TGF-β 信号可能在这些疾病的发展中起着关键作用，以及这些肿瘤细胞能够逃逸 TGF-β 细胞抑制程序。

p15^{Ink4b} 的诱导和 MYC 的抑制是 TGF-β 诱导的细胞周期阻滞的关键机制[39, 41]。然而，在乳腺癌患者的样本中，TGF-β 未能引起 p15^{Ink4b} 和 MYC 水平的这种变化[136]。C/EBP 是一种转录因子，其基因编码三种不同的蛋白质，即激活转录的 LAP1 和 LAP2，以及缺乏反式激活域的 LIP，通常作为其他亚型的显性阴性形式发挥作用[137]。当在乳腺癌细胞中表达时，LIP 与位于 p15^{Ink4b} 启动子中 SMAD 结合元件旁边的 C/EBPb 结合元件结合，阻止 SMAD/LAP 诱导的 p15^{Ink4b} 表达[136]。此外，LIP 增加了 MYC 的转录。这种组合选择性地废除了 TGF-β 细胞抑制程序，同时保持了癌细胞中 TGF-β 信号的活性。LIP/LAP 比例的增加与更高级别和更具侵袭性的乳腺癌相关[138]。

癌细胞中的 TGF-β 信号对诱导 EMT 转录因子的表达和启动转移级联反应也至关重要[139]。乳腺癌和前列腺癌骨转移瘤中 ZEB1 或 TWIST1 的表达增加[140-142]。TWIST1 在 MDA-MB-231 乳腺癌细胞中的工程过表达也增加了小鼠溶骨转移的发生[143]。SLUG 的沉默也降低了 MDA-MB-231 在骨骼中的归巢能力[144]。在不同的前列腺癌细胞系中，SLUG 的表达上调它们的迁移和侵袭，同时也增加了 CXCR4 的表达，而 CXCR4 是骨转移发生的关键[145]。

乳腺癌患者 75%～88% 的骨转移瘤细胞核中检出的磷酸化 SMAD2 证明了骨转移瘤中 TGF-β 信号通路的完整性[146, 147]。在临床前模型中，研究者通过使用置于 SMAD 反应启动子的控制下的荧光素酶表达的生物发光系统同样证明了骨转移癌细胞中 TGF-β 信号通路的激活[146, 148]。不同的细胞可以在肿瘤和骨中产生 TGF-β，而这种生物发光系统可被用来确定 TGF-β 的来源。当用骨吸收抑制药帕米膦酸盐治疗荷瘤小鼠时，TGF-β 介导的荧光素酶在骨中显著减少[148]。当癌细胞更靠近骨表面时，磷酸化 SMAD2 的染色强度也增加，这表明在骨吸收过程中从骨基质释放的 TGF-β 触发其在骨转移中的信号[148, 149]。

多种不同的方式曾被用于干扰癌细胞中的 TGF-β 信号，包括显性负性 TGFBR2（TGFBR2 Δcyt）的表达、SMAD4 的敲除或抑制剂 SMAD7 的过表达。所有这些药物都能抑制小鼠模型中乳腺癌或黑色素瘤细胞骨转移的发生[146, 147, 150-152]。miRNA 同样可以调节癌细胞中的 TGF-β 信号。当比较 MDA-MB-231 细胞中引起骨转移能力不同的亚群表达的 miRNA 时，研究者发现促骨细胞中抑制 TGF-β 信号传导的各种 miRNA（miR-204、miR-211、miR-379）的水平降低[153]。在前列腺癌患者样本中，与软组织转移相比，骨转移中 miR-19a-3p 和 miR-505-3p 细胞的表达较低[154, 155]。miR-505-3p 表达的降低也与患者骨转移的更快发展相关。miR-19a-3p 降低 SMAD2 和 SMAD4 的水平，miR-505-3p 降低 SMAD2 和 SMAD3 的水平。两种 miRNA 均降低 TGF-β 信号传导，并在体外阻止 TGF-β 诱导的前列腺癌细胞迁移和侵袭。PC-3 细胞中 miR-19a-3p 的过度表达减少了溶骨性转移的发生。在临床前模型中，TGF-β 信号中断对骨转移的显著影响表明，TGF-β 在骨转移过程中是必不可少的。

比较乳腺癌细胞中高转移性细胞的基因表达特征，提示 TGF-β 调节了许多对骨转移至关重要的基因的表达[156, 157]，以及骨转移发展中的不同步骤，包括肿瘤细胞的归巢、侵袭、休眠、血管生成和骨溶解。

（二）TGF-β 在归巢和骨侵袭过程中的作用

CXCR4 及其配体 CXCL12 在归巢阶段调节癌细胞向骨的转运。对骨亲和力增强的转移细胞具有较高的 CXCR4 表达，而其水平通过 TGF-β 增加[156, 158]。当与骨髓内皮细胞表面的 CXCL12 结合时，癌细胞上的 CXCR4 可能参与循环肿瘤细胞的外渗[159]，并将癌细胞保留在成骨造血干细胞生态位[160]。与此一致的是，CXCR4 中和抗体降低了小鼠乳腺癌和前列腺癌细胞的骨转移[161, 162]。TGF-β 还增加整合素 α_v（ITGAV）的表达，这是整合素 $\alpha_v\beta_3$ 或卵黄连蛋白受体的一种成分[163, 164]。整合素的表达与癌细胞向骨的归巢呈正相关[165, 166]。这可能与 TGF-β 信号增加[164] 及癌细胞与骨基质中所含的卵黄连蛋白的黏附增加[165] 有关。在乳腺上皮细胞中，整合素 $\alpha_v\beta_3$ 增加了 TGF-β 诱导的 SMAD 和非 SMAD 信号，减少了 TGF-β 诱导的细胞停滞，增加了细胞侵袭[164]。TGF-β 可以增加不同蛋白酶（MMP-2、MMP-9、MMP-13、UPA）的表达，这可以解释 TGF-β 的促侵袭作用[163, 167]。

（三）TGF-β 与骨休眠的调节

播散性肿瘤细胞到达骨髓后，通常在微环境的影响下进入可逆的静止期。这种休眠状态可能持续数年，甚至数十年，直到癌细胞恢复增殖并成为转移病灶。在头颈部鳞状细胞癌模型中，Bragado 等[168] 发现，癌细胞和骨髓细胞产生的 TGF-β_2 增加了 $p21^{Cip1}$、$p27^{Kip1}$、p53 和 DEC2 的表达，这与休眠相关。因为 TGF-β_2 对其受体的亲和力较低，因此需要共受体 TGFBR3 的存在。TGF-β_2-TGFBR3 可导致 SMAD1/5 更持久的磷酸化，并

激活调节这种休眠程序的 p38[168]。在前列腺癌中，TGF-β_2 也导致 PC-3 和 DU145 细胞在体外休眠。骨髓间充质干细胞产生的 GAS6 激活了前列腺癌细胞上的受体 AXL，增加了 TGF-β 信号的各种成分的表达，包括 TGF-β_2 和 TGFBR3[169]。与 TGF-β_2 形成鲜明对比的是，TGF-β_1 不需要 TGFBR3，不诱导 SMAD1/5 和 p38 的持续激活，也不诱导头颈部鳞状细胞癌的休眠[168]。

TGF-β 能够激活 SMAD2/3，而 SMAD1/5 磷酸化的诱导通常对应于 TGF-β 超家族的 BMP 通路。有趣的是，BMP-7 可以通过 p38[170] 诱导 $p21^{Cip1}$、$p27^{Kip1}$ 表达，从而诱导前列腺癌细胞休眠，其作用和机制与 TGF-β_2 相似。BMP-7 还可以通过抑制 TGF-β 信号传导抑制乳腺癌和前列腺癌的骨转移[171, 172]。尽管 TGF-β 和 BMP 使用不同的受体相关 SMAD，但它们依赖 SMAD4 进行 SMAD 复合体的核转位。由于 SMAD4 的数量有限，两种信号途径发生竞争，如 TGF-β 信号可在腭发育期间抑制间充质细胞中的 BMP 信号[173]。类似的竞争可能发生在骨的癌细胞中，TGF-β 信号 /BMP 信号比率可决定骨内肿瘤细胞的持续休眠或复苏。

（四）TGF-β 驱动的促破骨细胞程序与骨转移恶性循环

骨转移的核心及 TGF-β 最重要的功能之一是诱导骨吸收发生。溶骨性骨转移瘤中有过度骨吸收明显存在于溶骨性转移瘤中，而在成骨性转移瘤中表现不显著，但骨转换标志物的升高表明，成骨转移瘤患者同样存在骨吸收的增加[174, 175]。在过度骨吸收期间，破骨细胞释放并激活基质中的 TGF-β，并且主要是激活 TGF-β_1 亚型[176]。当它在癌细胞中启动 TGF-β 信号通路[148, 149] 时，促破骨细胞基因的表达也随之增加。

PTHrP 是一种甲状旁腺激素相关蛋白，由恶性肿瘤分泌至软组织后可导致肿瘤性高钙血症。它也是第一个被确定驱动骨溶解的肿瘤分泌因子，用 PTHrP 中和抗体治疗可以抑制小鼠乳腺癌细胞骨转移的发展[177]。PTHrP 还会导致前列腺癌和肺

癌骨转移的骨溶解[178, 179]。最重要的是，TGF-β 增加 PTHrP 的表达，PTHrP 似乎是 TGF-β 诱导的骨转移的主要驱动因素。在 MDA-MB-231 乳腺癌细胞中，缺乏细胞质结构域的显性阴性 TGFBR2 的过度表达降低了小鼠的骨骼肿瘤负荷和破骨细胞数量[151]。转染这些癌细胞以过度表达 PTHrP 可增加溶骨性骨转移，逆转 TGF-β 信号破坏的效应。

骨释放的 TGF-β 使肿瘤细胞分泌 PTHrP 上调，并增加破骨细胞和骨吸收，这是骨转移恶性循环模型的关键[180]。恶性循环为骨转移患者使用骨吸收抑制药双膦酸盐或 RANKL 中和抗体提供了理论依据。尽管这些治疗延迟了骨转移并发症的发生，但它们并不能提高患者的生存率，而仅仅是限制骨转移发展[130]。自 PTHrP 的表征以来，TGF-β 诱导的其他肿瘤源性蛋白已被确定为破骨细胞生成的诱导剂或增强剂，包括 IL-8、IL-11、JAG1、CTGF、ADAM19 和 SPHK1[156, 157, 163, 181]。这些新因素可以为骨转移的新疗法提供新的八点。

IL-11 是多基因表达程序的一部分，该程序可以增加癌细胞形成骨转移的能力，而 TGF-β 可以增加其在乳腺癌和前列腺癌中的表达[147, 156, 163]。IL-11 诱导破骨细胞的形成，对小鼠乳腺癌细胞 BoM-1833 引起的破骨细胞生成至关重要[182]。IL-11 依赖性破骨细胞生成似乎独立于主要破骨细胞驱动因子 RANKL，通过激活 Jak1/Stat3 和诱导小鼠 Myc 发生而激活。相应的是，JAK 抑制药 AG-490 在体外实验中抑制了 IL-11 诱导的 Stat3 磷酸化和破骨细胞生成，并在体内实验中抑制了骨转移发生[182]。

Jagged1（JAG1）是 Notch1 受体的配体，是控制发育和细胞自我更新过程中重要的信号通路[183]。当 Notch 被激活时，γ- 分泌酶释放 NICD 并促进其转移到细胞核以控制基因表达。JAG1 在小鼠乳腺癌骨转移的细胞中表达较多，其表达因 TGF-β 而增加[157]。JAG1 的过度表达增加了小鼠的溶骨性骨转移，JAG1 的高表达也与乳腺癌患者的无转移生存率降低有关[157]。来自癌细胞的

JAG1 激活成骨细胞中的 Notch，刺激 IL-6 的分泌，从而增加癌细胞增殖。此外，破骨细胞前体也表达 Notch1 受体，与 JAG1 癌细胞共培养可促进破骨细胞的形成。用 γ- 分泌酶抑制药 MRK-003 治疗小鼠，可减少小鼠的骨转移和肿瘤 - 骨界面破骨细胞的数量[157]。由于 γ- 分泌酶抑制药存在明显的胃肠道不良反应[183]，因此研究者开发了一种 JAG1 中和配体的全人类单克隆抗体 15D11[184] 并用于相关测试。用 15D11 治疗小鼠可使溶骨性转移减少 10 倍。化疗药物紫杉醇和 JAG1 抑制药 15D11 具有协同效应，能够使小鼠骨转移减少 100 倍。15D11 抗体可用于临床抑制 JAG1/Notch1 轴，并且比 γ- 分泌酶抑制药具有更好的安全性。

（五）抗 TGF-β 治疗骨转移瘤

考虑 TGF-β 在骨转移发展的不同阶段介导的多种效应，针对这些步骤或因素之一可能不足以拮抗 TGF-β 的效应。结合 TGF-β 诱导破骨细胞生成的分子机制，用中和抗体仅靶向 PTHrP，不会影响 IL-11 或 JAG1 诱导的破骨细胞生成。因此，有必要将这些不同的靶向治疗结合起来，然而这将增加患者的治疗成本。用抗 TGF-β 疗法有助于从根源解决问题。针对 TGF-β 及其信号通路，已有多种不同的治疗策略被开发出来，许多策略已在临床前模型中用于治疗骨转移。这些疗法具体如下。

• 阻止 TGF-β 与其受体相互作用的配体陷阱，如 TGF-β 中和抗体 1D11[185, 186]，溶瘤腺病毒，其感染癌细胞并表达可溶性形式的 TGFBR2（TGFBR2：Fc）[187, 188]。

• 靶向 TGFBR1 激酶结构域的小分子抑制剂，如 KI26894[189]、LY364937[190]、SD-208[163, 191, 192] 或 YR-290[193]，或者 TGFBR1 和 TGFBR2 激酶结构域的 LY2109761[185, 194]。

• 抑制 TGF-β 信号传导的细胞因子，如 BMP-7[171, 172] 或二聚体 BMP-2/BMP-7[195]。

• 源自天然来源的化合物，如含卤富吉尼酮[108, 196] 和姜黄素[197] 的植物。

所有这些药物都成功抑制了小鼠乳腺癌、前列腺癌和黑色素瘤细胞的骨转移。考虑到这些在临床前模型中的阳性结果，其效果亟待在临床试验中进行进一步验证。然而，到目前为止，癌症患者临床试验中的抗 TGF-β 疗法尚未直接有效地解决骨转移问题，患者存活率的仅得到微小的提高，并且有时会引起相应的不良反应[198]。

（六）骨源性 TGF-β 在骨骼外的作用

与 MM 和 OS 类似，骨转移也可能导致 TGF-β 的系统性增加。与健康受试者相比，晚期乳腺癌（Ⅲb/Ⅳ 期）患者血浆中的 TGF-β_1 水平升高[199]。然而，只有半数癌症患者出现骨转移，并且他们之间的血浆 TGF-β_1 水平没有进行比较。Baselga 等[200]比较了乳腺癌或前列腺癌骨转移与 MM 的患者的血浆 TGF-β_1 水平。骨转移患者血浆中 TGF-β_1 升高，前列腺癌患者血浆中 TGF-β_1 水平高于乳腺癌患者。这两项研究对抽血方案进行了优化，以防止因血小板释放 TGF-β 而产生干扰。在临床前模型中，与健康小鼠和乳腺脂肪垫中有 MDA-MB-231 肿瘤的小鼠相比，MDA-MB-231 细胞发生溶骨性骨转移的小鼠血清 TGF-β_1 水平升高[191]。当小鼠接受唑来膦酸抑制骨吸收时，TGF-β_1 的循环水平降低，表明血清中 TGF-β_1 水平升高是由骨基质释放 TGF-β_1 所致。考虑到 TGF-β_1 参与多种生理过程，TGF-β_1 循环水平升高可能对抗癌免疫反应或骨骼肌功能产生不良反应。

1. TGF-β 与免疫治疗

TGF-β 是免疫反应中多种成分的有效抑制剂，可以抑制细胞毒性 T 细胞和 NK 细胞，诱导 Treg 功能[70]。骨转移和相关的骨吸收可抑制局部和全身对癌细胞的免疫反应，降低免疫治疗的效果。在转移性前列腺癌患者中，使用免疫检查点 CTLA-4 或 PD-1 抑制药的免疫治疗导致了次优反应[201, 202]。在前列腺癌的同基因小鼠模型中，用抗 CTLA-4 和 PD-1 抗体联合治疗可有效抑制皮下肿瘤的生长，但不能抑制骨转移[203]。这一结果表明，骨微环境中的因素限制了免疫治疗的效率。

在骨转移瘤中，活性 TGF-β_1 的水平较高，免疫治疗与抗 TGF-β 抗体的联合应用可以抑制骨转移的发展。这可能是通过中和恶性循环中的 TGF-β 所致。单细胞培养实验表明，这种组合恢复了该模型中免疫治疗的效果[203]。在接受 PD-1 治疗的晚期非小细胞肺癌患者中，骨转移患者的总生存期短于无骨转移患者[204]。然而，免疫检查点抑制物与骨吸收抑制药（唑来膦酸或地舒单抗）的结合改善了他们的疾病结果[205]。

除了寻求增加内源性抗癌免疫反应的免疫检查点抑制药外，免疫治疗还包括嵌合抗原受体 T 细胞。这种技术通过编辑 T 细胞使其表达具有与癌细胞结合的胞外结构域和激活 T 细胞的胞内结构域的嵌合受体，以激活抗肿瘤免疫反应。CD19 是 B 细胞谱系及相应克隆血液系统恶性肿瘤的标志物，识别 CD19 的 CAR-T 细胞已批准用于 B 细胞急性淋巴细胞白血病[206]或大 B 细胞淋巴瘤[207]的患者。新版本的 CAR-T 细胞也被开发用于靶向前列腺癌细胞上的 PSMA、PSCA 或 EpCAM[208]，以及乳腺癌细胞上的 ERBB2、MUC1 或 cMET[209]。一些三阴性乳腺癌高度表达 ROR1，针对它们的 ROR1-CAR-T 细胞也已在研发之中。TGF-β 抑制 CD8 和 CD4 ROR1-CAR-T 细胞的功能，并且 TGF-βR1 抑制剂 SD-208 增加了 CD8 ROR1-CAR-T 在体外对 MDA-MB-231 细胞活化和细胞凋亡的毒性作用，逆转了这一效应[210]。

这些结果表明，骨转移可能通过骨基质释放如 TGF-β 的因子，干扰免疫治疗的效率。在不同的临床前模型中，抗 PD-1 轴的免疫治疗与抗 TGF-β 疗法（如 TGF-β 中和抗体 1D11[211]或 TGFBR1 抑制药 LY2157299[212]）结合时显示出更好的效果。研究者已经开发出能够中和 TGF-β 和免疫检查点 CTLA-4 或 PD-L1 的双特异性抗体或双功能抗体配体陷阱（Y 陷阱），实验显示其对小鼠乳腺癌细胞有效[213]。尽管如此，这些新的免疫疗法在骨转移的情况下是否会产生效果还没有明确的结论。

2. 骨源性 TGF-β 与肌肉功能

癌症患者常表现为骨骼肌无力和肌肉萎缩，

称为癌症恶病质综合征。肌肉萎缩随着疾病的进展而增加，并与生存期缩短有关[214]。肌肉和骨骼之间的相互作用引发了一个问题：恶性肿瘤的骨骼并发症是否会导致肌肉功能障碍？

在小鼠中，乳腺癌、前列腺癌或肺癌的骨转移导致骨溶解，降低了肌肉强度和功能，而仅导致成骨细胞病变的骨转移并不对肌肉造成影响[191, 215]。乳腺癌小鼠没有肌力损失，并且唑来膦酸抑制骨吸收可逆转骨转移对肌力的影响。类似的是，卵巢切除和芳香化酶抑制药来曲唑治疗增加了骨吸收，并导致骨转移小鼠肌力下降[216]。这些结果指出了骨基质释放的因子（如TGF-β）对骨骼肌的系统性影响。骨转移增加了小鼠体内TGF-β_1的循环水平，以及小鼠、肺癌和乳腺癌患者骨骼肌中SMAD3的磷酸化[191]。肌肉细胞中TGF-β信号的激活导致钙稳定蛋白1（FKBP12）氧化增加，ryanodine受体和钙（Ca^{2+}）释放通道（RyR1）功能受损。用抑制药SD-208抑制TGFBR1可逆转骨转移对RyR1的影响，并提高肌肉强度[191]。

用于治疗软组织原发性肿瘤的药物（如乳腺癌芳香化酶抑制药）或化疗药物（如卡铂或氟尿嘧啶）也会导致骨吸收增加，影响肌肉功能[217]。在无癌小鼠中使用卡铂治疗会导致肌力和重量的损失，以及骨质的丢失。用TGF-β中和抗体或唑来膦酸治疗以抑制骨吸收可逆转化疗对肌肉的影响[217]。放疗也会增加局部和全身的骨吸收，并增加癌症患者的骨折风险[218]。它是否也会导致患者的肌肉功能障碍和消瘦还有待确定。

总的来说，这些结果表明，肿瘤及化疗、放疗等抗癌治疗引起的骨吸收过程中，从骨基质释放的TGF-β可能对其他器官具有系统效应。因此，抗TGF-β治疗可能产生骨骼系统以外的获益。

五、结论与展望

TGF-β和TGF-β信号通路在骨发育和内环境稳定及肿瘤发生和转移过程中至关重要。因此，TGF-β在无论是原发性骨肿瘤还是骨转移性恶性肿瘤的骨骼并发症中均起着核心作用，正如过去几十年的许多研究所报道的那样。

TGF-β是一种有效的肿瘤抑制因子，因为它能够抑制细胞增殖或诱导凋亡，尤其是在上皮细胞和造血细胞中。考虑到骨中存在大量的TGF-β，在骨中成功增殖的癌细胞必须克服这种效应。在多发性骨髓瘤和ES中，癌细胞似乎通常具有破坏TGF-β信号传导的机制。在实体瘤和上皮细胞肿瘤的骨转移中，肿瘤细胞选择性破坏其抑制效应，同时保留了完整的TGF-β信号，并利用它促进转移的形成。相反，在原发性骨肿瘤中，在大多数来源于间充质细胞的肉瘤中，TGF-β不具有细胞抑制作用，并且可以像在OS中一样促进细胞增殖，这与TGF-β诱导的前成骨细胞增殖相似。总的来说，骨中的肿瘤细胞成功地适应了TGF-β的作用，并将其转化为促肿瘤因子。在疾病的晚期，肿瘤细胞还会利用TGF-β促进其转移：通过TGF-β对癌细胞的直接作用，或者靶向肿瘤微环境中的其他细胞，如肿瘤相关成纤维细胞或免疫系统中的细胞来实现这一过程。

因此，TGF-β信号通路代表了一个潜在的治疗机会，各种抗TGF-β治疗在OS、多发性骨髓瘤或骨转移等临床前模型中在抑制肿瘤发展方面非常成功。然而，TGF-β抑制药的疗效仍有待在临床试验中获得检验。目前，无论是通过改进配方来减少不良反应，还是通过联合治疗来提高生活质量，仍需要进一步的研究来改进这类治疗方法，直至最终治愈恶性骨肿瘤。

致谢

作者感谢CONACYT（grants no.272707 to PJC，and 241295 to PGJF）和CICESE（grants no.685-105 to PJC，and 685-102 to PGJF）的财政支持。

第 21 章 细胞外囊泡、肿瘤生长和转移过程

Extracellular vesicles, tumor growth, and the metastatic process

Fern Wesson Thomas J. Brown Victoria James 著

陆 明 李浩淼 陈 维 译

要 点

- 肿瘤衍生细胞外囊泡可产生多种影响，取决于其囊泡内的运载成分。
- 细胞外囊泡通过其内容物，可以介导癌细胞之间恶性特征的转化。
- 细胞外囊泡疗法已进入到针对黑色素瘤、肺癌和非小细胞癌的 I 期和 II 期临床试验。
- 进一步了解细胞外囊泡的异质性如何影响癌症进展，仍然是一个关键挑战。

细胞外囊泡（extracellular vesicle，EV）已经成为一个固定术语，用来描述从细胞中衍生的各种生物分子的膜包结构。这些囊泡的内部和表面都含有大量的生物信息，使它们能够在细胞间的通信中发挥关键作用。这种生物信息被编码在一系列不同的分子中，包括蛋白质、核酸和脂质，通过这些分子可指向其母体 EV 产生细胞。鉴于 EV 在细胞间通信中的关键作用，有报道称 EV 参与癌症的发展和进展也就不足为奇了。癌源性 EV 可作用于多种调节途径，并通过其介导肿瘤 – 组织远距离通信的能力在转移前生态位形成和器官转移趋向性中发挥作用。本章将回顾 EV 在癌症进展和转移中的作用及其作为预测标志物和治疗靶点的潜在用途。

一、细胞外囊泡

EV 是多种类型囊泡的异质混合体，通常可以根据其大小和生物发生机制进行分类。EV 分为三类：外泌体、外小体或微泡、凋亡小体。表 21–1 详细说明了每种分类的标准。

（一）外泌体

外泌体的直径在 30～150nm，以管腔内小泡（intraluminal vesicle，ILV）的形式包装在较大的多小泡体（multivesicular body，MVB）中。MVB 与细胞质膜的融合导致外泌体释放到细胞外空间[1]。MVB 的生物发生受两种主要机制调节，即 ESCRT 依赖性和 ESCRT 非依赖性，这两种机制都影响外泌体的生成。

ESCRT 用于在 ILV 中包装泛素化蛋白质。该过程由 ESCRT-0 启动，对晚期内质体膜中的泛素化蛋白质进行分类，而 ESCRT- I / II 和 ESCRT-III 触发膜的退化，形成 MVB 管腔，ILV 在此管腔内积聚[2]。对于 ESCRT 依赖性 MVB 的主要目的是否为溶酶体降解，其质膜融合和细胞外释放是否为普遍现象，目前尚不清楚。泛素非依赖性蛋白中也存在 ILV，其调节与硫酸肝素蛋白多糖 syndecan、细胞溶质衔接蛋白 syntenin 和 ESCRT-III 蛋白 ALIX 之间的相互作用有关。该蛋白复合物的聚集刺激 CD-63 的装载，但不刺激 CD-81、FLOTILIN 或 CD-9 的装载，这表明存在

表 21-1　细胞外囊泡分类标准			
	外泌体	微　泡	凋亡小体（ApoB）
大小 [a]	30～150nm	50～1000nm	1～5μm
生物成因	胞内分泌的多泡体	质膜出芽 / 脱落	膜泡和细胞分裂
表面标记	四肽（CD-9、CD-61、CD-81、CD-82）ESCRT 蛋白、Alix、TSG101、flotilin1 和 2、热休克蛋白 HSP70 和 HSP90	膜联蛋白 V、整合素和 CD-40	膜联蛋白 V、富含磷脂酰丝氨酸
其他名称	纳米囊泡，外小体样囊泡	微粒、脱落囊泡、外体、脱落体、分泌囊泡和肿瘤小体	凋亡泡、凋亡小泡

a. 大致的典型尺寸范围

不同的 ESCRT 依赖性外泌体亚群[3, 4]。

MVB 也是通过 ESCRT 非依赖性途径形成的，即在脂筏微区域部位。nSMase2 产生神经酰胺，造成膜的负曲率。这种锥形结构允许 ILV 累积形成 MVB[5]，并产生脂质和膜成分的差异。外泌体的形成机制与其装载的货物分子之间的潜在关系提示一个重要的问题，即不同的分拣机制是否在确定其装载货物（包括蛋白质和核酸）中起着最主要的作用，或者不同形成机制是否是产生不同外泌体亚群的关键。研究者需要确定每个因素的影响，例如，介导肿瘤与微环境信息交流的特定分子成分是否优先装载至癌细胞释放的外泌体亚群，或者无差别地装载至所有外泌体，这对于理解 EV 在癌症中的作用至关重要。

（二）微泡

可直接从质膜上萌发的 EV 通常被称为形成微泡（microvesicle，MV），但也被称为脱落小泡、外胚泡、脱落体和微粒。MV 的尺寸范围很广，为 50～1000nm。多种机制调控 EV 的产生，其中一些与外泌体的形成重叠。例如，ESCRT 机制参与富含细胞表面蛋白的 MV 的产生，而参与 ILV 的形成的 nSMase2 也参与细胞凋亡神经酰胺依赖的 MV 产生[6-8]。

另外一种机制，也是侵袭性肿瘤中常见的机制，是非凋亡性质膜成泡。细胞表面膜在聚焦区域不断膨胀和收缩，形成泡状外观，产生阿米巴样细胞运动[9]。这些滤泡焦点处肌动蛋白细胞骨架的重新排列导致它们作为 MV 被释放[10-12]。许多肿瘤细胞在迁移过程中采用了这种细胞运动过程，这表明 MV 可能在肿瘤侵袭和转移过程中大量分泌。

（三）凋亡小体

凋亡小体（apoptotic body，ApoBD）是一种 EV 亚型，直径跨越 1～5μm，仅在凋亡过程中出现。当细胞发生凋亡时，凋亡小体从细胞膜释放，期内包含细胞质成分，包括蛋白质、核酸和细胞器。由于其生物活性成分，人们认为 ApoBD 具有介导细胞通信的潜力。然而，由于 ApoBD 受吞噬作用的影响，它们可能在刺激巨噬细胞快速清除凋亡细胞及其内容物方面发挥更显著的作用[13]。在肿瘤发生过程中，ApoBD 可能负责将致癌物质转移到其他肿瘤和基质细胞，但其致病作用仍有待阐明[14]。

二、细胞外囊泡与肿瘤

除了脂质膜，EV 还携带混合的分子，包括蛋白质和核酸，所有这些都有可能发挥功能作用。确定这些分子的致瘤活性是理解 EV 在癌症中的作用的一个主要挑战。

（一）蛋白质

蛋白质与 EV 的结合可以通过多种机制实现，

包括与 EV 产生机制的相互作用、存在于 EV 包裹的膜表面及其他直接选择机制。EV 蛋白可以立即作为信号分子，影响一系列细胞过程。据报道，在肿瘤发生中起作用的蛋白质经常出现在癌细胞 EV 中，包括生长因子，如 EGFRvⅢ、突变 Ras 和 c-Met，促血管生成因子 VEGF 和 bFGF，以及蛋白酶（MMP-2、MMP-9 和 MT1-MMP-9），当后者在细胞外基质的酸性环境中从 EV 释放时，可促进基质降解以帮助迁移[15-19]。

（二）核糖核酸

EV 中包含多种类型的 RNA，包括 mRNA 和多种 ncRNA。体外模型已充分地展示出来 EV 在细胞间转移 mRNA 及随后在受体细胞内翻译这些 EV mRNA 的过程[20-22]。而使用癌症模型的体内研究表明，EV RNA 的转移可能负责部分细胞间恶性特征的转化[23]。

除 mRNA 外，ncRNA 也是 EV 货物的主要组成部分。这些包括 miRNA、snRNA、piRNA、lncRNA、tRNA 和 tRNA 片段、YRNA、rRNA 和 mRNA。EV 内 RNA 类型的组成通常在某种程度上反映亲代细胞的情况。由于在 EV 中也发现了许多 RBP，因此 RNA 蛋白复合物在 EV 中可能介导 RNA 分类进入 EV。然而，RBP 如何与 EV 生物发生过程相互作用及 RBP 复合物和 RNA 之间的化学计量关系仍有待进一步的研究。

迄今为止，ncRNA 成分中研究最充分的是 EV-miRNA，有几个 EV-miRNA 已被证实在癌症中发挥作用。例如，通过 EV 分泌的 miR-105 破坏内皮屏障以促进肿瘤转移，而含有 miR-200 的 EV 已被证明可促进乳腺癌转移[24, 25]。据报道，由 Dicer 调节的 sncRNA 有助于介导前列腺癌的转移前生态位形成[26]。而 EV ncRNA 在体内癌症进展中的直接作用尚待证实，将正常脂肪组织移植到具有脂肪组织特异性敲除 Dicer（脂肪 Dicer）的小鼠体内，可重新形成循环 EV RNA 并调节远处器官的基因表达[27]，证明 Dicer 依赖性 sncRNA 在介导 EV 功能中的重要性。

（三）DNA

许多研究显示 EV 中存在 DNA（基因组、线粒体）[28-30]。DNA 如何融入 EV 尚不清楚，但 EV 中确定的 DNA 区域缺乏特异性，这表明这可能是一个从细胞质摄取的随机过程[28]。然而，从细胞质中清除 DNA 片段是一种防止细胞触发衰老或凋亡状态的机制。因此，癌细胞可以利用 EV 清除细胞质 DNA 片段的机制，作为逃避细胞死亡和衰老的潜在途径。

三、细胞外囊泡与肿瘤生长

与非癌细胞相比，癌细胞中 EV 的释放明显更高，这表明致癌信号通路的激活可能是增强 EV 释放的途径之一。例如，癌基因 *SRC* 的过度表达通过合成蛋白和合成蛋白聚糖的磷酸化刺激外泌体产生[31]。而癌细胞代谢的变化，如 Warburg 效应，可以通过 SNARE 蛋白增强 EV 释放机制的激活[32]。缺氧微环境也有助于提高 EV 的产量。HIF-1α 依赖的 RAB22 表达与 MV 产生的增加有关，而缺氧诱导的 Akt 底物 PRAS40 磷酸化导致外泌体释放增强[33, 34]。

除了不同的 EV 生物机制外，癌细胞释放的 EV 还含有不同的蛋白质和 RNA 载物[35-37]。EV 成分的这种变化可能反映了肿瘤细胞突变状态、致癌途径激活，以及对缺氧等微环境刺激的导致的异常基因表达[38, 39]。

随着肿瘤 EV 通过靶向次级组织作为转移前位点，肿瘤细胞释放 EV 过程中的这些改变及 EV 载物含量的变化可能会影响肿瘤生长和转移过程中肿瘤传递的信息，最终影响其他肿瘤细胞、周围微环境和更远端的变化。

四、细胞外囊泡与肿瘤微环境

肿瘤的异质性是肿瘤治疗的一个重大挑战，因为它会导致产生具有高度恶性特征或耐药性的肿瘤细胞及克隆。EV 介导的异质肿瘤细胞群之间的通信有可能使这些特征转移到侵袭性较小的中间肿瘤细胞群。例如，当恶性程度较低的乳腺癌细胞暴露于更具侵袭性的乳腺癌细胞类型产生的 EV 时，这些细胞的转移潜能增加[23]。类似的情况也见于常氧肿瘤细胞中，通过暴露于低氧肿瘤的 EV 而诱导其上皮 – 间质转化[40]。

除了肿瘤亚群之间的通信外，癌细胞 EV 还可能影响多种基质细胞类型及周围 ECM，从而形成支持血管生成、免疫抑制和肿瘤生长的生态位。例如，肿瘤 EV 中 EGFRvⅢ的存在激活内皮细胞中的自分泌 VEGF 信号以刺激局部血管生成。类似情况同样可见于前列腺癌 EV 表面发现的膜相关 TGF-β 可诱导前列腺癌血管生成[41, 42]。缺氧相关 EV 载物的存在也会诱导内皮细胞活性和血管通透性[43, 44]。

尽管 EV 具有通过呈现肿瘤抗原激活抗肿瘤免疫的潜力，但迄今为止大多数证据支持癌细胞 EV 具有免疫抑制作用。肿瘤来源的 EV 已被证明会损害 CD8[+] 淋巴细胞的激活，同时招募 Treg 来调节免疫反应[16, 45]。Lewis 肺癌细胞通过 EV 将 miRNA-214 转移到 T 细胞，从而下调 miR-214 靶向 PTEN 并增加 Treg 扩增，从而介导这一过程[46]。癌症 EV 也被证明能有效调节浸润的巨噬细胞和树突状细胞。含有 miR-21 和 miR-29a 的肿瘤 EV 已被证明可激活周围免疫细胞上的 TLR，从而导致随后激活 NF-κB 介导的促炎症信号，促进肿瘤转移[47]。类似的是，TAM 产生的 EV 能够促进肿瘤侵袭性[48]。胰腺癌来源的 EV 通过降低 TLR-4 和 MHCⅡ 的表达也可以抑制树突状细胞的反应[49, 50]。

除了影响周围和远处的基质细胞外，癌源性 EV 还可以直接作用于 ECM。富含纤维连接蛋白的 EV 可通过迁移肿瘤细胞的前缘释放；这使得能够与 ECM 形成局部黏着，从而提高迁移速度[51]。肿瘤 EV 还通过直接释放 MMP 和诱导侵袭型糖尿病的形成促进 ECM 的降解。侵袭足在 MVB 融合部位形成，并将 MT-MMP-1 运输至该部位，以降解周围基质并支持迁移[52]。

五、细胞外囊泡与转移

肿瘤源性 EV 可以远距离发挥作用。通过进入循环，癌细胞 EV 可以到达远处的器官并改变局部微环境，以创造一个适合随后到达的肿瘤细胞存活的转移前生态位。

Peinado 等的研究首次提出证据，支持 EV 在促进转移中的作用，他们证明高转移性黑色素瘤细胞产生的 EV 能够修饰骨髓祖细胞以产生促转移表型[18]。据报道，胰腺癌 EV 中发现的高水平 MIF 也可通过 TGF-β 激活库普弗细胞和肝星状细胞，形成肝内的纤维化环境，促进随后的肿瘤转移[53]。

肿瘤 EV 不仅能够靶向次级组织的基质细胞，还可以驱动器官特异性转移。Hoshino 等（2015 年）成功利用肺滋养型转移性乳腺癌细胞产生的 EV 重新定向骨滋养型乳腺癌细胞在肺内发生定植[54]。

EV 介导和直接促进转移的作用是多方面的，不仅通过靶向基质细胞，而且通过控制炎症、免疫逃避和血管生成。

慢性炎症被视为癌症进展的标志和转移的关键驱动因素。EV 表面整合素的表达可能上调许多促炎症因子。EV 内运载的 ITG-β5 和 ITG-β4 都与肝库普弗细胞中促炎性 S100 蛋白的表达增加有关，能够对这一远隔器官形成影响。肿瘤 EV 还携带其他炎症因子，如 TGF-β 和 IL，以刺激转移前组织中的基质细胞。Deng 等（2012 年）发现炎症 S1PR1-STAT3 信号通过调节转移前部位的基质细胞，触发髓系细胞迁移，确定该信号对髓系细胞在继发部位定植的重要性[55]。

免疫监督的抑制是与癌症进展相关，尤其是与继发组织中的早期定植相关的另一个关键挑战。PD-L1 在许多肿瘤中高度表达（见参考文献 [56]）。PD-L1 与巨噬菌体、T 细胞和 B 细胞上存在的 PD-1 的相互作用，通过诱导凋亡和抑制 T 细胞活化和增殖，产生抑制信号并抑制免疫反应[57]。最近，有证据支持 EV 在循环中将 PD-L1 携带到远处组织，并在 EV 表面呈递 PD-L1 以抑制免疫反应[58]。研究显示，携带 PD-L1 的 EV 在体外抑制 CD8[+]T 细胞的增殖，并在活体小鼠模型中促进肿瘤生长，同时减少脾脏和淋巴结内的 T 细胞[58]。

肿瘤衍生的 EV 通常携带大量其他免疫抑制分子到远隔继发部位。例如，Maus 等（2017 年）报道的黑色素瘤 EV 载物中含有大量 S100A8 和 S100A9，这两种物质可使树突状细胞成熟[59]。除了损害免疫细胞的成熟和功能外，EV 还能够将抑制性免疫细胞招募到次要部位，以创建支持性肿瘤生长环境，如 TAM、TAN、Treg 和 MDSC[60, 61]。

肿瘤继发部位血管通透性和血管生成的增加对于肿瘤细胞的成功定植至关重要。据报道，由多种肿瘤类型产生的 EV 可促进内皮通透性、血管渗漏和增加血管生成[62-65]。高度恶性黑色素瘤细胞系 B16-F10 产生的 EV 可以增强小鼠肺内皮细胞的通透性。而来源于肺滋养型乳腺癌细胞系 4175-LuT 的 EV 可导致血管渗漏的显著变化[54]。

血管修饰的确切机制目前尚不清楚，金属蛋白酶、环氧合酶和一些 ncRNA 等血管修饰因子可能在其中发挥作用。EV 转运的 miR-25-3p 已被证明在体内可诱导显著的血管渗漏和结直肠癌向肝和肺转移[66]。而转移性乳腺癌细胞分泌的 miR-105 能够破坏血管内皮屏障以促进转移[25]。

EV 介导继发部位改变的证据现已在包括胰腺、卵巢、肝、乳腺和前列腺等许多肿瘤类型中得到证实[26, 53, 54, 67, 68]。这些研究支持了肿瘤衍生 EV 介导转移的机制。肿瘤的异质性及其分泌的 EV 使这种远程肿瘤通信系统复杂化，目前这仍是一个未被充分认识的因素。非转移性肿瘤细胞产生的 EV 能够与同一肿瘤内转移性细胞产生的 EV 产生相反的作用，非转移性细胞产生的 EV 能够募集单核细胞和 NK 细胞，促进巨噬细胞分化和吞噬，以及表达不含或较低浓度免疫抑制因子的载物，如 PD-L1[58, 69]。这些令人兴奋的发现为研究者提供了一种新的思路来进一步了解具有抗肿瘤 / 抗转移 EV 如何与促肿瘤 / 促转移 EV 竞争。

六、潜在的生物标志物与抗肿瘤治疗

鉴于 EV 在肿瘤进展中的作用，如何将其用作生物标志物和抗肿瘤治疗已成为一个热门的研究领域。由于 EV 可以从体液中分离出来，研究者评估了许多肿瘤源性 EV 分子在诊断、预后、早期预测转移和预测治疗效果方面的效用。表 21-2 总结了处于研究中的 EV 生物标志物。这些研究显示许多 EV 在预后方面优于传统的肿瘤活检，并且

表 21-2　基于细胞外囊泡的癌症生物标志物研究总结

癌症类型	生物样本	标志物	可能应用	参考文献
结肠直肠癌	血清	sncRNA miR-19a1	复发	[70]
		lncRNA CRNDE-h	诊断和预后	[71]
尿路上皮和前列腺癌	尿	蛋白 α_1- 抗胰蛋白酶	诊断和预后	[72, 73]
前列腺癌	血浆	sncRNA miR-1290 和 miR-375	预后	[74]
		蛋白 存活蛋白	诊断	[75]
乳腺癌	血清	结合珠蛋白和 α_1- 抗胰蛋白酶	诊断	[76]
神经胶质瘤	脑脊液	sncRNA miR-21	预后	[77]
	血浆	蛋白 TGF-β_1 MAGE3/6	预后和治疗反应	[78]
卵巢癌	血清	蛋白 膜联蛋白 A3	治疗反应	[79]

一组包括 EV 分子在内的可靠的生物标志物的组合方法被视为提高预测预后的敏感性和特异性的最佳方法[80, 81]。

阻断肿瘤源性 EV 在局部和远处组织环境中的通信是一种潜在的治疗方法。目前处于探索中的相应机制包括阻断 EV 介导的促炎和免疫逃避，以及抑制其修饰基质细胞和 ECM 的能力。这或许能够成为控制癌症生长和阻止转移的新方法。除了阻断 EV 外，利用 EV 引发抗肿瘤免疫反应并将药物输送到特定肿瘤部位或转移前生态位也是新兴的研究领域。例如，来自携带 MHC Ⅰ 类和 Ⅱ 类复合物的树突状细胞的 EV 能够在体外和体内启动 CD8$^+$ 和 CD4$^+$T 细胞及 NK 细胞增殖，从而减少转移[82, 83]。DC 衍生 EV 疗法治疗转移性黑色素瘤和肺癌是非常有效的。在非小细胞癌的 Ⅰ 期临床试验和 Ⅱ 期临床试验中，后一组试验报道了 32% 的参与者病情稳定超过 4 个月[84-86]。间充质干细胞 EV 易于迁移到炎症和肿瘤生长部位，研究者在其中预加载肿瘤靶向药物，在许多肿瘤模型中取得了有希望的结果。

七、结论与展望

EV 作为细胞间通信的介质，在癌症进展中起着重要作用。这种有着不同来源和内容物的异质性囊泡群已被证明对其他肿瘤细胞、基质细胞和免疫细胞及 ECM 具有信号传导作用，产生有助于肿瘤生长和远处转移的变化。然而，肿瘤衍生 EV 的作用取决于其成分。此外，目前还不清楚是哪些 EV 群体介导了这些促肿瘤效应。对 EV 异质性的进一步阐明将是理解癌症中 EV 通信机制的关键。

基于 EV 的临床试验和新治疗方法的开发是另一个快速发展的领域。EV 在多种体液中的存在使得基于 EV 的液体活检成为一种新兴的检测手段。然而，区分肿瘤特有的 EV 成分，并真正预测肿瘤进展和治疗反应，仍然是充分利用 EV 进行检测和预测的关键挑战。

制造 EV 生产细胞（如间充质干细胞）的能力为制造 EV 提供了基础，EV 可将抗肿瘤分子和药物的有效成分直接运送到肿瘤中。这种方法有可能提供精确的肿瘤特异性治疗，防止对健康组织的非靶向效应，并最大限度地增加给肿瘤细胞的剂量。

总之，EV 在癌症中的研究仍然是一个新兴的研究领域。虽然已经取得了一定的进展，但仍有许多问题有待解决。围绕 EV 异质性、装载和癌症进展过程 EV 通信的机制的问题所进行的进一步研究，将针对 EV 机制形成新的治疗方法，并开发侵入性更小、更快速的诊断和预后临床试验，以帮助管理监测癌症的进展。

第22章　Cx43与原发性骨肿瘤的发生：骨肉瘤和尤因肉瘤

Connexin43 and development of primary bone tumors: osteosarcoma and Ewing's sarcoma

Julie Talbot　Maryne Dupuy　Sarah Morice　Franck Verrecchia　著

陆　明　李浩淼　陈　维　译

一、缝隙连接通道

根据Schleiden的理论，细胞是由渗透屏障所包绕的自治单元，这种屏障能够阻止其与周围细胞的交流[1]。然而，在20世纪60年代末，Kanno和Loewenstein证明了荧光素（一种376Da的分子）可以自由地从一个细胞传递到另一个细胞[2]。在这基础上Loewenstein及其同事提出，这一路径是由穿过两个接触细胞膜的通道构成的。这些通道由两个能够形成细胞间通道的半通道组成[3, 4]。1975年，研究者们开始使用术语"通信连接点"描述这些结构的功能[5]。

现在人们普遍认为缝隙连接（gap junction，Gj）是一种膜结构，允许小分子在相邻细胞之间直接转移。在几乎所有类型的细胞中都可以观察到它们的存在，只有少数例外，如循环血细胞、某些神经元、成熟的成年骨骼肌细胞和精子。使用电子显微镜或光学衍射方法的研究表明，每个细胞间通道由两个半通道（连接子）组成，两个半通道都由六种间隙连接蛋白（连接子）组成。这些连接子在相对的细胞表面上头对头排列，形成细胞间通道[6-8]。因此，连接子形成直径为2nm的中心孔，允许分子质量低于1200Da的离子和亲水分子扩散，包括胞质第二信使（如钙、肌醇三磷酸、腺苷一磷酸、葡萄糖、谷氨酸等）[9, 10]，以及一些抗癌药物[11]。最近的研究表明，siRNA和miRNA也可以通过Gj[12, 13]（图22-1A）。通道可以在同型或异型细胞间发挥功能[14]。半通道也被证实存在于多种不同细胞的细胞膜上[15]。

（一）连接蛋白

迄今为止，已在人类基因组中确定了21种连接蛋白的基因编码，在小鼠基因组中发现了20种[16-18]。目前根据其分子量（kDa）进行分类。例如，Cx43和Cx32分别代表分子量为43kDa和32kDa的连接蛋白。在哺乳动物中，连接蛋白具有相似的拓扑结构，其特征是由一个细胞内环（IL）和两个细胞外环（EL-1和EL-2）连接的四个疏水性跨膜结构域（M1到M4）构成。

NH_2^-和$COOH^-$端结构域位于细胞质中[19, 20]（图22-1B）。不同物种的连接蛋白在四个跨膜结构域（M1至M4）和细胞外环（EL-1和EL-2）中表现出高度保守的结构。跨膜区域M1、M2和M4含有疏水残基，而M3结构域具有极性残基，允许形成通道的水孔。EL-1和EL-2细胞外环包含三个半胱氨酸残基，它们形成分子内二硫键，在通道的形成中起关键作用[21, 22]。连接蛋白的IL和COOH端结构域不同。这些结构域的序列和长度在不同的连接蛋白之间高度可变。

（二）细胞间通信的调节

通过细胞间通道的通信在多个层面上受到调节。示意图上，两个细胞之间的总电导主要取决于每个通道的单一电导和功能通道的总数。

1. 单通道电导的调节

每个通道的单一电导可由各种因素调节，如

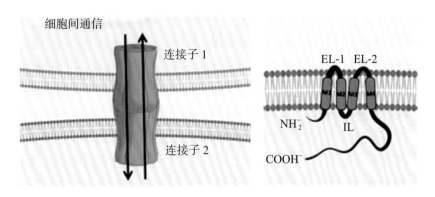

▲ 图 22-1　间隙连接
A. 缝隙连接通道的示意；B. 连接蛋白结构的示意

Ca^{2+} 和 H^+ 浓度、连接蛋白的磷酸化水平，或者由各种化合物调节，如亲脂性化合物。

Ca^{2+} 是第一个被证实的细胞间通信功能调节的化合物[23]。在心脏组织的局部病变中，由于细胞间 Ca^{2+} 水平的增加，受损细胞通过建立高电阻屏障迅速与相邻细胞分离。类似的是，细胞内培养基酸化会减少连接通信[24]。试验证据显示，细胞内 Ca^{2+} 或 H^+ 浓度的增加导致许多组织中缝隙连接的闭合[25]。

翻译后修饰，如亚硝基化、泛素化、磺酰化和磷酸化均可以调节 Gj[26]。例如，连接蛋白可能在其 $COOH^-$ 端被几种蛋白激酶磷酸化，从而对细胞间通道的单一电导进行调节[27]。Cx43 的磷酸化水平在大鼠心肌细胞 Gj 的调节中起着重要作用[28, 29]。这些调节的主要效应物是 PKA 和 PKC。因此，一些磷酸化结构域位于各种连接蛋白的 $COOH^-$ 端。对于 Cx43，连接通信因 PKA 磷酸化而增加，因 PKC 磷酸化而减少。连接蛋白磷酸化的这些过程对于通道开放及缝隙连接通道的形成和移除非常重要[30, 31]。

醇（庚醇和辛醇）、脂肪酸和一些类固醇可以改变连接蛋白的构象结构，从而关闭通道；这主要通过这些物质嵌入通道附近的细胞质膜[32-35]发生。

2. 通道数量的调控

功能性缝隙连接通道的组装是一个受调控的过程，包括连接蛋白亚单位的生物合成；相容亚单位齐聚成连接子；将这些连接子传递到质膜上，相容的连接子在细胞外空间迎面对接；将通道排列成动态、空间和时间上有组织的缝隙连接通道聚集体；通道进入细胞质的协同清除，随后降解。连接通道的数量主要取决于其合成和降解之间的平衡[36, 37]。

连接蛋白的半衰期主要受到其基因表达的控制，特别是编码连接蛋白的基因的转录调控[38]。编码连接蛋白的基因的转录受多种化合物的调节，包括细胞因子（如 TGF-β[39] 和 TNF-α[40]）和激素（如雌激素或甲状旁腺激素）。这些化合物激活各种信号通路，使各种转录因子结合到连接蛋白基因启动子区域的位点。例如，小鼠、人类和大鼠 *Cx43* 基因的近端启动子已被定位到约 150 个核苷酸的进化保守区，这些核苷酸位于几种表达 Cx43 的细胞类型中转录起始位点的上游和下游[38]。该区域包含四个进化保守的 Sp1 和 Sp3 结合位点、一个 AP-1 结合元件[41]。大鼠 Cx43 启动子则包含一个额外的 AP-1 结合元件，该元件在小鼠和人类基因中缺失[42]。

二、缝隙连接在骨重建中的作用

（一）骨重塑

骨组织是由有机和无机成分组成的特殊结缔组织。有机组分为骨细胞，包括破骨细胞、成骨细胞和骨细胞，以及主要由 I 型胶原、OPN、OCN 和蛋白多糖组成的细胞外基质。无机部分主要由磷酸钙组成。在成人中，骨组织是骨重塑的场所，主要涉及成骨细胞产生矿化基质，破骨细胞使矿化基质降解。

成骨细胞祖细胞是主要存在于骨髓基质中的

间充质干细胞[43]，在骨膜和内膜中也有少部分存在。间充质干细胞经历一系列复杂的增殖和分化步骤，在两种主要转录因子：Runx2 和 Osterix[44] 的控制下形成成熟的成骨细胞（图 22-2B）。Runx2 能够结合一个称为 OSE2 的共有位点，该位点是许多基因的启动子，包括 I 型胶原 α_1 链、BSP、OC 和 OPN[45]，因此能够刺激这些基因的转录。因此，小鼠 Runx2 缺失可导致骨组织完全缺失[46]。这些小鼠的成骨细胞在体外显示出矿化能力的丧失[47]。

Osterix 是一种转录因子，能够结合 α_1 I 型胶原和 OPN 启动子中富含 GC 的区域。小鼠 Osterix 缺失可导致骨形成的重要缺陷[48]。其他转录因子，如一些 AP-1 家族成员、β-catenin、Dlx5 或 Msx2 也参与成骨细胞分化过程。除这些转录因子外，许多局部或全身可溶性因子参与成骨的调节；这些因子包括 TGF-β、BMP、FGF、PTH 或维生素 D。

造血源性细胞是破骨细胞的前体[49-51]。这些细胞在转录因子（如 c-Fos、NF-κB 和 NFATc1）及生长因子（如 M-CSF 和 RANKL）的影响下分

化为成熟的成骨细胞[52]。其中分子三联体 RANK、RANKL 和 OPG 在破骨细胞生成过程中起着关键作用。RANKL 有利于破骨细胞分化，从而促进骨降解，而 RANKL 的诱饵受体 OPG 通过阻止 RANKL 与其受体 RANK 的结合来抑制骨降解[53-55]（图 22-2A）。

（二）Cx43 与骨重塑

骨骼组织重塑需要骨细胞的协同活动。这种协调部分是通过骨细胞之间的间隙通信介导的直接细胞间相互作用实现的[56-58]。在骨组织的所有细胞中都发现了缝隙连接，包括成骨细胞和破骨细胞（图 22-2C）。Cx43 是最常见的连接蛋白，在不同骨细胞之间的信号传递中起着重要作用，调节着骨骼的发育[59-61]。

体外研究证明，由 Cx43 介导的 Gj 在成骨细胞终末分化及发挥生理活性中起着重要作用[59]。例如，使用庚醇抑制连接通透性可减缓成骨细胞分化标志物的表达，如 I 型胶原、ALP、OCN 或骨沉积蛋白[62-64]。最近，有证据表明，Cx43 在成

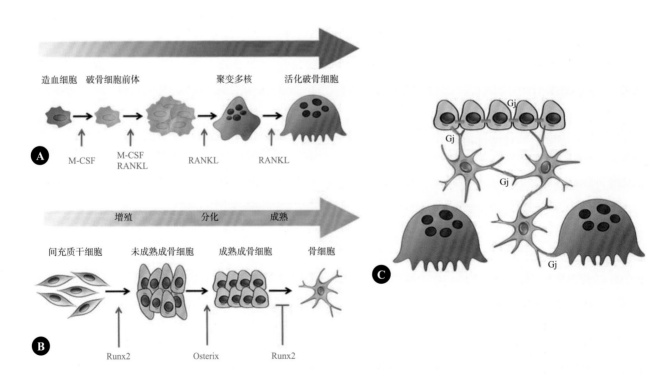

▲ 图 22-2　**A.** 破骨细胞分化；**B.** 成骨细胞分化；**C.** 骨细胞间缝隙连接（**Gj**）的示意

骨形成的早期阶段起着核心作用，这表明 Cx43 可能在人类间充质干细胞向成骨细胞谱系转化的过程中发挥作用[65]。

关于骨吸收，到目前为止只有少数研究证实了缝隙连接在破骨细胞凋亡中的作用。Gj 可能在单核细胞前体融合形成多核破骨细胞中发挥作用[66]。

Cx43 在骨骼发育中的主要作用已通过使用小鼠模型在体内得到证实，该模型表现为锁骨、肋骨、脊椎和四肢的延迟骨化，这与骨形成减少和成骨细胞功能缺陷相关[67]。在人类中，Cx43 在骨骼发育中的关键作用已通过在眼齿指发育不良（oculodentodigital dysplasia，ODDD）患者中发现的骨骼异常得到证实。这些异常与 Cx43 基因的各种突变直接相关[68, 69]。

三、Cx43 在原发恶性骨肿瘤中的作用

（一）原发性骨肿瘤

原发性骨肿瘤可分为两类：良性肿瘤，如骨巨细胞瘤；恶性肿瘤，如原发性骨肉瘤、软骨肉瘤和尤因肉瘤。法国每年新发病例估计有 300 例，其中 50% 是骨肉瘤。第二常见的原发性恶性骨肿瘤是尤因肉瘤。

骨肉瘤是最常见的原发恶性骨肿瘤，好发于青少年（中位年龄为 18 岁），第二个发病高峰为 65 岁以上的成年人。WHO 将骨肉瘤定义为一种恶性的成骨性肿瘤，可分为几个组织学亚型：成软骨细胞、成纤维细胞、成骨细胞、毛细血管扩张或小细胞。这些罕见的肿瘤被认为起源于原始骨形成的间充质细胞，通常发生在长骨的干骺端区域，并在骨快速生长的部位发生[70]。骨肉瘤形成的分子机制以复杂的核型和多种基因组改变为特征[71]。其特点是染色体不稳定，具有高水平的体细胞结构变异和拷贝数改变[71]。TP53 和 RB1 的体细胞突变在其中最常见[72, 73]。大约 20% 的患者在初诊时有肺转移，另有 40% 的患者在后期出现肺转移。诊断时是否存在转移是无病生存的最重要预测因素：骨肉瘤发生转移患者 5 年生存率只有 20%，无转移骨肉瘤患者 5 年生存率可达 65%。

尤因肉瘤是一种罕见、侵袭性强、分化差的骨和软组织肿瘤，主要发生于儿童、青少年和年轻成人。这种肿瘤的特点是肿瘤细胞快速增殖，核小而圆，导致广泛和快速进行性骨质破坏。尤因肉瘤由融合癌基因驱动。85% 的尤因肉瘤存在 t（11；22）（q24；q12）染色体重排，导致融合转录基因 EWS-FLI1 的产生。10% 的尤因肉瘤表现为 EWS/ERG 易位。尽管尤因肉瘤的细胞起源仍有争议，但越来越多的证据表明尤因肉瘤来源于间充质干细胞[74]。

（二）缝隙连接和 Cx43 在原发性肿瘤生长中的作用

Loewenstein 和 Kanno 首次描述了肿瘤细胞中 Gj 的缺失[75]。在接下来的 50 年中，在各种癌细胞系中报道了缝隙连接通信的丢失或减少，因而连接蛋白被定义为一种肿瘤抑制因子，至少在肿瘤生长的早期阶段如此。在各种原发性肿瘤如乳腺癌或黑色素瘤中同样观察到 Cx43 表达的减少或丢失[76-78]。Loewenstein 的理论是最早解释这一现象的假说之一。他假设缝隙连接通信的缺失导致周围健康细胞缺乏对癌细胞增殖的控制。

尽管已经证实连接蛋白（如 Cx43）能够调节细胞增殖，从而调节原发性肿瘤生长，但连接蛋白的作用机制未完全明确。最普遍接受的假设之一是连接蛋白依赖于 Gj 发挥这一作用。许多研究证明肿瘤促进剂能够抑制 Gj，并且在连接蛋白缺陷细胞中重新表达连接蛋白，恢复缝隙连接通信，能够抑制体内细胞增殖和肿瘤生长，这一结论支持了上述假说。Gj 在控制细胞增殖中的作用的主要机制是 Gj 促进生长调节剂（如钙、cAMP，甚至 miRNA）在细胞间扩散的能力[79-81]。同样有研究发现了连接蛋白独立于 Gj 发挥作用的过程。从示意图上看，在正常情况下，连接蛋白结合并因此隔离一些致癌因子，如参与细胞增殖调节的 β-catenin。在癌症条件下，连接蛋白表达的减少导致 β-catenin 的释放，从而刺激细胞增殖[82, 83]。

（三）缝隙连接、Cx43 与原发性骨肿瘤：骨肉瘤和尤因肉瘤

尽管许多研究已经证明连接蛋白（如 Cx43）和 Gj 通信在肿瘤发生中的作用，但关于缝隙连接通信和连接蛋白在原发性骨肿瘤（如骨肉瘤或尤因肉瘤）发生中的作用的数据并不多。

关于骨肉瘤，已有证据显示 Cx43 可促进骨肉瘤细胞系的增殖，如人 U2OS 细胞[84-86] 或大鼠 UMR106 细胞[87]。一项研究证明 Cx43 的过度表达通过降低细胞周期的 G_1/S 转换率可抑制 U2OS 细胞增殖，这种抑制与通过转录后调节机制导致的 p27 水平的增加有关[86]。最近有研究表明，Cx43 的敲除激活 Wnt/β-catenin 信号通路，从而促进 U2OS 细胞增殖[84]。

据笔者所知，在这一研究领域中，仅有一项关于尤因肉瘤的研究已经发表。Talbot 及其同事证实 Cx43 在各种尤因肉瘤细胞中表达缺失。作者还利用分子功能增益法和尤因肉瘤溶骨性小鼠模型证明，TC71 或 A673 尤因肉瘤细胞中 Cx43 的过度表达降低了肿瘤生长存活率。体外实验表明，Cx43 的过度表达增加了 p27 水平，同时 Rb 磷酸化显著降低，这与观察到的 G_0/G_1 期细胞周期阻滞相一致。因此，当 Cx43 表达增强时，骨微结构参数显示骨体积增加。这表明，尤因肉瘤肿瘤细胞中的 Cx43 可驱动骨细胞活动，从而促进骨重塑[88]

（图 22-3）。

四、结论与展望

现已证实，Gj，尤其是参与形成缝隙连接的 Cx43，在骨重建和原发性骨肿瘤的发展中起着关键作用。Cx43 能够在肿瘤发展的早期阶段抑制细胞增殖，从而抑制肿瘤生长。近几十年来，多种 Gj 抑制药被开发用于肿瘤治疗。其中，18α- 甘草次酸和 18β- 甘草次酸是首批被发现为能够阻断 Gj 的化合物[89]。长链醇（如庚醇和辛醇）或卤化麻醉药（如氟烷）同样能够抑制 Gj[32, 90]。然而，这些化合物中的大多数并非对连接蛋白或 Gj 完全特异，多数能够抑制其他离子通道[91]。在这种情况下，自 20 世纪 90 年代起研究者转向了连接蛋白模拟肽的发展。其中，能够靶向 Cx43 的 EL-1 和 EL-2 序列的 Gap26 和 Gap27 已被合成[92, 93]。这些肽通过改变连接蛋白的半通道功能产生 Gj 抑制[94]。

尽管 Cx43 在原发性骨肿瘤的早期阶段（如原发性肿瘤生长期间）可被定义为肿瘤抑制因子，但 Cx43 在肿瘤晚期发展（如转移发展期间）中的作用仍不清楚。越来越多的研究表明，Cx43 通过促进细胞迁移和侵袭等关键事件促进转移性改变。在原发性骨肿瘤方面，目前尚缺乏相关研究数据。

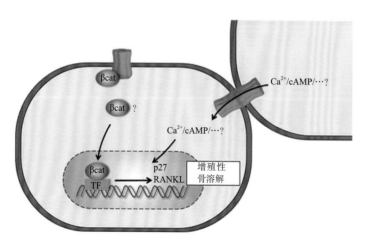

◀ 图 22-3　**Cx43 介导的缝隙连接在尤因肉瘤进展中的意义**

第 23 章 经典大麻素受体在癌症相关骨病中的作用
Role of classical cannabinoid receptors in cancer-associated bone disease

Aymen I. Idris 著

陆 明 李浩淼 陈 维 译

缩略语

2-AG	2-arachidonoylglycerol	2– 花生四烯酸甘油
ACEA	arachidonyl-2-chloroethylamide	花生四烯基 –2– 氯乙酰胺
CB1	cannabinoid receptor type 1	大麻素受体 1 型
CB2	cannabinoid receptor type 2	大麻素受体 2 型
CB	cannabinoid	大麻素
CBD	cannabidiol	大麻酚
Endocannabinoid	endogenous cannabinoid	内源性大麻素
FAAH	fatty acid amide hydrolase	脂肪酸酰胺水解酶
GFP	green fluorescent protein	绿色荧光蛋白
IC_{50}	half-maximal inhibitory concentration	半最大抑制浓度
MAGL	monoacylglycerol lipase	单酰甘油脂肪酶
micro-CT	micro-computed tomography	显微计算机断层扫描
MM	multiple myeloma	多发性骨髓瘤
THC	delta(9)-Tetrahydrocannabinol	δ（9）– 四氢大麻酚

内源性大麻素系统参与调节癌症的各个病理过程，包括原发性肿瘤生长、早期和晚期转移、恶病质和疼痛[1-12]。骨相关事件和骨痛是晚期骨癌、乳腺癌和前列腺癌患者癌症相关功能障碍、生活质量降低和死亡的主要原因[13-19]。经典大麻素受体 1 型（CB1）和 2 型（CB2）、孤儿受体 GPR55 和其他相关受体（如香草醛受体）在雌激素缺乏、关节炎和年龄相关骨病临床前模型中显示能够影响骨重塑[2, 20-24]。近年来，越来越多的研究表明内源性大麻素系统和相关系统参与了癌症相关骨病的发生和发展。在原发性骨癌和骨转移的动物模型中，通过药理学和分子生物学方法对大麻素受体和酶的调节能够在多个方面影响骨重塑和疼痛[2, 6, 11, 22-31]（图 23–1）。本章对这些研究进行了回顾，并将进一步探讨天然和（或）合成大麻素配体在治疗转移癌相关的骨骼和非骨骼并发症方面所具有的潜在价值。

一、内源性大麻素系统在骨转移中的作用

（一）大麻素配体和受体调控对前列腺癌骨转移的影响

前列腺癌细胞最常见转移到骨骼[14-16, 32]。由骨中的恶性嗜骨前列腺癌细胞引起的骨病特征是形成成骨性和溶骨性病变[14-16, 32]。在原发性激素敏感和转移性去势非依赖性前列腺癌肿瘤和细胞系中可检测到 CB1、CB2 和 GPR55 的高表达[6, 8, 33-35]。大量的天然和合成大麻素受体配体，包括内源性大麻素、2-AG、植物源性精神活性 THC 和非精神性 CBD、合成大麻素受体配体 WIN-55212-2 和 JWH-015，在体外能够降低人和小鼠前列腺癌细胞的生长和运动能力，同时诱导凋亡细胞死亡[33-47]。在体内，相对较少的研究同样表明，天然和合成的大麻素配体，特别是 CBD 及其衍生物 CBD 羟基醌（HU-311），在前列腺癌临床前模型中发挥抗肿瘤、抗转移和镇痛作用[36, 39, 40, 46, 48]。同样有研究者试图从药理学角度针对内源性大麻素系统的酶来减少前列腺癌转移。这些研究证实，侵袭性和高转移性前列腺癌细胞表达内源性大麻素系统相关酶 MAGL 和 FAAH，这些酶的高表达与疾病严重程度增加相关[4, 5, 49-62]。MAGL 能够降解外围丰富的 2-AG[4, 5, 63]。Nomura 等报道，MAGL 抑制与小鼠前列腺癌的发生和进展减少有关[5, 61]。具有临床意义的是，MAGL 抑制药 JZL184 通过至少部分依赖于 MAGL 影响 2-AG 和游离脂肪酸水平的能力减少了肿瘤生长，并阻止了人类前列腺癌细胞 PC3 在小鼠体内的转移扩散[5, 61]。

2-AG 由骨细胞分泌，其分泌水平与在大脑中检测到的水平相似[20, 62, 64-67]。2019 年，笔者实验室的工作扩展了 Nomura 及其同事的研究，证实 PC3 细胞的嗜骨克隆产生 2-AG 并表达 MAGL[22, 61]。使用相同的 MAGL 抑制药 JZL184，这些细胞中 MAGL 的敲除和药理学抑制降低了它们在培养中生长、移动、影响成骨细胞和破骨细胞活性的能力[22]。在携带嗜骨 PC3 细胞的小鼠中施用 JZL184 可减少骨转移并抑制骨溶解，显示其具有抗转移和抗肿瘤作用[22]。对小鼠骨骼进行详细的显微 CT 分析表明，JZL184 具有骨保护作用，其特点是增加骨体积，增强骨小梁数量和连接性。总之，这些临床前研究结果表明，通过施用受体激动药或提高内源性大麻素水平激活内源性大麻素系统在减少前列腺癌转移引起的骨骼并发症方面具有价值（图 23-1）。

（二）大麻素配体和受体调控对乳腺癌的影响

溶骨性骨病是晚期乳腺癌患者致残致畸的主要原因[68]。大量研究表明，与 CB1 相比，人类和小鼠乳腺癌细胞表达高水平的 CB2，乳腺癌细胞中 CB2 受体的表达水平与疾病的侵袭性相关[39, 69-71]。临床前动物研究表明，天然和合成大麻素受体配体，包括 2-AG 和 AEA，植物源性大麻素 THC 和 CBD，以及多种合成大麻素受体配体，包括

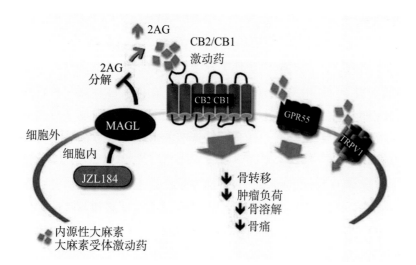

◀ 图 23-1 提高内源性大麻素 2-AG 水平或暴露于大麻素受体激动药对与原发性骨肿瘤和转移性肿瘤相关的骨骼并发症的影响

CB1 选择性大麻素激动药 CP 55940 和反向激动药 SR141716A 能够抑制人乳腺癌细胞的体外生长，增强细胞凋亡和细胞死亡[39, 44, 69, 72–81]。这些研究中主要使用的乳腺癌细胞包括人类激素依赖性 MCF-7、三阴性高转移人 MDA-MB-231 和小鼠 4T1 乳腺癌细胞[39, 69–71, 74, 76, 80–82]。

骨中的乳腺癌细胞通过增强成熟破骨细胞及其前体中 RANKL 诱导的信号传导和增加成骨细胞产生 RANKL 的能力而导致骨丢失。2018 年，笔者团队结合体外和体外模型研究了内源性大麻素系统在乳腺癌骨细胞相互作用调节中的作用。研究显示，人乳腺癌细胞 MDA-MB-231 的向骨克隆产生 2-AG 并表达 CB2。而 CB2 选择性激动药 HU308 和 JWH-133 在高微摩尔浓度［最大抑制浓度（IC_{50}）的一半为 5μmol/L 及以上[31]］下降低了多种亲代和嗜骨性人和小鼠乳腺癌细胞的生存能力。然而，在相对较低的浓度下，这些药物在体外增强乳腺癌细胞诱导破骨细胞的形成，在体外促进骨溶解。进一步的研究证实，在 CB2 缺陷小鼠培养物或与 CB2 选择性反向激动药共培养物中，这些效应显著降低[31]。在上述研究的基础上，McKallip 等报道 THC 增强了小鼠乳腺癌的生长和转移，这些作用归因于抗肿瘤免疫反应的抑制[82]。笔者团队近期通过在携带人类乳腺癌细胞系 MDA-MB-231 的嗜骨克隆的小鼠中测试 MAGL 改变对骨转移和骨溶解的影响，研究了内源性大麻素系统在乳腺癌诱导的骨病中的作用[22]。在这项研究中，对 MAGL 进行敲除和（或）使用 JZL184 进行药理学抑制都会抑制促骨 MDA-MB-231 细胞的生长、迁移和侵袭，并破坏其在培养中增强成骨细胞和破骨细胞活性的能力[22]。在体内，给予 JZL184 可减少具有促骨 MDA-MB-231 细胞的小鼠的骨转移、肿瘤生长和骨溶解，并抑制恶病质的发生[22]。这种抗肿瘤、抗转移和抗溶骨性作用与在前列腺癌骨转移模型中观察到的一致。骨痛是癌症相关骨病的重要临床表现[83–85]。内源性大麻素系统与疼痛的调节有关，临床前研究的新证据表明，在乳腺癌动物模型中，CB1 的药理学激活和 MAGL 的抑制缓解了骨痛[2, 5, 25, 62, 70, 86]。总之，迄今为止的临床前实验结果表明，骨骼大麻素系统在乳腺癌骨细胞相互作用的调节中起着复杂的作用，提高内源性大麻素水平在治疗与晚期乳腺癌相关的骨骼疾病（包括骨转移、骨肿瘤负荷、骨丢失和疼痛）方面具有潜在的疗效。但这一结论还需要在其他晚期乳腺癌模型中进行更多的体外和体内研究来进一步进行验证。

（三）大麻素配体和受体调控对黑色素瘤的影响

转移性恶性黑色素瘤导致骨丢失和骨痛[87]。黑色素瘤细胞表达经典的 CB1 和 CB2 受体和孤儿 GPR55 受体，以及许多大麻素配体，包括内源性大麻素 2-AG 和 AEA、CB1/CB2 受体激动药 WIN-55212-2、CB1 选择性激动 ACEA、CB1 选择性反向激动药 AM251。据报道，FAAH 抑制药 URB597 在体外可降低人和小鼠黑色素瘤细胞的增殖、黏附、运动和存活[88–97]。在体内，CBD、WIN-55212-2 和 JWH-133 降低了黑色素瘤临床前模型中的肿瘤生长[98, 99]。与转移性乳腺癌和前列腺癌相比，少数研究检测了大麻素配体和受体在黑色素瘤诱发的骨病中的作用。Curto Reyes 及其同事证明，在接种黑色素瘤细胞系 B16-F10[100] 的小鼠胫骨内注射合成大麻素受体激动药 AM1241 可减少热痛觉过敏和机械性痛觉超敏[100]，这表明其在所述模型中黑色素瘤诱导的骨痛具有抑制作用。目前仍需要更多的体外和体内研究来确定内源性大麻素系统在黑色素瘤诱发的骨疾病的其他方面的作用。

二、内源性大麻素系统在原发性骨癌中的作用

（一）大麻素配体和受体调控对骨肉瘤的影响

骨肉瘤是一种原发恶性骨肿瘤，其特征是骨骼肿瘤负荷大、骨丢失多、骨痛及远处器官（尤其是肺）转移[101]。研究表明，许多大麻素类物质和内源性大麻素系统的关键成分，包括 2-AG、经典 CB1 和 CB2、孤儿 GPR55 受体和 MAGL，在

骨肉瘤、小鼠和人类细胞系中存在表达[102, 103]。Punzo 及其同事证明，体外暴露于 CB2 选择性激动药 JWH-133 可诱导包括 MNNG/HOS、Saos-2 和 MG-63 在内的一组骨肉瘤细胞系的凋亡和运动性降低[105]。笔者近期研究了内源性大麻素系统的药物刺激对骨肉瘤相关肿瘤生长、骨丢失和骨溶解的影响[22]。在人骨性肉瘤 MNNG/HOS 和小鼠 MOSJ 细胞接种小鼠中 JZL184 均能抑制骨骼肿瘤生长，减少肺转移，还能提高携带人 MNNG/HOS 细胞的小鼠存活率[22]。此外，使用 JZL184 可显著降低携带人 MNNG/HOS 骨肉瘤细胞的小鼠长骨的溶骨性骨密度。骨体积和骨小梁厚度显著增加，骨小梁分离减少[22]。然而，对这些骨骼的组织形态计量学分析显示破骨细胞和成骨细胞指数没有差异，这表明 JZL184 在该模型中的骨保护作用主要是由于抑制骨骼肿瘤负荷产生[22]。人类骨肉瘤的特征是肿瘤骨的形成[104]。在笔者研究中，JZL184 减少了靠近小鼠腓骨和胫骨近端的肿瘤内的异位成骨体积[22]。其他体外研究证实，JZL184 降低了骨肉瘤细胞 Saos-2 和小鼠颅骨成骨细胞在培养物中成熟和形成骨结节的能力。骨痛是骨肉瘤患者的一个严重并发症，目前已有两项独立研究表明内源性大麻素系统与骨肉瘤诱导的骨转移有关。这些研究表明，服用合成大麻素受体激动药 WIN-55212-2 和 AM1241 可降低荷肉瘤细胞系 NCTC-2472 的小鼠的骨痛[105, 106]。综上所述，迄今为止的研究结果表明，骨肉瘤细胞表达 CB2 并产生内源性大麻素 2-AG，靶向内源性大麻素系统的药物治疗可以作用于骨肉瘤的各个方面。同样，在所述有限模型中观察到的与靶向内源性大麻素系统相关的镇痛、抗肿瘤和骨保护作用需要进一步的动物研究以进一步验证。

（二）大麻素配体和受体调控对多发性骨髓瘤的影响

血液系统恶性肿瘤（如多发性骨髓瘤）能够形成以骨质破坏、骨折和疼痛为特征的骨病[17, 18, 107]。MM 细胞表达 CB2，骨髓中的免疫细胞分泌

2-AG[20, 23, 64, 108–110]。大量体外研究表明，植物源性 CBD 和 THC、合成大麻素受体激动药 WIN-55212-2 和 CB2 选择性反向激动药 SR144528 和 AM630 能够降低包括人类 U226 MM 细胞和小鼠 5TGM1 细胞在内的 MM 细胞系的生长[108, 111–113]。在小鼠体内施用 WIN-55212-2 可减少人类 U226 MM 细胞的生长[111]。受 MM 表达 CB2 受体和骨及免疫细胞表达 2-AG 的启发，笔者假设通过 MAGL 抑制提高 2-AG 水平可能在 MM 诱导的骨病治疗中具有价值。笔者近期研究表明，使用 ZL184（经验证的 MAGL 抑制药）可保护免疫活性小鼠免受带有绿色荧光蛋白 5TGM1 的 MM 细胞克隆 5TGM1-GFP 细胞诱导的溶骨性骨损伤[26]。进一步的体外实验表明，暴露于 JZL184 对 MM 诱导的破骨细胞形成产生了双相效应，并在 MM 衍生因子存在的情况下降低了成骨细胞的生长[26]。令人惊讶的是，JZL184 未能影响携带 5TGM1-GFP 细胞的小鼠骨骼和脾脏中的肿瘤生长。在体外，JZL184 在 30μmol/L 或更高浓度下对小鼠 5TGM1-GFP、人 U266 和 JJN3-MM 细胞的生长具有适度的抑制作用。在此浓度范围内，JZL184 还可减少体外破骨细胞的形成和成骨细胞的分化。从这些实验中对小鼠长骨进行的显微 CT 分析表明，JZL184 导致骨小梁和皮质内的骨体积显著减少。这种骨消耗效应伴随着骨小梁内成骨细胞数量的非显著减少，而不是皮质内。这些发现与笔者既往报道的 JZL184 对非肿瘤免疫活性小鼠的骨消耗效应的结果基本一致[22]。

三、结论与展望

骨骼内源性大麻素系统与体外、离体和体内癌骨免疫细胞相互作用的调节有关。许多研究利用药理学和遗传学的方法来证明内源性大麻素系统的关键成分，特别是大麻素受体和相关酶，作用于调节原发性骨肿瘤和骨转移癌的各个方面（图 23-1）。通过植物源性和合成大麻素配体或提高内源性大麻素水平的制剂对这些系统进行调节，有望治疗前列腺癌、乳腺癌、骨转移癌和皮肤转移

癌引起的骨骼和非骨骼并发症（图 23-1）。值得注意的是，这一初步结论的证据来自在有限的小动物模型中进行的有限数量的临床前研究。此外，大多数研究检查了有限数量的组织学参数和一些骨和癌症生物标志物。例如，在笔者的研究中，即使使用显微 CT 分析测量到骨丢失的显著减少，对患有骨骼肿瘤的小鼠骨骼进行的组织形态计量学分析未能检测到肿瘤大小或破骨细胞和成骨细胞的数量和活性的显著变化。因此，需要对携带癌症的啮齿动物或灵长类动物进行更多的体内研究和更广泛的体内外分析。未来的研究还应调查大麻素系统在其他肿瘤引起的骨骼疾病的发生和发展中的作用，如软骨肉瘤[114]、尤因肉瘤[115] 和骨巨细胞瘤[116]。

大麻素常用于治疗与化疗相关的不良反应[46, 117-120]。尽管联合治疗越来越多地用于治疗转移性的、已知转移至骨的"难以治疗"的癌症[121, 122]，但目前人们对于大麻素配体和抗癌药物联合给药的附加或协同效应知之甚少。为

此，研究者目前正在癌症诱发骨病模型上测试多种大麻素类药物单独治疗或联合化疗药物的效果。这些研究将探讨与内源性大麻素系统治疗靶向相关的骨保护、抗肿瘤、抗溶骨性和（或）镇痛作用是否由单个和（或）双经典大麻素受体或其相关通道和酶介导。这些研究结果对大麻素配体单独或与免疫或化学疗法联合应用治疗转移癌相关的骨骼、非骨骼并发症具有重要的临床意义。

致谢

作者要感谢实验室技术人员、学生、研究人员和领导，感谢他们投入时间和资源在癌症临床前模型中测试新型和标准大麻素，感谢英国关节炎研究所、骨癌研究信托基金会和乳腺癌研究所为我们在该领域的研究提供的资金支持。

利益冲突

A. I. Idris 是 NF-κB 抑制药治疗炎症和癌症的专利发明人，也是创业公司的联合创始人。

第24章 酸性微环境对骨癌的影响
Impact of the acid microenvironment on bone cancers

Sofia Avnet　Nicola Baldini　著

陆　明　李浩淼　陈　维　译

瘤内细胞外氢离子积聚是恶性实体瘤的常见改变[1]。与缺氧[2-4]类似，酸中毒通过调节肿瘤干细胞、侵袭、侵袭足形成、转移、抗癌免疫反应和对治疗的反应来影响癌细胞的行为和临床结果[1, 5]。恶性骨肿瘤[5-7]的特征是细胞外 pH（extracellular pH，pHe）在 6.4～7.3，而在正常组织中，pH 在 7.2～7.5[8]。在肉瘤和骨转移瘤（bone metastases，BM）中，原发肿瘤或转移生态位的形成和进展分别受到包括细胞外酸中毒在内的生物物理因素的强烈影响。对恶性骨肿瘤中酸中毒影响的新见解将有助于更好地了解其病理生理学发病机制和鉴定新的抗癌策略。

本章讨论了骨肉瘤和 BM 间质酸中毒的研究现状，同时考虑了骨微环境的特殊特征和目前正在研究的酸靶向治疗方法。

一、骨癌微环境中酸中毒的来源

恶性骨肿瘤中的酸中毒主要是由于：①癌细胞的代谢转换为糖酵解代谢，进而导致乳酸和 H⁺在细胞外空间的积累；②在溶骨性病变形成过程中，破骨细胞主动释放氢离子使骨重新吸收。

（一）骨癌的肿瘤代谢改变和肿瘤内酸中毒

高糖酵解活性是包括肉瘤和骨转移瘤在内的许多类型癌症的共同特征[3, 9-12]。向糖酵解的转变源于寻找除氧气以外的替代能源的强烈需求，而癌症组织无序状态和功能失调的灌注加剧了这一需求，这最终导致了低氧。然而，正如 Otto Warburg 在 1956 年所描述的[13]，癌细胞中的糖酵解也可能在正常的氧张力下发生。

在恶性骨肿瘤中，缺氧既是与高耗氧率相关的骨侵袭癌细胞生长增加的结果，也是骨微环境固有缺氧的结果。事实上，低氧是骨生物学和生理学的一部分[14]。在动物模型的髓腔中，PO_2 值为 11.7～31.7mmHg（1.5%～4.2%），平均值为 20.4mmHg（2.7%）[15]。

在常氧和低氧条件下，HIF-1 驱动糖酵解途径关键酶的转录，进而激活糖酵解[16]。最终的结果是，糖酵解速率的增加导致氢离子在细胞质中的积累，并扩散到细胞外空间。事实上，为了将细胞内 pH 严格控制在一个狭窄的范围内，癌细胞通过不同的机制在细胞外分泌大量氢离子[12]。在癌症研究中，肿瘤酸化和糖代谢上调的耦合越来越受到关注，研究者通过 PET 和 MRI-CEST 的结合也开发了新的体内成像工具[17]。¹⁸F-FDG-PET 已用于骨肉瘤患者的评估、分期和监测，其中最大 SUV 与肉瘤分级和总体生存率相关[18, 19]。

最后，在 BM 和骨肉瘤中，糖酵解可能不是肿瘤间质酸中毒的唯一代谢触发因素，因为糖酵解也可能源于肿瘤氧化性更强的区域过度产生 CO_2 的水合作用[20]。然而，这一机制尚未完全被阐明。

（二）骨癌的质子排出机制

细胞溶质酸化对正常细胞和癌细胞都有剧毒作用：它是细胞凋亡的第一步，并且无法被逆转[21]。骨癌细胞通过位于质膜或溶酶体膜上的大量泵和转运体（分别通过直接泵/转运或胞吐作用）清除细胞内过量的氢离子积累[22]。这些转运

体包括液泡 H^+-ATP 酶（V-ATP 酶）、Na^+/H^+ 交换器（NHE）（亚型 1 主要是 NHE1）、MCT（主要是 MCT1）、独立于 Na^+ 的 Cl^-/HCO_3^- 交换器和碳酸酐酶（carbonic anhydrase，CA）同工酶，主要是 CA Ⅱ、CA Ⅸ 和 CA Ⅻ [23]。表 24-1 至表 24-4 描述了这些分子的表达和作用并研究其在细胞外酸化和骨恶性肿瘤中的行为。有几种药物已经被测试用于靶向这些离子泵/转运蛋白作为抗癌治疗。

在骨肉瘤和 BM 中，研究最多的离子/质子泵/转运体是 V-ATP 酶，其次是骨肉瘤中的 CA Ⅸ。V-ATP 酶是一个 ATP 动力质子泵家族，主要位于溶酶体膜上，可以使溶酶体内空间酸化。在高度酸化的细胞中，也可以在细胞质膜上发现 V-ATP 酶，将质子泵送到细胞外。V-ATP 酶由 ATP 水解域（V_1）和质子易位域（V_0）组成 [34]。V-ATP 酶作用是一个消耗能量的过程，需要复合物的所有成分紧密结合，这是由 C 环保证的 [35]。

关于 V-ATP 酶在骨肿瘤中的表达和活性的研究基本来自于临床前模型，以及少数肿瘤和临床系列分析。

CA Ⅸ 是人体内发现的 14 种碳酸酐酶亚型之一。碳酸酐酶是一大类跨膜二聚锌金属酶，具有细胞外活性位点，催化二氧化碳的可逆水合作用，促进不同细胞类型的酸分泌 [45]。关于 CA Ⅸ 在骨肿瘤中表达的证据主要基于对人类癌组织的分析。

既往关于骨肿瘤细胞外酸化特征的研究，多通过使用体外临床前模型和不同技术测量 pHe，如使用宏电极或微电极或通过海马技术测量细胞外酸化率（extracellular acidification rate，ECAR）值。这些研究表明，这些泵/转运器的活动分别导致介质或细胞附近、细胞膜附近的强酸化 [9]。通常，在同一个癌细胞中，酸化能力的增强可以用吖啶橙或溶酶体传感器染色来显示，研究者在软组织肉瘤干细胞中已经展示过这种技术 [9, 22, 24]。

		表 24-1　V-ATP 酶在骨癌中的表达和靶向性			
肿瘤类型	离子泵/转运蛋白的表达	使用的抑制药	临床结果的靶向生物学功能	模　型	参考文献
尤因肉瘤	V_0c、V_1B_2 和 V_0a_1 V-ATPase	巴非霉素 A_1，奥美拉唑，V_0c V-ATP 酶 siRNA	细胞活力和生长能力	A-673，SK-N-MC，RD-ES，SK-ES-1	[9]
软骨肉瘤，骨肉瘤	V_0c、V_1B_2 和 V_0a_1 V-ATPase	埃索美拉唑单独或联合用柳氮磺胺吡啶，奥美拉唑	细胞活力和运动能力，多柔比星耐药，体内肿瘤生长	肿瘤活检标本的原代培养细胞，Saos-2，SW1353，MG63，HOS，143B，RD 细胞，143B 小鼠移植物，人肉瘤标本冰冻组织或 3-MCA 诱导肉瘤	[22, 24–26]
黑色素瘤骨转移	a_3V-ATPase	a_3V-ATPase 小发夹 RNA	细胞增殖、迁移和侵袭性，生长及转移形成	B16 及 B16-F10 细胞系和异种移植	[27]
乳腺癌骨转移	a_3、V_1C_1、V_1B_1、V_0c、V_1G_1 V-ATPase	siRNA 抑制 a_3V-ATP 酶，shRNA 抑制 V_1C_1 V-ATP 酶，V-ATP 酶抑制药，FR202126（口服），奥美拉唑	细胞增殖、迁移和侵袭性，生长，转移，诱导癌症性骨痛	MDA-MB-231，BM MDA-MB-231，MCF10CA1a，4T1 细胞系及异种移植	[28–32]
肺癌骨转移	n.d.	巴丝霉素 A_1		Lewis 肺癌异种移植	[33]

n.d.. 不确定

表 24–2 骨癌中碳酸酐酶（CA）的表达和靶向性

肿瘤类型	离子泵 / 转运蛋白的表达	使用的抑制药	CA 相关研究的生物学功能或临床结果	模型	参考文献
软骨肉瘤，骨肉瘤	CA2，CA IX	CA IX，磺酰胺类抑制药（以及抗 HIF-α 抑制药）	细胞活力，增殖和运动性，多柔比星耐药性，体内肿瘤生长，干性	从肿瘤活检中获得的原代细胞，以及 Saos-2、SW1353、MG63、HOS 细胞系	[22, 36–38]
骨肉瘤	CA8	无	耐药，细胞侵袭，肿瘤生长，有氧糖酵解	143b、HOS、MG63、U2-OS 细胞系，143b 异种移植	[39]
纤维肉瘤	CA IX	非特异性 CA IX（只有抗 HIF-α 抑制药）	缺氧调节照射后的存活率	HT1080 人纤维肉瘤细胞及异种移植	[40, 41]
软骨肉瘤	CA IX	无	患者的无转移生存率	肿瘤活检	[42]
乳腺癌骨转移	CA IX	无	总体存活率	肿瘤活检	[43]
肾癌骨转移	CA IX	无	预后	肿瘤活检	[44]

表 24–3 骨癌中 MCT 的表达和靶向性

肿瘤类型	离子泵 / 转运蛋白的表达	使用的抑制药	CA 相关研究的生物学功能或临床结果	模型	参考文献
软骨肉瘤，骨肉瘤	MCT1	［α］– 氰基 –4– 羟基肉桂酸酯（CHC），shRNA 抗 MCT1	细胞活力和运动能力，对多柔比星的耐药性、体内肿瘤生长和干性	从肿瘤活检中获得的原代细胞培养，以及 Saos-2、SW1353、MG63、MNNG/HOS、HOS、143B 细胞系及异种移植	[22, 46, 47]
骨肉瘤	MCT4	无	总体生存率	肿瘤活检	[48]
乳腺癌骨转移	MCT1 和 MCT4	7–（N– 苄基 –N– 甲氨基）–2– 氧代 –2H– 铬烯 –3– 羧酸（MCT1 抑制药）	• 抑制肿瘤诱导的细胞凋亡 • 骨溶解和患者的总体生存率	MDA-MB-231 细胞系，肿瘤活检	[11, 43]

MCT. 单羧酸转体

表 24–4 NHE 在骨癌中的表达和靶向

肿瘤类型	离子泵 / 转运蛋白的表达	抑制药	靶向生物功能	模型	参考文献
软骨肉瘤，骨肉瘤	NHE1	无	细胞活性，移动能力，多柔比星耐药，体内肿瘤生长，干性	原代肿瘤细胞、Saos-2、MG63、HOS	[22]

NHE. Na⁺/H⁺ 交换器

综上所述，有一致的证据表明，无论是在 BM 还是在骨肉瘤中，高糖酵解率及随后癌细胞中不同离子泵和转运蛋白的激活是肿瘤间质酸性环境形成的主要原因。

（三）骨吸收是细胞外酸化的来源

在骨微环境中，骨癌细胞通过直接或间接刺激破骨细胞（高度特化的骨吸收细胞）的活性来扩张和侵入周围的正常组织，从而降解坚硬的细胞外基质。关于 BM 的分子机制及癌细胞和破骨细胞之间的旁分泌回路，可见参考文献 [49]。破骨细胞活性的诱导可由生长因子的过量产生而触发，这些生长因子在骨重塑的生理条件下通常也具有活性，在肿瘤环境下可由癌细胞或肿瘤刺激的成骨细胞（成骨细胞）分泌。在这些生长因子中，最重要的是 RANKL。一旦受到刺激，成熟破骨细胞可以通过执行动态多步骤过程对骨进行重吸收。首先，破骨细胞迁移并附着在降解和去除的骨表面，从而形成一个紧密的"密封区"然后，质膜极化形成再吸收细胞器，皱褶边缘，这是一种面向再吸收骨表面的独特的折叠高渗透膜[50]。其次，为了溶解骨的矿化成分，破骨细胞主要通过质膜（a_3 亚型）V-ATP 酶向再吸收陷窝（Howship 陷窝）分泌盐酸[51]。在骨吸收活动期间，破骨细胞执行的质子泵送是一个高耗能过程，主要基于破骨细胞糖酵解代谢[52]。值得注意的是，与其他细胞类型相比，破骨细胞中 a_3 的表达高出 100 倍[53]。V-ATP 酶活性还与氯离子通道，离子 – 质子逆向转运蛋白 ClC-7 的活性相耦合[54]，并且这两种蛋白质都聚集在皱褶边缘结构域。因此，在 Howship 腔隙中，pH 非常低，约为 4.5[50]。在再吸收过程结束时，泵入 Howship 腔隙的质子在细胞外空间扩散，从而导致肿瘤微环境进一步酸化。以 I 型胶原为主的基质蛋白质成分，通过破骨细胞衍生的半胱氨酸蛋白酶 CTSK 的活性降解。

除破骨细胞外，酸介导的骨矿化基质的再吸收也可由骨细胞进行。骨细胞是成骨细胞的最终完全分化形式，它被包裹在硬基质中，并通过骨细胞 – 穴位周围 / 小管重塑过程直接重塑腔隙 – 小管系统的骨壁。对于破骨细胞，这一过程基于 MMP、分泌酸的空泡型 H^+-ATP 酶[55, 56] 和其他酶（如 CTSK 和碳酸酐酶[57]）的联合活性。然而，肿瘤细胞和骨细胞之间的相互作用几乎完全没有被研究过，目前还不清楚浸润的癌细胞是否能诱导骨细胞周围的重塑。

综上所述，这些发现表明，除了肿瘤细胞外，肿瘤诱导的骨吸收细胞也有助于骨肉瘤和 BM 中肿瘤内微环境的酸化。

二、酸中毒对癌细胞的影响

来自癌细胞和肿瘤相关基质的细胞外酸化反过来调节癌细胞在骨组织中的定植。事实上，酸性 pH 促进癌症侵袭、存活和血管生成，并改变细胞对抗癌药物的通透性，从而阻止其有效靶向。最后，细胞外酸中毒也能够调节抗癌免疫反应和细胞自噬。然而在骨肉瘤细胞中，自噬相关标记物的表达和自噬机制似乎不受 pH 变化的影响[25]，除此之外，酸中毒对炎性或免疫细胞浸润的影响迄今尚未在骨肉瘤或 BM 中进行探讨。

（一）侵袭、存活和代谢

侵袭通过侵袭足发生，即侵袭细胞腹侧膜上形成动态的富含肌动蛋白的膜突起，通过蛋白酶和质子的时空释放参与细胞外基质的局部降解[58]。蛋白酶的激活，以及侵袭性细胞的移动，需要 V-ATP 酶和 NHE1 重新分布到侵袭足的顶端并激活，从而允许通过质子化激活 MMP。因此，这些质子 / 离子转运体的酸化活性和酸性 pH 的存在显著调节了局部的侵袭性。

在骨肉瘤中，酸性环境强烈地促进肿瘤的侵袭和存活能力。在临床前模型中，酸性环境增强了骨肉瘤和尤因肉瘤细胞的迁移和侵袭潜能[9, 25]。除此之外，低 pHe 在许多不同的方面有利于肉瘤的进展。事实上，我们发现酸性微环境可以激活应激调节开关，促进细胞存活，因为它诱导激活 B 细胞的 TRAF/cIAP 复合物和 NF-κB 的募集途径[59]。作为证明，在异种移植骨肉瘤的肿瘤组织中，TRAF1 或 NF-κB1 的表达水平与真核生物中最重要的质子泵 V-ATP 酶的表达水平显著相关。

最后，通过对标准单层培养物、肿瘤干细胞及广泛的代谢组学分析研究，研究者发现，通过反馈机制，细胞外酸中毒通过诱导糖酵解抑制和增加氨基酸分解代谢和尿素循环，完全重塑癌细胞代谢[60]。

相反，对于 BM 而言，除了癌症诱发骨痛（cancer-induced bone pain，CIBP），低 pHe 对癌细胞的直接影响受到的关注较少。在容易产生骨转移的原发性肿瘤中研究者也进行了类似的观察。酸性 pH 环境促进金属蛋白酶的活性和对细胞外基质及周围正常组织的侵袭[35, 61-63]。因此可以推测，癌细胞能够在骨转移的发生中产生相同的行为。

（二）抗肿瘤药物敏感性

细胞外酸性环境对骨肿瘤细胞的一个主要影响是通过内在和外在机制调节对抗癌药物的敏感性。首先，低 pHe 时癌细胞的生长速度显著降低，从而影响抗增殖药物的 IC_{50} 值[25]。然而，pHe 还可能通过其他更复杂的机制影响对治疗的反应。细胞内的 pH 梯度膜是决定小分子被动扩散的关键因素。"离子捕获"（或 pH 分配）是调节负电荷或正电荷化合物通过细胞膜的被动渗透性的生理过程。由于 pH 分配，药物可能无法达到其分子目标，因为它们被困在细胞膜的另一侧。许多小分子是含有弱碱或弱酸的可电离化合物。因此，它们受到离子捕获电阻的影响。分子的电离程度取决于其固有 pKa 值和溶液的 pH。在酸性细胞外微环境中，弱碱会在更大程度上带正电[7]。而能够限制药物渗透的膜包括了溶酶体膜和细胞质膜。

酸性溶酶体可将弱碱性分子从细胞质中分离出来，其程度与溶酶体酸性水平直接相关，从而阻止药物达到其目标部位[64]。值得注意的是，细胞外空间高浓度氢离子的存在导致更多的酸性溶酶体，这些溶酶体也更酸性，这在骨肉瘤和骨转

移性乳腺癌中都得到了证实[25, 65]。

关于细胞质膜上的"离子捕获效应"，在低 pHe 存在时，弱碱性药物被迫留在细胞外。这种机制出现在多柔比星在骨肉瘤中的应用中[25]。相反，酸性细胞外环境有利于弱酸性药物的渗透性。在这种情况下，弱酸性化合物的中性形式可能在间质空间的低 pH 下更为有利，不带电荷的物质可以自由扩散到质膜上。由于细胞溶质的 pH 是微碱性的，一旦酸性药物穿过质膜进入细胞，它就会电离并被困在细胞内。在这种情况下，细胞外酸性环境可增强药物的细胞毒性。目前已知的含有弱酸的抗癌药物为氟尿嘧啶和环磷酰胺[7]。然而，这些药物在不同 pH 下抑制骨肉瘤或 BM 的细胞毒性的临床前研究尚未见到报道。

（三）血管生成及其他

肿瘤通过释放促血管生成因子，如 VEGF 和 IL-8[66]，或者通过稳定细胞外酸性环境的 HIF-1α，实现新生血管的无序构建状态，提供细胞活跃增殖所需的 O_2 和营养素[67, 68]。有趣的是，在酸性条件下的骨肉瘤细胞中，人们观察到具有促血管生成活性的细胞外纳米囊泡的释放增加，包括 uPA、Ang-2 和 VEGF，以及与血管生成相关的 miRNA 的存在，这提示酸性环境在促进新生血管生成中的作用，与尿囊绒膜中小管分支的形成相一致[69]。

三、酸中毒对肿瘤相关基质的影响

肿瘤是一种复杂的结构，其中癌细胞与不同类型的反应性细胞混合，而这些反应性细胞又受到微环境的强烈影响。在骨癌中，除了内皮细胞外，不同的反应成分与转化细胞共存并浸润肿瘤：癌相关成纤维细胞（cancer-associated fibroblast，CAF）、免疫细胞、成骨细胞和破骨细胞[70, 71]。

在成骨肿瘤（如骨肉瘤）中，癌细胞从血流中募集循环 MSC，从而促进肿瘤的快速扩张[72]。MSC 对病变的发生[72]和进展[73]至关重要。然而，在间充质肿瘤中，骨髓间充质干细胞很难与肿瘤

细胞区分开来。同样，在 BM 中，MSC 和成骨细胞都是触发骨肿瘤进展恶性循环的组成部分[49]。此外，在骨肉瘤[74] 和 BM[49] 中，破骨细胞也能促进癌症的侵袭性。

至于癌细胞，肿瘤源性酸性环境可能对骨微环境的正常细胞产生直接影响，而这些影响反过来又可能间接调节肿瘤细胞的行为和侵袭性。

（一）骨细胞感知细胞外酸化并对其做出反应

人们普遍认为，pHe 的局部变化对成骨细胞和破骨细胞的分化和活性有很大影响。事实上，成骨细胞系的细胞对高浓度的细胞外质子的反应是其细胞功能的受限，即成骨细胞分化、基质沉积和矿化的受限[75, 76]。相反，在破骨细胞中，低 pHe 通过上调 CTSK、TRACP 和 TRAF6 的活性[78-80] 增加骨的再吸收。

骨细胞通过特定的传感器和通道对 pH 变化做出反应，这些传感器和通道通常由感觉神经元表达。其中，酸敏感离子通道 ASIC2（又称 ACCN1）和 ASIC3/ACCN3，在骨骼中最为丰富。

既往研究显示了 ASIC1/ACCN2、ASIC2/ACCN1 和 ASIC3/ACCN3 mRNA 在人成骨细胞中的表达[81]。类似的是，近期研究还发现，MSC、成骨细胞和 CAF 表达 ASIC4/ACCN4、ASIC3/ACCN3、GPR65 和 GPR4 的水平与神经元来源细胞表达的水平相当，甚至更高，在 MSC 中，与酸性介质孵育可增加 ASIC4/ACCN4 和 GPR65 的表达[28]。

关于破骨细胞生成谱系，目前发现人类单核细胞破骨细胞前体表达 ASIC1/ACCN2、ASIC2/ACCN1 和 ASIC3/ACCN3。这种表达在破骨细胞分化诱导后也持续存在，尽管水平较低。类似的是，TRPV 通常由感觉神经元表达，参与破骨细胞分化[35]。

总的来说，这些数据表明正常的骨细胞感知，并对骨肿瘤微环境的酸化做出反应。最终结果是骨重塑向溶骨性表型改变的失衡。综上所述，在骨肉瘤和 BM 的情况下，低 pHe 似乎是启动溶骨过程的基本要求（关于酸对 BM 影响的最新进展，

可见参考文献 [35]）。

（二）酸刺激分泌体

除了通过直接调节骨细胞的活性和分化来促进肿瘤的扩张外，肿瘤源性酸性环境还可能激活另一种机制。局部 pH 降低本身就是一种炎症刺激物，可导致细胞吞噬过程中各种酶的释放、血管系统和其他周围组织的损伤，以及通过刺激新的炎症反应延长愈合过程[50]。值得注意的是，在骨微环境中，当受到刺激时，成骨细胞通过合成和释放促炎细胞因子，如 IL-8 或 IL-6，或者 MCP-1，直接促进炎症反应的持续，也可能加剧促溶骨性级联反应。事实上，IL-6 和 IL-8 都能诱导破骨细胞生成活性和炎症反应，因此可能促进与骨肿瘤相关的溶骨性过程[82, 83]。笔者近期在成骨细胞、MSC 和 CAF 中发现，细胞外酸性环境直接激活 NF-κB 炎症转录因子家族，从而分泌 NF-κB 相关细胞因子、趋化因子和生长因子[28, 84]。无论酸性环境的来源如何，在数小时后，与 pH=6.8 环境孵育可激活 RelA、RelB 或 NF-κB，进而诱导炎性细胞因子 IL-8 和 IL-6 的表达，并增强肿瘤的干性（球体的形成和干性相关标记 OCT4 或 NANOG 的表达[28, 84]）。在同一研究中，通过使用针对 IL-6 受体的阻断抗体显示正常间充质细胞酸诱导释放 IL-6 直接导致骨癌迁移和侵袭[84]。此外，酸性环境刺激 MSC 分泌的因子降低了多柔比星的毒性，促进了化疗耐药表型的发展[84]。

总之，这些观察结果证明了局部酸性环境能够通过诱导成骨细胞系的促炎和促溶骨性分泌因子，促进骨肿瘤的形成和发展。

四、酸相关癌性骨痛

疼痛是骨肿瘤患者的常见症状，往往导致焦虑、抑郁，丧失工作状态，严重损害生活质量。CIBP 代表合并了基础疼痛、自发性和偶发性疼痛，包括炎症性和神经病理性疼痛的慢性疼痛。目前主要基于非甾体抗炎药、双膦酸盐和阿片类镇痛药的治疗方法并不总是能够令人满意地控制

CIBP，反过来也会引起严重的不良反应。一种专注于 CIBP 分子机制和 BM 微环境特殊特征的新资料方法可能有助于改变这种情况。事实上 CIBP 是肿瘤细胞、周围神经和骨细胞之间复杂相互作用的结果[85]。目前已知：①氢离子是伤害感受器刺激的重要介质，可以激发疼痛信号[86, 87]；②密集支配骨髓和皮质骨骨膜表面的感觉神经元（伤害感受器）可以通过激活 ASIC、TRPV 和 GRP 来感知低 pHe[88]；③肿瘤内酸性环境是一种引起痛觉过敏的刺激。事实上，居住在骨髓和肿瘤微环境中的骨髓间充质干细胞通过分泌到敏伤害感受器的炎症介质（如 IL-6 和 IL-8）[89] 及神经调节剂（如 NGF 和 BDNF）对低 pHe 做出反应，这也可以使支配 BM 的神经元超敏。作为作证，晚期乳腺癌剧烈疼痛的患者体内炎症介质 TNF、IL-1β 和 IL-6 水平较高[90]。此外，IL-6 和 BDNF 的高循环水平与突破性疼痛显著相关[28]。

总之，恶性骨肿瘤的酸性微环境不仅可以增强癌细胞的侵袭性和抗药性，而且能够增加疼痛，降低生活质量。因此，对于姑息治疗而言，针对肿瘤微环境酸化的新策略的开发十分重要。

五、靶向骨内酸性环境

通过使用有效模拟细胞外癌症酸性环境的临床前模型，以及不受酸性 pH 影响的分析方法，研究者可以有效针对癌症酸性环境新靶点开发新的治疗策略。例如，对于单细胞层培养，需要使用缓冲溶液在酸性 pH 下调整培养基。此外，报道基因或管家基因，如 β– 肌动蛋白或绿色荧光蛋白，其表达和活性通常用于研究特定靶点或蛋白质的诱导或抑制，而这些可受到酸性微环境的强烈影响。因此，在 mRNA 表达的分析和感兴趣基因表达的正常化中，只能够使用 YWHAZ、GAPDH、GUSB 和 18S rRNA 这样的管家基因[91]。从事这一研究领域的科学家应该意识到，野生型 GFP 的荧光在 pH 为 6～10 时是稳定的，但在 pH<6 时荧光减弱，在 pH 为 10～12 时荧光增强[92]。

针对癌症酸性环境制订的治疗策略基于以下几种方法：①阻碍质子泵 / 离子转运器；②通过光动力疗法（photodynamic therapy，PDT）靶向癌细胞溶酶体；③酸敏感离子通道抑制药的使用可能阻碍肿瘤相关基质的激活。然而，最后一类药物仅作为镇痛和抗焦虑药物及治疗缺血性脑卒中的药物被广泛研究[93]，但迄今为止从未被考虑用于治疗恶性骨肿瘤。最后，一些研究还表明，特定癌基因或肿瘤代谢产物下游被细胞外酸性环境选择性激活，通过研究那些癌基因或肿瘤代谢产物，如骨肉瘤细胞中的 RAB39A-RXRB 轴[94]，可以确定新的治疗靶点。

（一）阻碍质子泵 / 离子转运体

目前已经开发出几种药物以离子泵 / 转运蛋白为靶点进行抗肿瘤治疗。对于骨肉瘤和 BM，V-ATP 酶和 CAIX 离子 / 质子转运体的抑制药被探索得最多。表 24-1 和表 24-2 列出了关于这两种方法的研究。

对于 V-ATP 酶，由于其不稳定性或高毒性，特异性 siRNA 或巴非霉素的使用很难转化为临床应用。相反，质子泵抑制药（proton pump inhibitor，PPI）的使用，如奥美拉唑或埃索美拉唑，已被广泛研究。PPI 是酸激活的药物前体，已成功用于治疗消化性疾病[95]。事实上，尽管 PPI 是胃质子泵 H^+/K^+-ATP 酶抑制药，但当在更高浓度下使用时，也可以有效抑制 V-ATP 酶的活性[96, 97]。根据在临床前模型中获得的结果，尽管肿瘤生长不受影响，但高浓度 PPI 治疗可显著增加骨肉瘤对多柔比星的敏感性[9, 25, 59]，并降低 BM 中的 CIBP[28]。最后，在一项针对人类患者的多中心历史对照试验中，埃索美拉唑的预处理似乎增加了化疗的局部细胞毒性。这在软骨母细胞骨肉瘤中尤其明显，而软骨母细胞骨肉瘤是一种组织学亚型，通常表现出较差的组织学反应[98]。

关于 CAIX 在骨肉瘤中的靶向性，研究者已在体外对不同的磺胺衍生抑制药进行了评估，并取得了阳性的结果。其中一种化合物 2，4，6- 三甲基 –1–（3– 氨磺酰苯基）– 吡啶高氯酸盐 6 的生长抑制作用也在骨肉瘤异种移植模型中得到证实。尽管只进行了一项研究，但该化合物的用途前景广阔，因为在不同的 CA 亚型中，CAIX 在癌细胞中的表达更高，从而意味着该药物的毒性更小，选择性更强[36]。为了实现对骨癌更具选择性的靶向治疗，Tauro 等开发了一种结合双膦酸的双重 CA/MMP 抑制药[99]。其作用机制是通过结合一种双膦酸盐分子，将两种抗癌药物分别阻断 MMP 介导的侵袭和 CAIX 介导的酸化，从而选择性地靶向肿瘤诱导的骨溶解，双膦酸盐分子则作为货物直接输送到骨溶解部位。

关于使用 MCT1 和 NHE 抑制药治疗骨癌，目前很少有相关数据报道（表 24-3 和表 24-4），有研究者在骨肉瘤原位模型中使用 α- 氰基 -4- 羟基肉桂酸盐（cyano-4-hydroxycinnamate，CHC），大大增加了肿瘤对多柔比星的敏感性，并抑制了肿瘤生长[46]，除此之外已有的结果多数基于体外培养。

（二）光动力疗法靶向癌细胞溶酶体

光动力疗法（PDT）被定义为对病变细胞的光诱导的不可逆性破坏。细胞毒性作用是由累积的光敏剂暴露于可见光或近红外光后形成的 ROS 的产生介导的。因此，PDT 是一种依靠低功率光能的微创抗癌方式。ROS 是反应性分子的总称，如单线态氧、超氧阴离子和自由基，它们的产生主要是由分子氧的转化产生的，分子氧与光敏剂的三重态反应通过光激发形成。这个过程产生的游离 ROS 通过攻击生物物质，如核酸或膜，激活促进死亡的生理反应。

为了避免细胞内酸化，肿瘤细胞胞浆中多余的氢离子可以通过泵入溶酶体的内腔来稀释。因此，有研究者认为，除了显著的细胞外微环境酸化外，骨肉瘤或 BM 细胞具有高度酸性的溶酶体[9, 22, 100]。吖啶橙是一种荧光阳离子染料，最初作为细菌和寄生虫的检测器和抗疟药物，最近才作为抗癌药物应用[101]。由于吖啶橙的分子量较低，很容易扩散到间质组织和细胞质中。由于质子化作用，吖啶橙积累到细胞内的酸囊泡中，导致形成不透膜的单体、二聚体或低聚物聚集体[9, 102, 103]。因此，吖啶橙对高度酸化的肿瘤细胞具有高度选择性。此外，当用蓝色照明时光照（466.5nm）[104]，或者暴露于低剂量（1~5Gy）X 线照射[105]，吖啶橙产生单线态氧[102]，从而可以作为酸靶向光敏剂。形成的反应物氧化溶酶体膜的脂肪酸，导致溶酶体酶和氢离子泄漏，随后导致细胞死亡[106]。

到目前为止，已有一些数据表明吖啶橙对肿瘤细胞具有强烈的杀伤活性，但对正常细胞没有。此外，在过去 20 年中，PDT 和吖啶橙放射激活（radioactivation，RDT）联合技术已成功开发并应用于临床病例，在肿瘤囊内或边缘切除术后抑制局部复发和保留肢体功能方面显示出良好的效果。这些研究包括受肌肉骨骼系统肉瘤影响的患者，但该方法已在患有自发性纤维肉瘤的动物身上进行了试验[107-111]。在对肿瘤进行囊内或边缘切除后，该药物有可能选择性地靶向残余肉瘤，保留周围正常组织，获得满意的功能结果。这项治疗安全性高，无局部或全身并发症。这项技术被证明对发生在前臂周围的肉瘤特别有利，是继四肢广泛手术切除后重建的有效替代方法，不会增加局部复发率[112]。对于不可切除的骨肉瘤，低剂量放疗联合吖啶橙全身给药也在评估中。该程序似乎是安全的，初步结果令人鼓舞。

除吖啶橙外，有一种可以靶向溶酶体的光敏剂 Talaporfin（也称为天冬氨酰氯、单 -L- 天冬氨酰氯 e6、NPe6 或 LS11）也被建议用于治疗骨肉瘤[113-115]。Talaporfin 以依赖 KRAS 活性的机制通过内吞过程被肉瘤细胞摄取。然而，针对其选择性、靶向性、与溶酶体酸化程度之间的相关性研究较少。

结论

经过十余年的研究，酸性环境在骨癌发生和进展中的关键作用已经明确。然而，用于治疗骨肉瘤和骨髓瘤的酸靶向药物的开发仍处于起步阶段。迄今为止，大多数靶向离子 / 质子泵和转运体的药物都未能用于骨肉瘤和 BM 患者的临床试验。一种可能的解释是细胞内控制 pHe 的系统繁复冗杂。因此，实现这些药物的特异性是相当具有挑战性的：它很容易变得无效，或者当它起作用时，会产生剧毒。尽管如此，考虑到肿瘤内酸性环境与肿瘤发生的相关性，CAIX 抑制药或酸靶向 PDT 策略的使用，以及针对细胞外酸性特异性诱导的促瘤通路的新型药物的使用，在未来仍然有望对肿瘤治疗产生作用，最终可能有助于提高恶性骨肿瘤生存率。

第 25 章　低氧诱导因子介导低氧微环境在骨癌中的作用

Hypoxia-inducible factor (HIF)-mediated effects of the hypoxic niche in bone cancer

Helen J. Knowles　著

侯昌禾 李浩淼 陈　维　译

要　点

- 原发肿瘤的缺氧及骨髓中的低氧水平会增加骨侵犯的风险。
- 原发肿瘤中低氧诱导因子（hypoxia-inducible factor，HIF）诱导的基因（如 *LOX*、*PKM2*）特异性地引导发生骨转移。
- 低氧下调休眠基因（如 *LIFR*），驱动休眠结束并诱导溶骨性病变。
- HIF 促进了尤因肉瘤的不良免疫反应，从而导致较差的临床结果。
- 靶向低氧（抗缺氧药）和 HIF（miRNA）是治疗恶性骨肿瘤的策略。

氧气是细胞呼吸和有效能量产生的必要条件。缺氧可以定义为当氧气需求超过氧气供应时，细胞或组织可获得的氧气低于正常水平。它常与癌症、缺血、关节炎和炎症等病理状态有关。

极谱针电极测量显示在大多数组织氧合的正常范围为 24～66mmHg（3%～8% O_2）[1]。氧张力（PO_2）在实体瘤中要低得多，包括乳腺癌（0～30mmHg）、宫颈癌（0 期中位数 20mmHg，2 期＜5mmHg）和头颈癌（中位数 PO_2 14.6mmHg）[1-4]，导致了这些实体肿瘤处于缺氧状态。大多数实体肿瘤都有部分区域的 PO_2 低于 5mmHg（0.6% O_2）[5, 6]。

由于骨骼微环境的特殊性，与其他组织相比，在人体骨骼中进行的氧合测量较少。用极谱针电极测量人下颌骨松质骨为 71.4mmHg（8.6% O_2）[7]。骨髓中的氧含量更低。通过血气分析仪中测量的人骨髓抽吸物，记录的平均氧合水平为 54.9mmHg（6.6% O_2）[8]。与正常骨相比，病变骨是缺氧的。放射性下颌骨坏死的人下颌骨氧气水平为 32.3mmHg（4% O_2），在慢性骨髓炎中为 28.4mmHg（3.5% O_2）[7]。

这一点得到了动物模型研究的支持。最近，Spencer 等使用双光子磷光生命显微镜（two-photon phosphorescence lifetime microscopy，2PLM），将氧敏感探针注射到活鼠体内，确认了在骨髓中较低的 PO_2。骨膜的平均 PO_2 大约是 50mmHg（6% O_2），而皮质骨的平均 PO_2 大约是 30mmHg（3.5% O_2）。骨髓氧合范围为 5～30mmHg（0.6%～3.5% O_2），在离骨膜较远的窦周深区氧浓度最低，而在骨内膜区氧浓度较高[9]。在疾病动物模型中，病变的骨骼也会出现缺氧。在患有骨关节炎滑膜炎的兔子的滑膜液（17.7mmHg vs. 39.4mmHg）和近关节的骨组织（38.2mmHg vs. 60.3mmHg）的 PO_2 低于正常组织[10]。基于 MRI 的无创成像技术已经在大鼠骨肉瘤模型中识别出缺氧区域[11]，在尤因肉瘤中，缺氧与肿瘤坏死和转移风险相关[12]。

综上所述，骨微环境具有从正常到低的组织 PO_2，长期存在于该区域的骨细胞与之相适应。骨皮质本身的高含氧量可能是由于其细胞密度低，因而氧消耗低，在细胞密度高的骨髓中，由于代谢需求的增加，从而导致了氧的相对减少。目前证明骨肿瘤缺氧最有效的方法是通过免疫组织化学检测缺氧相关分子标志物。缺氧可触发复杂的适应性反应，并激活多种基因的表达，这些基因参与了包括红细胞生成、血管生成、代谢重编程、细胞周期调节和肿瘤发生等途径。HIF 是低氧诱导因子转录反应的主要驱动因子，迄今为止，大多数骨肿瘤缺氧相关的研究都使用 HIF-1α 或 HIF 的下游靶点作为缺氧的标记。

一、HIF

HIF 是一种异二聚体转录因子，包括诱导型 α 亚基（HIF-α）和结构型 β 亚基（HIF-β/ARNT）。在标准条件下，HIF-α 在其氧依赖降解（oxygen-dependent degradation，ODD）区域的两个保守脯氨酸残基上被三个 HIF 脯氨酸 –4– 羟化酶（PHD1-3）翻译后羟基化。这是为了能与 von Hippele Lindau（VHL）蛋白相互作用，后者多泛素化 HIF-α，并以其为靶点进行蛋白酶体降解。另外，通过 FIH 对 C-TAD 中天冬酰胺残基的羟基化，从而调节 HIF-α 的转录活性[13]。

HIF-α 在导致 PHD 酶活性降低（如缺氧[14, 15]、致癌突变[16]）或 HIF-α 翻译增强超出 PHD 酶催化能力（如暴露于胰岛素[17] 或 HGF[18]）的条件下积累，继而 HIF-α 蛋白易位到细胞核，与 HIF-β 和其他辅助因子二聚，并结合 HIF 靶基因启动子中的 HRE 启动转录[13]。HIF 的转录活性的增加是通过 FIH 减少天冬酰胺羟基化实现的。

人类有三个不同的 HIF-α 基因。关于 HIF 的知识主要来源于 HIF-1α 的研究，这也是本章的重点。HIF-2α 调节不同但重叠的基因，并以组织特异性的方式调节 HIF 转录反应[19]。人们对 HIF-3α 所知甚少，部分原因是该基因编码许多不同的蛋白质，其功能大相径庭。全长 HIF-3α 是一种氧调节转录激活因子，HIF-3α4/IPAS 是 HIF-1/2α 的显性负调控因子，其他变异通过与 HIF-β[20] 竞争来抑制 HIF-1/2α。

二、骨肿瘤

骨肿瘤包括两大类：发生在骨骼上的癌症（原发性骨肿瘤，称为骨源性肉瘤）和从其他原发肿瘤部位转移到骨骼的癌症（通常是乳腺癌、肺癌或前列腺癌）。这里我们将重点介绍骨肉瘤这一最常见的原发性骨恶性肿瘤，并简要介绍其他骨原发性肉瘤的特点，然后讨论缺氧和 HIF 在转移性骨疾病中的作用。

（一）骨肉瘤

骨肉瘤主要发生在儿童和青少年长骨的干骺端。大约 90% 的骨肉瘤是侵袭性级别高的恶性骨肿瘤，需要新辅助化疗来解决诊断时已经存在的全身扩散。目前只有 60%～70% 的患者存活，主要是由于转移性和（或）复发性疾病[21]。

1. HIF 是骨肉瘤的预后因素

Yang 等首次报道 HIF-1α 与骨肉瘤患者的临床预后较差相关。HIF-1α 蛋白的细胞核表达出现在 79% 的骨肉瘤中，与外科分期相关，并预示较短的总体生存期和无病生存期；邻近的非癌组织 HIF-1α 为阴性[22]。HIF-1α 在骨肉瘤中的表达与高肿瘤分级[23, 24]、肿瘤复发[24]、远处转移[25-27] 和低总生存率相关[26, 27]。一些 Meta 分析证实 HIF-1α 是预测骨肉瘤总生存期和较差临床预后的有效生物标志物[28-30]。此外，HIF 调节的 VEGF 在复发患者的肿瘤和血清中水平较高，肿瘤 VEGF 可以预测肺转移和不良预后[31, 32]。

只有一项研究描述了 HIF-2α 的预后意义。Li 等观察到骨肉瘤组织中 HIF-2α mRNA 的过表达与肿瘤大小、晚期临床分期、远处转移、总体和无病生存期降低相关[33]。

2. HIF 影响肿瘤细胞的增殖和凋亡

骨肉瘤细胞系在缺氧条件下稳定产生 HIF-1α 和 HIF-2α，两者都转录 HIF 的靶基因，如 VEGF 和 PGK1[34]。HIF 靶向的基因可促进骨肉瘤细胞的低氧增殖，这些基因包括 *ANGPTL4*[35]、*ANGPTL2*[36]、*CAIX*[37]、*PDGF-BB*[38]、*arginase II*[39]，以及相关的 *lncRNA UCA1*[40] 和 *FOXD2-AS1*[41]（图 25–1）。HIF-1α 与 SENP1[42] 和丝氨酸 / 苏氨酸蛋白激酶 AKT[43] 之间的相互正反馈循环促进增殖。在许多有关 HIF 调控骨肉瘤细胞增殖的报道中常发现 AKT 的激活：AKT、ERK1/2 和 STAT3 信号通路是由 PDGF-BB[38] 诱导的；UCA1 促进 AKT 磷酸化和激活，同时抑制肿瘤抑制因子 PTEN[40] 的表达；HIF-1α 通过 AKT[43] 上调周期蛋白 D1。

骨肉瘤缺氧的抗凋亡作用通常由类似的信号通路介导，包括 HIF-1α/SENP1[42] 和 HIF-1α/AKT/ 周期蛋白 D1[43] 正反馈回路。此外，FOXD2-AS1 与 EZH2 增强子相互作用，在表观遗传上抑制 p21[41] 的转录，而 p21[41] 通常在 caspase 激活后驱动凋亡。

关于 HIF-2α 的报道较少，有研究描述了在不同骨肉瘤细胞系中其对缺氧细胞增殖的抑制作用[34, 44]，以及由于调节 MAPK-p38 信号传导[44] 而可能产生的促凋亡作用。

3. HIF 的促血管生成作用

肿瘤的生长和转移依赖于血管生成，即由现有血管形成新血管。HIF 通过肿瘤细胞驱动促血管生成因子的表达，包括 VEGF、Ang2、bFGF、ANGPTL4 和 PDGF[45]。然而，HIF 在骨肉瘤中促血管生成作用的具体证据有限。

HIF-1α 和 VEGF 的表达与人骨肉瘤的平均血管密度相关[46]。Saos-2 骨肉瘤细胞经 HIF-1α siRNA 处理后下调 VEGF，导致接种肿瘤体内血管形成减少[47]。THC 通过抑制 Akt/mTOR 和 p38 MAPK 信号通路，抑制 VEGF 和 MMP 的低氧表达，减少内皮细胞形成管，从而抑制 MG-63 和 U2OS 骨肉瘤细胞中 HIF-1α 的表达。调节 HIF 的 PHD3 本身是由缺氧诱导的[48]。PHD3 的沉默不会直接影响骨肉瘤细胞中的 HIF-1α 或 HIF 靶基因，但在小鼠皮下注射耗竭的 PHD3-LM8 骨肉瘤细胞后，会引起肿瘤血管的表型改变（血管密度降低，血管大小增加），而 PDGF-C[49] 的沉默会逆转这种改变。

4. HIF 调节上皮 – 间质转化

EMT 是癌细胞失去极性和细胞黏附，获得迁移和侵袭性，促进转移的过程。缺氧通过调节转

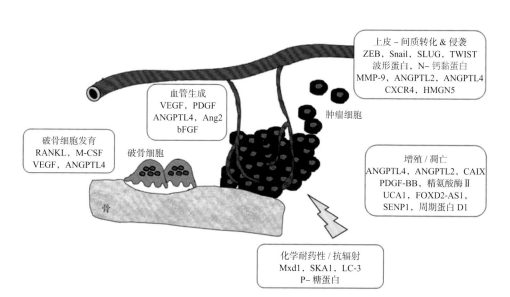

图 25–1　骨肉瘤中的缺氧信号转导

该图总结了低氧和低氧诱导因子诱导的靶基因在骨微环境中建立和维持原发肿瘤的作用，以及它们在转移性进展的早期阶段的作用

图中文字：

上皮 – 间质转化 & 侵袭
ZEB, Snail, SLUG, TWIST
波形蛋白，N– 钙黏蛋白
MMP-9, ANGPTL2, ANGPTL4
CXCR4, HMGN5

血管生成
VEGF, PDGF
ANGPTL4, Ang2
bFGF

肿瘤细胞

破骨细胞发育
RANKL, M-CSF
VEGF, ANGPTL4

破骨细胞

增殖 / 凋亡
ANGPTL4, ANGPTL2, CAIX
PDGF-BB, 精氨酸酶 II
UCA1, FOXD2-AS1,
SENP1, 周期蛋白 D1

骨

化学耐药性 / 抗辐射
Mxd1, SKA1, LC-3
P– 糖蛋白

录因子 / 抑制因子激活 EMT 相关信号通路，特别是通过 HIF 诱导转录因子锌指 E-box 结合的同源异构体（zinc finger E-box-binding homebox，ZEB）、Snail、SLUG 和 TWIST[50] 的调控，诱导 EMT。

在骨肉瘤中，缺氧增加骨肉瘤细胞的侵袭能力，促进 EMT，降低上皮标志物 E– 钙黏蛋白的表达，增加间充质标志物波形蛋白和 N– 钙黏蛋白的表达。这种转变被 HIF-1α siRNA[51] 或抑制 HIF-1α 表达的基因，如 SENP1[42] 和 YB-1[52] 逆转。褪黑素通过抑制 HIF-1α/Snail/MMP-9 信号传导[53] 逆转 TGF-β1 在 MG-63 细胞中诱导的 EMT。

5. 促破骨作用（破骨细胞生成）

破骨细胞是吸收骨的多核细胞。它们常出现在骨肉瘤中[54, 55]，在骨肉瘤中破骨细胞活性基因的表达与肿瘤侵袭性和转移性相关[55, 56]。破骨细胞介导的肿瘤诱导骨溶解是骨肉瘤的一个特征，破骨细胞的靶向药物是一种潜在的治疗策略[57, 58]。缺氧会导致包括成骨细胞、成纤维细胞和癌细胞在内的基质细胞增加破骨细胞因子受体活化因子 RANKL 和 M-CSF 的局部生成，从而诱导破骨细胞的形成和激活[59]。在骨肉瘤细胞系中，HIF 介导的 VEGF[60] 和 ANGPTL4[35] 的诱导有助于破骨细胞的形成和骨吸收。

6. HIF 的促转移效应

与骨外实体肿瘤一样，大多数缺氧和 HIF 驱动的效应都可促进转移[61]。骨肉瘤通常转移到肺部，预后很差。对犬骨肉瘤细胞的蛋白质组学分析表明，缺氧驱动与糖酵解代谢、胶原蛋白生物合成、组织重塑和氧化还原调节相关的通路，氧化还原调节是一种与侵袭表型相关的蛋白质类型，其中包括许多 HIF 调节的蛋白[62]。虽然该研究未检测 HIF 通路调节的作用，但其他研究小组证实 HIF 直接影响骨肉瘤细胞系的迁移和侵袭。

HIF-1α siRNA 减少了骨肉瘤细胞在伤口愈合和 transwell 试验中的迁移和侵袭，而 HIF-1α 过表达增强了这些特性[43]。同样，基因间 lncRNA（LINK-A）激活上调 HIF-1α 可促进 MG-63 和 U20S 细胞的迁移和侵袭，而 HIF 抑制药可减弱这种迁移和侵袭。转移性骨肉瘤患者血浆中 LINK-A 水平高于非转移性骨肉瘤对照组，提示 LINK-A 通过上调 HIF-1α 促进转移[63]。SENP1 与 HIF-1α 相互调节，抑制 SENP1 可以减弱 MG-63 细胞的缺氧性侵袭[42]。

几个著名的 HIF 靶基因调控骨肉瘤细胞的体外侵袭和迁移，包括 ANGPTL2[36]、ANGPTL4[35] 和 CXCR4[64]。其他不太知名的 HIF 调控基因也参与其中。HMGN5 在骨肉瘤组织中高表达，下调 HMGN5 可抑制 U2OS 和 Saos-2 细胞的迁移和侵袭。HIF-1α 通过上调转录因子 GATA1 促进 HMGN5 的表达，提示 HMGN5 可能是 HIF-1α 下游一个重要的促进骨肉瘤转移的因子[65]。到目前为止，只有 CXCR4 在体内直接参与骨肉瘤的转移。在骨肉瘤肺转移模型中，F5M2 细胞预暴露于缺氧环境可增加小鼠的转移率和转移结节数量，CXCR4 抑制药 AMD3100 可降低这两种情况[64]。

只有两组研究报道了 HIF-2α siRNA 对骨肉瘤转移的影响。其中一项研究表明，HIF-2α siRNA 在 MG-63、Saos2 和 143B 骨肉瘤细胞系[34] 中增加缺氧伤口闭合；而另一项研究报道，在 MG-63 细胞中存在相反的效果[44]。因此，在这方面还需要进行大量的进一步工作。

7. HIF 介导骨肉瘤的化疗和放射耐受

HIF-1α 作为预后因子，预示骨肉瘤对新辅助化疗的病理反应较差[66]。缺氧增加骨肉瘤细胞对多柔比星和顺铂的耐药性，通过激活 HIF-1α[67, 68] 和 AMPK 增加细胞活力，减少细胞凋亡[69]。机制上，HIF-1α 通过上调 Mxd1，抑制 PTEN 表达，激活 PI3K/AKT 存活通路，从而减少细胞凋亡[68]。HIF-1α 还抑制 SKA1 的表达。SKA1 在体内和体外降低多药耐药基因的表达，提高细胞对多柔比星和异环磷酰胺的敏感性[70]。HIF-1α 还通过诱导 P– 糖蛋白促进药物向外转运，从而增加对多柔比星的耐药性[67]。

低氧细胞通常具有抗辐射能力，因为在低氧环境中，辐射诱导的自由基转化为破坏 DNA 的 ROS

减少[71]。用 siRNA 去除 HIF-1α 可降低 MG-63 骨肉瘤细胞缺氧诱导的抗辐射能力[72]。HIF-1α 还激活 LC3 介导的自噬，加速细胞 ROS 产物的清除；抑制自噬可以再激活 ROS 的产生[73]。

8. 针对骨肉瘤 HIF 的治疗干预

尽管有几种药已经处于 Ⅱ/Ⅲ 期临床试验中，但自从 HIF 被确定为癌症治疗靶点以来，HIF 已被证明对特定抑制药的开发具有抗性[74]。非特异性药物似乎表明 HIF 抑制骨肉瘤的治疗前景。THC 抑制 HIF-1α 和其他途径。在一个骨肉瘤肺转移的小鼠模型中，THC 治疗 8 周可以使转移性结节的形成减少[48]。然而，缺乏药物特异性意味着这不能直接归因于 HIF 的功效。

最近研究发现，HIF 和多种 miRNA 之间的交互作用在癌症中发挥着重要的作用，具有正反馈和负反馈循环[75]。miRNA 主要抑制其他转录物；一个 miRNA 可以调节多个靶基因，一个 mRNA 可以被多个 miRNA 调节。与正常组织相比，骨肉瘤组织表达的 miR-199a[76]、miR-33b[77] 和 miR-20b[78] 水平较低，提示这些 miRNA 具有抑癌作用。每个 miRNA 与 HIF-1α 蛋白水平之间存在反向相关，这是由于它们通过直接与 HIF 的 mRNA 的 3'-UTR 结合而抑制 HIF-1α 的表达[76-78]。在骨肉瘤皮下模型中，接种转染 miR-199a 模拟物的 Saos-2 细胞可抑制与 HIF-1α 表达降低相关的肿瘤生长[76]。有人认为，随着对 miRNA 与 HIF-1α 相互调控的理解的不断加深，未来有可能利用多个 miRNA 在治疗上靶向 HIF[75]。

通过抑制 HIF 靶基因已经取得了一些成功。CAIX 在人骨肉瘤组织中的表达与预后相关。用 CAIX 磺胺抑制药治疗小鼠异种骨肉瘤可降低肿瘤生长，部分是通过诱导坏死[79]。CXCR4 在原发性骨肉瘤肿瘤组织中的表达升高与转移相关。使用 CXCR4 抑制药 AMD3100 治疗骨肉瘤肺转移的体内模型降低了小鼠肺转移的百分比和肺转移结节的数量[64]。

另外一种策略是针对低氧微环境本身。缺氧激活前体药物是一种非活性化合物，在缺氧区域代谢为具有药理活性的药物，用于根除主要的癌性缺氧细胞[80]。在小鼠骨肉瘤模型中，缺氧激活的前体药 Evofosfamide/TH-302 降低骨中肿瘤负担，减少骨肉瘤诱导的骨破坏，并减少肺转移的形成[81, 82]。Harada 等利用皮下植入 LM8 细胞的小鼠骨肉瘤模型，证明经皮注射 CO_2 至移植肿瘤周围的皮肤组织，可改善肿瘤内缺氧，并减少了 HIF-1α 和 HIF 调控蛋白 CAIX、MMP-2 和 MMP-9 的免疫组化染色。同样的治疗方法抑制了原发肿瘤的生长并抑制了肺转移[83]。

（二）软骨肉瘤

软骨肉瘤是第二常见的骨来源肉瘤。与其他主要影响儿童和青少年的原发恶性骨肿瘤不同，软骨肉瘤可发生在任何年龄。它由形成软骨的软骨细胞发展而来，对化疗和放疗都有很大的抗药性。

软骨肉瘤中 HIF-1α 的表达与肿瘤分级/分期[84-87] 及较差的总无病生存期[29, 86] 相关。与正常组织或良性软骨肿瘤相比，软骨肉瘤中 HIF-2α 表达也升高[87]，并且与组织学分级/分期、预后和生存期相关[88]。只有一项研究在体外直接证明了 HIF 对软骨肉瘤细胞的影响。低氧增加了 JJ 软骨肉瘤细胞的侵袭能力，这些细胞被靶向于 HIF-1α 或 CXCR4 的 siRNA，或者 CXCR4 抑制药 AMD3100 所抑制[89]。

针对低氧微环境的药物只有在实际达到目标位置时才有效。Voissiere 等使用带正电荷的季铵（quaternary ammonium，QA）功能靶向 aggrecan（软骨肉瘤细胞外基质中的一种带负电荷的蛋白多糖），并与缺氧前药 2-硝基咪唑结合。用这种结合物（8-QA）治疗 HEMC-SS 软骨肉瘤异种移植瘤可抑制 62.1% 的肿瘤生长，降低有丝分裂指数，并增加缺氧区 DNA 损伤[90]。

（三）尤因肉瘤

尤因肉瘤占骨来源肉瘤诊断的 14%，最常见于青少年和年轻人。尤因肉瘤的特征是 *EWS-ETS* 基因重排，最常发生在 EWS 和 FLI 之间。由此产生的融合蛋白是诱导和维持恶性表型、调节基因转录和促进肿瘤形成和进展所必需的。

坏死、非灌注和缺氧区域与尤因肉瘤低生存率和转移扩散频率相关[12, 91]。48%～64% 的尤因肿瘤中存在 HIF-1α 蛋白，45% 的病例中存在 HIF-2α 蛋白[34, 92]。肿瘤细胞形成的"血湖"的存在与尤因肉瘤的临床结果相关，这些"血湖"周围的肿瘤细胞表达 HIF-1α 和低氧标志物 pimonidazole[93]。尤因肉瘤患者血清 VEGF 水平明显高于健康对照组[94]，是无复发和总生存率的独立预后因素[95]。

缺氧稳定了尤因肉瘤细胞系[34] 中的 HIF-1α 和 HIF-2α 蛋白。缺氧通过 HIF-1α 依赖的方式上调 EWS-FLI1 蛋白的表达[92]，并在体外刺激尤因肉瘤细胞株的侵袭性和集落形成[92]。YB-1 在尤因肿瘤中过度表达，并与低生存率相关。它通过一种增强 HIF-1α 翻译的机制[52]，在体内和体外增加了尤因细胞系的迁移和侵袭。

最近，HIF-1α 被证实有助于原发性尤因肉瘤的不良免疫反应。Stahl 等对 197 个肿瘤样本进行芯片分析，确定基因表达，然后使用反卷积算法检测 22 种浸润免疫细胞类型的相对分数[96]。高水平 HIF-1α mRNA 的肿瘤中巨噬细胞和中性粒细胞的丰度增加，T 细胞的数量减少。大多数巨噬细胞是免疫抑制的 M_2 巨噬细胞，预示着更短的无事件生存期，中性粒细胞的增加与较低的总生存期相关，T 细胞的减少同样与降低的总生存期相关。因此，高 HIF 促进的免疫表型会导致较差的临床结果。有趣的是，具有相反免疫表型（低 M_2 巨噬细胞、低中性粒细胞、高 T 细胞）的一部分患者具有明显的良好预后[96]。

（四）良性骨肿瘤

良性骨肿瘤为非癌性生长，包括内生软骨瘤、骨巨细胞瘤、骨样骨瘤、软骨母细胞瘤和骨母细胞瘤。这些肿瘤最常发生在儿童晚期到成年早期的四肢的长骨中，除此之外它们不会扩散。关于这些良性条件下 HIF 表达的数据有限。研究显示，在 124 例骨巨细胞瘤中有 50 例细胞核 HIF-1α 或

HIF-2α 阳性的巨细胞，基质细胞表达 HIF 更广泛（102 例 GCTB 基质表达 HIF-1α 或 HIF-2α）。基质细胞产生的 HIF-2α 相对较多，巨细胞产生的 HIF-1α 相对较多，这与 HIF 靶基因 BNIP3 和 Glut-1[60] 的表达更为密切。另外，内生软骨瘤 HIF-1α 阴性[84]。

（五）癌症骨转移

骨骼是骨外原发性肿瘤转移的最常见部位之一。尤其是许多乳腺癌、前列腺癌和肺癌患者发生骨转移，虽然很少导致死亡，但由于高钙血症、骨折和骨痛导致显著的疾病状态，并导致不良预后[97]。对于原发性骨肉瘤，原发肿瘤内的缺氧促进了包括血管生成、EMT、迁移和侵袭在内的转移机制[61]。而缺氧和 HIF 依赖机制还可以启动和建立癌细胞的骨转移。了解导致癌症转移到骨的具体机制对于其治疗至关重要。下文将讨论已经明确确定与骨转移相关的具体机制。

1. 启动"转移前微环境"

转移前微环境是在远离原发肿瘤部位所形成的有利于后续转移的微环境。它是由原发肿瘤、肿瘤动员的骨髓源性细胞（bone marrowederived cell，BMDC）和局部基质成分产生的[98]。

最近，Stalder 等使用 FDG-PET 对骨附近的口腔鳞癌（oral squamous cell carcinoma，OSCC）进行了代谢成像。高糖代谢率和高糖摄取与肿瘤缺氧相关，这可以通过 FDG 快摄取速率（SUV_{max}）来量化。骨侵犯的概率随治疗前 SUV_{max} 的增加呈线性增加；SUV_{max} 低于 9.5 时排除骨侵犯风险，而 SUV_{max} 高于 14.5 时骨侵犯风险为 71.4%[99]。基因表达分析显示，骨髓微转移瘤细胞较多的乳腺癌患者原发肿瘤中 HIF-1α 表达增加 3 倍，这与 VHL 下调相关[100]。尽管在微转移阳性患者中存在普遍的转录抑制，包括其他缺氧诱导但与 HIF 无关的因子（如 NF-κB）的抑制，这表明通过 HIF-1α 驱动肿瘤细胞向骨传播的是致癌调节失调而非缺氧[100]。HIF-1α 的表达也与晚期非小细胞肺癌骨转移相关[101]。

研究表明，MDA-MB-231 骨转移乳腺癌细

胞中组成性活性 HIF-1α 的表达增加了心内接种肿瘤细胞后形成的骨转移数量，而阴性表达 HIF-1α 则减少了骨转移[102]。使用 shRNA 和显性负受体敲除 HIF-1α 也可以观察到类似的效果[103]。多发性骨髓瘤细胞系在注射到 SCID 小鼠尾静脉之前预暴露于缺氧会增加肿瘤起始率和肿瘤负荷，因为缺氧肿瘤细胞在某种程度上依赖于 HIF-1α 和 CXCR4[104, 105]。这些数据表明，原发肿瘤中的 HIF-1α 信号可能是通过其对骨微环境的影响促进了肿瘤在骨髓中定植。

LOX 是一种参与细胞外基质中胶原蛋白和弹性蛋白交联的酶，它是 HIF 调节的基因，在骨转移中起着关键作用。Cox 等描述了原发肿瘤的缺氧特征如何与 ER 阴性乳腺癌患者的骨复发相关[106]。研究者利用整体差异蛋白质组分析 MDA-MB-231 亲代及相应嗜骨细胞系的低氧分泌蛋白，表明 LOX 与嗜骨性密切相关。在自发转移的 4T1 乳腺癌细胞中表达高水平的 LOX，通过 shRNA 或抗 LOX 抗体抑制 LOX，可以防止骨溶解病变的形成。重要的是，在肿瘤细胞本身不存在的情况下，注射低氧肿瘤细胞条件培养基也会诱导溶骨性病变和皮质骨丢失，这表明分泌的 LOX 可以影响远隔的骨骼部位。非转移性的 SW480 结肠癌细胞系[106]和 Hct116 结直肠癌细胞[107]均有 LOX 低表达、过表达或全身释放促进溶骨性骨转移瘤形成的现象。用 LOX 抑制药 β– 氨基丙腈（β-aminopropionitrile，BAPN）进行预处理可以减少 MDA-MB-231 骨转移瘤的形成数量，但 BAPN 并不影响已建立的转移瘤[108]，这支持了 LOX 驱动骨转移前溶骨病变形成的观点。

2. 肿瘤干细胞

肿瘤干细胞（CSC）是原发肿瘤中具有肿瘤起始潜能的一小部分细胞，它们可以自我更新并分化形成远处的继发肿瘤。缺氧通过诱导包括 OCT4、SOX2 和 NANOG 在内的基因[111]，诱导多种癌症中 HIF 依赖的 CSC 样表型[109, 110]。表达 CSC 标记蛋白 CD44[112]或上皮细胞黏附分子（epithelial cell adhesion molecule，EpCAM）[113]的

细胞在小鼠乳腺癌骨转移模型中起着重要的作用。最近的一项研究表明，HIF-2α 调控 MDA-MB-231 细胞中 CD44 的表达，而靶向 HIF-2α 的 siRNA 可以减少乳房乳腺团块的形成[114]，这是研究者首次认识到 HIF 可能特异性促进 CSC 样肿瘤细胞的骨定植。

3. 肿瘤细胞休眠

转移源于播散性肿瘤细胞（DTC），它们常位于骨髓中，通常经历一段有丝分裂和生长停滞期，称为休眠期。一旦 DTC 从休眠表型转变为侵袭性表型，它们可以继续在骨骼或其他远隔的部位形成转移灶。

缺氧在两个层面调节肿瘤细胞休眠。首先，原发肿瘤内的缺氧通过上调休眠相关基因，如 NR2F1、DEC2 和 p27，诱导 DTC 的长期休眠，从而导致转移灶的静息和化疗的逃避[115, 116]。然而，目前尚不清楚缺氧对休眠基因的广泛调控是否会特异性地影响骨髓 DTC，因为调节休眠程序的基因存在组织特异性差异。例如，NR2F1 促进肺 DTC 的休眠，但抑制骨 DTC 的休眠[117]。然而，HIF 调节的 TSP-1 促进骨髓 DTC 的休眠[118]，TGF-β₂[119] 也是如此，TGF-β₂ 是一种对缺氧具有多种细胞类型特异性反应的细胞因子。

其次，骨髓缺氧可以使 DTC 脱离休眠状态。Johnson 等研究表明，白血病抑制因子受体（leukemia inhibitory factor receptor，LIFR）在骨髓中维持肿瘤细胞处于休眠状态，缺氧以非 HIF 依赖性的方式下调 LIFR 的表达[120]。用 shRNA 敲除 LIFR 可将 MCF-7 乳腺癌细胞从休眠状态转化为侵袭状态，这与提前休眠基因下调和诱导溶骨病变相关。这些病变发生在低氧标志物哌硝唑染色强烈的区域，提示局部骨髓缺氧区域可能触发 LIFR 下调并退出休眠[120]。来自骨髓的 DTC 可能比其他部位的 DTC 更容易形成骨转移，但由于 DTC 可以从休眠部位迁移到远处的最终转移部位，这方面还需要进一步的研究。

4. 细胞外囊泡

肿瘤细胞来源的细胞外囊泡，包括外泌体和

微囊泡，通过细胞间蛋白质、RNA 和 DNA 的转移促进致瘤过程。

Dai 等最近发现，前列腺癌细胞来源的外泌体的预处理增加了前列腺癌小鼠模型的转移负荷[121]。前列腺癌细胞分泌的荧光外泌体被注射到前列腺或静脉后可优先靶向骨髓。在骨髓基质细胞存在的情况下，外泌体通过来自母细胞的糖酵解酶 PKM2 的细胞间转移增加前列腺癌细胞的增殖和侵袭。亲本细胞 PKM2 下调导致受体骨髓间充质干细胞分泌 CXCL12 减少，抑制增殖表型。PKM2 介导的 CXCL12 诱导依赖于 HIF-1α[121]。

外泌体还可以调控骨转移是否产生溶骨或成骨细胞病变。Hashimoto 等发现，来自前列腺癌细胞的外泌体含有 miR-940，可诱导人骨髓间充质干细胞的成骨分化。在溶骨 MDA-MB-231 乳腺癌细胞中过表达 miR-940 可诱导成骨表型[122]。虽然该研究没有讨论，但缺氧增加了卵巢上皮性癌衍生外泌体中 miR-940 的表达[123]。癌症细胞来源的外泌体也可以促进（多发性骨髓瘤[124]）或抑制（前列腺癌[125]）破骨细胞的分化。目前尚不清楚缺氧是否会影响外泌体的破骨驱动效应，尽管缺氧确实会导致 HIF 依赖性的人类乳腺癌细胞系外泌体释放增加[126]。

5. "恶性循环"的建立

当癌细胞转移到骨中时，它们通过刺激破骨细胞的形成和促进骨吸收而破坏骨的生理稳态。这会释放骨源性因子，如 TGF-β，进入骨微环境，进而刺激肿瘤生长。这种被称为"恶性循环"的共刺激周期表明，破骨细胞在推动骨破坏和转移性肿瘤病变的生长方面发挥着关键作用[127]。

骨转移往往发生在低氧张力的骨髓区域[120]。随着它们的生长，这些转移灶变得缺氧，表达 HIF-1α 并结合缺氧标志物[102, 103]。研究者给小鼠注射 MM-1S-GFP 多发性骨髓瘤细胞后用光声显微镜无创评估血氧饱和度，结果显示在肿瘤发展的 28 天内，肿瘤承载区氧水平下降了 50%，明显低于非承载区，提示肿瘤细胞的增殖促进了缺氧的发展[128]。

（1）缺氧对破骨细胞的影响。低氧和 HIF 对破骨细胞有直接作用。通过直接比较缺氧、HIF 敲低、HIF 诱导和 PHD 酶耗尽等不同干预，多个研究发现 HIF-1α 通过抑制 PHD2 驱动成熟破骨细胞的骨吸收[59, 102, 129, 130]。HIF-1α 破骨特异性失活可拮抗小鼠骨质疏松性骨丢失，提示 HIF-1α 在体内也促进破骨细胞激活和骨丢失[131]。然而，很少有这方面研究直接与癌症骨骼转移有关。

Takemori 等通过经皮应用 100% CO_2 治疗胫骨植入 MDA-MB-231 人乳腺癌细胞，这导致了肿瘤中 HIF-1α 的表达降低，减少了肿瘤驻留破骨细胞的数量和活性，抑制了转移性骨破坏[132]。HIF 诱导的 LOX 是转移前生态位的引物，它也会影响正常的骨稳态，破坏成骨细胞和破骨细胞之间的平衡。与 LOX 受到抑制时相比，LOX 高荷瘤小鼠的骨表面存在更多的破骨细胞和更少的成骨细胞[106, 107]。高水平的 LOX 导致成骨细胞增殖抑制和晚期分化增加，并通过 NFATc1（破骨细胞形成的主控调节因子）核转位，以不依赖于 RANKL 的方式，刺激成熟、活跃的破骨细胞分化[106, 107]。

HIF 还通过间接作用于成骨细胞和周围基质细胞，影响体内破骨细胞的形成和破骨细胞介导的骨吸收。在单核细胞 / 巨噬细胞谱系中条件性敲除 PHD2 后，由于 HIF-2α 介导的促红细胞生成素诱导，导致成骨细胞矿化抑制，诱导破骨细胞生成和骨侵蚀，从而导致骨量减少[133]。然而，更多的数据表明，HIF 对其他骨细胞可能会产生相反的影响。笔者团队最近发现，PHD 酶抑制药 FG-4592 稳定 HIF 并刺激破骨细胞介导的骨吸收，但抑制人类单核细胞向破骨细胞的分化。然而，与成骨细胞共培养增强了 FG-4592 对破骨细胞形成的抑制，并抑制了 FG-4592 驱动的骨吸收[134]。同样，在 PHD2/3 成骨细胞特异性突变的小鼠体内，由于 HIF-2α 介导的 OPG（OPG 是破骨细胞形成和活性的抑制剂）的诱导，其破骨细胞数量较少，骨量高[135]。血清中 OPG 浓度升高也发生在 PHD3$^{-/-}$ 小鼠中，其血清 CTXI 降低，表明破骨细胞活性降低[129]。

(2) 缺氧对成骨细胞的影响。许多体外研究描述了 HIF 对成骨细胞增殖和矿化的抑制作用[102, 136]。低氧诱导肺癌细胞株通过 HIF-1α 依赖的机制上调 ADAM17 并表达和分泌 Sema4D。HIF-1α 诱导的 Sema4D 在体外抑制成骨细胞分化，在肺癌骨转移中，Sema4D 和 ADAM17 的表达与 HIF-1α 表达、分化状态差和溶骨性骨破坏相关[137]。

然而，缺氧和 HIF-1α 通常对体内骨形成有积极作用。遗传学研究确定了 HIF 是如何通过将这个过程与血管生成结合来驱动成骨的。由于缺失 Vhl[138] 或 Phd enzymes[135, 139, 140] 而导致成骨细胞特异性 HIF-α 过表达的小鼠，会过度表达 VEGF 和 EPO，并形成血管密布的长骨，而缺失 HIF 则产生反向表型[138, 141]。同样，在骨折小鼠模型中，使用 PHD 酶抑制药稳定 HIF 可以增加血管密度并刺激新的骨形成，提高骨密度和骨强度[142, 143]。目前关于成骨细胞特异性 HIF 信号在肿瘤骨转移中的作用所知甚少。

在骨祖细胞中条件性敲除 HIF-1α 可以减少骨转移形成的数量。在同一细胞中激活 HIF 促进骨转移，并通过诱导 CXCL12 及与 CXCR4 相互作用增加乳腺癌[144] 和前列腺癌[145] 细胞的扩散。

总的来说，大多数关于破骨细胞和成骨细胞的数据表明，缺氧和 HIF 增强了破骨细胞的形成和活性，驱动骨溶解并支持骨微环境中的转移生长。这通常是通过抑制局部成骨细胞的增殖和分化介导的，尽管低氧下成骨细胞可以促进肿瘤归巢到骨。关于成骨 – 血管生成耦合模型如何转化为低氧转移骨环境，仍需进一步的研究来确定。

6. 骨转移中靶向 HIF 的治疗干预

如图 25-2 所示，缺氧和 HIF 在促进骨转移方面的重要作用，这表明它们是治疗这方面疾病的早期治疗靶点。

抗缺氧药 TH-302/Evofosfamide 治疗 5T33MM 多发性骨髓瘤小鼠模型可诱导骨微环境中肿瘤细胞凋亡[146]。同样，在无胸腺小鼠胫骨骨髓腔移植人乳腺癌 MDA-MB-231 细胞，TH-302 延缓了肿瘤细胞的生长，减少了肿瘤细胞移植后的肿瘤负荷，但不影响骨溶解[147]。然而，这类药物还需要

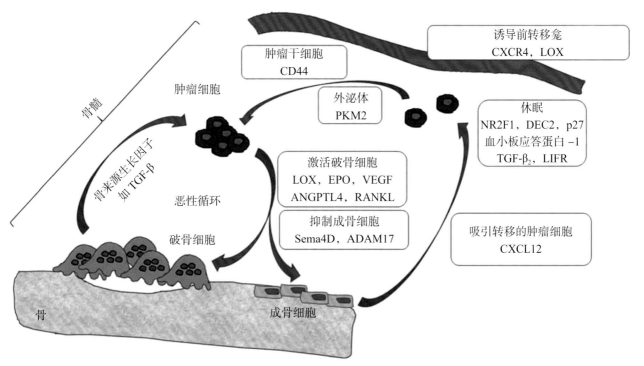

▲ 图 25-2　骨转移中的缺氧信号转导
这张图总结了缺氧和低氧诱导因子诱导的靶基因在远隔原发肿瘤细胞归巢和建立到骨转移部位中的作用

进一步的研究，需要对适合临床试验的患者进行更大的选择，以推进它们的开发[148]。另一种针对缺氧的策略是利用 HIV TAT 蛋白的蛋白转导域 HIF ODD 和酶原 -3 来构建一种叫 TOP3 的复合物。TOP3 在常氧条件下降解，但在缺氧条件下稳定，并通过 caspase-3 引发细胞死亡。TOP3 能够减少 MDA-MB-231 乳腺癌模型中骨转移的数量[102]。

迄今为止，开发 HIF 特异性抑制药的尝试被证明是不成功的[74]。作为一种泛 PI3K 抑制药，ZSTK474 非特异性抑制 HIF 的活性。口服 ZSTK474 可改善 DU145 前列腺癌细胞在体内的骨转移，改善骨结构和骨密度，减少治疗小鼠骨中的破骨细胞数量[149]。作为一种直接靶向 HIF 的替代策略，miRNA 已经在临床前和早期临床试验中进行了研究，尽管到目前为止很少有关于 HIF 调控的 miRNA 对骨转移影响的报道[150]。

三、结论与展望

正常骨微环境的组织氧饱和度相对较低，骨髓中的组织氧饱和度低于骨本身。尽管如此，与相应的正常组织相比，原发性骨肉瘤和转移到骨的癌症是缺氧的，同时表现出较低的氧水平和较强的 HIF 和 HIF 调控基因的表达。尽管有大量研究报道缺氧和 HIF 在骨外肿瘤中的作用，但它们在骨内肿瘤进展中的具体作用相关研究还很有限。

骨肉瘤尤其如此。大多数工作都是在骨肉瘤方面进行的，并且主要是小规模的研究，其结果呼应了骨外原发性肿瘤的研究结论。然而，最近关于 HIF 在尤因肉瘤中驱动不良免疫反应的作用的描述，提示其导致了较差的临床预后，这为进一步的研究提供了动力。

关于缺氧和 HIF 如何驱动骨转移的研究，大量工作确认了 LOX、PKM2 和 LIFR 在调节休眠、骨归巢、增殖和诱导溶骨性病变方面的显著作用。其中一些基因直接影响驱动恶性循环的破骨细胞，从而在骨骼中形成并维持肿瘤生长。然而，研究结果显示 HIF 如何提高破骨细胞的形成和活性，并抑制成骨细胞驱动转移生长，这可能与成骨 – 血管生成耦合模型相矛盾，在这方面需要进行进一步的研究。

由于缺乏特异性抑制药，HIF 的靶向治疗受到阻碍，目前研究体内特异性 HIF 抑制的实验范围仅限于使用 miRNA。以缺氧激活的前体药靶向低氧微环境的方法在治疗方面显示出了一定的前景。

第 26 章　骨肿瘤的能量代谢：原料选择与适应
Energy metabolism in bone tumors: fuel selection and adaptation

Edith Bonnelye　著

侯昌禾　李浩淼　陈 维　译

要 点

- 骨肿瘤可利用丰富多样的代谢原料。
- 强大的能量代谢基因程序允许肿瘤细胞在骨微环境中生存和发展。
- 拟骨作用可能有助于骨肿瘤适应其代谢环境。

　　骨肿瘤包括骨原发性肿瘤，如骨肉瘤（OS），以及骨转移瘤。骨转移常见于多种癌症，但在乳腺癌和前列腺癌中尤其常见。骨肿瘤可发生转移（如 OS 肺转移）、骨相关事件的发生，包括骨折和脊髓压迫、骨疼痛和残疾，这些将导致晚期癌症患者的致残和死亡。了解肿瘤细胞在骨中锚定时的生存和进展机制对于临床治疗的安全性及新生物标志物或治疗方法的识别至关重要。能量代谢的转录重编程是癌症的一个标志，也是现在肿瘤细胞难以置信的灵活性的最好证明，这使它们能够生存、逃脱和适应新环境。因此，识别代谢特征［葡萄糖 – 乳酸（Warburg）、脂肪酸、氨基酸、氧化应激、氧化磷酸化（OXPHOS）等］应该有助于早期骨病变的检测，以及表征肿瘤细胞重编程代谢的检测，从而在整个疾病中提供更好的治疗选择。

一、骨转移性疾病中细胞能量代谢的影像学表现

　　由于骨转移仍然是转移性乳腺癌和去势抵抗性前列腺癌（castration-resistant prostate cancer, CRPC）患者发病的主要形式，早期、准确地骨病变检测，以及治疗期间和治疗后的随访变得至关重要（图 26–1）。在这方面，使用放射示踪剂揭示能量代谢已经显示出检测骨转移的能力。利用葡萄糖类似物 ^{18}F-FDG-PET 进行乳腺癌（BC）和前列腺癌（PC）骨转移的分子成像首次记录了糖酵解代谢[1, 2]。GLUT1 在 BC 和 PC 中过表达并负责 ^{18}F-FDG 的摄取[3]。还有超极化（hyperpolarized, HP）[13]C– 丙酮酸 MRI 已被证明能够实时评估 PC 骨转移中伴有丙酮酸向乳酸的转化和 LDHA[4] 表达的增加的糖酵解途径。

　　除了有氧糖酵解，骨中的癌细胞还可以利用其他的能量来源[5]。事实上，通过使用 [18]F-[18]C 和 [11]C– 胆碱 –PET/CT 前列腺癌骨转移可以在转移到骨的癌细胞中，观测到磷脂代谢的异常调节。有趣的是，骨转移类型似乎与特定的代谢有关，因为溶骨性病变比成骨细胞类型表现出更多的代谢活性，并且更好地通过 ^{18}F-FDG 成像。最近，更多反映肿瘤细胞能量代谢的特异性放射示踪剂被发现，如前列腺癌[6] 中的叶酸水解酶 PSMA。PSMA参与叶酸介导的单碳代谢，这对于嘌呤和 dTMP 生物合成、线粒体蛋白翻译和甲硫氨酸再生至关重要，这使表达它的肿瘤细胞具有增殖优势[7]。

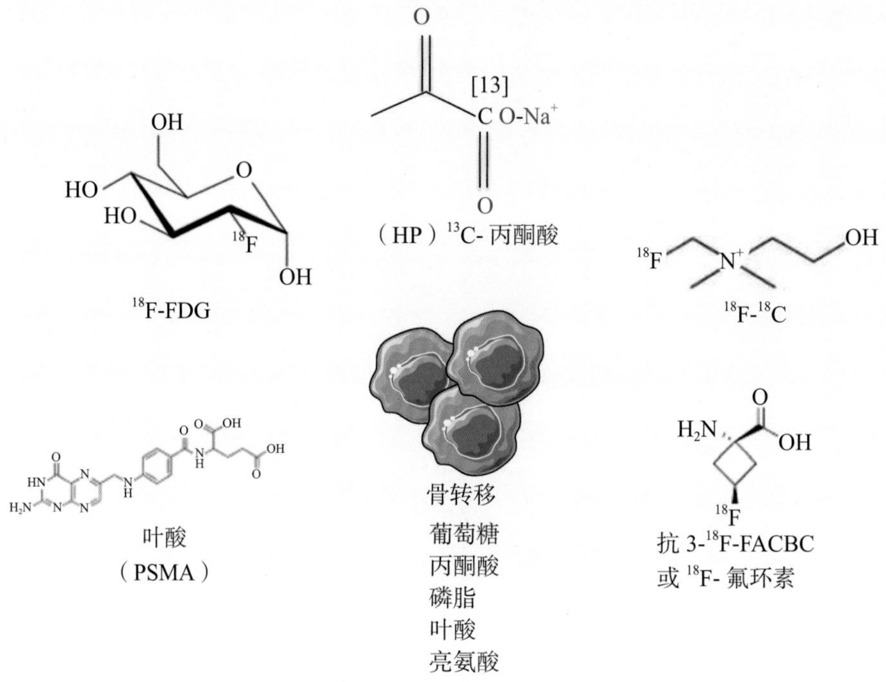

▲ 图 26-1　骨转移瘤能量代谢成像

PSMA 可与 ^{18}F 或 ^{68}Ga 结合用于 PET 观察骨转移灶，但 ^{18}F-PSMA 似乎优于 ^{68}GavPSMA[6, 8, 9]。一种新的 PET 化合物抗 3-^{18}F-FACBC 或 ^{18}F-Flu（氨基酸 L- 亮氨酸的合成类似物）被测试用于检测 PC 复发也被证明可以检测骨转移[10]。亮氨酸是一种必需氨基酸，可从膳食中获得，通过激活 mTOR 信号用于蛋白质生物合成[11]。此外，亮氨酸与胰岛素抵抗、2 型糖尿病（T$_2$DM）和饮食限制亮氨酸有关，可改善小鼠的葡萄糖和丙酮酸耐受性、增加脂肪量和减少瘦体重[11-13]。亮氨酸对葡萄糖摄取、线粒体生物发生和脂肪酸氧化的影响表明，通过 ^{18}F-Flu 检测到的转移到骨的前列腺癌细胞能够代谢亮氨酸，并利用这种氨基酸进行其整体代谢和进展。有趣的是，^{18}F-Flu 在骨病损检出率方面比 ^{11}C- 胆碱具有统计学意义上的更好的性能[14]。

二、代谢物为骨损伤的发展提供了肥沃的土壤

原发肿瘤细胞产生的骨转移必须适应新的代谢环境，以便在包括锚定、休眠和（或）进展阶段的不同阶段为其提供原料。一些研究描述了骨骼中肿瘤细胞使用或产生的代谢物（图 26-2 和表 26-1）。

（一）葡萄糖和乳酸

与许多肿瘤细胞相似，骨转移癌是通过葡萄糖和糖酵解进行进展的[1, 2, 15]。事实上，PC 细胞分泌的糖酵解酶，如 PGK1，可以通过增加成骨细胞活性、骨模拟和降低破骨功能[16] 来调节转移部位的骨形成。此外，葡萄糖通过乳酸途径来产生 ATP，并通过戊糖磷酸途径（pentose phosphate pathway，PPP）来合成对细胞增殖至关重要的核苷酸。因此，对原发性转移性乳腺癌的比较揭示了 PPP 蛋白的不同表达模式，骨转移中 PPP 蛋白和 6PGL 的表达差异与较短的总生存期有关[17]。类似的是，MDA-MB-231 癌细胞被发现释放大量乳酸[18]。事实上，Warburg 等观察到，与对照组相比，携带肿瘤的大鼠肢体中静脉乳酸水平增加[19]。据报道，糖酵解 BC 细胞在骨位点的乳酸释放是由 MCT4 介导的，与其他部位（如脑、肺或肝）相比，该蛋白在骨转移瘤中表达更多[18, 20]。有趣

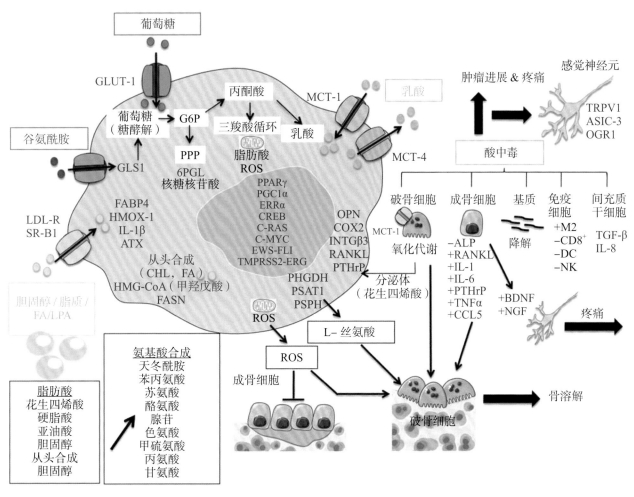

▲ 图 26-2 骨肿瘤中参与能量代谢的代谢产物和分子信号

的是，在骨肉瘤中也观察到 MCT4 和 MCT1 过表达，并与不良预后、肿瘤生长、转移过程和化疗反应相关[21, 22]。此外，在骨骼环境中，肿瘤细胞释放乳酸导致的酸中毒增加可能强烈刺激骨转移的进展，不仅增加了肿瘤细胞的侵袭性，还通过调节骨细胞功能和诱导癌症相关的骨疼痛，这表明转移细胞的能量代谢可能对整体骨生理有重要影响[23, 24]（图 26-2）。更准确地说，低 pH 会直接导致矿化基质的破坏，因为基质的大部分是碱性矿物（羟基磷灰石）。此外，破骨细胞通过 MCT1（一种骨吸收细胞高表达的转运体），摄取乳酸并刺激破骨细胞的吸收活性，将乳酸分解为破骨细胞氧化代谢的代谢原料[18]。成骨细胞也可以感知肿瘤代谢性酸中毒，通过改变 ALP 和细胞外基质蛋白的表达，抑制矿物沉积，从而抑制大部分骨

形成功能[25]。另外，低 pH 诱导促破骨细胞生成因子，即成骨细胞中 RANKL、TNF-α、PTH/PTHrP 受体、IL-6、IL-8 和 CCL5 过表达，通过激活破骨细胞吸收并导致更多的骨破坏，引导骨形成细胞向原表型发展[26]。随着破骨细胞和成骨细胞的加入，间充质干细胞也可能对低 pH 敏感。事实上，酸中毒可以诱导间充质干细胞（MSC）维持并刺激 TGF-β、IL-8 的分泌[27, 28]。低 pH 条件下的 MSC 也可能促进肿瘤细胞的侵袭性、肿瘤免疫逃逸和骨吸收。OS 细胞与 MSC 在短期酸中毒环境共培养可通过 NF-κB 信号（RelA、RelB）和下调 MSC 中的细胞因子分泌（CSF2/GM-CSF、CSF3/G-CSF、CCL5、CXCL5、CXCL1、IL-6 和 IL-8）来刺激 OS 细胞的增殖和侵袭性[29]。最后，细胞外乳酸已经被证明可以通过降低单核细胞活力（与

表 26-1 参与肿瘤骨病变能量程序的基因			
基因 /miR 名称	代谢功能	癌症类型	参考文献
ATX	LPA 合成	BM（BC）	[52, 53]
• *ASIC1-3* • *OGR1，TRPV1*	pH 感应（质子）（乳酸诱导低 pH）	• BM（BC） • 成骨细胞	[36–38, 40, 41]
BDNF	低 pH 诱发	BM（BC）	[42, 43]
Beclin-1	自噬	BM（BC）	[135]
CREB	• 代谢传感器 • Glycolysis-ROS 解毒	BM/OS（BC）	[89, 92]
EEF1D	蛋白质代谢 mTOR 信号	OS	[131]
ERRα	• OXPHOS • Warburg 效应 • 谷氨酰胺，叶酸，乳酸，FA 氧化	BM（BC 和 PC）	[81–83]
EWS/FLI	代谢重编程减少糖酵解	ES	[112]
FABP4	脂质运输	BM（PC）	[49]
FASN	脂肪酸合成	BM（PC）	[51]
GLUT1	糖酵解	BM（BC 和 PC）	[2]
GLS1	谷氨酰胺吸收	OS	[44]
GPNMBr	mTOR 信号	OS	[132]
HMG-CoA	胆固醇（合成）	BM（PC）	[50]
HSP90 *HSP90AA1*	自噬 mTOR 信号通路 ROS/JNK/p38	OS	[139–142]
LDHA	乳酸代谢	BM（BC 和 PC）	[4]
LDLR	胆固醇流入	BM（PC）	[50]
MCT-1	• 乳酸摄取 • 乳酸燃料	• OS • 破骨细胞	[21,22]
MCT-4	乳酸释放	BM（BC），OS	[18, 20–22]
• miR-199a-5p • miR-140-5p • miR-30a	自噬	OS	[145–147]
MYC	糖酵解谷氨酰胺酵解线粒体生物发生	• OS • BM（PC）	[99–101]
NGF	低 pH 诱发	BM（BC）	[42, 43]

（续表）

基因 /miR 名称	代谢功能	癌症类型	参考文献
OCN	• 葡萄糖代谢 • 胰岛素 • 脂质 • 线粒体生物起源	BM（BC）	[181, 182]
P2X7	ATP 门控离子通道 mTOR 信号	OS	[133]
PDK1	丙酮酸代谢	BM（BC）	[55]
PGC1α	多种能量代谢途径	BM（PC）	[67]
PGK1	糖酵解	BM（PC）	[16]
6PGL	PPP	BM（BC）	[17]
PHGDH	L– 丝氨酸生物合成链接 EWS/FLI	BM（BC）	[45, 112]
PPARγ	脂质代谢	BM（BC）	[20, 49]
PRDX2	ROS 代谢	BM（BC）	[56]
PSAT1	• L– 丝氨酸生物合成 • 链接 EWS/FLI	BM（BC）	[45,112]
PSPH	• L– 丝氨酸生物合成 • 链接 EWS/FLI	BM（BC）	[45,112]
Rab5α	自噬	BM（BC）	[135]
RAS	糖酵解，核苷酸合成，OXPHOS	BM（PC）	[103, 106, 107]
SR-B1	胆固醇流入	BM（PC）	[50]
mTOR/S6K	代谢传感器	BM（BC，PC）	[120, 122–124, 137]
TSSC3	ATG5 相关 mTOR 信号自噬	OS	[178]
Wnt/β-catenin	自噬（Beclin-1）	OS	[144]
WT1	自噬，AKT/JNK/GAS1	OS	[143]

BM. 骨转移；ES. 尤因肉瘤；OS. 骨肉瘤；BC. 乳腺癌；PC. 前列腺癌

刺激肿瘤细胞迁移形成对比）、将巨噬细胞重编程为支持肿瘤的 M_2 表型、抑制单核细胞向树突状细胞的分化来影响髓系[30-32]。同样，高乳酸水平通过消耗细胞外葡萄糖存储（T 细胞能量）抑制 $CD8^+T$ 细胞功能，损害产生 IFN-γ 的 T 细胞和 NK 细胞，以及与肿瘤免疫逃逸现象相关的 NK 细胞生成，从而改变淋巴系谱系[33-35]。除了参与骨转移恶性循环之外，乳酸对癌症相关骨疼痛的影响也得到证明[23]。细胞外乳酸诱导的低 pH 可以刺激高表达的酸敏受体，通过刺激骨髓和骨膜的敏感神经元（伤害感受器），包括 TRPV1、ASIC1-3 和 GPCR，从而在骨转移患者中肿瘤疼痛的起源处形成神经瘤[36-38]。有趣的是，TRPV1、ASIC 和 GPCR 也在破骨细胞和成骨细胞中表达[39]。此外，RANKL 处理可刺激破骨细胞中质子（胞外 pH）和溶磷脂双膜受体 GPCR OGR1 的表达水平，并可介导成骨细胞中 RANKL 的表达，以应对乳酸酸中毒[40, 41]。最后，骨髓微环境中的低 pH 刺激骨细胞释放伤害性和炎症介质，如 NGF、BDNF 引起轴突趋化，以及 IL-6、IL-8 和 IL-1 等促进肿瘤相关痛觉过敏[42, 43]。

（二）氨基酸和核苷酸

在乳酸盐以外，一些研究已经确定了与骨转移相关的其他代谢产物。其中一项研究比较了骨 / 肺转移细胞与肝转移细胞，肺和骨转移细胞中谷氨酰胺摄取及谷氨酰胺衍生的三羧酸（tricarboxylic acid，TCA）氧化循环增加，而肝转移时谷氨酰胺氧化降低。最近，转移性 OS 也被描述为需要谷氨酰胺摄取和 GLS1 活性来促进增殖和转移进展。在 OS 中，谷氨酰胺酶抑制诱导糖酵解和 TCA 循环的减少，脂肪酸和嘧啶减少，以及尿嘧啶代谢驱动 β– 丙氨酸和能量代谢向生酮方向转变[44]。

与亲代 MDA-MB-231 细胞相比，高骨转移变异 MDA-MB-231（SA）细胞株全基因组基因表达谱显示，三个参与 L– 丝氨酸生物合成途径的基因，即 PHGDH、PSAT1 和 PSPH 均上调[45]。有趣的是，已知 L– 丝氨酸对破骨细胞的分化至关重要，因此可能有助于骨溶解性骨转移。在源自 PC 的骨转移中，从有或没有诊断为骨转移的高危肿瘤患者中获得的组织显示氨基酸合成和代谢增加（谷氨酸、天冬酰胺、苯丙氨酸、苏氨酸、甲状腺素和腺苷）。骨转移瘤的更有利的数据来源于骨转移瘤中 PC、丝氨酸和亮氨酸中的 BC 和 ^{18}F-Flu 成像也增加[10, 45]。同时，通过拉曼光谱，蛋白质和氨基酸（甲硫氨酸、苯丙氨酸、谷氨酸、丙氨酸、甘氨酸和色氨酸）是随着嗜骨性增加而增加的第二种成分，与亲代细胞系相比，它们在 MDA-MB-231 嗜骨亚克隆 B02 细胞中大量存在。相反，细胞色素 C、DNA 和核苷酸与肿瘤细胞转移到骨[46] 的能力呈负相关。

（三）胆固醇和脂肪酸

PC 骨骼转移的发生率随着年龄和肥胖而显著增加，这两种情况与脂肪细胞的骨髓进行性浸润有关[47, 48]。通过在体内使用饮食诱导肥胖模型，Herron 等证明了骨髓脂肪对骨骼前列腺肿瘤[49] 的生长和进展的刺激作用。他们证明，来自骨髓脂肪细胞的脂质在肥胖小鼠的前列腺骨骼肿瘤和 PC 患者的骨转移样本[49] 中诱导 FABP4、脂质伴侣、IL-1β 和 HMOX-1 的表达。骨转移瘤中脂肪酸（花生四烯酸、硬脂酸、亚油酸）的代谢也比正常骨和 PC 组织[50] 增加。他们还注意到前列腺癌骨转移中胆固醇的高水平与胆固醇内流中酶的强烈免疫组织化学染色有关（LDLR，SR-B1），这些酶将胆固醇分解为肿瘤细胞的代谢原料。肿瘤细胞中胆固醇的重新合成也是通过 PC 骨转移细胞中 HMG-CoA 还原酶的高表达实现的，这种酶催化 HMG-CoA 还原成 mevalonate，即一种胆固醇前体[50]。更有力的数据的显示，在 90% 的 CRPC 骨转移中观察到 FASN 的表达，并且在 39% 的[51] 骨转移中与组成性活性 AR-V7 共表达。选择性 FASN 抑制药通过抑制葡萄糖与脂类（油酸、棕榈烯酸和膜脂成分）结合，积累多不饱和脂肪酸（二十二碳五烯酸、二十二碳六烯酸、二十碳五烯酸和花生四烯酸），增加肉碱代谢导致内质网应激和抑制蛋白质合成，拮抗 CRPC 生长[51]。在 BC 中，产生 LPA 的 ATX 在动物模型中促进了骨转移的进展，并且该酶在 25% 的骨转移中表达[52, 53]。此外，通过 LC-MS 分析成熟破骨细胞分泌组学，显示破骨细胞 AA 分泌增加，LPC 减少。这种脂质破骨因子的变化刺激 BC 细胞系的生长、迁移和生存，静脉注射破骨分泌脂质加剧了在体内的 Py8119 细胞骨转移。它们还刺激 BC 细胞[54] 中的促转移基因、OPN、COX-2、整合素 –β₃、RANKL、PTHrP 和 IL-1β 的表达。有趣的是，通过拉曼光谱在 BC 中发现相反的结果，表明脂质（三酰甘油、胆固醇、脂肪酸和膜脂）与骨转移能力[46] 成反比。

（四）ROS

在肺和骨转移癌中也表现出线粒体活性的增加及 ROS 的产生增多[55]。这些代谢差异是由于 HIF-1α 在肺和骨转移中的减少导致 PDH 编码基因的减少，PDK1 和 PDH 失活，阻断丙酮酸向乙酰 CoA 的转化并抑制 TCA 循环[55]。相比之下，在肺转移乳腺癌细胞中高表达的抗氧化蛋白 PRDX2 对肺和骨微环境的影响不同。事实上，在肺转移乳腺癌模型中，高水平的 PRDX2 有助于减少 ROS 产生和刺激转移性进展，而在骨转移模型中，PRDX2 诱导了骨溶解性进展的抑制[56]。由于破骨细胞需要高能量，而骨吸收细胞中含有大量的线粒体，这是 ROS 的主要来源。有趣的是，破骨细胞在 RANKL 诱导分化、激活和刺激骨破坏过程中，将 ROS 作为二级信号分子刺激骨破坏[20, 57]。相反，通过 Sirt1 去乙酰化 FoxO 可以阻止 FoxO 与 β-catenin 的关联，并增强 Wnt 信号，导致 ROS 减少和刺激成骨细胞增殖[58, 59]。同时，通过拉曼光谱和多变量曲线分辨率（multivariate curve resolution，MCR）分析，Marro 等发现 B02/PRXD2 细胞中的脂质、核苷酸和细胞色素 C 水平高于 B02 细胞，而氨基酸水平较低[46]。

三、骨肿瘤中的重编码基因

（一）转录因子和辅助因子

PPARγ 是参与脂肪细胞谱系、产热和有丝分裂[60] 的能量代谢的主要调节因子。在衰老过程中，Cebpβ/PPPAγ2 活性增加或 TGF-β/BMP、Wnt/β-catenin 和 IGF-1 信号通路表达减少，诱导间充质干细胞转分化，造成不平衡的促脂肪细胞和抗成骨细胞间的充质干细胞分化[61]。这些变化导致成骨细胞分化减少，脂肪细胞形成增加，从而形成一种新的骨微环境代谢状态，有利于脂质富集。这个网络的主基因是 Cebpβ 和 PPARγ，这两个关键的转录因子启动了其他因子的级联，增强脂肪细胞的分化。内源性配体，包括通过 COX 从 AA 中衍生而来的 15d-PGJ2，以及脂氧酶亚油酸、9-HODE 和 13-HODE 激活 PPARγ 促进脂肪形成的进程[48, 60, 61]。在骨转移中，15d-PGJ2 抑制 MDA-MB-231 的活性、迁移、侵袭和 PTHrP 的产生。用 15d-PGJ2 处理 MDA-MB-231 的条件培养基也降低了成骨细胞中 RANKL/OPG 的比例。皮下注射 15d-PGJ2[20] 也限制了 MDA-MB-231 细胞诱导的骨溶解病变进展，与血清 PTHrP 水平的变化相一致。有趣的是，有研究在 PC 骨转移中描述了 FABP4 和 PPARγ 通路的相互作用，揭示了 PPARγ 在侵袭性骨转移性 PC 细胞中的促癌功能[49]。在一项研究中，Yen 等表明，15d-PGJ2 通过 ROS 介导 JNK 激活、p-Akt 下调和 PKA-PLK1 通路促进细胞凋亡，是 OS 的潜在调节因子[62]。除了配体外，PGC1α 也可以刺激 PPARγ 活性[48, 60, 61]。

PGC1α 主要通过核转录代谢程序作为多种能量代谢通路的主控调节因子而被人们所熟知[63-66]。在骨转移中，PGC1α 的增加抑制了 PC 骨病变的发展，综合代谢组学和转录组学显示，PGC1α 诱导分解代谢状态，其特征是反向 Warburg 效应、高 ATP 生成、脂肪酸和乳酸的生成受限[67]。这种代谢调节依赖于 PGC1α 与核受体 ERRα 的相互作用：高水平的 PGC1α（PGC1α^high/ERRα）对 PC 肿瘤抑制，低水平（PGC1α^low/ERRα）促进 PC 进展[67, 68]。

与 PPARγ 相似，ERRα 是一种深度参与转录代谢程序（脂肪生成、脂肪生成、热生成和新糖生成）的核受体。在癌症中，ERRα 参与代谢应激、耐药性和能量重编程（糖酵解、丙酮酸、OXPHOS、脂肪酸氧化、谷氨酰胺、乳酸和单碳代谢）的快速反应[68-73]。在骨骼中，ERRα 参与成骨细胞的形成、破骨细胞的分化和极化[74-77]。该受体也与 MYC 一起被认为是破骨细胞代谢状态的主要调节因子，通过 RANKL 途径调节，并处于破骨细胞分化所需的氧化状态的代谢转换起点[78]。此外，胆固醇被怀疑在破骨细胞中激活 ERRα 活性，而在成骨细胞培养中抑制 ERRα 可诱导向脂肪细胞谱系转变，表明低水平的 ERRα 可能有助于骨微环境的脂质富集[79, 80]。在骨肿瘤学中，

ERRα 被发现具有双重功能，因为该受体分别在 BC 和 PC 骨转移进展中充当抑制因子和肿瘤促进因子。为了理解功能上的二元性，ERRα 与 BC 骨转移相关，限制破骨细胞分化和 CD8[+]T 淋巴细胞募集。与此同时 OPG、CCL17 和 CCL20 表达水平升高，TGF-β_3 信号通路受到抑制[81, 82]。相反，由于骨重塑（成骨细胞和破骨细胞）增加，肿瘤细胞中 VEGF、Wnt5a 和 TGF-β_1 表达水平增加，并通过肿瘤相关基质细胞中 periostin 的上调形成活跃的转移生态位[83]。

除了 PPARγ 和 ERRα，PGC1α 还可以与其他核因子相互作用，包括调节 Nrf1-2、FoxO3a 和 CREB 的转录活性[63, 64]。Nrf1-2 和 FoxO3a 是有丝分裂形成、抗氧化防御和对代谢应激快速反应的主要调控因子[84, 85]，CREB 作为代谢感受器，参与对营养受限的适应、糖酵解（乳酸产生），以及过氧化氢酶对 ROS 的解毒[86-88]。在骨肿瘤学中，MDA-MB-231 BC 细胞比非转移性 MCF-7 细胞表现出更高的 CREB 表达，而 CREB 的表达被一些可溶性因子上调，如 IL-1、IGF-1 和 TGF-β，这些因子与骨转移进展相关[89]。更准确地说，IL-1β 通过 NF-κB 和 CREB 刺激 Wnt 信号，促进骨髓中 BC 肿瘤干细胞集落形成和骨转移进展[90]。进一步研究证实，MDA-MB-231 细胞引起的骨质溶解病变被无效结合体（K-CREB）抑制[89]。CREB-AP1 也参与骨肉瘤的治疗反应，以及 BC 中 PTHrP、OPG 和 BSP 的调控，而这些调控与肿瘤转移和骨破坏密切相关[89, 91, 92]。此外，BC 中 SREBP-2 同样受 CREB 的转录控制，诱导 MMP 的表达，而 MMP 是骨转移进展中的关键基质降解酶[93]。总之，如果所有这些关于能量代谢主调控因子（与辅助激活因子 PGC1α 相关）的研究表明它们参与骨病变的进展，那么它们在骨肿瘤中的代谢功能仍然难以确定，即使 4T1 模型中 ERRα 的表达增加与原发肿瘤中的糖酵解表型相关，即 Glut1、PGC1α、PGC1β、Cytc、Ldha 和 Sod2 mRNA 水平增加，而 Mcad、Pdk1、Ldhb 和 Mct1 的 mRNA 水平降低[94]。

另有两个转录因子 Myc 和 Ras 也都与骨肿瘤相关，并参与能量代谢：糖酵解、谷氨酰胺水解和线粒体生物发生，使细胞（肿瘤细胞、破骨细胞）葡萄糖和谷氨酰胺依赖于 c-Myc，并增加糖酵解产生乳酸、核酸合成，增加 NADH 穿梭和 Ras 信号通路的耗氧量[95-98]。*MYC* 致癌基因参与了人 OS 的发病机制，在 MYC 失活后，OS 表现出对 [18]FDG 吸收的轻微减少，但与正常骨相比肿瘤中 [18]FDG 水平依然偏高[99]。此外，OS 细胞的突变驱动 c-Myc 过表达，诱导 OS 成骨细胞分化和异位骨形成[100]。在 PC 中，c-Myc 可能通过 ER-β_2 的上调参与溶骨性病变，而 ER-β_2 可以调节骨病变进展的刺激因子 Runx2、TWIST1 和 DKK1[101, 102]。对于原癌基因 *Ras*，临床研究表明 H-Ras 密码子 61.2 突变可能对前列腺癌骨转移具有一定的预测作用[103]。此外，骨是转移性甲状腺滤泡癌（follicular thyroid carcinoma，FTC）最常见的初始部位，而 *Ras* 突变是其中最常见的突变（55%）[104]。致癌 *Ras* 促进 DU145 向包括骨在内的多种器官转移，Ras、RalGEF 或 Wnt 下游效应信号通路的激活和 Runx2（人 Runx2 中的 S294 和 S312）磷酸化可导致骨转移[105-107]。此外，在胰腺癌中发现 OPG 的产生水平与 *KRAS* 突变状态呈正相关，提示骨转移进展与此相关[108]。在通过 Cut 和同源框 DNA 结合域（ONECUT2）刺激转移至骨的肺腺癌中也观察到 Ras 的上调和激活[109]。此外在 PC 骨转移中，Ras 信号可以被 Myc 信号（MAZ）调节[110]。类似的是，在 89% 的 PC 骨转移中发现突变的信号素（SEM4D）受体 Plexin-B1 通过增加活性/非活性 R-Ras 的比例来刺激细胞运动和侵袭[111]。上述研究描述了众所周知的能量代谢调节剂（ERRα 和 CREB，原癌基因 *Myc* 和 *Ras*）在骨转移中的表达，表明它们在骨肿瘤学中也具有同样的功能。

（二）*EWS-FLI* 和 *TMPRSS2-ERG* 基因融合

在 PC 中，ETS 家族转录因子 Fli 与 EWSR1 的融合与代谢变化和侵袭性有关。首先，驱动尤因肉瘤的 EWS/FLI 融合是 ES 中代谢重编程的主要调节器。EWS/FLI 功能导致糖酵解降低（己糖激酶 –1 表达降低），细胞外酸化率降低，其线粒体膜电位表明氧化代谢和生物合成降低 [112]。这种糖酵解中间产物的减少与 PHGDH、PSAT、PSPH 和丝氨酸氢甲基转移酶（SHMT1 和 SHMT2）表达增加有关，这些酶参与糖酵解中间体 3– 磷酸甘油合成丝氨酸和甘氨酸，有助于生物合成途径（蛋白质、脂质和核酸合成的前体）和 1– 碳代谢（甲基供体循环和表观遗传状态）[112]。

TMPRSS2 与一种 ETS 转录因子 ERG 的融合，也通过糖酵解向 FA 代谢的转换影响前列腺癌中的代谢。糖（葡萄糖、甘糖、麦芽糖）水平下降可能是由于快速消耗葡萄糖和脂质代谢水平升高导致〔磷酸胆碱、磷酸乙醇胺、胆碱相关代谢物、脑酸、2– 羟基苯二甲酸和三糖酸（C23：0）〕，如在 TMPRSS2-ERG+ 细胞和患者中观察到的那样 [113, 114]。神经鞘脂途径的减少和酰基肉碱的增加证实了 ERG 阳性 PC 标本中 FA 代谢的改变 [115]。脂质代谢的增加与既往研究一致，表明肥胖主要与 ERG 阳性肿瘤预后较差有关 [116]。脂质代谢的增加与 ACACA、FASN、CPT1 和 ASCL3 表达水平的增加有关，与 ACO2 表达水平的降低有关。同样，CPT2、EHHADH 和 ACSL1 也有所下降 [115]。在糖代谢方面，高 ERG 与 PKM2、6PGL、TKT 和 RBKS 的表达增加有关，这表明 ERG 可能将糖类中间体定向到 PPP [113]。同样有研究报道了精胺、腐胺、葡萄糖酸和柠檬酸的水平的降低，以及色氨酸、酪氨酸、异亮氨酸、天冬氨酸和嘌呤分解代谢的代谢物（肌苷、黄嘌呤、腺嘌呤和尿酸）的水平增加 [113-115]。有趣的是，TMPRSS2/ERG 最近被认为是 PC 的促骨转移因子，它通过直接调控 EY-1、I 型胶原 α1 链和 ALP 表达来增强成骨细胞表型 [117]。目前，TMPRSS2/ERG 在骨肿瘤学中作为能量代谢调节因子的功能有待进一步研究。

（三）mTOR：糖酵解和自噬

mTOR 可以感知营养物质（氨基酸和葡萄糖）、氧气和应激的变化，参与蛋白质和脂类合成等合成代谢过程，刺激糖酵解，抑制自噬，从而促进肿瘤细胞增殖和进展 [118]。在骨中，mTOR 可能与 PPARγ 信号通路、Wnt/β-catenin 信号通路及 RANK/RANKL 相互作用，从而参与骨稳态 [119]。在骨转移中，mTOR 在 BC 细胞锚定阶段早期参与骨内成骨生态位的建立，因为成骨细胞（N– 钙黏蛋白）和肿瘤细胞（E– 钙黏蛋白）之间的黏附连接激活 mTOR，刺激 eIF4、蛋白质合成、肿瘤细胞的增殖和生存 [120, 121]。在 ATP 充足条件下，通过 TRAP-1 失活营养感受器 AMPK，来刺激骨转移扩散，防止自噬，刺激迁移，克服代谢应激 [122]。在 AMPK 激活被抑制的同时，Akt/mTOR/S6K1 在 MDA-MB-231 细胞转移至骨的 TNBC 模型中被发现高度激活 [123]。在 PC 中，抑制 mTOR 还可能通过限制体内 PC3 细胞诱导的骨定植和溶骨性病变，以及抑制破骨细胞生成和刺激成骨细胞活性来改变骨转移进程 [124]。除了骨转移瘤，原发肿瘤和转移性骨肉瘤的基因筛查和常见插入位点（common insertion site，CIS）分析发现，在 PI3K-AKT-mTOR 中富集 OS 相关基因：*RAF1*、*AKT2*、*YWHAE*、*GAB1*、*GRB2*、*GSK3B*、*EIF4E*、*PTEN*、*MCL1*、*SEMA4d*、*NF1*、*SEMA6d* 和 *ZFP217* [125]。其中，已知的五个基因与能量代谢有关：*AKT2*（胰岛素刺激的葡萄糖摄取和糖酵解）、*GSK3B*（线粒体功能和肝能量平衡）、*EIF4E*（介导细胞能量对 mRNA 翻译和蛋白质合成的影响）、*PTEN*（自噬，自噬）和 *MCL1*（线粒体，对葡萄糖的反应，凋亡）[126-130]。此外，EEF1D 的上调和 GPNMB 通过促进 Akt-mTOR 信号通路促进 OS（MG63 和 U2OS 细胞）增殖和转移 [131, 132]。ATP 门控离子通道 P2X7 在 OS 中也高度表达，并刺激 mTOR/HIF-1α/VEGF 信号通路促进人（HOS）/MNNG 的生长和转移 [133]。

癌症进展也可归因于自噬功能障碍，自噬是一种动态分解代谢过程，在促进细胞生存和细胞死亡方面具有双重作用 [134]。Rab5a 是一个调节囊泡交通的小 GTPase，其调节的自噬小体的形成与乳腺高级别异常增生相关，并且可以与 Beclin-1 一起在骨转移中被检测到[135]。HGF/Met/HIF-1α 轴也与自噬失败和骨转移的抑制相关[135]。在 OS 中，TSSC3 与 ATG5 表达呈正相关，并通过灭活 Src 介导的 PI3K/Akt/mTOR 通路抑制 OS 细胞的增殖、迁移和侵袭，从而促进自噬[136]。然而，mTOR 和 OS 自噬之间的联系也被证明，mTOR 抑制药和自噬抑制药的联合使用可以促进 OS MG-63 细胞的凋亡[137]。在 OS 中，自噬被描述为一种肿瘤生存和细胞保护机制，在应激条件下为肿瘤细胞提供能量，并降低药物敏感性[138]。事实上，与 HSP90 及其家族成员 HSP90AA1 相关的研究将骨肉瘤中的自噬描述为一种细胞保护过程，并与耐药性有关[139-141]。3-MA 抑制自噬降低了 OS 细胞的增殖率并促进细胞凋亡，逆转了 OS 细胞中低水平 HSP90（geldanamycin）或高水平 HSP90AA1 引起的自噬诱导的细胞保护作用[139]。他们进一步表明，HSP90AA1 通过破坏 PI3K/AKT/mTOR 通路诱导自噬[141]。除 mTOR 外，ROS/JNK 也是 OS 自噬的关键调控因子。Ma 等曾报道华蟾毒素可以通过激活 ROS/JNK/p38 轴来触发细胞凋亡和自噬[142]。转录因子 WT1 也通过 AKT/JNK 通路和 GAS1 的表达与 OS 自噬相关[143]。研究者通过研究 Wnt/β-catenin 信号通路在诱导 OS 自噬中的作用，发现激活 Wnt/β-catenin 通路可增加过表达 beclin-1 的 OS 细胞对吉西他滨诱导的细胞死亡的敏感性[144]。一些 miRNA 也与自噬调节相关，并在化疗的耐药或敏感性中发挥重要作用。直接靶向 beclin-1 的 miR-199a-5p 可抑制顺铂介导的自噬并重新增强被药物所抑制的 OS 增殖[145]。化疗后的 OS 中也可以观察到 miR-140-5p 表达，而过表达的 miR-30a 增强 Dox 刺激细胞凋亡，抑制自噬[146, 147]。

（四）成骨和破骨因子：拟骨作用和能量代谢

一些在骨生理学中发现的因素最近被认为与代谢综合征有关。RANKL 和 OPG 是成骨细胞来源的旁分泌细胞因子，它们对破骨细胞的功能至关重要，通常在 BC 和 PC 中检测到，并在骨转移瘤中高表达[148]。最近，流行病学研究将 OPG 与绝经后女性和肥胖青少年的糖尿病前期和 2 型糖尿病胰岛素抵抗联系起来[149-152]。在糖尿病（2 型）肾病和心血管风险（1 型）中也发现血清 OPG 升高[153-155]。其他研究结果表明，OPG 对非酒精性脂肪肝的病理生理改变具有共同的防御作用[156]。此外，RANKL 被认为是 2 型糖尿病发生的预测因子，RANKL 基因的表观遗传调控（甲基化）对肥胖和脂肪因子水平有影响[157]。此外，肝细胞特异性 RANK 敲除小鼠可预防在高脂饮食 4 周后突变小鼠中诱导的胰岛素抵抗[158]，小鼠中过表达 RANKL（HuR-ANKL-Tg++）可导致肌少症，而抑制 RANKL（Denosumab）和 OPG 可改善肌肉胰岛素敏感性、葡萄糖摄取并减少肌肉生长抑制素[159]，证明 RANKL/RANK/OPG 轴可能参与骨肿瘤细胞的能量代谢。有趣的是，在癌症和代谢界面发挥核心作用的 ERRα 是 BC 细胞中 OPG 和 RANK 的直接调控因子，可以抑制骨转移进展，这表明 RANKL/RANK/OPG 轴除了影响破骨细胞外，也参与转移到骨的肿瘤细胞中 ERRα 的能量重编程功能[81, 94, 160]。在骨细胞中发现的其他因素，如骨膜蛋白（一种分泌的细胞黏附蛋白）和硬化蛋白（一种主要由骨细胞释放的含半胱氨酸结的蛋白），也与代谢综合征和骨转移有关。更准确地说，骨膜蛋白可促进肝脂肪变性和高甘油三酯血症，并在肥胖和 2 型糖尿病患者血浆中升高，并与血糖和血脂相关[161, 162]。相比之下，除了骨量增加外，Sost-/- 小鼠还表现出与胰岛素敏感性增加相关的脂肪组织积累减少[163]。在患有 1 型糖尿病的儿童和青少年中也发现了高水平的硬化蛋白，并被描述为肥胖患者早期动脉粥样硬化的生物标志物[164, 165]。与 OPG/RANKL 轴相似，骨膜蛋白和硬化蛋白是 BC 衍生的溶骨性病变的标志物，提示这两种因素都可能影响骨转移的能量代谢[166-169]。与骨标志物一致，Runx2 在骨髓瘤和高转移 BC 和 PC 细胞中异常表达，并与骨转移进展相关[107, 170-172]。有趣的是，Runx2 还与分解代谢过程相关，可以通过刺激转移性 BC 细胞 LC3B 小泡的运输来增强自噬[173]。Runx2 也可以改变 BCa 细胞的糖代谢。它与糖酵解基因表达相关：增加葡萄糖摄取和 Runx2 基因敲低可增加对二甲双胍的敏感性[174]。相反，葡萄糖通过激活 PI3K/Akt 通路刺激成骨细胞 Runx2 和 OPN 和 OCN[175]。有趣的是，OPN 参与动脉粥样硬化和高血糖，并且在侵袭性 BC 和 PC 细胞中也高表达。它作为促骨转移因子，被认为是 OS 的生物标志物[176, 177]。如果 OPN 与原发肿瘤增殖、血管生成、侵袭和肿瘤细胞的非锚定扩张有关，那么它也被认为是葡萄糖代谢的调节剂[178, 179]。OPN-a（而不是 OPN-c）能通过 STAT-3 和 sn– 甘油 –3– 磷酸胆碱刺激脂质信号，增加葡萄糖水平，同时下调 BC 的乳酸和牛磺酸水平[179]。OPN-a 刺激细胞葡萄糖水平可能为 OPN-c 介导的抗缺氧提供能量来源，这提示 OPN 可能支持循环肿瘤细胞的生存。除了 PI3K/Akt 通路外，葡萄糖还可以通过 FoxO1 激活上调 OPN，而 FoxO1 激活与胰岛素抵抗和糖尿病密切相关[180]。OCN 是与能量代谢相关的主要成骨激素之一。OCN 由成骨细胞分泌，释放到血液中活跃的低羧化活性 OCN 作为一种激素，可通过增强葡萄糖摄取和增加肌肉中的线粒体生物合成来调节能量代谢，增加胰腺中的胰岛素产生，增加胰岛素敏感性，减少肝中的脂质积累，并刺激脂肪组织中脂联素的表达[181]。最近，有临床和临床前研究鉴定了 BC 骨转移中的循环 OCN 阳性细胞（circulating OCN-positive cell，cOC）。进展性疾病组 cOC 基线较高，骨转移的无病生存期降低。在小鼠中，当组织学检测到微转移而生物发光成像未观察到明显转移灶时，可观察到 cOC 的早期升高，并且其表达与骨转移肿瘤负荷相关[182]。

四、针对骨内肿瘤细胞能量代谢的治疗

临床前研究发现，PI3K/mTOR 抑制药西罗莫司在乳腺癌和前列腺癌骨转移中通过抑制破骨细胞和刺激成骨细胞来抑制骨溶解病变的进展[124, 183, 184]。有趣的是，西罗莫司还可以通过宿

主基质细胞刺激 OPG 分泌，抑制溶骨性病变[185]。BOLERO-2 研究的最终结果表明，依西美坦与依维莫司（mTOR 抑制药）联合治疗可以降低骨疾病进展，单独抑制依西美坦观察到的骨转换和骨吸收增加，从而产生有益的效果[186-188]。依维莫司也能降低 OS 中的 mTOR[189]。地诺单抗是一种靶向 RANKL 的全人单克隆抗体，可抑制破骨细胞分化，减少 BC 和 PC 患者的骨转移进展，并已被证明可改善肌肉力量、胰岛素敏感性、小鼠的葡萄糖摄取，表明它也可能调节肿瘤细胞的能量代谢[190-192]。有趣的是，非常常见的用于治疗转移性骨病的药物氨基双膦酸盐（N-BP）会阻止甲丙酸途径的丙烯基蛋白转移酶，而甲丙酸途径是在胆固醇和雄激素合成等甾醇类异戊二烯中发挥关键作用的主要代谢途径[193, 194]。其他甲丙酸途径抑制药包括他汀类（阿托伐他汀、氟伐他汀、辛伐他汀），是一类针对甲丙酸途径限速酶 HMG-CoAR 的降脂药物，在骨转移治疗和预防颌骨骨坏死中也有描述[195-197]。脂肪抑素靶向 SREBP-2，特异性抑制 SCAP 并阻止 SREBP 活化，可减弱 BC 在体内诱导的骨溶解[91]。此外，辛伐他汀和二甲双胍（AMPK 活性激活药）的联合通过刺激 AMPK 活性和降低 HMG-CoAR，降低 PC 细胞中细胞总胆固醇及其合成，协同降低 CRPC 细胞活力和转移特性[198]。有趣的是，关于他汀类药物的作用，研究表明胆固醇激活 ERRα 可介导辛伐他汀和唑来膦酸对破骨细胞、肌肉和巨噬细胞的作用，这表明他汀和 N-BP 可能通过核受体介导其对骨转移的影响[79]。除了转移外，辛伐他汀还通过调控 RhoA-AMPK/p38 MAPK 信号通路诱导 OS 细胞株凋亡，并通过香叶基化和 c-Jun 激活发挥抗癌作用[199]。洛伐他汀、N-BP 和二甲双胍也通过增加多柔比星和顺铂的细胞毒性提高 OS 细胞对多柔比星和顺铂的敏感性[200]。在脂质代谢调节中，NADPH 氧化酶的激活通过至少三种信号通路参与 LPA 刺激骨溶解，包括 LPA、RANKL 和 TGF-β、NADPH 氧化酶抑制药藻蓝素（抗氧化：ROS 抑制药），他汀类药物可以减少 LPA 产生驱动的骨溶解转移[201]。

最后，选择性 FASN 抑制药通过代谢重编程[51]拮抗 CRPC 生长，流行病学调查表明，在接受芳香化酶抑制药治疗的患者中，摄入 ω-3 可增加骨密度并减少骨溶解[202]。

结论

原发骨肿瘤和骨转移的发展有多种机制，其中代谢灵活性（使肿瘤细胞能够适应营养物质的波动）正成为骨转移细胞存活的关键步骤，提示靶向能量代谢可能是骨肿瘤的新的治疗途径。目前，在代谢综合征中已经发现了一些与骨拟态相关的基因，这些基因参与了代谢产物（糖、脂）的代谢，表明它们不仅与骨微环境的改变有关，如破骨细胞、成骨细胞、CAF 或免疫细胞，也与能量原料的使用、重编码、适应生存、骨病损的发展相关。另外，在代谢疾病中发现的能量代谢途径中的主要调控基因和协同调节因子也应形成新的研究方向，以破译肿瘤细胞在骨锚定、生存、休眠和进展中的新作用机制。总之，识别代谢特征不仅可以构成新的治疗途径，而且可以成为监测肿瘤代谢状态的新手段，有助于更好的个性化治疗。

Part I 细胞可塑性和肿瘤异质性
Cell Plasticity and Tumor Heterogeneity

第27章 骨转移的上皮–间质转化过程
EMT process in bone metastasis

Dingcheng Gao Xiang H. -F. Zhang Erik W. Thompson Vivek Mittal 著

侯昌禾 李浩淼 陈 维 译

上皮–间质转化（EMT）最初被描述为发育过程中包括中胚层、神经嵴、心脏瓣膜、腭发育和肌肉发育的基本过程[1-3]。在 EMT 过程中，上皮细胞由极化的鹅卵石样细胞向可迁移的梭形间充质细胞转变。除了形态上的改变，进行 EMT 的细胞还表现出分子水平的改变，上皮标志物 E- 钙黏蛋白、闭合蛋白和 EpCAM 的表达减少，间充质标志物 N- 钙黏蛋白、波形蛋白和纤维连接蛋白的表达增加。几个信号通路（包括 TGF、BMP、FGF、EGF、HGF、Wnt/β-catenin 和 Notch）调节EMT，并涉及转录和转录后过程。

EMT 在发育中的作用已牢固确立。最近的研究已经开始证明，EMT 程序被肿瘤细胞利用以促进肿瘤进展，尤其是在转移和治疗耐药性的发展过程中[2, 4, 5]。高质量的研究提供了令人信服的证据，表明 EMT 与肿瘤进展中的多个关键步骤相关。然而，EMT 在转移形成中的确切作用和必要性也引发了争议[6, 7]。在这一章中，我们将重点讨论在癌症进展中发生的 EMT，重点是骨转移的发展，并探讨新的抗癌症转移的治疗机会。

一、EMT 在生理过程和癌症中的作用

根据生理或病理生理背景，EMT 被分为三种亚型：发育型（Ⅰ型）、纤维化和创面愈合型（Ⅱ型）、癌症型（Ⅲ型）。

了解 EMT 在发育中的生理过程非常重要，因为所有 EMT 过程中通常共享标记和关键信号通路，这已经在多个综述中进行了描述[8-10]。简而言之，Ⅰ型 EMT 发生在胚胎发育过程中，包括胚胎着床、胎盘形成、原肠胚形成和神经嵴形成[1]。通过 EMT，受精卵发育成多胚层；外胚层的上皮细胞迁移并分化为中胚层，然后分化为内胚层细胞。值得注意的是，Ⅰ型 EMT 是胚胎发育过程中经过生理性程序编码的改变，不涉及任何病理事件。此外，在原发性 EMT 之后，间充质细胞能够恢复成上皮表型，间质–上皮转化（MET）对器官的形成[2]至关重要。Ⅱ型 EMT 参与组织再生和器官纤维化。这是指炎症细胞释放 TGF-β、PDGF、FGF 和 MMP 等 EMT 诱导因子，刺激正常功能上皮细胞进行 EMT，导致广泛的器官纤维化[9]的一种病理状态。Ⅲ型 EMT 涉及癌症的发展，将是本章的重点。

二、原发性肿瘤的 EMT 和转移性播散

自 EMT 在癌症进展中的首次描述以来，EMT 一直被认为与转移有着内在的联系[9, 11]。EMT 赋

予肿瘤细胞包括增强移动性、侵袭性和抵抗凋亡刺激的特性。所有这些特征都有利于肿瘤细胞的侵袭、存活和转移。此外，作为 EMT 的结果，肿瘤细胞获得化疗耐药性并表现出干细胞性，增加了启动继发肿瘤[12] 的潜力。

近年来，关于 EMT 在体内转移形成中的必要性存在着激烈的争论。采用活体成像方法显示单个乳腺癌细胞通过激活 EMT 促进 TGF-β-Smad2/3 信号[13] 获得了用于血行转移的移动性。事实上，在小鼠自发肿瘤模型的转移过程中也观察到 EMT，在 MMTV-PyMT 转基因小鼠的肺中播散性肿瘤细胞表达了一种间质标志物 FSP-1，表明 EMT 参与了肿瘤播散[14]。在 DMBA/TPA 诱导的皮肤肿瘤模型中，Twist 作为主要的 EMT 促进信号之一参与了肿瘤侵袭、肿瘤细胞播散和外渗[15]。在 KRAS 介导的自发性胰腺肿瘤模型中也显示了 EMT 的直接证据，该模型发展为肝转移[16]。在原发肿瘤发展的早期，甚至在严格的组织学分析发现恶性肿瘤之前，原发病灶中就发现了 EMT 肿瘤细胞。这些 EMT 后的肿瘤细胞表达了典型的间充质标记物，包括纤维连接蛋白、ZEB1 和 FSP-1，而失去了E- 钙黏蛋白的表达。重要的是，EMT 后肿瘤细胞代表了大部分转移性肿瘤细胞，这些转移性肿瘤细胞在肝播散。然而，这些方法仅限于研究体内转移过程中的独立观察窗口（包括原发肿瘤部位、外周循环和远处转移器官）中的 EMT 事件，并被认为是 EMT 在多步转移过程中的证据，以及在上皮 – 间充质可变性（epithelial-to-mesenchymal plasticity，EMP）的背景下，上皮癌细胞从原发肿瘤到转移部位的命运。因此，最近的研究开始采用严格的谱系追踪方法来实际演示 EMT 在体内的过程。例如，使用间质特异性 Cre 介导的 β– 半乳糖苷酶活性的 EMT 谱系追踪策略，Trimboli 等比较了三种不同致癌基因驱动的乳腺肿瘤模型[17] 中 EMT 事件的发生率。值得注意的是，在 Myc 驱动的肿瘤中检测到 EMT 后肿瘤细胞，而在 PyMT 或 Neu 驱动的肿瘤中没有检测到。几乎所有的 MMTV-PyMT 和 MMTV-neu 小鼠都有肺转移，但

在 MMTV-Myc 动物中没有，这表明 EMT 在转移中的作用可能与肿瘤类型有关。最近，有研究在 MMTV-PyMT 和 MMTV-Neu 小鼠[18] 中建立了类似的利用 Cre 介导的荧光标记开关的 EMT 谱系追踪模型。令人惊讶的是，肺转移似乎主要来自具有上皮表型的肿瘤细胞，而不是 EMT 后细胞。一致的是，Slug（Snai2）和 Twist EMT 程序也被发现在转移到肝[19] 的胰腺癌模型中可用于转移形成。通过过表达 miR-200 家族成员或特定的敲除 EMT 转录因子（Snail/Snai1）抑制 EMT 并不会影响转移[18, 19]。这些发现引发了关于 EMT 是否是转移的先决条件的激烈争论[4, 5, 20, 21]。不可否认的是，在体内和体外的研究都证明了 EMT 相关特性有助于肿瘤转移。然而，由于 EMT 程序的复杂性、EMT 状态的多样性、EMT 过程的动态特征，不同肿瘤模型的观察结果不一致。关于 EMT 在转移中的作用的争议也部分是由于 EMT 的不规范定义和潜在的方法学限制所引起（最近的综述所讨论[6, 7]）。目前的数据表明，EMP，即肿瘤细胞根据微环境挑战调整其 EMT 状态的能力，这可能比 EMT 表型本身更适合转移的要求[22]。事实上，单细胞 RNA-seq 分析 Tri-PyMT 细胞显示了 EMT 表型谱，与 EMT 相关的基因与 GFP 的激活同时表达，并在乳腺肿瘤[23] 中定义了 EMT 前和 EMT 后的区别。

三、EMT 和骨转移

骨骼是最常见的转移部位之一，某些癌症，如乳腺癌、前列腺癌、肺癌、甲状腺癌和肾癌更容易转移到骨骼。超过 2/3 的乳腺癌和前列腺癌晚期表现为骨转移[24]。在肺癌、甲状腺癌和肾癌中，大约有 1/3 转移到骨骼。骨转移中 EMT 过程的特异性参与是一个被深入研究的领域，多个研究在嗜骨性癌症中观察到肿瘤细胞通过 EMT 获得的促进骨转移的侵袭性表型现象（图 27–1）。

对前列腺癌的分析表明，EMT 标志物包括E– 钙黏蛋白、波形蛋白和 ZEB1 在浸润性肿瘤前沿的异常表达，表明 EMT 在前列腺癌侵袭[25] 中的作用。此外，RANKL 的表达与骨转移率较高的

人前列腺癌细胞中的 EMT 相关[26]。通过暴露于 TGF-β、EGF、IGF-1 或骨微环境诱导 EMT，可增强前列腺癌细胞骨转移活性[27, 28]。有趣的是，许多相关因子也在骨髓中高度表达，这表明骨微环境可促进癌细胞对骨骼的适应。最近，Guo 等报道 Mir-145 可以通过调节 EMT 抑制前列腺癌骨转移。Mir-145 靶向 HEF1，这是一种细胞质支架蛋白，可促进肿瘤细胞的迁移、侵袭和 EMT，抑制 HEF1 可以抑制前列腺癌细胞在体内的骨侵袭[29]。

在乳腺癌模型中，TGF-β[30] 诱导的 EMT 信号增强了骨转移活性。BMP-7 的过度表达抑制了 TGF-β 诱导的 EMT，显著地损害了乳腺肿瘤细胞的溶骨性骨转移的形成和进展[31]。雌激素信号通常在乳腺癌晚期具有保护作用，此时 ER 的丧失与侵袭性转移性疾病[32] 相关。这主要是由于 ER 激活可拮抗 Runx2/Snai2 诱导乳腺肿瘤细胞 EMT。然而，在骨转移病变中，观察到高 Runx2/Snai2 和高 ER-α 表达的异常组合，提示 EMT 激活对骨转移形成有特殊的必要性[32]。Harper 等最近证明，HER2[+] 骨模型中的早期 DTC 表现出部分 EMT 表型，提示 EMT 在早期乳腺癌[33] 转移种子向骨的

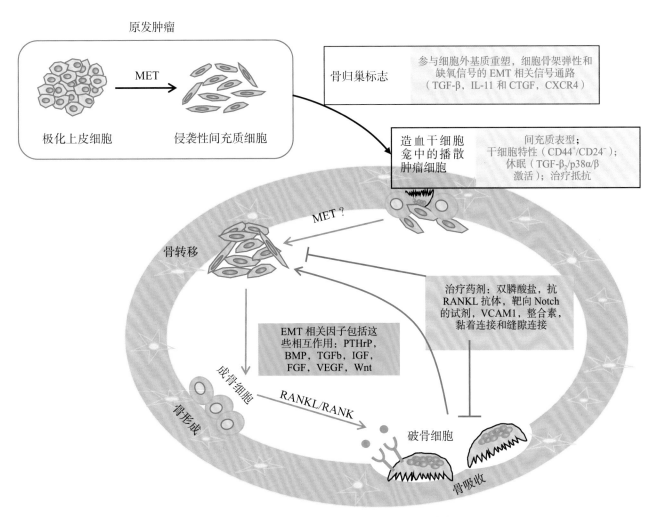

▲ 图 27–1　上皮 – 间质转化（EMT）与骨转移

极化的上皮肿瘤细胞通过 EMT 获得侵袭性间充质表型。特异性 EMT 信号通路参与肿瘤细胞骨特异性归巢。位于骨髓腔室的播散性肿瘤细胞利用静止的造血干细胞表现出休眠表型。在某些情况下，它们发展成明显的骨转移病灶，可能涉及间质 – 上皮转化。骨转移病灶中的肿瘤细胞与成骨细胞 / 破骨细胞相互作用，并与 RANKL、PTHrP、BMP、TGF-β 等因子相互作用，影响 EMT 信号传导。针对骨转移的治疗药物（包括双膦酸盐和抗 RANKL 抗体）可能影响肿瘤细胞的 EMT 状态

扩散中发挥作用。Massague 及其同事通过在体内选择更倾向于在体内生长并在骨中发生转移的乳腺肿瘤细胞，确定了一种特定的基因表达谱，这种基因表达谱与肿瘤发生骨转移的能力[34]有关。其中，IL-11（破骨细胞分化激活因子）和 CTGF（血管生成因子）的表达在 TGF-β 治疗后进一步上调，提示 EMT 信号通路参与了骨的器官特异性转移。此外，通过比较骨髓微转移阳性和骨髓微转移阴性乳腺癌患者原发肿瘤的基因表达谱，确定了其差异表达的基因特征[35, 36]。这一特征包括参与细胞外基质重塑、黏附、细胞骨架可塑性、Ras 和缺氧信号通路的基因，这些基因也与肿瘤细胞的 EMT 密切相关。选择 T24/TSU-Pr1 人膀胱癌异种移植模型进行心内接种后出现骨大规模转移，分析显示转移细胞群的上皮性高于亲代细胞；然而，这些细胞逃脱原皮下异种病灶的能力降低[37]。这些数据强调了 EMP 在骨转移中的重要性[38]。

转移细胞与骨驻留细胞（包括基质细胞、成骨细胞和破骨细胞）之间的相互作用可能改变前者的 EMT 表型。活化的破骨细胞吸收骨基质，释放内含的 TGF-β 和 IGF-1 等细胞因子[39, 40]，这两种细胞因子均可诱导 EMT。这个过程被称为"恶性循环"，驱动晚期肿瘤细胞的骨定植[30, 41, 42]。衰老基质细胞和成骨细胞释放的 IL-6[43, 44]、整合素[45]和 RON 激酶[46]参与了恶性循环的加速。其中，TGF-β 似乎发挥了中心作用，并成为许多其他途径的汇聚点[30, 34]。最近的一个例子是发现 PMEPA1 作为 R-SMAD 蛋白的关键调节因子减弱 TGF-β 信号[47]。在前列腺癌模型中，PMEPA1 基因敲低导致骨转移增加。TGF-β 通路下游的许多基因介导骨定植，包括 IL-11、CTGF[34]、Jagged1[44] 和 SPHK[48]，这些基因通常与其他通路一起形成前馈回路。

四、EMT 和肿瘤干细胞

许多证据表明，EMT 促进了乳腺癌细胞的自我更新能力[49, 50]。通过 Twist 和 Snail 信号通路的激活，TGF-β 等 EMT 诱导因子参与了具有干细胞特性的癌细胞的产生。这些 EMT 后肿瘤细胞通常转换表达干细胞标志物（如 CD44^{high}CD24^{low}），并显示干细胞特征（如乳腺癌球和肿瘤启动能力）[11, 49]。与这一表现一致，间质表型（E-cad$^-$/波形蛋白$^+$）主要与基底样或三阴性乳腺癌相关，与其他乳腺癌亚型相比，这些乳腺癌的预后明显更差[51, 52]。然而，矛盾的是，对转移性癌症的研究表明，上皮样肿瘤细胞比间充质样细胞[53]更有能力形成远处转移。这与 EMT 诱导转录因子可直接抑制细胞增殖[2]的发现一致，表明肿瘤细胞在 EMT 编程过程中往往牺牲其增殖能力。为了形成转移病灶，肿瘤细胞可能经历一个反向 EMT 过程，称为 MET。

通过激活特定的信号通路，EMT 程序可能与肿瘤干细胞特征脱钩。例如，最近的一项研究发现了一种新的 EMT 激活因子，即 Prrx1[54]。通过与 Twist1 合作，Prrx1 诱导关键的 EMT 特征，包括迁移和侵袭，促进肿瘤细胞播散。令人惊讶的是，Prrx1 诱导的 EMT 与干细胞特性降低相关。相反，抑制 Prrx1 在乳腺癌细胞中的表达会增加乳腺球的形成、自我更新能力和 CD44^{high}CD24^{low} 肿瘤干细胞的比例。重要的是，干细胞特性的增加与增殖能力的维持有关。此外，通过构建 ZEB1 异位表达在 Ras 转化的人乳腺上皮细胞（human mammary epithelial，HMLER）中诱导间充质状态，导致 EMT（在本研究中定义为 CD104$^+$/CD44^{high}）和相应的成体干细胞程序的丢失，同时获得增强的致瘤性[55]。这些结果进一步说明了 EMT 和癌细胞干细胞之间的复杂关系，表明肿瘤干细胞既可以嵌入上皮细胞群，也可以嵌入入侵、扩散、生长受阻的间充质细胞群。显然，未来的研究需要完全确定 EMT 编程与肿瘤发展、转移和复发过程中肿瘤干细胞数量的扩展之间的关系。

五、EMT、循环肿瘤细胞及骨髓中的播散肿瘤细胞

肿瘤细胞获得的大多数 EMT 特征，包括移动性、侵袭性和对归巢凋亡的抵抗，被认为有助于

肿瘤细胞从原发部位扩散。最近一项对乳腺癌患者循环肿瘤细胞（CTC）的分析显示，大量 CTC 显示部分或完全 EMT 表型。与原发肿瘤中罕见的 EMT 细胞相比，间充质肿瘤细胞在 CTC 中高度富集[56, 57]，并且与淋巴结阴性患者比较，在淋巴结阳性的早期乳腺癌患者 CTC 中更频繁地表达间充质标志物（VIM、Snail 和 UPAR），这些 EMT 标志物的阳性可提示预后[58]。

值得注意的是，有报道称 CTC 群集来自原发肿瘤[59]的寡克隆细胞，与单个 CTC 相比，CTC 群集具有更高的转移潜力。在这种情况下，EMT 在转移中的作用是耐人寻味的，因为 EMT 经常导致细胞连接的丧失，往往促进单一 CTC 的传播。近期单细胞测序技术的发展也提供了证据，表明转移起始细胞在激活其干细胞相关信号的同时，更倾向保留其上皮表型[53, 60]。使用该技术对胰腺癌 CTC 进行分析发现，与原始异种移植瘤相比，CTC 中上皮标志物 E- 钙黏蛋白和黏蛋白 -1 的表达减少，而间质标志物在同一细胞中表达[61]。笔者使用人特异性 RT-PCR 对乳腺癌和前列腺患者源性异种移植模型进行的研究显示 EMT 失调，与原发肿瘤相比，CTC 中上皮和间质标志物均出现上调。

虽然尚未得到证实，但一般认为有一部分 CTC 通过循环系统存活下来，并以 DTC 的形式在骨髓腔室中定居。事实上，在癌症患者中检测到的骨髓 DTC 也与 EMT 后肿瘤细胞同样具有间质表型，其特征是 E- 钙黏蛋白﹣/ 波形蛋白﹢表型[62-64]。重要的是，诊断时 DTC 的存在、DTC 的持续存在与较差的临床结果相关[63, 65, 66]。

DTC 在造血干细胞富集的骨髓微环境中生存确实是一个挑战。对前列腺癌骨转移的研究表明，DTC 占据骨髓中的造血干细胞生态位[67, 68]。DTC 与造血干细胞在成骨细胞生态位中共定位，并且当骨髓被 DTC 占据时，移植造血干细胞的植入减少。此外，同时注射造血干细胞和肿瘤细胞也损害了造血干细胞移植从致命辐射中拯救小鼠的能力。与造血干细胞一样，DTC 利用 SDF1/CXCR4

轴来定位成骨细胞生态位[69]。值得注意的是，在造血过程中，造血干细胞生态位提供信号，调节造血干细胞的静息以维持自我更新和分化，填充整个造血系统[70]。因此，DTC 在骨髓中会收到类似的信号就不足为奇了。30%～40% 的癌症患者被认为在骨髓中携带 DTC，然而这些 DTC 很少导致骨转移，或者往往表现出长期的潜伏期。DTC 通常携带阴性的增殖标记，并被编入一种细胞休眠的状态，其功能是静止的。最近的研究表明，特定的骨髓微环境，特别是通过 p38α/β 富集 TGF-βⅡ 和 TGF-βⅢ 信号的微环境，在维持 DTC 间充质 / 休眠表型中发挥着关键作用[62]。通过抑制 EMT 促进 TGF-β-RI 或 p38α/β 活性，休眠的 DTC 将被唤醒并发展为明显的多器官转移。

六、MET 与转移瘤生长

次级器官中的 DTC 如何打破休眠并发展成明显的转移性病变仍然是一个谜。越来越多的证据支持转移发展的可变性假设，即肿瘤细胞中的 EMT 是短暂的，一旦转移细胞侵入新的组织，间充质特征通过 EMT 的反向过程 MET 而去除[1, 38, 71, 72]。该 EMT/MET 模型描述了 EMT 过程的动态特征，也反映了肿瘤细胞中的 EMP。在动物模型和癌症患者中已经反复观察到转移病灶通常重组原发肿瘤的上皮表型。例如，MMTV-PyMT 小鼠的播散性间充质肿瘤细胞随着转移病灶从中生长而恢复到 Fsp-1 阴性上皮表型[14]。对癌症患者样本的研究表明，肝、肺和脑转移中表达的上皮标志物与它们进化而来的原发乳腺肿瘤中的上皮标志物相似[73, 74]。同样，前列腺癌的肝转移和骨转移大多呈上皮形态[75]。对乳腺癌和前列腺癌转移患者样本的分析显示，与原发肿瘤相比，转移灶中上皮标志物（包括 E- 钙黏蛋白和连接素）的表达增加[76]。这些观察结果表明，在转移病灶的生长过程中，肿瘤细胞可能通过 MET 恢复到上皮表型。

转移瘤的上皮性质也在动物模型中得到证实。通过使用 DBMA 诱导的皮肤癌模型，Tsai 等证明可逆的 Twist1 表达对于随后的 MET 和转移灶的形成 [15] 是必要的。同样，在小鼠转移模型中，尾静脉注射转移性乳腺癌细胞 MDA-MB-231，其表现为间质表型，没有可检测到的 E- 钙黏蛋白表达，却导致 E- 钙黏蛋白+ 肺转移灶，表明转移形成过程中发生了 MET [77]。另外，虽然肿瘤细胞能够在次级器官 [13] 中传播，但由于 TGF-β/Smad2 信号的组成性激活而处于间充质阶段的肿瘤细胞未能发展成转移性病变。事实上，E- 钙黏蛋白基因缺失导致肿瘤细胞中 TGF-β、ROS 和凋亡信号的上调，进而在小鼠和 PDX 模型中损害乳腺肿瘤的转移能力 [78]，在乳腺癌细胞中强迫表达 EMT 诱导因子 ZEB1，可通过引发 IL-1β 驱动的炎症反应来抑制转移 [38]。

癌细胞转换回上皮表型的过程与克服 EMT 相关的生长停滞有关，但增殖的重新激活可能不是转移中 MET 的唯一原因。例如，miR-200 家族通过靶向 ZEB1/2 增强上皮表型 [79]，这被意外发现是促转移性的。miR-200 过表达与乳腺癌转移风险增加相关，并促进小鼠模型中的转移定植 [80]。此外，ZEB1/2 转录因子和 miR-200 反馈回路也与其他致癌通路（如 Ras 和 p53 信号）相关 [81, 82]。综上所述，目前的数据表明，转移瘤的生长需要上皮细胞的特性。在肿瘤转移的不同阶段，EMT 和 MET 过程都可能是关键的。肿瘤细胞需要表现出 EMT/MET 可变性才能成功建立转移灶。

对于骨转移病灶的生长，我们提出了溶骨性（骨吸收）和成骨性（骨形成）肿瘤的表型。在某些情况下，两种表型的混合病变存在于个别患者中。Monteran 等通过比较亲代 4T1 乳腺肿瘤细胞及其骨营养亚群，发现肿瘤细胞在骨转移时会获得间充质表型 [83]。EMT 信号也被证明在机制上参与晚期前列腺癌患者的成骨性转移 [30, 31, 84]。已有报道称，肿瘤细胞与成骨细胞通过 TGF-β、BMP、IGF、FGF 和 Wnt 产生相互作用，在转移形成中发挥重要作用。值得注意的是，这些因素可能调节肿瘤细胞本身的 EMT/MET。另外，研究表明，PTHrP 等溶骨相关因子可促进前列腺癌 EMT 的

发生，并导致侵袭性和骨转移表型 [85]。有趣的是，有报道称，从 EMT 肿瘤细胞中收集的条件培养基延长了培养中的破骨细胞的生存时间，增强了其骨吸收活性，这可能解释了 EMT 与骨转移的溶骨表型的关联 [86]。总的来说，对癌症患者骨转移瘤 EMT 状态的分析显示 EMT/MET 标志物表达存在异质性 [25, 87]。这些结果进一步支持 EMT 的动态特征和 EMT 可变性在骨转移形成中的重要性。

七、骨髓源性细胞在 EMT 和 MET 中的调节作用

肿瘤细胞的 EMT/MET 可变性可能受到内部和外部因素的调节。然而，对原发肿瘤和远处转移肿瘤的基因组分析发现，两者在整体基因拷贝数、杂合性缺失和单核苷酸多态性水平上存在高度的相似性 [88-90]，这表明内在的基因组改变并不是转移形成过程中 EMT/MET 级联的驱动因素。相反，转移瘤细胞更有可能表现出其表型 EMT 可变性，以适应其在原发或继发部位遇到的不断变化的微环境。越来越多的证据表明，骨髓源性细胞在调节肿瘤细胞 EMT 可塑性方面发挥着关键作用。

在小鼠自发性黑素瘤模型中，MDSC 通过产生 TGF-β1 和 HGF 参与了 EMT 促进微环境的形成 [91]。此外，TAM 在原发性肿瘤中也通过产生 TGF-β1 促进 EMT。对 491 例非小细胞肺癌患者的分析显示，TAM 密度、EMT 标志物表达、上皮内 TGF-β1 水平与肿瘤分级呈正相关 [92]。在自发性胰腺肿瘤模型中，EMT 在炎症灶 [16] 处最为丰富。用抗炎药物（地塞米松）治疗减少了 EMT 事件，并消除了肿瘤细胞的扩散，提示炎症细胞具有促进 EMT 的功能。

由于缺乏 EMT 促进因子，转移器官 DTC 的 MET 最初被认为是被动的。然而，最近的研究表明 MET 过程也受到微环境因素的积极调控 [77]。与原发肿瘤中的 TAM 不同，CD11b+Gr1+ 髓系祖细胞在转移前肺中大量存在，通过分泌细胞外基质蛋白多能蛋白聚糖，CD11b+Gr1+ 髓系祖细胞诱导

DTC 形成 MET。这些髓样细胞的选择性耗竭，或者在脑转移源细胞中抑制多能蛋白聚糖表达，损害了 MET 过程，并进一步抑制了转移性生长。该研究进一步支持了肿瘤转移的"种子和土壤"假说，并描述了一种新的促 MET 机制，即骨髓来源细胞的促转移促 MET 功能。重要的是，针对这些骨髓来源细胞所分泌的 MET 诱导因子的鉴定可能为靶向治疗中提供了新的机会。

更具体地说，对于骨转移，虽然 EMT 可能有助于肿瘤向骨的传播和归巢，但一些后期过程可能需要（部分）逆转 EMT 以实现有效的转移定植。Esposito 等的研究表明，弥散性乳腺癌细胞在骨血管生态位的影响下进行 MET 转化，这种转化包含了一种混合 EMT 表型，这对进一步定植至关重要 [93]。上皮特征的恢复有时可能使癌细胞和骨细胞之间发生相互作用。例如，有报道称，癌细胞的 E- 钙黏蛋白与成骨细胞的 N- 钙黏蛋白相互作用形成异型黏附连接，激活 mTOR 信号，促进微转移向成结节大转移的进展 [94]。异型缝隙连接也可能形成，以促进肿瘤细胞和成骨细胞之间离子和代谢物的直接交换 [95]。似乎转移癌细胞能够利用不同的上皮或间质特征并以一个时空特定的方式生存和增殖。

八、骨转移与 EMT 的靶向治疗

骨转移通常伴随着较差的生存率和严重的并发症，包括慢性骨痛、骨折、脊髓压迫和高钙血症，往往导致癌症患者的生活质量急剧下降。因此，预防和治疗骨转移是肿瘤患者临床治疗的主要目标之一。众所周知的骨靶向药物包括双膦酸盐和 RANKL 抑制药地舒单抗，这些已经成为治疗骨转移患者的有效选择。有趣的是，这些骨转移靶点同样在 EMT 信号传导中发挥作用。

双膦酸盐是一类通过抑制破骨细胞功能靶向骨吸收过程的药物 [96]。早期双膦酸盐（即氯膦酸盐和依地膦酸盐）不含氮。双膦酸盐被骨吸收后，在破骨细胞中代谢成细胞毒性 ATP，抑制线粒体功能，诱导破骨细胞凋亡。第二代的双膦酸盐（如唑来膦酸盐）含有氮，并通过不同的机制抑制破骨细胞。它们不被破骨细胞代谢，相反，它们抑制 FPP 合成酶，这是修饰 GTPase（包括 Ras、Rho 和 Rac）所必需的。破骨细胞依赖这些小 GTPase 进行细胞囊泡转运，这是骨吸收所必需的过程。此外，唑来膦酸还能诱导肿瘤细胞凋亡，抑制癌细胞的迁移和侵袭，抑制转移性肿瘤的生长 [97, 98]。这些直接的抗肿瘤作用与抗肿瘤细胞的 EMT 过程密切相关。事实上，唑来膦酸处理降低了三阴性乳腺肿瘤细胞间质标志物 N- 钙黏蛋白、Twist 和 Snail 的表达，进而上调了 E- 钙黏蛋白的表达 [99]。研究表明，唑来膦酸通过抑制 NF-κB 信号通路的活化，逆转 EMT，抑制自我更新特性。近年来，唑来膦酸对绝经后患者乳腺癌复发的辅助作用尤其受到关注 [100, 101]。虽然效应不强，但治疗结果提示双膦酸盐对微转移存在影响，这可能与上述对 EMT 的调控有关。

RANKL 信号通路是骨转移治疗的新靶点。RANKL 是 TNF 家族的一员，是破骨细胞发育所必需的分化因子。它通常由成骨细胞、骨基质细胞和活化的 T 细胞产生，以诱导破骨细胞发生。一种抗 RANKL 的人源抗体，即地舒单抗，已经被开发出来，并正在临床试验中用于治疗实体瘤骨转移。一项Ⅲ期试验研究了地舒单抗对接受雄激素剥夺治疗后的前列腺癌患者的治疗效果，地舒单抗治疗的患者发生新的椎体骨折的风险显著降低（RR=0.38），并在所有检查部位（髋关节、股骨和桡骨）有更高的骨密度。基于这些有前景的临床试验结果，美国 FDA 批准地舒单抗作为首个用于预防包括前列腺癌在内的实体瘤骨转移患者的骨相关事件 [102, 103] 的 RANKL 抑制药。值得注意的是，RANKL 也被认为是一种 EMT 促进因子。在缺乏激素受体、雌激素和孕酮表达的人原发乳腺腺癌中，以及在高病理分级和增殖指数的肿瘤中发现高水平的 RANK；高 RANK/RANKL 表达与转移性肿瘤显著相关。RANK 通过增加 CD44^{++}CD24$^-$ 干细胞的数量，诱导干细胞和 EMT，从而促进人类乳腺上皮细胞中肿瘤的发生、发展和转移[26, 104]。在多种乳腺癌细胞系中，通过 RANKL/RANK 信号激活 NF-κB 可上调 Snail 和 Twist 表达并诱导 EMT[105]。地舒单抗可以改变播散性癌细胞[42] 的增殖和生存。因此，地舒单抗也可能通过靶向肿瘤细胞的 EMT 过程发挥其抗骨转移作用。

近期研究还发现，RON 激酶、整合素 β₃ 和 Notch 信号通路是骨转移的重要驱动因子和治疗靶点[45, 46, 106, 107]，而 EMT 是这些信号通路的重要下游过程[108]。对这些新治疗策略的进一步研究可能会促进目前骨转移患者的治疗。

九、前景展望

EMT/MET 过程是与癌症转移密切相关的重要标志，对癌症治疗来说这也是一个有吸引力的靶标。然而，在我们将 EMT 和 MET 在肿瘤转移中模棱两可的作用转化为有效的治疗方法之前，仍有几个关键问题需要解决。

首先，肿瘤转移的 EMT/MET 可变性模型基于对原发肿瘤细胞、CTC、DTC 和转移瘤细胞的独立过程的探索。在体内追踪 EMT 后的肿瘤细胞具有技术上的挑战性。目前还没有直接证据表明是 EMT 后肿瘤细胞形成转移性病变。基于间充质细胞特异性 CRE 介导的 β- 半乳糖苷酶活性，研究者初步建立了 EMT 谱系追踪模型[17]。然而，由于 β- 半乳糖苷酶活性敏感性较差，很难利用该模型研究肿瘤进展过程中可能发生的罕见的 EMT 事件。因此，迫切需要更好的 EMT 谱系追踪系统来阐明

EMT 后肿瘤细胞在转移中的生物学作用。此外，如果某些类型的肿瘤的转移需要 EMT/MET 过程，识别这些肿瘤的特异性标志物将是发展靶向治疗策略的关键。重要的是，最近使用的 scRNA-seq 测序方法已经开始分析肿瘤内的异质性，并开始为癌症中部分 EMT 状态和 MET 相关基因标记的多样性和功能相关性提供见解[22, 109]。scRNA-seq 的伪时间分析可能提供肿瘤细胞的转变轨迹，并可能再现细胞状态之间的转变。

其次，由于 EMT 和 MET 过程都对肿瘤转移有影响，人们很容易推测，对两者的抑制会阻止转移；然而，抑制其中一种的治疗方法可能激活另一种。这可能解释了 EMT 和 MET 诱导剂在肿瘤转移中的双重作用，以及关于 EMT 或 MET 靶向策略中经常出现的争议性。例如，BMP-7（TGF-β 在体内的主要拮抗剂之一）已经在一些模型中被证明可以抑制转移[110]，而在其他模型中，它通过增加非锚定依赖的细胞的生长来促进转移[111, 112]。由于许多患者在诊断原发肿瘤时就已经发生了肿瘤细胞的初始播散，因此可能在同一患者的不同肿瘤病灶中同时激活了 EMT 和 MET 过程。另外，EMT/MET 过程是否参与骨转移尚不清楚。DTC 通常表现为间充质和休眠表型。因此，针对其可变性而不是上皮或间充质表型本身将为解决这一困境提供一种可行方法。最近关于定义和识别 EMT 混合状态方面的研究进展（如 FAT-1[113]），为降低骨转移的严重性和致残率提供了新的治疗方向。

第28章　骨源性肉瘤中的肿瘤干细胞和克隆进化

Cancer stem cells and clonal evolution in bone sarcomas

René Rodríguez　Jiri Hatina　Stefano Gambera　Sofía T. Menéndez　Javier García-Castro　著

侯昌禾　李浩淼　陈维　译

要　点

- 骨源性肉瘤中存在一个由肿瘤干细胞（CSC）亚群维持的分级组织。
- CSC 在肉瘤发生、肿瘤复发、转移和耐药中发挥重要作用。
- 癌症中的干细胞是一种由内在遗传特征和微环境控制的波动状态。
- 单细胞追踪和组学分析的结合有望带来更好的抗 CSC 治疗。

骨源性肉瘤是一种产生于丰富的骨微环境中的异质性间质肿瘤。其中三种主要的类型是骨肉瘤、软骨肉瘤和尤因肉瘤，每一种都可细分为不同的组织学亚型[1]。这些肉瘤发生在骨形成和重塑增加的时期，这需要高间充质干细胞（MSC）活性和大量的祖细胞的产生。这种情况可能会导致恶性前 MSC/ 祖细胞的出现，最终引发肿瘤的生长[2, 3]。这是骨肉瘤和软骨肉瘤中最常见的情况，它们出现在沿成骨细胞或软骨细胞谱系的骨髓 MSC 或其衍生细胞类型的恶性转化中[4-7]。这些肿瘤具有高度复杂的核型特征，表明其严重的遗传和染色体不稳定性[8, 9]。在骨肉瘤中，基因改变和肿瘤开始生长之间最强的联系是那些影响 RB、特别是 TP53 抑癌基因的突变[10-13]。其他潜在的驱动因素，包括 ATRX、PTEN、DLG2、RECQL4、CDKN2A、BRCA1/2、IGF1 或 NOTCH1，其检测的发生率较低，被认为是少数患者启动肿瘤生长的原因[8, 9, 14-17]。在软骨肉瘤中，超过50%的患者携带 IDH1 或 IDH2 基因突变，这导致了软骨分化的表观遗传失调[6, 18]。其他被怀疑的驱动基因包括 COL2A1（37% 的软骨肉瘤中发生此突变）、TP53（20%）、RB（33%）和 HH 基因（18%）[5, 19-21]。

与骨肉瘤或软骨肉瘤相反，尤因肉瘤传统上被认为是目前最具遗传稳定性特征的肿瘤之一[22, 23]，直到最近，有限的染色体不稳定性的特殊机制才得以揭示[24]。这些低分化肿瘤的细胞起源仍存在争议。研究报道神经嵴源性干细胞和间质干细胞都有可能引发尤因肉瘤[25-27]。在这些肿瘤中检测到的主要致癌驱动突变来自涉及 ETS 转录因子的细胞遗传学易位，其中 EWS-FLI1 是最常见的[28]。除了这一关键事件，在 STAG2（17%）、CDKN2A（12%）或 TP53（7%）中也检测到一些可能具有致癌作用的重复性体细胞突变[22, 23]。

从起源细胞中出现第一个致癌事件起，骨源性肉瘤就开始获得其复杂性和细胞异质性。这种肿瘤内异质性的增加可以从以下几个方面来解释：①因肿瘤对挑战性的微环境的适应性选择导致一个克隆群体的进化；②具有类似干细胞特性的亚组瘤细胞具备维持和（重新）启动肿瘤生长的能力，其掌控肿瘤细胞的分化导致异质性的产生[29]。这些肿瘤干细胞与正常干细胞相似，能够自我更新，并在肿瘤内分化为致瘤性较低的子代细胞，从而形成一种等级组织。这两种肿瘤内异质性的来源被认为在许多类型的癌症中共同驱动肿瘤生长。在早期阶段，首批 CSC 可能通过遗传和表观遗传影响、微环境信号、起源细胞的内在特性等机制获得干细胞特性。在任何情况下，CSC 产生的层次结构均是可逆和变动的状态，因此大多数分化的肿瘤细胞也可以在特定条件下去分化并获得 CSC 特性[30]。这种动态状态将允许在不同克隆的时空演化过程中出现新的 CSC 及其相关的层次结构。这种肿瘤内异质性的综合模型揭示了 CSC 驱动的肿瘤动力学的复杂性，不同的 CSC 在疾病过程中共存并进化。

据报道，骨肉瘤中的 CSC 亚群通常与骨髓 MSC 具有相同的表面标记表达谱和分化能力，这表明 CSC 亚群可能最初来源于转化的 MSC 类型，并负责启动肿瘤生长[4, 31]。在肉瘤中分离 CSC 的常用方法包括：①在非黏附依赖和血清缺乏条件下，分离能够以球形和集落繁殖形式生长的细胞群，这是一种与自我更新能力相关的特性；②根据正常干细胞表达的特异性表面标志物的表达进行分类；③分离高酶活性的 ALDH1 亚群，ALDH1 是一种常见的干细胞解毒机制；④鉴定出能够排除荧光染料的"侧群"（side population，SP），这是一种与外源复合转运体 ABC 家族成员表达和化疗耐药性相关的性状；⑤跟踪表达干细胞相关基因的亚群；⑥长期化疗治疗。在免疫缺陷小鼠的连续移植中，与非选择的亚群相比，分离的真正的 CSC 必须表现出更高的致瘤潜力。与正常干细胞一样，CSC 还应表达多能因子，并表现出自我更新和分化潜能。与肉瘤的发展过程相关的是，干细胞的一些特性使这些亚群对常规抗肿瘤治疗具有耐药性，并且具备其更大的侵袭性，因此 CSC 往往导致耐药、复发和转移[4, 31, 32]。因此，对 CSC 特性最完整的表征还包括其参与耐药、侵袭和转移的能力。

一、骨肉瘤中 CSC 的鉴定

与其他实体肿瘤一样，骨源性肉瘤，尤其是骨肉瘤中 CSC 亚群的检测和鉴定近年来一直是一个活跃的研究领域。在这里，我们对主要骨肉瘤类型中 CSC 亚群的研究进行了全面的概述（表 28-1）。

（一）骨肉瘤和软骨肉瘤中的 CSC 亚群

骨肉瘤中存在 CSC 的第一个证据由 Gibbs 及其同事发现，即从 5 个骨肉瘤和 4 个软骨肉瘤患者活检标本中提取的原代培养物能够形成肉瘤球[33]。这些 3D 培养物表达了胚胎多能因子，如 OCT4 和 Nanog，以及 MSC 标志物，如 Stro-1、CD105 和 CD44，并能自我更新和分化为成脂肪和成骨细胞谱系。后来，Martins-Neves 及其同事发现成纤维细胞样骨肉瘤细胞株很容易形成肌球，而成骨细胞样骨肉瘤细胞株在这些条件下无法存活。这些作者证实，与相应的贴壁培养细胞系相比，由两种成纤维细胞样骨肉瘤细胞系形成的肌球在免疫抑制小鼠中具有更高的致瘤性。此外，CSC 富集的微球还表现出 MSC 相关特性，表达多能性因子和 ABC 转运蛋白，并表现出一定程度的化疗耐药和耐放疗能力[34, 35]。Salerno 及其同事也证实了来自软骨肉瘤患者培养物的瘤球的致瘤潜力[36]。此外，进一步的研究验证了不同骨肉瘤细胞系中瘤球培养的 CSC 表型[37-41]（表 28-1）。

根据干细胞和（或）肿瘤发生相关的特异性表面标记的表达，研究者已经分离出了 CSC 的亚群。骨肉瘤中第一个用于检测 CSC 的表面标志物是糖蛋白 CD133。Tirino 及其同事最初发现从几个骨肉瘤细胞系分离的 CD133$^+$ 细胞能够作为瘤球生长，显示 MSC 相关特征，并过度表达 ABCG2 和多能性因子[43]。在进一步的研究中，这些作者在一组肉瘤活检标本中检测到了 CD133$^+$ 亚群，其中包括几个骨肉瘤和软骨肉瘤样本。在来自两种骨肉瘤和两种软骨肉瘤样本的原代细胞系中，只有 CD133$^+$ 细胞能够作为瘤球生长，在软骨肉瘤细胞系中，当接种于免疫缺陷小鼠[44]时，这些瘤球比黏附细胞更具有致瘤性。其他研究表明，在不同的骨肉瘤细胞系中，CD133 亚群过表达多能因子

方　法	骨来源肉瘤模型（OS/CDS/EWS）	CSC 表型表征		参考文献
		在体外	在体内	
成瘤球	人原代，MG63-（OS/CDS/EWS）	多能因子，MSC 特征，STAT3	没有	[33]
	MNNG/HOS-（OS）	多能因子，MSC 特征，耐药性，代谢活性	成瘤性	[34]
	HOS，MNNG/HOS MG63，SJSA-1，U2OS，L2531，L3312，MHN，OHS-（OS）	多能因子，耐药性，成克隆性，Wnt 信号转导（同时表征 ALDH 和 SP）	成瘤性	[35]
	人原代（OS/CDS/EWS）	多能因子，缺氧	成瘤性	[36]
	MG63-（OS）	多能因子，耐药性	没有	[37]
	CHA59，Saos2，Hu09-（OS）	多能因子，干细胞标志物，CBX3，ABCA5，成克隆性，耐药，基因表达谱	成瘤性	[38]
	OS991，MG63，Hu09，Saos2-（OS）	多能因子	没有	[39]
	MNNG/HOS-（OS）	耐药，抑制 ABC 转运蛋白	没有	[40]
	MG63 HTB166-（OS/EWS）	多能因子，耐药性，成克隆性，ALDH 活性	没有	[41]
	人原代，VH-64，WE-68，TC71，A-4573，TC-32（EWS）	CSC 标记，侧群，自我更新（肉瘤球未显示 CSC 表型）	成瘤性	[42]
	Saos2，MG63，U2OS-（OS）	成瘤球，多能因子，MSC 标记，SP	没有	[43]
	人原代，（OS/CDS）	成瘤球，多能因子，成克隆性，MSC 特征	成瘤性	[44]
	人原代，Saos2，MG63，U2OS，HOS，MNNG/HOS，143B-（OS）	临床关联，成瘤球，多能因子，侵袭性，耐药性	成瘤性	[45]
	人原代，MG63-（OS）	临床关联，侵袭性，多囊性，CXCR4	没有	[46]
CD133	人原代，Saos2-（OS）	多能因子，克隆性，ABC 转运体	没有	[47]
	人原发，MG63，Saos2，U2OS-（OS）	CD133++/CD44++ 亚种群，成瘤球，迁移性，侵袭性	成瘤性，转移性	[48]
	U2OS，MG63，Saos-2d（OS）	CD133hi/CD49lo 亚种群，成瘤球，自我更新，间充质干细胞分化，耐药	序贯成瘤性	[49]
	人原发（EWS）	成瘤球，MSC 可塑性，多能因子	序贯成瘤性	[50]
	人原代，STA-ET8.2，TC71，A4573，5838，其他 5 lines（EWS）	CSC 表型仅在 STA-ET8.2，增殖，成瘤球，耐药	成瘤性	[51]
STRO-1/CD117	K7M2，KHOS，MNNG/HOS318-1，P932，BCOS-（OS）	球型形成，间充质干细胞特征，耐药，多能因子，侵袭性，ABC 转运蛋白，CXCR4	序贯成瘤性，转移性	[52]
CD271	人原代，MNNG/HOS，318-1，P932，BCOS-（OS）	成瘤球，多能 ABC 转运蛋白，STAT3，DNA-PK，BCL-2，耐药	成瘤性	[53]
	Saos2，MNNG/HOS-（OS）	自噬，成瘤球，多能因子，耐药性	成瘤性	[54]

表 28-1　骨肉瘤中 CSC 亚群的角色塑造

（续表）

方　法	骨来源肉瘤模型（OS/CDS/EWS）	CSC 表型表征		参考文献
		在体外	在体内	
SSEA-4	人原代，MG63，U2OS-（OS）	临床关联，成瘤球，MSC 特征，mTORC1 信号转导	序贯成瘤性	[55]
CD24	人原代，MG63，MNNG/HOS，U2OS，OSC228-（OS）	成瘤球，多能因子，耐药，临床关联	成瘤性，转移性	[56]
CD49f	人 原 代，KHOS，BCOS，RFOS，RLOS，KROS-（OS）	CD49^{hi}/CD90^{lo} 亚种群，成瘤球，迁移性	成瘤性	[57]
CD57	VH-64，vH-68，RD-ES，CADO-ES1-（EWS）	成瘤球，神经性和间充质干细胞的可塑性，浸润	序贯成瘤性	[58]
侧群	人原代 –（OS/CDS）	临床关联	序贯成瘤性	[59]
	人原代 –（OS）	成瘤球，多能因子，ABC 转运体，CSC 标志物，耐药，克隆性	序贯成瘤性	[60]
	OS2000，KIKU，NY，Hu09，HOS，U2OS，Saos-2-（OS）	成瘤球，基因表达谱（SP 仅在 NY 系中发现）	没有	[61]
	人原代 –（OS）	成瘤球，多能因子，ABC 转运蛋白，CSC 标志物，耐药	没有	[62]
	OS-65-（OS）	成瘤球，多能因子，ABC 转运体，耐药	没有	[63]
	SK-ES-1-（EWS）	成克隆性，侵袭性，ABC 转运体，耐药性	没有	[64]
	CADO-ES1-（EWS）	成瘤球，耐药性，基因表达谱	没有	[65]
	MG63（3-AB）-（OS）	成瘤球，多能因子，ABC 转运体，CSC 标记，MSC 特征，基因表达谱	成瘤性	[66, 67]
	U2OS，MG63（MTX）-（OS）	成瘤球，侧群，CSC 标记	成瘤性	[68]
	HOS（CIS）-（OS）	侧群，成瘤球，多能因子，VEGF 信号	成瘤性	[69]
	143B，U2OS（CIS）-（OS）	成瘤球，MSC 特征，多能因子，CSC 标志物，Notch 信号	序贯成瘤性	[70]
耐药性（药物治疗）[b]	HOS，MG63，MHN，MNNG/HOS，OHS，U2OS（DOX，MTX，CIS）-（OS）	ALDH 活动，多能因子，ABC 转运蛋白，Wnt/β-catenin 信号转导，临床相关性	成瘤性	[71]
	人原代，U2OS，KHOS/NP（DOX）-（OS）	成瘤球，CSC 标记，迁移性	成瘤性	[72]
	人原代，HOS，MG63，U2OS（DOX）-（OS）	多药耐药，ABC 转运体，迁移性	没有	[73]
	MG63（DOX）-（OS）	多药耐药性，多能因子，CSC 标记，成瘤球，甲基组分析，基因表达谱	成瘤性	[74]

（续表）

方法	骨来源肉瘤模型（OS/CDS/EWS）	CSC 表型表征		参考文献
		在体外	在体内	
ALDH 活性	OS99-1，Hu09，Saos-2，MG63	多能因子，成克隆性	序贯成瘤性	[75]
	人原代（OS/CDS/EWS）	临床关联，耐药性	没有	[76]
	人原代，CDS06，CDS11，CDS17，T-CDS17-（CDS）	成瘤球	成瘤性	[77]
	人原代，TC71，MHH-ES，SK-ES-1，A4573-（EWS）	成瘤球，成克隆性，多能因子，耐药性	成瘤性	[78]
长期染料标签	143B，MNNG/HOS，Saos-2，MG63，SJSA-1-（OS）	成瘤球，基因表达谱	成瘤性	[79]
hTERT	人原代，MG63、MNNG/HOS 143B-（OS）	hTERT 促进了 GFP 的表达，成瘤球，多能因子，侵袭性，耐药性，分化	成瘤性，转移性	[80]
多能因子	人原代，OS521-（OS）	OCT4 促进 GFP 表达，MSC 和 CSC 标记，自我更新	序贯成瘤性，转移性	[81]
	人原代，CDS17，T-S17-（CDS）	SOX2/OCT4 响应元件驱动 GFP 表达，成瘤球	没有	[82]

OS. 骨肉瘤；CDS. 软骨肉瘤；EWS. 尤因肉瘤；CSC. 肿瘤干细胞；MSC. 间充质干细胞；b. 3-AB. 3– 氨基苯甲酰胺；DOX. 多柔比星；MTX. 甲氨蝶呤；CIS. 顺铂

和 ABC 转运体[45-47]，并且比 CD133⁻ 细胞更具侵袭性[45-47] 和致瘤性。此外，研究者将 CD133 与其他标志物结合，进一步定义骨肉瘤中的 CSC 亚群。CD133⁺/CD44⁺ 细胞与更高的转移潜能[48] 相关，而 CD133⁺⁺/CD49⁻ 细胞显示出更高的致瘤性和自我更新能力[49]。

除了 CD133 外，其他表面标志物也被成功用于骨肉瘤中 CSC 亚群的鉴定。Adhikari 及其同事发现 MSC 标志物 STRO-1 和 CD117（c-kit）在骨肉瘤细胞系和原代培养物的瘤球和多柔比星耐药亚群中过表达。随后对表达这些标志物的细胞进行了彻底的鉴定，结果显示双阳性部分具有更高的瘤球形成潜力，对多柔比星治疗更耐药，并过表达 CXCR4 和 ABCG2。重要的是，STRO-1⁺/CD117⁺ 细胞比双阴性细胞更具有致瘤性和转移性，因此证实了这些标记物在识别骨肉瘤中的 CSC 的潜力[52]。

其他表面标志物（如 CD271、SSEA-4 或 CD24）也已被成功用于骨肉瘤中 CSC 亚群的鉴定，这些亚群显示出干细胞样特征的增加和在体内启动肿瘤生长的强大能力[53-56]。值得注意的是，其中一些亚群，如 SSEA-4⁺ 细胞，不显示 SP 活性，也不表达其他 CSC 标志物，提示其与骨肉瘤中报道的其他 CSC 亚群缺乏重叠[55]。最后，两项不同的研究报道了 CD49f⁺ 细胞的干细胞潜能的在某种程度上相互矛盾结果，这可能突出了 CSC 的异质性和动态特性[49, 57]（表 28–1）。

基于与干细胞相关的功能特性，而非仅仅局限于特定标记的表达来分离 / 富集 CSC，可能帮助我们实现对广泛的 CSC 亚群的鉴定。出于这一点，研究者通常用 SP 细胞进行鉴定以分离骨源性肉瘤中的 CSC。Wu 及其同事在 5 例骨肉瘤和 2 例软骨肉瘤的原始样本中首次发现了 SP 细胞。SP 细胞具有更强的肿瘤遗传性，并且在连续移植[59] 后具有维持肿瘤生长的能力。进一步由 Yang 及其同事完成的研究也发现六个原发性骨肉瘤细胞样本中的 SP，并证实了这些 SP 亚种群在体外和体内 CSC 表型，包括多能性基因的表达、多药耐药性的获得、增强的致癌潜力和自我更新的能力[60]。其他研究也发现 SP 细胞在原发性骨肉瘤样本和细胞株中呈现 CSC 相关特征[61-63]（表 28-1）。

一些肿瘤细胞在抗肿瘤治疗后获得的化学耐药表型是复发的原因，这与获得干细胞样特性有关。事实上，研究表明，对甲氨蝶呤或 3- 氨基苯甲酰胺耐药的骨肉瘤细胞系表达干细胞相关基因 / 标记，显示出增加的瘤球形成和（或）SP 活性，当将这些细胞注射到免疫缺陷小鼠时，其显示出更强的致瘤性[66-68]。在其他研究中，Tsuchida 及其同事表明采用顺铂治疗骨肉瘤细胞系 HOS，可导致 SP 活性的细胞百分比增加。此外，通过激活 VEGF/VEGFR1/ERK 自分泌信号通路，SP 细胞在药物治疗后获得干细胞特性和致瘤潜能[69]。同样，Yu 和 Col 描述了顺铂持续治疗后骨肉瘤干细胞的富集。在该研究中，Notch 信号的激活被认为是导致肿瘤细胞呈现 CSC 相关特性的机制[70]。除了 VEGF 和 Notch 通路外，其他信号通路也参与了骨肉瘤化疗诱导的干细胞化。Martin-Neves 及其同事发现，暴露于常规化疗药物（如多柔比星、顺铂或甲氨蝶呤）后，骨肉瘤细胞系通过依赖 Wnt/β-catenin 信号激活的机制，诱导细胞表型向干细胞样状态过渡[71]。最后，其他作者发现在用多柔比星治疗骨肉瘤细胞后 CSC 相关特征增加。这些促干细胞性效应是由多能因子 KLF4[72]、不同 ABC 转运体的表达[73] 或基因甲基化机制的改变[74] 介导的（表 28-1）。ALDH 家族不同成分的酶活性也与化学耐药和自我保护表型有关，在多种肿瘤类型中，ALDH 家族不同成分的酶活性通常被用于选择 CSC。然而，只有少数研究描述了骨肉瘤中这些亚群的特征[35, 75-77]（表 28-1）。例如，Wang 及其同事证实，在异种骨肉瘤模型中，与大多数低 ALDH 活性的细胞相比，高 ALDH 活性的细胞表达更多的多能性因子和具备更强的致瘤性[75]。

骨肉瘤中 CSC 亚群的干细胞性还表现为休眠、存在较高的端粒酶活性或表达多能性因子[79-82]（表 28-1）。Rainusso 及其同事通过使用长期标记染料 PKH26 标记缓慢分裂 / 休眠细胞，从骨肉瘤细胞系中分离出 CSC[79]。在一项研究中，Yu 及其同事使用一种报道系统对具有较高端粒酶活性的骨肉瘤 CSC 亚群进行了分类，该系统中绿色荧光蛋白的表达由人类 hTERT 启动子驱动[80]。Levings 等追踪了在干细胞因子 OCT4 启动子控制下表达 GFP 报道基因的骨肉瘤细胞[81]。与肿瘤干细胞状态一致的是，这些 PKH26、hTERT 活性或 OCT4 表达水平高的亚群表现出增强的成瘤球潜能、致瘤和转移潜能，这显示出这些分子在促进 CSC 过程中发挥关键作用。

（二）尤因肉瘤中的 CSC 亚群

尤因肉瘤被认为是一种由 CSC 驱动的恶性肿瘤，这是由于与该疾病相关的融合癌基因对肿瘤起始细胞的促干细胞作用。事实上，EWS-FLI1 在适当的培养条件下的表达能够重新编码人类儿童 MSC，以显示 CSC 表型。这一过程通过融合基因与 miRNA-145 之间的相互抑制反馈循环来平衡，并对 SOX2 和其他干细胞相关基因的表达进行精细调控[83]。此外，尤因肉瘤 CSC 与胚胎干细胞及其他肿瘤类型的 CSC 具有相同的 miRNA 谱。这些亚群可能是由于 miRNA 稳定因子 TARBP2 可逆性抑制导致 miRNA 成熟不足而出现的[84]。

与用于骨肉瘤的方法类似，一些研究使用表面标记和基于功能的分析来识别尤因肉瘤中的 CSC[85]。起初，Suva 及其同事在免疫缺陷小鼠模型观察到，从新鲜分离的活检标本中分离出来的 CD133+ 细胞比阴性细胞更具致瘤性。重要的是，CD133+ 细胞产生的肿瘤与亲代表型相似，并在连续移植后能产生不同程度的分化组织。此外，CD133+ 细胞表现出更强的成瘤球能力，更强的类似 MSC 的分化潜能，并且比 CD133- 细胞[50] 表达更高水平的 OCT4、SOX2 和 NANOG。尽管在尤因肉瘤中 CD133 作为 CSC 标志物的作用有这些令人信服的发现，Jiang 及其同事的其他研究表明，48 例原发性尤因肉瘤中 CD133 的异质表达与肿瘤的耐药或侵袭性无关。这些作者进一步分析了从 4

个细胞系中分离的 CD133⁺ 和 CD133⁻ 亚群中几个 CSC 相关的性质。只有来自 STA-ET-8.2 细胞系的 CD133⁺ 细胞表现出比 CD133⁻ 细胞[51] 更强的化疗耐药性和致瘤潜力（表 28-1）。总之，这些数据表明，CD133 在尤因肉瘤中识别 CSC 的能力可能取决于未知的肿瘤细胞的特异性。

同样，Wahl 及其同事使用神经嵴标志物 CD57 的表达作为手段，成功识别尤因肉瘤中的 CSC。CD57⁺ 亚群具有高度致瘤性，能够连续自我更新，并表现出多能分化能力。值得注意的是，这些细胞不表达 CD133，这表明几种细胞表面标志物可以用于鉴别和分离尤因肉瘤[58] 中不同的 CSC 亚群。

其他研究者使用功能策略分离 CSC。在这方面，与非 SP 亚群相比，从尤因肉瘤细胞系 SK-ES-1 分离的 SP 细胞具有更高的克隆性、侵袭性和 ABC 转运蛋白表达[64]。在 CADO-ES1 细胞系的 SP 部分也发现了类似的 CSC 相关特性。对这一 SP 群体的转录组学分析表明，AP-1 转录因子和后期促进复合物可能在 CSC 特性的信号传导中发挥相关作用[65]。ALDH 活性也被成功地用于鉴别尤因肉瘤中的 CSC。Awad 及其同事证实，在几个尤因肉瘤细胞系中，ALDH 活性高的细胞比 ALDH 活性低的细胞表现出更高的克隆活性、成瘤球能力、多能基因表达、化疗耐药性和致瘤潜力[78]。此外，这些作者还表明，根据 ALDH 活性分离的 CSC 比通过 CD133 表达选择的 CSC 表现出更优越的 CSC 特征，从而突出了 ALDH 活性在尤因肉瘤中作为 CSC 标志物的潜力。最后，与已证明骨肉瘤富 CSC 亚群成瘤球潜力的研究相反[37]（表 28-1），Leuchte 及其同事发现从尤因肉瘤细胞系和肿瘤活检细胞中生长的球并没有形成次级球，也没有在体内表现出更强的致瘤性，因此不认为在这些培养体系中存在真正的 CSC[42]。

二、骨肉瘤中的干细胞信号转导

干细胞性是一种动态的功能状态，它根据促干细胞性和促分化性信号之间的平衡而波动。利用上述方法分离 CSC 亚群的研究，已经确定了这种平衡的调控失调有助于肿瘤细胞获得 CSC 表型[86, 87]。表 28-2 总结了一些与骨肉瘤干细胞控制最相关的信号。其中，FGF-SOX2 轴[88, 121]、TGF-β[89, 90]、Hippo 信号调节因子 YAP1[91, 92]、Notch1[70, 93, 114]、IL-6/STAT3[94-100]、STAT5[101]、mTOR[55] 或自噬信号[54] 介导的信号通路被报道可促进干细胞表型。Wnt/β-catenin 信号在骨肉瘤中的作用更有争议。虽然有研究描述称其可拮抗 SOX2 激活[121]，但也有报道称其可介导化疗后干细胞的诱导[71]。此外，非典型 Wnt 通路的激活也可能起到促进肿瘤生存的作用[103]。因此，Wnt 信号在介导骨肉瘤干性中的作用似乎是环境依赖性的，并受到精细调控。最近，其他信号网络（如 RAB39A/RXRB[104]、TREX1/E2F4[105]、TSSC3/SRC/AKT[106]、MAFB[107]、SATB2[108] 或 LIF/Notch[109]）也被证明可以调节骨肉瘤的干性。此外，这些调控骨肉瘤干细胞特征的通路也可以被一系列小分子核糖核酸影响，如 miRNA-34a、miR-26a、miR-133 或 miR-335[45, 110, 112-116, 125]，以及 lncRNA，如 THOR、DLX6、SOX2-OT 或 DANCR[117-120]（表 28-2）。

这些分子通路激活 / 调节的促干细胞性信号最终导致 SOX2、SOX9、OCT4、NANOG 和 KLF4 等多能性转录因子的表达。SOX2 的致瘤作用已经得到了特别详细的描述。SOX2 的表达与抑制成骨分化潜能有关[126]。相反，在骨肉瘤细胞系或骨肉瘤小鼠模型的成骨细胞系中敲除 SOX2 会导致体外生存能力和增殖潜力的丧失，体内肿瘤形成的急剧减少[121, 122]。SOX2 在骨肉瘤中的这些促干细胞作用与其拮抗 Wnt 和 Hippo 通路的促进分化信号的能力有关[91, 92, 121, 122]。SOX 家族的一个成员 SOX9，最近被确定为骨肉瘤的关键干细胞因子。该因子是转录因子 MAFB 或 lncRNA THOR 促进的促干细胞性和致瘤信号的关键中介[107, 119]。相反，褪黑素的抗干细胞活性取决于其抑制 SOX9 表达的能力[123]。Kruppel 样家族转录因子的成员也在骨肉瘤调节 CSC 表型中发挥相关作用。KLF4

的表达与药物诱导的干细胞表型、肿瘤起始电位和（或）p38-MAPK 或 Ras 相关信号通路激活的转移能力相关[72, 104, 124]。在 KLF8 的研究中也有类似的报道，它通过 miR-429 调控 SOX2 表达的信号轴来控制 CSC 样特征[125]（表 28-2）。

上述许多促干细胞信号都是肿瘤细胞与骨微环境（bone microenvironment，BME）的其他细胞类型交互作用的结果。BME 调节骨稳态，但也影响骨肿瘤和 CSC 亚群的起源和发展[86, 87, 127]。骨肿瘤 CSC 的生态位尚未明确；然而，有几个位置被认为是骨肉瘤的合适生态位[86, 128]。首先，血管周围位置是 MSC 最有可能出现的生态位，可能作为 MSC 转化衍生的 CSC 的前干细胞位置[129]。其次，骨中最缺氧的位置被认为构成了一个 CSC 生态位，在这个生态位中，通过 HIF 发出信号，可以促进癌症细胞和基质细胞对周围环境的适应和选择，从而促进有利于肿瘤干细胞的变化[130]。在骨肉瘤中，HIF-1α 的激活与耐药的发生有关[131, 132]，其机制是由 Wnt 信号介导的[133]。再次，骨内膜生态位是一个条件丰富的环境，具有溶骨潜能的肿瘤细胞在此启动"恶性循环"，肿瘤细胞产生自分泌因子（如 PTHrP、TGF-β 或 IL-11），通过 RANKL-RANK 介导的相互作用激活破骨细胞骨吸收。这种激活导致骨溶解，并由此产生骨反应，表现为生长因子（BMP、TGF-β 或 FGF）分泌增加，进而可能促进肿瘤生长并促进癌细胞的干细胞性[86]。最后，虽然没有明确针对原发性骨肉瘤的研究，骨膜生态位也应作为一个对正常骨干细胞具有显著的干细胞促进活性的微环境被提及，基质细胞蛋白骨膜蛋白似乎是其主要作用因素[134]。

在骨肉瘤微环境中，MSC 与骨肉瘤干细胞亚群的相互作用已被精确描述[135, 136]。骨肉瘤细胞可能通过释放表达 TGF-β 的细胞外囊泡与 MSC 相互作用，而这些囊泡反过来又诱导 MSC 产生和分泌肿瘤促进因子[135-137]。这种交互信号通常通过激活间质干细胞中的 NF-κB 信号而介导，从而产生 IL-6，IL-6 随后作用于骨肉瘤细胞，激活 STAT3 介导的信号传导[94-98]。另外，MSC 产生的 IL-8

可能导致骨肉瘤细胞中 CXCR1/AKT 信号通路的激活[102]。这种 MSC 肿瘤细胞通信最终刺激骨肉瘤的增殖、迁移、转移、耐药和干细胞化。此外，骨肉瘤细胞还可能通过相互代谢重编程过程对 MSC 进行再刺激，这可能导致肿瘤微环境酸化的增加[138]。值得注意的是，肿瘤酸中毒也是一种重要的肿瘤促进因子，可通过直接作用于肿瘤细胞或激活 MSC 中的 NF-κB/IL-6 轴，促进骨肉瘤细胞的存活、化疗耐药性和干细胞性[99, 111]。除了骨髓 MSC 外，骨肿瘤通常被大量 TAM 浸润，而局部 T 淋巴细胞较少，导致其免疫抑制微环境产生[139]。值得注意的是，有报道称，具有免疫抑制作用的 M2 TAM 在骨肉瘤样本中富集，而 M2 极化的 TAM 增加骨肉瘤细胞的促瘤性和干性，其机制可被全反式维 A 酸可以抑制[140]。

三、骨肉瘤的转移信号和干细胞性

骨肉瘤转移是临床关注的主要问题，转移患者的 5 年生存率不超过 20%[141]。骨肉瘤的转移性播散中最常见的是肺转移。研究者认为骨肉瘤细胞具有积极的运动和侵袭性，以便离开原发肿瘤进入体循环，在体循环中细胞存在相对的凋亡抵抗，并具备从血管中渗出并在肺实质中恢复生长的能力[141]。肿瘤的干细胞性，特别是其自我更新的能力，是产生临床显性转移灶的必要前提；事实上，我们可以将大转移瘤的生长作为一种有限稀释（异种）移植实验的对照，用于证明 CSC 的存在[142]。干细胞特性可以从原发肿瘤获得（即骨肉瘤干细胞经过静脉在肺内形成转移，携带其固有的自我更新能力），或者它可以被环境施加（即到达转移位点的骨肉瘤细胞调节局部肺细胞的活性，以支持其自我更新和生长；我们称这种微环境结构为转移生态位）。即使是原发部位的肿瘤，通过其全身分泌活动，也可以在血源性肿瘤细胞到达之前很好地调节转移组织，形成转移前生态位[143]。在真实的临床情况下，这些转移性与干性机制倾向于互相联合，而干细胞性这个复杂概念同样与其他生物转移机制（运动性、侵袭性、凋

干细胞信号通路	研究目标	对干细胞的作用	相关分子机制	对 CSC 表型的影响	参考文献
FGF	FGF-2	促进	ERK1/2 过度激活	↓成骨分化；↑增殖；↑迁移；↑耐药性	[88]
TGF-β	TGF-β	促进	缺氧	↑自我更新；↑致瘤性；↑耐药性；↑血管生成；↑去分化	[89]
	SMAD7（抑制效应）	抑制	降低 RANKL 水平	↓肿瘤生长；↓转移；↓破骨活性	[90]
Hippo	YAP	促进	SOX2/NF2/WWC1	↑成瘤球；↑致瘤性；↓成骨分化	[91]
	HuR	促进	Hippo/YAP	↑迁移；↑侵袭；↑干细胞性；↑耐药性	[92]
Notch	Notch1	促进		↑耐药性	[70]
	Notch1/2，DLL1，HES1	促进	miRNA-34	↑转移；↑侵袭	[93]
IL-6/JAK/STAT	IL-6	促进	OPN/STAT3 信号	↑增殖；↑侵袭；↑迁移；↑耐药性；↑干细胞性	[94]
	MSC 分泌 IL-6	促进	STAT3	↑细胞存活率；↑耐药性；↑干细胞性；↑致瘤性；↑转移	[95–98]
	MSC 分泌 IL-6	促进	ICAM-1，MET	↑干细胞性；↑增殖；↑迁移；↑耐药性	[99,100]
	STAT5	促进	吡莫嗪的抑制作用；DCLK1	↑致瘤性；↑干细胞性	[101]
IL-8/CXCR1	IL-8	促进	AKT	↑归巢凋亡抵抗；↑转移	[102]
AKT/mTOR	mTOR	促进	抑制 p27	↑自我更新；↑去分化；↑致瘤性	[55]
自噬信号	Atg5 或 Atg7	促进		↑应激抵抗；↑干细胞性；↑耐药性；↑致瘤性	[54]
Wnt	Wnt/β-catenin	促进	IWR-1 对 Wnt 信号通路的抑制作用	↑干细胞性；↑耐药性	[71]
	DKK1（Wnt 抑制剂）	促进	非经典 Wnt/JNK/C-Jun/ALDH	↓成骨分化；↑压力阻力；↑致瘤性	[103]
其他信号通路	RAB39A	促进	RXRB 基；KLF4	↑干细胞性；↑致瘤性	[104]
	TREX1	抑制	抑制 E2F4/β-catenin/OCT4 轴	↓干细胞性；↓致瘤性；↓侵袭；↓迁移	[105]

表 28–2　骨肉瘤中干细胞信号通路

（续表）

干细胞信号通路	研究目标	对干细胞的作用	相关分子机制	对 CSC 表型的影响	参考文献
其他信号通路	TSSC3	抑制	抑制 SRC/AKT/Nanog 轴	↓干细胞性	[106]
	MAFB	促进	MAFB/SOX9 正反馈循环	↑自我更新；↑致瘤性	[107]
	SATB2	促进	N– 钙黏蛋白 /NF-κB	↑干细胞性；↑致瘤性；↑耐药性	[108]
	LIF	促进	超级增强子；UTX/LIF/Notch1	↑干细胞性；↑自我更新；↑侵袭；↑致瘤性	[109]
	DNMT1	促进	miR-34a	↑干细胞性；↑致瘤性	[110]
	酸中毒	促进	CIAP/NF-κB	↑细胞生存	[111]
miRNA	miR-34a	抑制	PAI-1/SOX2	↓去分化	[112]
	miR-34a	抑制	SOX2	↓成瘤球；↑成骨分化	[113]
	miRNA-26a	抑制		↓干细胞性；↓耐药性；↓致瘤性	[114]
	miRNA-133a	抑制	Jagged1/Notch 信号	↓侵袭；↓耐药性；↓致瘤性；↓转移	[45]
	miRNA-335	抑制	OCT4	↓干细胞性；↓侵袭；↓耐药性	[115]
	miR-34a，-93-200c	抑制	MET，HIF-1α	↑休眠；↓血管生成	[116]
lncRNA	DANCR	促进	miR-33a-5p/AKL/AKT	↑干细胞性；↑迁移；↑侵袭；↑致瘤性；↑转移	[117]
	SOX2-OT	促进	SOX2	↑干细胞性；↑迁移；↑侵袭	[118]
	THOR	促进	SOX9	↑干细胞性；↑耐药性；↑迁移	[119]
	DLX6-AS1	促进	miR-129-5-p/DLK1/Wnt	↑干细胞性；↑致瘤性	[120]
多能因子	SOX2	促进	FGF/SOX2 拮抗 Wnt 的促分化信号	↑致瘤性；↑干细胞性；↓成骨分化	[121]
	SOX2	促进	YAP	↑致瘤性；↑干细胞性	[122]
	SOX9	促进	褪黑素抑制作用	↑成瘤球；↑侵袭；↑迁移；↑转移	[123]
	KLF4	促进	p38-MAPK	↑干细胞性；↑耐药性；↑致瘤性；↑转移	[124]
	KLF4	促进	他汀类药物的抑制作用	↑干细胞性；↑耐药性；↑转移	[72]
	KLF8	促进	KLF8/miR-429/SOX2 轴	↑成瘤球；↑干细胞性；↑耐药性；↑致瘤性	[125]
	OCT4	促进		↑致瘤性；↑自我更新	[81]

亡抗性等）形成联合。

ΔNp63a 作为骨肉瘤主转移调控因子，是 TP63（即兄弟型 TP53）的特定异构体，近年来成为人们关注的焦点。由于缺乏 N 端反式激活域，其作用机制与全长型 p63 不同（p63 本身是一种主上皮干细胞调节因子）[144]。与全长型 p63 结合其响应启动子和解除下游基因的表达不同，ΔNp63a 通过与不相关的转录因子，尤其是 NF-κB 的相互作用，以这种方式激活单独的一组下游基因[145]。在骨肉瘤中，它是 p63 系统中的主要组成部分，其表达与转移能力相关。在其下游目标中，我们可以发现影响转移过程的各个方面的基因。其中包括 Ang-2，即一种由原发性骨肿瘤分泌的信号蛋白，它激活 II 型肺泡细胞释放吸引中性粒细胞的趋化因子 CXCL1、CXCL2、CXCL5 和 CXCL12，随后中性粒细胞动员和募集，以及减少肺内皮细胞的细胞间连接，共同促进肺转移前生态位[146]。ΔNp63a 进一步的下游基因包括 IL-6 和 IL-8 编码基因，这些基因一方面激活血管生成（部分是通过 STAT3 诱导 HIF-1α 稳定导致 VEGF 表达[147]），另一方面激活支气管上皮细胞和支气管平滑肌细胞，导致转移位形成[148]。此外，ΔNp63a 通过抑制 miRNA-527 和 miRNA-665，解除 TGF-β 信号通路，最终导致 miRNA-198 的表达[149]；这种分子级联反应是伤口愈合反应的一部分[150]。最后，ΔNp63a 也被报道具有细胞自主效应，包括激活克隆生长，以及表达几种典型干细胞标志物，包括 SOX2 和 CD133[151]；据报道，ΔNp63a 对其他类型的癌症也有干性刺激作用，如乳腺癌[152] 和皮肤癌[153]。

肺纤维化是模仿骨肉瘤细胞在肺中产生转移（前）生态位的几种机制的一种病理过程。TGF-β 是上述骨肉瘤与正常骨细胞恶性循环的关键因子，而基质细胞蛋白骨膜蛋白则可促进肺纤维化[154]。值得注意的是，这两个因子之间似乎存在着一个显著的前馈循环，编码骨膜蛋白的 NPOST 基因属于 TGF-β 靶基因，而骨膜蛋白本身促进 TGF-β 应答[154]。骨膜蛋白的肺纤维化作用依赖于激活类似

的一系列趋化因子，尤其是 CXCL1 和 CXCL2，并通过 ΔNp63a 过表达形成转移前肺生态位，在这个过程中产生中性粒细胞和巨噬细胞在肺内的募集[155]。骨膜蛋白已被报道为骨肉瘤中一个显著的不良预后因素[156]，而在许多病例中，骨膜蛋白被报道为 CSC 和转移生态位形成的关键成分[157]。利用在进展性肉瘤细胞系中的转录组分析和在公开的肉瘤数据集中的生物信息学搜索，笔者团队能够证实骨膜蛋白在肉瘤进展中的重要作用（未发表的结果）。最后，骨膜蛋白也被报道会影响巨噬细胞的极化[158]。这仍然是一个有趣的有待解决的问题，关系到其是否与临床记录的药物米法莫肽降低骨肉瘤转移频率的巨噬细胞免疫刺激作用有关[159]。

另外一种分子途径最近被证实。与依赖骨肉瘤诱导的肺微环境修饰不同，骨肉瘤干细胞自身可以进入肌成纤维细胞的重编程，激活纤维连接蛋白的表达和沉积。这种肌成纤维细胞重编程的能力似乎与骨肉瘤细胞的成瘤球活性密切相关。然而，与上述研究相反，这种发展转变的关键似乎并非是 TGF-β，而是 FGF 信号通路。FGFR2 作为转移性干细胞的一种标记，其在患者肿瘤中的表达与转移和不良预后密切相关[160]。这再次说明了骨肉瘤转移能力背后的生物学机制的异质性。FGF 由肺细胞表达，在转移生态位形成的背景下，通过进入骨肉瘤细胞而激活，并且它们也可以通过骨肉瘤诱导的破骨细胞活性的恶性循环式释放。

四、骨源性肉瘤的克隆进化

克隆进化模型将肿瘤发生描述为一个多步骤的进化过程[161, 162]。根据这一进化框架，癌症起始发生在单个细胞中，通过特定的可遗传突变的积累诱导选择性生长优势，并促进其干细胞特性。随着时间的推移，这些细胞（或克隆）经历一个反复积累和选择性改变的过程，推动新的和更有侵袭性的肿瘤变异的发展，导致疾病进展。

癌症驱动因子是检测癌症单克隆起源的有用标记[163]。如今，二代测序（next-generation

sequencing，NGS）能够同时整合重建癌细胞克隆起源和进化的系统发育过程中的多个标记。从这个意义上说，骨肉瘤的病因与细胞周期控制基因（TP53 和 RB1）的克隆性改变有关[8, 163-165]。这些改变在肿瘤中的作用已经得到了很大程度的认可，而 Li-Fraumeni 或遗传性视网膜母细胞瘤综合征为此也提供了一个明确的证据，阐释具体的基因改变如何使癌症发生[166, 167]。在骨源性肉瘤中，部分软骨肉瘤遵循多步的线性肿瘤发生过程，其中 IDH1/2 基因突变代表了这种癌症类型起源的驱动事件[168-171]。然而，并不是所有的软骨肉瘤都遵循这种模式[172, 173]，而是像骨肉瘤和尤因肉瘤（没有癌前病变或良性病变）一样，从一开始就表现为高级别肿瘤[174]。

同样的是，研究者在健康组织中也检测到了驱动因子的改变[164]。然而，必须考虑到癌症驱动因素的影响具有内源性和外源性环境依赖性。内源性依赖性的一个例子是尤因肉瘤中的 EWS-FLI1 易位；这种融合蛋白在人成纤维细胞中是恶性的，但在小鼠间充质细胞中是中性的[25, 26, 175-177]。此外，在靶细胞中，在最初的 EWS-FLI1 易位事件发生后，还需要额外的改变来诱导肿瘤形成[175, 176, 178]。因此，针对突变时机的研究强调，自发的前骨肉瘤细胞需要获得其他克隆基因组改变，直到肿瘤进化的爆发，形成一个共同祖先克隆及其衍生的异质子代[164]。在软骨肉瘤中，早期发生多样化过程者被归类为去分化软骨肉瘤[179]，而在普通软骨肉瘤中，疾病进展的特征是获得性染色体不稳定性、突变负荷增加、拷贝数改变，以及 COLL2、TP53、RB1 基因的突变[20, 180, 181]。这与细胞遗传学研究中发现的多个亚克隆是一致的[182-184]。有研究者认为尤因肉瘤细胞同样经历早期分化过程[22, 23]，这可能发生在疾病诊断前 1～2 年[24]。

一些研究旨在通过多区域测序来检测多个癌症亚群[185, 186]或分析 mtDNA 的基因组进化[187]，这些研究支持癌细胞的克隆异质性，并提出类似癌细胞分支进化树亚群的概念。然而，在转移性骨肉瘤[165, 188, 189]和尤因肉瘤[22, 24]的系统发育重建

中发现了线性和分支的进化模式，甚至这些进化模式在肉瘤形成过程中可以顺序交替。一项小鼠骨肉瘤模型表明，异质性混合的癌症克隆可以稳定地驱动原发肿瘤的生长，并在克隆间产生中性的动态过程，而不会彼此相互竞争[190]。随着时间的推移，特定克隆获得在一个新的微环境中生长的能力并建立生长优势，产生一种异质的癌细胞子代，使其回到中性状态[190]。

根据癌症驱动的改变与病理分阶段改变（即增生、异型增生、原位癌等）的对应关系，最初关于结直肠癌的研究将肿瘤形成理想化为一个线性的多步骤过程。然而，对癌症基因组的研究增加了我们对驱动癌细胞群体基因组进化的分子过程的认识。线性和多步进化模型受到了一些研究的质疑，这些研究证据表明，在一个单一事件中，多个癌症驱动因素被以间断进化的形式获得。间断进化在骨源性肉瘤中似乎很常见：骨肉瘤和软骨肉瘤经常表现为局部高突变和大量染色体碎裂与修复（或染色体断裂）[14, 163, 191, 192]，而尤因肉瘤[24]中检测到多个染色体间和染色体内易位和缺失。也有证据表明，细胞经历生理老化或诱导应激，通过外源性和内源性突变的过程，积累了基因组特征，从而形成恶性骨肿瘤[24, 192, 193]。大型癌症基因组测序研究为某些恶性骨肿瘤的特定突变、结构变异和表观遗传变化提供了一个非常有用的概括[194, 195]。

总而言之，从癌症遵循线性、高度选择性和渐进进化模式的旧观点出发，我们的观点逐渐转变为将癌症作为一个复杂的生态系统来研究，在这个生态系统中，癌症的进化可以是渐进的，也可以是间断的，并且遵循线性、分支和（或）中性的进化过程[163]。这些证据所支持的基因多样化是如何与肿瘤异质化功能组织的概念相协调的？这两种假说或许存在多种整合方式。不妨假设，不同基因所定义的每一个子克隆都可能经历功能层次的分化，并存在有自己的 CSC 群体。此外，个别子克隆产生的一些突变可能是促进干细胞生长的。从这一点出发，克隆进化概念和 CSC 概念是

互补的，而不是对立的。

五、结论与展望

CSC 在肉瘤发生、肿瘤复发、转移和耐药中发挥重要作用。因此，靶向 CSC 在临床治疗中的重要性不言而喻。本文总结的研究证实了骨肉瘤中存在具有自我更新能力和致瘤潜力的亚群，支持了肿瘤中存在分级组织的观点。然而，这些数据也揭示了不同的 CSC 亚群可能共存，使用不同的分离方法可能导致鉴定出不同的表型亚群。这种异质性可能源于不同的组织学亚型、肿瘤细胞和患者的内在遗传 / 表观遗传特征、肿瘤细胞所暴露的微环境影响，以及不同检测方法的技术设置。总之，我们期望通过不同检测方法的组合来实现最可靠的 CSC 鉴定。

最近对这些骨肉瘤 CSC 亚群的研究已经揭示了与干细胞状态相关的不同表型信号通路的相关分子机制。然而，骨肉瘤干细胞的"组学"分析仍然很少[74, 196, 197]。因此，有必要对转录组学、表观基因组学、蛋白质组学和（或）代谢组学数据进行整合，以获得在 CSC 亚群中信号通路改变的总体情况。理想情况下，这些研究应该结合信息学分析，并与患者来源样本和体内模型一起结合，肿瘤细胞跟踪和单细胞分析也可以同步进行[198, 199]。这些研究将巩固关于骨来源肉瘤中驱动干细胞特性的最相关机制的知识，并促进其以预后、生物标志物、治疗靶点的形式应用于临床。最后，骨肉瘤中肿瘤细胞亚群可能遵循不同的进化途径，其临床意义也将随着这些研究得到进一步的揭示。

资金

这项工作得到了 Agencia Estatal de Investigación（AEI）［MINECO/Fondo Europeo de Desarrollo Regional（FEDER）（SAF-2016-75286-R and PID2019-106666RB-I00 to R.R.）；ISCⅢ/AESI（PI14CⅢ/00005 and PI17CⅢ/00013 grants to J.G-C.）；ISCⅢ/FEDER（Sara Borrell Program CD16/00103 to S.T.M. and Consorcio CIBERONC CB16/12/00390 to R.R.）］；the Plan de Ciencia Tecnología e Innovación del Principado de Asturias/FEDER（IDI/2018/155 to R.R）；Consejería de Educación，Juventud y Deporte of Comunidad de Madrid（P2017/BMD-3692 grant to J.G-C）；and the Czech Science Foundation（project No.17-17636S to J.H.）的支持。

第29章 肿瘤骨转移中的休眠

Dormancy in cancer bone metastasis

Hector M. Arredondo Carrera　Ning Wang　著

侯昌禾　李浩淼　陈　维　译

数种癌症以容易发生骨转移为特点，其中以乳腺癌（BC）、前列腺癌（PC）和肺癌（lung cancer，LC）为甚。据估计，约70%的PC和BC患者、约40%的LC患者存在骨转移[1]。骨转移的发展明显增高了死亡率。例如，前列腺癌骨转移患者的5年生存率只有3%[2]。有趣的是，Hernandez等的研究表明，骨转移的年发病率在BC、LC和PC中分别为3.4%、10.4%和18%，而肿瘤诊断10年后则增加到8.1%、12.9%和29.2%，表明癌症骨转移具有较长的潜伏期[3]。

在骨转移过程中，只有小部分播散性肿瘤细胞（DTC）能够进入骨微环境并通过获得化疗抗性、静止或休眠状态[4]而存活。根据癌症的类型，这些休眠的癌细胞可以在几个月甚至几十年间保持"不活动"状态，通过某些仍不明确的机制，它们可被重新唤醒、增殖并进展为显著的骨转移，导致骨相关事件和死亡率的增高[5]。因此，揭示控制癌细胞休眠特性的因素对确定最佳治疗策略和解决癌症骨转移带来的致命后果至关重要。

在本章中，我们对目前关于复杂骨骼环境中肿瘤休眠的证据进行了详细的总结。我们强调参与休眠的骨元素，以及它们如何调节促休眠或促增殖的特征。最后，本章讨论了在体外和体内研究休眠的模型，总结如何以可靠的方法模拟骨中的癌症休眠。

一、细胞休眠和肿瘤休眠

临床中会出现手术切除原发肿瘤后，患者数年甚至数十年后因发生转移而死亡的情况。这一现象提示了解肿瘤休眠的重要性。休眠被定义为肿瘤生长的停止[6]。目前，已描述了两种类型的肿瘤休眠：单细胞休眠和肿瘤休眠。

单细胞休眠是指DTC进入细胞周期阻滞（CCA，其特征是停留在$G_{0～1}$细胞周期阶段，缺乏增殖标志物（如Ki-67和PCNA），缺乏促凋亡标志物（如CK18）[7-10]。只有小部分休眠细胞（约2%）具有形成肿瘤团块的生长能力，约0.02%可生长为肉眼可见的肿瘤[11]。但这个小百分比足以发展为转移性病变，导致预后不良和死亡率增加。

肿瘤集体休眠的概念是由Judah Folkman于1972年提出[12]。在这个休眠模型中，癌细胞的增殖率和凋亡率相对平衡，导致净增长为零或"静态"肿瘤块，直至外源性刺激（如血管生成）破坏这种平衡，使肿瘤块的向生长增殖方向倾斜[13]。维持休眠肿瘤平衡的两种最常见的机制是免疫监视和血管生成，也称为血管生成性休眠和免疫性休眠[14,15]。

二、影响休眠的因素

（一）免疫监视

免疫监视是免疫系统识别和清除有害病原体（如病毒和细菌感染）的宿主保护机制，包括癌症免疫编辑[16]。癌症免疫编辑是指宿主免疫系统对肿瘤发挥作用，以改变其进展的过程。描述癌症免疫编辑的三个主要阶段是：①消除，即免疫系统抑制肿瘤增殖；②平衡，以抗肿瘤的免疫活性与癌细胞的活跃增殖相平衡为特征；③逃逸，免疫因子未能抑制肿瘤生长，肿瘤细胞发生转移并引起临床病变[14]。免疫休眠进入平衡期时，肿瘤组织在免疫监视下增殖与凋亡同时发生，形成"休眠"肿瘤组织[17]。

在控制肿瘤命运的免疫细胞中，CD8[+]T 细胞能够识别癌症抗原并诱导癌症细胞溶解，并且可与 CD4[+]T 细胞协同工作，因而被认为是关键的抗肿瘤细胞[18-20]（图 29-1）。与健康对照组相比，BC 患者的骨髓中 CD4[+]/CD8[+] 细胞数量更高，而在体内模型中 CD8[+]T 细胞耗尽，癌细胞完成了从休眠状态到增殖状态的转换，这显示了免疫系统在肿瘤休眠中的重要性[21, 22]。

在最近的一项研究中，Owen 等证明了肿瘤固有的 1 型 IFN 信号通路通过 IRF7 的富集和 CD8[+]、CD4[+]T 细胞活化[23]调节了 PC 骨转移中免疫介导的休眠。在一项使用自发 BC 骨转移模型的研究中，骨转移 BC 细胞显示 IRF7 及其上下游的基因变化，如 STAT1[24]下调。接种 IRF7 过表达 4T1.2 细胞的小鼠 CD11b[+]Ly6G[+] 细胞数量明显降低，CD8[+] 细胞、CD4[+] 细胞和 NK 细胞的功能增强，以及肿瘤骨转移的减少。在人类 BC 样本数据库中，低 IRF7 表达与骨转移发展增加相关。在 ER-BC 细胞中也观察到 IFN/IR7 免疫休眠轴的作用，这些细胞在化疗后处于休眠状态，并通过增加 CD8[+] 细胞、CD4[+] 细胞、树突状细胞、B 淋巴细胞和减少 MDSC（CD11b[+]/Gr1[+]）[25]的补充而保持静止状态。综上所述，IFN 作为介导骨免疫原性休眠的主要因子发挥着关键作用。

证据表明，CD8[+]T 细胞也通过 IFN-γ 或 II 型 IFN 维持休眠[22, 26]。IFN-γ/STAT1 信号通路与增殖所需的周期蛋白 E 和周期蛋白 A 标志物下调有关，并与周期蛋白 D1 和 CDK4 相互作用，导致 p21 和 p27 上调，以及 CCA 上调[27, 28]。矛盾的是，长期暴露于 IFN-γ 可通过诱导 PD-L1/2 表达和 CTLA4 促进肿瘤免疫逃逸。癌细胞表达的 PD-L1 与 T 细胞中的 PD-1 受体结合，导致 T 细胞免疫抑制和肿瘤免疫逃避，而 CTLA4 则是 T 细胞应答的抑制剂[29, 30]。

在小鼠骨髓[31] 中，CD11b[+]/Gr1[+]MDSC 也被发现在 BC 细胞中扩增。它们是 TGF-β 的主要来源，与 BC 细胞相互作用，释放 GLI2 和 PTHrP（与破骨细胞分化和骨溶解密切相关的因子）。此外，这些 MDSC 具有分化成破骨细胞的潜力，而破骨细胞介导的骨吸收被认为可以重新激活休眠细胞[32]。因此，除了免疫抑制作用外，MDSC 还可以间接唤醒休眠细胞。

最近，巨噬细胞因其在癌症中的双重作用而受到关注。巨噬细胞可分为 M_1 和 M_2 两种表型。经典的 M_1 巨噬细胞（通过 IFN-γ、TLR 和 LPS 激活）与炎症、细菌、病毒吞噬及抗肿瘤反应相关。M_1 巨噬细胞通过释放 IL-1、IL-6、IL-23、IFN-γ 和 IL-12 细胞因子来招募和激活 CD8[+] 和 NK 细胞以杀死癌细胞[33, 34]。M_2 巨噬细胞（由 IL-4、IL-10 和 IL-13 激活）也被认为是 TAM，参与伤口愈合，促进肿瘤生长、血管生成、转移和免疫抑制[35-37]。TAM 释放因子（CCL3、CCL4、CCL5、CCL22、IL-10 和 TGF-β）招募 Treg 进入肿瘤微环境，抑制 CD8[+] 细胞和 CD4[+]T 细胞功能[38-40]。TAM 也与骨转移潜能有关，前列腺癌骨转移患者在原发肿瘤活检中显示 CD206[+]M_2 巨噬细胞增加[41]。有趣的是，新的证据表明，M_1/M_2 巨噬细胞可能在骨癌症休眠中发挥非常规的作用。Walker 等研究发现，骨髓基质中的 M_2 巨噬细胞通过形成缝隙连接细胞间通信（gap junctional intercellular communication, GJIC）与 BC 细胞相连。这种结合减少了 BC 细胞的增殖，导致肿瘤对卡铂的静息和化疗耐药性。相反，M_1 巨噬细胞释放外泌体激活休眠细胞中的 NF-κB，将休眠状态转变为增殖[42]。这一关于 M_1/M_2 巨噬细胞在癌症休眠中的作用的证据与它们在癌症中的一般生物学功能相矛盾。尽管如此，M_2 巨噬细胞可以极化成进一步的亚群（M_{2a}、M_{2c}、M_{2d}）[43]，或许是不同的 M_2 亚群，甚至一个新的尚未完全表征的亚群，在肿瘤休眠中发挥不同的作用，这值得进一步研究。

（二）血管生成

肿瘤团块需要汲取其周围血管的大量营养物

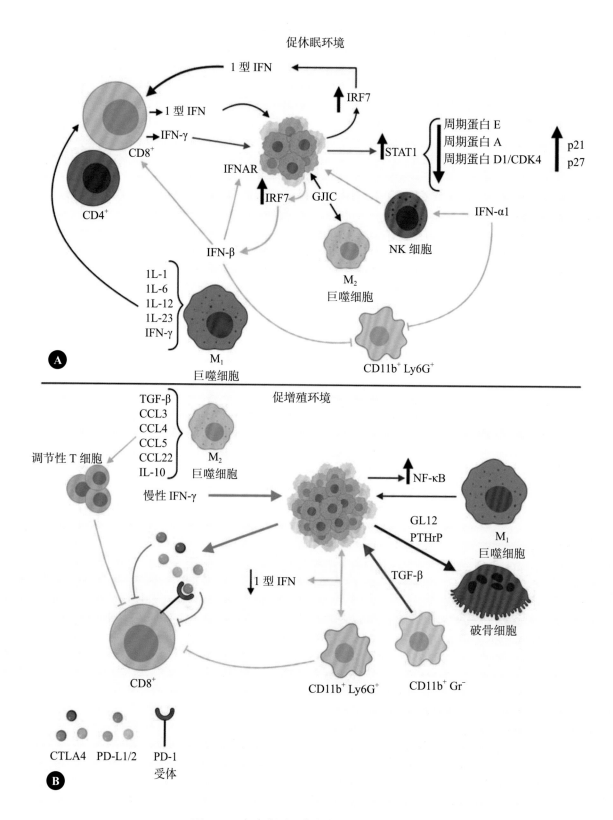

▲ 图 29-1　免疫监测环境中的促休眠和促增殖环境

A. 免疫原性休眠主要由 CD8⁺T 细胞及其分泌因子（如 1 型 IFN 和 IFN-γ）驱动，这些因子与 IRF-7 转录因子表达的增加相关。NK 细胞和 M₁ 巨噬细胞也参与了肿瘤休眠诱导。B. 肿瘤的增殖特征受到 M₂ 巨噬细胞、调节性 T 细胞淋巴细胞、骨髓源性细胞和破骨细胞介导的骨吸收的影响。在骨微环境中，M₁ 和 M₂ 巨噬细胞扮演着不同寻常的角色，分别促进肿瘤的增殖和休眠。GJIC. 间隙连接细胞间通信（图片由 BioRender.com 创建）

质以加速增殖。肿瘤供血不足会导致"血管生成性休眠",由于能量摄入不足,肿瘤块在增殖和凋亡之间保持平衡。事实上,据估计没有血管生成的情况下肿瘤的生长不能超过 $1\sim2mm^3$。血管的发育受促血管生成因子和抗血管生成因子的调控。为了逃避休眠,肿瘤利用促血管生成因子,刺激新的血管网络的发生发展,使其持续生长和扩张(图 29-2)。这种促血管生成因子维持的平衡被称为"血管生成开关"[15, 44]。

热休克蛋白(heat shock protein,HSP)是细胞在应激条件下分泌的一类蛋白,参与血管生成和癌症休眠。在癌症中,肿瘤细胞分泌 HSP 以确保足够的蛋白质折叠和表达,保障肿瘤生存和增殖[45]。研究表明 HSP27 可能促进骨生理变化和 BC 骨转移[46, 47]。HSP27 的抑制可以诱导 BC 细胞系[48] 的休眠。值得注意的是,抑制 HSP27 不影响休眠肿瘤的增殖,但增加其凋亡率。这与血管生成性肿瘤休眠的概念相一致,表明由于缺乏血管系统提供的营养物质,增殖与凋亡之间处于平衡状态。此外,Huston 等在骨髓样环境中研究了 HSP90 及其靶蛋白 Akt 在多发性骨髓瘤中的功能抑制作用[49]。抑制 HSP90 和 Akt 可导致 MM CCA、破骨细胞生成抑制、血管生成。另一个与癌症进展相关的热休克蛋白是 HSP70-2。从 BC 患者和 BC 细胞系获得的样本中,检测到 HSP70-2 过表达[50]。此外,抑制 HSP70-2 可诱导 CCA,并在体内、体外显著降低肿瘤生长速度。

此外,在异种移植物模型和患者样本[51] 中,实时活体成像显示 BC 细胞可优先定位在血管周围区域并保持休眠状态。然而,新血管生成是否会唤醒或维持骨中休眠的癌细胞仍存在争议。Allocca 等发现 BC 细胞优先位于 H 型(CD31hiEmcnhi)微血管[52]。H 型微血管是新血管生成的主要贡献者,其在老年小鼠中数量减少[53]。这与 Singh 等的发现一致,即老化的骨血管通过 PDGF-B 表达缺失,促休眠相关的 H 型微血管增加[54],促进 BC 退出休眠状态。但这一观察结果与 Ghajar 等的研究相矛盾,后者认为稳定的微血

管促进休眠,而新生血管的萌发中断休眠,并且内皮衍生 TSP-1[55] 在其中发挥关键作用。TSP-1 和 TSP-2 都是来自内皮细胞的强有力的血管生成抑制因子。它们的抗血管生成特性来自与内皮细胞上表达的 CD36 相互作用或与 VLDLR 相互作用。TSP-1 还通过整合素相关蛋白(IAP 或 CD47)相互作用抑制血管生成,导致 NO 的减少,因而对血管系统稳态[56] 至关重要。TSP-1 不仅限制血管生成,而且诱导骨组织周围生态位的 BC DTC 休眠。研究者在成熟和稳定的内皮血管周围发现了静止的 BC 细胞,其特征是高水平的 TSP-1,而在新生血管尖端生长的肿瘤细胞表达低水平的 TSP-1[55]。分子 POSTN、生腱蛋白、多能蛋白聚糖、纤维连接蛋白和 TGF-β_1 在这些新血管生成尖端中富集,而这些新血管生成尖端被认为促进了骨肿瘤的生长[57-61]。血管生成因子,以及其他休眠因子、成骨细胞生态位在肿瘤休眠中的作用仍需进一步的研究进行阐述。

(三)缺氧

低氧张力或缺氧是与肿瘤进展和患者预后不良相关的重要癌症标志[62]。根据缺氧发生的地点不同,缺氧具有促休眠或抑制休眠的双重作用。在原发肿瘤中,它与休眠诱导和增强转移能力有关,而低氧的骨环境促进休眠中断和肿瘤增殖(图 29-3)。

有证据明确表明,缺氧可影响细胞在原发部位的休眠和转移能力[63-65]。这与原发肿瘤的快速生长和低氧标志物(如 HIF)的募集导致肿瘤内部血供受损有关[66]。在低氧环境下,由两个亚基(HIF-1α 和 HIF-1β)组成的 HIF 通过促进血管生成、生长和代谢相关基因的协调来控制低氧环境[67, 68]。例如,从 BC 患者的样本中观察到原发肿瘤中 HIF-1α 的 3 倍上调,同时骨髓中 DTC 的增加,而 HIF-1α 的抑制剂(如 VHL 和 Cullin-2)则出现下调[69]。在 PC 患者样本中,HIF-1α 的过表达与淋巴结和(或)骨转移显著相关[70]。所有这些发现都支持原发肿瘤的缺氧介导癌细胞的骨转移能力,而进一步的证据表明这一过程也调控着癌症

促休眠环境

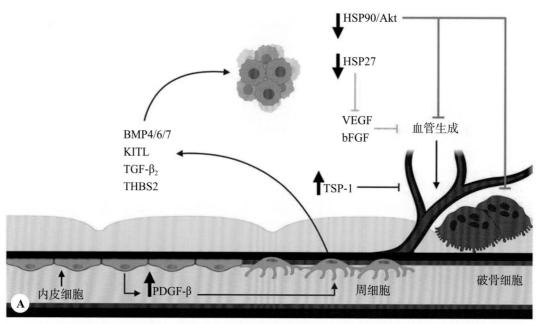

促增殖环境

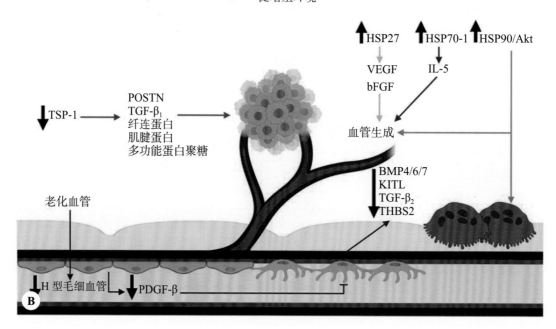

▲ 图 29-2　血管新生与骨内肿瘤休眠

A. 血管生成抑制剂标志物 TSP-1 的表达和促血管生成因子 HSP90、HSP27 的抑制导致新生血管缺乏，癌细胞处于休眠状态。内皮细胞分泌 PDGF-β 刺激周细胞产生促休眠因子。B. HSP27、HSP70-1、HSP90 介导的新血管生成与肿瘤增殖和骨吸收相关。老化带来的显著减少的 H 型毛细血管（CD31hiEmcnhi 与新血管生成相关）通过下调周细胞产生的促休眠因子的表达，产生休眠逃逸（图片由 BioRender.com 创建）

的休眠[71, 72]。最近由 Fluegen 等进行的一项研究发现，在患者样本中或在缺氧模拟装置中培养时，休眠（NR2F1、DEC2 和 p27）和缺氧（GLUT1 和 HIF-1α）标记在 BC 细胞中共表达并上调[73]。临床上，表现出低 NR2F1 DTC 的 BC 或 PC 患者出现早期转移性骨病，而高 NR2F1 DTC 与更长的无

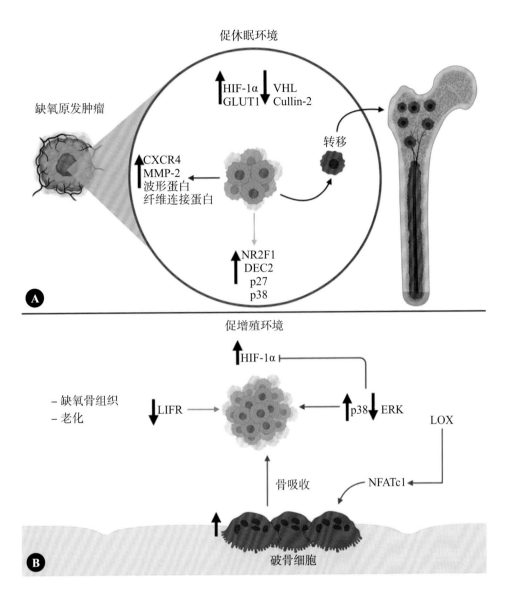

▲ 图 29-3　缺氧环境及其在休眠中的作用

A. 原发肿瘤的低氧导致低氧因子（如 HIF-1α 和 GLUT1）的募集，促休眠标志物（如 NR2F1 和 p38）的表达，增强癌细胞中的骨转移电位；B. 骨组织缺氧通过下调癌症内在的休眠标志物（如 LIFR）促进癌细胞增殖，而 LOX 刺激破骨细胞活性，进而刺激恶性循环（图片由 BioRender.com 创建）

病生存期和不可检测的转移相关，表明 NR2F1 是一种休眠标志物[74-76]。

　　虽然骨是一个高度血管化的组织，但它通常被认为是一个低氧环境。在临床环境中，与年轻患者（平均 28 岁）相比，老年患者（平均 64 岁）的骨中氧张力降低[77]，这表明骨中癌症复发与随着年龄增长骨缺氧增加之间存在潜在联系。在骨内，氧张力低于 1%～6%（7～43mmHg），而大多数其他正常组织氧张力在 2%～9%（14～65mmHg）[78]。在

不同的情况下，不同的骨骼内氧张力也不同。在远离血管的区域可低至 1%（7mmHg），在远离血管周围区域可低至 1.3%（9.9mmHg），在内膜可低至 1.8%（13.5mmHg）[79-81]。这些氧含量在骨骼内的波动在癌症休眠中起着关键作用。Devignes 等证明了这一点，他们发现 PyMT 小鼠乳腺癌细胞在 HIF-1α 激活和缺氧的驱动下退出休眠并发生骨转移[82]。休眠细胞的再生发生在 PO_2 最低的骨区，与皮质组织（$PO_2=4.2\%$ 或 30mmHg）相

比，其更可能出现在小梁区（PO_2 0.08%~2.4% 或 0.6~17mmHg）[83]。这与干骺端转移的较高发生率相一致，那里的低氧环境破坏了成骨细胞分化，增加了破骨细胞活性，并促进了 BC 转移生长[84]。此外，骨髓中的低氧环境负向调节 LIFR 的表达，这是一种在 BC 中具有休眠 / 低转移潜能的正常功能的蛋白质。然而，当这些休眠的 BC 细胞暴露于缺氧环境（$PO_2 < 0.5$%），LIFR 表达缺失，则促进其增殖状态[85]。

MAPK p38 被认为是一个响应缺氧的休眠信号[86]。证据表明，在低氧应激环境中，p38 也介导 NR2F1 和 HIF-1α 的表达[76, 87]。信号轴［ERK/p38］^{low}/DEC2/p27 中 ERK 水平低，p38 水平高，可诱导骨髓 BC DTC 的 CCA。相反，当 p38 被抑制，引起 ERK［ERK/p38］的高表达信号，则导致 DTC 增殖[86]。综上所述，p38 的表达增加有可能促进 HIF-1α 的表达并诱导癌症休眠，因此有必要在骨环境中进行进一步的研究。

LOX 是一种低氧分泌的肿瘤因子，它有助于骨转移，还有助于促骨转移微生态环境的形成[88, 89]。LOX 介导的转移前骨溶解被发现与 RANKL 无关，但与破骨细胞分化的主要调节因子 NFATc1 相关。LOX 参与促进破骨吸收，释放恶性循环相关的生长因子，招募免疫抑制细胞，可导致休眠逃逸和转移性骨病变，这表明 LOX 是一种促转移因子，并可间接作为休眠逃逸因子。

总之，我们可以认识到原发部位的低氧环境增强了癌细胞的侵袭行为，原发肿瘤的低氧水平可以诱导癌细胞休眠，增加转移能力。一旦癌细胞在骨上定植，就会恢复增殖，随后通过激活恶性循环产生转移病灶。然而，骨是否呈现比原发肿瘤更低氧的环境？为解答这一问题，研究者们或许还应该考虑到在特定的骨区域和癌细胞所在的位置的 PO_2 的多样性，这可能决定休眠的维持或结束。

（四）骨内膜的微环境

1. 成骨细胞相关因素

到达骨骼后，仅有限数量的 DTC 能够呈现休眠表型而存活。骨细胞介导休眠的诱导或再次唤醒（图 29-4）。其中，成骨细胞被认为在与转移性癌细胞的交叉对话中发挥重要作用。最近的证据表明，成骨细胞亚群在与癌细胞接触时显著受其影响，随后发生变化并操纵癌细胞的增殖和休眠状态[90]。

TGF-β 家族在成骨细胞和肿瘤休眠的研究中备受关注。Yu 等发现分化好的成骨细胞分泌 TGF-β_2 和 GDF-10，这两种物质在 PC 细胞中负责 CCA[91]。休眠状态是基于非典型通路，TGF-β_2 和 GDF-10 结合到 TGF-βR3 激活 p38，而 p38 磷酸化 RB 导致 p27 增加，导致 PC 休眠。经典的 TGF-β_2 通路是否能在骨微环境中发挥休眠作用仍有待阐明。重要的是，去除 TGF-β_2 或 GDF-10 不能使休眠细胞恢复，并不是所有被检测的细胞株都能够接受 TGF-β_2 和 GDF-10 诱导的休眠，这表明其他机制也参与其中。

有证据表明，来自人骨髓基质细胞的条件培养基可以抑制 PC 细胞的生长，而下调 TGF-β 超家族的另一成员 BMP-7，能够导致细胞周期抑制剂（p21、p38 和 NDRG1）的下调，从而导致 PC 细胞增殖[92]。使用 BMP-7 沉默的人骨髓间充质干细胞建立的异种移植 PC 模型骨转移增加，这表明骨髓中癌症休眠可能是通过 BMP-7/BMPR2/p38/p21/NDRG1 轴介导的。其他因素，如骨连接素（SPARC）和头蛋白，也可能以骨中旁分泌休眠调节因子的方式与 BMP-7 协同作用[93, 94]。此外，衰老和雄激素剥夺治疗与患者低 BMP-7 水平相关，从而可以导致休眠的癌细胞复苏[95, 96]。

GAS6 与 AXL 受体的相互作用是 PC 细胞侵入骨骼并保持休眠的另一机制。Shiozawa 等提出，PC 细胞一旦进入骨髓，就会通过 Anxa2r 与成骨细胞表达的 Anxa2 结合[97]。Anxa2r/Anxa2 的参与增加了 PC 细胞中受体酪氨酸激酶 AXL 的表达，其与成骨细胞分泌的 GAS6 结合，导致 PC 细胞出现长期的潜伏。进一步的研究发现其他信号通路协同或通过 AXL/GAS6 轴调节骨中 PC 休眠，如 TGFBR/TGF-β 和去甲肾上腺素信号[98]。有趣的

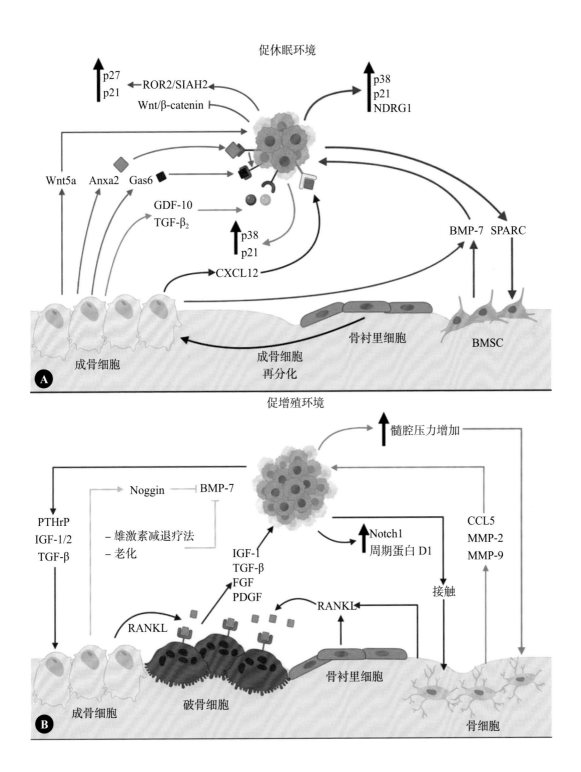

▲ 图 29-4　骨内膜生态位是一个促增殖 / 促休眠的环境

A. 在骨组织中，成骨细胞分泌 Wnt5a、Anxa2、GAS6、GDF-10、TGF-β₂、BMP-7 和 CXCL12/CXCR4 轴成为主要的肿瘤休眠诱导因子。骨髓间充质干细胞也通过 BMP-7 信号在癌症诱导中发挥作用。B. 休眠退出主要通过破骨细胞骨吸收增加的恶性循环促进，而骨细胞可能通过其机械感受器的作用直接介导癌症的增殖。骨细胞和骨衬细胞也可能通过调节骨重塑间接促进癌症休眠退出（图片由 BioRender.com 创建）

是，在 BC 原发肿瘤中，GAS6 的表达与肿瘤大小呈负相关，是患者良好的预后指标[99]。GAS6 在 luminal A 等生长缓慢的 BC 亚型中表达增加，表明 GAS6 可以介导 BC 的细胞周期状态或休眠[100]。

Wnt 信号也被认为与成骨细胞介导的癌症休眠有关。Wnt5a 信号通路不仅与造血干细胞的休眠有关，还与骨髓中 PC 细胞的休眠有关[101]。体外，来自成骨细胞的 Wnt5a 诱导 PC 细胞中 p21 和 p27 细胞周期抑制因子的低生长和上调；而在体内，Wnt5a 诱导 PC 细胞增殖和减少溶骨性病变。Wnt5a 通过 ROR2/SIAH2 诱导 PC 细胞抑制典型 Wnt/β-catenin 信号传导，最终诱导休眠。为了探究与 BC 休眠细胞相关的基因，Mcgrath 等使用三维体外骨骨内膜的生态位模型和 NGS 分析，发现 *Wnt3* 基因以 p38 非依赖的方式作为潜在的休眠重激活抑制因子[102]。值得一提的是，Wnt3 可以根据癌症类型发挥双重作用，因为有研究表明 PC 休眠需要 Wnt3a 的抑制，而 Wnt5a 可以调节 Wnt3a[101]。

CXCR4 在包括 BC 和 PC 等多种癌症类型中表达[103]。癌症患者中 CXCR4 表达的增加与显著降低的无进展生存期或总生存期相关。CXCR4 的配体 CXCL12（SDF-1）在骨髓中，特别是在成骨细胞系细胞大量表达，表明 CXCR4/CXCL12 轴是重要的骨转移驱动因子[104]。新的证据表明，CXCR4 在休眠 PC 和 BC 细胞中过表达，这可能进一步促进休眠 DTC 在高表达 CXCL12 的生态位中定植[51, 105, 106]。另外一个休眠的头颈部鳞状细胞癌模型，具有骨髓转移的倾向，显示 CXCR4/CXCL12 相关的缓慢的细胞周期和化疗耐药。更重要的是，这些细胞能够通过表达促休眠的 TGF-β$_2$ 来维持这个轴[107]。因此，在休眠细胞中 CXCR4 的过表达将有助于它们的骨向性，以及它们介导骨内膜生态位中的促休眠因子的能力。

2. 破骨细胞的休眠退出效应

成骨细胞主要参与休眠诱导，破骨细胞似乎通过控制休眠细胞的活化，达到相反的目的。这种机制符合恶性循环的概念[108, 109]。简单地说，癌细胞释放分子（如 PDGF 和 PTHrP），刺激成骨细胞活性以促进破骨细胞分化，启动破骨细胞发生。破骨细胞活动引起的骨吸收将从骨中释放生长因子（如 IGF-1、FGF 和 TGF-β），从而进一步促进癌细胞的生长。因此，破骨细胞不太可能在维持癌细胞休眠中发挥作用，但是它吸引了癌细胞还是被癌细胞吸引还需要进一步的澄清。

3. 骨细胞和骨衬细胞

除了成骨细胞和破骨细胞，我们还必须考虑另一个主要调节因子，即骨细胞[110, 111]。骨细胞是最丰富的骨内细胞，是骨中主要的机械传感器，感知外部机械载荷和间质流体流动。通过分泌骨稳态调节因子，如硬化蛋白和 FGF-23，它们也是骨重塑的主要协调者。骨细胞可能通过这种方式间接控制癌细胞的休眠或休眠退出。目前对其直接参与肿瘤休眠的研究很少[112]。现有证据表明，骨细胞在 PC 和 BC 中均具有促进增殖的作用[113]。此外，肿瘤的生长增加了骨内压力，从而可能引发与骨细胞的信号交流。当加压骨细胞的培养基应用于 PC 细胞时，其增殖、迁移和侵袭特征增加。这种作用是通过来自骨细胞的 CCL5、MMP-2 和 MMP-9 介导的[114]。

骨衬里细胞（bone-lining cell，BLC）是终末分化的成熟成骨细胞，其已完成骨形成功能[115]。值得注意的是，BLC 能够在特定条件下去分化回成骨细胞，如当成骨细胞随着年龄增长而枯竭或减少的时候[116, 117]。因此，BLC 可能像成骨细胞一样促进了癌症的休眠。有趣的是，有人认为骨细胞和 BLC 可能作为 RANKL 的来源并介导破骨细胞形成，从而促进恶性循环和休眠退出[118]。因此，需要进一步的研究来了解骨细胞和 BLC 是否及如何直接介导骨的休眠或增殖特征。

（五）骨细胞外基质和肿瘤休眠

休眠细胞与骨细胞外基质（ECM）细胞黏附相互作用是帮助休眠退出和转移生长的一个主要因素（图 29-5）。包括纤维连接蛋白在内的许多具有细胞黏附特性的 ECM 蛋白通过休眠细胞分泌的 TGF-β₂ 重塑和维持[119]。当癌细胞逆转休眠并开始增殖时，它们分泌 MMP-2 来降解纤维连接蛋白。休眠细胞的一个特性是通过创建纤维连接蛋白的屏障在长期潜伏期中保护自己，这也可能赋予它们化疗耐药性[120-122]。然而，也有人认为纤维连接蛋白具有促进增殖的作用。一项 BC 研究表明，纤维连接蛋白和整合素 β₁ 介导的 ECM 相互作用激活了 MLCK/MLC 轴，产生广泛的 F- 肌动

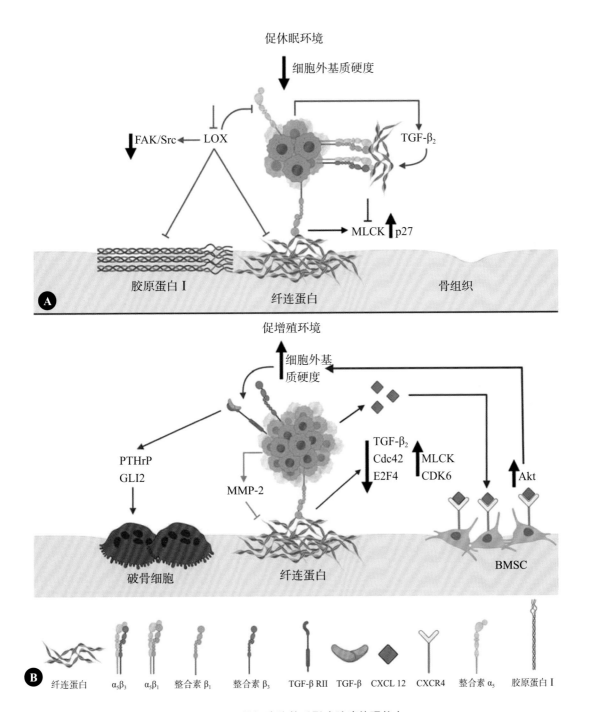

▲ 图 29-5　骨细胞外基质影响肿瘤休眠状态

A. 低细胞外基质（ECM）刚度通过纤维连接蛋白 / 整合素信号影响肿瘤休眠。LOX 抑制还通过降低 I 型胶原交联和纤维连接蛋白的表达，降低 ECM 的硬度，从而降低癌症化疗耐药性和降低癌症增殖。B. 骨 ECM 刚度增加通过 MMP-2 的破骨吸收和纤维连接蛋白降解促进癌症增殖，而骨髓基质干细胞进一步增加 ECM 刚度（图片由 BioRender.com 创建）

蛋白应激纤维，这对细胞增殖过程中的细胞骨架重组至关重要[123]。在一项单独针对 PC 的研究中，纤维连接蛋白 / 整合素 $β_1$ 下游信号被证明可以抑制 Cdc42 和 TGF-$β_2$，激活 MLCK，下调 E2F4（一种肿瘤抑制因子），激活细胞周期调节因子 CDK6，并诱导休眠退出和增殖[124]。纤维连接蛋白或许需要与 TGF-$β_2$ 等休眠因子结合以维持休眠，而整合素（主要是整合素 $β_1$）与纤维连接蛋白联合则可破坏休眠。

除了储存在 ECM 中的因子外，新的研究认为 ECM 本身的刚度是一个重要的休眠调节器。根据机械转导的概念，细胞识别外界的物理刺激并将其信号转化为生物学过程，癌细胞通过整合素和局部粘连以感知 ECM 的刚度，进而影响其休眠状态[125-127]。目前的大多数证据表明，增加的 ECM 骨硬度促进休眠退出。为了测试基质刚度是否会刺激 BC（MDA-MB-231）、LC（RWGT2）和 PC（PC3）肿瘤生长和骨破坏，Page 等使用涵盖了 70～3800MPa 的 2D 聚氨酯（PUR）薄膜，模拟从基底膜到皮质骨的刚度[128]。随着基质刚度的增加，整合素 $β_3$ 的表达随着 GLI2 和 PTHrP 的增加而增加，这可能是通过与 TGF-β 受体 II 型协调。GLI2 和 PTHrP 是肿瘤进展因子及骨质溶解相关基因，既往被证实可被基质的刚性上调[129-131]。肿瘤细胞中整合素 $β_3$ 的抑制导致 GLI2 和 PTHrP 下调，导致体内肿瘤生长和骨溶解减少[128]。考虑到 PTHrP 和整合素的致瘤作用，这些研究提供了强有力的证据，表明增加 ECM 刚度可以促进休眠退出，促进肿瘤生长[31, 109, 123]。此外，新的证据显示 LOX 是一种 ECM 调节物质，可使 BC 细胞产生化疗耐药性[132]。LOX 的抑制降低了 I 型胶原交联、纤维连接蛋白、整合素 $α_5$ 和 FAK/Src 信号转导。LOX 抑制导致的 ECM 刚度降低导致了化疗有效率上升，增强了肿瘤凋亡，更重要的是，在癌细胞中显示出较低的 Ki-67，证明了其增殖活性的降低。从这项研究中，我们可以认识到靶向 LOX 这一促进 ECM 硬化的因素，是一种防止明显的骨转移的可行策略。总的来说，目前的研究表明，硬度较高的 ECM 条件提供了一个支持环境来唤醒休眠的癌细胞，增强增殖，并促进转移性生长，而硬度较低的基质保持这些休眠细胞在较低的增殖水平。

三、肿瘤休眠模型

癌症类型的多样性，肿瘤微环境的复杂性，以及转移级联，使得精确地重现患者在体复杂肿瘤休眠模型难以实现。生物工程和生物材料的进步使得创造新的休眠模型成为可能。

（一）体外休眠模型

体外模型为癌症休眠研究提供了一种操作简单、成本低廉的选择。研究者已创建了新的模型以促进癌症在骨骼中休眠机制的研究。

Pece 等首次应用了 PKH26 亲脂荧光染料，以区分生长缓慢的多能干细胞和增殖的乳腺癌细胞[133]。增殖细胞在每次细胞分裂中失去亲脂性染料，而非分裂细胞在细胞膜上保留染料。基于同样的设计，研究者根据前列腺癌细胞系的亲脂性染料（Vybrant DiD）保留能力分离出休眠细胞群，分析显示其嗜骨性增强，与骨转移潜能相关的基因上调，如 CXCR4、MMP-2、纤维连接蛋白、TMPRSS2 和玻连蛋白[106, 134]。同样，从 BC 细胞系（MCF-7 和 MDA-MB-231）中成功分离出的休眠群体表现出了化疗耐药性，并且在移除化疗药物后能够恢复增殖[135]。

在血清剥离条件培养下也可诱导休眠状态。早在 1974 年，就有研究表明，在低血清培养基中培养细胞会导致细胞处于静止状态[136, 137]。证据表明，血清剥离的癌细胞表现出 Ki-67 阴性和 p21 阳性，这两者都是公认的休眠标记[138]。然而，通过血清剥离迫使细胞进入静止状态可能会影响癌细胞的其他生物学参数，并忽略异质性等与休眠相关的重要因素。

与 2D 体外模型相比，3D 体外模型提供了更具代表性的维度环境，更好地反映了癌症与周围间质细胞之间的生理相互作用[139]。例如，对 3D

球体的研究显示，与 2D 条件下培养相比，3D 球体内的 LC 细胞具有更高的化学抗性休眠种群[140]。一个类似的研究使用 MCF-7 BC 细胞和 3D 球状体方法，证实与 2D 培养相比，产生了更多的处于 G_0/G_1 期的休眠种群[141]。

为了研究骨 / 休眠癌细胞之间的相互作用，体外共培养是提供细胞相互作用环境的可行工具。例如，休眠 BC 细胞通过 VCAM-1 与破骨细胞共培养而增强增殖，而 BC 细胞与成骨细胞共培养通过 Notch2 信号导致 BC 细胞休眠[142, 143]。同样，PC 细胞在成骨细胞存在时通过成骨细胞来源的因子（如 TGF-β_2 和 GDF-10）进行休眠[91, 144]。虽然共培养系统被广泛用于评估简化的细胞相互作用，但其局限性在于无法模拟复杂的骨微环境，这是新开发的 3D 和生物工程系统可以克服的。

（二）组织工程平台

生物工程技术的最新进展，如微流体、支架、生物反应器、微织物和可植入生态位，使得新的模型设计有可能更好地反映骨骼和癌症休眠的相互作用[145, 146]。

芯片肿瘤系统是一种基于微流体的设备，可以集成和重建肿瘤微环境的多种特征。Wheeler 等建立了 LiverChip 系统来研究 BC 在肝中的休眠[147]。Khazali 等和 Clark 等使用同样的 LiverChip 系统，分别通过引入 IL-8 和 EGF 或 LPS 来唤醒休眠的 MDA-MB-231 细胞[148, 149]。此外，笔者团队在一项急性淋巴细胞白血病的研究中创建了 3D 微流控系统，以再现癌细胞、骨髓基质细胞和成骨细胞之间的动态相互作用，并同时考虑了骨髓组织密度和血流速率等其他特征[150]。所有这些都为研究癌症在骨骼中的潜伏提供了有力的工具。

生物反应器是研究癌细胞动态及其微环境的一种可行技术。有研究者利用生物反应器，将 BC 细胞在含有原代骨髓间充质干细胞、成骨细胞、间充质细胞和内皮细胞系（BMCL）的 Collagen I rich 3D 胶原环境中共培养[151]。BMSC 生态位支持 BC 细胞的增殖，而 BMCL 生态位抑制 BC

细胞的增殖，提示微环境是调控肿瘤休眠的主要因素。Sosnoski 等进一步阐明，由于骨重塑相关细胞因子（TNF-α、IL-1β、PGE）的供应在模拟骨微环境的生物反应器中诱导休眠的 MDA-MB-231 BRMS1 细胞增殖，因此增加骨转换可以再唤醒休眠细胞[152]。

3D 支架也被专门开发来模拟骨骼结构。这种材料可以将骨细胞和癌细胞植入支架中，利用相关刺激，如物理条件下骨中的机械负荷和灌注流研究细胞间的相互作用[153]。Guiro 等利用 PCL 电纺支架，在乳腺组织中重建 I 型胶原，发现在 3D 支架中可以诱导并维持 BC 休眠[154]。在一项研究中，一种基于抗生素的新型水凝胶（Amikagel）被用于生成模拟骨微环境的 PC 休眠 3D 模型[155]。最近，有报道称，由倒置胶体晶体（inverted colloidal crystal，ICC）水凝胶和人源化骨髓基质细胞组成的可植入性促转移生态位平台被用于研究 PC DTC 的微环境调控和休眠[156]。

（三）体内休眠模型

虽然先进的体外设计提供了一个可控的环境，但在完全模拟和转换肿瘤生物学过程方面，它们仍然无法取代体内模型。通过结合广泛的可用细胞系并将癌细胞接种到小鼠模型中的各种技术（如原位、骨内、心内），我们可以总结转移级联的不同阶段，并研究癌症骨转移过程中的重要因素，包括骨趋向性和肿瘤 / 宿主相互作用[157, 158]。

然而，适当的体内休眠模型还需要更多的研究开展以进一步建立。基因工程小鼠模型（genetically engineered mouse model，GEMM）的进展为此提供了希望，因其在自发癌症发展的同时包含了整个转移级联反应[158]。研究者利用 RET. AAD 小鼠黑色素瘤模型进行了成功的休眠和转移研究[159]。然而，将 GEMM 用于休眠和骨转移的研究还没有取得足够的进展。这主要是由于它们形成骨转移的频率较低，如在表现良好的 TRAMP 模型[160]。

最近，人源小鼠（humanized mice，HM）的

应用得到发展。这种模型通过基因修饰来表达或携带人类基因、细胞和组织，它们比 GEMM 能更好地反映患者体内的环境[161]。在 BC 和 PC 骨转移研究中，HM 模型是通过植入人源化工程化骨组织，然后接种人类癌细胞株进行实现[162, 163]。Ottewell 及其同事成功建立了一个 HM 模型，在该模型中原位接种 BC 细胞系，对小鼠中经皮下植入的人股骨样本表现出高度的亲和性[164, 165]。该模型再现了整个骨转移级联，最重要的是，它证明了在植入的人骨样本中识别保留单个 BC 细胞的亲脂性染料（DiD）的可行性，突出了其应用于休眠和骨转移研究的潜力。

四、剩余的问题和未来的方向

尽管大量的研究强调了促休眠和促增殖因子背后的生物学线索，但仍然有一些问题没有得到解决。原发肿瘤内的癌细胞是在进入骨骼之前就处于休眠状态，还是一旦进入骨骼生态位就进入休眠状态，目前尚不清楚。有证据表明，缺氧可以诱导原发肿瘤中的癌细胞休眠，但它们的休眠命运可能取决于癌细胞在骨中的精确位置。新血管生成或稳定的血管系统是否促进了休眠还存在争议。有一个仍在争论的重要问题是关于骨转移患者的最佳治疗策略。唤醒休眠的细胞，然后对它们进行抗增殖治疗，理论上是可行的。然而，

这是一个有风险的策略，可能导致转移性生长，因为目前可用的方法既不能保证消除所有的单个休眠细胞，也不能避免治疗耐药性。更实用的建议是维持或诱导 DTC 进入休眠状态，以避免明显的骨转移，因为有证据表明，处于休眠状态的癌细胞患者的总生存期更长。这就需要进一步研究骨中癌休眠背后的分子机制，以确定促休眠因子和促增殖因子重叠的条件（如 TGF-β 信号转导），并最终确定哪些因素主导癌症行为。此外，关于骨中 LC 肿瘤休眠的知识还存在空白。随着 LC 治疗的进展，近期 LC 患者的预后和生存率均有明显改善，这表明了靶向 LC 骨转移的必要性及相应的治疗时间窗[166]。因此，进一步了解骨中 LC 的休眠对于以保持肿瘤的休眠，防止明显转移，提高临床疗效是非常必要的。

结论

目前的大多数证据指出，休眠可以由肿瘤内在因素导致，但环境因素驱动癌症休眠。对这些休眠因子的控制是一个很有前景的治疗策略，可以用于避免或尽可能地延迟骨转移生长。为了更好地描述肿瘤休眠，人们需要更好地理解休眠因素，以及促进休眠退出的因素。随着休眠研究新模型的发展，进一步的研究目标是确定休眠的关键机制，这些机制可以作为潜在的治疗手段，防止休眠的癌细胞复活为明显的骨转移。

Part J　生物标志物
Biomarkers

第 30 章　骨重塑标志物与骨肿瘤
Bone remodeling markers and bone cancer

Konstantin Horas　Markus J. Seibel　著

金青林　李浩淼　陈　维　译

缩略语

BAP	serum bone alkaline phosphatase	血清骨碱性磷酸酶
BMD	bone mineral density	骨矿物质密度
BSP	bone sialoprotein	骨涎蛋白
CTX- I	epitope of C-terminal cross-linked telopeptide of collagen type I	I 型胶原 C 端交联肽表位
DPD	deoxypyridinoline	脱氧吡啶啉
I CTP	epitope of C-terminal cross-linked telopeptide of collagen type I	I 型胶原 C 端交联肽表位
LSC	least significant change	最小有意义改变
MGUS	monoclonal gammopathy of undetermined significance	未定义的单克隆丙种球疾病
NSCLC	non-small cell lung cancer	非小细胞肺癌
NTX - I	N-terminal cross-linked telopeptide of collagen type I	I 型胶原 N 端交联肽
OC	osteocalcin	骨钙蛋白
PICP	C-terminal propeptide of procollagen type I	I 型前胶原 C 端前肽
PINP	N-terminal propeptide of procollagen type I	I 型前胶原 N 端前肽
PSA	prostate-specific antigen	前列腺特异性抗原
PYD	Pyridinoline	吡啶啉
RANKL	receptor activator of NF-kappaB ligand	RANK 配体
RTM	regression to the mean	均值回归
TAP	serum total alkaline phosphatase	血清总碱性磷酸酶
TRAcP	tartrate-resistant acid phosphatase	抗酒石酸性磷酸酶

一、背景

骨转移瘤常见于许多恶性肿瘤，尤其在乳腺癌、前列腺癌、甲状腺癌、肾癌、膀胱癌及肺癌患者中非常常见。骨转移瘤本身并不致命，但经常引起顽固性疼痛、高钙血症、病理性骨折及神经症状，其发病率较高，并导致患者生活质量显著下降 [1]。超过 60% 乳腺癌合并骨转移的患者发生骨骼相关并发症，平均每年发生 4 次 [2]。值得注意的是，在癌症早期阶段用新型双膦酸盐治疗后，可显著降低这些癌症患者骨骼相关并发症的发生率 [3]。因此，在临床诊疗中，我们需要尽早确定是否发生肿瘤骨转移并制订高灵敏度及特异度的监测方法，从而评估治疗效果和预测诊疗结局。

传统来讲，转移性骨病的诊断方法主要侧重于病灶的定位与定性诊断，采用一系列多种成像技术，包括 X 线、CT、MRI、^{99m}Tc-PET/CT 等。所有这些成像技术在骨转移病灶的发现研究中均具有一定价值，其目的是发现并明确患者肿瘤转移与扩散情况。然而，在疾病发生发展的早期阶段，通过这些现有的医学成像技术可观察到的骨骼形态的变化或放射性核素摄取的改变可能是离散且非特异性的，或者完全缺失而难以观察。并非所有医学成像技术都同样适用于监测或评估不同类型骨骼疾病的进展和治疗效果，特别是对于生存时间较短的患者。PSA 等肿瘤标志物与肿瘤组织本身的性质特点密切相关，因此比较适用于监测与评估肿瘤行为和治疗效果 [4]。然而，除个别标志物外，大部分肿瘤标志物并不能提供特定的与骨转移形成相关的信息。

通常情况下，骨重塑的过程是一个平衡且持续的连续过程，即旧骨的重吸收（破骨细胞的作用）和等量新骨的形成（成骨细胞的作用）并替代。存在于骨微环境中的肿瘤细胞极大地干扰并破坏了这种平衡状态。因此，大多数溶骨性肿瘤被认为分泌细胞因子或其他因子（如 PTHrP），可诱导成骨细胞和骨细胞释放 RANKL。这种强效细胞因子激活破骨细胞进行骨质重吸收，为肿瘤的生长提供空间，从骨基质释放出的生长因子同时支持和诱导肿瘤的生长 [5, 6]。在不同患者中骨形成速度各不相同，但往往不足以弥补由肿瘤驱动的骨质重吸收。放射学上，这些变化主要导致溶骨性或混合性病变，如典型的乳腺癌骨转移。与之相对的是，前列腺癌骨转移常引起细胞水平的硬化性病变，其特征是成骨活动强于破骨活动。然而，即使是前列腺癌的骨转移特征也是成骨与破骨活动同时增加。显然，伴随强大骨吸收的活跃骨转换是大多数骨转移甚至是所有骨转移的典型特征。与骨转移相关的细胞机制在本章有所介绍，并在参考文献中进行了综述 [7-10]。

对骨转换生化标志物（图 30-1）的检测是非侵入性且相对经济的检查方式，该检查方式的合理应用可有效评估与转移性骨病相关的骨重塑的变化。表 30-1 中总结了目前应用于临床的骨相关标志物的生物学和技术细节。关于骨相关标志物的进一步基本生物化学特征请参考综述 [10-12]。

本章重点介绍转移性骨转换生化标志物在转移性骨病中的临床应用，着重介绍了诊断、预后和治疗反应监测等重要临床相关课题。有关细胞因子 / 破骨细胞形成相关标志物（如 RANKL、OPG 和 IL）在转移性骨病中应用的信息请参考相关文献 [13]。这篇最新专家共识同时包含了关于生化标志物在恶性骨病中的应用。

二、诊断应用

大量研究比较了骨转换相关生化标志物在已发生或未发生骨转移的癌症患者的表达情况。虽然骨转换相关标志物的检测是一个敏感又直接的检查方法，但它的有效性很大程度上依赖于准确的诊断（是否发生骨转移）。迄今为止，已有超过 100 项研究报道各种排除骨转移的检测方法，然而它们具有相同的局限性，即在无法判断骨转移早期阶段，各种检测都存在假阴性的可能。此外，许多研究在各种混杂人群中分析不同类型的肿瘤，导致检测结果无法准确评估其肿瘤负荷水平。显然，可应用于转移性骨病临床诊断的骨相关标志

◀ 图 30-1　骨重塑相关生化标志物

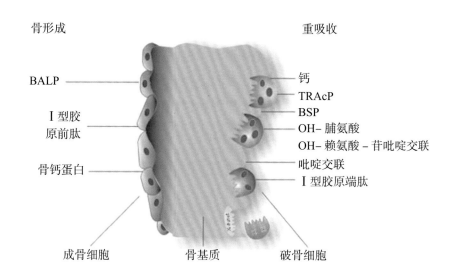

骨形成　　　　　　　　　　　　重吸收

BALP

Ⅰ型胶
原前肽

骨钙蛋白

钙
TRAcP
BSP
OH- 脯氨酸
OH- 赖氨酸 - 苷吡啶交联
吡啶交联
Ⅰ型胶原端肽

成骨细胞　　　　骨基质　　　　破骨细胞

物是非常混杂且非一致的。当将这些骨转换标志物检测结果与特定的成像技术（即骨放射性同位素扫描）或已确诊的患者相关手术结果进行比较时，这种情况就更加明显[14-17]。

在可用的骨形成标志物中（表 30-1），TAP 和 BAP 在转移性骨受累时通常表现出最显著的变化。在大多数转移到骨的晚期癌症病例中，TAP 和 BAP 水平升高，表明成骨活动加强，或者溶骨后修复功能加强[18-22]。前列腺癌[23-26]、乳腺癌[27, 28] 和胃癌[22] 骨转移患者的血清中 BAP 往往显著升高。然而，仍有一些研究报道指出血清 TAP 或 BAP 水平在合并或不合并骨转移的癌症患者中没有显著差异（见参考文献 [29]）。据报道，与正常受试者或良性前列腺增生患者相比，联合测量血清中 PSA 和 BAP 一定程度上增加了对前列腺癌患者骨转移诊断的敏感性[23-26]。

一般来说，相较于其他成骨标志物，血清 OC 水平变化更显著，在晚期未治疗骨转移患者中，BAP 水平较高的情况下[30]，血清 OC 水平可能较低。产生这种差异的具体原因尚不清楚，可能与 OC 的蛋白水解、基因表达的变化，或者活动性肿瘤成骨存在时的骨成熟紊乱相关。根据大量研究报道，在多发性骨髓瘤患者中存在骨吸收标志物较高时血清 OC 浓度较低的情况。血清 OC 浓度的降低被认为是反映成骨细胞活性的受损，并且与患者较低生存率相关[31]。基于此现象，一些研究者假设骨髓瘤中细胞衍生因子可以特异性抑制成骨细胞活性。确实，DKK1（一种成骨分化抑制剂）在骨髓瘤[32] 的表达明显增加。据报道，骨髓瘤细胞表达大量 RANKL 的受体激活因子（破骨细胞形成的主要驱动因素），RANKL 和 DKK1 的同时表达会加强骨吸收，同时抑制成骨细胞分化和成骨，即修复。这可以在一定程度上解释骨髓瘤中广泛和快速的溶骨进展，但其他因素也可能参与了这一过程[33]。与非骨转移的患者相比，合并骨转移的非小细胞肺癌（non-small cell lung cancer，NSCLC）患者的血清 DKK1 水平也显著升高[34]。

根据一项分化型甲状腺癌患者的研究报道，与未发生骨转移患者相比，已发生骨转移患者的血清骨钙蛋白水平要高出 35%（$P=0.02$）。作者将界值定义为 11.2mg/L 以区分两组，该诊断方法的灵敏度为 78.9%，特异度为 63.2%[35]。此外，Wang 等报道血清骨钙蛋白 N 端中间片段水平（N-MID）在已发生骨转移的晚期非小细胞肺癌患者中明显高于无骨转移的非小细胞肺癌患者或正常受试者[36]。

乳腺癌、前列腺癌或肺癌患者中已发生骨转移的患者体内 PICP 和 PINP 水平均升高[36-40]。在乳腺癌患者中，PICP/PINP 比值的降低似乎意味着更具侵袭性的表型，更倾向于预示着已发生骨转移[37]。

表 30-1　骨转换相关生物标志物				
标志物	组织	标本	方法	备注
骨形成标志物				
BAP	骨	血清	电泳，沉淀，IRMA，EIA	成骨细胞的特定产物。一些检测结果显示，与肝同工酶（LAP）的交叉反应性高达 20%
骨钙蛋白（OC）	骨，血小板	血清	RIA，IRMA，ELISA	成骨细胞的特定产物，血液中存在许多免疫活性形式，有些可能来源于骨吸收
PICP	骨，软组织，皮肤	血清	RIA，ELISA	增殖的成骨细胞和成纤维细胞的特异性产物
PINP	骨，软组织，皮肤	血清	RIA，ELISA	使成骨细胞和成纤维细胞增殖的特定产物；部分并入骨细胞外基质
骨吸收标志物				
胶原相关标志物				
全羟脯氨酸（Hyp）	骨，软骨，软组织，皮肤	尿	色谱法，HPLC	存在于所有纤维胶原蛋白和部分胶原蛋白中，包括 C1q 和弹性蛋白。存在于新合成和成熟的胶原蛋白中，即胶原蛋白的合成和组织分解都有助于尿中的羟脯氨酸
羟基赖氨酸糖苷	骨，软组织，皮肤，血清补体	尿（血清）	HPLC，ELISA	根据组织类型，胶原蛋白中的羟基赖氨酸被糖基化至不同的程度。糖基半乳糖 –OHLys 在软组织胶原中比例较高，半乳糖 –OHLys 在骨骼胶原中比例较高
吡啶啉（PYD）	骨，软骨，肌腱，血管	尿，血清	HPLC，ELISA	胶原蛋白，在软骨和骨骼中浓度最高，不存在皮肤中，仅在成熟胶原纤维存在
DPD	骨，牙本质	尿，血清	HPLC，ELISA	胶原蛋白，在骨骼中浓度最高，不存在软骨及皮肤中，仅在成熟胶原纤维存在
羧基末端交联 I 型胶原端肽（I CTP，CTX-MMP）	骨，皮肤	血清	RIA	I 型胶原蛋白，主要来自骨，可能来自新合成的胶原蛋白
CTX-I	含有 I 型胶原蛋白的组织	尿（α-/β），血清（αα/ββ）	ELISA，RIA	I 型胶原蛋白，主要来自骨，随着胶原蛋白分子的老化，天冬氨酰异构化为 β- 天冬氨酰
NTX-I	含有 I 型胶原蛋白的组织	尿，血清	ELISA，CLIA，RIA	I 型胶原蛋白，主要来自骨
I 型胶原蛋白 1 螺旋肽（HELP）	所有含有 I 型胶原蛋白的组织	尿	ELISA	I 型胶原螺旋部分（α₁ 链，AA630-633）的降解片段。与胶原降解的其他标志物高度相关，在临床结果方面没有特异性优势或差异

（续表）

标志物	组　织	标　本	方　法	备　注
骨吸收标志物				
非胶原蛋白				
BSP	骨，牙本质，肥厚性软骨	血清	RIA，ELISA	酸性磷酸化糖蛋白，由成骨细胞和破骨细胞样细胞合成，位于骨细胞外基质中。似乎与破骨细胞的功能有关
OCN 片段（ufOC，U-Mid-OC，U-LongOC）	骨	尿	ELISA	某些年龄相关的 OC 碎片在破骨细胞骨吸收过程中被释放，被认为可能是骨吸收的一个指标
OPN	骨，肾，胎盘，牙本质，软骨，大脑，肌肉，血管	血清	ELISA	由各种组织类型合成的。在骨内由 1, 25-(OH)$_2$-D$_3$ 刺激合成
破骨细胞酶				
抗酒石酸盐的耐酸磷酸酶（TRAcP）	骨，血液	血浆，血清	色谱，RIA，ELISA	在人体组织中发现六种同工酶（破骨细胞、血小板、红细胞）。5b 带主要分布为骨（破骨细胞）。在破骨细胞膜褶皱边缘和吸收间隙分泌物中发现的酶
组织蛋白酶（如 K、L）（CathK、CathL）	• K：主要发生在成骨细胞中 • L：巨噬细胞、成骨细胞	血浆，血清	ELISA	CTSK 是半胱氨酸蛋白酶，通过切割 I 型胶原的螺旋区和端肽区，在破骨细胞介导的骨基质降解中发挥重要作用。CTSK 和 L 切割 TRAcP 的环结构域并激活潜伏酶。组织蛋白酶 L 在巨噬细胞中也具有类似的功能。血液中的测定试验目前正在评估中

癌细胞一旦进入并定植在骨微环境中，其便可通过激活破骨细胞来启动骨质吸收。这一过程迅速为肿瘤的进一步生长创造空间，同时导致最终骨骼结构的广泛破坏[7-9]。因此，骨吸收标志物被认为是诊断此类病变的主要分子也就不足为奇了。

大多数乳腺癌、前列腺癌、肺癌或口腔鳞状细胞癌骨转移患者的尿中胶原交联、脱氧吡啶啉（deoxypyridinoline，DPD）的水平异常升高[17, 41-44]。在一些研究中[42]，相当大比例没有恶性骨受累证据的癌症患者的尿交联水平也显著升高（图 30-2）。这一结果可能是由于在"阴性"对照组中存在尚未确诊的骨转移。另外，这些结果可能反映了全身性细胞因子介导的骨转换速度的提高[45]。

Pecherstorfer 及其同事[46]报道多发性骨髓瘤患者的尿 DPD 水平显著高于健康成人、MGUS 患者和绝经后骨质疏松症患者。虽然尿 DPD 正确识别了晚期多发性骨髓瘤患者（Ⅲ期），但该试验并没有区分 MGUS 患者、早期（Ⅰ期）骨髓瘤患者和骨质疏松症患者。虽然从临床的角度来看这一结果令人失望，但也不令人惊讶；事实上，它重申了骨相关标志物反映的是骨转换，而不是病理学指标。由于 MGUS 和早期骨髓瘤的骨吸收率均较低，因此单靠骨相关标志物并不能鉴别这些疾病。

Ⅰ型胶原降解的高分子量（"端肽"）标志物（ICTP、CTX-Ⅰ、NTX-Ⅰ）（表 30-1）也被应用于转移性骨病的评估，但是结果却各不相同。

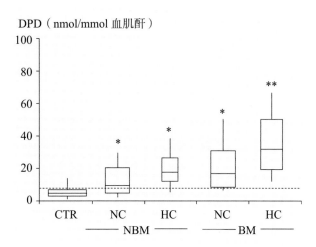

▲ 图 30-2 有和无骨转移患者的尿脱氧吡啶啉（DPD）
研究者通过测量健康年轻人的尿 DPD，建立了一个正常的范围（虚线：正常值的上限）。然后根据癌症患者的钙化状态（HC：高钙化患者；SCa > 2.6mmol/l；NC：正常钙化患者）和无肿瘤骨受累者（BM：有骨转移的患者；NBM：无骨转移的患者）。水平线表示中位数。*. P < 0.001；**. P < 0.0001〔引自 Pecherstorfer M, Zimmer-Roth I, Schilling T, Woitge HW, Schmidt H, Baumgartner G, et al. The diagnostic value of urinary pyridinium cross-links of collagen, serum total alkaline phosphatase, and urinary calcium excretion in neoplastic bone disease. *J Clin Endocrinol Metabol.* 1995;80(1): 97-103.〕

例如，一项研究比较了 106 例有骨转移和无骨转移的乳腺癌患者的尿 NTX-Ⅰ、血清ⅠCTP 和血清 BAP。对于确诊的骨转移瘤，血清ⅠCTP 水平是灵敏度最高的观察指标，其特异度为 91%[47]。在一项针对 156 例乳腺癌[48] 和最新前列腺癌[49]（图 30-3）患者的研究中，血清ⅠCTP、TRAcP、尿 NTX-Ⅰ和血清 BAP 的比较也报道了类似的结果。在最近的一项关于小细胞肺癌或非小细胞肺癌患者的研究中，骨转移患者的血清总 ALP、BALP 和 NTX 水平显著高于无骨转移患者，而血清骨钙蛋白和 β-CTX 水平在两组之间没有显著差异。血清 NTX 值达到 25.69nmol BCE 可预测这些患者存在骨转移，其灵敏度、特异度分别为 90%、43%[21]。同样，在一项不同组织学类型和分级的肺癌患者的研究中，以血清 NTX 值为 22.0nmol BCE 界值区分有和无骨转移的患者，其灵敏度、特异度分别为 61.6%、89.2%[50]。研究表明，尿

NTX-Ⅰ在诊断骨转移进展方面的预测价值高于血清ⅠCTP 和 BAP[51]。虽然目前还没有关于端肽标志物产生最佳结果的普遍共识，但大多数研究表明，这些肽相关标志物是乳腺癌[20, 28, 40, 52, 53]、前列腺[54-57]、肺癌[21, 36, 50] 及多发性骨髓瘤[58, 59] 的骨骼病变患者的敏感预测工具。

CTX-Ⅰ端肽以两种亚型存在，即 α-CTX-Ⅰ和 β-CTX-Ⅰ。在新合成的胶原蛋白中发现了 α-CTX-Ⅰ，而 β-CTX-Ⅰ相关表位被认为是更成熟、经典的胶原蛋白。有人认为，单独测量这些亚型和计算 α/β-CTX-Ⅰ比值，可能有助于识别良性或恶性骨病[46]。虽然这个想法很有趣，但这个假设的临床应用相关性仍不清楚，仍需要进行进一步的深入研究以提出更明确的建议。

血清 TRAcP 是由活性破骨细胞释放的一种酶，在骨转移患者中表达水平升高[60-63]。一项比较血清 TRAcP、尿钙、PYD 和 DPD 水平的研究中发现，尿液中 PYD 水平对区分是否存在骨转移[42] 具有最高的诊断有效性。然而，本研究中使用的测定方法是测量了总 TRAcP，而不是破骨细胞特异性同工酶 TRAcP-5β。其他研究采用了血清中 TRAcP-5β 带的特异性检测，发现该标志物对转移性骨病的存在高度敏感[27, 60-62]。中国台湾最近的一项研究在 pH 为 6.1 的条件下使用特异性单克隆抗体检测血清 TRAcP-5β 的活性，发现该酶是非小细胞肺癌患者骨转移的有效标志物。作者将 2.5U/L 设为界值来识别骨转移患者，其灵敏度为 64%，特异度为 77%[64]。肾细胞癌相关研究中发现血清 TRAcP-5β 水平与是否发生骨转移并无明显相关性[29]，而其他研究中发现血清 PINP 水平是诊断和监测肾细胞癌患者骨转移发生及发展情况的有效标志物[65]。

20 世纪 90 年代末，BSP 已成为转移性骨病的潜在标志物。糖蛋白是活性成骨细胞的产物，在成骨过程中进入骨基质，在破骨细胞骨吸收过程中从骨中释放。重要的是，BSP 也是由乳腺癌、前列腺癌、非小细胞肺癌和甲状腺癌中的癌细胞合成和分泌的。BSP 在这些肿瘤中的表达在肿瘤细胞向骨的归巢过程发挥了作用，并提高了肿瘤

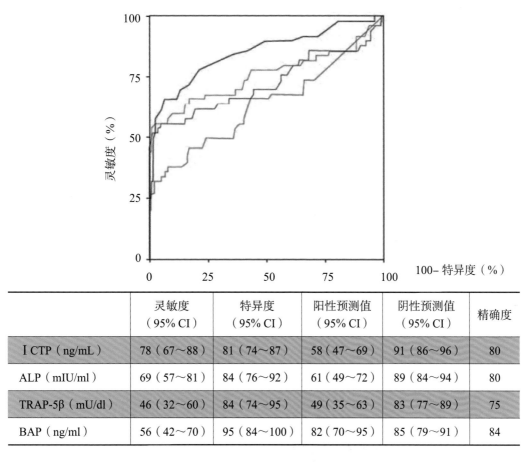

	灵敏度 （95% CI）	特异度 （95% CI）	阳性预测值 （95% CI）	阴性预测值 （95% CI）	精确度
Ⅰ CTP（ng/mL）	78（67～88）	81（74～87）	58（47～69）	91（86～96）	80
ALP（mIU/ml）	69（57～81）	84（76～92）	61（49～72）	89（84～94）	80
TRAP-5β（mU/dl）	46（32～60）	84（74～95）	49（35～63）	83（77～89）	75
BAP（ng/ml）	56（42～70）	95（84～100）	82（70～95）	85（79～91）	84

▲ 图 30-3　前列腺癌患者各种骨转移标志物的 ROC 曲线

绿色 . ALP；蓝色 . BALP；橙色 . TRAcP-5β；红色 . Ⅰ CTP［引自 Kamiya N, Suzuki H, Yano M, Endo T, Takano M, Komaru A, et al. Implications of serum bone turnover markers in prostate cancer patients with bone metastasis. *Urology* 2010;75(6):1446-1451.］

细胞在骨微环境中的存活率[65]。根据中国广州最近的一项研究，来自 180 例非小细胞肺癌患者的组织样本中 BSP 蛋白的表达与骨转移瘤的生存率呈负相关。因此，在这些患者中，组织 BSP 的表达可能有助于识别高危患者[66]。

笔者团队证实了血清 BSP 水平与代谢性或恶性骨病中的骨吸收标志物相关，并且在发生骨转移[67]的肿瘤患者中经常升高。有趣的是，最高水平似乎发生在已知异位表达 BSP 的骨转移患者中，如乳腺癌、前列腺癌或甲状腺癌[68]。根据一项研究，血清 BSP 水平与血清 PSA 水平密切相关[69]。在未经治疗的多发性骨髓瘤患者中也发现了高血清 BSP 水平，测定血清蛋白浓度可鉴别多发性骨髓瘤患者和良性骨质疏松[70]。一般来说，血清

BSP 水平在溶骨性病变患者中的水平往往高于非溶性骨病的患者。

总之，大多数骨重塑相关标志物，特别是那些骨吸收相关标志物，在已确定的骨转移的患者中明显升高。部分专家认为，血清检测比基于尿液的检测对恶性肿瘤引起的骨转换变化更敏感[71]；然而，这一说法的证据仍不完善，需要进一步探究。虽然有一些证据表明骨相关标志物可能是癌症患者有用的诊断工具，但目前可用的数据不足以为目前使用的骨相关标志物在骨转移早期诊断中的准确性和有效性得出最终结论。

三、预后应用

骨相关标志物是否有助于预测有无骨转移的

癌症患者骨相关事件的发生仍然是一个有争议的话题。一些研究表明两者有相关性，因为骨转换的显著加强往往先于骨转移、病理性骨折或高钙血症的发生和进展。因此，监测癌症患者的骨转换被认为是一种有用的检测手段，可用于识别更多需要进一步管理，包括化疗 / 放疗或手术的患者。

Brown 及其同事[72]报道了 203 例前列腺癌患者和 238 例非小细胞肺癌患者的基线血清 BAP 和尿 NTX-Ⅰ水平与随后的骨相关事件发生之间的关联。这两种骨相关标志物的高水平表达均与不良预后相关，其骨相关事件发生率较高且生存时间较短。例如，在前列腺癌患者中，NTX-Ⅰ水平的升高导致骨相关事件发生的相对风险为 3.25（95%CI 2.26～4.68）（图 30-4 和图 30-5）。因此，作者认为在癌症患者中，尿 NTX-Ⅰ水平上升的患者应接受积极的治疗，以预防骨相关事件的发生率。这些发现后来由 Lipton 等证实。其研究报道认为，这两种标志物（尿 NTX 和 BAP）的高表达水平与乳腺癌、前列腺癌和非小细胞肺癌[73]骨转移患者的总生存率降低相关。Costa 及其同事[51]和 Vinhole[74]指出，尿 NTX-Ⅰ或血清ⅠCTP 水平增加 130%～150% 是评估临床疾病进展的有效指标。

关于乳腺癌的研究表明，术后血清 PINP[75, 76]和 NTX-Ⅰ[74, 77, 78]的高水平预示着低生存率和较快的进展速度。例如，在一项对 164 例Ⅰ～Ⅲ期乳腺癌患者的研究中发现，血清 PINP 水平为 75ng/ml 或以上与较早的骨转移发生和较差的总生存率相关[79]（图 30-6）。血清 NTX-Ⅰ[77]、尿 NTX-Ⅰ[80]、血清 β-CTX-Ⅰ[81]、ⅠCTP[82]和血清 TRACP-5β[83]等的相关研究结果也与之非常相似（图 30-7）。同样，较高的尿[84]和血清ⅠCTP[85]交联浓度与前列腺癌患者骨相关事件的高发生率和低生存率相关。然而，其他研究尚未证实这些发现[86, 87]，这可能与研究的骨相关标志物的高异质及发生骨转移的肿瘤患者较少有关[88]。在肺癌患者中，骨吸收和骨形成的标志物都已被证明与患者预后和生存时间相关[36]。

采用回顾性研究方法，Bellahcene 等表明乳腺癌组织中 BSP 的表达量（通过半定量免疫组化评估）与癌症转移到骨的倾向性密切相关[68]。同样，根据前列腺癌中 BSP 的组织表达情况有可能识别有骨转移或复发风险的患者[89]。在临床上，在为期 2 年的前瞻性研究中，Diel 及其同事在新发乳腺癌的女性中，血清 BSP 浓度可以预测未来的骨转移发生的可能性[90]。因此，与基线 BSP 水平正常的乳腺癌患者相比，基线（即术前）血清 BSP 水平升高的乳腺癌患者发生骨转移的风险显著增加。

一项针对随后发生骨转移的非小细胞肺癌患者的研究表明，原发灶中 BSP 蛋白的表达与肿瘤远处骨转移的进展相关。作者认为，测定肺癌中 BSP 的表达水平可能有助于识别有发生骨转移[91]风险的患者。Zhang 等[66]也报道了类似的结果。

在多发性骨髓瘤中，血清骨钙蛋白水平降低似乎提示一种更具侵袭性的疾病类型，并与疾病快速进展和低生存期[31]相关。然而，这种关联没有在其他研究中得到证实[92, 93]。一些研究者认为，血清ⅠCTP 可能是较大多数其他生化指标更好的预后标志物[94-96]。一项特别的研究中分析了 100 例新发的多发性骨髓瘤患者的血清ⅠCTP 联合其他可能的预后因素（如 β$_2$- 微球蛋白）对预后的影响。与 β$_2$- 微球蛋白或白蛋白类似，血清ⅠCTP 水平是这些患者总生存率的重要预测因子。此外，根据多因素分析，血清ⅠCTP 水平能够将研究人群分为预后良好和较差的亚组。最近，Vallet 及其同事对 241 例 MM 或 MGUS 患者的血清 PINP 和 CTX 水平进行评估。他们发现，在进展为 MM 的 MGUS 患者中，PINP 和 CTX 浓度增加，而病情稳定的 MGUS 患者中，PINP 和 CTX 浓度保持不变[58]。在最近一项针对既往治疗过的 MM 患者的研究中，作者发现在疾病复发前，血清 DKK1 和硬化蛋白显著增加。值得注意的是，硬化蛋白是一种由骨细胞分泌的糖蛋白，可抑制成骨细胞活性进而抑制成骨，这是活性 MM 的典型临床特征[97]。笔者团队在多发性骨髓瘤中的研究表明，血清 BSP 浓度似乎随着疾病的进展而增加。此外，基线 BSP 水平正常的骨髓瘤患者比最初 BSP 值升高

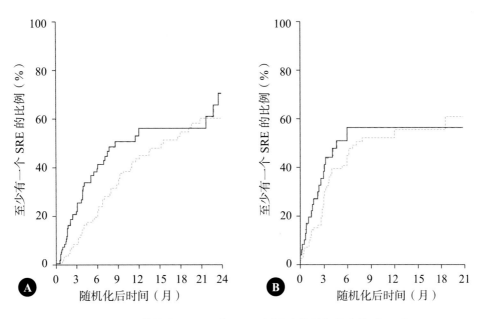

▲ 图 30-4　基线尿 **NTX-**Ⅰ 水平可预测未来的骨相关事件（**SRE**）

根据基线时的尿 NTX-Ⅰ 浓度（虚线：尿 NTX < 100nmol/mmol Cr；实线：尿 NTX > 100nmol/mmol Cr），前列腺癌（A）和其他恶性肿瘤（包括 NSCLC）（B）患者中骨相关事件的累积比例 [引自 Brown JE, Cook RJ, Major P, Lipton A, Saad F, Smith M, et al. Bone turnover markers as predictors of skeletal complications in prostate cancer, lung cancer, and other solid tumors. *J Natl Cancer Inst.* 2005;97(1):59-69.]

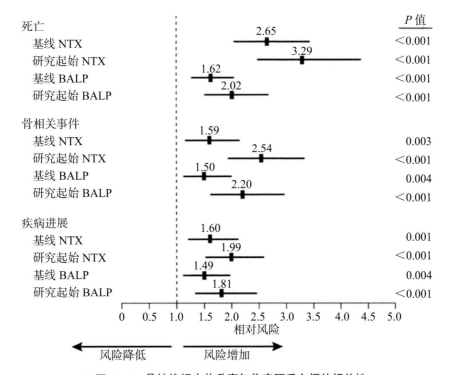

▲ 图 30-5　**骨转换标志物升高与临床预后之间的相关性**

在基线和研究期间，对未接受双膦酸盐治疗的患者进行了测量。如果 BALP > 146U/L，则认为 BALP 升高；如果肌酐 > 100nmol/mmol，则认为 uNTX 升高 [引自 Brown JE, Cook RJ, Major P, Lipton A, Saad F, Smith M, et al. Bone turnover markers as predictors of skeletal complications in prostate cancer, lung cancer, and other solid tumors. *J Natl Cancer Inst.* 2005;97(1):59-69.]

的患者存活的时间更长。值得注意的是，只有血清单克隆蛋白和BSP是与生存相关的独立预测因素[70]。

已知骨微环境中的驻留细胞与免疫系统密切相互作用，特别是免疫细胞产生的细胞因子影响骨细胞、破骨细胞形成和破骨细胞活性。因此，连接免疫系统和骨系统的分子可能具有评估骨转移诊断和预后的功能。Galliela及其同事最近研究了一些"骨免疫学生物标志物"作为评估骨转移进展的潜在新指标。他们发现OPN和硬化蛋白是预测和评估骨转移的潜在标志物[98]。此外，与健康受试者相比，晚期骨转移患者血清中sRAGE受体的可溶性水平显著降低，这是一种参与Wnt通

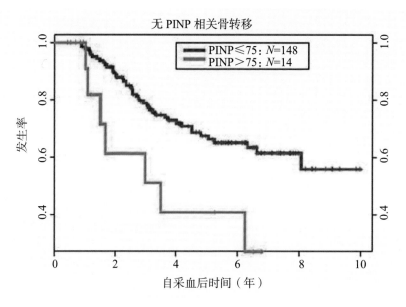

▲ 图 30-6 血清 PINP 水平及疾病预后

引自 Dean-Colomb W, Hess KR, Young E, Gornet TG, Handy BC, Moulder SL, et al. Elevated serum P1NP predicts development of bone metastasis and survival in early-stage breast cancer. *Breast Cancer Res Treat* 2013;137(2):631-636.

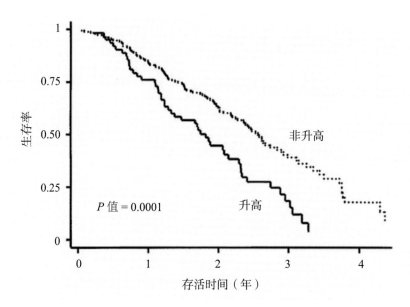

▲ 图 30-7 根据血清 NTX-Ⅰ浓度开始激素治疗后，乳腺癌骨转移患者的血清 NTX-Ⅰ水平和生存率关系

引自 Ali SM, Demers LM, Leitzel K, Harvey HA, Clemens D, Mallinak N, et al. Baseline serum NTx levels are prognostic in metastatic breast cancer patients with bone-only metastasis. *Ann Oncol* 2004;15(3):455-459.

路的新兴分子，该研究表明了其对骨转移进展的保护作用[98]。

四、抗肿瘤治疗监测

除了新的抗肿瘤治疗外，抗骨吸收药物（如双膦酸盐，或者最近的地诺单抗）已经发展成为骨转移患者辅助治疗的一线药物，因为它们可以减轻疼痛并减少骨相关事件的发生率[3, 99-103]。虽然这些药物的引入改善了骨转移患者的临床预后，但它也导致医生需要简单和廉价的工具来监测患者的治疗反应和疗效。毫无疑问，骨重塑标志物

有助于评估抗骨吸收药物在转移性骨病中的作用，因为它们早于目前临床中应用的大多数技术反映治疗所诱导的骨转换变化。

一般来说，骨相关标志物对有效的抗骨吸收药物有反应，其循环和尿中浓度迅速显著下降。在大多数患者中，骨吸收标志物会首先发生反应（通常在几天内），而骨形成标志物在几周或几个月后才会发生反应[67, 95, 99, 104-110]（图 30-8）。这并不令人意外，因为破骨细胞是抗骨吸收药物的主要靶点，如双膦酸盐或 RANKL 抑制药。后期成骨细胞活性的降低被认为是骨中合成代谢和分解

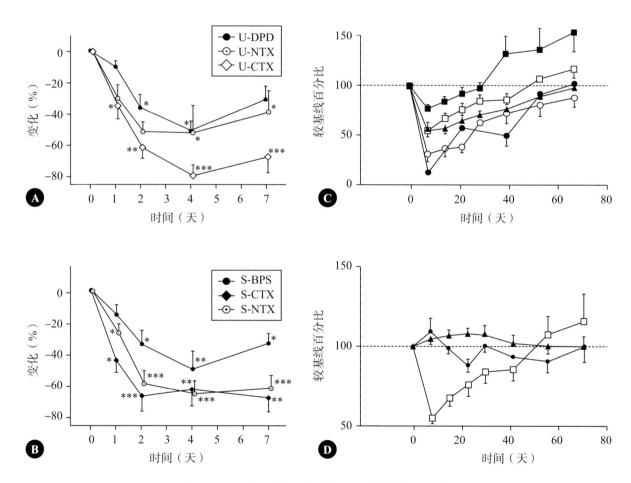

▲ 图 30-8　静脉注射帕米膦酸钠治疗后骨转换标志物的变化

A. 尿骨吸收标志物的短期变化：脱氧吡啶啉（U-DPD）、C 端端肽（U-CTX）、N 端端肽（U-NTX）。B. 血清骨吸收标志物的短期变化：Ⅰ 型 S-BSP、S-CTX、S-NTX。*. $P < 0.05$；**. $P < 0.01$；***. $P < 0.001$，与健康对照组相比。C. 尿中骨吸收标志物的长期变化。D. 血清骨形成标志物的长期变化。尿 DPD 的变化也显示出以进行比较［A 和 B. 经许可转载，引自 Woitge HW, Pecherstorfer M, Li Y, Keck AV, Horn E, Ziegler R, et al. Novel serum markers of bone resorption: clinical assessment and comparison with established urinary indices. *J Bone Miner Res* 1999;14(5):792-801. C 和 D. 经许可转载，引自 Body JJ, Dumon JC, Gineyts E, Delmas PD. Comparative evaluation of markers of bone resorption in patients with breast cancerinduced osteolysis before and after bisphosphonate therapy. *Br J Cancer* 1997;75(3):408-412］

代谢作用之间耦合的结果。然而，由于这种平衡在转移性骨病中可能受到干扰，经常观察到"矛盾"效应。例如，在多发性骨髓瘤或转移性乳腺癌患者中，化疗诱导缓解[31, 111]或双膦酸盐[112]治疗可能导致血清骨钙蛋白或 BAP 水平正常化甚至升高。在这种情况下，有些研究者认为计算两种骨标志物的比例可能比跟踪单个骨标志物[37, 55, 113]的变化对识别治疗反应者更有效。双膦酸盐的给药时间似乎并不影响其对骨转换的总体作用，至少应用唑来膦酸时是这样[114, 115]。

Blomqvist 及其同事[116] 第一个证明在治疗6 个月后，骨相关标志物（与基线相比）的变化百分比是预测治疗预后的良好指标。后来的研究表明，治疗前的骨吸收率可以预测对双膦酸盐治疗的反应。在一项关于帕米膦酸钠对骨转换和临床结局影响的短期双盲研究中，Vinhole 及其同事[117] 观察到尿 NTX-Ⅰ 水平高的癌症患者相较于尿 NTX-Ⅰ 水平正常的患者对治疗反应较差。此外，尿 NTX-Ⅰ 排泄水平的正常化与更好的临床预后[117] 相关。在这方面具有突出贡献的 Lipton 及其同事[106] 回顾性分析了三个 Ⅲ 期临床试验中使用安慰剂、帕米膦酸钠或唑来膦酸钠 3 个月后尿 NTX 水平的正常化与和肿瘤结局之间的关系。这项研究的优点是有大量原发于不同类型恶性实体瘤的已发生骨转移患者的数据，包括乳腺癌（n=578）、激素难治性前列腺癌（n=472）、非小细胞肺癌和其他实体肿瘤（n=291）。因此，这些数据似乎适用于更广泛的临床情况。作者发现，与持续升高的 NTX 水平相比，正常的尿 NTX 水平与提高患者总生存率及降低骨相关并发症的风险密切相关。Luftner 及其同事[118] 报道了血清 BAP 和 PINP 的类似结果。在另一项研究中，在监测使用唑来膦酸钠[119] 治疗的癌症患者时，测量胶原端肽标记物和尿钙的治疗后变化取得了最好的结果。Brown 及其同事的研究表明，当基线尿 NTX-Ⅰ 浓度明显异常（高于 200nmol/mmol 肌酐）时，避免一个骨相关事件所需的治疗数量（number needed to treat，NNT）等于 2，而尿 NTX-Ⅰ 值[120] 正常时

NNT 为 31。在乳腺癌患者中，当双膦酸盐治疗后肿瘤无进展时，血清 TRAcP-5β 浓度显著下降，但其随着疾病进展[60, 64, 121] 再次上升。同样，在使用 RANKL 抑制药[121, 122] 治疗后，TRAcP-5β 在乳腺癌和前列腺癌向骨转移的患者中显著降低。

在一项对三个大型随机临床试验的术后探索性分析中，Coleman 及其同事[123] 证实了骨转换标志物可能是接受双膦酸盐治疗的骨转移患者有价值的预后工具。具体来说，作者证明，与骨转换正常的受试者相比，尿 NTX 高水平（以及在较小程度上的血清 BAP）的癌症患者发生骨骼并发症、疾病进展和死亡的风险显著增加。对于唑来膦酸钠治疗期间测量的值尤其如此。在前列腺癌骨转移患者中也有类似的结果报道，在开始唑来膦酸治疗 3～6 个月后，血清 ⅠCTP 或 BALP 升高与骨相关事件的发生和预后较差相关[124]。一项对三个临床试验的分析发现，在接受各种治疗方法（包括双膦酸盐）治疗的前列腺癌患者中，治疗期间 PSA 和 BALP 的增加预示着较差的总生存期。相比之下，治疗期间全身放射性同位素骨扫描的变化与总生存率[125] 无关。在实体肿瘤患者中，唑来膦酸治疗 18 个月后血清 CTX-Ⅰ 水平高和血清 CTX-Ⅰ 水平升高预示着不良的临床预后[126]。综上所述，双膦酸盐治疗转移性骨病的癌症患者的目标似乎应该是抑制骨吸收。然而，这一临床概念仍有待于适当设计的前瞻性研究的最终证明。

抗他莫昔芬等雌激素对骨重塑标志物的影响与双膦酸盐有很大的不同。作为骨转移性乳腺癌患者的辅助治疗，他莫昔芬诱导吡啶交联[127] 的增加，并抑制[128] 或不改变骨形成标志物[129]。Noguchi 及其同事[130] 发现，在转移到骨的前列腺癌患者中，监测激素治疗效果方面，血清 ⅠCTP 和 PINP 的持续测量优于 PSA 的测量（中位随访时间为 29 个月）。Johansen 及其同事证实，血清 PINP、BAP 和 CTX-Ⅰ 的持续监测提供了接受激素治疗后（即全雄激素消融或肠外雌激素）[78] 转移到骨的前列腺癌患者的预后信息。

化疗对骨标志物的影响似乎取决于化疗的类

型和是否同时使用糖皮质激素。只要没有糖皮质激素参与，在几个化疗周期后，大多数骨形成标志物就会缓慢变化。相反，一旦加用可的松[131]，血清骨钙蛋白水平会迅速明显地被抑制。在乳腺癌患者中，化疗后骨转移的进展与血清 TAP 的关系比 CEA 或 CA15-3 更密切。然而，在该研究中，血清 TAP 的测量无法区分对化疗有反应者和无反应者[18]。在乳腺癌和溶骨性骨病变患者中，一些研究表明化疗后血清骨钙蛋白或 TAP/BAP 的升高与局灶性钙化相关，因而被解释为治疗成功的标志[132]。治疗应答者的血清 TRAcP-5β 活性和 NTX 水平均显著下降，而在无反应的患者中，血清 NTX 随着时间的推移显著升高。在该研究中，血清 TRAcP-5β 活性似乎是监测骨转移乳腺癌患者治疗后变化的一个有价值的工具[133]。然而，这些观察结果的意义还需要在进一步的和更大规模的研究中得到证实。

在多发性骨髓瘤患者中，大剂量化疗和自体移植使骨转换能力转为正常，尽管这些作用缓慢出现[134]。血清 BSP 似乎反映了多发性骨髓瘤患者对化疗的反应，因为治疗诱导的血清 BSP 值的变化与单克隆蛋白[70]的变化相关。同样，骨转换标志物也可用于显示某些药物对骨髓瘤和其他疾病的无效性，甚至是有害的效果[135]。

需要注意的是，如果不考虑各自骨相关标志物的分析和生物学变异性，标志物水平的绝对变化往往具有误导性。许多生物学因素影响骨转换效率，从而影响骨相关标志物水平[136, 137]。通常来说，随着疾病过程或干预措施变化巨大的标志物也表现出很大程度的非特异性可变性。比较两种广泛使用的骨再吸收标志物，即尿 CTX-Ⅰ和 DPD，最好地说明了这一事实：治疗引起的 CTX-Ⅰ 的变化总是比 DPD 更明显，这一事实经常被误解为 CTX-Ⅰ 更敏感。然而，CTX-Ⅰ 的短期和长期变异性也远远大于 DPD[88]。在临床环境中，骨标志物的可变性应该在治疗监测期间的连续测量等情况中得到特别的关注。通常，骨吸收标志物的适度减少被认为是抗骨吸收治疗的效果，而它实际上应该归因于非特异性变异性或回归到均值（regression to the mean，RTM）[134]。然而，只有当患者的骨相关标志物变化大于测量误差时，这种变化才能体现。根据现有证据，骨形成标志物的变化可能是显著的。相比之下，大多数骨吸收标志物低于 60%～80% 的变化在非特异性变化范围（"背景噪声"）内。

总之，骨吸收标志物对抗骨吸收和抗肿瘤治疗反应迅速敏感，而这种反应似乎与骨转移患者良好的临床预后相关。虽然现有证据表明，双膦酸盐治疗的目的应该是使过度加强的骨重塑率正常化，但目前尚不清楚在常规临床环境中使用骨相关标志物是否对癌症患者的总体预后有任何明确的有益影响。

五、结论与展望

大多数骨转移标志物在活动性转移性骨病患者中出现异常。在这些不幸的患者中，骨标志物的诊断有效性似乎最终与其他诊断工具接近，包括放射性同位素骨扫描、CT 和 MRI 技术。然而，还需要进一步的研究来确定这些标志物在疾病早期或各阶段的患者中的诊断准确性和有效性。这项工作的关键点是必须克服当前骨标志物显著的可变性[137]，同时需要在世界范围内努力减少技术可变性，并使现有的检测方法[138]标准化。到目前为止，各种尝试的成功案例均非常有限[139, 140]。

自本书的第 1 版以来，关于骨标志物在预后应用中的数据已经显著增加，骨转换标志物的变化与未来骨相关事件和（或）癌症患者生存之间的关联被进一步加强。这些关联似乎是一种普遍的生物学现象，尽管根据癌症类型的情况，部分标志物似乎比其他标志物具有更强的预后价值。同样的是，在处理个体患者，而非大队列时，标志物的可变性仍然是临床应用中的一个关键缺陷。

最后，骨转换标志物被越来越多地用于监测癌症治疗。有合理的证据表明，治疗后高水平的一些骨转换标志物表明了不良的治疗效果和预后。反之亦然，抗再吸收治疗后骨标志物的减少通常与疼痛减轻、骨折减少和肿瘤进展减缓有关。

第31章 原发恶性骨肿瘤的表观遗传异质性
Epigenetic heterogeneity in primary bone cancers

Peter Peneder　Eleni M. Tomazou　Marcus Tötzl　著

雷紫雄　金青林　李浩淼　陈　维　译

要　点

- 表观基因组学定义了细胞特征，其在原发恶性骨肿瘤中经常处于失调状态。
- 这些恶性骨肿瘤中异常的表观遗传修饰改变是很有前景的药物治疗靶点。
- 表观遗传异质性是原发恶性骨肿瘤的一个特征。
- 分析表观遗传异质性的新技术使精准医学成为可能。

表观遗传学是指研究非直接编码 DNA 的基因调控机制[1]。表观遗传标记，如 DNA 甲基化和组蛋白修饰，调控细胞核中 DNA 的包装，并以一种在多个细胞分裂中稳定传代的方式调节基因表达。表观遗传机制控制着细胞的特征，因此经常观察到癌细胞中的表观遗传学改变，这点不足为奇。原发恶性骨肿瘤是一组发生在骨组织中的异质性实体肿瘤。局部和全基因组表观遗传学突变已在多种不同类型的原发恶性骨肿瘤中被阐述，包括尤因肉瘤、骨肉瘤、恶性骨巨细胞瘤和软骨肉瘤等。表观遗传突变为这类恶性肿瘤的发生提供了新的机制见解，以及潜在的新治疗靶点（例如，表观遗传畸变可以被一类新兴的表观基因组调节药物逆转）。目前与肿瘤的进化和治疗耐药性相关的肿瘤表观遗传异质性的研究，有望引导更好的患者分层，识别新的预后相关生物标志物，以及开发新的治疗方法。

一、人类表观遗传学

人类遗传物质染色质是由 DNA 和作为支架蛋白的组蛋白间形成的复合物。包裹在组蛋白八聚体周围的短链 DNA（约 150 碱基对）构成了被称为核小体的包装单元。组蛋白和 DNA 本身都可以被特殊的蛋白质共价修饰。这些表观遗传修饰影响染色质结构，决定 DNA 的可及性，并最终在基因表达的调控中发挥重要作用。因此，表观基因组，即这些修饰的整体，是细胞身份的关键组成部分，允许生物体中的细胞完成多种完全不同的角色，但本质上共享相同的基因组。之所以细胞分化等过程的可行，是因为细胞的表观基因组比其全基因组更动态，表观遗传学修饰由"表观遗传编写器"引入，被"表观遗传擦除器"删除，并且被"表观遗传阅读器"作为锚点被解读[2,3]（图 31-1）。这些过程同时可以受到该区域的 DNA 序列及表观遗传修饰所影响。

（一）人类基因组表观遗传学修饰
1. 翻译后组蛋白修饰

众所周知，翻译完成后组蛋白往往被修饰[2,4,5]。修饰方式包括多种，而其中最常见的是在组蛋白的 N 端尾部进行修饰。这些修饰影响组蛋白的净电荷和核间相互作用，从而直接改变染

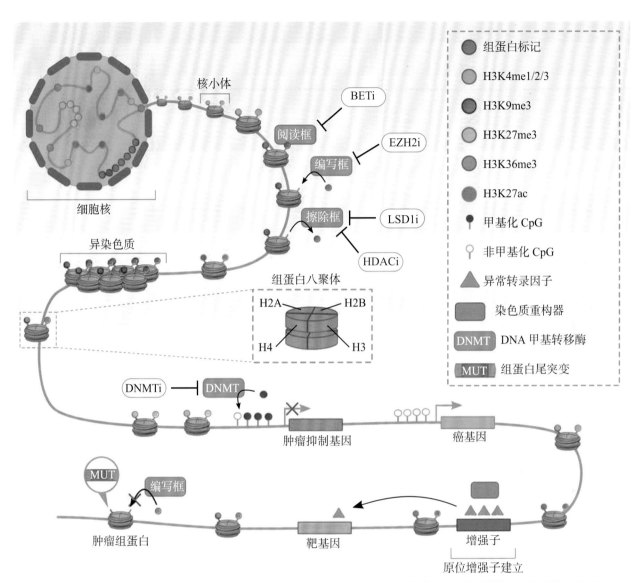

▲ 图 31-1　原发恶性骨肿瘤的人类表观遗传景观和失调机制在细胞核中，人类 DNA 通过被包裹在组蛋白八聚体周围（由每个亚基 H2A、H2B、H3 和 H4 组成），它们一起组成核小体。表观遗传学编辑器和敲除器共价修饰组蛋白，而表观遗传阅读器结合它们。总的来说，这些组蛋白修饰影响染色质对其他因素的可及性。例如，紧密排列的染色质（异染色质）被认为是不开放的，因此对大多数表观遗传相关因素的调节无效。同样，DNA 中的胞嘧啶核苷酸可以被甲基化，最常见的是在 CpG 位点，从而使受影响的位点表观遗传不活跃。在癌症中，启动子 CpG 位点的高甲基化可导致抑癌基因的沉默，而低甲基化可激活癌基因，从而可能促进肿瘤的发生。异常转录因子（即遗传病变的结果），如 ES 中的 EWSR1-FLI1，通过建立新的增强子，从而导致表观基因组的广泛重编码。这一过程借助于染色质重塑因子（如 BAF 复合物）的募集辅助完成的，这有助于促进核小体重组到转录许可状态。在软骨肉瘤（K36M）和 GCTB（G34W 或 G34L）中，由于组蛋白尾部的遗传损伤导致的癌基因，损害了表观遗传学编辑器对共价修饰的催化作用。表观遗传修饰因子，如 DNMT，以及表观遗传阅读器、编辑器和敲除器，都可以用于靶向治疗。值得注意的是，lncRNA 和 miRNA 也是表观基因组的重要调控因子（见第 34 章），因此没有在本图中出现。这里描述的插图被简化

色质结构。此外，它们可以通过招募重新定位核小体的重构酶来间接影响染色质结构。异常的组蛋白修饰可以改变基因表达，因此其经常在恶性肿瘤细胞中被发现。

组蛋白乙酰化发生在组蛋白尾端和核心的赖氨酸残基上，受两种功能相反的酶家族的调控：组蛋白脱乙酰转移酶（histone acetyltransferase，HAT）和组蛋白脱乙酰酶（histone deacetylase，HDAC）。

带正电荷的赖氨酸被乙酰化中和，这可能会破坏组蛋白尾端与带负电荷的 DNA 的相互作用。乙酰化的组蛋白吸引染色质重塑复合物，如 BRG1-BRM 相关因子（BRG1-BRM-associated factor，BAF）染色质重塑复合物，这使染色质开放并诱导基因表达[5-7]。多个组蛋白赖氨酸可被乙酰化，包括组蛋白 H4 中 4 个高度保守的赖氨酸（K5、K8、K12 和 K16），组蛋白 H3 中 6 个高度保守的赖氨酸(K9、K14、K18、K23、K27 和 K56)，以及位于组蛋白 H2A 和 H2B 中保守程度较低的赖氨酸。组蛋白乙酰化标记通常被认为在功能上是相似和冗余的，但最近的研究表明，单个组蛋白乙酰化标记的作用和分布具有特征性。例如，组蛋白乙酰化标记的不同组合可以用来定义在全基因组水平上的活性启动子和增强子[8]。

组蛋白甲基化发生在赖氨酸和精氨酸残基的氮原子上。赖氨酸残基可以有多种甲基化状态（单甲基化、二甲基化或三甲基化），这对转录调控有很重要的影响。组蛋白甲基化对染色质结构有很大的影响，包括导致转录因子的募集，影响 RNA 加工[9]，并在细胞的生长和分化中起重要作用[10, 11]。H3K4[12]、H3K36[13] 和 H3K79[14] 的甲基化介导转录激活，而 H3K9[15]、H4K20[16] 和 H3K27[17] 的甲基化则介导抑制转录。

其他翻译后组蛋白修饰包括磷酸化、泛素化、核糖基化、SUMO 化和脱氨基化。虽然它们都被证明对染色质结构有影响，但它们在原发骨恶性肿瘤中研究不足，因此没有在这里进一步讨论[2, 18]。

2. DNA 甲基化

在哺乳动物细胞中，DNA 甲基化主要存在于 CpG 位点（在 5' 端至 3' 端方向胞嘧啶后紧接着鸟嘌呤）。这些位点经常作为 "CpG 岛" 聚集在一起，特别是在启动子区域。CpG 位点的 DNA 甲基化似乎是默认状态，在哺乳动物体细胞中约 75% 的位点被甲基化[19, 20]。

与组蛋白修饰相比，DNA 本身中胞嘧啶核苷酸的甲基化是更稳定的标记，并与发育过程紧密

联系。DNA 甲基化与长期的基因转录沉默相关；在发育过程中，特定位点的原位甲基化和去甲基化均会发生，调节基因的表达。通过 DNA 甲基化导致的基因沉默发生在转录不活跃、紧密排列的异染色质上，这表明 DNA 甲基化本身并不会引起抑制，而是负责维持长期结构稳定。DNA 甲基化在细胞分裂中得以维持，即使最初启动它的因子不再存在[21, 22]。

在恶性肿瘤细胞中，启动子 CpG 岛的高甲基化可导致肿瘤抑制基因的沉默。低甲基化通常影响癌基因，并且在启动子外，还可以通过促进染色体不稳定性来促进肿瘤发生[23, 24]。

3. lncRNA 和 miRNA

ncRNA 是重要的表观遗传调控因子。我们在这里仅做一个简要的概述，在第 34 章将更详细地讨论这些现象及其在骨恶性肿瘤中的相关性。

miRNA 是一种短的不被翻译的 RNA（大部分长度 21～23bp）。它们与 mRNA 配对并导致 mRNA 的分裂，使其不稳定或抑制翻译，因此对转录后基因抑制[25] 很重要。miRNA 在恶性肿瘤中经常被异常调控，引起肿瘤细胞发生的 miRNA 被称为肿瘤 miRNA[26]。

人类转录组拥有成千上万的不会被转录的长段 RNA（＞200 个核苷酸）[27]。许多这些 lncRNA 已被证明在转录调控中发挥各种作用，并且许多在特定细胞类型[28] 中特异性表达。一些 lncRNA 已经被证明与恶性肿瘤相关[29]。

最近，一类新兴的 ncRNA 引起了广泛的关注，它们是在与活性增强子元件相对应的 DNA 位点上合成的。它们能够调节基因表达，并被称为 eRNA，这些 eRNA 同样被证明与肿瘤发生相关[30]。

（二）原发恶性骨肿瘤中的表观遗传学失调

表观遗传现象是通过有丝分裂遗传的，因此在体细胞肿瘤进化过程中可以经历与遗传改变相同的选择过程。与恶性肿瘤相关的表观遗传改变可以发生在特异性位点或发生在整个基因组中，

驱动和（或）促进肿瘤的起始和进展。这也适用于原发恶性骨肿瘤，一些转录因子或组蛋白本身的突变是肿瘤发生的关键驱动因素（表 31-1）。

1. 驱动原发性骨恶性肿瘤中表观基因组重编程的点突变

软骨母细胞瘤和骨巨细胞瘤（GCTB）经常存在编码组蛋白 H3F3A/B 的同源基因 H3.3[31, 32] 的特定点突变。在 GCTB 中，92% 的病例被发现存在 H3F3A 基因改变，而在软骨肉瘤中 95% 的患者发现 H3F3B 基因受到影响。

组蛋白 H3.3 与典型的组蛋白 H3 结构高度相关，存在于活性基因的启动子和基因中[33]。软骨肉瘤（K36M）和骨巨细胞瘤（G34W 或 G34L）的 H3.3 突变发生在频繁甲基化或乙酰化的赖氨酸残基或附近，从而阻止组蛋白标记的形成，并对细胞的转录组产生很大的影响。

已有研究表明，H3K36M 突变通过将 HMT 与组蛋白尾端密切结合来抑制组蛋白功能。这降低了游离 HMT 的水平，并导致了 H3K36me2/3 的整体缺失（基因间区 H3K36me2 缺失，基因中 H3K36me3 缺失）[34-37]。这种改变导致全基因组水平上转录的抑制，并影响成软骨和成骨分化途径。H3K27me3 的分布也受到 H3K36M 突变的影响，

包括其基因位点的缺失及基因间区的增加。通常被 H3K27me3 沉默的基因因此被重新激活，受影响的基因包括 Wnt6 和 SOX6，它们可以阻断间充质分化[35]。

另外，H3G34 突变似乎只导致组蛋白修饰的局部变化，如 H3.3 组蛋白突变位点的 H3K36me3 和 H3K27me3 水平的变化[38-40]。与野生型相比，G34W 突变的原代骨巨细胞瘤细胞显示出更高的迁移、增殖和克隆形成能力，但具体受影响的基因仍有待鉴定[41, 42]。

在软骨肉瘤中，有一种机制经常导致表观基因组范围内的变化：IDH1 和 IDH2 的功能获得性点突变允许 IDH 酶产生肿瘤代谢物 D-2-HG[32, 43]。这种代谢物可以与 DNA 去甲基化酶结合，抑制它们的活性，从而会导致 DNA 高甲基化表型[44, 45]。值得注意的是，在恶性肿瘤细胞中，这种表型经常被发现部分独立于 IDH 介导的抑制[32, 46-48]。D-2-HG 还可以结合组蛋白去甲基化酶，导致组蛋白尾端二/三甲基化标记增加（可能还有额外其他的调节机制）[32, 46, 48-51]。

2. 致癌融合蛋白在原发恶性骨肿瘤中驱动表观遗传重编程

尤因肉瘤由一个染色体易位驱动，该异位融

表 31-1　原发性骨恶性肿瘤及其一些表观遗传失调模式

癌症类型	突变 / 致癌基因	影　响	参考文献
尤因肉瘤	融合蛋白（如 EWSR1-FLI1）作为先锋转录因子	广泛的增强子重编程；原位增强子	[52-56]
骨巨细胞瘤	组蛋白 H3.3 的点突变影响尾端甲基化	H3K36me3 和 H3K27me3 水平的局部变化	[31,32,38-42]
软骨肉瘤	组蛋白 H3.3 的点突变影响尾端甲基化并抑制 HMT	H3K36me2/3 消耗；H3K27me3 的重分布	[31,32,34-37]
软骨肉瘤	IDH1 的点突变导致 DNMT 的抑制	DNA 甲基化增加；组蛋白尾端二/三甲基化增加	[32,43-51]
骨肉瘤	转移变异增强子位点	转移	[69]
骨肉瘤	DNA 高甲基化	（肿瘤抑制基因）基因表达降低，生存率较低（p14[ARF]）；CXCL12 下调阻碍 T 细胞归巢，导致转移和低生存率	[58-61,142]

合了 22 号染色体上 *EWSR1* 基因的 5' 端片段与 ETS 转录因子家族中的 3' 端片段。最常见的融合（85% 的病例）发生在 *EWSR1* 和 11 号染色体上的 *FLI1* 基因之间。*EWSR1-FLI1* 使相应起源细胞的表观基因组发生巨大变化，使许多现有的增强子被抑制，一些额外的增强子被引入[52-55]。EWSR1 的朊病毒结构域已被证明与 BAF 染色质重塑复合物的亚基相互作用，这些亚基可以通过滑动或弹出来重新排列核小体[56]。另外，FLI1 包含一个 DNA 结合域；融合蛋白 EWSR1-FLI1 可以结合 DNA 的特定区域，如 GGAA 序列，并招募 BAF 复合物，驱动染色质重塑。这一过程允许其他转录因子、染色质重塑和重塑复合物结合，在这些位点建立原位增强子。EWSR1-FLI1 如何抑制增强子的机制尚不清楚，目前研究者认为是通过间接作用。重要的是，融合致癌基因的表观遗传特征对于尤因肉瘤是高度特异性的[57]。

3. DNA 高甲基化导致基因表达降低

在骨肉瘤中，表观遗传学的改变，如 DNA 高甲基化，改变了一些肿瘤抑制基因的表达水平。例如，基因表达受到 INK4a/ARF 位点的 DNA 高甲基化（即 CDKN2A），编码 $p16^{INK4a}$（参与 Rb 通路）和 p53 稳定的 $p14^{ARF}$ [58-60] 的影响。$p14^{ARF}$ 的启动子甲基化与骨肉瘤患者的低生存率相关。

此外，最近的一项研究发现，DNMT1 下调了骨肉瘤中对肿瘤转移和 T 细胞归巢重要的趋化因子 CXCL12 的表达。CXCL12 水平与瘤内淋巴细胞相关，使用 DNMT1 抑制药治疗可导致 CXCL12 表达升高和强大的免疫反应，并可根除早期肺转移[61]。

（三）表观遗传学治疗在原发恶性骨肿瘤中的应用

表观遗传修饰是动态且可逆的。这为通过靶向恶性肿瘤的表观基因组治疗干预提供了一个强有力的理论基础。属于该类型的主要表观遗传药物包括 DNMT 抑制药、HAT 和 HDAC、组蛋白乙酰化的"阅读器"结构域，以及 HMT 和去甲基化酶。本文概述了这些药物如何克服原发恶性骨肿瘤的异常表观遗传调控。表 31-2 概述了评估这些恶性肿瘤患者的表观遗传药物的临床试验。

1. BET 蛋白抑制药

BET 蛋白是组蛋白乙酰化标记的"阅读器"，可促进具有标记的区域基因转录[62]。这些蛋白质在各类癌症细胞中经常发生调节异常[63]。已有研究表明，JQ1 是一类 BRD4 的小分子抑制药，可以抑制许多癌症中肿瘤细胞的增殖，这类小分子抑制剂主要通过抑制原癌基因 *c-Myc* 和上调 p21 来控制细胞周期[63-68]。

多项研究[69-71]指出了 JQ1 在骨肉瘤中的作用。他们发现 JQ1 能显著抑制骨肉瘤细胞的增殖和存活，但没有改变 c-Myc 蛋白水平，也没有减少体外异种肿瘤移植物中肿瘤的大小。然而，Lee 及其同事[70]发现 JQ1 与 mTOR 抑制药西罗莫司之间存在协同作用。该联合治疗克服了肿瘤细胞在体内和体外对 JQ1 的耐药性。该研究还确定了 Runx2（一种成骨细胞分化转录因子）和 FOSL1（转录因子复合物 AP-1 的一部分）是 JQ1 诱导的 BRD4 抑制的直接靶点。在骨肉瘤中，JQ1 阻断了与转移性变异增强子位点相关的基因的表达[69]。

在尤因肉瘤中，JQ1 通过抑制 BRD4 而强烈下调 EWSR1-ETS 融合癌蛋白的转录过程。一些研究发现，融合蛋白被显著下调，但另外一批研究结果与这一发现相矛盾[72-74]。在体外，JQ1 可抑制细胞增殖和迁移，增加细胞周期阻滞和凋亡。在体内，其对异种肿瘤移植小鼠模型的肿瘤抑制效果呈剂量依赖性，随着用药剂量的增加，小鼠生存率增加且血管化减少。

综上所述，这些研究表明，BET 抑制是治疗骨肉瘤和尤因肉瘤的一种很有前景的策略。

2. HDAC 抑制药

HDAC 抑制药（HDACi）在多种通路和癌症类型中展现出广泛的作用。在骨恶性肿瘤细胞系中，它们通常上调或稳定肿瘤抑制基因（如骨肉瘤和 ES 细胞中的 *p53* [75, 76]），同时可以下调 ES 融合癌基因[77]，诱导 ES 和骨肉瘤细胞的凋亡和细胞周期阻滞[78-82]。在骨肉瘤中，它们减少肿瘤侵袭、转移、血管生成，并导致自噬、ROS 生成和分化[83]。在某些情况下，染色体易位的肉瘤似乎对 HDACi 治疗更敏感[84]。

临床前研究表明，包括 DNMT 抑制药在内的一些 HDACi 治疗可导致肿瘤对放疗、化疗和其他药物的敏感性增加。在肉瘤患者的临床试验表明，HDACi 作为单一治疗一般无效，但在与化疗、放疗等联合治疗[84]中似乎能看到一丝希望。评估 HDACi 治疗原发性骨肉瘤的临床试验列于表 31-2。

3. HMT 抑制药（EZH2 抑制药）

EZH2 是 PRC2 的催化部分，通过引入 H3K27me3 标记来引起转录抑制[85]。它是一种已知的癌基因，在多种肿瘤类型中发生突变或过表达。已有研究表明，EZH2 在骨肉瘤中过表达，并且其过表达与不良预后相关。其沉默可抑制肿瘤生长，加强细胞凋亡，增强体外化疗敏感性，抑制肿瘤生长和转移[86]。因此，抑制 EZH2 可能是治疗骨肉瘤的一个有价值的治疗方向。Tazemetostat 是一种 EZH2 抑制药，最近基于一项针对上皮样肉瘤患者

的研究已被 FDA 批准。

4. 组蛋白去甲基化酶抑制药（LSD1 抑制药）

LSD1（也称为 KDM1A）在 ES 肿瘤中过表达，并与较差的生存率相关[87, 88]。已有研究表明，抑制 LSD1 可导致融合癌蛋白驱动的转录谱逆转，诱导细胞凋亡，这种影响在多种异种肿瘤移植模型中有效[88]。LSD1 抑制药目前正处于临床研究中，其中包括 2 项针对尤因肉瘤的临床试验（表 31-2）。

5. DNMT 抑制药

由于许多肿瘤中存在异常的 DNA 高甲基化，DNMT 本身是抗癌治疗的常用靶点。DNMT 抑制药（DNMTi）可以重新激活肿瘤抑制基因，并使癌细胞对免疫治疗和化疗敏感。其中一种 DNMTi 是胞嘧啶类似物地西他滨（5-aza-2'- 脱氧胞苷），它已被美国 FDA 批准用于治疗骨髓增生异常综合征、急性髓系白血病和慢性骨髓单核细胞白血病的某些亚型。

在骨肉瘤中，一些异种肿瘤种植研究显示了地西他滨和其他 DNMTi 的疗效[61, 89-91]。最近的一项研究发现，地西他滨治疗的骨肉瘤细胞重新激活了与成骨和软骨形成相关的多个肿瘤抑制

表 31-2　评估原发性骨恶性肿瘤患者表观遗传相关药物的临床试验示例

肿　瘤	药　物	靶　点	临床试验
OS，EWS	BETi	BET，组蛋白乙酰化标志物阅读器	BMS-986158（Ⅰ期 – 药物招募，NCT03936465，未获 FDA 批准）
OS，EWS	HDACi	HDAC	伏立诺他（Ⅰ期 – 招募，NCT04308330，FDA 批准[a]）；帕比司他［Ⅱ期结束（2013 年更新），NCT01136499，FDA 批准[a]］；贝利司他［Ⅰ期结束（2015 更新），NCT00413075 和 NCT00413322，FDA 批准[a]］
OS	EZH2i	EZH2，PRC2 的催化亚基，对长期沉默很重要的染色质重塑复合物	他泽司他（Ⅱ期招募 *EZH2* 突变患者，包括骨肉瘤，NCT03213665，FDA 批准[a]）
EWS	LSD1i	LSD1，一种组蛋白去甲基化酶	INCB059872（Ⅰb 阶段招募，NCT03514407，未经 FDA 批准）；Seclidemstate（Ⅰ期招募，NCT03514407，未经 FDA 批准）
OS，EWS	DNMTi	DNMT	地西他滨［Ⅰ期已完成（更新 2017），NCT01241162 和 NCT02959164，FDA 批准[a]］

a. 这些药物至少被批准在一种疾病中使用，不是专门被批准在骨肿瘤中

OS. 骨肉瘤；EWS. 尤因肉瘤

基因[92]。地西他滨的疗效目前正在或已在尤因肉瘤和骨肉瘤患者的 I 期临床试验中进行了评估（表 31-2）。

二、原发性恶性骨肿瘤的表观遗传异质性

癌症治疗面临的一个主要挑战是肿瘤的异质性。现在人们普遍接受相同类型的癌细胞在不同患者之间具有分子差异（患者间的异质性），甚至在单个肿瘤内不同细胞间也存在分子差异（肿瘤内的异质性）（图 31-2）。肿瘤组织的分子组成随着时间的推移而演变（患者内的异质性），有时会受到治疗干预的影响，如在原发肿瘤部位或转移后的远处转移组织。肿瘤的异质性非常有利于肿瘤的进化和耐药性的形成，因此对于为临床试验和为治疗过程提供必要的信息具有重大意义。

传统上，肿瘤的进化是通过基因改变（单核苷酸多态性、拷贝数改变）来研究的；然而，人们也从 DNA 甲基化谱中认识了系统发育树，其与在实体恶性肿瘤中发现的基因变化非常相似[93, 94]。这也证实了一般的表观遗传异常可能导致遗传不稳定。同样，表观遗传状态的改变也可能是遗传突变的结果，这强调了基因组和表观基因组之间的因果联系[95]。

直到最近，表观遗传异质性才开始被重视。近期的技术进步使得即使没有新鲜切除的肿瘤组织[96]，也可以开始阐明实体肿瘤的表观遗传异质性（表 31-3）。原发恶性骨肿瘤是一组罕见的临床前模型有限的肿瘤。表观遗传异质性是研究原发恶性骨肿瘤的重要一步。目前可以使用新鲜冷冻肿瘤组织甚至福尔马林固定石蜡包埋（formalin-fixed paraffin-embedded，FFPE）样本进行表观基因组分析，从而对生物库肿瘤样本进行分析[97, 98]。同时，新兴技术在所有可能的水平上促进表观遗传异质性研究（图 31-2）。这突出了表观遗传学谱

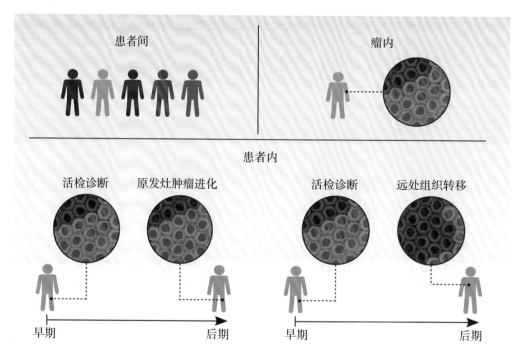

▲ 图 31-2　原发性骨癌的表观遗传异质性水平

同一类型的肿瘤在细胞成分的分子是不同的，因此，表现为由癌细胞和周围的非癌细胞（即浸润免疫细胞）组成的异质组织，它们共同构成了肿瘤微环境。这种疾病的异质性可以松散地分为三个不同的层次。相同的肿瘤实体在患者之间（患者间的异质性）和个体肿瘤内部（肿瘤内的异质性）中都可能具有不同的分子特性。值得注意的是，单个肿瘤可以随着时间的推移而进化（患者内的异质性），在某些情况下甚至可能由于治疗而引起，如在原发肿瘤部位和转移后的远端组织中的肿瘤变化

在监测实体肿瘤异质性成分的整体状态方面的潜力，如通过对疾病不同阶段肿瘤细胞和浸润细胞（肿瘤微环境）进行检测。最终，这可以支持临床医生选择最佳的治疗方法，并为临床试验提供信息，扩大精准医疗的范围。

表 31-3　应用于解剖原发性恶性骨肿瘤表观基因组的技术

表观遗传学特征	技　术	参考文献
DNA 甲基化（5-MeC）	• WGBS • RRBS • 甲基化阵列	[143,144]
翻译后组蛋白修饰	• ChIP-seq • ChIPmentation	[145,146]
染色质可及性	• DNase-seq • ATAC-seq	[125,147]

（一）恶性骨肿瘤患者之间的表观遗传异质性

在过去的几年里，揭示同一类型癌症患者之间表观遗传变异的研究逐渐获得了越来越多相关领域研究者的兴趣，包括基于表观遗传学特征标志物对患者群体进行分类，表观遗传学治疗方法，以及结合遗传学和表观遗传学方法来进行转移性疾病发生和进展的研究。

根据表观遗传特征标志物对患者群体进行分层可以提供尤为重要的信息[99]。软骨肉瘤是一种异质性的原发性软骨来源恶性肿瘤，具有高度主观的组织学评估[100, 101]，突变状态（频繁激活的 *IDH1* 突变，*COL2A1* 突变失活），这些原因往往导致了临床结果预测的失败。研究者通过一种多组学方法分析了软骨肉瘤队列中 DNA 甲基化、转录和 miRNA 表达。为该队列提供准确的分类亚型基于三个主要特征：由 *IDH1* 突变引起的 DNA 高甲基化水平，高度有丝分裂转录状态，14q32 区域表达丢失。这些分子特征被证明优于组织学分级系统。

同样，根据骨肉瘤中 CXCL12 表达水平可以将骨肉瘤分为不同异质性亚型，CXCL12 通常表达在健康的组织（如主要的转移部位，即肺和肝）[102]，可以编码趋化因子并吸引表达 CXCR4 的免疫细胞浸润[103]。在骨肉瘤患者中，CXCL12 的表达被 DNA 甲基化下调。此外，通过免疫组化[61]可观察到肿瘤原发部位 CD3+T 细胞浸润情况和 CXCL12 表达水平可以发现骨肉瘤患者之间存在很强的患者异质性。根据骨肉瘤患者总体生存期的比较显示，高水平表达 CXCL12（低转移表型）的肿瘤患者预后最佳，这可能与具有更强的免疫浸润相关。此外，在体外试验和小鼠模型中使用 DNMT 抑制药和低甲基化剂地西他滨治疗 CXCL12 水平低的骨肉瘤亚型（表 31-2），可导致 CXCL12 水平升高且转移性发病和进展显著减少。

与上述基于 DNA 甲基化模式揭示骨肉瘤不同亚型的研究相反，初诊时搜集到的尤因肉瘤肿瘤全基因组 DNA 甲基化谱未能对其进行亚型分层[57]。相反，研究发现 EWSR1-FLI1 调控增强子元件的活性在不同尤因肉瘤患者中有所不同。基于这一分析，尤因肉瘤患者的个体肿瘤可以放置在两个生物维度的表观遗传疾病谱上：第一个维度描述了肿瘤的表观基因组被重新编程为 EWSR1-FLI1 表达细胞的独特调控状态；第二个维度反映了肿瘤在间充质分化特征和多能干细胞特征之间的发育轴之间的相对位置。间充质多能干细胞的维度很可能反映了相应起源细胞的发育状态，突出了其表观遗传异质性的来源。重要的是，更类似于多能干细胞特征的肿瘤往往具有更强的转移能力[57]。

最近的一项研究强调了 ncRNA-LIN28B 在患者间肿瘤异质性中的贡献。LIN28B 是一种 RNA 结合蛋白，这种蛋白在约 10% 的尤因肉瘤患者中表达[105]，也发现于其他恶性肿瘤中，并且与不良预后相关[104]。LIN28B 水平的升高可能与尤因肉瘤致癌驱动因子 EWSR1-FLI1 的稳定表达有关[106]。化学抑制 LIN28B 可显著影响肿瘤体内生长，为特异性不足的尤因肉瘤亚型提供了一个新的药物靶点。此外，该研究提出了"为什么 LIN28B 对尤因肉瘤患者不可或缺"的问题，并进一步阐述 LIN28B 阳性和 LIN28B 阴性细胞可能有不同的细胞来源的假说。

目前，在患有高度转移性且没有可用抗转移治疗药物的骨肉瘤患者中也发现了患者之间存在高度的表观遗传学异质性[107]。2018 年，Morrow 及其同事[69] 在 Akthar-Zaidi 等[108] 及 Cohen 等[109] 所奠定的基础上，利用原发肿瘤和匹配的肺转移样本，通过"转移性变异增强子位点"来描述骨肉瘤的转移性表型。通过分析常见的组蛋白标记（H3K4me1 和 H3K27ac 作为活性增强子的替代标记），在原发灶和转移灶之间发现了两种组蛋白标记的富集强度水平差异。该研究所发现的增强子元件位于转移潜能相关的基因附近，如 ANGPT1、TIE2 受体酪氨酸激酶激动剂、GHR、PDE10A 和组织因子（F3）等。这一发现证实了骨肉瘤中活性增强子元件的协调重组，并且该活性增强子原件为 JQ1 的化学靶点[110]（表 31-2）。值得注意的是，F3 被发现是转移性生长的一个重要因素，但在驱动原发肿瘤方面没有显著的功能，这为减轻肿瘤早期转移潜力提供了机会。Morrow 等的研究联合更早期的一些报道，共同强调了肿瘤转移与表观遗传机制的相关性[69]。原发灶和转移灶肿瘤之间的基因设定通常非常相似[111]，这表明表观基因组需要重新调节以允许原发部位[112] 的肿瘤细胞转移生长。

上述研究强调了了解表观遗传学水平肿瘤间异质性的重要性，其不仅有利于对患者群体进行分层，更能够为不同亚群患者提供新的药物靶点，并进一步推动个体化诊疗的发展。

（二）肿瘤内的表观遗传异质性

肿瘤内的表观遗传异质性已被用作评估许多癌症的预后工具[113-115]，在许多开始评估 DNA 甲基化状态的临床试验中也广泛应用[116]。此外，已有研究表明，具有遗传同质性但高表观遗传细胞间异质性的肿瘤会导致治疗反应的强变异性。这些肿瘤内表观遗传组成的变异可能导致具有罕见表观遗传状态的特殊亚群[117, 118]。

由于能够在单细胞水平上分析表观基因组的技术仍处于起步阶段，在骨恶性肿瘤领域的该项工作一直相当稀缺。一项针对已建立的尤因肉瘤细胞系[119] 的细胞间异质性的研究通过单细胞液滴 PCR，在同一细胞系中发现了致癌驱动基因 EWSR1-FLI1 的表达水平在不同细胞间的显著变化。小鼠异种肿瘤移植模型进一步证明，EWSR1-FLI1 的表达异质性在转移过程中起到重要的作用，这使肿瘤细胞能够从增殖状态（高 EWSR1-FLI1 表达）可逆地切换到迁移状态（EWSR1-FLI1 低表达）。类似的研究结果[120] 中也强调了许多不同癌细胞系中分子驱动因子表达水平的巨大差异，表明转录因子在调控肿瘤细胞可塑性方面所具备的功能作用。

大多数研究仍是在缺乏单细胞分辨的整体组织水平上进行的，但研究者可以通过一些特定计算方法来推断肿瘤内异质性[121-124]，基于亚硫酸氢盐测序数据的肿瘤内异质性评分也已被开发出来[122]。DNA 甲基化测序结果是二分类数据，因为每个位点（CpG）既可以甲基化，也可以是未甲基化。每一次读取都代表了单个细胞中一个或多个 CpG 的甲基化。在此基础上，可以推断出细胞类型的异质性和肿瘤纯度，以及细胞类型内等位基因特异性的 DNA 甲基化异质性和 DNA 甲基化侵蚀情况。Sheffield 等在一个研究中应用了这种计算方法[57]，他们除了分析患者间的变异性外，还基于整体 DNA 甲基化分析了尤因肉瘤的肿瘤内异质性。值得注意的是，观察到的异质性水平与通常具有更多异质性基因组成的成人癌症相似。转移性尤因肉瘤在诊断时往往具有较高水平的肿瘤内表观遗传异质性，再次凸显了异质性对肿瘤进化和进展的影响。

除了批量测序方法与先进的计算框架相结合以外，单细胞技术仍然是生物医学研究中最强大的新兴课题之一。在表观基因组学领域，ATAC 测序（转座酶可及性染色质检测）[125]，即一种通过过度激活的 Tn5 转座酶以读取基因组中的染色质区域的方法，使得研究者能够达到单细胞水平，推动了异质组织在过去几年中的研究[120]。与 RNA-seq

相比，ATAC-seq 可得到单个细胞的表观遗传状态，在细胞类型鉴定中准确性更高[126]，这可能对未来认识不同肿瘤类型的异质微环境至关重要。

三、原发性骨恶性肿瘤的表观遗传异质性：基础研究到临床

显然，原发性骨肿瘤（如 ES）具有表观遗传异质性的特征。肿瘤的异质性是肿瘤进化的驱动力，它导致了在肿瘤进展和治疗后患者间的特异性差异，因此在所有水平上继续检测这一指标都是十分重要的（图 31-2）。系统和准确地评估肿瘤异质性，同时结合实时整合的临床数据，有望为肿瘤变换发展的患者提供个体化的新的治疗策略，也有助于更好地设计临床试验。多区域分析、单细胞测序和纵向分子肿瘤监测等新兴技术和方法已经开始应用于原发恶性骨肿瘤，在此基础上肿瘤异质性的临床影响将得到更进一步的评估。

（一）表观遗传异质性作为一种诊断/预后工具

恶性肿瘤研究的一个主要目标是对肿瘤类型进行分类，以构建患者分层和制订更"精确"的治疗方案。表观遗传畸变有助于对原发恶性骨肿瘤患者进行分层。单细胞表观遗传学分析有望进一步完善这一目标，并在某些情况下重新定义现有的肿瘤分类和分期系统，提供新的预后生物标志物[127]。这些生物标志物不仅来自某些表观遗传畸变（即启动子的高甲基化），而且还可能来自于肿瘤组织中某些细胞群的功能状态。这已经被用于许多癌症，包括脑恶性肿瘤[128]和黑色素瘤[129]，而在原发性骨恶性肿瘤中仍有待证实。

（二）实时监测表观遗传异质性，为临床决策提供信息

肿瘤的进展是一个动态的过程。肿瘤细胞状态会经历了一系列的转变，如从局部原发肿瘤到转移性肿瘤的转变，并且往往随着时间的推移获

得治疗耐药性。目前有许多正在进行的大型研究，如 TRACERx[130, 131]，旨在定义肿瘤异质性、临床疾病分期和患者结局之间的相互关系，迄今为止已经有了大量有趣的发现[130, 132, 133]。虽然原发恶性骨肿瘤的表观遗传异质性相关研究尚未发表，但这些研究强调了多区域、纵向肿瘤活检的重要性。他们还强调了液体活检作为传统肿瘤活检的微创替代方案，在精准医疗中具备很大的前景[134]。值得注意的是，液体活检对原发恶性骨肿瘤的价值已经在几项研究中得到证实[135, 136]。然而，大多数已发表的研究都集中在基于肿瘤特异性遗传标志物（如 ES 中的 *EWSR1-FLI1* 基因）检测血液中循环肿瘤 DNA 的方法上。液体活检是否可以用于诊断表观遗传学的异质性仍有待证实。可以预计利用 cfDNA 片段模式[137, 138]和 DNA 甲基化水平的液体活检在不久的将来将会实现[139]。最后，尽管单细胞技术尚未被应用于监测疾病进展过程中的表观遗传异质性，但最近利用单细胞技术建立的人类肿瘤图谱网络（Human Tumor Atlas Network, HTAN）有望为包括原发恶性骨肿瘤在内的一系列肿瘤生成癌症转化的三维图谱[140]。

结论

肿瘤异质性现象充斥在癌症研究的各个方面，包括从基础肿瘤生物学到临床试验的设计[141]。虽然在本章中，我们主要讨论了表观遗传的异质性，但肿瘤的异质性是由于基因组、表观基因组及细胞信号传导的变化而引起的一种复杂的现象。鉴于它的复杂性和实用性，现在人们普遍认为治疗方法的设计应该像它们所锚定的肿瘤类型一样是多维的。

包括多区域、纵向患者标本（包括组织、液体活检及广泛的临床数据）的原发性骨肿瘤异质性的系统研究将对临床诊疗产生重大的影响，有助于形成更精确的肿瘤监测、更精确的患者分层和更精准的诊疗手段。

第 32 章　miRNA 在骨相关肿瘤治疗抵抗和转移性扩散中的意义

MicroRNA implication in therapeutic resistance and metastatic dissemination of bone-associated tumors

Mélanie Lavaud　Steven Georges　Benjamin Ory　著

雷紫雄　金青林　李浩淼　陈　维　译

乳腺癌和前列腺癌分别是女性和男性中最常见的癌症。在发达国家，每年新增病例超过100万例。

尽管在这两种肿瘤中的新疗法取得了一定进展，但癌症患者的死亡率仍然与远处转移的发生高度相关。超过70%的乳腺癌和前列腺癌患者在其晚期疾病中出现骨转移。对于肺癌、结肠癌、膀胱癌或肾癌，肿瘤的晚期阶段也往往转移到骨骼。

此外，欧洲每年约有2000例新发原发性恶性骨肿瘤确诊病例（其中骨肉瘤是最常见的恶性骨肿瘤类型），肺和骨是这些原发恶性骨肿瘤的优先转移部位。

这些数据表明，骨骼是最常见的受转移影响的器官之一。骨髓中存在高密度的有孔毛细血管，以及不断的重塑后释放的高浓度生长因子，使骨骼成为一个易及的位置，为肿瘤细胞转移和定植提供了肥沃的土壤。

一、miRNA 在骨相关肿瘤骨转移性扩散中的意义

骨重塑过程包含两个过程：骨形成［通过成骨细胞（osteoblasts，OB）］和骨吸收［通过破骨细胞（osteoclasts，OC）］。新骨形成发生在先前骨吸收发生的部位[1]。在正常情况下，这两个过程会不断地发生并存在精细平衡，以保持健康的骨骼结构。这种平衡的任何细微紊乱都会导致病理性骨结构的发育，并且与相应出现的各种骨相关事件[2, 3]。

原发性肿瘤是由具备各种功能的异质性肿瘤细胞群组成并一同在特定部位增殖而形成的肿瘤组织。当原发肿瘤的大小达到相当程度时，各类肿瘤细胞开始分泌血管生成因子以建立周围毛细血管网络，以确保原发肿瘤细胞能够得到生存和发展所必需的氧气和营养物质。同时，由于原发肿瘤细胞群的异质性，最不稳定的细胞[4]［也称为肿瘤干细胞（CSC）[5]］将获得上皮 – 间质转化的能力，这个过程使它们失去细胞间黏附，从而降解基底膜并侵入细胞外基质[6]，这种现象是可逆的。然后，失去细胞间黏附的肿瘤细胞将通过新形成的毛细血管[7]进入淋巴管和血液循环。大量的循环肿瘤细胞在循环运输过程中将被消除[8]。在存活的细胞中，只有少数细胞最终被捕获并定植远处的毛细血管，通过间质 – 上皮转化朝向各转移部位[9]。这些转移性肿瘤细胞可以进入休眠状态，在接收到特定信号之后，它们能够增殖并发展为实际的转移灶[10, 11]。

骨转移可分为两种类型。它们都会干扰正常骨骼的成骨细胞 – 破骨细胞活性平衡，但根据干扰机制的不同导致两种病理情况：①成骨性转移刺激成骨细胞活动异常活跃，导致病理性或转移性硬化骨的形成；②溶骨性转移是受刺激的破骨

细胞活动异常活跃，提高骨破坏导致病理性或转移性溶骨[3, 9]。通常，乳腺癌和前列腺癌分别发生具有破骨细胞主导和成骨细胞主导的骨转移表型。尽管这是最广为接受的转移表型，但在大多数情况下，患者在其骨转移中往往表现出混合表型。事实上，组织学和生化研究显示，无论其影像学表现为何，成骨性转移瘤中也存在骨吸收升高，这意味着所有骨转移瘤中均可发生溶骨[12]。

溶骨性转移是由转移性乳腺癌细胞和骨细胞之间建立的"恶性循环"导致的。转移性乳腺癌细胞可产生破骨细胞刺激直接因子（如 M-CSF[13]、IL-8[14]、IL-11[15]）和间接因子（如 PTHrP[16]）。PTHrP 可刺激成骨细胞的活性，导致成骨细胞过量产生一种破骨细胞发育的激活剂 RANKL，而不是 OPG 和一种 RANKL 抑制剂。因此，PTHrP 间接增加破骨细胞的活动。所有这些因素均会导致溶骨性病变的出现。骨基质的吸收释放一些因子，如 TGF-β，促进转移性肿瘤细胞的增殖，进而释放更多直接或间接的 OSF，导致更多的骨吸收[17, 18]。

成骨性转移灶的建立机制尚未完全阐明。有证据表明，转移性前列腺肿瘤细胞可分泌 ET-1[19] 和 BMP[20] 等因子，它们能够刺激成骨细胞的活性，促进病理性骨沉积。反过来，成骨细胞产生刺激转移性前列腺肿瘤细胞增殖的因子（TGF-β、IGF-1、IL-6 等）。成骨细胞还过量产生 RANKL，增加破骨细胞的活性，并允许骨基质中因子的释放刺激转移性前列腺癌细胞的增殖。这在成骨性转移中具有骨溶解相一致，解释了前列腺骨转移患者的影像学结果[21]。

这些骨骼病变通过引起骨痛、骨折、脊髓和神经根压迫、活动能力丧失、高 / 低钙血症[22] 等代谢并发症严重损害了患者的生活质量。

现有的治疗方法主要是通过预防骨骼相关并发症来改善患者的生活质量。二膦酸盐（bisphosphonates，BP）被广泛用于防止骨转移引起的骨骼损伤，这些分子可以破坏破骨细胞的生物学行为和活性。然而，BP 的抗肿瘤作用及其疗效仍存在争议。事实上，一些研究表明，唑来膦酸、帕米膦酸钠等 BP 治疗可减少乳腺癌骨转移患者的骨骼并发症和骨痛，而前列腺癌骨转移的患者仅获得短暂的疼痛缓解[24]。BP 与标准化疗药物联合使用可对转移性肿瘤细胞产生协同凋亡作用，这已成为骨转移患者治疗方法的研究前沿[23]。自 2010 年以来，一种名为地诺单抗的治疗性抗体被提出用于治疗出现骨转移的患者。该抗体通过作为一个 RANKL 捕获剂，减缓破骨细胞的活性，从而减缓骨降解。然而，在接受治疗的患者中可以观察到明显不良反应，如低钙血症[25]。骨缺损 / 骨折也可以通过手术干预来治疗。对于转移性肿瘤细胞本身，手术干预也是从骨骼中清除它们的机会。化疗和（或）放射治疗和（或）激素疗法（如果肿瘤细胞依赖于激素）也可用于消除骨转移性肿瘤细胞[26]。

所有这些治疗方案并不能立即治疗患者的疼痛，导致大多数骨转移患者需要镇痛药处理。

目前仍需要新的诊断工具在早期来检测乳腺癌和前列腺癌，以便能够更好地预测患者的预后，并避免进一步的骨转移扩散。同样，研究者也需要寻找更有效和更恰当的治疗策略，以提高这些受癌症和骨转移影响的患者的生存率。为了实现这些目标，我们需要加强对骨转移扩散过程的认识。这就是最近的一些研究转向了 miRNA 的原因。

miRNA 是一种小的（18～24 个核苷酸）ncRNA，通过靶向 mRNA 的 3'UTR 来调控基因表达，导致 mRNA 的切割或蛋白质翻译受抑制。miRNA 在细胞核中转录为长发夹链（pri-miRNA）后被 Drosha 切割产生前体（pre-miRNA），并被输出到细胞质中进一步成熟。然后，切割酶将这些单发夹链切割成双链，其中一条链（成熟的 miRNA）将被纳入一个称为 RISC 的效应复合物，而另一条将被消除[27]。自 20 世纪 90 年代初在秀丽隐杆线虫中发现第一个 miRNA 以来[28]，数百个 miRNA 已经在包括人类在内的许多其他物种中被发现[29]，它们在细胞生物学中起着重要作用。它们不仅参与增殖、分化、发育和凋亡等自然细胞过程，还在肿瘤发生中起至关重要的作用[30, 31]。在过去的几十年里，研究表明 miRNA 的表达水平在癌症中经常发生改变，这导致"肿瘤 RNA"术语的出现。肿瘤 miRNA 分为两类：①致癌基因 miRNA，通常在癌症中过表达，它们通过下调肿瘤抑制基因表达来促进肿瘤细胞的发展；②抑癌 miRNA，相反，它们作为癌基因表达抑制剂，在癌症中的表达不足时，将导致肿瘤的发生和发展[32]。肿瘤 miRNA 的表达谱在癌症进化过程中波动，这些癌症起源的差异性对肿瘤的进化过程也有影响。监测所有癌症发展过程中的 miRNA 表达谱可以更好地理解转移播散的过程，特别是在我们缺乏认识的骨转移发展方面。这就可以为那些患有骨转移的患者确定新的诊断、预后和治疗因素，并开发新的靶点来治疗患者。此外，通过识别调控这些 miRNA 表达的通路及它们调控表达的下游基因，可发现更有价值的研究方向。

在这里，我们将讨论最近发现的与骨转移相关的 miRNA。

在 Stephen Paget 于 1889 年发表的"种子和土壤"假说中，通过对比原发肿瘤中的一些细胞与对特定微环境 / 土壤有亲和力的肿瘤细胞，发现只有当一些合适的肿瘤细胞 / 种子在正确的微环境 / 土壤[4] 中定植时，原发肿瘤才会发生转移。

当肿瘤细胞获得类似宿主细胞特性的能力时，它们才容易在宿主转移微环境中整合和生存。这是通过表达和产生通常属于该目标微环境中的宿主细胞的标志物和因子来完成的[33]。最近的研究揭示了 miRNA 在这一过程中的意义。该研究显示 miRNA 在乳腺和前列腺肿瘤细胞中帮助它们获得骨特性的能力，这有利于它们在骨组织中的转移发展[34]。

miR-135 和 miR-203 调控 Runx2 的表达，这是一种与成骨细胞谱系前体分化有关的转录因子。这两种 miRNA 在正常乳腺上皮细胞中高表达，使得 Runx2 基因的表达无法检测到。相反，由于 miR-135 和 miR-203 的表达缺失使得 Runx2 基因在转移性乳腺肿瘤细胞中表达。miR-135 和 miR-203 的表达可以损害肿瘤细胞的活力，降低肿瘤生长，破坏其迁移能力，减少骨转移的发展。这些 miRNA 的表达也降低了转移部位的骨吸收。在机制上，乳腺肿瘤细胞的 Runx2 表达刺激其增殖，并允许细胞黏附相关基因 PTK2 和细胞运动相关基因 ROCK1 的表达。此外，Runx2 促进 IL-11 和 PTHrP 的产生，直接或间接刺激破骨细胞的发育和活性，从而促进骨降解[35]。

同样，最近发表的一项研究表明，与正常前列腺细胞相比，前列腺肿瘤细胞表达 miR-466 水平较低。体外实验表明，前列腺肿瘤细胞过表达 miR-466 会损害其增殖并增加其细胞凋亡。它还会导致 EMT 过程的逆转，并降低其迁移和侵袭能力。

体内实验表明，前列腺肿瘤细胞过表达 miR-466 可减少肿瘤生长和骨转移的发展。miR-466 的靶基因研究引导了 Runx2 基因的发现。miR-466 在前列腺肿瘤细胞中的低表达导致 Runx2 基因过表达及其下游靶点 ANGPT1、ANGPT4、OPN、OCN 和 MMP-11 基因表达升高，而这些基因与肿瘤生长和骨转移过程有关[36]。

通过乳腺和前列腺肿瘤细胞表达的 miRNA 能够调节骨相关因子的表达，因此它们被认为与骨模仿现象有关。

其次，最近研究表明，转移靶点微环境可能是由原发肿瘤细胞通过建立所谓的转移前生态位来为随后的转移作准备。转移生态位可以促进原发肿瘤细胞向转移靶点的归巢和生长。来自原发肿瘤的细胞通过产生相应因子（可溶性或外泌体 / 囊泡运输）改变宿主细胞行为，使目标微环境易于转移发展[37]。miRNA 最近也被发现与转移前生态位的建立有关[38]。

转移性乳腺肿瘤细胞通过细胞外囊泡的产生，表现出较高的血液中 miR-218 分泌水平，这些囊泡以成骨细胞为靶点，导致随后的 miR-218 在细胞质中释放。miR-218 下调 I 型胶原基因的表达，减少骨基质成骨细胞 I 型前胶原沉积。此外，成骨细胞表现出 TIMP3 分泌增加，TIMP3 是原胶原酶 ADAMTS2/3 的抑制剂，其增加能够减少 I 型胶原的加工和生成。同时，miR-218 直接抑制 *YY1* 基因的表达，增加乳腺肿瘤细胞抑制素 βA 的表达和分泌。miR-218 也能抑制乳腺肿瘤细胞中抑制素 βB 基因的表达。此外，与抑制素 α 结合后的抑制素 βA 可抑制成骨细胞中 SMAD2/3 的磷酸化，从而增加 TIMP3 的表达和分泌，这也会损害 I 型前胶原蛋白的加工过程。因此，miR-218 间接促进骨溶解，使骨组织适应转移性乳腺肿瘤细胞的发生和发展[39]。

体外实验表明，前列腺肿瘤细胞释放的含有 miR-141-3p 的外泌体能够被成骨细胞吞噬。miR-141-3p 被释放到成骨细胞的细胞质中，抑制 *DLC1* 基因的表达，导致 p38 MAPK 信号通路的激活。这促进了成骨细胞的活性和随后的 OPG 的过量分泌。OPG 抑制 RANKL 的活性而影响破骨细胞的激活。体内实验表明，在前列腺肿瘤小鼠模型中，注射外泌体携带的 miR-141-3p 会导致与成骨细胞表型相关的骨转移发展。miR-141-3p 可促进形成有利于转移性前列腺肿瘤细胞发展的骨微环境[40]。

除了使某些肿瘤细胞拥有模拟宿主细胞行为的能力和改变其转移部位微环境特性的能力外，miRNA 还能通过新形成的毛细血管网络促进肿瘤细胞向宿主微环境的扩散[34]。

一项新近研究表明，miR-181a-5p 和 miR-181b-5p 与 EMT 和前列腺肿瘤细胞的侵袭相关。MIIP 是一种抑癌因子，在前列腺肿瘤细胞中低表达，导致 miR-181a-5p 和 miR-181b-5p 过表达，从而影响 KLF17 的产生。KLF17 对 SNAIL1/2 和 TWIST 表达产生抑制作用，导致 E- 钙黏蛋白等因子的表达不足，是 EMT 和侵袭的负调控因子。多种研究分析中强调前列腺肿瘤细胞与正常前列腺肿瘤细胞相比，MIIP、KLF17 和 E- 钙黏蛋白通常低表达，而 miR-181a-5p 和 miR-181b-5p 则高表达。在体外实验过程中，MIIP 的过表达可减少前列腺肿瘤细胞的侵袭。此外，体内实验中发现 MIIP 低表达可促进前列腺肿瘤细胞皮下移植肿瘤的生长，并且注射至胫骨时可诱导骨溶解[41]。

最近，有研究发现了 miR-199-5p 在乳腺癌血管生成中的作用。

乳腺肿瘤细胞中表达的 miR-199-1p 可损害人脐静脉内皮细胞（human umbilical vein endothelial cell，HUVEC）中 *ALK1* 基因的表达，在血管生成过程中该 miRNA 表达量降低。体外 miR-199-1p 过表达抑制了 HUVEC 毛细血管样管状结构的形成和迁移。从机制上讲，乳腺肿瘤细胞的 miR-199-5p 低表达增加了 HUVEC 中 *ALK1* 基因的表达，导致 SMAD/Id1 信号通路激活增强，并启动血管生成过程（伴随 BMP-9 刺激）。在体内实验中，miR-199-5p 的过表达可降低乳腺肿瘤的血管生成，导致肿瘤体积和重量减轻[42]。

只有有限数量的 CTC 在从其主要发育部位向其转移靶点微环境扩散的过程中存活。存活下来的肿瘤细胞可以利用各种机制来躲避免疫系统而导致肿瘤细胞的成功转移。

最新研究表明，在乳腺肿瘤细胞凋亡过程中，miR-375 可以在其周围环境中被释放。乳腺肿瘤细胞和巨噬细胞之间的体外共培养增加了乳腺肿瘤细胞内巨噬细胞相关性来源 miR-375。这种 miRNA 的细胞内摄取是通过 CD36 的干预来完成的。一旦进入巨噬细胞胞质内，miR-375 可直接抑制 *TNS3*（Tensin3）和 *PXN*（Paxillin）基因的表达，增强巨噬细胞迁移和肿瘤浸润。对于乳腺肿瘤细胞，miR-375 可直接调控 *CCL2* 基因的表达，增加了巨噬细胞的募集。此外，多项研究中均强调了 miRNA 可以参与支持 TAM 的发展[43]，进而促进肿瘤的发展。

一旦肿瘤细胞到达其转移目标微环境，它们就可以进入休眠状态，直到收到适当的信号使它们定植，并形成实际的转移灶。由于它们在休眠期间增殖缓慢，这些转移性肿瘤细胞通常对化疗无反应。转移目标微环境在建立肿瘤细胞[44]的休眠状态中起着重要作用。miRNA 最近也再次被证明与这一过程有关。

来自骨髓的间充质干细胞（MSC）向转移性乳腺癌细胞释放含有 miR-23b 的外泌体。一旦进入细胞质，miR-23b 通过抑制 *MARCKS* 基因的表达来启动乳腺肿瘤细胞的休眠，MARCKS 是一种促进细胞循环进程和运动的蛋白质。转移性乳腺肿瘤细胞（具有骨性趋向被认为是乳腺 CSC）与骨髓 MSC 体外共培养可诱导乳腺肿瘤细胞休眠，就像乳腺 CSC 和骨髓 MSC 培养基、乳腺 CSC 和骨髓 MSC 的外泌体共培养一样。骨转移灶中休眠状态的转移性乳腺癌细胞的增殖被抑制，干细胞样表面标志物表达降低。共培养还能抑制其侵袭能力并增强对多西他赛的耐药性。根据来源于患者骨髓中的转移性乳腺肿瘤细胞的分析显示，细胞中 miR-23b 的表达增加。miR-23b 从骨髓 MSC 转移到转移性乳腺肿瘤细胞，抑制 *MARCKS* 基因的表达，从而建立肿瘤细胞的休眠和随后的化疗耐药发展[45]。

尽管最近发现了这些关于 miRNA 在骨转移发展过程中的意义，但其作用仍须进一步研究，以找到更有效和更合适的诊断、预后和治疗因素 / 靶点，这些研究的最终目的是为了提高骨转移患者的生存率。

二、miRNA 和化疗耐药性

化疗或化疗联合放疗与手术切除是目前最常用的治疗方法之一。在过去的几十年里，人们开发出了大量的化疗药物来提高癌症患者的生存率，一些新的药物至今仍在开发中。顺铂、异环磷酰胺和甲氨蝶呤是治疗骨肉瘤的三种主要药物，而蒽环类、紫杉烷类（紫杉醇和多烯紫杉醇）和内分泌治疗分子（如他莫昔芬）则用于乳腺癌和前列腺癌[46]。这两类化合物限制肿瘤细胞的快速生长，并同时抑制肿瘤转移。作为辅助治疗，它们的目的是抑制术后残留的癌细胞，从而抑制肿瘤复发。在使用新辅助治疗的情况下，新辅助化疗的目的是减少肿瘤负荷以帮助手术更好地切除肿瘤。然而，尽管近十年在治疗方案优化和个性化领域取得了进展，但化疗耐药性是患者临床预后的主要障碍之一。药物治疗失败有两个主要原因：内在耐药性，通常是由于异质性癌细胞亚群在药

物治疗前固有的早期基因突变，以及治疗后的获得性耐药。多药化疗的引入通常足以对抗内在耐药性，但据报道，获得性化疗耐药导致了 90% 以上的晚期癌症复发[47]。越来越多的证据提示了 miRNA 介导内在和获得性耐药的机制。许多研究强调了 miRNA 作为各种正常细胞过程的必要调节因子的重要性，包括细胞增殖、细胞周期调控、凋亡或几种类型的 DNA 修复[48]。由于这种途径受到化疗药物的阻碍，癌细胞通过释放 miRNA 来绕过药物作用。肿瘤性 miRNA 的过表达或肿瘤抑制因子功能的丧失可加强肿瘤细胞的化疗耐药性，导致临床预后差或治疗失败。书中概述的最新的研究揭示了 miRNA 在与骨肉瘤、乳腺癌和前列腺癌相关的化疗耐药机制中的意义。在这里，我们对几种由 miRNA 调控的骨肉瘤细胞耐药机制进行系统的讨论，将这些耐药机制分类为：①通过外排泵调节改变细胞内药物浓度；②减少凋亡；③改变细胞周期和增殖潜能；④促进 EMT 过程；⑤增加 DNA 损伤的修复。此外，miRNA 在体液中相对稳定，不易被循环核糖核酸酶降解，这些小分子即使在严苛的物理化学条件中也不被破坏。因此，在临床上我们也提出了 miRNA 作为这些病理背景下化疗药物反应的相关预测生物标志物。

（一）miRNA 和外排泵

细胞内化疗药物积累减少是肿瘤细胞的多药耐药（multidrug resistance，MDR）表型的这一种特征，其中能量依赖的机制允许药物通过 ABC 家族的 ATP 酶非选择性地流出细胞。这一过程与包括骨肿瘤在内的多种肿瘤的化疗耐药性密切相关。例如，ABCB1 是 MDR 中众所周知的作用分子，其作用已在大多数癌症中被证实，如急性髓系白血病（acute myeloid leukemia，AML)[49]、乳腺癌[50]或骨肉瘤[51]。miRNA 可以直接调控 ABCB1 mRNA 的稳定性。Chen 等报道了 miR-9 可以直接与骨肉瘤细胞系中 ABCB1 的 3'UTR 结合并触发其衰减[52]。此外，在对多柔比星耐药的骨肉瘤细胞系中观察到 ERRα 的 miR-9 表达降低。同样，有一

组研究发现 miR-200c 也可以靶向 ABCB1 mRNA，其表达被一种 lncRNA LUCAT1 所抑制[53]。因此，骨肉瘤细胞系中高水平表达的 LUCAT1 可降低 miR-200 的表达，从而增加 ABCB1 蛋白的表达并诱导甲氨蝶呤耐药。也有报道称，miR-153-3p 通过调节 ABCB1 参与了骨肉瘤的顺铂耐药性的形成[54]。作者检测到与原发性骨肉瘤相比，复发性骨肉瘤中 lncRNA ROR 和 ABCB1 高表达，两者在顺铂耐药骨肉瘤细胞系中也有高表达。这一结果与 miR-153-p 的降低有关。Tsai 等描述了 ABC 转运体家族的另一个成员 ABCG2 受 miR-519d 调控并增加骨肉瘤的耐药性[55]。作者注意到，CCN2 下调了骨肉瘤细胞系中的 miR-519d，从而增加了 ABCG2 的表达。CCN2 不仅在体外而且在小鼠肿瘤移植模型中也能促进骨肉瘤的多柔比星耐药。

（二）miRNA 和凋亡

miRNA 可以调节直接参与细胞凋亡过程的介质。根据靶点的不同，它们可以作为一种抗凋亡因子导致肿瘤耐药性，也可以促进细胞凋亡和治疗反应。例如，PI3K/AKT 通路在许多抑制细胞凋亡的癌症中是一种过度活跃的生存通路。Sun 等报道了 miR-152 可影响该通路降低 PI3K 和 AKT 磷酸化的活性[56]。而 miR-152 作为一种促凋亡因子，同样影响 MG-63 骨肉瘤细胞系对吉西他滨的化疗耐药性。相反，一项研究发现，miR-19a-3p 通过靶向 PTEN mRNA 来降低骨肉瘤对顺铂的敏感性，这是一种负调控 PI3K/AKT 通路的肿瘤抑制基因[57]。使用 miR-19a-3p 抑制药增加了体外 MG-63 骨肉瘤细胞系的顺铂敏感性，这与凋亡蛋白 Bcl-2 的表达增加相关。转染 miR-19a-3p 模拟物至骨肉瘤细胞系后使用荧光素酶实验显示，PTEN 是一个直接作用靶点，并受到该过程的负调控。因此，miR-19a-3p 可作为一种诱导骨肉瘤化疗耐药性的抗凋亡因子。同样，Sun 等研究了 miR-24 在骨肉瘤对多柔比星治疗敏感性中的作用[58]。首先，他们观察到转染了 miR-24 模拟物的骨肉瘤细胞对多柔比星治疗更敏感。此外，miR-24 在耐多柔比

星的骨肉瘤细胞系中高表达，而特异性抗寡核苷酸的下调在体外逆转了这种耐药性。这种再敏化主要是由于 BIM 蛋白的表达，它是 Bcl-2 蛋白家族中的一个促凋亡成员。通过针对 3'UTR 序列，miR-24 降低了耐药型骨肉瘤细胞系中 BIM 蛋白的表达。下调 miR-24 增加了 BIM 的表达，从而促进了多柔比星诱导的细胞凋亡和线粒体功能障碍。与 miR-24 一样，miR-645 似乎作为一种抗凋亡因子参与了骨肉瘤细胞的化疗耐药性[59]。Wang 等发现 lncRNA LINC00161 可在 U2OS 骨肉瘤细胞系中去除内源性 miR-645。在没有 LINC00161 存在的情况下，miR-645 可以直接抑制 IFIT2 的表达，而 IFIT2 是 IFN 诱导基因家族的一个成员，可促进癌症凋亡。在顺铂耐药骨肉瘤细胞中，作者注意到 LINC00161 表达缺失时，miR-645 导致 IFIT2 表达缺失，最终导致顺铂诱导的细胞凋亡减少。

（三）miRNA 与细胞周期控制和增殖

关于 miRNA 对细胞增殖影响的文献非常丰富。在骨恶性肿瘤中，许多 miRNA 被报道靶向参与 mRNA 编码的细胞周期蛋白。P27 是 CDK 抑制剂，在细胞增殖中发挥着重要作用，P27 在骨肉瘤中受 miR-199a-5p 和 miR-221 的调控[60, 61]。通过促进细胞增殖，它们都有助于肿瘤的生长。另一个例子是细胞周期蛋白 A2，这是一种必不可少的细胞周期调节因子。该蛋白可正向调节两种活性 CDK，即可导致细胞周期进程的 CDK1 和 CDK2。Shekkar 等发现 miR-449a 和 miR-424 均能抑制细胞周期蛋白 A2 的表达[62]。此外，这些 miRNA 的丢失导致了侵袭性骨肉瘤的出现，细胞周期失调时 miRNA 可促进骨恶性肿瘤的化疗耐药性。miR-140 在顺铂、多柔比星或异环磷酰胺治疗的骨肉瘤中过表达，从而提示其在主要药物的化疗耐药中具有意义[63]。事实上，在含有野生型 p53 的细胞系中，这种 miRNA 的异位供应诱导了有限的增殖潜能，导致甲氨蝶呤和氟尿嘧啶耐药。这种 miRNA 的供应导致了野生型 p53 U2OS 骨肉瘤细胞中 p53 和 p21 的诱导表达而随后细胞周期阻滞

在 G_1 期和 G_2 期，这可能是由于该 miRNA 靶向 HDAC4。此外，CD133[+hi]CD44[+hi] 肿瘤干细胞样细胞也具有较高的 miR-140 表达水平，这可能导致其增殖速率减缓，并使它们能够避免化疗造成的损伤。同时，该团队还证明 miR-215 通过抑制 G_2 阻滞诱导细胞增殖减少，因为其抑制的无齿蛋白同源物（denticleless protein homolog，DTL）是一种细胞周期 G_2/M 检查点调节蛋白[64]。DTL 的下调诱导 p53 和 p21，使这些细胞对细胞周期依赖药物甲氨蝶呤和雷替曲赛产生耐药性。miRNA 不仅能限制肿瘤细胞的增殖潜能，还可以促进肿瘤增殖，平衡化疗药物诱导的细胞凋亡和化疗耐药性的产生。与正常的成骨细胞相比[65]，miR-221 在人类骨肉瘤细胞系和骨肉瘤组织样本中过表达。miR-221 与 PTEN 之间呈负相关，这被认为是其作用靶点之一。人 SOSP-9607 和 MG-63 细胞系中 MiR-221 的上调通过激活 PI3K/AKT 通路，增加了它们的增殖潜能和顺铂耐药性。与之前的例子不同的是，miRNA 可以通过调节细胞周期来使骨肉瘤对化疗敏感。Shao 等报道了 miR-497 的下调可诱导骨肉瘤的细胞增殖和顺铂耐药[66]。转染 miR-497 模拟物的 SaOS-2 骨肉瘤细胞系均能降低增殖和加强对顺铂的敏感性。对于另一种骨肿瘤，即软骨肉瘤，Zhu 等的研究中显示了 miR-100 是有助于抗化疗耐药性的肿瘤抑制因子[67]。在不同的 CH-2879 软骨肉瘤细胞系和耐药细胞系中，miR-100 的表达与化疗敏感性呈负相关。此外，这种 miR 的过表达可能通过抑制控制细胞周期进程的 mTOR 通路来重新致敏耐药细胞。

（四）miRNA 与细胞侵袭和上皮细胞向间充质细胞的转化

上皮 – 间充质转化（EMT）是一个可逆的过程，能使上皮细胞获得间充质干细胞的流动性和侵袭特性。在癌症中，这一过程在转移开始时触发。有趣的是，EMT 经常被报道不仅促进转移性扩散，而且还促进产生化疗耐药性。这些导致复发的致癌机制在许多癌症中都被描述过，如肺腺癌[68]、乳腺癌[69]和鼻咽癌[70]。在骨肉瘤中已经报道了一种具有侵袭性和化疗耐药性的 EMT 样过程，尽管它们起源于间充质，但其确切作用仍不清楚[71]。通过调节关键介质，miRNA 在包括骨肉瘤在内的肿瘤细胞获得这种 EMT 表型中发挥了积极作用。TWIST 是一种已知的作为 EMT 关键激活因子的转录因子。Zhou 等发现 miR-33a 在骨肉瘤细胞系[72]中的作用是导致 TWIST 表达下调。有趣的是，通过对化疗耐药患者和敏感患者的骨肉瘤组织进行比较，他们也注意到耐药队列中 miR-33a 的表达与 TWIST 的表达呈负相关。他们在体外证实了 miR-33a/TWIST 结合在骨肉瘤细胞顺铂耐药中的作用。TWIST 的表达是由 TGF-β 所诱导的，TGF-β 是一种通过驱动转录因子网络来促进 EMT 的细胞因子。用 miRNA 干扰 TGF-β 通路可影响骨肉瘤细胞中 EMT 过程及其对化疗药物的耐药性。Wang 等研究了 TGF-β 和 EMT 对骨肉瘤 CSC 样细胞（osteosarcoma CSC-like cell，OSC） 对 EGFR 抑制药耐药的影响，OSC 是一种被认为参与肿瘤复发和耐药的细胞[73]。他们发现，TGF-β 诱导的 EMT 促进了 OSC 中对用于 TKI 厄洛替尼的耐药性。该团队还注意到，TGF-β 显著降低了 miR-499a 的表达，而 miR-499a 的增加可以逆转肿瘤细胞对化疗的敏感性。miR-499a 对厄洛替尼耐药性的影响是通过其靶向 EGFR 信号通路的启动子 SHKBP1 来介导的。

（五）miRNA 与 DNA 损伤

有一种调控化疗耐药性的途径是肿瘤细胞抑制正常 DNA 损伤修复的能力。这种抑制产生了具有损伤耐受表型的细胞，有助于保存由基因突变所破坏的基因组完整性和促进癌症的侵袭性。在这方面，miRNA 可以调控参与 DNA 修复的靶向基因的表达。干扰 p53 通路是一种众所周知的化疗耐药机制，一些 miRNA 是参与这一过程的靶基因。Long 等发现 Wip1 是 DNA 损伤反应和 p53 信号通路的关键调控因子，在骨肉瘤细胞系中，该调控因子被 miR-590 负向调控[74]。miR-590 调节了肿瘤细胞对多柔比星的敏感性，而该 miRNA 的过表达增强了治疗的抗增殖作用。p53 也可以调节影响化疗敏感性的 miRNA 的表达。在骨肉瘤模型中，我们发现 miR-34a 可直接被 p53 正向调控，影响骨肉瘤对依托泊苷治疗的反应[75]。APE-1 是一个可受 miRNA 调控的涉及 DNA 损伤修复和化学敏感性的基因。在骨肉瘤中，APE-1 的高表达与复发风险相关，这可能与化疗耐药性有关[76]。最近，Liang 等发现 miR-765 可直接抑制 APE-1 表达，从而使骨肉瘤细胞对顺铂敏感[77]。此外，miR-765 在骨肉瘤患者中的高表达与更长的生存期相关。尤因肉瘤的化学敏感性也可受到参与 DNA 损伤修复相关的 miRNA 表达的影响。EWS-FLI1 是尤因肉瘤发生发展的关键融合蛋白，被发现可以降低 miR-708 的表达[78]。这种抑制导致转录共激活子 EYA3 的表达增加，EYA3 具有包括 DNA 修复在内的多种活性。这种蛋白的敲除可以使尤因肉瘤细胞系对破坏 DNA 的化疗药物更加敏感。

（六）miRNA 作为预后的生物标志物

miRNA 是很有前景的治疗预测工具，这是由于它们的小尺寸和结构可以保护它们免受 RNA 酶降解。它们也很容易在肿瘤活检样本或体液中检测到。因此，在应用方面，一些研究者已经建立了原发肿瘤中的 miRNA 检测组合用以评估治疗反应。最近，一些 miRNA 已被证明与人和大鼠骨肉瘤样本的异环磷酰胺敏感性相关。事实上，目前已经发现了 5 种 miRNA 可用于区分治疗效果：miR-92a、miR-99b、miR-193a-5p 和 miR-422a 被发现在治疗效果良好的队列中过表达，而 miR-132 在治疗效果良好的队列中下调[79]。TGF-β、Wnt 和 MAPK 通路受这些 miRNA 的调控，这解释了为什么与这些模式相关的 miRNA 的过表达与良好的治疗效果相关。此外，我们还发现骨肉瘤患者的血清中 miR-21 水平高于对照组，并且与化疗耐药性呈正相关[80]。Nakka[81] 和 Hua[82] 等证实了 miR-21 可作为骨肉瘤化疗敏感性的预后指标。此外，福尔马林固定石蜡包埋的人骨肉瘤组织中的 miRNA 谱也显示了一系列 miRNA 特征（5～10 个 miRNA）与化疗反应相关[83]。有趣的是，这种 miRNA 模式主要聚集在 14q32 染色体位点上，此前有报道称其与骨肉瘤有关。同样的是，Johns 等报道了预处理后的骨肉瘤样本中的高 miR-15b 和 miR-451 水平是化疗反应良好的预测因素[84]。在软骨肉瘤研究中也使用 miRNA 作为生物标志物。最近，miR-143/145 簇被描述为软骨肉瘤侵袭性的一个潜在的新指标。作者发现，这些 miRNA 的血浆水平与肿瘤分级呈负相关。他们通过靶向 FSCN1 作为有效的肿瘤抑制因子，而 FSCN1 是一种涉及促进许多癌症进展的基因。在骨肉瘤中，建立血清或肿瘤 miRNA 表达谱可以为临床提供一个有价值的工具，可以促进肿瘤的个体化精准治疗并提高这些恶性肿瘤患者的生存率。

第 33 章 miRNA 和骨转移：小 RNA 如何调节骨骼中继发性肿瘤的形成和进展

MicroRNAs and bone metastasis: how small RNAs regulate secondary tumor formation and progression in the skeleton

Margherita Puppo Manoj K. Valluru Philippe Clézardin 著

雷紫雄 金青林 李浩淼 陈 维 译

癌症转移在原发灶肿瘤细胞扩散到远处器官定植时发生。骨是乳腺癌、前列腺癌和肺癌[1]最常见的转移部位之一。乳腺癌和肺癌来源的继发性骨肿瘤，通常表现为溶骨性病变（骨破坏）；而前列腺癌来源的，通常表现为成骨性病变（异常骨形成）。虽然一些骨转移可能无症状，但当出现骨折、高钙血症和脊髓受压等症状时，将显著降低患者的生活质量[2]。由于这些原因，通过防止癌细胞的扩散或阻止它们在骨骼系统中的播散和增殖，尽量减少骨骼转移性疾病的发病至关重要。目前，我们知道，高度特化的骨生态位和转移癌细胞的分子特征是骨骼继发性肿瘤形成和进展的两个重要因素[3]。事实上，癌细胞可以从局部（如分泌生长因子和细胞因子）和远程（如从原发肿瘤部位分泌大囊泡）对骨微环境进行"改造"。此外，转移性癌细胞可以显示出特定的拟骨特征，使它们更有机会成功迁移到骨[4]。miRNA是参与许多细胞过程的调节性 sncRNA，其表达在癌症中经常失调。事实上，一些 miRNA（称为肿瘤 miRNA）可以在癌症中上调并促进肿瘤进展，而其他一些 miRNA 则作为抑癌因子，维持细胞稳态并阻止它们恶变[5]。在本章中，我们总结了 miRNA 生物学起源的关键因素及其在各种癌症骨转移发病机制中的功能。最后，我们讨论了如何将 miRNA 作为预测骨转移的预后生物标志物。

一、miRNA：从生物学起源到生物学功能

尽管编码蛋白质的 mRNA 的重要性毋庸置疑，但仍有大量的 RNA 没有转录潜力，却在细胞内的基因表达调控中发挥重要作用，这种 RNA 被称为 ncRNA。根据其长度、形状和作用机制，ncRNA 通常被称为 lncRNA，包括线性 lncRNA、circRNA、lrRNA、lincRNA，以及 sncRNA，包括 miRNA、siRNA、piRNA、小 rRNA、tRNA、snoRNA、snRNA[4,6]（图 33-1）。

根据定义，miRNA 是一种外源性或内源性的 sncRNA，长度为 21～25 个核苷酸，其生物学功能在动物和植物细胞中高度保守。与其他 RNA 一样，miRNA 是在从 RNA 聚合酶 Ⅱ（polymerase Ⅱ，Pol-Ⅱ）的租用下，自双链 DNA 模板中的长初级转录本转录而得，然后加帽和聚腺苷化。然而，miRNA 需要一个更复杂的酶系统来获得成熟并产生生物活性结构。事实上，第一个转录产物，也被称为 pri-miRNA，需要经过核糖核酸酶 ⅢDrosha/DGCR8 复合物的酶解，才能产生具有短发夹形式的二级结构，称为 pre-miRNA。然后，pre-miRNA 通过 Ran/GTP/Exportin-5 复合物输出到细胞质中，由内切酶 Dicer/TRBP 进一步加工生成双链 miRNA[7]。从双链 miRNA 中产生两个独立的单链 RNA（5'-3' 链名为 miR-X-5p，3'-5' 链名为 miR-X-3p），它们都可能与 AGO 蛋白相互作

用，然后与 RISC 形成效应复合物以识别靶 RNA 上 miRNA 的互补序列并介导其降解[8]（图 33-2）。虽然报道最多的 miRNA 的功能是通过抑制翻译或促进降解来抑制其靶标表达，但一些与蛋白复合物（microRNP）相关的 miRNA 可以上调其靶标的翻译[9]。miRNA 的生物学功能是维持细胞生理特征的重要基础，而其失调与癌症等病理状态有关。事实上，Drosha 和 Dicer 表达水平的下调已被证明与浸润性乳腺癌[10]的特定亚组及卵巢癌[11]的临床预后较差相关。

值得注意的是，miRNA 具有多基因调控能力，通过与不同靶基因相同结合位点的结合（通常在其 3'UTR），一个 mRNA 也可以被多种 miRNA 结合，这使得 miRNA 在转录后水平上的基因调控极其复杂。事实上，在 miRNA 的表达水平与其靶点之间的正确平衡是维持细胞内重要生物学功能的基础。在癌症中，有些情况可导致癌细胞中 miRNA 表达水平异常，如表观遗传缺陷和 miRNA 海绵（如 lncRNA 和 circRNA）功能失调[4, 12]。oncomiR 是在多种癌症类型中过表达的一类 miRNA，其通过抑制抑癌基因促进肿瘤发生，而靶向致癌基因的抑癌 miR 在癌症中下调[13]。由于这些原因，在过

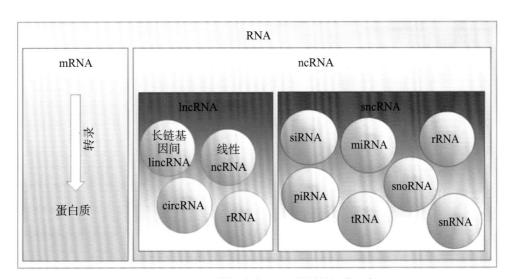

▲ 图 33-1　人类细胞中 RNA 类别的概述示意

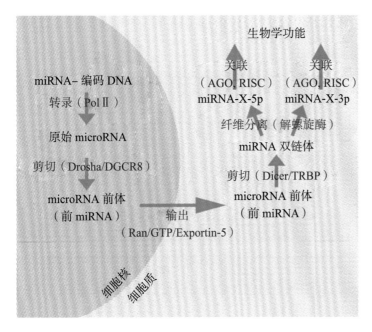

◀ 图 33-2　miRNA 的生物学起源

去的几十年里，研究者将促癌和抑癌 miRNA 视为原发性肿瘤形成和转移进展中的基本要素进行了大量研究[4, 14]。

二、miRNA 调控骨转移发生发展的多个步骤

当肿瘤细胞从肿瘤的原发灶逐步定植到远处的器官时，就会发生转移。首先，实体肿瘤的肿瘤细胞侵入周围区域，然后侵入血液或淋巴管并存活到循环系统中，最后在侵出至远端组织中定植和生长[15]。转移癌最常见于乳腺癌、前列腺癌和肺癌，其次是甲状腺癌、膀胱癌、肾细胞癌和黑色素瘤，根据不同的肿瘤类型，其中位生存期为 6～53 个月。一般在疾病的晚期，骨转移的患者会出现一些严重的症状特征，如骨痛、病理性骨折、高钙血症和脊髓受压[16]。患者发生骨转移的最早征象是在近骨小梁区域的骨髓中存在播散性肿瘤细胞（DTC），该区域富含成骨细胞和微血管[17, 18]。然而，根据 DTC 与骨微环境之间复杂的细胞和分子相互作用，肿瘤细胞可能休眠几年或永远不会进一步进展，也可能增殖生长成可被检测到的转移灶[19]。虽然与 DTC 在骨中增殖能力相关的一些机制仍有待研究，但临床前证据表明一小部分 DTC 亚群显示出肿瘤干细胞样表型[20]。事实上，CSC 具有自我更新的能力，并通过不对称分裂衍生出能够适应骨微环境的特殊细胞群。此外，CSC 所特有的耐药机制使目前的药物治疗无效。

在骨微环境中，DTC 与被称为"生态位"的小解剖结构相互作用。成骨细胞生态位中富含表达 N- 钙黏蛋白的成骨细胞亚群，这可能促进 DTC 的生存和（或）休眠[21]。血管生态位由内皮细胞组成，它们可能通过 CXCL12/CXCR4 相互作用来维持 DTC 的休眠状态[21]。在与这些生态位相互作用下，DTC 往往表达与这些骨常驻细胞相同的基因，这一过程被称为"骨拟态"[4]。表达 Runx2 的 DTC 表现出向骨性和在骨中成功定植的能力[22]。有趣的是，表达 CXCR4 的 DTC 会与原

住造血干细胞争夺骨生态位[23]。此外，表达 CD44 的 CSC 通过与透明质酸和 OPN 相互作用，在骨生态位占据方面比造血干细胞更具优势[24]。DTC 表达的整合素也发挥了重要作用，这些整合素与各种不同的骨细胞外基质成分（如唾液蛋白、骨粘连蛋白、OPN 和胶原蛋白）相互作用，以介导肿瘤细胞黏附和生存[25]。

（一）miRNA 在乳腺癌骨转移中的作用

远处转移发生在 30% 的乳腺癌患者中，占乳腺癌死亡原因的 90%。乳腺癌常见的远处转移部位是骨（70%）、肝（30%）、脑（10%～30%）、肺和肺淋巴结[26]。与其他癌症一样，转移性乳腺癌的形成需要激活重要的途径来支持肿瘤的增殖、凋亡抵抗、血管生成、免疫抵抗、DTC 到达远处转移部位所必需的迁移和侵袭能力。据报道，miRNA 可以控制细胞内信号分子的活性，并在这些通路的激活上游发挥重要作用。例如，miRNA 可以靶向各种转录因子（如 TWIST1、ZEB1/2、SNAIL1/2、Wnt、Notch 和 TCF3）及参与 EMT 过程的表面分子（如 CDH1/2），或者靶向其阻遏物，从而增强它们在转移性乳腺癌细胞中的表达。例如，miR-9 可以直接抑制上皮细胞 CDH1 的表达，促进乳腺癌细胞的间充质样表型[27]，同时大量 miRNA（如 miR-24、miR-106b～25 簇、miR-221/222 和 miR-26）可通过不同的分子机制间接靶向 CDH1[28-31]。相比之下，miR-7、miR-200 家族成员、miR-205 和 miR-448 的表达水平下调可以实现 CDH1 抑制[32-34]。

在通常有利于间充质表型和（或）增强乳腺癌细胞迁移和侵袭特性的 miRNA 中，一些 miRNA 与转移发展明确的关系（表 33-1）。例如，Tavazoie 等发现 miR-126、miR-206 和 miR-335 在具有骨或肺向性的乳腺癌细胞中表达较低[45]。他们通过比较人类 MDA-MB-231 乳腺癌细胞和 MDA-MB-231 来源的两个亚群（BoM2 和 LM2，分别具有高度的骨或肺转移能力）的 miRNA 谱识别了上述 miRNA。在动物模型中，异位诱导 miR-

表 33–1　参与乳腺癌骨转移发生发展的 miRNA

miRNA	在癌细胞中观察到的基因调节异常	miRNA 对骨转移的影响（已验证的靶点）	参考文献
Let-7	下调	抑制骨转移（Hmga2）	[35]
miR-7	下调	对骨转移无影响，但可抑制脑转移	[36]
miR-10b	上调	促进骨转移（HoxD10）	[37–40]
miR-17~92 簇	上调	促进骨转移	[41]
miR-21	上调	促进骨转移（Pten、Pdcd4、Spry2）	[42]
miR-30 家族	下调	抑制骨转移（IL-8、IL-11、DKK-1、Runx2、Cdh11、Ctgf、Itga5、Itgb3）	[43]
miR-124	下调	抑制骨转移（IL-11）	[44]
miR-126	下调	抑制骨转移	[45]
miR-135	下调	抑制骨转移（Runx2）	[46]
miR-203	下调	抑制骨转移（Runx2）	[46]
miR-206	下调	抑制骨转移	[45]
miR-218	上调	促进骨转移（Wnt 活性）	[47]
miR-335	下调	抑制骨转移（Sox4、Tnc）	[45]
miR-373	上调	促进骨转移（Cd44）	[48]
miR-520c	上调	促进骨转移（Cd44）	[48]

126、miR-206 和 miR-335 的表达可以恢复 BoM2 和 LM2 细胞的转移表型。这些 miRNA 通过两种不同的作用机制发挥作用：miR-126 抑制转移细胞的致瘤特性，而 miR-206 和 miR-335 抑制细胞迁移和侵袭[45]。有趣的是，一种 miRNA 可以特异性地调控乳腺癌细胞对不同器官的趋向性。Okuda 等的研究表明，表达 CD44 的 MDA-MB-231 乳腺癌细胞的 CSC 亚群需要下调 miR-7 才能转移到骨和大脑[36]。然而，在乳腺癌细胞中高表达 miR-7 只会逆转嗜脑癌细胞的转移表型，而嗜骨癌细胞则没有获得抑制作用，表明 miR-7 在嗜骨细胞中这种效应可能被其他机制所补偿[36]。

Huang 等发现 miR-373 和 miR-520c 可在动物模型中促进 ER 阳性 MCF-7 人乳腺癌细胞的转移特性[48]。这些 miRNA 在 MCF-7 细胞中的表达可使乳腺癌细胞获得了转移表型，从而在肺和骨中形成大体转移灶。事实上，miR-373 和 miR-520c 直接靶向作为肿瘤抑制因子的透明质酸受体 CD44，从而促进乳腺癌细胞的侵袭性[48]。相比之下，miR-520c/373 家族在三阴性乳腺癌细胞中具有相反的作用[49]。Keklikoglou 等报道了该 miRNA 家族通过靶向 NF-κB 和 TGF-β 信号通路抑制肿瘤[49]。通过 miR-373 和 miR-520c 在这些不同的作用机制中的表现可以看出，相同的 miRNA 可以在不同乳腺癌亚型中发挥不同作用。

miR-10b 是一个与转移相关的重要 miRNA。最初的研究显示，与正常乳腺组织相比，miR-10b 在原发性乳腺癌中表达下调[37]。然而，在

Weinberg 实验室进行的一项重要研究中，大约一半的转移性乳腺癌患者显示 miR-10b 表达水平升高[38]。此外，在非转移性乳腺癌细胞中，miR-10b 的过表达促进了这些细胞获得转移表型，使它们在肺中形成大体转移灶[38]。在机制上，TWIST1 促进 miR-10b 的表达而反过来直接靶向转录因子 HoxD10，允许促转移因子 RHOC 的表达[38]。此外，据报道称，miR-10b 在骨转移性乳腺癌患者的血清中表达上调[39]。在嗜骨性乳腺癌细胞中，TWIST1 的表达促进动物模型中骨转移的形成，而 miR-10b 的 miRNA 拮抗药靶向表达 TWIST1 的乳腺癌细胞可抑制实验性骨转移[40, 50]。

除了 miR-10b，研究显示存在其他肿瘤 miR 促进乳腺癌骨转移的发生。在 MDA-MB-231 细胞中，miR-17～92 簇的表达上调[41]。应用 miR-17 拮抗药可减少 MDA-MB-231 乳腺癌骨转移，而不影响原发肿瘤的生长[41]。在 MDA-MB-231 细胞中表达的 miR-218 也可能通过上表达趋化因子受体 CXCR4 促进骨转移的形成，来增强转移性乳腺癌细胞的迁移特性[47]。然而，miR-218 也被报道在转移性胃癌中具有抗肿瘤特性[51]。miR-21 通过靶向关键的肿瘤抑制因子（PTEN、PDCD4 和 SPRY2）来促进乳腺癌细胞的骨定植，进而增强肿瘤细胞的侵袭特性[42]。

在笔者团队的研究中，miR-30 家族成员（miR-30s）具有预防实验性乳腺癌骨转移的作用[43]。miR-30s 的表达在嗜骨性乳腺癌细胞中受到抑制，进而导致了这些肿瘤细胞在骨微环境内的侵袭性增加[43]。事实上，miR-30s 可直接抑制那些有助于骨转移发展的关键癌基因和促破骨细胞因子（IL-8、IL-11、DKK-1、RUNK2、CDH11、CTGF、ITGA5 和 ITGB3）的表达[43]。值得注意的是，在嗜骨性乳腺癌细胞中，CDH11 或 ITGA5 的沉默再现了动物模型中 miR-30s 对骨转移形成的抑制作用，进一步证明它们是 miR-30s 的直接 mRNA 靶点[43]。与 miR-30s 一样，miR-124 在乳腺癌中为一种肿瘤抑制因子[44]。上调 miR-124 在嗜骨性乳腺癌细胞中的表达可以抑制肿瘤来源的 IL-11 的产生而减

少动物骨转移的形成[44]。miR-135 和 miR-203 在嗜骨性乳腺癌细胞中表达不佳，在动物模型中使用 miRNA 模拟物修复它们会导致骨转移的形成减少[46]。Let-7 在人乳腺肿瘤和乳腺癌细胞系中的表达降低，增加肿瘤细胞中 Let-7 的表达水平会抑制染色质重塑蛋白 HMGA2 表达，而 HMGA2 可激活乳腺癌细胞的侵袭和转移特性。在动物模型中，乳腺癌细胞中 Let-7 的表达同样抑制了骨转移的发生[35]。

（二）前列腺癌骨转移中 miRNA 的作用

前列腺癌是男性中常见的恶性肿瘤。晚期的激素抵抗性前列腺癌仍然是不可治愈的，也是前列腺癌相关死亡的主要原因[52]。肝、肺和骨是前列腺癌最常见的转移部位。转移性前列腺癌能够改变正常的骨重塑，患者多数表现为成骨细胞表型，少数时候可出现溶骨性病变，患者常有严重骨痛、病理性骨折和脊髓受压[53]。对于前列腺癌，EMT 是癌细胞迁移到包括骨骼在内的远处器官的必要过程。CXCL12 及其受体 CXCR4 是参与骨中前列腺癌细胞定植的两个因素[54]。ANXA2/ANXA2R 的相互作用，细胞外基质蛋白与整合素 $\alpha_v\beta_3$ 的结合也是参与前列腺癌细胞在骨髓中定植的分子机制[55, 56]。前列腺癌来源的 DTC 可能进一步与骨内原住细胞和细胞外成分相互作用，从而发生增殖并产生显著的转移灶[53]。

至少在实验性的研究中，一些 miRNA 已经被证明可以调节前列腺癌转移的形成。miR-9、miR-296-3p 和 miR-301a 促进前列腺癌向肺转移[57-59]；miR-194 促进前列腺癌转移到内脏器官[60]；miR-34a 和 miR-573 抑制前列腺癌向肺转移[61, 62]；miR-383、miR-200b、miR-130b、miR-23a、miR-101 和 miR-27a 参与了前列腺癌肿瘤的发生和转移[63-67]。以下将描述参与调节前列腺癌骨转移的 miRNA（表 33-2）。

Ren 等发现，miR-210-3p 在体外促进前列腺癌细胞的 EMT、侵袭和迁移，并在动物模型中促进骨转移的形成[77]。NF-κB 信号在骨转移的发病

表 33-2　参与前列腺癌骨转移发生的 miRNA			
miRNA	**在癌细胞中观察到的基因调节异常**	**miRNA 对骨转移的影响（已验证的靶点）**	**参考文献**
miR-1	下调	抑制骨转移（Src）	[68]
miR-16	下调	抑制骨转移	[69]
miR-34a	下调	抑制骨转移（Cd44）	[61]
miR-96	上调	促进骨转移（Akt1s1，Etv6）	[70,71]
miR-143	下调	抑制骨转移	[72]
miR-145	下调	抑制骨转移（Hef1）	[72,73]
miR-154-3p	上调	促进骨转移（Stag2）	[74]
miR-203	下调	抑制骨转移（Survivin/Birc5，EGFR 信号通路，Runx2，Dlx5，Spp1，Bglap）	[75,76]
miR-210-3p	上调	促进骨转移（Tnip1，Socs1）	[77]
miR-379	上调	促进骨转移（Rsu1）	[74]
miR-409-3p/5p	上调	促进骨转移（Stag2，Rsu1）	[78]
miR-449a	下调	抑制骨转移（PrLZ）	[79]
miR-466	下调	抑制骨转移（Runx2）	[80]
miR-708	下调	抑制骨转移（Kpna4）	[81]

机制中起着重要作用，其激活与前列腺癌细胞的转移表型相关。miR-210-3p 直接靶向 NF-κB 信号通路的两个负调控因子 TNIP1 和 SOCS1，导致 NF-κB 通路的结构性激活。在人 PC-3 前列腺癌细胞中，用一种特异性 miR 拮抗药沉默 miR-210-3p 可以减少在动物模型中的骨转移[77]。

　　两个不同的实验室均发现 muR-96 是一种原发致癌因子。Siu 等[70] 发现，TGF-β 在前列腺癌细胞中诱导 miR-96 的表达，进而抑制 mTOR 激酶的负调控因子 AKT1S1 表达。因此，TGF-β/miR-96/mTOR 信号轴是前列腺癌细胞获得转移表型并促进骨转移发展的一种机制[70]。Tsai 等发现了 miR-96 的第二种作用机制，EGFR 通路诱导其表达。EGFR 信号通路上调了前列腺癌细胞中 miR-96 的表达，继而下调肿瘤抑制因子 ETV6 的表达[71]。

　　miR-409-3p/5p 在人前列腺癌骨转移组织和前列腺癌骨转移细胞系[78] 中表达上调。Josson 等的研究表明，miR-409-3p/5p 的异位表达足以将正常前列腺上皮细胞转化为具有恶性和侵袭表型的细胞[78]。用 miR-409-5p 的抑制药治疗荷瘤动物可减少骨转移[78]。通过 RT-qPCR 验证的不同 miRNA 靶点证明了 miR-409-3p/5p 直接结合 RSU1 的 3'UTR，这里 RSU1 是一种阻断前列腺癌中致癌 Ras/MAPK 通路和 ILK 依赖通路的蛋白[78]。miR-409-5p 的另一个 mRNA 靶点是 STAG2，它是内聚复合体的一部分，下调 STAG2 会导致异倍体的出现、癌症的发生和进展[78]。有趣的是，另外两种 miRNA，即 miR-154-3p 和 miR-379 在骨转移性前列腺癌细胞系和组织中也表达上调，并分别直接靶向 STAG2 和 RSU1[74]。此外，miR-409-3p/5p、miR-154-3p 和 miR-379 可以抑制一些肿瘤抑制基因（*RBL2*、*NRPL2*、*PHC3*、*VHL* 和 *SMAD7*）的表达[74, 78]。

miR-143 和 miR-145 在促进癌细胞 EMT 方面的作用已经得到了广泛的研究。在动物模型中，miR-143 可以部分抑制 ERK5 的活性，从而阻止前列腺癌细胞的增殖并抑制肿瘤的生长[82]。miR-145 通过靶向 c-Myc 和黏蛋白 –1 来抑制肿瘤细胞的生长、侵袭和转移的形成[83]。在前列腺癌骨转移中，miR-143 和 miR-145 的表达水平下调并与前列腺癌患者的 Gleason 评分及血清 PSA 水平呈负相关。在 PC-3 前列腺癌细胞中过表达 miR-143 和 miR-145 可以增加 CDH1 和降低纤维连接蛋白表达水平，进而降低其在动物模型中的迁移和侵袭特性[72]。miR-145 也可直接靶向致癌因子 HEF-1[73]。

miR-449a 作为肿瘤抑制调控因子参与前列腺骨转移的形成[79]。Chen 等的实验表明，miR-449a 抑制 PC-3 细胞的增殖和侵袭，增强 PC-3 细胞的凋亡[79]。在动物模型中，miR-449a 过表达可减少前列腺癌转移[79]。PrLZ 是肿瘤蛋白 D52 的一个成员，是 miR-449a 的直接靶点[79]。

与正常组织相比，前列腺癌组织中 miR-1、miR-466、miR-203 和 miR-16 的表达水平下调[68, 69, 75, 76, 80]。当 miR-1 在 DU-145/RasB1 前列腺癌细胞中异位表达时，荷瘤动物的骨转移数量显著减少。此外，雄激素受体正向调控 miR-1 的转录，而 miR-1 直接靶向骨转移的关键因子 SRC[80]。因此，AR/miR-1/SRC 轴是骨转移的重要调控途径。有人提出，在激素治疗抵抗的前列腺癌中，AR 活性的丧失（因而也影响 miR-1 的表达）会激活 SRC，促进骨转移[68]。miR-466 在 PC-3 和 DU-145 前列腺癌细胞中的异位表达抑制了肿瘤细胞的增殖、迁移和侵袭特性，并诱导周期阻滞和凋亡[80]。有趣的是，miR-466 直接靶向骨相关转录因子 Runx2，导致参与 EMT 和转移过程其他因子包括 OPN、OCN、ANGPT 和 MMP-11 的下调。确实，在 PC-3 细胞中稳定转染 miR-466 可以减少动物模型中的肿瘤发生和骨转移[80]。miR-203 异位表达通过促进肿瘤细胞获得上皮细胞表型并抑制其增殖，显著降低动物模型中 PC-3 细胞的转移能力[75]。正如之前对 miR-466 的报道，miR-203 也直接靶

向 Runx2 和其他促转移基因（*Survivin*、*ZEB2*、*DLX5*、*SMAD4*、*EREG*、*TGFA*、*API5*、*BIRC2* 和 *TRIAP1*），从而被认为是抑制肿瘤型 miRNA[75, 76]。在动物模型中，前列腺癌细胞中 miR-16 的上调也能显著减少肿瘤细胞的增殖，并抑制骨转移瘤的生长[69]。

miR-708 在前列腺癌中作为一种肿瘤抑制因子，直接靶向核导入蛋白 KPNA4，抑制其介导转录因子从细胞质到细胞核的转运。由于 miR-708 介导的 KPNA4 的抑制，PC-3 前列腺癌细胞的侵袭性较低，骨转移减少[80, 81]。

miR-34a 受 p53 调控，其异位表达可诱导癌细胞的细胞周期阻滞和凋亡[61]。在提取自异种移植瘤和原发肿瘤的 CD44 阳性前列腺 CSC 中发现 miR-34a 表达下调。在动物模型中，使 CD44 阳性 CSC（提取自人 DU-145 和 LAPC9 前列腺癌细胞系）异位表达 miR-34a 可抑制肿瘤的发生及转移[61]。

（三）肺癌骨转移中的 miRNA

肺癌的远处转移主要发生在脑、骨和肾上腺[84]。骨是非小细胞肺癌[85]最常见的转移部位。PDGFR-β、DDR-1、SDF-1、RANKL 因子，以及 MAPK、Wnt 和 NF-κB 信号通路在肺癌骨转移发展中起着重要作用[84]。本部分回顾了与肺癌骨转移相关 miRNA 表达水平的一些研究（表 33–3）。

miR-21 已被确定为 NSCLC 和肺癌骨转移的肿瘤 miR[86]。miR-21 通过间接过表达 COX-19 和增加 COX 活性，从而促进 NSCLC 细胞增殖并抑制 NSCLC 细胞凋亡[86]。此外，A549 肺腺癌细胞中 miR-21 的过表达导致其外泌体中 miR-21 水平升高，在骨中作用促进破骨细胞的形成。反之，miR-21 的缺失会降低外泌体 miR-21 的表达水平，减少破骨细胞的形成。在机制上，miR-21 通过直接靶向破骨细胞分化的负调控因子 PDCD4 来促进破骨细胞的发生[87]。

miR-33a、miR-139-5p 和 miR-192 在肺癌骨转移中具有抑制作用[88–90]。miR-33a 直接靶向破骨细胞介导的骨吸收刺激因子 PTHrP，肺癌细胞中

表 33-3　参与肺癌骨转移发生的 miRNA			
miRNA	在癌细胞中观察到的基因调节异常	miRNA 对骨转移的影响（已验证的靶点）	参考文献
miR-21	上调	促进骨转移（Cox19，Pdcd4）	[86,87]
miR-33a	下调	抑制骨转移（Pthrp）	[88]
miR-139-5p	下调	抑制骨转移（Notch1）	[89]
miR-192	下调	抑制骨转移（IL-8，Icam-1，Cxcl1）	[90]

miR-33a 的低表达有助于癌症介导的骨破坏[88]。与转移到其他部位的患者相比，肺癌骨转移患者的血清中 miR-139-5p 水平较低。miR-139-5p 直接靶向 Notch1，Notch1 在破骨细胞形成过程中表达下调[89]。与原代 A549 肺腺癌细胞系相比，miR-192 在三个其衍生的骨转移细胞亚群（HMS）（M1、M3 和 M4）中的表达下调[90]。在动物模型中，在 HMS 细胞中异位表达 miR-192 可减少肿瘤细胞侵袭和骨转移形成[90]。骨转移灶的组织学检查显示肿瘤相关血管生成功能受损，这可能由于肿瘤细胞的外泌体 miR-192 直接靶向内皮细胞中的促血管生成因子（IL-8、ICAM 和 CXCL1）所造成[90]。

三、miRNA 作为预后生物标志物

癌症转移是癌症相关死亡的主要原因之一，早期发现可降低患者死亡率并提高患者总体生存时间[91-93]。一些研究已经提供了证据表明患者体液中的循环 miRNA 表达可作为无创生物标志物，用于预测和（或）监测癌症或转移性疾病的发生发展[94-98]。

NIH 生物标志物定义工作组将生物标志物定义为"可以被客观测量和评估，并能够反映正常生理过程、病理过程或对治疗干预的药理学反应的特性"[99]。预后标志物是不依赖治疗方式预测患者健康结局的指标，因此转移标志物对于评估患者是否适合进行辅助治疗至关重要[100]。

循环 miRNA 由于其稳定性和对内源性 RNA 酶的抗性[101, 102]，被认为是恶性肿瘤的重要预后生物标志物。事实上，循环中的 miRNA 通过与蛋白质结合形成复合物，如 Argonaute 蛋白，或者包裹在由细胞膜脱落的细胞外囊泡中进行运输并受到保护[103-105]。在癌症患者和健康对照组[106]的外周血（血浆 / 血清或全血）和其他体液包括尿液、唾液、泪液和脑脊液中均能观察到循环 miRNA。值得注意的是，在血清中检测到的循环 miRNA 高度稳定，甚至可以在采样后的数年内仍保持稳定。得益于 miRNA 的这一特征，存储的临床样本才得以有进行回顾性分析的可能[106-108]。Godoy 等[106]报道了几种类型的人类体液的 sRNA 组成的显著差异，他们发现血源性体液（血浆、脐带血浆和血清；R=0.94～0.98）之间的相关性最高。

然而，在分析血清样本中的循环 miRNA 时需要考虑以下几个关键点。使用血清的缺点之一是血小板来源的 miRNA 在凝块形成过程中释放到血清中，这影响了循环游离 miRNA 的数量，从而影响下游分析[109, 110]。溶血导致血细胞释放 miRNA 也将极大地改变血浆中测量的 miRNA。值得注意的是，癌症的 miR-21 和 miR-16 生物标志物与红细胞[111, 112]溶血有关。Srinivasan 等对分离非细胞 miRNA 的方法和工具进行了显著的改进。在该研究中，他们展示了如何选择一种稳定的分离方法来减少 miRNA 分析中的技术误差[113]。

其他因素，如 miRNA 的大小、miRNA 家族成员之间的同源性程度，以及生物液体中 miRNA 的数量，使得确定循环 miRNA 表达谱在技术上具有挑战性。因此，基于实验设置和特定的研究问题，选择一个 miRNA 检测平台是很重要的，因为选择的方法对敏感性和特异性都有影响[114]。定量特定 miRNA 最常用的检测方法之一是使用 TaqMan 低密度阵列（TaqMan low-density array，TLDA）进行实时荧光定量 PCR（quantitative real-time

PCR，qRT-PCR）。二代 miRNA 测序（sequencing miRNA sequencing，sRNA-seq）非靶向方法也被广泛用于 miRNA 整体表达的定量水平，并且这种检测方法也可以识别未知的 miRNA。然而，测量 miRNA 表达存在平台间差异，因此建议使用两种不同的平台进行筛选和验证分析。

除了分析因素外，个体间的差异，如性别、种族、年龄和生活方式（包括昼夜节律），都可能会对识别循环 miRNA 生物标志物研究的阐述及结论产生影响和偏倚[115, 116]。通过考虑这些因素，在筛选阶段选择同质患者组可以提高循环 miRNA 检测的准确度。除了分组之外，由于小规模的队列研究把握度有限，其真实效应经常被错误估计，这也可能是研究之间缺乏重复性的部分原因[117, 118]。因此，为了让检测到的临床差异具有充分的把握度，事先对病例组和对照组的适当样本量进行合理地评估是非常重要的。

有趣的是，许多已鉴定的 miRNA 都存在特异性上的难题。例如，一种 miRNA 可区分那些有着相同游离 miRNA（如 miR-21、miR-155、miR-16、miR-223 和 miR-126）的不同肿瘤，并且常作为一些非肿瘤疾病的生物标志物被报道[119-123]。这提出一个问题，如果这些 miRNA 是"特定肿瘤的金标准标志物"，那么使用单一 miRNA 作为癌症的特定预后生物标志物很可能是不可行的，这可能也是目前临床缺乏游离 miRNA 生物标志物的关键原因之一，或者可能需要一组游离 miRNA 用于识别一种特定的转移性癌症或鉴别相关亚型。

研究者们确定了一组不同的游离 miRNA 作为与乳腺癌患者转移相关的生物标志物。Roth 等[124] 报道分析了 miRNA 在原发性和转移性乳腺癌病例中的表达谱，并得出血清来源的 miR-155、miR-10b 和 miR-34a 可以区分原发性和转移性肿瘤的结论。一项研究在原发性（n=120）和转移性（n=32）乳腺癌病例中发现了游离外泌体 miRNA，并 miR-155 和 miR-17 在原发性乳腺癌中显著降低[125]。在一项 269 例乳腺癌患者的队列研究中，miR-801、

miR-200a、miR-200c、miR-141、miR-200b、miR-200、miR-210、miR-203 和 miR-375 在转移性乳腺癌患者的血浆中显著上调[126]。来自同一研究小组的一项类似研究发现，miR-200 家族（miR-200a、miR-200b 和 miR-200c 成员）、miR-210、miR-215 和 miR-486-5p 在已发生转移的乳腺癌患者血浆中显著上调，这表明这些 miRNA 有能力作为监测是否转移的因子[95]。另一项研究在早期（n=133）和转移性（n=110）乳腺癌患者的血清中发现了游离 miRNA，并观察到 miR-21（AUC=0.722）、miR-23b（AUC=0.720）和 miR-200c 在转移性乳腺癌中显著升高，而 miR-21、miR-190、miR-200b 和 miR-200c 的联合使用可进一步提高了区分这两种疾病状态的准确性（AUC=0.797，$P < 0.001$）[127]。在 AZURE 试验中[128]，接受了标准抗癌治疗加上唑来膦酸作为骨靶向药的早期乳腺癌患者，其原发肿瘤中高表达 CAPG 和 GIPC1 这两种蛋白，并且发生骨转移的风险比接受标准治疗的患者降低 10 倍（$P < 0.001$）[129]。研究者认为，CAPG 和 GIPC1 等蛋白标志物与游离 miRNA 检测的结合可能会提高治疗效果预测的准确性，并可能改善乳腺癌患者的预后的认识。

结论

一些研究报道 miRNA 在原发肿瘤远处转移（如骨骼转移）中的作用。miRNA 是转移过程的普遍调控因子，可调节骨微环境和嗜骨细胞中参与肿瘤发生的关键基因的表达水平。因此，尽管到目前为止还没有 miRNA 辅助治疗的批准，但是揭示 miRNA 在转移进展中的机制对于识别新的治疗靶点并在临床中进行转化有重要意义。到目前为止，miRNA 已经被认定为是新的生物标志物，并且无细胞 miRNA 作为转移性癌症生物标志物已经取得了显著的进展。目前仍需要进一步的研究来验证并排除假阳性和假阴性结果，而 miRNA 生物标志物也可能与其他预后生物标志物联合使用，以更好地预测癌症患者的转移。

第 34 章　lncRNA 和骨源性肉瘤
Long noncoding RNA and bone sarcoma

Pichaya Thanindratarn　Dylan C. Dean　Francis J. Hornicek　Zhenfeng Duan　著
雷紫雄　金青林　李浩淼　陈　维　译

要　点

- lncRNA 可促进骨恶性肿瘤肿瘤发生、化疗耐药性和转移。典型例子包括 MALAT1、TUG1、XIST、NEAT1、SNHG12 和 UCA1。
- lncRNA 已成为很有前途的诊断和预后生物标志物，以及骨恶性肿瘤真正的治疗靶点。

　　表观遗传学主要是指在不直接改变初级 DNA 序列下，那些影响基因表达的分子变化。这包括了 DNA 甲基化、染色质修饰、核小体定位和 ncRNA 的失调[1]。纵观历史，虽然 ncRNA 占所有人类转录表达的 98%，但大多数基因研究都聚焦于编码蛋白质的 RNA 上[2-4]。ncRNA 可能没有功能，也可能作为重要的表观遗传调控因子存在[5]。ncRNA 根据结构可分为三组：sncRNA、circRNA 和 lncRNA。sncRNA 的长度小于 200 个核苷酸，包括 miRNA、piRNA 和 tiRNA 等亚型[5, 6]。与较常见的线性 RNA 变体不同，circRNA 是由反向剪接产生的 RNA 环，其中 3' 和 5' 线性 RNA 链的末端共价连接而形成一个不间断的 RNA "圆"[7]。本文的重点是 lncRNA，按照定义，其长度大于 200 个核苷酸。有趣的是，虽然 lncRNA 是非编码的，但它们有的也会经历和编码 mRNA 加工所需的转录后修饰，如剪接、多聚腺苷酸化和加帽。lncRNA 相对常见，占所有 ncRNA 的 68% 以上，可以通过染色质修饰、转录、mRNA 稳定或与其他类型 RNA 直接反应发挥多种调节功能[8]。随着全基因组测序技术的发展，lncRNA 因其在癌症中的作用而臭名昭著[9]。lncRNA 能促进多种恶性肿

瘤的发展，肉瘤显然也是这些肿瘤中的一员[10-16]。

　　骨恶性肿瘤是一种罕见的恶性肿瘤，起源于间充质细胞，常出现于四肢长骨、骨盆或脊椎。2019 年，美国约有 3500 例患者新诊断为原发性骨恶性肿瘤，占所有新发恶性肿瘤的比例不到 0.2%[17]。每年预计骨肉瘤相关总死亡人数为 1660 例，占癌症相关死亡率的 0.3%[17]。虽然发病率不高，但骨肉瘤造成了患者相当高的死亡率和致畸率，因为现有的治疗方法往往不能阻止其转移。骨肉瘤是最常见的骨恶性肿瘤，其次是尤因肉瘤、软骨肉瘤和脊索瘤，这些都将在本章中进行讨论[17]。虽然骨肉瘤和尤因肉瘤的标准治疗方案已相当强力，包括围术期化疗或放疗和广泛的手术切除，但几十年来预后没有显著改善。根据 SEER 数据库，骨恶性肿瘤患者的 5 年总生存率为 66.2%，其中发生转移的患者的 5 年总生存率更是低至 10%～30%[18]。在软骨肉瘤或脊索瘤患者中或许存在更糟糕的结果，因为他们对可用的化疗和放疗敏感性差。目前遗传和分子生物学工作集中在骨肉瘤治疗的新靶点上。本章综述了骨恶性肿瘤相关 lncRNA 的表达、功能及其临床应用。

一、lncRNA 的生物发生、分类和功能

如图 34-1 所示，lncRNA 根据其与基因组蛋白编码区的接近程度进行分类：①顺义；②反义；③内含子；④基因间；⑤双向[16, 19, 20]。顺义和反义 lncRNA 在连续链上至少与另一个转录本的一个外显子发生重叠[16, 19, 20]。内含子 lncRNA 是由内含子转录而来没有外显子重叠。基因间 lncRNA 是从链的两个编码基因之间的基因组间隔转录而来的[16, 19, 20]。双向 lncRNA 与邻近编码转录本的互补链在基因组附近被转录[16, 19]。还有 lncRNA 的另一种分类标准，lncRNA 有五种已知的可能起源：①编码蛋白质的基因受损，转化为 lncRNA；②染色体重排后，两个非转录序列合并到一起，产生一个含多个外显子的 lncRNA；③非编码基因通过反转录座复制，产生一个有功能的基因或一个没有编码蛋白能力的反转录假基因；④ncRNA 内部结构单位在局部发生两次连续的复制形成相邻的重复体；⑤插入一个转座序列产生一个功能

性 ncRNA[19]（图 34-2）。

无论其来源如何，lncRNA 都可能在癌变组织中表现出异常表达，并通过多种机制促进其致病性表型。在细胞核内，lncRNA 通过作为 eRNA、招募染色质修饰复合物或整合转录因子来调控转录[21, 22]，又或者它们可以直接改变染色体的空间构象或前体 mRNA 的剪接[23, 24]（图 34-3）。在细胞质内，lncRNA 调控 mRNA 的稳定性和翻译，或者参与 miRNA 的结合位点的竞争[24]。通过直接的蛋白质结合，它们会影响 DNA 甲基化、组蛋白甲基化、乙酰化、泛素化和细胞器的形成[16, 24-26]。最新研究表明，lncRNA 具有强大的致癌或肿瘤抑制作用，并通过其极广调控过程刺激骨肉瘤等癌症的肿瘤发生、增殖、转移和化疗耐药性[16, 24, 27-31]。

二、lncRNA 在骨肉瘤中的表达及功能

尽管目前针对骨肉瘤多进行广泛的手术切除和积极的术前新辅助化疗及术后辅助化疗，但其

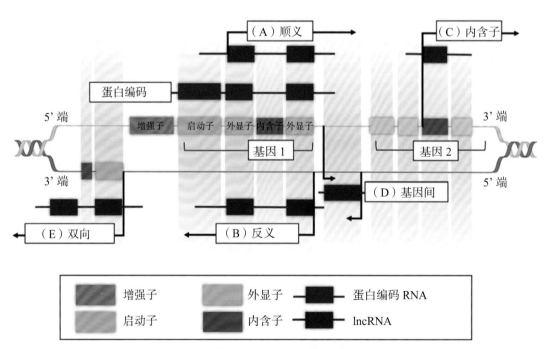

▲ 图 34-1　lncRNA 的分类

根据 lncRNA 相对于蛋白质编码区的位置，可将其分为五大类：A. 顺义；B. 反义；C. 内含子；D. 基因间；E. 双向。顺义或反义 lncRNA 至少与另一个转录本的一个外显子重叠。内含子 lncRNA 完全由内含子转录而来，没有外显子重叠。基因间的 lncRNA 是从任意一条链的两个编码基因之间的基因组间隔转录而来。双向 lncRNA 从互补链向相反的方向转录，相邻的编码转录本相对接近

5 年总生存率在过去的 40 年里一直稳定在 70%。免疫治疗因其对其他几种恶性肿瘤颇有疗效而备受期待，但在骨肉瘤的疗效却相对较差[32]。此外，肺转移、局部复发和产生化疗耐药性的趋势仍然是骨肉瘤治疗的几座大山[33]。为了解决这些问题，目前已经出现了精确针对骨肉瘤异常的新靶点和治疗方法，其中包括针对 lncRNA 的研究。在一项 lncRNA 芯片分析中，研究者比较了 9 个人源性骨

肉瘤组织及其相应的瘤旁正常组织样本的 25 733 个 lncRNA，他们发现 403 个表达上调和 798 个表达下调的 lncRNA[15]。此外，根据差异基因进行已知信号通路的通路分析显示，有 34 条通路上调和 32 条通路下调[15]。这些和其他相关研究的发现促进了新兴研究方向的产生，这类研究概述了 lncRNA 在骨肉瘤生长、增殖、转移、化疗耐药性中的重要作用，以及对患者预后的影响。

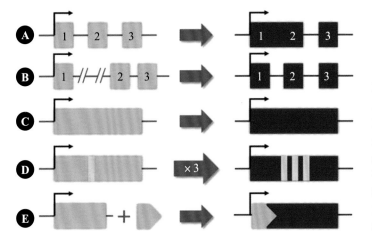

◀ 图 34-2　**lncRNA 的生物学起源**
lncRNA 根据其来源进行了进一步的亚分类。A. 经历结构损伤并转化为 lncRNA 的蛋白质编码基因；B. 染色体重排后，两个非转录序列合并到一起，产生一个含多个外显子的 lncRNA；C. 非编码基因通过反转录座复制，产生一个有功能的基因或一个没有编码蛋白能力的反转录假基因；D. ncRNA 内部结构单位在局部发生两次连续的复制形成相邻的重复体；E. 插入一个转座序列会产生一个功能性的 ncRNA

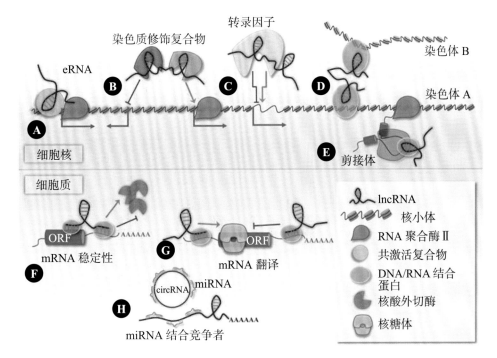

▲ 图 34-3　**lncRNA 的功能**
在细胞核内，lncRNA 通过作为 eRNA（A）、招募染色质修饰复合物（B）、与转录因子结合（C）、改变染色体的空间构象（D）或操纵 mRNA 前体的剪接来调控转录（E）。在细胞质中，lncRNA 可以通过调节 mRNA 的稳定性（F）、翻译（G）或竞争 miRNA 结合位点（H）来影响 mRNA 的表达

（一）骨肉瘤细胞生长和增殖中的 lncRNA

lncRNA 一直被证明可以通过多种途径促进骨肉瘤的发生发展。核 lncRNA MALAT1 高表达于骨肉瘤细胞系和组织[34-36]，并通过增加 c-Met 和 SOX4 的表达促进细胞增殖、侵袭、迁移和转移[37]。MALAT1 还参与 miR-376A/TGF-α 轴介导的骨肉瘤增殖和进展[34]。在一项研究中，MALAT1 通过上调 HDAC4 和诱导 miR-140-5p[36]，可在体内和体外实验中促进骨肉瘤的抗凋亡和增殖活性。与 HMGB1 一样，MALAT1 的表达也通过 MALAT1/miR-142-3p/miR-129-5p/HMGB1 轴与骨肉瘤细胞增殖显著相关[38]。在肿瘤移植模型中，MALAT1 抑制药可通过 RhoA/ROCK 通路抑制骨肉瘤的生长[35]。在一个小鼠模型中，lncRNA-H19 在移植瘤和人原发性骨肉瘤的组织中均高度上调，并由 HH 信号通路和 Yap1 诱导其表达[39]。抑制 HH 信号通路或敲除 Yap1 基因可下调 H19，导致骨肉瘤细胞活力降低[39]。相反，由 BRAF 调控的 lncRNA1（BANCR）在骨肉瘤细胞系 MG-63 中表达较低。当其过表达时，BANCR 通过上调磷酸化的 JNK 和下调 Wnt/β-catenin 通路来抑制骨肉瘤的增殖，并促进细胞凋亡[40]。

与 mRNA 相互作用是 lncRNA 影响骨肉瘤增殖的一个重要方式。lncRNA TUG1 在人骨肉瘤组织和细胞系中高表达[41, 42]，通过 siRNA 可敲降该 lncRNA 导致骨肉瘤增殖减少和凋亡增加[41]。研究表明，TUG1 在体外可通过诱导 G_0/G_1 细胞周期阻滞和凋亡来抑制骨肉瘤细胞增殖和克隆形成，在体内能抑制肿瘤的生长[41]。其他研究表明，骨肉瘤中 TUG1 与 ceRNA 竞争以影响特定 miRNA 的功能。例如，它可以直接海绵吸附 miR-9-5p，从而下调其功能，进而降低 POU2F1 的表达和活性。此外，TUG1 通过 miR-144-3p 和 Wnt/β-catenin 通路上调 EZZ2 增强子，促进骨肉瘤的发生[42]。还有多种 miRNA 能被 TUG1 海绵吸附，包括 miR-153、miR-212-3p、miR-132-2p/SOX4、miR-140-5p/profilin2 和 miR-212-3p/FOXA1[43-45]。在一种独特的联合机制中，TUG1 也被证明可以通过调节 Runx2[46]，或者通过 HK2[47] 的活性影响糖酵解，进而促进骨肉瘤的增殖。

lncRNA ZEB1-AS1 的上调与骨肉瘤患者的肿瘤大小、分期、转移和较短的总生存期相关。在机制上，ZEB1-AS1 上调可直接结合并将 p300 募集到 ZEB1 启动子区域，诱导染色质开放和激活 ZEB1 转录谱，从而促进骨肉瘤的增殖和迁移[48]。

与邻近的正常骨组织相比，lncRNA XIST 在骨肉瘤细胞系和组织中的表达显著增加，并与肿瘤进展期、肿瘤大小和远处转移相关[49, 50]。XIST 也是骨肉瘤患者总生存时间的独立危险因素，因为它可以促进增殖、侵袭和迁移，同时通过多种途径抑制细胞周期阻滞和凋亡[49]。在机制上，XIST 抑制 p21 的表达，并与 EZH2 结合而刺激肿瘤增殖[51]。此外，XIST 具有 ceRNA 一样的功能，可通过竞争海绵吸附 miRNA，如 miR-375-3p/AKT/mTOR、miR-320b/Ras 相关蛋白 RAP2B、miR-193a-3p/RSF1、miR-21-5p/PDCD4、miR-195-5-5p/Yap 和 miR-137[52-56]。在异种肿瘤移植模型中，抑制 XIST 可活化 NF-κB/PUMA 通路来抑制骨肉瘤的生长并诱导细胞凋亡[57]。

一些 lncRNA 也可通过激活其他已知的致瘤因子来促进癌症。例如，致癌酪氨酸激酶蛋白 C-Met 与 MALAT1 相关，并协同促进骨肉瘤的增殖和转移[37]。lncRNA PVT1 通过 c-Met/PI3K/AKT 通路增强骨肉瘤的化疗耐药性[58]。lncRNA HOTTIP 的正反馈回路能够增加骨肉瘤中重要的转录因子 c-Myc 的表达，从而增加骨肉瘤侵袭和迁移[59]。

lncRNA 还可以通过控制多种致癌基因的表达谱来促进骨肉瘤的增殖。例如，lncRNA HOTAIR 在人骨肉瘤组织中高表达，与肿瘤进展期、较高的组织学分级和较差的预后显著相关[60]。在一项体外实验中，HOTAIR 的敲降可下调 MMP-2、MMP-9、TGF-β、Bcl-2，同时上调 p53 和 TNF-α，从而抑制骨肉瘤的增殖和侵袭[60, 61]。其他多种 lncRNA 被报道会影响骨肉瘤细胞的生长和增殖（表 34-1）。

lncRNA	表　达	lncRNA 的作用	潜在机制	参考文献
MALAT1	↑	↑生长和增殖 ↑侵袭、迁移、转移 ↓凋亡	RhoA/ROCK 通路，c-MET 和 Sox4 表达，MALAT1/miR-376A/TGF-α 轴，HDAC4/miR-140-5p 轴，ceRNA 结合到 miR-34a/c-5p 和 miR-449a/b，MALAT1/miR-142-3p/miR-129-5p/HMGB1 轴	[34-38]
TUG1	↑	↑生长和增殖 ↑侵袭、迁移、转移 ↓凋亡	调节 Runx2 的表达，通过 HK2 调节糖酵解；抑制 G_0/G_1 细胞周期阻滞，包括 ceRNA 海绵吸附 miRNA，如 miR-9-5p/POU2F1、miR-144-3p/EZH2/Wnt/β-catenin 通路、miR-153、miR-212-3p、miR-132-3p/SOX4、miR-140-5p/PFN2、miR-212-3p/FOXA1	[41-47]
XIST	↑	↑生长和增殖 ↑侵袭、迁移、转移 ↓凋亡	抑制 p21，与 EZH2 结合，作为 ceRNA 海绵吸附 miRNA，如 miR-375-3p/AKT/mTOR、miR-320b/Ras 相关蛋白 RAP2B、miR-193a-3p/RSF1、miR-21-5p/PDCD4、miR-195-5p/Yap、miR-137 对 NF-κB/PUMA 途径的激活	[51-57]
H19	↑	↑生长和增殖 ↓凋亡	HH 信号通路和癌基因 *Yap1*，与 miR-141 的相互作用	[39]
ZEB-1AS1	↑	↑生长和增殖 ↑侵袭、迁移、转移	招募并结合 p300 到 ZEB1 启动子区域，导致 ZEB1 转录的激活	[48]
HOTAIR	↑	↑生长和增殖 ↑侵袭、迁移、转移	激活 MMP-2、MMP-9、TGF-β、Bcl-2，下调 p53 和 TNF-α	[60, 61]
HNF1A-AS1	↑	↑生长和增殖 ↑侵袭、迁移、转移	Wnt/β-catenin 通路	[64]
HOTTIP	↑	↑生长和增殖	HOTTIP/c-Myc 的正反馈回路	[59]
PVT1	↑	↑生长和增殖 ↑侵袭、迁移、转移 ↓凋亡	通过负调控 miR-195、c-Met/PI3K/AKT 通路，上调 Bcl-2、细胞周期蛋白 D1、FASN 的表达	[58, 68]
MFI2	↑	↑生长和增殖 ↑侵袭、迁移、转移 ↓凋亡	上调 FOXP4	[70]
ANCR	↑	↑生长和增殖 ↑侵袭、迁移、转移 ↓凋亡、G_0/G_1 细胞周期停滞	EZH2、E- 钙黏蛋白、N- 钙黏蛋白和磷酸化的 p38 MAPK 表达上调，p21、p27 表达下调	[101-103]
SNHG12	↑	↑生长和增殖 ↑侵袭、迁移、转移	上调 AMOT mRNA 的表达，通过海绵吸附 miR-195-5p 调节 Notch2 和 IGF1R 的表达	[104, 105]
UCA1	↑	↑体内外生长和增殖 ↑侵袭、迁移、转移 ↓凋亡	PTEN/AKT 信号通路失活，调控 miR-301a 和 CXCR4 的表达，miR-182 和 TIMP2、CREB-1 介导的 PI3K/AKT/mTOR 通路、PI3K/AKT/GSK3b 和 NF-κB 通路	[106-108]

表 34-1　lncRNA 在骨肉瘤中的作用及作用机制

（续表）

lncRNA	表　达	lncRNA 的作用	潜在机制	参考文献
NEAT1	↑	↑体内外生长和增殖 ↑侵袭、迁移、转移 ↓凋亡	和 ceRNA 一样海绵吸附的 miRNA，如 miR-186-5p、miR-339-5p、miR-194 和 miR-34a-5p，通过与 G9a 相互作用的 EDNMT1 钉复合体的表达抑制 E– 钙黏蛋白	[65–67]
HIF2PUT	↓	↑生长和增殖 ↓侵袭、迁移	控制 HIF-2α 的表达	[69]
BANCR	↓	↑生长和增殖 ↓侵袭、迁移 ↑凋亡	JNK 和 Wnt/β-catenin 通路	[40]
TUSC7	↓	↓体内外增殖及克隆 ↓侵袭、迁移 ↑凋亡	由 miR-211 调控	[109]
MEG3	↓	↓生长和增殖 ↓侵袭、迁移、转移 ↑凋亡	调控 p53（阳性）和 MDM2 通过 MEG3/miR-361-5p/FoxM1 轴	[110]

AMOT. 血管素；ANCR. 抗分化非编码 RNA；BANCR. BRAF 调控 lncRNA1；Bcl-2. B 细胞淋巴瘤 2；ceRNA. 竞争内源性 RNA；CREB-1. cAMP 响应元件结合蛋白 1；CXCR4. C-X-C 趋化因子受体 4；FASN. 脂肪酸合酶；FOXA1. 叉头盒 A1；FOXP4. 叉头盒 P4；HK2. 己糖激酶 2；HNF1A-AS1. 肝细胞核因子 1 同源盒反义 RNA1；HIF. 缺氧诱导因子；HIF2PUT. HIF-2α 启动子上游转录本；HOTAIR. 同源盒转录本反义基因间 RNA；HOTTIP. HOXA 远端转录本；IGF1R. 胰岛素样生长因子 1 受体；JNK. c-Jun N– 末端激酶；MALAT1. 转移相关肺腺癌转录子 1；MDM2. 小鼠双分钟 2 同源物；MEG3. 母体表达 3；MMP. 基质金属蛋白酶；NF-κB. 核因子 κB；PFN2. 蛋白 2；PI3K. 磷脂酰肌醇 3 激酶；POU2F1. POU2 类同源盒 1；PUMA. p53 上调凋亡调节因子；PVT1. 浆细胞瘤变易位 1；RhoA. ROA，RA 同源家族成员 A；ROCK. Rho 相关螺旋蛋白激酶；Runx2. Runt 相关转录因子 2；SNHG12. 小核仁 RNA 宿主基因 12；TUG1. 牛磺酸上调基因 1；TIMP2. 金属蛋白酶组织抑制物 2；TGF. 转化生长因子；TUSC7. 肿瘤抑制候选基因 7；UCA1. 尿路上皮癌相关 1；XIST. X 活性特异性转录；Yap1. yes 相关蛋白 1；ZEB1-1AS1. 锌指 E-box 结合同源盒 1 反义 RNA1

（二）lncRNA 与骨肉瘤侵袭、迁移和转移

转移是骨肉瘤患者死亡的主要原因，也是骨肉瘤治疗所面临的最严酷的挑战。因此，研究者们投入大量的工作用语明确促进骨肉瘤肺转移的潜在诱发事件。已有研究报道多种 lncRNA 与骨肉瘤的转移有关[27, 62, 63]，并已成为骨肉瘤研究中有吸引力的靶点。

lncRNA MALAT1 的表达与骨肉瘤样本中肺转移的概率相关[34, 35]。此外，用 siRNA 选择性敲除 MALAT1 可抑制骨肉瘤细胞的体外侵袭和体内的转移能力[34, 35]。MALAT1 介导的转移通路包括 PI3K/AKT 信号通路、MIR376A/TGF-α 轴和 RhoA/ROCK 通路[34, 35]。MALAT1 也与 ceRNA 结合 miR-34a/c-5p 和 miR-449a/b[37]。与邻近的对照组织相比，另一种 lncRNA，即 HNF1A-AS1，在人骨肉瘤组织中也高度上调，并与肿瘤分期、转移和生存相关[64]。下调 HNF1A-AS1 可通过调控 Wnt/β-catenin 通路[64]来抑制细胞增殖和转移。lncRNA HOTTIP 在骨肉瘤细胞系和患者组织中也表达上调，当其被抑制时肿瘤细胞的侵袭、迁移、上皮 – 间质转化和 c-Myc 表达被抑制[59]。值得注意的是，c-Myc 的上调又能增加 HOTTIP 的表达，以此形成 HTTIP/c Myc 正反馈回路，进而促进骨肉瘤的侵袭和迁移[59]。

一些 lncRNA 通过调节 miRNA 甚至其他 lncRNA 来促进骨肉瘤的转移。lncRNA NEAT1 最近被证明在骨肉瘤细胞系和组织中显著上调，并与肿瘤大小、分期、转移和较差总生存期相

关[65, 66]。NEAT1 可作为 ceRNA 调节 miRNA 如 miR-186-5p、miR-339-5p、miR-194 和 miR-34a-5p，进而促进骨肉瘤细胞增殖、侵袭、迁移、转移、上皮 – 间质转化和体内外生长[65, 66]。在一项研究中，NEAT1 通过与 G9a-DNMT1-snail 复合物相互作用，在表观遗传学层面下调 E– 钙黏蛋白的表达促进转移[67]。lncRNA PVT1 在人骨肉瘤组织中过表达，与这些患者中较短的生存期相关[68]。siRNA 沉默 PVT1 通过 miR-195 抑制骨肉瘤细胞中 Bcl-2、细胞周期蛋白 D1 和 FASN 的表达，从而抑制肿瘤的增殖、迁移和侵袭，促进细胞周期阻滞和凋亡[68]。

lncRNA 也可以通过靶向基因表达来促进骨肉瘤的转移。lncRNA HOTAIR 在人骨肉瘤组织中过表达，并与患者的不良预后相关[60]。抑制 HOTAIR 可通过下调 MMP-2、MMP-9、TGF-β、Bcl-2、上调 p53 和 TNF-α，从而显著降低骨肉瘤的侵袭和转移[60, 61]。一项研究表明，HIF2PUT 的过表达通过控制 HIF-2α 的表达显著抑制骨肉瘤细胞系的增殖和迁移[69]。各种参与骨肉瘤侵袭、迁移和转移的 lncRNA 总结见表 34–1。

（三）lncRNA 与骨肉瘤细胞凋亡

许多治疗策略旨在诱导癌细胞凋亡。然而，癌细胞通常会产生上调其抗凋亡机制的反应，导致肿瘤的进展和强大的耐药性。新的研究展示了 lncRNA 在骨肉瘤细胞凋亡中的作用。在一项体外研究中敲低 lncRNA MALAT1 可以显著诱导骨肉瘤细胞的细胞周期阻滞和凋亡[35]。在另一项研究中，上调 lncRNA BANCR 可通过 JNK 和 Wnt/β-catenin 通路抑制骨肉瘤增殖并促进细胞凋亡[40]。lncRNA MFI2 已被证明在人骨肉瘤组织中过表达，并与 FOXP4 表达相关[70]。在体外实验抑制 MFI2 和 FOXP4 可抑制骨肉瘤细胞系的增殖和侵袭，促进细胞凋亡。一项研究表明，肿瘤抑制因子 miR-141 可通过下调 lncRNA H19 或 miR-675 来阻断骨肉瘤的增殖并诱导细胞凋亡[71]。这些发现显示了 lncRNA 靶向治疗骨肉瘤的潜力。

（四）lncRNA 与骨肉瘤化疗耐药性

虽然新辅助化疗显著提高了骨肉瘤患者的总生存期，但化疗耐药性仍然是目前骨肉瘤治疗的一个重要难题。由此产生了一个新兴研究领域来探索骨肉瘤化疗耐药性的潜在机制，这也包括了 lcnRNA 在其中的作用。

在一项 lncRNA-mRNA 组合芯片研究中，研究者通过对耐多柔比星的 MG-63（MG-63/DXR）骨肉瘤细胞与对应正常 MG-63 细胞之间的比较，观察到 3465 个 lncRNA（1761 上调，1704 下调）和 3278 个 mRNA（1607 上调，1671 下调）的异常表达[72]。继而研究者构建了 lncRNA-mRNA 共表达网络，通过生物信息学分析揭示了其增殖、凋亡和药物代谢的各种信号通路[72]。在这些异常调控的 lncRNA 中，ENST00000563280（骨肉瘤耐药相关 lncRNA、OMRUL）和 NR-036444 对骨肉瘤多柔比星耐药的影响尤为突出，主要通过与经典耐药相关 ABCB1、HIF-1α 和 FOXC2 相互作用而实现[72]。此外，OMRUL 在化疗耐药患者的骨肉瘤组织中的表达明显增加，并与较短的生存时间相关。这些发现表明，通过与 ABCB1 基因[72] 的相互作用，OMRUL 有可能成为骨肉瘤的预后指标和克服化疗耐药性的新靶点。lncRNA 在化疗耐药性中的作用相关总结见表 34–2。

lncRNA LINC00161 在对顺铂敏感的骨肉瘤细胞系中表达上调[73]。过表达 LINC00161 通过与 miR-645 竞争性结合而上调 IFIT2，从而促进顺铂诱导的细胞凋亡和逆转骨肉瘤细胞的顺铂耐药[73]。lncRNA HOTTIP 表达上调也与骨肉瘤细胞系的化疗耐药性相关[74]。随后的机制研究表明，HOTTIP 通过 Wnt/β-catenin 途径促进体外骨肉瘤细胞顺铂耐药，Wnt/β-catenin 抑制药可逆转这一效应[74]。骨肉瘤中 SNHG12 的上调与多柔比星耐药性和较短的总生存期相关[75]。在一项体外研究中，耐多柔比星骨肉瘤细胞的 SNHG12 表达显著高于非耐多柔比星骨肉瘤细胞[75]。在机制上，SNHG12 的下调进一步上调 miR-320a，从而抑制 MCL1 的表

lncRNA	表 达	lncRNA 的作用	潜在机制	参考文献
		表 34–2　lncRNA 在骨肉瘤化疗耐药性中的作用		
OMRUL	↑	多柔比星耐药、不良的预后因素和化疗耐药性的预测	诱导多药耐药相关的 ABCB1、HIF-1α 和 FOXC2 的表达	[72]
LINC00161	↑	促进顺铂诱导的细胞凋亡，逆转骨肉瘤细胞的顺铂耐药性	miR-645/IFIT2 通路的调控	[73]
HOTTIP	↑	顺铂耐药	Wnt/β-catenin 途径	[74]
SNHG12	↑	多柔比星耐药	miR-320a/MCL1 轴的调节	[75]
PVT1	↑	• 多柔比星和顺铂的耐药 • 多柔比星和吉西他滨耐药	诱导耐药性相关的 ABCB1 激活 c-Met/PI3K/AKT 通路	[58,76]
NCK1-AS1	↑	顺铂耐药	miR-137/NCK1-AS1 调控	[111]
NEAT1	↑	顺铂耐药	擦除 miR-34c	[112]
ROR	↑	顺铂耐药	ABCB1 的调控，擦除 miR-153-3p	[113]
LUCAT1	↑	甲氨蝶呤耐药	调控 ABCB1，擦除 miR-200c	[114]
CTA	↓	对多柔比星敏化	被多柔比星激活，通过竞争性结合 miR-210，抑制自噬，促进细胞凋亡	[77]

ABCB1.ATP 结合盒亚家族 B 亚家族成员 1；FOXC2. 叉头盒 C2；HIF-1α. 缺氧诱导因子 1α；HOTTIP，远端 HOXA 转录本；IFIT2. 干扰素诱导三角形四胎重复蛋白 2；LUCAT1. 肺癌重新结合转录本 1；MCL1. 髓系细胞白血病 1；NCK1-AS1. 酪氨酸激酶接头蛋白 1– 反义 RNA1 非催化区；NEAT1. 核富集丰富的转录本 1；OMRUL. 骨肉瘤多药耐药相关 lncRNA 上调；PVT1. 浆细胞瘤变异易位 1；ROR. 重编程调节因子；SNHG12. 小核仁 RNA 宿主基因 12

达，并提高肿瘤对多柔比星的敏感性[75]。PVT1 通过调控 ABCB1 使骨肉瘤细胞对多柔比星和顺铂耐药，以及通过 c-Met/PI3K/AKT 通路对吉西他滨耐药[58, 76]。正如预测的那样，PVT1 的下调削弱了化疗耐药性，这被认为是一种很有前景的骨肉瘤治疗方法，值得进一步研究。

与之相反，lncRNA CTA 在耐多柔比星的骨肉瘤细胞中表达下调[77]。与对应非肿瘤组织相比，骨肉瘤组织中 CTA 的低表达，CTA 的表达与肿瘤分期、肿瘤大小和较差预后呈负相关[77]。在机制上，CTA 被多柔比星激活，它通过与 miR-210 竞争性结合促进骨肉瘤细胞的凋亡，并且抑制肿瘤自噬[77]。因此，CTA 的过表达是一种很有前途的多柔比星耐药抑制剂。

（五）lncRNA 在预测骨肉瘤预后及治疗中的应用价值

1. 骨肉瘤诊断中的 lncRNA 相关研究

在对人骨肉瘤组织中 25 733 个 lncRNA 微阵列分析中，研究者发现有 403 个 lncRNA 上调和 798 个下调[15]。随后的生物信息学分析显示了 34 条与转录上调相关的通路和 32 条与转录下调相关的通路。这些差异表达的 lncRNA 被认为是骨肉瘤的候选诊断生物标志物。例如，lncRNA HOTAIR 在骨肉瘤组织中的表达明显高于相应的正常组织对照，与 HOTAIR 的单核苷酸多态性（single-nucleotide polymorphism，SNP）rs7958904 的 G 等位基因相比，C 等位基因显然是较低风险亚型[78]。进一步的功能分析表明，SNP rs7958904 CC 基因型的 HOTAIR 水平明显低于其他基因型，提示来自

HOTAIR 的 SNP rs7958904 C 等位基因是一种很有前途的骨肉瘤生物标志物[78]。各种参与骨肉瘤诊断和预后的 lncRNA 总结见表 34-3。

2. 骨肉瘤中 lncRNA 相关研究进展

最近有一些研究探讨了 lncRNA 在骨肉瘤中的预测价值。与正常对照组相比，lncRNA HULC 在人骨肉瘤细胞系和组织中也显著表达，并与较差的预后相关[79]。另一项研究发现 HOTTIP 在人骨肉瘤组织中表达上调，并与肿瘤进展期、转移和较差的预后相关[80]。同一研究中的多变量分析也表明，较高的 HOTTIP 表达是影响骨肉瘤患者总生存期的独立预后风险因素[80]。UCA1 在人骨肉瘤组织和细胞系中也表达上调，并与更大的肿瘤体积、更高的组织学分级、远处转移及肿瘤进展期相关。根据多因素分析结果[81]，UCA1 的过表达也是一个独立的预后风险因素。与正常组织相比，lncRNA HIF2PUT 在骨肉瘤组织中显著上调，并与较大的肿瘤大小、肿瘤进展期和远处转移相关[82]。此外，根据 Cox 多变量分析，HIF2PUT 表达是影响骨肉瘤患者总生存期及无病生存期的一个独立且显著的预后因素[82]。与对应正常组织相比，MALAT1 在骨肉瘤组织中明显过表达，并与较差的肿瘤进展期和转移显著相关[83]。生存分析显示，MALAT1 表达较高的骨肉瘤患者的生存时间较短，并且通过多变量分析得出 MALAT1 是影响骨肉瘤患者总生存率的独立预后因素[83]。包括 ZEB1-AS1、BCAR4、HNF1A-AS1 在内的多种 lncRNA 在人骨肉瘤组织中表达上调，并与骨肉瘤不良预后相关（表 34-3）。

相反，一些 lncRNA 在人骨肉瘤组织中的明显下调与患者不良预后相关。例如，lncRNA MEG3 在骨肉瘤组织中的表达低于邻近的正常组织[84]。MEG3 的表达与肿瘤分期和转移呈负相关，并且在 Kaplan-Meier 和多元分析中显示 MEG3 是骨肉瘤患者总生存期较差的独立预后因子。

三、lncRNA 与其他类型骨源性肉瘤

骨肉瘤是被研究最彻底的一种原发恶性骨肿瘤。此外，lncRNA 的失调也在其他类型骨恶性肿瘤中出现，包括尤因肉瘤、软骨肉瘤和脊索瘤。

（一）尤因肉瘤中的 lncRNA

尤因肉瘤是一种高度侵袭性的儿童骨与软组织肉瘤，其特征是 *EWSR1* 基因和转录因子 FLI1 之间的染色体易位融合[85]。尤因肉瘤的标准治疗方法包括新辅助化疗、手术和放射治疗[85]。在上述治疗方案下，局部尤因肉瘤的 5 年生存率为 70%～80%，转移性或复发性尤因肉瘤患者的预后往往极差[85]。因此，研究者在尤因肉瘤中进行了许多研究以找出新的治疗靶点，其中也包括 lncRNA[86]。一个具体的例子是 lncRNA MALAT1，它激活 SYK/c-Myc/MALAT1 信号通路促进尤因肉瘤增殖[87]。另一项研究显示，由 YAP 激活诱导的 TNC 上调的 MALAT1 可调节尤因肉瘤进展[88]。

在原始儿童间充质祖细胞中，EWS-FLN1 融合蛋白使 lncRNA EWSAT1（RNA-277）上调[89]。抑制 EWSAT1 的表达可抑制尤因肉瘤细胞系的细胞增殖和可能形成，而对其他类型的细胞[89]无显著影响。值得注意的是，EWSAT1 和 EWS-FLI1 均能通过 RNA 结合蛋白 HNRNPK[89]介导对基因的抑制。这些发现表明，EWSAT1 是 EWS-FLI1 的一个重要下游成分，并通过抑制其靶基因参与尤因肉瘤的发展[89]。

HULC 是最近发现的一种在尤因肉瘤组织中表达上调的 lncRNA，并与肿瘤生长和侵袭相关[90]。HULC 通过海绵吸附 miR-186 增强 *TWIST1* 致癌基因。YK-4-279 可结合并改变 EWS-FIL1 转录活性，通过它抑制 HULC 可降低 TWIST1 表达，并通过增加 miR-186 来进一步改善尤因肉瘤患者的预后[90]。总而言之，这些发现支持了小分子 YK-4-279 通过靶向 HULC 致癌途径可作为尤因肉瘤的一种潜在的治疗方法[90]。

（二）软骨肉瘤中的 lncRNA

软骨肉瘤是一种软骨源性骨恶性肿瘤，约占所有原发性骨恶性肿瘤的 20%，并且由各种不同的亚型组成[91]。除了间充质亚型外，大多数软骨

表 34–3　lncRNA 与骨肉瘤诊断及预后的临床相关性

lncRNA	表　达	lncRNA 的作用及临床相关性	参考文献
HOTAIR	↑	• 骨肉瘤组织中 HOTAIR 的表达量高于周围正常组织 • 来自 HOTAIR 的 SNP rs7958904 的 C 等位基因作为骨肉瘤的诊断标志物	[78]
XIST	↑	与配对的正常组织相比，在骨肉瘤组织中 XIST 显著过表达，与肿瘤大小、较差分期和转移相关；影响总生存率的独立预后因素	[49, 50]
HULC	↑	与正常对照组相比，人骨肉瘤组织中 HULC 的高表达与较差肿瘤分期、远处转移和较短的总生存期相关	[79, 115]
HOTTIP	↑	HOTTIP 在人骨肉瘤组织中表达上调，与较差肿瘤分期、转移和较差的临床结果相关；是总生存期的一个独立预后因素	[80]
UCA1	↑	• 骨肉瘤患者血清 UCA1 的表达明显高于健康个体 • 与肿瘤体积大、高级别、较差肿瘤分期和远处转移相关；是总生存期的独立不良预后因素	[81, 116]
HIF2PUT	↑	• 在骨肉瘤组织中显著上调 • 与肿瘤体积大、较差肿瘤分期、远处转移相关 • 总生存率和无病生存率差的独立和重要的预后因素之一	[82]
MALAT1	↑	与配对的正常组织相比，在骨肉瘤组织中 MALAT1 显著过表达，与较差肿瘤分期和转移相关；影响总生存率的独立预后因素	[83]
ZEB1-AS1	↑	与肿瘤体积大、较差肿瘤分期、转移、无复发时间较短和总生存期相关	[48]
BCAR4	↑	与肿瘤体积大、较差肿瘤分期、远处转移和不良预后相关是总生存率的独立预后因素	[117]
HNF1A-AS1	↑	• 与邻近的非肿瘤组织相比，骨肉瘤组织中 HNF1A-AS1 表达显著上调，与较差肿瘤分期、远处转移和总生存期较差相关 • 总生存率的一个独立危险因素 • 血清 HNF1A-AS1 水平与患者状态相关 • HNF1A-AS1 可以区分骨肉瘤患者和健康对照组	[64, 118]
EWSAT1	↑	• 与匹配的非肿瘤组织相比，骨肉瘤组织的 EWSAT1 表达与较差肿瘤分期、远处转移、总体较差和无病生存期显著相关 • 总生存和无病生存的独立预后因素	[119]
MEG3	↓	• 在骨肉瘤组织中明显低于邻近的非肿瘤组织 • 低 MEG3 表达与较差临床分期、远处转移和较短的总生存期相关 • MEG3 表达降低是总生存率的独立预测风险因子	[84]

BCAR4.乳腺癌抗雌激素抵抗 4；EWSAT1.尤因肉瘤相关转录基因 1；HNF1A-AS1.肝细胞核因子 1 同源盒 A 反义 RNA1；HIF2PUT. HIF-2 启动子上游转录；HOTAIR.同源盒转录反义基因间 RNA；HOTTIP.远端 HOXA 转录本；HULC. 在肝癌中高度上调；MEG3.母源性印记基因 3；MALAT1.转移相关肺腺癌转录本 1；UCA1.尿路上皮癌相关 1；XIST. X 活性特异性转录本；ZEB1-AS1.锌指 E-box 结合同源盒 1 反义 RNA1

肉瘤对化疗和放疗具有高度的抵抗性。软骨肉瘤的 5 年生存率从去分化软骨肉瘤的 24% 到经典型软骨肉瘤的 90% 不等[91]。

最新研究表明，HOTAIR 是软骨肉瘤的预后生物标志物和治疗靶点。研究通过定量 RT-PCR 检测到 HOTAIR 在软骨肉瘤细胞系和组织中明显过表达，并与患者的较差肿瘤分期和不良预后密切相关[92]。在治疗上，HOTAIR 在体内和体外均能通过 G_0/G_1 细胞周期阻滞和促进凋亡抑制软骨肉瘤细胞生长[92]。研究人员发现 HOTAIR 将 EZH2 和 DNMT1 募集到 miR-454-3p 的启动子区域，导致 DNA 甲基化和 miR-454-3p 表达沉默[92]。进一步分析得知 STAT3 和 ATG12 是 miR-454-3p 的靶点，并触发 HOTAIR 缺陷诱导的细胞凋亡并抑制自噬[92]。

在软骨肉瘤组织和细胞系中，BCAR4 与 p-mTOR 协同表达上调，并被发现可显著促进软骨肉瘤细胞的增殖和迁移[93]。在机制上，BCAR4 诱导组蛋白 H3 的超乙酰化，导致 mTOR 信号通路的激活和软骨肉瘤的进展[93]。在小鼠移植瘤模型中，过表达 BCAR4 促进了软骨肉瘤的生长，而 siRNA 敲低 BCAR4 时抑制软骨肉瘤的生长[93]。

（三）lncRNA 与脊索瘤

脊索瘤是一种极其罕见的骨与软组织恶性肿瘤，起源于残余的脊索。脊索瘤的发病率仅为每百万人中有 1～2 例，高发年龄在 60—70 岁[94]。脊索瘤的常见部位是骶骨、脊椎和颅底[95]。虽然脊索瘤的组织学分级较低，但它具有高复发性和局部侵袭性，因此，根据其发病部位通常需要广泛的手术或放疗[94]。由于脊索瘤发病隐匿和局部侵袭重要神经结构等特点，手术切除有造成医源性创伤的风险，故治疗决策变得十分复杂。经过上述治疗后，脊索瘤患者的 5 年总生存率为 68.4%，中位生存时间为 7.8 年[95]。

对脊索瘤样本的综合分析显示，2786 个 lncRNA 和 3286 个编码基因显著上调，2042 个 lncRNA 和 1006 个编码基因显著下调。随后的 Pearson 相关系数分析显示，在这些脊索瘤中存在一个复杂的 lncRNA/ 编码基因共表达网络。值得注意的是，蛋白 DLK1 是脊索瘤中表达最异常的编码基因，与 lncRNA 转录本 MEG3 和 MEG8 相关[96]。DLK1-MEG3 位点在脊索瘤中被沉默，这被认为是肿瘤发生的原因之一[96]。过表达 MEG3 可抑制脊索瘤细胞增殖，促进细胞凋亡[96]。这些发现支持了错配沉默的 lncRNA 表达在脊索瘤中的病理作用，尤其是印迹基因簇 DLK1-MEG3。

一项研究利用定量 RT-PCR 检测发现，脊索瘤组织中与对应非肿瘤组织相比 LOC554202 mRNA 的表达显著上调[97]。进一步的研究发现在体外下调 LOC554202 可使脊索瘤细胞系的增殖和迁移减少并诱导肿瘤细胞凋亡[97]。在机制上，过表达 LOC554202 通过招募 EZH2 抑制了 miR-31 的表达，同时 EZH2 间接恢复了 RNF144B 致癌基因的表达，促进了脊索瘤细胞的增殖、迁移和侵袭[97]。在小鼠肿瘤移植模型中，用 siRNA 或 miR-31 敲除 LOC554202 可抑制 EZH2/miR-31/RNF144B 通路，可导致肿瘤体积相比对照组明显减小[97]。

结论

二代测序和大规模测序文库的发展揭示了许多在骨恶性肿瘤发病机制中高度活跃的 lncRNA。后续的功能研究显示了其致病过程和对肿瘤增殖、侵袭、转移和耐药性的贡献。一些 lncRNA 已被确定为骨恶性肿瘤的潜在诊断和预后生物标志物，并且明确了他们已知的致癌通路中的活跃表现。除了具有可重复性和显著统计学意义外，lncRNA 还因其可进行无创性检测（如从血和尿这类体液中检测到）这一特性而受到关注[98-100]。临床前治疗研究表明，抑制异常表达的致癌 lncRNA 或诱导抑癌 lncRNA 是很有前景的骨恶性肿瘤治疗新策略。

第35章 骨源性肉瘤的液体活检和新的生物标志物的鉴定
Liquid biopsy in bone sarcomas and identification of new biomarkers

Marta Téllez-Gabriel Dominique Heymann 著

雷紫雄 金青林 李浩淼 陈 维 译

一、骨源性肉瘤：来源、治疗和诊断

骨源性肉瘤是一种罕见的高度异质性的实体肿瘤，起源于骨的间充质组织。原发恶性骨肿瘤占所有恶性肿瘤的 0.2% 以下。肿瘤细胞和组织高度异质性导致了其生物学行为的多样，因此需要特定和复杂的治疗策略。骨肉瘤、尤因肉瘤和软骨肉瘤是最常见的原发恶性骨肿瘤[1]。2021 年，美国癌症协会估计约有 3610 例骨肉瘤新发病例，并且预估约有 2060 人因骨肉瘤死亡。在成人中，超过 40% 的原发恶性骨肿瘤是软骨肉瘤，而在儿童/青少年和年轻人中，骨肉瘤和尤因肉瘤分别占整体患者的 56% 和 34%[2]。骨肉瘤和软骨肉瘤被认为是间充质干细胞（MSC）分化程序紊乱的结果，而 ES 的特征是，在未分化的 MSC 中，2 号染色体上的 *EWS* 基因和 ETS 家族中的一个基因之间的染色体易位导致融合蛋白的表达[3]。

骨肉瘤的主要发病部位是长骨的骨骺。遗传学分析证实，骨肉瘤具有高度的异质性[4-6]。10%～20% 的患者在诊断时已经出现了转移灶，并且大部分位于肺部。尤因肉瘤（ES）主要影响长骨的干骺端，也可发生于扁平骨中。总体生存率也与患者的转移情况相关。对于局限性的肿瘤，5 年的总体生存率为 50%～60%，当检测到转移灶时，总体生存率仅为 20% 左右。在诊断时，20%～25% 的患者可检测到转移灶[7]。软骨肉瘤是发病率第三高的骨肿瘤。软骨肉瘤主要局限于骨盆、肩胛骨和长骨。虽然高级别的软骨肉瘤可与转移有关，但这些肿瘤的特点是局部复发率高，因此其具有较高的致残率[8]。

骨肉瘤和 ES 的常规治疗方法为手术和化疗并用[9, 10]。骨肉瘤的常规化疗药物为多柔比星、顺铂、甲氨蝶呤和异环磷酰胺。在 ES 中，常规化疗药物为长春新碱、异环磷酰胺、多柔比星和依托泊苷。目前，骨肉瘤和 ES 中正在评估多种新的治疗方法：化疗药物的新方案[11]、TKI[12, 13]、骨靶向药物[14]、DNA 修复靶向药物[15]、免疫治疗[9, 16]、融合蛋白靶向药物或细胞周期依赖性激酶抑制药等。软骨肉瘤具有药物和放射抗性，因此局部和晚期软骨肉瘤患者选择的治疗方法是切除手术（见第 48 章）。不幸的是，只有 45%～75% 的患者能从中获益，这与局部较高的复发率有关。目前，数个临床试验正在评估使用新分子靶向药物（如 TKI 或 mTOR 抑制药）治疗软骨肉瘤患者的方案[3]。然而，原发恶性骨肿瘤的高度异质性表明，个体化药物的发展才是最有效的治疗策略。

二、当前和潜在的骨源性肉瘤生物标志物

目前肉瘤诊断、预后和治疗方案的制订是基于 CT、MRI 和活检共同决定的[17]。生物标志物在肿瘤学中有许多潜在的应用，包括鉴别诊断、判断预后、预测治疗反应和监测疾病进展。由于生物标志物在疾病的各个阶段发挥着关键作用，因此在纳入常规临床使用之前，必须对其进行严格评估，包括分析验证、临床验证和临床效用评估。一些作者已经评估了不同分子在骨源性肉瘤的潜在作用。这里我们将总结骨肉瘤、ES 和软骨肉瘤的某些当前和潜在的生物标志物（表 35-1）。

表 35–1　目前在骨肉瘤（OS）、尤因肉瘤（ES）和软骨肉瘤（CS）中发现的生物标志物

生物标志物	角色	肿瘤类型	参考文献
ALP，Runx2，OSX，OPN	成骨分化	OS	[18]
FGF-2，LIF	成骨分化；FGF-2 参与增殖、迁移和药物反应	OS	[19]
CCN3	成骨细胞分化	OS	[20]
血清唾液酸	在 OS 患者中出现了升高的治疗水平	OS	[21]
MAD2	转移和生存率差	OS	[22]
PGF-2，PIGF，内皮抑素，FGF-1	在 OS 患者中出现了升高的治疗水平	OS	[23]
RECK	肿瘤抑制因子	OS	[24]
IGF-1R	转移	OS	[25]
CRIP1	更长的生存期	OS	[26]
Wnt5a，ROR2	肿瘤扩散	OS	[27]
Gelsolin	OS 患者的治疗水平下降	OS	[28]
SNAIL2	转移	OS	[29]
c-Kit	基因改变	OS	[30]
TGFBR1*6A	转移扩散增加	OS	[31]
CTLA-4	肿瘤发展	OS	[32]
CTTN	癌变	OS	[33]
Run2x	肿瘤扩散	OS	[34]
GSTM	肿瘤进展	OS	[35]
EWS-ETS 重排	肿瘤发生	ES	[36–41]
CXCR4	转移	ES	[42]
CXCR7	较短的生存率	ES	[3]
1QG，CDT2	药物反应	ES	[43]
CDKN2A，EXT1，EXT2	疾病进展	CS	[44]
p53，扩增 12q13 和 9p21	肿瘤进展	CS	[45]
INK4A，P16	高级别肿瘤	CS	[45]
PTHR1，Bcl-2	高级别肿瘤	CS	[46]
PAI-1	去分化肿瘤	CS	[47]
AURKA 和 B	复发和转移	CS	[48]
COX-2，CD34	患者生存率	CS	[49, 50]

许多研究表明，随着骨肉瘤的进展，一些生物标志物可发生重大变化。Luo 等观察到参与成骨分化的 *ALP*、*Runx2*、*OSX* 和 *OPN* 表达降低。作者认为该途径的缺陷可能与肿瘤的发生有关，因此这四个基因可以作为生物标志物[18]。同样，Shimizu 等发现 FGF-2 和 LIF 能够减少骨肉瘤的成骨分化。此外，FGF-2 促进肿瘤细胞的增殖和迁移，改变细胞对药物治疗的反应。阻断该因子可能是调节骨肉瘤进展的一种策略[19]。另一个与成骨细胞分化有关的分子是 CCN3，它似乎与骨肉瘤的预后有关。诊断时对 CCN3 表达水平的评估可能有助于对不同预后的患者进行分类[20]。在一项研究中，Sandhu 等观察到骨肉瘤患者的血清唾液酸水平显著升高[21]。Yu 等发现在有转移和生存率低的骨肉瘤患者中 MAD2 增加[22]。Babkina 等发现，与对照组相比，骨肉瘤患者的 PGF-2、PIGF、内皮抑素和 FGF-1 水平升高[23]。同样有研究发现，RECK 表达降低是骨肉瘤患者的一个独立预后标志物，在确定个体患者的最佳治疗方案中起到了一定作用[24]。IGF-1R 被描述为骨肉瘤患者的独立预后标志物；此外，这种分子水平的增加与转移有关[25]。有研究者发现 CRIP1 优先表达于生存期较长且无转移的患者[26]。Lu 等观察到 Wnt5a 和 ROR2 标志物的共表达在骨肉瘤的晚期存在，并促进了肿瘤的扩散[27]。Jin 等进行的一项研究证实骨肉瘤患者血清中胶溶蛋白水平降低[28]。SNAIL2 被发现与骨肉瘤的严重程度和转移风险相关，可能有助于判断骨肉瘤的预后[29]。Wei 等分析了 *c-kit* 基因；他们得出结论，该基因改变是骨肉瘤患者的预后标志物[30]。TGFBR1 的显性多态性 TGFBR1*6A 的遗传分析得出结论，该变异与骨肉瘤的易感性增加及转移扩散有关[31]。类似的是，Wang 等证明了 CTLA-4 的 C49G/A 多态性促进了骨肉瘤的发展，因为该分子降低了 T 细胞介导的免疫反应[32]。参与骨肉瘤癌变的 *cortactin*（CTTN）基因的过度表达已被认定为儿童骨肉瘤患者的有效预后标志物[33]。Won 等分析了 Runx2 蛋白在骨肉瘤中的作用，作者证实其表达提高会导致骨肉

瘤扩散的风险增加，因此认为该蛋白是有效的预后标志物[34]。GSTM 在机体对致癌物的防御机制中发挥作用，其基因改变增加癌症风险和耐药性。Salinas Souza 等分析了 GSTM1、GSTM2 和 GSTM3 多态性与骨肉瘤患者临床结局之间的关系。他们得出结论，GST 多态性可能使骨肉瘤进展[35]。

ES 家族肿瘤的特征是染色体 22q12 上的 *EWS* 基因与 *ETS* 基因家族成员易位。这些重排为明确诊断提供了有价值的工具。它们也是开发肿瘤特异性治疗的理想靶点[36-38]。有趣的是，一些研究已经证明了它们的表达与 *EWS/FLI1* 易位的相关性。Aryee 等发现转录因子 HIF-1 可以控制 EWS-FLI1 的表达，从而导致肿瘤临床和预后特征的变异[39]。在一项研究中，CD99 表达显著降低与 ES 中的 *EWS/FLI1* 易位相关，提示其作为诊断和预后标志物的作用[40]。FLI1 被描述为 ES 和其他骨肉瘤鉴别诊断的有用标志物[41]。除了与 EWS 基因相关的生物标志物外，同样存在其他分子被认为是 ES 的生物标志物。Bennani-Baiti 等发现 CXCR4 表达增加了肿瘤转移的风险，CXCR7 表达与较短的生存期相关[42]。*1QG* 和 *CDT2* 基因同样被认为具有预后意义，可用于治疗方式的选择[43]。

最近有一部分分子被报道可用作软骨肉瘤诊断、预后和治疗的生物标志物。Hallor 等在所研究的绝大多数软骨肉瘤病例中发现了类似的基因组失衡模式。他们发现 *CDKN2A*、*EXT1* 和 *EXT2* 基因水平的基因座缺失与疾病的进展有关。这三种分子被定义为软骨肉瘤诊断和预后的良好候选基因生物标志物[44]。ESMO/EUROBONET 工作组提出了几种软骨肉瘤生物标志物：p53 是参与肿瘤进展的晚期事件；12q13 的扩增和 9p21 的缺失是在传统软骨肉瘤中发现的遗传异常；在高级别软骨肉瘤中也检测到 INK4A/p16 表达缺失[45]。Rozeman 等进行的一项研究表明，PTHR1 和 Bcl-2 的高表达与软骨肉瘤的组织学分级增加相关[46]。此外，他们发现 PAI-1 也可以作为外周骨去分化软骨肉瘤的预后标志物[47]。Liang 等发现复发和转移患者的 AURKA 和 B 的表达明显高于对照组。此

外，与中、高级别肿瘤相比，低级别肿瘤的标志物表达较低[48]。还有两项研究证实了 COX-2 和 CD34 与患者生存率之间的关联[49, 50]。

干细胞与异质性：新生物标志物的靶点

骨肉瘤是一种具有高度异质性的肿瘤（瘤内和瘤间异质性），根据癌细胞分化程度的不同可分为多种组织学亚型[51-54]。这种异质性不仅限于遗传模式，还可以扩展到表观遗传模式[53]。Sheffield 等证明了不同 ES 之间的异质 DNA 甲基化谱，这可能反映了与 EWS-FLI1 信号相关的间质细胞和干细胞信号之间的基因谱连续性[53]。肿瘤异质性与癌细胞及其与微环境中不同成分的相互作用有关[3, 55]。肿瘤细胞是由许多细胞克隆组成的，这些克隆通过选择性优势竞争并维持其同源物的整体生存。其中一些被称为肿瘤干细胞的克隆能够激发肿瘤并重现肿瘤发展的所有阶段[56]。细胞起源理论支持这样一种观点，即第一个致癌事件可能发生在肿瘤干细胞中，干细胞中连续的细胞分裂伴随着累积的 DNA 复制错误而产生癌症[57]。该种群具有细胞分裂不对称的自我更新特性。有人认为，肿瘤干细胞是肿瘤内独特的亚克隆，在肿瘤进展、治疗抵抗和转移中起重要作用[58]。它们通过富集新的突变癌细胞和优势亚克隆，并通过调节其局部微环境，在肿瘤异质性中发挥重要作用[59, 60]。关注恶性骨肿瘤干细胞生物标志物，以评估其诊断和预后能力是合理的。在过去的几十年中，许多研究工作试图确定肿瘤干细胞的特定标记物和特性。Sox2 是一种干细胞转录因子，对维持干细胞更新非常重要[61]。ALDH1 的表达与化疗耐药性和癌细胞诱导转移的能力有关[62, 63]。同样，CD133 的表达已被确定为与体内致瘤性相关的肉瘤中的干细胞生物标志物[64]。骨髓间充质干细胞表达的干细胞生长因子（CD117）和 STRO-1 受体也在肿瘤干细胞中表达，并与转移和耐药性相关[65]。其他因素与控制 / 维持干细胞生物学特性的能力有关，包括 CBX3、KLF4、SATB2、RAB39A 或 SENP1 等[66-70]，因此可能是潜在的生物标志物。

三、骨肉瘤、尤因肉瘤和软骨肉瘤：液体活检的现状

骨肿瘤标本可通过细针穿刺、针芯活检和开放式刮取获得。尽管组织活检在临床上是一种广泛使用的技术，可产生明确的细胞学诊断，但其也存在问题。首先是获取样本所需的有创性操作，其次是它忽略了肿瘤异质性，这是最晚期转移性和耐药肉瘤的特征[71]。原发性肿瘤的组织活检是单个肿瘤点的遗传和表观遗传状态的单一快照，因此缺少肿瘤内和转移间的分子异质性。此外，在大多数情况下，从转移病灶收集活检几乎是不可能的，因此治疗通常基于对原发病灶的组织分析[72]。组织微阵列（tissue microarray，TMA）技术是分析福尔马林固定石蜡包埋肉瘤组织样本中多种不同蛋白质标记的有用工具，但福尔马林固定会导致高水平的 C＞T/G＞A 转换和 DNA 交联，导致分子分析出现假阳性结果，同时限制了进行额外的基因检测的能力[73]。

最近，液体活检技术的发展取得了重大进展，这可能有助于解决与组织活检相关的许多问题。液体活组织检查具有微创性，可以从多种体液中获得，包括血液、尿液、唾液或脑脊液，所有这些体液都可能含有肿瘤的遗传物质、细胞或代谢物[74]。原则上，它们提供了比单个组织活检更准确的整体癌症基因组表示。利用液体活组织检查可以跟踪遗传和表观遗传变化，这对于实时监测肿瘤进展尤其有意义。与组织活检相比，液体活检可以更好地评估分子异质性、表征原发性和复发性肿瘤，监测癌症复发和转移，预测治疗反应，确定靶向治疗的基因，并阐明治疗压力下耐药肿瘤演变的机制[75]。此外，考虑到在检测到原发性 / 转移性肿瘤之前就可以获得液体活检，这使得早期诊断癌症和跟踪残留的微小疾病成为可能（图 35-1）。

循环肿瘤细胞是研究最多的液体活检，其他新兴的液体活检测包括外泌体、ctDNA、ctRNA 或代谢物（图 35-1）。本部分将回顾三种主要的原

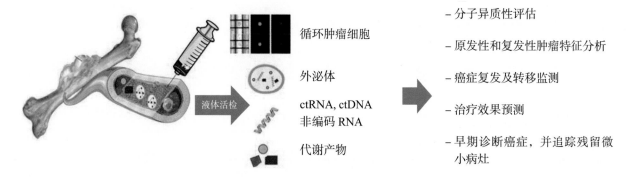

– 分子异质性评估

– 原发性和复发性肿瘤特征分析

– 癌症复发及转移监测

– 治疗效果预测

– 早期诊断癌症，并追踪残留微小病灶

循环肿瘤细胞

外泌体

ctRNA, ctDNA
非编码 RNA

代谢产物

液体活检

▲ 图 35-1　骨肉瘤的液体活检类型及其临床应用

发恶性骨肿瘤的液体活检的现状：骨肉瘤、ES 和软骨肉瘤。

（一）循环肿瘤细胞

循环肿瘤细胞（CTC）是原发性肿瘤或转移性病变的"种子"细胞，存在于循环系统[75]。由于 CTC 浓度较低且正常血细胞背景较大，CTC 捕获技术需要在分离细胞之前进行富集[76]。CTC 的富集方法基于物理特性，包括大小、密度，以及细胞的生物学特性，如细胞表面蛋白表达[77]。目前，CellSearch 系统（Menarini, Italy）是 FDA 批准的唯一一种在临床环境中检测和计数癌症 CTC 的技术。这种方法基于对上皮源性癌症中表达的 EpCAM 的识别[78]。然而，CellSearch 无法检测到经历上皮 – 间质转化的 CTC，也不适用于捕获来源于间质肿瘤（包括骨和软组织肉瘤）的 CTC[79]。

按肿瘤细胞大小进行分离（ISET®）（ISET, France）和 CellSieve™（CreatV MicroTech, USA）是用于分离多种肉瘤 CTC 的两种专属方法[80, 81]。Wu 等最近开发了一种阴性选择技术 CanPatrol（SurExam, Guangzhou, China）来富集 CTC，该技术基于红细胞裂解以去除红细胞，随后采用磁珠分离法以去除 CD45+ 白细胞，并随后利用 CTC 比白细胞更大的尺寸分离 CTC[82]。尽管基于尺寸的选择是方便的，但其效率仍然受到残留在微滤系统膜上的白细胞的限制，只有较小的 CTC 可以通过膜[83]。为了克服这一问题，有人建议对 CTC 进行生物学检测[84]。一些研究报道，细胞表

面波形蛋白（cell surface vimentin，CSV）可作为从肉瘤血液中分离和计数间充质来源 CTC 的标志物，具有较高的敏感性和特异性[85, 86]。CSV 的单克隆抗体 84-1 已被证实能特异性捕获骨肉瘤的 CTC[87]。其他基于 RNA 的策略也被报道用于区分肉瘤细胞和正常血细胞[88]。此外，CTC 可以通过免疫磁性分离和蛋白质标志物进行分离和表征，如 ES 中的细胞表面 CD99 和骨肉瘤中的 CK18⁻/CD45⁻[89]。在不同类型的高级肉瘤患者中，93.75% 的病例中观察到 EGFR 在 CTC 中的表达，这表明靶向 EGFR 阳性 CTC 可以向临床应用转化。然而，需要进一步的研究来证实靶向 EGFR 治疗肉瘤的有效性[81]。CTC 的数量在不同类型、分期和级别的骨肉瘤之间可能有所不同[90]。在骨肉瘤的临床前模型中，使用 DEParray™（Menarini, Italy）设备和 Parsortix™（Angle LTD, UK）预富集方法分离 CTC[91]，CTC 计数与肿瘤体积和肺转移的发展相关。在检测到任何可触及的肿瘤肿块之前，可检测到 CTC。令人惊讶的是，治疗效果（异环磷酰胺治疗）与血液中可检测到的 CTC 数量呈负相关。这一观察结果可能与化疗后释放更多转移性降低的 CTC 有关。在 ES 中，CTC 更常见于肿瘤较大的患者，并且与更差的预后相关。在临床复发之前也可检测到。因此，计数 CTC 可以作为监测疾病反应和预测肉瘤转移复发的补充工具[91]。

在过去几年中，关于 CTC 在骨肉瘤中临床意义的研究数量显著增加。Satelli 等首次报道不管

新的单克隆抗体检测到的组织来源如何，CSV 是肉瘤 CTC 独有的标志物。他们从不同类型肉瘤患者的血液中分离并列举了具有高度敏感性和特异性的肉瘤 CTC。他们的结果建立了第一个通用的和肉瘤特异的 CTC 标志物以用于计数 CTC，从而为监测癌症转移和复发提供了一个关键的预后工具[92]。在文献中，一些关于 CTC 的骨肉瘤和 ES 研究已经被报道，但在软骨肉瘤中尚未见相关报道。

Zhang 等开发了一种基于荧光显微镜 / 免疫化学检测非整倍体的骨肉瘤患者 CTC 计数新方法[93]。与原发肿瘤患者相比，有转移的骨肉瘤患者的 CTC 数量更多。此外，他们发现每 7.5 毫升外周血中含有 2 个以上 CTC 的骨肉瘤患者的无进展生存率比血液中含有 2 个以下 CTC 的患者差。重要的是，他们报道了 X 线和胸部 CT 阴性患者中存在 CTC[76]。Zang 等证实了 iFISH 免疫荧光和荧光原位杂交检测骨肉瘤患者外周血中 CTC 的有效性。他们发现 CTC 数量与疾病进展和不良预后呈正相关[94]。Wu 等利用 CanPatrol 技术进行的一项研究显示，骨肉瘤患者的外周血中存在大量 CTC。他们发现治疗后高转移 CTC 数量与无病生存率降低之间呈正相关[95]。Zhong 等验证了 CanPatrol 系统在骨肉瘤患者外周血中分离 CTC 的有效性。他们观察到 CTC 数量与远处转移呈正相关。此外，高水平的 Ezrin 基因表达与转移相关[93]。关于 CanPatrol 系统另一项研究从骨肉瘤患者术前和术后分离 CTC，随后进行了多重 RNA 原位杂交（RNA in situ hybridization，RNA-ISH），以基于各种分子标记对 CTC 进行表征。他们的结果显示，转移患者的 CTC 数量在基线检查时明显高于骨肉瘤局限患者。他们认为 7CTC/5ml 的临界值可有效区分患者的预后。此外，MTA1 在间充质 CTC 中的表达高于其他 CTC 表型[96]。

近期同样出现了关于 ES 中 CTC 的研究。Masanori 等报道了基于细胞筛大小的低压微滤系统用于 ES 细胞的分离和后续表征的实用性。他们证明分离的肿瘤细胞含有 EWS-FLI1 易位。CTC 在诊断时很容易检测到，治疗成功后减少，在发生明显转移之前，在没有疾病放射学证据的患者血液中同样可检测到[91]。类似的是，在使用抗 CD99 涂层磁珠分离的所有 ES 细胞中检测到 EWSR1/FLI1 1 型、2 型和 EWSR1/ERG 1 型[89]，体现了监测 ES 患者 CTC 的主要优势。

尽管所有这些研究提示 CTC 的临床应用前景，但其直接的临床适用性仍有局限性。首先，该方法需要在多中心前瞻性临床试验中进行验证，并纳入更大的患者队列。具体而言，需要对 CTC 的截断值进行更稳健的分析。此外，必须解决该技术的敏感性和特异性的问题。最后，需要确定 CTC 数量与肿瘤分期之间的关系，并且必须增加随访时间，以确认与原有金标准检测手段相比 CTC 检测可以消除假阴性，并建立其真正的预后能力。

（二）ncRNA

ncRNA 也被用作肉瘤的生物标志物。miRNA 作为翻译调节因子，具有影响肉瘤细胞许多方面的功能[97, 98]。循环 miRNA 水平的变化已被用于诊断几种类型的肉瘤，循环 miRNA 的检测也可能有能力监测骨肉瘤的治疗和预测临床结果[99]。循环 miRNA 的变化还有希望为化疗耐药性的发展提供线索，从而刺激开发克服肉瘤化疗耐药性的新策略[100]。一些研究报道了从骨肉瘤患者的血液、血浆或血清中循环 miRNA 检测的临床应用。Lian 等发现，与健康对照组相比，骨肉瘤患者血浆中的四个 miRNA 组（miR-195-5p、miR-199a-3p、miR-320a 和 miR-374a-5p）显著增加。他们还观察到这些标志物在手术后表达降低。类似的是，他们报道了三种 miRNA 标记（miR-21、miR-199a-3p 和 miR-143），使区分骨肉瘤患者和健康对照成为可能[101]，在这些标志物中，miR-195-5p 和 miR-199a-3p 在转移性骨肉瘤患者中显著上调[102]。另一项研究证实 miR-195 可作为骨肉瘤的诊断和预后标志物。血清 miR-195 的低表达与不良预后有关[103]。miR-let7A 被描述为一个良好的预后因子[104]。其他候选基因，如 miR-9、miR-491 和 miR-25-3p，也被认为有望成为骨肉瘤液体活检的预后生物标志物[100, 105, 106]。

在软骨肉瘤中，有一些相关研究报道了 miRNA 在特定的疾病发展的重要过程中的作用，如缺氧、血管生成、迁移或细胞存活[107-109]。尽管它们具有作为临床生物标志物的潜力，但目前还没有临床研究对它们进行测试。

同样，在 ES 中也存在针对 miRNA 和癌蛋白 EWS-FLI1[110, 111] 及其他能够预测预后的 miRNA[111] 的研究。然而，只有 miR-125b 被证实可作为非侵入性液体活检的标志物[112]。

lncRNA 也可以通过体液中的液体活组织检查来检测，并有可能用作骨肉瘤的诊断生物标志物[113, 114]。有趣的是，Zhou、Q 等发现来自 HOTAIR 的单核苷酸多态性 rs7958904 的 C 等位基因与 G 等位基因相比，骨肉瘤发生的风险较低[115]。因此，HOTAIR 的 SNP rs7958904 C 等位基因可能是骨肉瘤的一个新的诊断生物标志物。Ma 等进行了一项研究，他们将 TUG1 表达水平成功用于区分骨肉瘤患者和健康人[116]。在骨肉瘤患者的血液样本中，术后患者的 TUG1 表达水平低于术前患者，TUG1 表达的变化与疾病状态显著相关[114]。一些研究已经描述了这作为 HULC 预后生物标志物的潜力。

与正常对照组相比，lncRNA 在人类骨肉瘤组织中显著上调，并且与骨肉瘤患者的总生存期缩短相关[117, 118]。一项研究报道，HOTIP 高表达骨肉瘤患者的总体生存率比低表达的患者更低[119]。lncRNA HIF2PUT 在人类骨肉瘤组织中显著上调，其过度表达与总体无病生存期缩短呈正相关[120]。lncRNA MALAT1 被认为是骨肉瘤患者总生存期缩短的独立预后因素[116]。与匹配的邻近正常组织相比，TUG1 在人类骨肉瘤组织中过度表达[116]。研究者在骨肉瘤患者中观察到 TUG1 上调与不良预后密切相关，它似乎是总生存率和无进展生存率的独立预后指标[114]。一些 lncRNA 的下调，如 MEG3 和 TUSC7，也被发现是骨肉瘤患者的不良

预后标志物。其他几种 lncRNA，包括 BCAR4、FGFR3-AS1、HNF1A-AS1 和 ZEB1-AS1，在人类骨肉瘤患者中高表达，并与不良预后相关[121-123]。HIF-2α、ZEB1-AS1、BANCR 或 ODRUL 等被报道与骨肉瘤和增殖、转移或化疗耐药相关[124]。然而，这些指标的临床意义尚需得到进一步证实。

很少有研究报道软骨肉瘤和 ES 中 lncRNA 的失调。Bao 等描述了高 HOTAIR 表达水平与软骨肉瘤的肿瘤分期和不良预后之间的相关性[125]。lncRNA EWSAT1 则被报道为在原代 ES 组织中 EWS-FLI 下游基因抑制所必需的条件[126]。

（三）外泌体

外泌体是由各种细胞类型释放的细胞外小泡，同样存在于体液中。它们包含其亲代细胞的各种分子成分，包括蛋白质、脂质、DNA 和 RNA（mRNA、miRNA 和 lncRNA）[127]。一旦释放到细胞外，外泌体可被周围细胞吸收或通过血液循环携带到远处，并影响靶细胞行为[128]。越来越多的证据表明，外泌体在不同肉瘤（包括骨肉瘤和 ES）的肿瘤发生、生长、进展、转移、免疫治疗和药物传递中起着重要作用[129]。大量外泌体由不同的肉瘤细胞分泌，其水平与肿瘤进展有关[130]。从内皮细胞和活化血小板释放的 CD63 阳性外泌体也在许多亚型软组织肉瘤患者的血浆中被发现[131]。活化的血小板衍生微泡与静脉血栓栓塞的发生相关，可用于识别血栓栓塞事件的高风险患者并促进其预防。

使用外泌体作为肿瘤生物标志物有一个关键优势，因为它们可以保护其分子内容物。例如，转移性骨肉瘤患者的外泌体中 uPA 含量增加[132]，ES 细胞系的外泌体中存在特异性 mRNA[133]。

外泌体的预测价值已广泛应用于各种癌症，包括胰腺癌、卵巢癌、肺癌、胶质母细胞瘤和乳腺癌[134, 135]。但只有有限的研究证明外泌体作为肉瘤患者预后和诊断的生物标志物的适用性。有两项研究确定了 ES 患者中具有 EWSR1-FLI1 融合基因和 EZH2 mRNA 的外泌体[130, 136]。而骨肉瘤细胞

释放的含有 miR-25-3p、uPA 和 miR-675 的外泌体也可用于临床监测[106, 132, 137]。

（四）ctDNA 和 ctRNA

DNA 序列的变化是与肿瘤中最常见的变化，它们出现在不同的致癌事件中[138]。在肉瘤中，无细胞 DNA 或 RNA 可通过坏死、凋亡或主动释放从原发或转移部位流入血液[139]。与 CTC 相比，ctDNA 分析的主要优点之一是灵敏度更高[140]。同一血液样本中的 ctDNA 水平始终高于 CTC 的数量，并且 ctDNA 还存在于未检测到 CTC 的患者中[141]。高度特异性是 ctDNA 分析的一个优势，因为在 ctDNA 中发现的体细胞突变在正常的无细胞 DNA（cell-free NDA，cfDNA）中不存在。目前临床应用的循环生物标志物，如 PSA、CA19-9 和 CA-125，仅在血液中存在数周，因此只能在数周到数月的时间内进行准确评估[142]。更重要的是，这些生物标志物中的一些可能会因与肿瘤生长或进展无关的其他临床情况而发生改变[143]。相反，ctDNA 中的突变或融合基因对特定肿瘤具有高度特异性。在 ES 中，dPCR 已被用于量化肿瘤特异性 *EWS/FLI1* 和 *EWS/ERG* 融合基因，这种方法能够在即使影像学上无法检测到病灶的病例中检测到 ctDNA[144]。ES 患者血清中循环无细胞（circulating cell-free，ccf）mtDNA 水平显著低于健康对照组。此外，血清 ccf mtDNA 水平与肿瘤转移状态相关，表明血清 ccf mtDNA 有可能成为 ES 分子诊断的一种新的、方便的非侵入性生物标志物[145]。NGS 也被用于检测 ES 中的 ctDNA[146]。与 dPCR 相比，NGS 可以揭示 ctDNA 中的 DNA 重排或拷贝数变化。NGS 使得在肉瘤中识别精确的融合断点和特定的基因组突变成为可能。随着 NGS 的使用，ES 中准确的融合断点已被确定：有研究显示，在治疗期间 ES 的 ctDNA 中捕获了 *p53* 突变[147]。血浆中 *p53* 和 *PIK3CA* 突变的存在与软骨肉瘤原发肿瘤组织中的突变相匹配，证实了 ctDNA 对软组织肉瘤的诊断价值[148]。液体活检 ctDNA 检测表明，靶向软骨肉瘤中 *IDH1*/*IDH2* 突变具有潜在治疗作用[142]。

ctRNA 是一种用于肉瘤预后和预测的生物标志物。定量逆转录聚合酶链反应（reverse transcription polymerase chain reaction，RT-qPCR）分析和 RNA 测序（RNA-sequencing，RNA-seq）技术已被用于检测定量 ctRNA。RT-qPCR 已成功用于捕获 ES 中循环的 *EWS/FLI1* 融合基因，即使在肿瘤组织不可观测到时也能检测到融合基因[149]。循环中的融合序列拷贝数也与 ES 中肿瘤体积的变化有关，表明基于 ctRNA 的液体活检可能有助于肉瘤的临床诊断[144]。

（五）循环代谢物

基于血液的代谢物分析可以使用各种光谱技术进行，包括磁共振光谱（nuclear magnetic resonance，NMR）、气相色谱质谱（gas chromato-graphyemass spectrometry，GC-MS）和液相色谱质谱（liquid chromatographyemass spectrometry，LC-MS）[150]。癌症患者血清代谢谱的改变可能提示肿瘤进展和转移。测量血液中代谢物的时间依赖性变化可以获得更准确的肿瘤表型图片，从而有可能在临床上为肉瘤患者制订更好的管理策略。

肉瘤细胞在肿瘤细胞增殖和转移过程中具有较高的能量需求和代谢转换。据报道，血清中糖酵解酶（如 LDH）活性的增强与骨肉瘤和 ES 的预后不良有关[151-153]。此外，研究发现，糖类和氨基酸代谢的减少、脂质代谢的升高与骨肉瘤的肺转移有关。因此，血清代谢谱可能有助于临床评估肉瘤转移潜能和预后。

Zhang 等报道了骨肉瘤患者血清和尿液样本中代谢谱的差异。这些代谢物差异表明骨肉瘤患者的能量代谢特别紊乱，而它们可能作为一种诊断生物标志物[154]。一项对骨肉瘤细胞的代谢组学研究表明，TAp73 参与多种代谢途径的调节，这表明使用 TAp73 及其相关途径作为骨肉瘤诊断生物标志物的可能性[155]。一项初步研究分析了软骨肿瘤患者与健康对照组相比的 ^{1}H-NMR 代谢组学血清谱，并确定了 41 种差异表达的代谢物，为软骨肉瘤后续治疗开辟了新的临床前景[156]。

四、结论与展望

尽管近期研究者们在原发恶性骨肿瘤生物标志物方面的研究取得了相当大的进展，但仍有许多需要克服的困难，尤其是在软骨肉瘤的领域。骨肿瘤的非侵入性诊断及预后的生物标志物的鉴定是当前一个热门领域。尽管液体活组织检查不能取代传统的组织活组织检查，但在原发恶性骨肿瘤治疗过程中新检测技术的改进及其在临床实践中的进一步引入使得液体活组织检查可能成为对肿瘤基因组学变化和肿瘤演变进行时间监测的新标准[157, 158]。此外，肿瘤干细胞在肿瘤异质性和药物治疗耐药性中的重要作用使其成为未来骨肉瘤新药开发的潜在靶点[159]。为了更好地描述这一集群的特征，骨的干细胞生物标志物同样需要进一步研究。

第 36 章 癌症患者骨髓中的播散肿瘤细胞：生物学及临床意义

Disseminated tumor cells in bone marrow of cancer patients: biology and clinical relevance

K. Pantel　C. Alix-Panabières　著

雷紫雄　金青林　李浩淼　陈维　译

一、背景

通常，即使通过高分辨率成像技术也无法检测到肿瘤细胞早期扩散，导致难以开展有效的早期干预。然而，目前可利用敏感的免疫细胞化学和分子分析在单细胞水平特异性检测"隐匿"的转移性肿瘤细胞。这些技术有可能追踪全身性肿瘤细胞在血液和骨髓中的扩散，而这是转移级联反应的早期关键步骤之一。

大量临床研究报道了乳腺癌、前列腺癌、肺癌、结肠癌和其他上皮来源恶性肿瘤患者中检测到的播散性肿瘤细胞（DTC）与术后肿瘤转移性复发之间相关性的证据。这项工作为 DTC 在国际肿瘤分期系统中的引入做了铺垫。在过去的十年中，循环肿瘤细胞（CTC）和肿瘤细胞产物（特别是循环游离 DNA）的检测受到了极大的关注[1]，这一新的诊断概念被誉为"液体活检"[2-5]。尽管通过简单的抽血很容易获取标本，但从 CTC 或 ctDNA 中获得的信息只能提供一个粗略证据，毕竟不是所有的 CTC 都能够进入二级器官。相较之下，DTC 在被骨髓穿刺检测出的前几个月或数年就已经归巢到骨髓中，因而可以提供在这个转移好发的器官中所积累的肿瘤细胞的信息。因此，DTC 的分析为"液体活检"提供了补充信息。在本章中，我们将讨论骨髓中 DTC 的生物学和临床意义。

二、关于 DTC 的生物学

（一）转移扩散的分子学决定因素

角蛋白是目前检测间充质器官（如骨髓、血液、淋巴结）中上皮细胞肿瘤细胞的标准标志物[6]。造血细胞和骨髓间质细胞可能是其中假阳性结果的主要来源，但似乎骨髓和血液样本中的大多数角蛋白阳性细胞来源于上皮，这一结论可以通过对大队列非癌症对照患者的标本分析得出[7]。最重要的问题是这些角蛋白阳性细胞是否为肿瘤细胞，通过全基因组扩增和单个 DTC 的 DNA 分析得到了回答[8-11]。大多数角蛋白阳性细胞表现出的基因变化清楚地表明其肿瘤细胞的身份。

然而，乳腺癌和其他实体肿瘤（如食管癌[12]）患者的 DTC 通常包含与原发肿瘤不相同的基因变化[11]，这提示 DTC 可能早期从原发肿瘤中播散，并经历独立的遗传学进展[13, 14]。然而，应用于这些实验中的传统基因组杂交（comparative genomic hybridization，CGH）分析是一种低分辨率且不敏感的技术手段。对于特定基因组区域的 LOH 分析显示，早期前列腺癌患者的 CTC 与原发肿瘤中存在一定相同的基因突变区域[15]，即便只是很短的基因片段。最近在结直肠癌（colorectal cancer，CRC）患者中也发现了类似的现象；应用靶向二代测序，大多数 CTC 突变也在相应的原发肿瘤和转移性的小亚克隆中被发现[16]。这些发现对平行进展理论发出了挑战，并提示转移性亚克隆可能早已经存在于原发肿瘤中[17]。

根据全基因组拷贝数图谱显示，EPCAM 阳性 DTC 的异常程度比相应的原发肿瘤要小[14]，这支持了肿瘤细胞扩散可能是肿瘤发生发展中早期事件的观点[18, 19]。DTC 已经在导管原位癌（ductal carcinoma in situs，DCIS）患者中被发现[20]。然而，正如一些小鼠模型动物实验的数据显示那样，肿瘤细胞是否从患者的癌前病变甚至从良性病变中扩散，这一点仍值得怀疑[21]，尽管在临床实践中，这些癌前病变或良性病变从未发生转移。此外，体积小的肿瘤比体积大的肿瘤更积极地释放 CTC 的假设与临床观察结果相反，即肿瘤体积的增大与转移风险的增加和不良预后呈正相关[22]。因此，实验模型和临床数据之间的交叉验证是至关重要的。

DTC 的表达谱可以提供与肿瘤细胞向骨髓传播相关的特定基因或通路的信息。最近对 EPCAM 阳性 DTC 的表达谱分析显示了两种表达亚型：①双重上皮 - 间充质特性（ESR1 和 VIM/CAV1 高表达）；②基底细胞样增殖性 / 干细胞样表型（ESR1 低表达和 MKI67/ALDH1A1 高表达）。DTC 池中 ESR1（40%）和 ERRB2（43%）表达与临床中原发肿瘤 ER 和 HER2 表达水平高度不一致，表明评估在骨髓中转移和生存需要一个与在原发肿瘤中生长和发展所不同的特殊表型。

到目前为止，我们对可以归巢于骨髓并成为 DTC 的 CTC 知之甚少。比较转移性乳腺癌患者的 DTC 和 CTC 的表达谱，发现 DTC 的基因表达特征与 CTC 有不同之处[14]。例如，相较于 CTC，在 DTC 池中 ALDH1A1、CAV1 和 VIM 的表达明显上调。

（二）癌症休眠

对 DTC 的进一步分子水平和功能分析可能有助于阐明令人困惑的"癌症休眠"现象。乳腺癌患者的转移性复发甚至可发生在原发肿瘤诊断和切除后 10 余年[23]。这种被称为"癌症休眠"的潜伏期的特征是在明显转移灶出现之前[24]，持续多年存在微小残留病灶（minimal residual disease，MRD）。因此，很多情况下甚至不能排除许多"治愈"的癌症患者可能含有休眠的肿瘤细胞[25]。MRD 现在可以通过持续进行血液分析、CTC 和 ctDNA 的监测来长期评估[1]。

休眠状态的稳定可能会受到 DTC（例如，控制细胞增殖和凋亡的基因进一步突变或表观遗传修饰）和周围微环境（例如，释放生长因子和血管生成因子）的干扰[25]。而免疫系统似乎在肿瘤休眠控制中发挥着重要作用[26]。Koebel 及其同事[27]已经指出了骨肉瘤小鼠中对休眠肿瘤的免疫监测的重要性，而 Mahnke 等[28]报道了骨髓微环境对于维持 DTC 和记忆 T 细胞的肿瘤休眠具有重要的特性。此外，Galon 等的研究结果显示，结肠癌患者的 T 细胞激活水平与生存之间呈强正相关，与原发肿瘤大小和淋巴结状态无明显相关[29]。然而，免疫系统作为控制转移进展的潜在重要作用仍在深入研究中[30]。巨噬细胞的某些亚群甚至可以通过促进血管生成、细胞外基质分解和重塑[31]来促进转移扩散。随着新的免疫检查点抑制疗法的出现，更好地理解免疫效应细胞的休眠控制将对改善癌症治疗有明显的意义。监测 CTC（如 PD-L1 表达）和 ctDNA（如肿瘤突变负荷）可为免疫检查点抑制治疗的个性化应用提供临床相关信息[32-34]。

诱导血管生成的能力被认为是打破癌症休眠及转移形成的重要因素[35]。虽然这一假设得到了大量实验研究的明确支持，但关于 DTC（和 CTC）中血管生成因子表达的信息却很少。此外，抗血管生成治疗加重了肿瘤组织中的缺氧，从而刺激癌细胞通过血液迁移到骨髓等远处组织[36]。这种不良反应可能会限制抗血管生成治疗对癌症患者的疗效[37, 38]。

除血管生成外，其他微环境也可能影响 DTC 的微转移和休眠状态。研究表明，在炎症和伤口愈合过程中，大量的细胞因子被释放，其中一些因子可以诱导上皮肿瘤细胞的迁移和生长[39]。有趣的是，伤口愈合特异性基因表达特征预示着乳腺癌患者中转移性复发的发生[40]。研究者普遍认为，转移前骨髓生态位的变化也可能影响休眠的肿瘤细胞[41]。除了骨质疏松等内在的病理生理过程外，意外骨折等外部事件也可能改变骨髓微环境，从而影响存在 MRD 肿瘤患者的癌症休眠。因此，结合癌症和骨科学的研究领域将提高我们对骨髓中肿瘤休眠的认识。

转录组分析显示，骨髓中发现的嗜骨乳腺肿瘤细胞存在成骨细胞样表型：这些肿瘤细胞通过表达正常破骨细胞或成骨细胞表达的基因库在骨中模仿骨细胞过程[42]。我们可以推测，每次 CTC 到达一个新的生态位时就会发生这种适应。因此，可以推测 DTC 可能获得一种"器官模拟表型"[43]。评估这些表达谱可能有助于识别外周血中 CTC 的来源，这是一种重要的临床应用，可能有助于早期发现癌症患者中隐匿的微转移病变[1, 44]。

最后，由衰老诱导的细胞改变对癌症休眠控制可能存在影响，这可以解释为什么衰老是癌症患者转移性复发的一个众所周知的危险因素[45-46]，然而这种影响目前尚未研究充分。除了降低免疫监测能力外，衰老对骨细胞组成也有较大的影响，这可能会影响对骨髓中 DTC 生长的控制能力。

（三）转移性干细胞

肿瘤干细胞领域在过去的十年中受到了广泛的关注，多种干细胞标志物在各类实体肿瘤被发现[47-49]。研究者们认为，肿瘤干细胞可以从原发肿瘤扩散到远处部位。在乳腺癌患者中，原发肿瘤干细胞显示出与转移性复发相关的表达谱，这支持了该假设[50]。此外，乳腺干细胞标志物 ALDH1 的表达与不良的临床预后相关，只有 ALDH1 阳性细胞能够在小鼠模型中形成转移[51]。

也有一些研究表明，主导转移的起始细胞（即"转移起始细胞"）可能是通过当前检测方法在癌症患者中检测到的 DTC 之一：①骨髓中 DTC 的存在与转移性复发显著相关[19]；②正如肿瘤干细胞的假设，大多数 CTC 不增殖（即 Ki-67 阴性）且对化疗耐药[52-54]；③ DTC 亚群具有乳腺癌

干细胞表型（如 CD44$^+$CD24$^{-/low}$、CK19$^+$MUC1$^-$、EpCAM$^+$[55-57]）。此外，从非转移性癌症（乳腺癌、前列腺癌和肺癌）患者 DTC[58, 59] 中衍生的细胞系的蛋白质组学分析表明，这些细胞系表达肿瘤干细胞（CD44 高表达，CD24 低表达）和上皮细胞到间充质细胞表型（细胞角蛋白低表达，EpCAM 低表达，波形蛋白高表达），同时表达应激蛋白，使 DTC 在缺氧和化疗环境中生存[60]。有趣的是，DTC 似乎位于骨髓中缺氧最明显的造血干细胞生态位中[61]。因此，这些细胞系可以作为深入研究 DTC 的模型。除 DTC 系外，由癌症患者[62, 63] 的 CTC 开发的永生细胞系和异种移植模型为识别转移起始细胞的生物学特性提供了新机会。

（四）上皮 – 间质转化

已有研究表明，肿瘤干细胞可能具有特殊的上皮 – 间质转化（MET）的能力[64, 65]，这增加了它们的流动性和侵袭性，使它们能够通过血流到达远处器官并存活下来，并使肿瘤细胞对化疗药物产生耐药性。然而，肿瘤转移中上皮 – 间质转化（EMT）仍存在争议[66]。虽然 EMT 支持 CTC 向远处部位的转移播散，但逆转 EMT 的"间质 – 上皮转化"对于归巢的 DTC 建立实体（微）转移起着至关重要的作用。EMT 和 MET 的确切机制和相互作用仅部分被了解[25]。然而，现在越来越多的人认为，具有最强 MET 的肿瘤细胞可能是包括骨在内的远处器官转移的转移起始细胞[25, 66]。

三、骨髓中 DTC 的临床相关性

（一）乳腺癌

大量研究显示乳腺癌患者骨髓中 DTC 的存在及其临床相关性[13, 19, 67, 68]。2005 年，Braun 等[19] 发表了一项由 4703 例乳腺癌患者组成的 Meta 分析。在这项汇总分析中，骨髓中 DTC 的存在不仅可以预测骨骼转移的发展，而且还可以预测肿瘤向其他器官的转移[19]。

除了在初诊和手术中被发现，DTC 还被发现在化疗和激素治疗[52, 69, 70] 中存活，并且手术后可

以在骨髓中持续存活多年。这种 DTC 的持续存活也与晚期转移性复发的风险增加有关 [24, 71-75]。例如，在高危乳腺癌患者中（累及的腋窝淋巴结数目多于 3 个或广泛侵犯皮肤淋巴管），治疗后肿瘤细胞的存在与患者极度不良预后相关 [76]。

最近，Tjensvoll 等表明骨髓中 DTC 的存在可以预测可行手术的乳腺癌患者 [77] 手术后的晚期复发。事实上，这些临床复发可能是由于骨髓内休眠的肿瘤细胞被重新激活。通过在手术前后使用多标记 mRNA 的 qRT-PCR 方法，研究者发现只有术前检测到 DTC 是晚期复发的独立预后标志。此外，Borgen 等关注于 NR2F1（一种维 A 酸受体家族的孤儿核受体），他们发现 NR2F1 在人类癌症和转移性组织中通常被下调 [78]。他们通过对细胞离心的双免疫荧光染色（来自 86 例 DTC 阳性乳腺癌患者的 114 例骨髓样本），分析了 DTC 中 NR2F1 的表达。基于 DTC 上 NR2F1 的表达，首次定义了"休眠"分类的界限，并可以对患者进行分层。事实上，在所有早期全身性复发的患者（12 个月内）的骨髓样本中均仅携带 NR2F1 低表达 DTC（非休眠）（1% NR2F1 高表达 DTC）。

Siddappa 等在三阴性乳腺癌患者的骨髓中发现了一组转录基因，在这些患者进行任何治疗干预前能够通过检测转录基因的表达水平预测其首次远处复发的时间，从而确定了需要额外治疗干预的 TNBC 患者群体 [79]。由于这些基因同样编码了治疗靶蛋白（如 HER2），这项研究也为靶向 DTC 治疗以减少 TNBC 的远处转移提供了新的思路。

关于肿瘤细胞的异质性，Magbanua 等的研究结果表明，对早期乳腺癌患者骨髓中 DTC 的分析显示了分子异质性，可能来自原发肿瘤中两个不同的亚群：①具有双重上皮 - 间充质特性（ESR1 和 VIM/CAV1 高表达）；②基底细胞样增殖性 / 干细胞样表型（ESR1 低表达和 MKI67/ALDH1A1 高表达）[14]。作者提出，肿瘤细胞在扩散到骨髓的过程中，生物标志物状态具有可变性。评估这些 DTC 亚群的生物学和临床意义将是很有价值的。此外，Andergassen 等通过对全角蛋白（cytokeratin,

CK）标志物及 Tn 或 O - 乙酰 -GD3（乳腺癌相关糖基化分子）作为标志物的双免疫荧光染色检测和表征了乳腺癌患者中的 DTC [80]。作者发现，远处转移的患者其大多数细胞的 CK/Tn 和 CK/O-AC-GD3 呈阳性。

据 Magbanua 等报道，同时检测 CTC 和 DTC 可为评估临床预后提供更多的有力证据 [81]。事实上，他们报道了通过 CTC 和 DTC 的联合检测预测未经治疗的早期乳腺癌患者的临床预后的数据。一方面，在早期乳腺癌患者 [HR(+)] 中检测出 CTC 是患者出现远期无复发生存（使用 CellSearch 系统）和乳腺癌患者特异生存的独立预后因素 [使用免疫磁富集（immunomagnetic enrichment，IE）和流式细胞术（flow cytometry，FC）]，而 DTC 水平本身并不能预测预后。然而，当结合 IE/FC 的 CTC 水平（n=273）时，双重阳性（CTC⁺/DTC⁺，8%）与无远处复发生存率（P=0.270）、乳腺癌特异性生存率（P=0.0205）和总生存率（P=0.0168）的降低显著相关。Takeyama 等使用 CellSearch 系统对 20 例随访时间在 8~11 年的早期乳腺癌患者进行 CTC 和 DTC 的同步检测 [82]。DTC 的检测已被证明有助于观察辅助治疗效果和预测相对晚期转移。此外，Kasimir-Bauer 等检测 DTC（通过免疫组化在 525 例原发性乳腺癌患者标本中使用 CK 抗体 A45-B/B3）和 CTC（在 376 例 [83] 患者中使用 AdnaTest BreastCancer）。文中作者评估了在 DTC 阳性患者中双膦酸盐摄入量对患者的影响。22% 的患者中检测到 CTC，而 40% 的患者中检测到 DTC。CTC 与无进展生存期降低显著相关；然而，尚未发现 DTC 与患者治疗后预后的相关性。该研究结果表明，在疾病早期摄入氯膦酸钠可使骨髓中检测到 DTC 的乳腺癌患者获益，CTC 可能是发生远处转移的高危指标（不仅限于骨转移）。此外，Aft 等研究表明，用双膦酸盐治疗乳腺癌患者可降低骨髓中的 DTC 数量 [84]。

关于非转移性乳腺癌的预后标志物，Rachner 等最近提出测量各种不同类型的生物学标志物：①两种与乳腺癌发生和进展相关的蛋白：RANKL

及其诱饵受体，血清 OPG；② DTC[85]。在该研究中共招募了 519 例患者，采用密度离心法和免疫细胞化学检测（CK 抗体 A45-B/B3）DTC，采用 ELISA 法检测血清中 RANKL 和 OPG 的水平。他们发现发生骨转移患者血清中 RANKL 水平显著升高，高血清 OPG 水平与更高的乳腺癌死亡风险相关。DTC 阳性患者的 RANKL 水平高出 33%。这些发现很有前景且为新的治疗方法提供了理论基础，值得进一步的研究。

除了 DTC 对全身治疗的影响外，Mignot 等报道了 DTC 水平对乳腺癌[86] 早期局部复发后局部根治性放疗疗效的预测结果（超过 10 年）。根据单因素和多因素分析，放疗开始时 DTC 水平与较高的局部复发风险相关。因此，我们可以想象将来 DTC 水平可以作为一种决策工具，为更好地定制早期乳腺癌患者的辅助放疗提供依据。

由于 DTC 的分子性质和组织来源仍然难以捉摸，Demeulemeester 及其同事应用单细胞测序来鉴定和追踪乳腺癌患者[87] 中 DTC 的来源。测序后从 6 例非转移性乳腺癌患者中分离出的 63 个单细胞的基因组，同时从整体 DNA 中进行肿瘤内遗传异质性分析。作者证实，在形态学上，53% 的单细胞是从肿瘤发展过程中扩散的 DTC，其余的细胞要么是非异常的"正常"细胞，要么是拷贝数畸变景观与肿瘤细胞不一致的"来源不明的异常细胞"。进一步的分析提示这些未知来源的异常细胞起源于具备造血功能的细胞子群，并且其表达量与患者年龄有关[87]。进一步对 DTC 分类将有助于理解肿瘤细胞扩散和转移形成的生物学特性，以及确定潜在的药物靶点[88]。

骨髓中检测出 DTC 的非转移性乳腺癌患者无转移生存率较差。一个已知的假设就是 DTC 处于非活动性（休眠）状态且不会被化疗杀死。然而，最近 Carlson 等提出的另一种假说指出可能是 DTC 所处的微环境可保护 DTC 免受化疗干扰，并拥有相对独立的细胞周期状态[89]。作者发现，抑制整合素介导的 DTC 与血管周围生态位之间的相互作用可使 DTC 对化疗敏感。因此，整合素抑制药的

辅助治疗可能是一种根除 DTC 和预防肿瘤转移的创新临床策略。

由于大多数 DTC 处于非循环状态，化疗可能对这些肿瘤细胞的影响相当有限[76, 90]。因此，除了化疗和放疗外，靶向治疗的使用开辟了临床肿瘤学的新时代[91]。

HER2 原癌基因仍然是 HER2 阳性乳腺癌患者全身治疗中最主要的生物学靶点[92]。多项研究报道指出，HER2 阳性 DTC 的检测结果与相应原发肿瘤的 HER2 评分之间存在显著差异[93-96]，提示常规原发肿瘤分析中容易遗漏的 HER2 过表达肿瘤细胞亚克隆群有可能会扩散。HER2 阳性 DTC 的检测与乳腺癌患者[12, 93] 不良的临床预后相关。因此，单个 DTC 的 HER2 状态评估可能为乳腺癌患者的临床管理提供重要信息。研究者对 CTC 也进行了类似的观察性研究，CTC 中 HER2 的表达水平可能与原发灶差异显著，CTC 作为 HER2 靶向治疗分层的生物标志物正处在进一步的研究中[1]。对其他治疗靶点的评估，特别是那些参与 DTC 和骨微环境之间复杂相互作用（如 RANK）的靶点，对未来临床试验的设计也很重要。

（二）结直肠癌

据报道，在结直肠癌患者骨髓中 DTC 的存在与肿瘤复发率增加[97, 98] 或总生存率的减低呈正相关[99, 100]。与之相反，其他三篇主要针对较小患者队列的研究报道无法得出 DTC 与预后间有相关性的结论[101-103]。最大的研究来自 Flatmark 等，其包括 275 例患者和 206 例非癌症对照的队列暂无临床随访的结果[104]。以 CK20 mRNA 为标记转录子的 RT-PCR 分析结果显示，其中两组与生存率无相关性[105, 106]，四组发现 CK20 转录的存在与较差的总生存率相关[107-109]。然而，这两份阴性结果均仅针对转移性患者进行。综上所述，DTC 在结直肠癌患者中的临床意义仍存在争议。

考虑到过去 5 年间进行的研究，研究者对 DTC 在结直肠癌中的意义已经进行了评估，但尚未得出临床相关性。Seeberg 等对 140 例可切除的

结直肠肝转移患者进行了研究，评估了原发性肿瘤淋巴结状态（N_0/N_+）对生存预后的影响，并在试验中确定了 CTC/DTC 的价值[110]。CTC 阳性与总生存期显著相关，而 DTC 阳性与临床生存期无明显相关性。此外，Hinz 等进行了一项包括 299 例结肠癌患者的前瞻性单中心研究[111]。在骨髓中通过 CK20 RT-PCR 检测出 CTC 是结肠癌患者中一种高度特异性和独立的预后标志物。然而，用 CK20 RT-PCR 或抗 EpCAM 抗体的免疫组化检测同样得出骨髓中的 DTC 与不良预后无明显相关。最后，Seeberg 等在 194 例结直肠肝转移患者中评估了 CTC（CellSearch 系统）和 DTC（ICC）的预后和预测价值[112]。在 19.6% 的患者中检测到 CTC，而那些至少有两种或两种以上 CTC 的患者的治疗后复发 / 进展时间缩短。仅有 9.9% 的患者检测到 DTC，但与可切除患者的临床预后无明显相关。非常令人惊讶的是，Pach 等报道骨髓中 DTC 的存在与原发肿瘤特征无关，但似乎可以预测左半结直肠癌患者的转移形成，这也与 DTC 阳性患者总生存期改善的趋势相关[113]。结直肠癌是一种与原发肿瘤的位置高度相关的异质性疾病，新的研究数据很有趣，值得进一步证实。可以推测结直肠癌患者中低水平的休眠 DTC 或许会刺激免疫应答[26]。

（三）肺癌

在非小细胞肺癌中，一些研究通过使用抗 CK18 的单克隆抗体 CK2 或不同的 CK 抗体[114, 115] 的免疫细胞化学研究了 DTC 与患者预后的相关性。不同研究中 CK 阳性细胞的检出率分别为 22%～60%。有趣的是，与髂嵴[115, 119] 的骨髓样本相比，肺癌患者肋骨或胸骨的骨髓穿刺中 DTC 的阳性率较高[116-118]，这种现象在乳腺癌和食管癌患者的标本中也是如此。无论骨髓穿刺的部位如何，一些研究表明骨髓中的 DTC 与较差的临床预后间存在相关性[116, 117, 120-124]。然而，目前对 196 例患者进行的最大规模的研究中并没有发现 DTC 与预后的相关性，但这可能与随访时间（中位为 8 个月）

过短有关[125]。基于 RT-PCR 检测的研究，目前随访数据库很小。Sienel 等对 50 例无明显远处转移的患者进行分析[126]，发现 MAGE-A 的表达与患者不良预后相关。总之，虽然有一些证据表明 DTC 可能对患者产生一个不利的临床预后，但仍需要更大规模的标准化研究来证实 DTC 在肺癌患者中的预后价值。据 Rud 等报道，在使用免疫磁选择的 252 例中有 152 例（moc31 抗体识别 EpCAM）（59%）NSCLC 患者和使用 ICC（含抗细胞角蛋白抗体 AE1/AE3）选择的 234 例中有 25 例（11%）患者样本中检测出 DTC[127]。作者表明，用两种技术检测到的 DTC 并没有预后意义，因此这些数据不支持 DTC 用于临床的检测。相较之下，CTC 似乎是更好的预测患者预后的因素，正如最近欧洲 Meta 分析中得出的结论[128]。

（四）前列腺癌

在前列腺癌中，骨髓是最常见的转移部位。在过去的 10 年里，一些研究小组一直专注于前列腺癌患者骨髓中 DTC 的检测。然而，大多数研究包含的患者数量相对较少或随访信息不全，关于激素治疗对预后影响的数据稀少和缺乏。在免疫细胞化学中，DTC 的检出率在 10%～90%[74, 129-132]，一些证据表明 DTC 与临床确定的危险因素如原发肿瘤的组织学分化有一定相关性[133, 134]。此外，研究表明 DTC 检出率与 PSA 再次升高（阳性）有相关性[135]。虽然 DTC 阳性的骨髓状态与分级和肿瘤转移风险增加相关，但 Berg 等关于 266 例前列腺癌患者的研究中并未发现 DTC 检测与生存率的相关性[134]。相反，Köllermann 等[132] 报道了 193 例中有 86 例（44.6%）接受新辅助激素治疗后进行根治性前列腺切除术的非转移性前列腺癌患者骨髓中 DTC 水平与患者预后有显著相关性。

另外，有研究表明利用 RT-PCR 检测 DTC，主要是扩增 PSA 或 MAGE 特异性 cDNA 作为标志物可明显提高检出阳性率[114]。部分已被报道的 DTC 与前列腺癌患者预后相关性的研究中指出，DTC 阳性率与血清中 PSA 水平相关[130, 136]。

总之，部分证据表明，在前列腺癌患者的骨髓中检测出 DTC 可能代表一个预后参数，但这仍需要更大规模的多中心研究和对已建立的风险参数的列线图检测，以将 DTC 引入未来前列腺癌患者的临床管理中。

前列腺癌优先转移到骨髓，特别是在富有内皮细胞分泌归巢分子的内皮生态位内，这可能将前列腺癌细胞招募到骨髓中[137]。基于在骨髓微环境中 DTC 的重要性，Carpenter 等的研究重点放在肿瘤转移定植前生态位，研究 DTC 的微环境调控[138]。有趣的是，现已证明前列腺癌中 DTC 和正常的造血干细胞在骨髓中竞争驻留，并在生存、增殖和归巢方面具有许多相同的调控机制[139]。

Van der Toom 等回顾分析了治疗后的前列腺癌患者中 MRD 可能导致复发和远处转移，而骨髓 DTC 可以为前列腺癌的播散和转移提供临床相关的生物学观点[140]。

未来研究的目标将是使用敏感和特异性的前列腺标志物来持续和可靠地识别 DTC。例如，最近 Cackowski 等开发了一种新的荧光激活细胞分选技术，检测出 58 例中有 10 例（17%）非转移性前列腺癌患者存在活性 DTC[141]。作者通过全基因组测序对该细胞进行了特征性分析，显示出 DTC 中存在前列腺癌中已知的单核苷酸多态性和结构基因组变异。

一个对 DTC 的描述在于其表型水平，例如，AXL 是 Gas6 的酪氨酸激酶受体之一，该蛋白的表达参与癌症休眠。Axelrod 等的研究结果表明，AXL 是前列腺癌[142]中公认的肿瘤抑制因子和休眠调节因子。在 DTC 中 AXL 的表达与前列腺癌患者较长的生存期相关，而原发灶或转移灶中的癌细胞不表达 AXL。AXL 启动但无法维持休眠的能力表明单独靶向 AXL 并不能阻止致命的肿瘤转移性生长，可能存在一个协同因子网络来介导长期的细胞休眠。这些结果与 Yumoto 等的报道结果一致[143]，该研究认为休眠的 DTC 可能位于成骨细胞附近，同时表达高水平的 AXL。然而，AXL 如何调节骨髓中 DTC 的增殖仍完全不清楚。Yumoto

及其同事指出，Gas6/Axl 轴和 TGF-β_2 信号通路之间的一个调节回路在诱导前列腺癌细胞休眠中起着重要作用。Decker 等的研究表明，交感神经信号通过直接作用于前列腺癌细胞和间接作用于邻近的生态位细胞重新激活骨髓中静止的播散性的 DTC[144]。

DTC 在前列腺癌中的临床相关性仍在研究中。Todenhöfer 等招募了 248 例接受根治性前列腺切除术的存在复发风险增加特征的非转移性前列腺癌患者（PSA≥10ng/ml 或 Gleason 评分≥4+3=7 分或 pT≥3）[145]。研究者检测了骨髓细胞的 CK 和凋亡标志物 caspase 裂解后 CK18（M30）。其中 248 例中有 47 例（19%）患者在手术时已检测出 DTC。遗憾的是，作者在本试验中并没有发现 DTC 与临床预后之间的任何相关性。

结论

DTC 可在各种上皮性肿瘤患者骨髓中发现。在这里，我们关注了实体肿瘤的主要类型（如乳腺癌、结直肠癌、非小细胞肺癌和前列腺癌）。然而，需要注意的是，对于其他上皮性肿瘤中DTC的作用仍需进一步研究，如胃癌[146,147]、食管癌[73,148-150]、胰腺癌[151,152]、卵巢癌和头颈部癌[69,153-155]。

虽然我们不能排除 DTC 也可能存在于其他器官，但是骨髓或许是 DTC 的主要储藏库。在骨髓中 DTC 可以从各种细胞周期进入休眠期，并且可能循环到其他远处器官（如肝或肺）等更好的生长条件环境中存在。骨髓中 DTC 的检测水平与乳腺癌中局部复发之间的相关性表明，这些细胞甚至可能循环回原发肿瘤部位[156]。这一假设得到了动物实验结果（小鼠模型）的支持，表明乳腺癌细胞可以从远处（如骨髓）再次循环至原发部位，并有助于促进原发肿瘤的生长[157]。如果骨髓是 DTC 的一个特殊储藏库，那么针对骨髓－肿瘤相互作用的药物（如双膦酸盐或针对 RANKL 的抗体）可能会有效地防止肿瘤转移甚至局部复发。

当前研究的热门主题是 DTC 是否将骨髓环境作为在转移传播至其他器官之前保持数年休眠的

生态位[158]。进一步理解休眠阶段和使 DTC 能够重新激活生长的条件，以及识别转移瘤的起始细胞（转移干细胞），这是目前最重要和最具挑战性的研究领域。

识别与 DTC 相关的新机制可能为更有效地预防或治疗癌症转移提供新的治疗方法。此外，重要生态位特征和靶向存在于骨髓造血干细胞生态位的 DTC 的潜在治疗方法将是接下来的十年至关重要的研究方向[137]。总的来说，为实现持久治愈癌症，迫切需要进一步的研究以更好地了解癌细胞休眠的生物学，以及休眠癌细胞的生命周期对肿瘤及周围生态位环境调控机制[158]。

致谢

K.P. 得到了 European Research Council Advanced Investigator Grant "INJURMET" 的支持；C.A-P. 得到了 the National Institute of Cancer（INCa，http://www.e-cancer.fr）and SIRIC Montpellier Cancer Grant INCa_Inserm_DGOS_12553 的支持；K.P. 和 C.A-P. 得到了 the ERA-NET TRANSCAN 2 JTC 2016 PROLIPSY and the ELBA project that has received funding from the European Union Horizon 2020 Research and Innovation program under the Marie Skłodowska-Curie grant agreement No 765492 的支持。

第二篇

原发性骨肿瘤
Primary Bone Tumors

Part A 生物学方面
Biological Aspects

第37章 骨肿瘤的细胞遗传学
Cytogenetics of bone tumors

Hui Pang Jiyun Lee Shibo Li 著
庞 科 凌 林 黎志宏 涂 超 译

在慢性粒细胞性白血病患者染色体组中发现费城染色体以后[1]，癌症领域的研究人员也试图寻找染色体与癌症之间的其他联系，包括骨肿瘤[2]。细胞遗传学发现骨肿瘤具有极强的异质性，包括染色体的缺失与增加，染色体片段的缺失与重复，双微体（double minute，DM）或均匀染色区（homogeneously stained region，HSR）的形成。这些改变大多数特异性不强，不足以提供临床诊断价值。目前在骨肿瘤中发现的最常见的反复发生的结构突变是骨软骨瘤中 8q24.1、骨外黏液样软骨肉瘤 t（9；22）（q22；q12）、尤因肉瘤 t（11；22）（q24；q12）和动脉瘤样骨囊肿 t（16；17）（q22；p13）的重排。分子细胞遗传，如比较基因组杂交（comparative genomic hybridization，CGH）检测及其结果，将在本书的其他章节讲述。

一、成软骨性肿瘤

（一）骨软骨瘤

骨软骨瘤是最常见的良性骨肿瘤，好发于 20 岁以下的人群。大多数骨软骨瘤病例（85%）表现为散发性、孤立性、非遗传性病变。其余的发生在遗传性多发性骨软骨瘤（hereditary multiple osteochondroma，HMO）背景下的多发病灶，这些多发病灶以常染色体显性方式遗传，并作为邻近基因综合征的一部分，如 Langer-Giedion 和 Potocki-Shaffer 综合征（也称为近端 11p 缺失综合征）[3, 4]。连锁分析指出三个不同的染色体位置：8q24.1（EXT1）、11p11-p12（EXT2）和 19p（EXT3）（图 37–1）[5-7]。前两个基因位点，即 8q24.1 的 EXT1 和 11p11-p12 的 EXT2，已经在随后的实验中被克隆出来。但第三个基因，即 19p 的 EXT3，尚未被克隆出来。几乎 90% 的 HMO 患者有 EXT1 或 EXT2 的突变[7, 7a]。0.5%～2% 的骨软骨瘤患者在成年后发生恶变，但很少发生转移[8, 9]。

对从散发性骨软骨瘤病例中获得的有限样本进行的细胞遗传学研究表明，一致的发现是 8q 缺失或重排，尤其是在 8q24.1 的断裂。该肿瘤的一个散发病例存在 11p11-p12 区域的缺失。一个遗传性肿瘤也被发现在 8q24.1 区域存在细胞遗传学改变[3, 10, 11]。Feely 等[10] 报道了 37 例骨软骨瘤病例（包括散发性和遗传性病变），其中 10 例（27%）存在 8q24.1 的缺失或结构性改变。使用针对 8q24.1 区域的 DNA 探针对相同的样本进行进一步的 FISH 检测，结果显示 34 个样本中有 27 个（79%）在 8q24.1 区域有一个杂交信号的丢失。Sawyer 等[12] 报道了 8 例骨软骨瘤的细胞遗传学数据，数据显

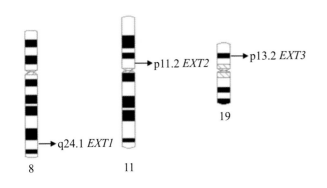

▲ 图 37-1　骨软骨瘤的基因位点

示不仅涉及染色体 8q24.1，而且 7 个异常肿瘤样本中的 5 个有 1 号染色体的重排，这些重排集中在 1p13-p22 区域，包括倒置、插入或易位。最近，Hameetman 等[13] 利用微阵列比较基因组杂交（array-CGH）技术研究了 8 个非遗传性骨软骨瘤，并发现了全部 8 个骨软骨瘤在 8q 上都有一个大片段缺失，其中 7 个含有 EXT1 基因的 8q 等位基因有额外的小片段缺失。这一发现证明了在非遗传的骨软骨瘤中，EXT1 是一个经典的肿瘤抑制基因。

（二）软骨瘤

根据病变的位置，软骨瘤分为：①内生软骨瘤（髓腔内）；②骨膜软骨瘤（骨表面）；③软组织软骨瘤（软组织内）。细胞遗传学分析曾被尝试用来研究这类肿瘤，但直到目前为止，没有发现一致明确的染色体特定的结构或数目的改变。但是，Dahlén 等[14] 报道了他们在 14 例软骨瘤样本中（8 例软组织软骨瘤和 6 例内生软骨瘤）的细胞遗传学发现，其中有 7 例出现了 12q13-q15 区染色体重排。HMGA2 基因位于 12q15 区域，而在软骨瘤中检测到 HMGA2 基因的表达，无论是否存在细胞遗传学上可见的 12q 重排。除了 12q 之外，还检测到 5 号染色体的增多与 6 号、13 号、19 号和 22 号染色体的丢失[15, 16]。最近对 14 个软骨瘤的最新细胞遗传学分析，除了 12q 染色体外，其余染色体也出现了异质性改变[17]。

（三）软骨母细胞瘤

尽管在有限的零星病例研究中没有发现软骨母细胞瘤在染色体结构或数目改变上的一致变化[15]，但是 5 号染色体的结构异常发生的频率更高[18]。最近，95% 的软骨瘤病例报道了 H3F3B 基因的一种特定驱动突变（p.Lys36Met）[19]。

（四）软骨黏液样纤维瘤

软骨黏液样纤维瘤是一种罕见的良性骨肿瘤，最常发生于年轻人的长骨干骺端[20]。约 37 例患者的细胞遗传学分析显示 6 号染色体上的 6p25、6q13、6q23 和 6q25 区域受累[21-23]。值得注意的是，反复出现的染色体臂间倒位 inv（6）（p25q13）已在多项研究中被描述[24, 25]。Nord 等利用全基因组配对测序和 RNA 测序，发现在 20 例软骨黏液样纤维瘤病例中，有 18 例存在 6q24.3 区域的 GRM1 基因通过启动子交换和基因融合上调[26]。

（五）软骨肉瘤

软骨肉瘤是一种具有纯透明软骨分化的恶性肿瘤。在评估软骨肉瘤的细胞遗传学结果时，重要的是要明确肿瘤的位置（骨骼或骨骼外），肿瘤的组织学（如间充质型、透明细胞型、梭形或黏液型），以及其起源（原发性或继发性、外周型或中央型）。大多数被检测的患者都有非常复杂的染色体变化，但所有这些变化都是非特异性，即细胞间的差异和异质性。然而，染色体丢失导致超单倍体是常见的，并可能在软骨肉瘤中导致后续的多倍体化[27]。

去分化软骨肉瘤是一种由低级别软骨肉瘤转化为高级别软骨肉瘤的肿瘤，经常表现出骨肉瘤、纤维肉瘤或恶性纤维组织细胞瘤的特征。去分化软骨肉瘤没有特异性的细胞遗传畸变检测方法。然而，在去分化软骨肉瘤病例中，经常发现 1 号和 9 号染色体的结构和数目改变[28-31]。

间叶性软骨肉瘤是一种非常罕见的低级别软骨肉瘤。在 2 例患者中发现了 13 号染色体和 21 号染色体之间的罗伯逊易位[32]，随着全基因组测序的发展，新的 HEY1/NCOA2 融合基因不断被发现，它可能是通过 8q 的染色体内重排而产生的[33]。

透明细胞软骨肉瘤和骨膜软骨肉瘤没有任何特定的细胞遗传学异常。透明细胞软骨肉瘤是一种低级别的软骨肉瘤亚型，而骨膜软骨肉瘤是一种发生在骨表面的恶性透明软骨肿瘤。

骨外黏液样软骨肉瘤是一种恶性软组织肿瘤。最常见的结构变化是 9 号染色体和 22 号染色体在 9q22 和 22q12 断点上的易位，在 75% 以上的病例中发现了这一现象[16, 34, 35]。定位于 9q22 区域的核受体基因 *NR4A3*（也称为 *CHN* 或 *NOR1*）与 22q12 染色体上 *EWSR1* 基因的 N 端融合，形成了一种具有致癌特性的融合蛋白[36]。其余 25% 的病例是由于两种染色体变异：t（9；17）（q22；q11）和 t（9；15）（q22；q21）。*NR4A3* 融合基因产物的伴侣基因为 17q11 上的 *TAF15* 和 15q21 上的 *TCF12*。3q12 上的另一个融合伴侣基因 *TFG* 从 t（3；9）（q12；q22）中被鉴定出来[37]，可见 *NR4A3*

基因融合在这一软骨肉瘤亚型的发生发展中起着非常重要的作用（图 37-2）。

二、成骨性肿瘤

（一）骨样骨瘤

骨样骨瘤是一种良性成骨性肿瘤，其特点是体积小，生长潜力有限，疼痛不成比例。有报道显示，3 例中有 2 例发生了涉及 22q13 和 17q 远端的细胞遗传学改变[38]。最近，复发性 *FOS* 和 *FOSB* 重排被报道为骨样骨瘤的独特改变[39, 40]。

（二）骨母细胞瘤

骨母细胞瘤是一种罕见的有编织骨形成的良性成骨性肿瘤，其边缘有突出的成骨细胞。其组织学特征与骨样骨瘤高度相似，这两种肿瘤类型是根据大小和生长方式来区分的。在有限数量的骨母细胞瘤病例中进行了细胞遗传学分析，没有

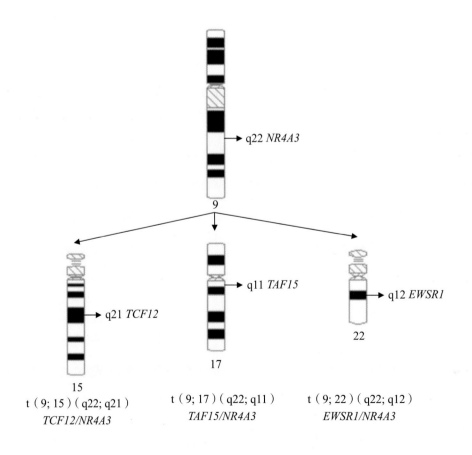

▲ 图 37-2　骨外黏液样软骨肉瘤的基因位点

发现一致的染色体改变。Giannico 等[41, 42] 报道了 2 例具有独特的三向易位，t（1; 2; 14）（q42; q13; q24） 和 t（4; 14; 17）（q23-25; q31; q31）。Nord 等[43] 研究了 11 例骨母细胞瘤病例，在 3 例患者中发现 22 号染色体长臂缺失或重排。最近，全基因组测序被用来探索骨母细胞瘤的潜在机制。Fittall 和 Lam 等[39, 40] 已经将 FOS 在 14q24.3 上和 FOSB 在 19q13.32 上的复发重排描述为骨母细胞瘤和骨样骨瘤的高度特异性基因改变。

（三）骨肉瘤

骨肉瘤是一种骨的恶性肿瘤。大约 75% 的骨肉瘤发生于髓腔内，被称为经典型骨肉瘤或传统型骨肉瘤。有遗传性癌症易感综合征的患者罹患骨肉瘤的风险增加，包括视网膜母细胞瘤、Li-Fraumeni 综合征和 Rothmund-Thomson 综合征[44, 45]。

大多数骨肉瘤的特点是复杂的染色体异常，具有明显的遗传异质性和不稳定性。染色体数目和结构的变化频率很高。最常见的染色体数目异常是 1 号染色体的增加和 9 号、10 号、13 号和 17 号染色体的丢失。常见的结构变化区域包括 1p11-13、1q11-q12、1q21-q22、11p14-p15、14p11-p13、15p11-p13，17p 和 19q13。环状染色体、均匀染色区（homogeneously stained region，HSR）或双微体常见于经典型骨肉瘤。骨肉瘤的倍性数目从单倍体到近六倍体不等[46, 47]。此外，在骨肉瘤中杂合性缺失（loss of heterozygosity，LOH）或涉及两个肿瘤抑制基因（13q 上的 RB1 和 17p 上的 TP53）缺失是相对常见[48, 49]。

1. 普通型骨肉瘤

普通型骨肉瘤是一种原发性髓内恶性肿瘤，肿瘤细胞产生骨样基质，即便数量较少但也存在。普通型骨肉瘤的特征是超二倍体，通常为近三倍体到四倍体，复杂的异常核型[16]。常见的结构和数目的染色体异常在普通型骨肉瘤中已详细描述。在文献中，关于染色体 6q、8q 和 17p 的复制已有共识[48, 49]，那就是在此类肿瘤中，也存在双微体和均匀染色区[47]。

2. 毛细血管扩张型骨肉瘤

毛细血管扩张型骨肉瘤是一种罕见的恶性成骨性肿瘤，其特征是大小不等多房囊状血窦，伴或不伴间隔。目前只有少数几个关于毛细血管扩张型骨肉瘤染色体异常的病例报道，例如，有 1 个病例报道了 3 号染色体三倍体，其他病例发现了复杂的染色体改变[46, 47, 50-52]。

3. 小细胞型骨肉瘤

小细胞型骨肉瘤是一种由小细胞组成的骨肉瘤，有不同程度的类骨质生成，存在多条染色体的复杂结构和数量重排，其细胞遗传学的研究结果不甚明确[51, 53]。

4. 低级别中央骨肉瘤

低级别中央骨肉瘤是一种起源于髓腔的低级别骨肉瘤。12q13-q15 的基因扩增在骨旁骨肉瘤中也被发现。这类基因扩增可能由于环状染色体的形成而具有类似的机制[54, 55]。

5. 继发性骨肉瘤

继发性骨肉瘤是一种发生于骨骼的成骨性肿瘤，受累骨骼受先前存在的异常病变影响，最常见的是 Paget 病和辐射相关肿瘤。到目前为止，在细胞遗传学上，尚未发现与继发性骨肉瘤相关的一致的特异性染色体数目异常或结构重排。

6. 骨旁骨肉瘤

骨旁骨肉瘤与其他骨肉瘤相比有着非常独特的染色体改变。经常发现从 12 号染色体衍生出的环状染色体。该环状染色体在 12q13-q15 区域存在扩增。SAS、CDK4 和 MDM2 基因位于这个扩增区域，可能在骨旁骨肉瘤的发生发展中起作用[55]。在最近的两项低级别骨肉瘤研究中，分别在 79% 和 100% 的骨旁骨肉瘤中发现了 MDM2 扩增[56, 57]。此外，95% 的骨旁骨肉瘤在 12q15 检测到 FRS2 和 MDM2 的共扩增[57]。

7. 骨膜骨肉瘤

骨膜骨肉瘤是一种发生在骨表面的中等级别软骨母细胞型骨肉瘤。到目前为止，只是检测了 4 个病例，其中 1 例为 17 号染色体三倍体，其余为无特异性的复杂染色体改变[50, 55, 58]。

8. 高级别表面骨肉瘤

高级别表面骨肉瘤目前尚无可用的细胞遗传学数据。

三、成纤维性肿瘤

骨促结缔组织增生性纤维瘤是一种罕见的良性纤维性软组织肿瘤，通常发生在成人的皮下组织或骨骼肌。对少数病例进行的细胞遗传学研究发现，8 号、20 号染色体三倍体，以及涉及 11q12 的重排被报道为复发性异常[59-62]。

骨纤维肉瘤是一种罕见的间充质细胞来源的恶性肿瘤，目前尚无可用的细胞遗传学数据。

四、纤维组织细胞瘤

纤维组织细胞瘤是一种间叶源性肿瘤，表现形式多样。纤维组织细胞肿瘤的一个亚群具有独特的细胞遗传异常。环状染色体或 t（17; 22）（q21; q13）导致 COL1A1/PDGFB 融合基因已在隆突性皮肤纤维肉瘤中被描述[63, 64]。在血管瘤样纤维组织细胞瘤中发现了三种导致不同融合基因的特征性易位，包括 t（2; 22）（q34; q12）（EWSR1/CREB1）、t（12; 22）（q13; q12）（EWSR1/ATF1）和 t（12; 16）（q13; p11）（FUS/ATF1）。此外，骨纤维组织细胞瘤的恶性形态仅通过杂合性缺失发生细胞遗传学改变，即 9p21-22 区缺失[66, 66a, 66b]。

五、尤因肉瘤 / 原始神经外胚层肿瘤

尤因肉瘤和原始神经外胚层肿瘤（primitive neuroectodermal tumor，PNET）被定义为具有不同程度神经外胚层分化的小圆细胞肉瘤。"尤因肉瘤"一词用于指那些在光镜、免疫组织化学和电镜检查中缺乏神经外胚层分化证据的肿瘤，而"PNET"被用于描述通过一种或多种方法评估显示神经外胚层特征的肿瘤。在 80%～85% 的尤因肉瘤患者中发现典型的 t（11; 22）（q24; q12）染色体易位[67, 68]。其余尤因肉瘤患者有 t（21; 22）（q22; q12）、t（7; 22）（p22; q12）、t（17; 22）（q21; q12）或 t（2; 11; 22）（q35; q24; q12）染色体异位[69-72]（图 37-3）。

t（21; 22）是尤因肉瘤中第二常见的易位，占所有尤因肉瘤病例的 5%～10%[73]。这些染色体重排的结果是 EWSR1 基因的 5' 部分（22q12）与 ETS 家族基因的 3' 部分 [FLI1（11q24）、ERG（21q22）、ETV1（7p22）、FEV（2q35）和 E1AF（17q21）] 融合，导致致癌融合蛋白的形成[74]。不寻常的变异易位涉及第三条染色体，如 4q21、5q31、6p21、7q12、10p11.2、12q14、14q11、18p23 或 19q13.2[75, 76]。在极少数情况下，易位导致 FUS/ERG 或 FUS/FEV 融合基因被确定为尤因肉瘤的另一种机制[77-79]。

除了那些特定致病的染色体改变，在高达 80% 的尤因肉瘤患者中也发现了继发性的染色体改变，其中 8 号染色体（40%）或 12 号染色体（20%）整条染色体的增加，1 号和 16 号染色体不平衡易位（11%）和 1 号染色体短臂缺失是最常见的。具有复杂的染色体改变或染色体数目超过 50 条的尤因肉瘤患者的总体生存率最低。20 号染色体三倍体的存在可能是继发性染色体异常患者中更具侵袭性的一个标志[80]。

六、骨巨细胞瘤

骨巨细胞瘤是一种良性的局部侵袭性的肿瘤，由成片的肿瘤性卵圆形单核细胞及其中均匀散在分布的破骨细胞样巨细胞组成。最近发现，绝大多数的骨巨细胞瘤都含有 H3F3A 基因中的驱动突变 G34W（p.Gly34Trp）[81, 82]。

细胞遗传学显示，75% 以上的骨巨细胞瘤患者存在端粒关联序列或端粒融合。最常见的位置是 22p、13p、15p、21p、14p、19q、1q、12p、11p 和 20q[83]。与手和足的骨巨细胞瘤相比，长骨（如胫骨、股骨、腓骨、肱骨和桡骨）的骨巨细胞瘤发生率更高[84]。

七、脊索肿瘤

脊索瘤

脊索瘤是罕见的，起源于胚胎残留的脊索组织。常见于中轴骨，尤其是在骶尾骨（50%）和颅骨蝶枕区（35%），其余的发生在椎体区

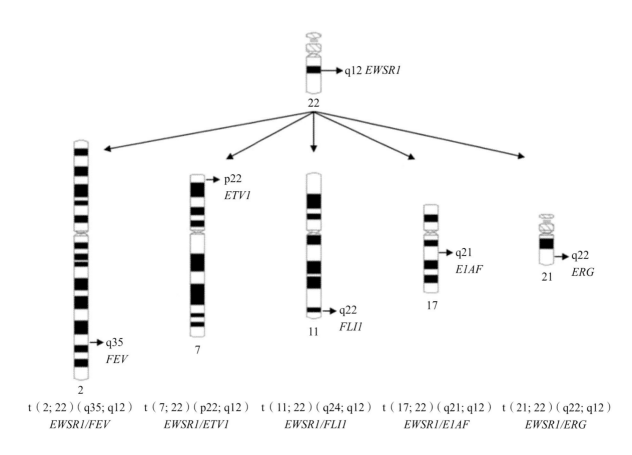

t（2；22）（q35；q12）　t（7；22）（p22；q12）　t（11；22）（q24；q12）　t（17；22）（q21；q12）　t（21；22）（q22；q12）

EWSR1/FEV　　　　EWSR1/ETV1　　　　EWSR1/FLI1　　　　EWSR1/E1AF　　　　EWSR1/ERG

▲ 图 37-3　尤因肉瘤的基因位点

（15%）[85, 86]。报道的大多数病例是散发的，然而，也有少数家族性病例报道（占主导地位）[87-89]。迄今为止，脊索瘤没有一致的细胞遗传学发现。然而，核型有近二倍体或中性亚二倍体的倾向。染色体 1p、3、4、9p、10q、13q、14q 的丢失和染色体 7q、12q、17q 数目的增加是常见的反复出现的染色体改变[90-93]。7 号染色体数目的增加已被证明与 c-Met 蛋白表达有关[94]。特别的是，70% 的脊索瘤中存在 9p21 的同源或杂合缺失，这其中还包括了 CDKN2A 和 CDKN2B 基因[95]。此外，Longoni 等[96] 发现，75%~85% 脊索瘤 1p36 区可见杂合性缺失。1p36 区域的三个基因（TNFRSF8、TNFRSF9 和 TNFRSF14）被认为在脊索瘤的发生中起重要作用。此外，作为 6q27 复制的结果，T（brachyury）基因被证实与家族性脊索瘤[65] 和散发性脊索瘤有关[97]。

八、血管源性肿瘤

血管瘤是一种起源于内皮细胞的良性的血管源性肿瘤。在最近的一项包括 58 个上皮样血管瘤的研究中，Huang 等[98] 在 29% 的病例中发现了 FOS 基因重排。

血管肉瘤主要由内皮细胞分化的肿瘤细胞组成。多项研究发现，导致 WWTR1/CAMTA1 融合基因的 t（1；3）（p36.3；q25）易位是上皮性血管内皮瘤（epithelioid hemangioendothelioma，EHE）的一个复发性细胞遗传学改变[99-102]。YAP1/TFE3 基因融合已经在一系列的 EHE 中报道，并经 FISH 检测进一步证实[103]。

九、肌源性、脂肪源性、神经源性和上皮性肿瘤

骨平滑肌肉瘤是一种非常罕见的具有平滑肌特征的恶性梭形细胞肉瘤。过去认为骨平滑肌肉

瘤没有一致的特定的反复出现的染色体改变。然而，目前大多数报道的病例都有非常复杂的染色体改变，包括 3p21-p23、8p21-pter、19q23-qter、13q12-q13、13q32-qter 的丢失和 1q21-q31 的数目增加 [104, 105]，然而 CGH 分析显示，平滑肌肉瘤中常可见染色体 10q 和 13q 的缺失和染色体 5p 和 17p 的增加。抑癌基因 PTEN 和 RB1 分别位于 10q 和 13q 区域 [106, 107]。

骨脂肪瘤是一种良性脂肪细胞肿瘤，发生于髓腔、皮质或骨表面。基于 Mitelman 染色体畸变与癌症基因融合数据库分析，结果显示约 2/3 的脂肪瘤存在 12q13-q15 区域的重排，导致 HMGA2 基因的失调。在这些情况下，t（3; 12）（q27-q28; q13-q15）产生 HMGA2/LPP 融合基因是迄今为止最常见的改变。13 号染色体重排，主要 13q14 区域的缺失，是脂肪瘤中第二常见的染色体改变。6p21-p23 染色体、1 号染色体和 7 号染色体的改变也出现在一部分脂肪瘤患者中，这些可能代表脂肪瘤的一个亚型 [108-110]。

造釉细胞瘤是一种低级别的恶性双相肿瘤，具有多种形态特征，主要由上皮细胞构成，被相对淡染的梭形细胞骨纤维组织成分所包围。造釉细胞瘤具有与骨纤维结构不良（osteofibrous dysplasia，OFD）相似的染色体改变，包括额外的染色体 7 号、8 号、12 号、19 号和 21 号的数目增加 [111, 112]。最近，Ali 等 [113] 发现，造釉细胞瘤和骨纤维结构不良样造釉细胞瘤之间存在不同的基因组和转录组特征，从而可以在分子水平上对这两种肿瘤进行区分。25% 的造釉细胞瘤中发现 KMT2D（MLL2）基因突变，但在类似 OFD 样造釉细胞瘤中并没有发现。值得注意的是，一些"非典型"病例称为"尤因样"造釉细胞瘤已经通过 FISH 和分子方法检测出 t（11; 22）的重排。

十、未明确肿瘤性质的肿瘤

动脉瘤样骨囊肿是一种良性的骨囊肿病变，由结缔组织间隔所隔开的充满血液的间隙构成，包含成纤维细胞、破骨细胞型巨细胞和反应性编织骨。通过对 3 例动脉瘤样骨囊肿患者的初步细胞遗传学研究显示，其中有 2 例 16 号和 17 号染色体在 16q22 和 17p13 断点处发生易位，1 例出现 16q22 染色体缺失。随后，t（16; 17）被确定为动脉瘤样骨囊肿最常见的细胞遗传学改变。这一易位导致 CDH11/USP6 融合基因的形成，16q22 位点的 CDH11 基因的强启动子与 17p13 位点 USP6 编码序列融合。该融合基因 CDH11/USP6 引起 USP6 的表达上调。最近，USP6 与其他几个伴侣基因的重排已被报道，包括 t（1; 17）（p34; p13）、t（3; 17）（q21; p13）、t（9; 17）（q22; p13）和 t（17; 17）（q21; p13）[114]。这些易位对应的伴侣基因分别是位于 1p34 的 THRAP3、位于 3q21 的 CNBP、位于 9q22 的 OMD 和位于 17q21 的 COL1A1（图 37-4）。

单纯性骨囊肿是髓内囊肿，通常为单房性，充满浆液或血清样液体的骨囊肿。据了解，细胞遗传学的发现仅在三个单独病例中被报道。在 1 例患者中发现了 12 号染色体的双拷贝，以及 4 号、6 号、8 号、16 号、21 号染色体存在非常复杂的克隆结构改变 [115]。在另外两个病例中分别发现了单条染色体异常，即 t（16; 20）（p11.2; q13）和 t（7; 12）（q21; q24.3）[116, 117]。

骨纤维结构不良是一种自限性良性纤维骨骨病，主要累及婴儿期和儿童期的胫骨前中段皮质骨。到目前为止，只有 4 例有细胞遗传学结果的 OFD 病例被报道。在这 4 例患者中，有 2 例存在 7 号和 8 号染色体的三倍体，其中 1 例患者还有 21 号染色体的两个额外拷贝。第 3 例为 12 号染色体三倍体，第 4 例为 2 号染色体在 2q11.2 断点处重排 [118]。造釉细胞瘤患者中也发现了这些变化，它与 OFD 具有相似的组织学特征 [119, 120]。相反，有证据表明，检测激活的 GNAS 突变可能是骨纤维结构不良的一个有价值的诊断工具，因为它们是这种类型的肿瘤所特有的 [121, 122]。

朗格汉斯细胞组织细胞增生症（Langerhans cell histiocytosis，LCH）是朗格汉斯细胞的一种肿瘤性增生。Betts 等 [123] 报道了一例 t（7; 12）易位的病例。利用选定的微卫星标记结合 CGH 分析的

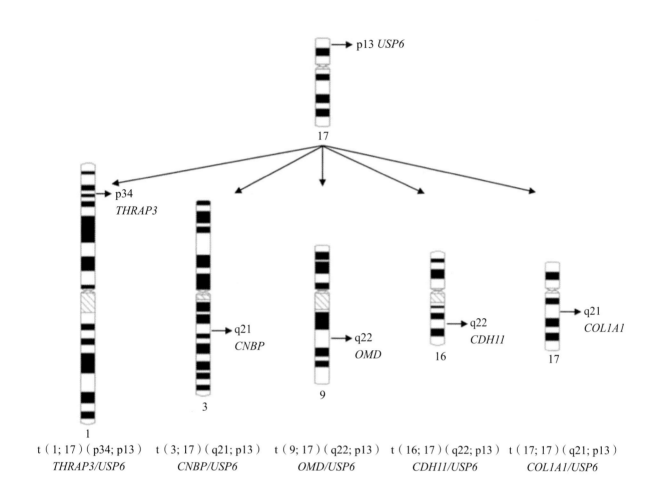

▲ 图 37-4　动脉瘤性骨囊肿的基因位点

LOH 显示，1 号、5 号、6 号、7 号、9 号、16 号、17 号和 22 号染色体失衡的发生率增加[124]。2010 年，Bardalian 等[125] 首次报道了 61 例 LCH 存档样本中有 35 例（57%）存在 *BRAF V600E* 突变，表明 LCH 是一种具有克隆增殖的肿瘤[125]。

结论

骨肿瘤的发生发展机制是复杂的，并在很大

程度上是未知的。本章综述了骨肿瘤细胞遗传学改变的研究现状（表 37-1），但是常规的、传统的细胞遗传学在识别骨肿瘤的染色体改变方面有其局限性。而微阵列 CGH 和 NGS 等的分子技术可作为辅助工具识别染色体拷贝数变异和序列变异，从而用于某些骨肿瘤的诊断和治疗。

表 37-1 骨肿瘤中选择性复发的细胞遗传学改变				
起 源	肿瘤类型	复发性数值异常	复发性结构重排	基 因
成软骨性肿瘤	软骨瘤[b]		12q13-15	
	软骨母细胞瘤[b]	低增殖的二倍体肿瘤，具有少量的非整倍体近二倍体	无一致性异常	H3F3B 频发突变
	软骨黏液纤维瘤[b]		6p25，6q13，6q23，6q25	
	软骨肉瘤[m]	超单倍体到近五倍体：−6，+7，+10，+13，+14，−19，−20	异质性 / 复杂性 1q21，5q13，7q22，12q13，19p13，19q13	
	骨外黏液样软骨肉瘤[m]		t（9；22）（q22；q12） t（9；17）（q22；q11） t（9；15）（q22；q21）	EWSR1/NR4A3 TAF15/NR4A3 TCF12/NR4A3
	骨软骨瘤[b]（骨软骨性外生骨疣）	8q24.1，11p11-p12		EXT1 EXT2
	骨软骨瘤病（遗传性多发性骨软骨瘤）	8q24.1 11p11.2 19p13.2		EXT1 EXT2 EXT3
成骨性肿瘤	骨样骨瘤[b]（2 例）		del（22）（q13） del（17p）	FOS（14q24.3）和 FOSB（19q13.32）的重排
	骨母细胞瘤[b]		无一致性异常	FOS（14q24.3）和 FOSB（19q13.32）的重排
	骨肉瘤[m]	单倍体到近六倍体：+1，−9，−10，−13，−17	异质性 / 复杂性 1p11-13，1q11-q12，1q21-q22，11p14-p15，14p11-p13，15p11-p13，17p，19q13	
尤因肉瘤和原始神经外胚层肿瘤	尤因肉瘤和原始神经外胚层肿瘤[m]		t（11；22）（q24；q12） t（21；22）（q22；q12） t（7；22）（p22；q12） t（17；22）（q21；q12） t（2；22）（q35；q12）	EWS/FLI1 EWS/ERG EWS/ETV1 EWS/E1AF EWS/FEV
骨巨细胞肿瘤	骨巨细胞瘤[b/m]（破骨细胞）		染色体端粒联合 11p，13p，14p，15p，19q，20q，21p	
脊索瘤	脊索瘤[m]	亚二倍体，+7，−3，−4，−10，−13	6q27，9p21，i（1q）	T

（续表）

起　源	肿瘤类型	复发性数值异常	复发性结构重排	基　因
肌源性、脂源性、神经和上皮性肿瘤	骨的脂肪瘤		12q13-q15	*HMGA2/LPP*
	造釉细胞瘤 ᵐ	+7，+8，+12，+19，+21		
未明确性质的肿瘤	动脉瘤样骨囊肿 ᵇ		t（16；17）（q22；p13）	*CDH11/USP6*
			t（1；17）（p34；p13）	*THRAP3/USP6*
			t（3；17）（q21；p13）	*CNBP/USP6*
			t（9；17）（q22；p13）	*OMD/USP6*
			t（17；17）（q21；p13）	*COL1A1/USP6*

b. 良性；m. 恶性

第38章 原发性骨肿瘤的遗传特性
Genetic aspects of primary bone tumors

Camila M. Melo   Jeremy A. Squire   著

庞 科 王 璐 涂 超 译

要 点

- 骨肿瘤中反复出现的基因组重排和特定的体细胞突变导致了新的诊断方法。
- 融合转录因子失调揭示了表观遗传学的改变是如何影响尤因肉瘤的形成。
- 深度测序研究有助于加深对骨肉瘤复杂基因组学的理解。
- 特定的遗传学改变正起着识别骨肿瘤驱动途径的作用，这将带来新的治疗机遇。

骨的原发性肿瘤相对少见，仅占人类肿瘤的 0.2%。尽管发病率较低，但这类疾病在临床诊疗中构成了巨大挑战，预计 2020 年美国将出现 3600 例新发病例和 1720 例死亡病例。这种临床挑战一部分来源于该疾病的异质性，因为骨肿瘤病变在形态学上有很大变异，导致组织病理学诊断困难。此外，生物学行为也存在明显的多样性，从良性到迅速进展，包括许多中度恶性肿瘤，表现为局部侵袭性但非转移性肿瘤。针对生物学行为的多样性，准确的诊断和分期是治疗的关键，最终决定了患病率和死亡率。

随着基因组学和癌症遗传学的发展，与几种骨恶性肿瘤发展相关的关键事件目前正在被揭秘。对复发改变的识别导致了越来越多肿瘤相关分子改变的定义，并正在促进对这些肿瘤的分子病理学的不断完善[1]。大多数骨肿瘤是根据其起源的组织分类的。由于骨肿瘤表型的多样性和相对较低的发病率，病理诊断和临床处理往往比较困难。越来越多的新分子信息有望为骨肿瘤的组织学诊断和预测提供有用的工具。此外，对肿瘤进展的生物学机制和信号通路认识的不断深入为未来提供了新的有针对性治疗选择的可能性。新的 WHO 在线分类系统[2]，包括诊断标准、病理特征和相关的分子改变，以疾病为中心的方式呈现。

总体而言，产生基质和纤维的肿瘤是最常见的骨肿瘤。对于良性肿瘤，骨软骨瘤和纤维皮质缺损的发病率最高，而骨肉瘤、软骨肉瘤和尤因肉瘤是除骨髓来源（骨髓瘤、淋巴瘤和白血病）以外最常见的原发性骨恶性肿瘤。本章旨在对一些较常见的骨肿瘤，包括良性和恶性骨肿瘤的遗传学进行简要概述，将聚焦于众所周知的遗传和细胞遗传学病变，正是这些病变促成了这些肿瘤的分子诊断的发展。本章并未对所有骨恶性肿瘤遗传学进行详尽概述，读者可参考其他文献资料以获得更全面的了解[2]。

一、成软骨性肿瘤

软骨类肿瘤的分类是复杂的。与所有骨肿瘤一样，客观评估基因分析的实用性需要与肿瘤诊断进行仔细的比对，而肿瘤诊断又严重依赖于组织学、影像学结果与临床资料的综合分析。

（一）良性

软骨的良性肿瘤是儿童人群中最常见的原发性骨肿瘤。

1. 骨软骨瘤

骨软骨瘤是最常见的骨良性肿瘤。它被定义为从皮质骨表面和带软骨帽的皮质骨表面生长出来的良性肿物。一般来说，骨软骨瘤发生于软骨内骨化形成的骨骼内[3]。虽然大多数骨软骨瘤是自发产生的，但有一种家族性疾病类型被认为是遗传性多发性骨软骨瘤 / 外生骨疣（hereditary multiple exostoses syndrome，HME），这是一种常染色体显性遗传的骨骼疾病，与骨的过度生长有关[4]。在与 HME 相关的骨软骨瘤病例中，10% 病例的软骨帽内发生恶变，导致继发性外周型软骨肉瘤。反之，约 15% 的软骨肉瘤继发于骨软骨瘤[5]。自从位于 8q24 和 11p11-12 的两个编码外泌素糖基转移酶 EXT1 和 EXT2 被确定为多发性骨软骨瘤的致病基因以来，HME 和单发骨软骨瘤的分子机制已被广泛的研究[6]。多发性骨软骨瘤患者存在 EXT1 或 EXT2 基因杂合性遗传改变。HME 患者中野生型等位基因缺失和散发患者中等位基因的纯合性缺失表明这一抑癌基因的两个 EXT 等位基因的失活是骨软骨瘤形成所必需的[7]。小鼠模型软骨细胞中 EXT1 的失活也证实了该基因作为肿瘤抑制基因在软骨形成细胞中的作用[8]。另外一个证据是，在孤立骨软骨瘤中，EXT1 基因纯合子缺失仅发生在软骨帽的软骨细胞中[9]。

在分子水平上，EXT1 和 EXT2 中发现的大多数突变（如框移或剪接位点）都是无意义的[10]。据报道，在超过 70% 的 HME 病例中，这些突变会导致 EXT 蛋白的截断、过早终止或过早降解[11]。人们对 miRNA 在软骨疾病和软骨形成中的致病作用也越来越感兴趣[12]。研究表明，在多发性骨软骨瘤中差异表达的 miRNA 可能是调控软骨细胞正常增殖和分化的基因，也可能对发病机制和临床结果产生影响[10]。

最近已有文献对在骨软骨瘤信号转导中可能发挥作用的各种调控网络进行了综述[13]。EXT1 和 EXT2 是参与硫酸肝素合成的跨膜糖基转移酶，硫酸肝素是调节软骨细胞增殖和骨骼生长的关键分子[14]。这两种蛋白质都在异寡聚复合物中定位于内质网，这样使得它们比单独的任何一种蛋白质具有更大的糖基转移酶活性[15]。EXT 的失活导致软骨细胞表面硫酸肝素表达的改变，对 HH、PTHrP 和 FGF 信号通路产生不利的影响[16]，使软骨细胞失去了极化[17]。最近基于基因谱系示踪技术的研究表明，在软骨内骨形成过程中，生长板软骨细胞进入骨骼细胞系的定向分化是在 HH 信号的影响下发生的[18]。EXT1 或 EXT2 缺失的细胞不能合成足量的富含硫酸肝素的蛋白多糖底物，这对于调节 HH 配体在细胞表面的结合和扩散至关重要[19]。

2. 软骨瘤

软骨瘤是常见的良性骨肿瘤，可发生在骨骼（内生软骨瘤）、骨膜（骨膜软骨瘤）、软组织（软组织软骨瘤），通常影响手和足的近端指（趾）骨。目前尚无特征性的细胞遗传学或分子区分各种类型的软骨瘤。软骨瘤的遗传学尚无明确的定义。然而，来自一些 CGH 的数据表明，它的基因图谱并不复杂，包括 13q21 的增加、19 号和染色体 22q 的丢失[20]。6 号染色体的重排似乎在软骨瘤中反复出现，包括 6 号染色体短臂的同位染色体（p10），以及 t（12; 15）(q13; q26)[21-25]。12q13-15 片段的非随机易位已被证明与 HMGA2（HMGI-C）基因座有关[16, 26]。

软组织软骨瘤最近被发现有复发的 FN1-FGFR1 和 FN1-FGFR2 基因融合[27]。所有含有 FN1 改变的软组织软骨瘤都表现出"钙化不完全"，这一发现在某些情况下与成软骨细胞瘤相似，产生了对成软骨细胞瘤样变异的最初描述[28]。

约 30% 的软骨瘤表现为多发性病变[29]。这些病例在本质上是典型的综合征，与 Maffucci 综合征、梭形细胞血管内皮瘤或 Ollier 病的卵巢性索间质瘤重叠[30, 31]。Ollier 病是一种罕见的非遗传性疾病，以儿童和成人多发性内生软骨瘤为特征。这些多发性内生软骨瘤恶变为软骨肉瘤的风险显著增高[32]。Maffucci 综合征与 Ollier 病相似，但这些患者的恶变率较低[16]。有相当比例的 Ollier 病和 Maffucci 综合征患者的肿瘤携带突变基因，其中大部分改变影响了 *IDH1* 的第 4 外显子的 Arg132[33]。*IDH2* 的突变是罕见的。*IDH1* 和 *IDH2* 都是催化 Krebs 三羧酸循环中的氧化步骤。在原发性和继发性中央型软骨肉瘤及骨膜软骨肉瘤中也发现了 *IDH1* 和 *IDH2* 基因突变[17, 34]。最近对间叶源性细胞肿瘤易感综合征中代谢酶相关功能改变的遗传学研究进行了综述[35]。

3. 软骨母细胞瘤

软骨母细胞瘤是一种罕见的良性骨肿瘤，通常发生于年轻男性的长骨骨骺，如股骨远端、胫骨近端和肱骨近端（男女比例为 1.5∶1；发病高峰为 10—20 岁）[36]。早期的经典染色体研究报道了 5 号和 8 号染色体的异常[9, 37]。而有一组研究报道称，在一个软骨母细胞瘤病例中，约 1/3 的肿瘤细胞中存在 4 号环状染色体[38]。

对这些骨肿瘤中影响组蛋白基因突变的分子遗传学研究已经提供了非常丰富的信息。超过 90% 的软骨母细胞瘤存在 *H3F3B* 杂合突变，*H3F3B* 是组蛋白 H3.3 的两个基因之一[39]。组蛋白是染色质的重要组成部分，而组蛋白的突变会导致甲基化和乙酰化的改变，这在肿瘤的发生中起着至关重要的调节作用。软骨母细胞瘤中 *H3F3B* 突变的表观遗传效应研究表明，H3K36 甲基化的整体减少导致甲基转移酶 MMSET、NSD2 和 SETD2 的抑制。这些表观基因组的改变影响了许多癌症相关通路的基因表达[40]。这些突变似乎代表了这些肿瘤的主导驱动事件过程，而这些过程很少在其他骨肿瘤中被检测到。通过对这些突变的潜在机制进行更详细的功能研究发现，它导致多梳抑制复合体 1 抑制不同的靶基因，并改变间质分化[41]。这些发现引起了人们对理解这些罕见骨肿瘤的表观遗传学的重视。

（二）恶性

1. 经典软骨肉瘤

软骨肉瘤是一种异质性肿瘤，成人中第二常见的原发性骨肿瘤[42]。尽管这些肿瘤可以大致分为中央型和外周型肿瘤（根据位置），原发性和继发性肿瘤（根据"新生"和先前存在的病变），它们之间存在着较大的异质性，临床和组织病理学差异也不尽相同。经典软骨肉瘤约占所有软骨肉瘤的 90%，好发于躯干、骨盆和长骨。因此，这些肿瘤或是新生的，或者是通过原有良性病变的恶性转化，分别称为原发性和继发性软骨肉瘤。如果与先前存在的病变无关，这些肿瘤通常被归类为原发性中央型软骨肉瘤。继发性中央型软骨肉瘤可能来自于先前存在的病变，无论是单发还是多发，如内生软骨瘤[2]。内生软骨瘤是发生于骨髓腔内的良性软骨性肿瘤。组织学上，它们与 1 级软骨肉瘤非常相似，并且良性特征相关的影像学是诊断的必要条件。*IDH1* 和 *IDH2* 基因突变存在于 85% 的遗传性内生软骨瘤病相关疾病中，Ollier 病（仅内生软骨瘤病）、Maffucci 综合征（内生软骨瘤病和血管瘤）和 50% 的单发内生软骨瘤[33]。Ollier 病内生软骨瘤病患者转化为继发性中央型软骨肉瘤的风险约为 40%，Maffucci 综合征为 53%[2]。

良性、局部侵袭性、低级别软骨病变进展为转移性高级别软骨肉瘤（去分化）与软骨表型的丧失、基因组不稳定性和非整倍体相关[25]。大多数软骨肉瘤是骨骼病变，因此骨外病变确实很少发生。软骨肉瘤的经典细胞遗传学研究显示核型是异质性的，从简单的染色体数目改变到大量的、复杂的染色体数目和结构异常[25]。

阵列 CGH 评估的染色体失衡显示，90% 的肿瘤具有广泛的拷贝数变化的基因组区域，一些畸变在经典的中央型和外周型肿瘤中都很常见[43]。低级别中央型软骨肉瘤除了 *IDH1/IDH2* 突变外很少显示其他分子改变，而高级别软骨肉瘤的核型要复杂得多。除了影响 12q13 的 *COL2A1* 和 *TP53*[44] 扩增的突变，包括 *MDM2* 和 *CDK4*，以及 9p21 缺失（包括 *CDKN2A*），导致 TP53 和 RB1 通路改变，这些强调了它们在肿瘤进展中的作用[45]。在 8q24.21-q24.22（*MYC* 区）和 11q22.1-q22.3（MMP 基因簇）很少发现扩增，并检测到先前涉及软骨肉瘤发展的基因纯合缺失（*CDKN2A*、*EXT1* 和 *EXT2*）。Hameed 等[46] 发现高级别肿瘤（Ⅲ 级和去分化）与影响染色体区域 5q14.2-q21.3、6q16-q25.3、9p24.2-q12 和 9p21.3（包括 *CDKN2A*）的缺失之间具有统计学意义。此外，非整倍体水平的增加与软骨肉瘤从较低级别进展到较高级别之间也存在关联。Hallor 等[43] 发现总体基因组不平衡比率分别由两组明显的近单倍体和近三倍体肿瘤组成。他们认为，这支持了一种假设，即最初的次二倍体或近单倍体祖细胞群体的多倍体化可能是软骨肉瘤进化的一种常见机制。位于 11q22.1-q22.3 位点的 MMP 群编码 MMP 蛋白，MMP 蛋白是一种锌蛋白酶，在胚胎发育、血管生成和肿瘤侵袭过程中负责细胞外基质大分子的降解。在最近的一项关于软骨肉瘤中 MMP-9 表达（MMP-1、MMP-3 和 MMP-9）的免疫组化研究中，MMP-9 的表达可作为预后指标[46]。

近年来的研究强调了两种不同途径在中央型和外周型软骨肉瘤发生中的作用。在正常骨发育过程中，IHH 和 PTHrP 是增殖生长板软骨细胞分化的两个关键角色。在内生软骨瘤和中央软骨肉瘤中都观察到 IHH 信号通路的组成性激活。在低级别软骨肉瘤中，这种过度的信号转导及其他涉及 *TP53*、*IGF* 和 *COX-2* 的遗传事件被认为是向更高级别转化的动力，并与 AKT、SRC、HIF 和 MMP 相关[45]。

2. 去分化软骨肉瘤

去分化软骨肉瘤是软骨肉瘤的一种高度恶性类型，由两个不同的组织学成分组成：低级别软骨肉瘤与高级别非软骨肉瘤并存，具有不同的特征（恶性纤维组织细胞瘤、骨肉瘤或横纹肌肉瘤）。10%～15% 的中央型软骨肉瘤发生去分化，而且去分化成分几乎只见于转移瘤中[2]。参与去分化软骨肉瘤发展的蛋白质是 Aurora 激酶 A（也被称

为 *STK15*）和 B 蛋白。Aurora 激酶家族是丝氨酸和苏氨酸激酶，调节中心粒和微管的功能，在维持正常的有丝分裂和细胞周期中发挥重要作用[47]。Aurora 激酶 A 和 B 的表达可能与肿瘤进展有关，并可作为一种预后因子或未来软骨肉瘤的分子治疗靶点[48]。

IDH1 和 *IDH2* 基因的杂合突变在大约 50% 的去分化软骨肉瘤中被发现，并且在这两种成分中都被发现[49]。最近，全外显子测序证实了去分化软骨肉瘤中 *IDH1/2* 体细胞突变和 *COL2A1* 突变的高发生率[44]。两者之间存在共同的遗传变异，如相同的 *TP53* 和 *IDH1* 突变，支持一个共同的原始间充质祖细胞分化的理论。约 50% 的软骨肉瘤患者存在 *IDH* 突变。因此，突变的 *IDH* 抑制药可能是 *IDH* 突变肿瘤潜在的新型抗癌药物。最近，一种选择性突变型 *IDH1* 抑制药的使用被证明在体外和体内都抑制了具有 *IDH1* 突变的软骨肉瘤细胞的增殖，提示这类抑制药可能是治疗复发或去分化软骨肉瘤的潜在药物[50]。

二、成骨性肿瘤

骨样骨瘤和骨母细胞瘤是最常见的良性成骨性肿瘤，尤其是在儿童人群中的。骨瘤是一种发生在骨表面的肿瘤，主要由板层 / 皮质型骨组成。多发性骨瘤可能提示 Gardner 综合征的诊断。

（一）良性

1. 骨样骨瘤和骨母细胞瘤

骨样骨瘤是一种良性成骨性病变，常见于长骨皮质，并伴有明显的皮质增厚和骨膜反应[52]。它被认为是继发于炎症反应或代表一个不寻常的愈合和修复过程。虽然它是最常见的良性原发性骨肿瘤之一，但对该肿瘤的遗传学和细胞遗传学却知之甚少。在一项研究中，两个骨样骨瘤在其中一个肿瘤中显示 del（22）(q13.1) 为克隆性改变，而在另一个肿瘤中显示为非克隆性改变[53]。

骨母细胞瘤是一种良性成骨性肿瘤，约占所有骨肿瘤的 1%[2]。它更常见于儿童和青少年，具

有局部侵袭和复发倾向，并且无远处转移，常被称为"侵袭性骨母细胞瘤"[51]。侵袭性骨母细胞瘤的特征是局部侵袭性，但无转移的行为和具有独特的组织学特征[54]。它们表现出类似骨肉瘤中的 p53 和增殖细胞核抗原的免疫表达，而不是经典的骨母细胞瘤[55]。

最近，通过 5 例骨母细胞瘤和 1 例骨样骨瘤的全基因组和 RNA 测序发现，AP-1 转录因子与 14 号染色体上的 FOS 基因或 19 号染色体上的同源 FOSB 基因发生复发性的基因组重排[56]。之前报道的 22q 丢失[53] 在骨样骨瘤中并未检出。对 55 例肿瘤较大队列的分析表明，FISH 检测到大多数肿瘤有 FOS 重排。AP-1-FOS/FOSB 改变的肿瘤也对 FOS 蛋白 N 端的抗体呈强阳性。FISH 和 AP-1-FOS/FOSB 免疫组化检测将是这些良性成骨性肿瘤的常规诊断手段[57]。在诊断存在疑问的情况下，它可能有助于区分骨母细胞瘤和骨肉瘤，因为该检测似乎对骨样骨瘤和骨母细胞瘤具有高度特异性。最近在骨肉瘤的一个大型队列分析中没有发现 FOS 重排[58]。

2. 骨巨细胞瘤

骨巨细胞瘤（giant cell tumor，GCT）是一种具有不同生物学侵袭性的良性原发骨肿瘤，约占所有原发骨肿瘤的 6%[59]。它通常发生在骨龄成熟的患者长骨的骨端，表现为明显的局部骨溶解。虽然局部具有侵袭性，但 GCT 通常是良性的，而且很少转移到肺部，肺转移发生率在 2%～6%[60]。GCT 是一种异质性肿瘤，其特征是存在大量多核巨细胞，这些巨细胞均匀分布在单核梭形基质细胞和其他单核细胞之间。梭形基质细胞实际上是肿瘤成分[60]。

肿瘤样本的核型分析显示，非克隆染色体畸变是 GCT 的共同特征，包括插入、缺失、易位和其他结构或数目的染色体重排，如标记染色体、双微体、染色体片段、环状染色体和多倍体[61]。然而，很少有克隆畸变被检测到。GCT 中最普遍的细胞遗传学发现是端粒关联序列，即两个不同的染色体臂在端粒末端融合在一起。

大量研究表明，TP53 的抑癌功能可能与 GCT 相关。虽然关于 GCT 中 TP53 突变状态的研究存在矛盾，但有证据表明，基质细胞中 TP53 突变可能与局部复发、恶变和转移有关。p53 的拮抗剂 MDM2 常在原发性 GCT 中过表达。此外，UCL1 基因在 GCT 中失活，这也可能导致 p53 的失稳和 MDM2 的积累[59, 62-65]。

GCT 的一个特征性组织学特征是由于破骨细胞样巨细胞的溶骨特性导致的局部骨破坏，这些巨细胞表达了参与骨吸收活动的标志物[66]。虽然巨细胞是肿瘤的重要组成部分，但基质细胞才是真正的肿瘤组成部分。Behjati 等[39] 最近通过识别复发的驱动突变 H3F3A 基因发现，GCT 很可能是间充质起源的，这些突变仅限于肿瘤的基质细胞，而不是破骨细胞成分。H3F3A G34 突变的存在可以作为一种有用的诊断手段，因为在分析的所有 GCT 病例中，超过 90% 的病例都发现了这些突变，其中 p.Gly34Trp 是最常见的突变[67]。

（二）恶性

1. 骨肉瘤

在原发性骨肿瘤中，骨肉瘤是最常见的。它是一种恶性间充质肉瘤，以恶性肿瘤细胞形成骨或类骨质为特征。骨肉瘤的发病高峰出现在生命的第 10～20 年，也就是骨骼生长的高峰期，之后发病率逐渐下降。骨肉瘤往往发生在骨快速生长或更新的区域，如生长发育中的青少年的长骨干骺端[68]。40 岁以上患者的骨肉瘤通常是继发性的，因为它可以发生在暴露于辐射、化学制剂或病毒后，或者发生在先前存在的骨 Paget 病部位[60]。因此，它应该被认为是一种在组织学上不同于年轻患者骨肉瘤的疾病，尽管其临床病程具有可比性[69]。除了常规的高级别骨肉瘤外，其他亚型也是已知的。毛细血管扩张型骨肉瘤的特点是出现大量充满血液的腔隙，伴或不伴间隔。生存预后与传统的高级别骨肉瘤相似。与普通型骨肉瘤相比，小细胞骨肉瘤的预后稍差。它是由小细胞组成，可产生不同程度的类骨质[69]。放疗相关骨肉瘤是最常见的放射诱发性肉瘤，占所有骨肉瘤的 $2.7\% \sim 5.5\%$ [2]。

散发性骨肉瘤的病因尚不清楚。这些肿瘤可能起源于成骨细胞或向成骨细胞系发展的细胞，符合其产生类骨质、ALP、OCN、骨固醇和 BSP 的能力[69]。骨肉瘤的发展可能是一个由关键基因变化积累而来的多步骤过程。导致骨肉瘤发生的分子改变已经被证明发生在几个细胞周期调控基因中[70-73]。

RB1 和骨肉瘤之间的关系早已被认识。遗传性视网膜母细胞瘤患者发展为骨肉瘤的风险很高，其骨肉瘤发生率是一般人群的 1000 倍[74]。RB1 基因是散发性骨肉瘤中最常见的失活基因之一，在 $60\% \sim 70\%$ 的骨肉瘤中存在 RB1 位点杂合性缺失[75]。然而，它的预后意义并不确定，因为最近对 RB1 区杂合性缺失的广泛研究未能证实它是一个预后因素[2]。结构重排和点突变发生的频率较低（分别为 30% 和 10%）。RB1 基因是一种抑癌基因，位于 13 号染色体的 q14。该基因产物参与细胞周期调控通路，其功能是抑制细胞进入 S 期。RB1 蛋白在细胞周期调控通路中通过其他蛋白包括 p16 蛋白等发挥作用，p16 蛋白是一种由 INK4A 编码的 CDK4 抑制药。据报道，在一些缺乏 RB 突变的骨肉瘤中 p16 表达缺失，从而使 RB 蛋白磷酸化和失活[76]。

与骨肉瘤显著相关的第二个基因是 TP53 肿瘤抑制基因，它们是散发性骨肉瘤中常见的突变[77]。作为细胞许多抗癌机制的中心参与者，p53 可诱导生长停滞、细胞凋亡和细胞衰老。它在辐射所致 DNA 损伤后起到细胞周期检查点的作用，细胞似乎进入了细胞周期 G_2 期的持续停滞。因此，TP53 的突变可能会改变细胞对 DNA 损伤感知和反应机制的抵抗[78]。骨肉瘤的体细胞 TP53 突变包括点突变（$20\% \sim 30\%$，主要是错义突变）、总基因重排（$10\% \sim 20\%$）和等位基因丢失（$75\% \sim 80\%$）[75]。最近一项对 210 例骨肉瘤患者的 Meta 分析表明，体细胞 TP53 突变对 2 年总生存率有不利影响[79]。由生殖细胞的 TP53 突变引起的 OS 在特定

的罕见遗传性癌症易感综合征（如 Li-Fraumeni 和 Rothmund-Thomson）中发生的频率显著升高（见参考文献 [80]）。

与 RB1 一样，在骨肉瘤中已经发现了调节 p53 基因的体细胞突变。TP53 激动剂 MDM2，与 CDK4 一起位于染色体 12q13 上，通过将其导向泛素化途径编码一种结合 p53 并阻断 p53 活性的蛋白。散发性肿瘤的 MDM2 扩增率约为 10%[2]。在骨肉瘤中，MDM2 的过表达提供了一种干扰正常 p53 通路的替代手段[77]。另一种参与这一途径的蛋白是 INK4A 基因的 p14 产物，它是通过使用另一种阅读框架的双顺反子转录产生的[75, 81]。p16 间接调控 RB1 功能，而 p14 通过与 MDM2 结合并隔离在核仁中调控 TP53 功能。这种保护作用阻止 MDM2 将 p53 运送到细胞质中进行蛋白酶体降解。在骨肉瘤肿瘤组织和细胞系中发现了一致的 p14 失活改变[77, 82]，大约 10% 的骨肉瘤显示 INK4A 的缺失，这将会敲除 p14 导致其不表达[83]。

除了 TP53 和 RB1 基因，其他基因也与骨肉瘤相关。在 3q13.31 检测到高频率的等位基因缺失，提示在骨肉瘤中可能存在其他重要的肿瘤抑制基因[84]。该区域包括边缘系统相关膜蛋白（limbic system-associated membrane protein, LSAMP），被认为在骨肉瘤中具有显著的肿瘤抑制作用。LSAMP 缺失似乎与疾病进展和生存不良相关[84-86]。

8q24 位点 MYC-C 癌基因的高拷贝数增加也经常在骨肉瘤中被证实，并观察到与不良预后相关[87]。值得注意的是，两个基因 RECQL4 和 EXT1 也位于同样的染色体中。RecQL4 解旋酶蛋白失活突变导致 Rothmund-Thomson 综合征[88, 89]。该综合征患者的淋巴细胞中经常出现染色体畸变，并且易患骨肉瘤。在骨肉瘤中，RecQL4 表达的增加已被证明与骨肉瘤中染色体结构改变的程度相关[90]。

在经典骨肉瘤肿瘤标本包括活检、手术切除和转移的标本中，经常观察到在 6 号染色体短臂内，在 6p12-p21 最小的共同区域，有 $16\% \sim 75\%$ 的概率存在扩增[91-94]。这个扩增区域的一个候选

基因是 E2F3（6p22.3）转录因子，在大约 60% 的骨肉瘤中获得或扩增[95]，E2F3 水平的增加与 DNA 损伤的积累有关[96]。Runx2 编码一种促进成骨细胞终末分化的转录因子，并在肿瘤标本中频繁表达[94]。Runx2 在骨肉瘤中经常处于高水平表达[97, 98]，这种表达与化疗不良反应相关[99, 100]。在癌症中 Runx2 的失调与肿瘤发生中被破坏的信号通路有关，包括 RB1 和 TP53[101, 102]。Runx2 在正常成骨细胞中具有生长抑制作用，但过表达时可诱导增殖特异性基因的表达[103]。此外，在体外或体内敲除 Runx2 可增强骨肉瘤细胞对化疗药物诱导凋亡的敏感性，提示靶向 Runx2 可能是骨肉瘤的一种新的治疗策略[104]。

骨肉瘤通常具有高度非整倍体核型，并伴有多种数目和结构的染色体异常。这种异常高水平的染色体不稳定性被认为是引起肿瘤内和肿瘤间细胞遗传多样性的原因[105]。由此产生的生物异质性可能是肿瘤适应化疗能力的基础，也可能是其对治疗反应较差的原因[94]。

利用阵列 CGH 研究显示，1p36、6p21、8q24、16p13、17p11 和 19p13 被重复 / 扩增[93, 106-111]。光谱核型分析（spectral karyotyping，SKY）表明骨肉瘤具有复杂的克隆和非克隆重排模式，有助于证实 CGH 检测到的失衡的结构基础。原发性骨肉瘤组织和细胞系的光谱核型分析发现了高频率的结构不稳定，表现为易位、倒置、缺失和扩增，通常发生在近四倍体核型。此外，在 1 号、6 号、13 号、14 号、17 号和 10 号染色体上也经常观察到着丝粒重排[91]。这些数据表明，严重的染色体数目异常和结构不稳定性是骨肉瘤的一个重要特征，并揭示了正常保持基因组完整性的途径[112]。骨肉瘤具有异常高的基因组畸变频率，其中大多数很可能是肿瘤基因组普遍不稳定的结果。

据报道，人类癌症遗传不稳定的一种新机制被称为染色体粉碎。在这种机制中，单个染色体被破坏，然后以一种混乱的方式重组，但具有明显的基因组缺失和插入的特征[113]。在 25% 的骨肉瘤和脊索瘤样本中观察到染色体碎裂，它影响若干染色体区域[113]。最近的一项研究证实，骨肉瘤中染色体碎裂的发生率相对较高，并在 7%～14% 的病例中发现了 IGF 和 IGF1R 信号通路的改变[58]。外显子测序显示骨肉瘤中突变负荷较低，为每百万碱基中有 0.3～1.2 个突变。然而，在 50% 的肿瘤中发现了一种称为 kataegis 的局部高突变模式[114]。功能筛选和 RNA-seq 数据集的生物信息学分析表明，PTEN/PI3K/mTOR 信号通路是骨肉瘤治疗开发的中心途径。许多基因组畸变本身似乎并没有提供任何选择性优势，也可能是由于肿瘤不寻常的不稳定过程引起的非特异性"基因组噪声"。

综上所述，骨肉瘤中最常见的结构改变或突变会影响 TP53，据报道，多达 88% 的病例会发生该情况，而其他受影响的基因和（或）信号通路包括 ATRX、CDKN2A、MYC、PTEN、PI3K/mTOR、IGF、FGF、Runx2、VEGFA 和 E2F3[58, 115]。不幸的是，将特定的体细胞拷贝数改变或基因组不稳定性类别作为预测疗效和（或）化疗反应的生物标志物，几乎没有获得成功。已建立的组织学评估仍然是评价治疗反应的金标准[2]。

2. 尤因肉瘤

"尤因家族肿瘤"的旧分类包括尤因肉瘤、骨外尤因肉瘤、Askin 肿瘤和原始外周神经外胚层肿瘤。尤因肉瘤占儿童原发性恶性骨肿瘤的 10%，通常发生在生命的前 20 年。然而，尤因肉瘤的发病率甚至在成人中也有报道，通过研究成人的生物学过程发现，年龄与较差的生存率无关[116]。

WHO 最近对肉瘤的分类将整个尤因家族肿瘤描述为"尤因肉瘤家族"[2]。它们的分类主要基于特异 FET-ETS 基因融合的存在。WHO 还定义了包括"尤因样肉瘤"一词。它定义为小圆细胞肉瘤，与尤因肉瘤形态相似，但具有不同的融合基因和临床病理特征[117]。尤因肉瘤也可发生在软组织，本书将局限于骨的亚型，并且重点关注以 FET-ETS 基因融合为特征的尤因肉瘤[118]。

所有尤因肉瘤都经历反复的特异性基因重排，其中 FET 基因家族的一个成员与 ETS 转录因子基因融合。这种尤因肉瘤的致病性 *FET-ETS* 基因融合源于染色体平衡易位，其中一个 *FET* 基因家族成员与 *ETS* 转录因子基因融合。*FET* 蛋白家族是丰富的、高度保守的 RNA 结合蛋白，因为它们直接参与了导致体细胞癌症的基因组重排，主要见于肉瘤和白血病[119]。*ETS* 转录因子家族基因广泛表达于许多不同类型的细胞中。它们参与多种重要功能，包括细胞分化调节、细胞周期控制、细胞迁移、细胞增殖、凋亡和血管生成[120]。

尤因肉瘤的细胞遗传学研究表明，尤因肉瘤和相关 PNET 肿瘤中存在多个涉及 22 号染色体区段 22q12 的非随机染色体易位。这些易位导致了 22q12 染色体上 *EWSR1* 和不同染色体上 *ETS* 家族转录因子的多种融合蛋白的产生。最常见的 *ETS-FET* 易位 t（11；22）（q24；q12）见于约 85% 的肿瘤中，并导致 *EWSR1-FLI-1* 融合[118]。t（11；22）（q24；q12）易位导致 *EWSR1* 基因（*FET* 家族）中位于 22q12 的 5' 部分与来自重排的 11q24 并与之并排的 *FLI-1* 基因（*ETS* 家族）的 3' 部分融合，从而产生 *EWSR1-FLI-1* 嵌合融合转录本。在 *EST*（11；22）（q24；q12）易位的情况下，由于被 *FET* 家族成员如 *EWSR1* 基因中普遍存在的活性启动子驱动，*FET-ETS* 融合基因总是表达。在大多数情况下，由于染色体平衡易位的结果，也会产生一个相反的 *ETS-FET* 融合基因。然而，由于 *ETS-FET* 的相互融合是由组织受限且通常不活跃的 ETS 启动子驱动的，因此由染色体易位伴侣基因引起的基因融合很少表达[118]。尤因肉瘤中第二常见的易位是 t（21；22）（q22；q12），它导致了 22q12 的 *EWSR1* 基因和 21q22 的 *ERG* 基因融合。其他变异易位，不到 1% 的病例，包括 t（7；22）（q22；q12）、t（17；22）（q12；q12）、t（2；22）（q33；q12）、t（20；22）（q13；q12）、t（2；22）（q31；q12）、t（1；22）（p36.1；q12）和（inv）22，分别涉及将 *EWSR1* 融合到 *FET* 伴侣基因：*ETV1*、*E1AF*、*FEV*、*NFATC2*、*SP3*、*ZNF278* 和 *ZSG*[121]。

通过特异的逆转录 – 聚合酶链反应实验可以在肿瘤 RNA 中检测到这些尤因肉瘤变异易位的融合转录本，或者通过位于染色体易位断点附近的探针在肿瘤切片中被检测到[118]。

尤因肉瘤中不同的 *FET-ETS* 基因融合产生具有相似特性的嵌合肽，将 FET 蛋白低复杂度结构域的氨基末端结合到 ETS 蛋白的 DNA 结合域。这些新型的 FET-ETS 嵌合蛋白由于其改变了对不同下游靶基因启动子的基因激活和抑制的亲和性而发挥了异常转录因子的作用。一些基因的启动子可能具有高亲和力的 ETS 序列，而其他的可能因为与目标重复的 GGAA– 微卫星的亲和性而被激活[122]。这些目标序列，以及 FET-ETS 嵌合下游基因启动子区域的附加特征，包括表观遗传功能，这可能解释了融合蛋白引起的基因抑制和激活的多样性[123]。了解 FET-ETS 融合蛋白是如何通过调节肿瘤表观基因组来促进调控变化的，可能会产生新一类生物标志物，并对尤因肉瘤的肿瘤微环境如何介导对免疫检查点抑制药的变化有更好的理解。

三、结论与展望

在过去的几年里，越来越多的研究阐明了软骨和骨肿瘤发生和发展的分子遗传改变。然而，其中一些肿瘤的最佳治疗策略的研究进展因其存在许多亚型、其遗传学和生物学行为的异质性以及这些肿瘤的罕见而变得非常复杂。近年来，研究进展表明，从传统的基于经典肿瘤细胞遗传学和组织病理学的癌症分类，转向将分子遗传学检测纳入常规诊断成为趋势，这最终可以帮助诊断决策。二代测序和先进基因组技术的应用有望使这些肿瘤的分子分类更加精细，并对转移概率和整个临床病程具有更好的可预测性。此外，对这些肿瘤中失控的信号通路的深入理解有助于为新的治疗方法寻找更具体的靶点。

第 39 章 骨源性肉瘤的生物标志物
Markers for bone sarcomas

Matthias Tallegas　Anne Gomez-Brouchet　Mélanie Legrand　Corinne Bouvier　Gonzague de Pinieux　著

任晓磊　张祥洪　黎志宏　涂　超　译

目前，骨源性肉瘤的分类主要基于组织学、临床特征和影像学特点的综合评估。

随着研究人员对原发性恶性骨肿瘤发病机制的研究深入，通过免疫组织化学、遗传学、生物化学等技术检测出的生物标志物使得分类方法在不断改善。分类技术的发展可用于描述新发现的肿瘤和某些肿瘤的重新分类。

本章的目的是综述目前最新研究的生物标志物及其在骨源性肉瘤的诊断、预后或治疗中的特殊意义。

一、初步考虑

骨源性肉瘤分析前样本处理过程对生物标志物的影响

样本的脱钙处理对恶性骨肿瘤免疫组织化学和分子生物标志物的影响，是骨科医生及所有病理学家在实践中经常关注的问题。常规诊断中脱钙处理是必要的，但会改变蛋白质和核酸的性质，使用强酸（如盐酸）具有限制脱钙时间的优点，但最近的数据显示，强酸对 DNA 和 RNA 完整性及蛋白的稳定性有负面影响[1, 2]。盐酸处理后出现快速且不可修复的 RNA 断裂，迅速导致样本无法用于原位杂交或 RNA 测序从而无法进行基因融合的遗传研究，而且 DNA 和蛋白质的改变，导致常规分子遗传学和免疫组织化学研究的结果很难解读，或者出现假阴性结果，因此应尽可能应用未脱钙处理的样品进行分析。一般建议在任何骨样本脱钙处理前进行充分的固定，并对脱钙进程进行常规控制。细针活检、切开活检和刮除样本应尽可能使用短周期的弱酸（如甲酸）或 EDTA 脱钙，尤其是准备用于免疫组织化学和遗传技术分析的样本。应在肿瘤手术标本上取 1～2 个专门用于免疫组织化学和分子分析的样本，如果可能应不作脱钙处理或用甲酸或 EDTA 脱钙。不用于病理学分析的剩余肿瘤组织和手术标本可用盐酸脱钙。

二、成骨肉瘤的标志物

骨肉瘤是最常见的原发性恶性骨肿瘤[3-5]。其发病率为每年每百万人 1～3 例，发病年龄呈双峰分布，发病高峰在 10—20 岁，其次在 65 岁后[4, 6]。这些肿瘤主要累及长骨干骺端，尤其是股骨[4]。发病因素包括生殖细胞有害变异，遗传性或新发性、潜在的骨发育不良（Paget 病、骨纤维结构不良）或辐射。

骨肉瘤可分为以下三类。

• 高级别骨肉瘤占骨肉瘤的 90%。其中大多数（90%）是经典型骨肉瘤，非经典型少于 10%（毛细血管扩张型骨肉瘤[7]、小细胞骨肉瘤[8]和高级别表面骨肉瘤[9]）。经典的高级别骨肉瘤组织学上存在多形性和异质性，需根据其细胞外基质的丰度和类型（成骨细胞、成软骨细胞或成纤维细胞）进行分类，但与其预后没有显著关联。多数呈复合型，即存在不同比例的类骨质、软骨和纤维成分。此外，存在许多特殊的组织学类型（硬化、骨母细胞瘤样、富含巨细胞等），这反映了经典型骨肉瘤的多形性。

• 低级别骨肉瘤占骨肉瘤的 5%～6%。根据其病灶位置进行区分，如骨表面（骨旁骨肉瘤）或髓腔（低级别中心性骨肉瘤）。

• 骨膜骨肉瘤，呈交界性，占所有骨肉瘤的不到 2%。

（一）高级别骨肉瘤的标志物

在遗传学方面，骨肉瘤的分子异常涉及基因和各种信号通路的突变，但其中很少有可用于治疗的突变靶点，并且这些突变均无法常规作为特异性的诊断或预后标志物。

据估计，在 25 岁前发病的骨肉瘤患者中有 20% 具有遗传倾向，包括 TP53（Li-Fraumeni 综合征）、RB1（遗传性视网膜母细胞瘤）、RecQ 样解旋酶（Werner 综合征、Rothmund-Thomson 综合征、RAPADILINO 综合征、Ballere 综合征和 Bloom 综合征）的生殖细胞异常或 ATR-X 综合征[10-12]。

高级别骨肉瘤中的体细胞突变具有复杂性，其特点是多个基因组的异常和肿瘤之间、同一肿瘤内、原发肿瘤和转移瘤之间的高度异质性[13, 14]，包括具有染色体结构和数量异常的复杂核型变异、基因拷贝数变异、原癌基因或肿瘤抑制基因的有害突变。

近年来，高通量测序的兴起提高了对参与骨肉瘤肿瘤发生的细胞功能改变的认识。

骨肉瘤中改变的大多数基因都与维持基因组稳定性有关。TP53 和 RB1 突变是高级别骨肉瘤中最常见的突变（分别高达 90%[12] 和 64%[15]），此外，据报道还有其他突变会影响细胞周期（如 MDM2、CDK4、CDKN2A、C-MYC 等）、DNA 损伤应答（ATR-X、PALB2、FANCA、FANCC、CDKN1A 等）、信号通路如 IGF 通路（IGF1、IGF1R、IGF2R 等）、PI3K-AKT-mTOR 通路（PTEN、TSC2、PIK3CA 等）或 Ras/Mek 通路（NF1、NF2、MAP2K4 等）、酪氨酸激酶活性受体通路（PDGFRA、FGFR1、ALK、ERBB4、MET 等），以及和核染色质、细胞骨架、细胞外基质形成、细胞代谢相关的多个基因。

其中，在高级别骨肉瘤中观察到的遗传不稳定的机制之一是染色体碎裂，这种现象出现在 30%～90% 的骨肉瘤中，但很少在上皮来源的癌症中观察到（<5%），表现为一条或多条染色体发生大量随机重排[12, 16, 17]。最近的测序数据表明，染色体碎裂在年轻患者中更常见，与老年患者相比，年轻患者的遗传恶变事件可能更容易导致肿瘤发生[18]。

1. 成骨肿瘤良性 / 恶性的标志物：新发现

目前，在成骨病变中还未发现恶性肿瘤的常规标志物。例如，已研究的标志物（如 Ezrin、Galectin-1、HLA-G 和 p63）在骨母细胞瘤和成骨细胞骨肉瘤中均有表达，但可作为区分成软骨型骨肉瘤和经典型软骨肉瘤的可靠标志物[19, 20]。

最近在骨母细胞瘤和骨样骨瘤（近 90%）中发现了反复出现的 FOS（一种 AP-1 转录因子）及其旁系同源 FOSB 基因重排，其在难以区分骨母细胞瘤和骨肉瘤的情况下是提示肿瘤良性的有效标志物[21]。FOS 和 FOSB 的融合可以通过原位杂交或分子遗传技术检测，其高表达可以通过免疫组织化学方法检测（图 39-1）。Amary 等在 337 例成骨病变（含 84 例骨母细胞瘤、33 例骨样骨瘤、215 例骨肉瘤和 5 例反应性成骨样本）中发现大多数良性成骨肿瘤（83% 的骨母细胞瘤和 73% 的骨样骨瘤）的肿瘤细胞为 c-FOS 高表达，而一些骨肉瘤（14%）表现为局灶性或片状 c-FOS 表达，FISH 未发现 FOS 重排[22]。该发现也被另一组团队证实，并强调应考虑免疫染色强度随着脱钙时间的增加而降低[23]。此外，50% 的细胞免疫染色阳性率作为区分 OO/OB 和其他类似结果的分界值，相比而言，FISH 似乎更具特异性。

2. 诊断治疗的标志物

目前未发现对治疗有帮助的分子异常，但识别高频的同源重组修复系统缺陷（即类 BRCA，>80%）可能在短期内具有诊断和治疗意义，其开启了 PARP 抑制药的大门，已证明对其他类型的肿瘤有效[24, 25]。另外，体外研究表明，骨肉瘤细胞系对 PARP 抑制药敏感[25, 26]。

全外显子测序数据显示每兆碱基存在 0.3～1.2 个总体突变负荷，对儿童肿瘤而言相对较高，但在成人癌症中比例相比较低，并且近一半的肿瘤具有局部基因组超突变区域，这种现象称为 kataegis 现象[15, 27]。有趣的是，原发肿瘤和转移瘤之间的突变负荷相对稳定。在骨肉瘤中观察到的高频基因组重排和点突变负荷可以产生足量的新抗原来启动免疫反应，但在接受免疫检查点抑制药治疗的患者中临床效果有限。最近对 48 例儿童和成人骨肉瘤的基因组研究表明，预测转录组中只有不到 30% 的非同义表达改变可产生强结合的新抗原，并且免疫浸润和突变负荷之间没有相关性。

3. 有助于区分软骨母细胞型骨肉瘤和软骨源性肿瘤的标志物

软骨母细胞型骨肉瘤和软骨肉瘤之间很难鉴别，尤其是在穿刺活检的小量样本上。然而，鉴别两者对于确定最准确的预后和最合适的治疗方式至关重要，因为手术辅助化疗是骨肉瘤的标准治疗方法，而软骨肉瘤通常仅通过手术治疗。

(1) SATB2：SATB2 是一种转录因子，通过与 DNA 核骨架结合序列（matrix attachment region, MAR）结合来调控核基因表达，参与骨发育和成骨细胞分化的调节。STAB2 常规用于骨肉瘤免疫组化检测，并且经常在高级别骨肉瘤（90%～95%）中表达，但对成骨细胞谱系没有特异性，例如，SATB2 常在经典型高级别软骨肉瘤（55%）、多

形性未分化肉瘤（50%）或纤维肉瘤（45%）中表达[28-30]。

(2) Ezrin：Ezrin 属于 ERM 蛋白家族（ezrin/radixin/moesin），作为膜组织者和膜与细胞骨架之间的连接器，其表达已在多种肿瘤中进行了研究，与预后差相关[31]，特别是在骨肉瘤中[32-35]。一项研究还报道了其可有助于鉴别软骨母细胞型骨肉瘤和软骨肉瘤[20]。

(3) Galectin-1：Galectin-1（GAL-1）属于钙非依赖性凝集素家族，可与 β– 半乳糖衍生物结合。Gomez-Brouchet 等[19] 在一系列 165 例骨肉瘤中通过免疫组织化学染色和蛋白质印迹实验表明，来自健康人良性增殖的成骨细胞和超过 90% 的骨肉瘤 GAL-1 高表达，包括软骨母细胞型骨肉瘤。相反，GAL-1 在软骨肉瘤中的表达很少且细胞百分比低于 10%，这使得 GAL-1 成为鉴别经典软骨肉瘤和软骨母细胞型骨肉瘤的可用标志物。Machado 等[36] 证实该标志物的诊断价值，但他们发现在 43 例中有 32 例骨肉瘤（78%）患者表达 GAL-1，主要是成骨细胞型和小细胞型，但软骨母细胞型骨肉瘤患者 5 例中有 2 例（40%）呈阴性，并且 21 例软骨肉瘤中有 7 例（33.3%）表达，主要是 3 级软骨肉瘤（7 例中有 6 例）。

(4) IDH 突变：在约 50% 的经典型中央软骨肉瘤发现的 IDH 基因突变是区分经典型软骨肉瘤和软骨母细胞型骨肉瘤的有价值的分子标志[37, 38]。IDH 基因突变检测不作为常规使用，在鉴定软骨肉瘤与软骨母细胞型骨肉瘤时可用。

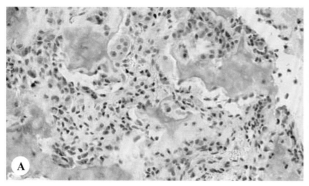

▲ 图 39-1　A. 骨母细胞瘤免疫染色 c-FOS（核）阳性，通过细胞遗传学证实，原位杂交显示 FOS 重排；B. FISH 显示染色质分裂

（二）低级别骨肉瘤的标志物

低级别骨肉瘤（low-grade osteosarcoma，LGOS）的诊断相对容易，高级别骨肉瘤是非常复杂和多形性的肿瘤，而 LGOS 是非常简单和单形性的肿瘤。发生于骨表面的骨旁 LGOS 和发生于髓腔的中央型 LGOS 是发生在年轻成人（20—30 岁）的生长缓慢的肿瘤，与其高级别对应类型一样，在大多数情况下发生在长骨中，好发于股骨远端。手术完全切除后，LGOS 的 5 年总生存率超过 90%。

骨旁和中央型 LGOS 具有相似的组织学特点，其特征在于不同数量的细胞体积减少和规则的梭形细胞增殖，表现为硬纤维样肿瘤，具有分化良好的骨小梁，有时与纤维发育不良类似。

与高级别骨肉瘤相比，LGOS 具有简单的遗传特征，是在常规核型上存在冗余的环形和（或）巨型的杆状染色体。FISH 和 CGH 研究表明，存在 12 号染色体 q13-15 区域的扩增序列，尤其包括癌基因 *MDM2* 和 *CDK4*[39, 40]。12q14-15 扩增序列的生物学功能是使细胞周期失调，细胞凋亡减少，细胞增殖增加。MDM2 通过抑制 p53 减少细胞凋亡。CDK4 磷酸化 *RB1* 基因产物，使其不再与 E2F 转录因子相互作用，从而允许细胞周期通过 G_1-S 检查点。

在骨肿瘤中心，大多数病例可以根据影像学及病理学特征来诊断 LGOS。然而，LGOS 的诊断也存在很困难的情况。据文献报道，30% 的病例被误诊为良性，主要是因为 LGOS 黏附于骨膜时，在组织学上可以模拟累及髓腔或骨表面的纤维或纤维骨化良性病变，尤其是纤维发育不良、结缔组织增生性纤维瘤和骨化性肌炎等。

在 Dujardin 等和 Yoshida 等的研究中[41, 42]，分别通过免疫组织化学评估了 72 例和 23 例 LGOS 中的 MDM2 和 CDK4 蛋白表达，其中一些具有误导性的形态特征的病例，如骨或骨旁组织的 107 例良性纤维病变和 40 例纤维骨病变。

MDM2 和 CDK4 的免疫组织化学表达存在于所研究的 89% 和 100% 的 LGOS 中，除了 Yoshida 等报道的 1 例 Nora 病变，在所有良性纤维或纤维骨病变病例中均未表达。但因为缺乏分子或细胞遗传学研究证据，这种情况下的基因扩增状态尚不清楚（图 39-2）。

在 Dujardin 等的系列报道中，对 18 例 LGOS 的冷冻组织标本进行微阵列 CGH 的研究显示，所有病例的 12 号染色体 q13-15 区域均出现扩增。总之，对 MDM2/CDK4 扩增 / 过表达状态的评估是 LGOS 和良性类似肿瘤之间鉴别诊断的敏感和高度特异的标志物。

多项研究证实，MDM2 在免疫组织化学中的过表达和通过遗传学技术检测的 MDM2 扩增具有临床价值[43, 44]。

另外，尽管低级别骨旁骨肉瘤通常以 MDM2

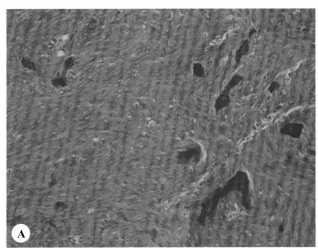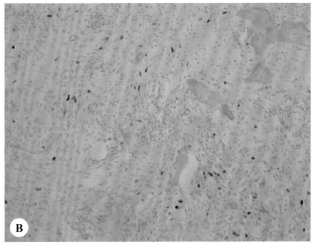

▲ 图 39-2　**MDM2 免疫阳性的低级别（中央）骨肉瘤（A，HPS 染色，100×）的典型纤维骨外观（B，200×）**

异常为特征，但在中级别骨膜骨肉瘤中未发现 MDM2/CDK4 共扩增。在来自 20 名患者的 27 例骨膜骨肉瘤的系列研究中[45]，Righi 等发现 26 例均未出现 MDM2 和 CDK4 过表达，并且在 10 例中未发现 MDM2/CDK4 共扩增。

在大约 15% 的病例中，LGOS 可能发生去分化，进展为高级别肉瘤，其形态上与低级别骨肉瘤成分类似，大部分由未分化的梭形细胞或多形性细胞组成。

有趣的是，与高级别经典型骨肉瘤相比，Dujardin 等在 LGOS 的 5 个病例中观察到的去分化病灶也显示出 MDM2 和 CDK4 的扩增 / 过表达。Yoshida 等证实，在 81 例原发性和 26 例复发性 / 转移性骨肉瘤[46]中发现了 MDM2 和 CDK4 在 7 例肿瘤中的免疫组化表现为共表达，基因研究证实了 MDM2 和 CDK4 扩增，镜下仔细检查可发现 6 例中存在低级别骨肉瘤的表现。证明应讨论 MDM2 和 CDK4 在高级别骨肉瘤中的扩增 / 过表达是否为 LGOS 去分化所致。尽管目前高级别经典型骨肉瘤和去分化的 LGOS 化疗方案相同，但区分这两种肿瘤对于未来的分子靶向治疗很重要。

最后，研究参与纤维发育不良发病机制的 GNAS 突变，可用于 LGOS 和纤维发育不良的鉴别诊断，发现大约 50% 的 GNAS 变异存在于纤维发育不良病灶中[47, 48]，而非在 LGOS[49, 50]。

纤维发育不良很少发生恶变，迄今为止报道的恶变病例约有 100 例，恶变最常发展为骨肉瘤。有趣的是，由纤维发育不良进展来的骨肉瘤表现为 GNAS 突变[51, 52]，证明在具有纤维异常增殖样或更普遍的具有纤维骨成分的骨肉瘤中存在 GNAS 变异提示可能由纤维异常增殖恶变而来（图 39-3）。

三、成软骨肉瘤标志物

软骨肉瘤是次于骨肉瘤第二常见的原发恶性骨肿瘤，常见于 40 岁以上的成年人，最常累及骨盆、股骨、肱骨和肋骨。软骨肉瘤的诊断和预后评估仍主要基于形态学、细胞学和结构特征，并结合影像学和临床资料。尽管软骨肿瘤发生和发展的分子通路尚未完全明确，但最近的研究取得了一定进展。软骨肉瘤分为经典型软骨肉瘤（可见常见遗传变异）、骨膜软骨肉瘤和其他罕见类型，包括去分化型、透明细胞型和间充质型软骨肉瘤。

约 85% 的软骨肉瘤发生于髓腔（中央型软骨肉瘤），15% 发生在骨表面（外周型软骨肉瘤）。现已基本明确，这两种具有相似组织病理学特征的软骨肉瘤亚型具有不同的分子和细胞遗传学基础。

（一）中央型和骨膜软骨肉瘤的标志物

1. 诊断标志物

经典型软骨肿瘤与其他骨肿瘤的鉴别诊断。

(1) IDH 基因家族突变：目前，中央型和骨膜经典型软骨肉瘤的典型表现包括 IDH1 和 IDH2 基因的早期改变。IDH1 和 IDH2 分别编码异柠檬酸脱氢酶 IDH1 和 IDH2，参与异柠檬酸向 α- 酮戊二酸的转化过程。在低级别、高级别和去分化肉瘤的样本中发现，IDH 基因家族突变与肿瘤中良性和恶性的对应组分相关。

α- 酮戊二酸依赖性双加氧酶可发挥表观调节功能，如 TET 双加氧酶和组蛋白去甲基化酶，而 IDH 突变会形成肿瘤代谢物 D2-HG，其为多种 α- 酮戊二酸依赖性双加氧酶的竞争性抑制药[53]，导致 DNA 高度甲基化，并导致软骨细胞分化失调和 HIF-1α 的稳定，从而促进肿瘤发生。然而，以上异常表现并不是诱导软骨肿瘤发生的充分或必要条件[54-61]。

IDH1 和 IDH2 突变最初于 2011 年在内生软骨瘤患者的软骨肿瘤组织中发现，这些患者也更可能进展为其他肿瘤，如胶质瘤和急性髓细胞性白血病，已知神经胶质瘤具有 IDH 基因突变（在 70%～80% 的弥漫性神经胶质瘤和继发性胶质母细胞瘤中存在[62, 63]）。在 Ollier 病和 Maffucci 综合征患者的软骨肿瘤中发现了高达 87%～90% 的 IDH1 突变[64, 65]。

在四肢和中轴骨骼的散发性经典型中央和骨

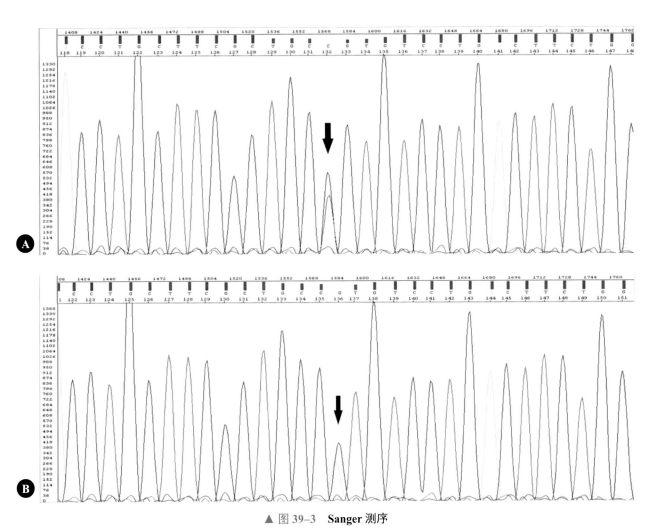

▲ 图 39–3　**Sanger** 测序

A. *GNAS*（exon8）突变体 p.（Arg201Cys），c.601C > T（R201C，CGT > TGT）；B. 2 例纤维异常增生中 *GNAS*
突变体 p.（Arg201His），c.602G > A（R201H，CGT > CAT）（图片由 Dr A.Tallet and Dr C.Collin，Department of
Tumor Genetics，CHRU of Tours 提供）

膜软骨肉瘤中评估 *IDH* 突变的发生率，发现 52%
的 *IDH* 基因突变发生在低级别中央软骨肿瘤（内
生软骨瘤或 1 级软骨肉瘤），58.9% 的 *IDH* 突变发
生在中央型高级别软骨肉瘤中，其中大多数（88%）
为 *IDH1* 突变 [37]。肢端肿瘤显示出较高 *IDH* 突变
率（90%），而累及四肢长骨和扁骨的肿瘤显示出
较低的 *IDH* 突变率（分别为 53% 和 35%），同时
也在骨膜型软骨肉瘤中存在（71% 的骨膜软骨瘤
和 15%～100% 的骨膜软骨肉瘤 [12, 13]）。*IDH* 突变
是显性的，主要为基因外显子 4 区域，导致蛋白
质活性位点上的氨基酸被取代。根据 Amary 等的
报道，最常见的突变是 R132C 转换（39.5%），其
次是 R132G 碱基颠换（19.7%）、R132H（17.3%）、

R132L（7.4%）和 R132S（7.4%），此外还发现存
在 *IDH2* R172S 颠换（8.6%），更罕见的是 R140 [37]
（图 39–4）。

有趣的是，在某些部位（如面部、椎骨、胸
骨或上呼吸道）出现的软骨肉瘤似乎很少发生
IDH 突变 [37, 66–68]。

不幸的是，在日常实践中，唯一可用于 *IDH*
突变体的检测抗体是 R132H 抗体，对该突变体
等位基因具有高度敏感性和特异性，并在大多数
IDH 突变的神经胶质瘤（85%～93%）中检测呈阳
性 [62, 63]，但在软骨肉瘤中却较少见 [37]。

在经典型中央软骨肉瘤中检测 *IDH* 基因突变
是鉴别诊断的有价值的分子工具，自从开展针对

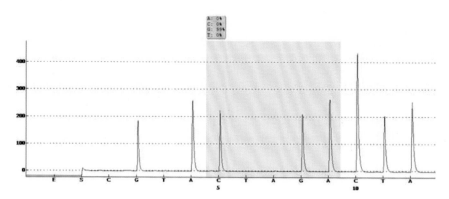

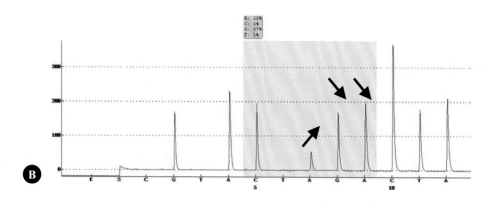

▲ 图 39-4　焦磷酸测序（Pyrosequencing）

IDH1 野生型（A）及经典型软骨肉瘤（B）中 p.（Arg132Cys），c. 394C > T（R132C，CGT > TGT）（图片由 Dr A. Tallet and Dr C. Collin，Department of Tumor Genetics，CHRU of Tours 提供）

包括软骨肉瘤在内的各种肿瘤中 *IDH* 突变蛋白检测的几项临床试验以来，人们对此越发关注，但经典化疗和放疗在晚期高级别肿瘤的治疗中效果有限。

虽然在软骨肿瘤中寻找 *IDH1/IDH2* 突变体仍然没有解决良、恶性鉴别问题，但发现这些遗传异常可以具有很多潜在诊断应用价值。

实际上，在其他间质来源肿瘤中未发现 IDH 突变，尤其是在骨肉瘤和其他软骨肿瘤中，如软骨母细胞瘤、软骨黏液样纤维瘤（chondromyxoid fibroma，CMF），以及外周、间充质和透明细胞型软骨肉瘤。

因此，*IDH1/IDH2* 突变可以作为区分软骨母细胞型骨肉瘤和软骨肉瘤的可用标志物。DA-Kerr 等[38] 在包括 25 种主要为高级别软骨肉瘤和 65 种软骨母细胞或部分软骨母细胞型骨肉瘤的系列病例中发现，IDH1/IDH2 突变可用于区分软骨母细胞型骨肉瘤和软骨肉瘤，与文献报道一致，在 61% 的软骨肉瘤中发现了 IDH1/IDH2 突变，但在所有骨肉瘤病例中均未发现。因此，与软骨母细胞型骨肉瘤相比，具有软骨分化的肉瘤中存在 IDH1/IDH2 突变强烈支持软骨肉瘤的诊断。

同样，检测 IDH1/IDH2 突变可能有助于鉴别具有骨肉瘤分化特点的去分化型软骨肉瘤，其可能为新发或由骨的未分化多形性肉瘤（undifferentiated pleomorphic sarcoma，UPS）进展而来[37, 38, 69]。

当软骨肉瘤病灶位于颅底时，可能难以与脊索瘤区分，部分原因是活检样本的尺寸较小，但也因为发病位置，软骨肉瘤经常表现为黏液样改变，而脊索瘤可能含有透明软骨基质，即所谓的软骨样脊索瘤。

Sox9 在脊索和软骨肿瘤中均有表达，无法用于鉴别脊索瘤和软骨肉瘤[70]。

Arai M 等[71] 研究了一系列颅内肿瘤的 IDH1/IDH2 突变状态，包括 13 例软骨肉瘤和 10 例脊索瘤，结果与预期一致，46.1% 的软骨肉瘤以 IDH1 R132C 型为主，脊索瘤中未发现 IDH 突变。最近的另一个系列研究发现，在 30 个颅底软骨肉瘤中证实存在高达 85.7% 的 IDH 突变[67]。

(2) brachyury：brachyury 免疫染色在脊索细胞中特异性非常高，常规用于颅内软骨肉瘤和脊索瘤的鉴别诊断。

(3) Podoplanin：多项研究表明，Podoplanin（D2-40）是一种真正的软骨样标志物，可用于软骨肉瘤和脊索瘤的鉴别。Daugaard S 等[72] 研究发现在所有的 25 种软骨肉瘤中 D2-40 的染色均显示阳性，而所有的 5 种脊索瘤均为阴性。Huse JT 等发现，在包含 22 例脊索瘤、20 例软骨肉瘤和 12 例内生软骨瘤的病例集中[73] 发现，100% 的内生软骨瘤和 94% 的 1 级和 2 级软骨肉瘤呈现稳定可靠的 D2-40 免疫染色阳性，但脊索瘤呈阴性。

此外，IDH 突变未来可用于鉴别软骨黏液样纤维瘤和具有黏液样改变的软骨肉瘤。在 Damato 等的软骨肿瘤病例集研究中发现，在所研究的 19 例 CMF 中均未发现 IDH1 突变[66]。最近，Nord 等[74] 从 20 个 CMF 的全基因组测序分析中发现，由于启动子交换或涉及可变基因伴侣融合（如 COL12A1、TBL1XR1 或 BCLAF1）导致 90% 肿瘤存在 GRM1 重排，使得 GRM1 的表达水平与对照组相比大幅增加。

滑膜软骨瘤病与软骨肉瘤存在潜在差异，现在已知包括 FN1 与 ACVR2A 或其他融合伴侣基因发生频繁重排的现象[75, 76]。

(4) 内生软骨瘤和非典型软骨肿瘤 /1 级软骨肉瘤的鉴别诊断：目前无可用的标志物可用于鉴别内生软骨瘤和非典型软骨肿瘤 /1 级软骨肉瘤。

Lai 等[77] 通过液相色谱 – 质谱联用法对石蜡包埋的低级别软骨肉瘤和软骨瘤组织样本进行了分析，以发现新的可用的蛋白生物标志物。蛋白质组学分析 17 个候选潜在生物标志物发现，骨膜蛋白作为一种细胞黏附基质蛋白，通过 FAS1 和亲水性 C 端结构域与 ECM 蛋白（如胶原蛋白、纤连蛋白、生腱蛋白或肝素）相互作用[78]，并在 23 例中的 14 例低级别软骨肉瘤与 31 例中的 4 例内生软骨瘤中发现骨膜蛋白表达。

2. 软骨肉瘤预后和治疗标志物

近年来高通量测序提高了研究者们对经典的软骨肿瘤发生发展的理解，但迄今为止，组织学分级仍然是软骨肉瘤中最重要的根据标志物的分类方法，并且可预测转移。

一些信号通路在软骨肉瘤的发展中发挥作用，包括 HH、Src、PI3k-Akt-mTOR 和血管生成通路等，并且可以提供未来的治疗策略[79, 80]，但仍不能作为常规使用的治疗标志物。

(1) IDH 突变：在大约 50% 的中央和骨膜软骨肉瘤中存在 IDH 突变，但 IDH 突变与软骨肉瘤预后的相关性尚不明确[55, 68, 81]。

(2) RB 和 TP53 通路：TP53 是人类癌症中最常见的抑癌基因之一，在 20%～49% 的软骨肉瘤中存在突变[5]。Schrage 等[82] 发现大多数（96%）高级别软骨肉瘤的 pRb 通路发生改变，但 CDKN2A/p16 表达较低，CDK4、周期蛋白 D1 和 MDM2 水平升高，表明 CDK4 抑制药可以成为有价值的治疗策略。

（3）14q32 位点：Nicolle 等[53] 在 102 个经典型软骨肿瘤的综合多组学分析中发现，包括 CDKN2A 在内的 14q32 位点表达的丧失与更高的恶性程度有关[53]。

几项研究表明，缺氧和血管生成在软骨肉瘤的侵袭过程中起重要作用，但对这些过程的调节所涉及的分子机制知之甚少。

（4）瘦素和脂联素：瘦素是一种脂肪细胞分泌的细胞因子，可与瘦素受体 OBR 或 OBRI（分别为短型或长型）结合。在软骨肉瘤中发现瘦素在 RNA 和蛋白质水平表达增加[83, 84]。瘦素受体（OBRI）激活导致 VEGF 通过 MAPK 途径反式激活，从而促进软骨肉瘤细胞增殖、迁移和血管生成。据报道，瘦素表达水平与软骨肉瘤的组织学分级相关。

同样，Lee 等表明，有一种脂肪细胞分泌的细胞因子脂联素与瘦素一样，通过 PIK3-AKT-mTOR 通路促进 VEGF-A 和 VEGF-C 表达，并且脂联素表达水平也与肿瘤分级相关[85]。

（5）SRY 相关 HMG-box 转录因子家族 SOX4 和 SOX9：SOX4 是一种无内含子基因，编码 SOX 转录因子家族成员，参与胚胎发育调控。SOX4 在约 30% 的软骨肉瘤中过表达，可能是由于 miRNA（特别是 miR-30a38、miR-129-5p39 和 miR-133b）的下调，SOX4 表达水平随着组织学分级而增加[86-88]。Lu 等发现 SOX4 是组织学分级低的软骨肉瘤患者预后差的独立危险因素，SOX4 的过表达与 c-MYC 和 p53 表达、高增殖指数（Ki-67）相关[86]。在人类多种肿瘤中 SOX4 表达提示预后不良[89]。

SOX9 是 SOX 转录因子家族的另一个成员，据报道，SOX9 是软骨形成的主要调节因子。SOX9 在软骨肉瘤组织中表达增加[90]，并由 miR-145 和 miR-494 直接靶向调控，miR-145 和 miR-494 在体外和体内软骨肉瘤中下调[91, 92]。Li 等发现下调 SOX9 可抑制软骨肉瘤细胞的迁移和侵袭。

（6）CD-34：Cintra FF 等[93] 及 Nagakawa 等[94] 发现 CD-34 阳性微血管在高级别软骨肉瘤中密度更高。

（7）MMP-2 和 Galectin-1：应用包含 230 个软骨相关基因的定制 cDNA 芯片建立中央型软骨肉瘤样本的基因表达谱，鉴定出 MMP-2 和 LGALS1，分别编码 MMP-2 和 Galectin-1，MMP-2 为肿瘤血管生成调控的关键蛋白酶，Galectin-1 为肿瘤中的缺氧调节蛋白[95]，两者在高级别软骨肉瘤中高表达。Galectin-1 表达与组织学分级之间的相关性表明，缺氧信号在软骨肉瘤进展中起潜在作用，但 Galectin-1 与 CAIX 和 HIF-1α 表达之间的相关性尚未确定[95]。Galectin-1 可能通过上调 MMP-2 表达促进软骨肉瘤细胞侵袭和肿瘤进展。

（8）HIF-1α 和 CAIX：HIF-1α 是软骨肉瘤中提高肿瘤细胞对缺氧的适应能力的主要转录因子，Boeuf S 等[95] 发现 HIF-1α 的表达在肿瘤中存在异质性，范围从广泛到局限，并且主要在血管附近表达。核定位与肿瘤级别相关，主要限于组织学上高级别软骨肉瘤阳性表现，在内生软骨瘤和低级别软骨肉瘤中未发现。总的来说，这些数据提示 HIF-1α 激活可能不太依赖于缺氧。软骨肉瘤中由 HIF-1α 积累引发的血管生成可能依赖于上游 PI3K/AKT/mTOR 通路的刺激，或者可能是由于 p53/MDM2 激活，其中 MDM2 直接激活 HIF-1α 已在肿瘤细胞中得到证实。CAIX 是缺氧的最佳细胞生物标志物之一，在软骨肉瘤的坏死和非坏死区域均有表达，与组织学分级无任何相关性。此外，由于 CAIX 免疫阳性患者发生转移的风险较高，与无转移生存率降低显著相关，因此 CAIX 已用作中心型软骨肉瘤的新型预后预测因子[95]。同样，血管内皮分泌的神经肽 ET-1 可能通过 ETR/ILK/Akt 通路参与软骨肉瘤细胞的血管生成和肿瘤生长，进而激活 HIF-1α 和 VEGF 的表达[96]。

（9）TGF-β 通路：调控正常软骨形成的信号通

路可能在软骨肉瘤的进展中具有调控功能。基因表达谱有效地表明，在软骨肉瘤进展过程中，细胞从低级别肿瘤分化状态转变为更像高级别肿瘤中间充质前体细胞的早期软骨细胞分化状态[97]。

Endoglin/CD105 是间充质干细胞表达的经典标志物之一，也是 TGF-β 的辅助受体。已经有研究表明，在软骨细胞去分化过程中 Endoglin 表达上调[98]，相反，在间充质干细胞的软骨分化过程中 Endoglin 下调[99]。

Boeuf 等[100] 研究认为，TGF-β 超家族成员 BMP 和 TGF-β 可能与正常生长板中软骨分化的调控有关，提示可能通过 Smad 蛋白参与软骨肉瘤进展，并且证实 BMP 和 TGF-β 信号通路在经典型软骨肉瘤中是活跃的，并且在高级别软骨肉瘤中磷酸化的 Smad1/5/8 和 Endoglin 表达显著增高。最近，Shinohara 等[101] 还发现磷酸化的 Smad3 和 Smad1/5 在软骨肉瘤中增高。

因此，与 Smad1/5/8 激活相关的 Endoglin 表达可能代表了软骨肉瘤进展的重要功能信号轴，并且可能是高级别软骨肉瘤血管生成的调节剂。

众所周知，BMP 和 Runx2 信号在骨骼发育和肿瘤发生中发挥作用，但在软骨发生中作用较少。Yang 等[102] 发现 BMPR2 和 Runx2 表达在 57 例软骨肉瘤病例集中提示预后差，可能是潜在的预后标志物。

相反，与软骨肉瘤相比，被 TGF-β 下调的 PEG10 在骨软骨瘤中强烈表达[101]。

(10) CXCR4：软骨肉瘤的侵袭性涉及多种分子。其中，CXCR4 与驱动多种肿瘤转移密切相关，并且在高级别软骨肉瘤中的表达高于低级别肿瘤[103]。

(11) Sirtuin-1：Sirtuin-1（SIRT1）是 NAD（t）依赖性组蛋白去乙酰化酶家族 Sirtuin（SIRT）的成员，靶向多种信号通路并频繁参与肿瘤，尤其是癌症和白血病，但根据细胞环境、作用靶点或特定类型的癌症，SIRT1 作为肿瘤抑制因子或癌基因的作用仍存在争议[104]。SIRT1 在软骨肉瘤中的作用研究较少，也存在争议。

事实上，Feng 等[105] 已经报道 SIRT1 表达与软骨肉瘤预后差相关，通过诱导上皮 – 间质转化增强软骨肉瘤细胞的转移潜能。另外，Chao 等[106] 报道了白藜芦醇通过抑制 NF-κB 信号诱导 SIRT1 表达，从而促进软骨肉瘤细胞凋亡。因此，需要进一步的研究来评估 SIRT1 在软骨肉瘤中的预后作用。

(12) mTOR 通路：mTOR 通路在不同的代谢过程中发挥核心作用，可能在软骨肉瘤中也发挥重要作用，Addie 等[107] 通过免疫组织化学发现 mTOR 通路在 69% 的经典型软骨肉瘤和 44% 的去分化型软骨肉瘤中激活。此外，在体外和体内均显示 mTOR 抑制药可阻断细胞增殖并阻止软骨肉瘤进展[80, 107]。

涉及化疗和（或）放疗耐受的其他信号通路，如 Bcl-2 家族成员，已证实在软骨肉瘤中激活[108]。纠正凋亡机制可能是克服软骨肉瘤对化疗和放疗抵抗的一种策略[95, 108]。

(13) Bcl-2：Bcl-2 蛋白家族调节内在细胞凋亡途径。抑制抗凋亡蛋白 Bcl-2、Bcl-xl、Bcl-w 和 Mcl1 会导致线粒体外膜通透化和 caspase 活化，增加抗凋亡蛋白（如 Bcl-2）的表达，从而增加 caspase 激活的阈值是癌细胞广泛存在的抗凋亡策略。De Jong 等[109] 表明，Bcl-2 和 Bcl-xl 在 110 例经典型软骨肉瘤中高度表达，并且在 8 个软骨肉瘤细胞系中的 3 个细胞系抑制 Bcl-xl 可增敏传统细胞毒性化疗效果（多柔比星或顺铂），但这种协同作用并未在本研究的体内模型中得到证实。

同样在间充质型软骨肉瘤中也报道了类似的结果[110]。

(14) Ezrin：细胞骨架与细胞膜之间的连接蛋白 Ezrin 的表达与 Bcl-2 表达、Ki67 表达、增殖状态、肿瘤分期呈正相关，这表明软骨肉瘤的侵袭行为可能与 Ezrin 蛋白的激活有关，并且 Ezrin 抑制药可用作软骨肉瘤的辅助治疗[111]。

(15) Aurora 激酶：Liang X 等[112] 发现与软骨瘤相比，软骨肉瘤中 Aurora kinase A 和 B 的表达显著增加，其参与调控细胞分裂，并与软骨肉瘤的致癌侵袭和转移过程有关，这表明它们可以用作软骨肉瘤的新型预后标志物和分子治疗靶点。

(16) Src 通路：Src 通路家族激酶，尤其是 Fyn，可能是一个潜在的治疗靶点，可以增加软骨肉瘤对多柔比星的敏感性，尤其是在存在 TP53 突变的情况下[113]。

(17) miRNA：过去 20 年来，人们越来越关注肿瘤学中 ncRNA 的研究，尤其在软骨肉瘤。miRNA 是小的内源性 ncRNA 分子，通过在转录后调节 mRNA 来改变基因表达[114, 115]。

调节性 miRNA 能够通过 miRNA 5' 端的种子序列与目标 mRNA 的 3'UTR 中的互补位点之间的不完美碱基互补配对来抑制其靶基因。miRNA 通过翻译抑制或 mRNA 剪切来调节靶基因表达。据估计，miRNA 负责调节 30%～60% 的人类基因的翻译[116]。

研究还表明，单个 miRNA 基因座不仅可以转录和处理规范 miRNA 序列，还包括具有表达、长度和序列异质性的多个同种型 miRNA 基因簇（miRNA isoform，isomiR）[117, 118]。

大量证据表明，miRNA 在肿瘤发生中发挥重要作用，可用于多种肿瘤的诊断、预后和预测的生物标志物[119]。据报道，多种 miRNA 在软骨肿瘤中减少，包括 miRNA-23b、miRNA-27b、miRNA-30a、miRNA-100、miRNA-119、miRNA-125、miRNA-129-5p、miRNA-145、miRNA-206、miRNA-454-3p 和 miRNA-634-3p，而其他一些 miRNA（如 miRNA-101）表达增加。

Lu 等报道，miR-30a 表达与肿瘤分期呈负相关，晚期软骨肉瘤中 miR-30a 水平非常低[86]。

最近，Parafioriti 等[116] 在 9 例经典型软骨肉瘤（2 个 1 期、3 个 2 期和 4 个 3 期）中发现，具有不同组织学等级的肿瘤具有相似的高丰度 miRNA 表达谱，但一些 miRNA 和 isomiR 在 2 期和 3 期与 1 期肿瘤中具有强烈差异化的调节作用。与低级别肿瘤相比，高级别肿瘤中 34 种 miRNA 的丰度较低，特别是 hsa-miR-451a、hsa-miR-146a-5p 和 hsa-miR-489-3p，与细胞凋亡、ERBB2 和

MAPK 通路、调节细胞迁移的跨膜受体、GLI2/3 转录因子的降解、胰岛素受体和 Wnt 信号传导有关，并在多种类型肿瘤中表现出抑瘤功能。另一方面，他们在高级别肿瘤中发现了一些高表达的 miRNA，如 hsa-miR-206、hsa-miR-31-3p、hsa-miR-539-5p、hsa-miR-382-5p、hsa-miR-31-5p、hsa-miR-154-5p 和 hsa-miR-335-5p，据报道，其参与细胞凋亡、多配体蛋白聚糖相互作用、IFN 信号传导、Runx1 表达和活性的调节。

Li 等发现，与 SOX9 上调相关的 miR-494 的低表达与软骨肉瘤患者的总体生存率和预后不良显著相关[92]。

最后，Nicolle 等[53] 在 102 例软骨肿瘤系列样本中发现了 4 种 miRNA 表达谱。3 种表达谱的特点是 14q32 基因座中 86 种 miRNA 的表达水平总体下降，而最后 1 种表达谱与位于 14q32 位置的 miRNA 表达水平的适度下调和其他肿瘤相关 miRNA（如 miR-27B、miR-125A 和 miR-140）的下调有关。抑制位于 14q32 位点的 miRNA 可能是软骨肉瘤细胞增殖失调的机制之一，前列腺癌[120] 和骨肉瘤[121] 的研究有类似现象。

然而，还需要进一步的研究来揭示软骨肉瘤中改变的 miRNA 调控途径的复杂性。

（二）外周型软骨肉瘤的标志物

外周型软骨肉瘤的发生率要低得多，约占经典软骨肉瘤的 15%，继发于骨软骨瘤的恶变。骨软骨瘤恶变成外周软骨肉瘤的风险在单发性病变中约为 1%，在多发性病变中高达 5%。寻找骨软骨瘤相对早期恶变转化的标准仍然是病理学家面临的挑战。虽然骨软骨瘤形成的遗传机制已知，包括 EXT 基因的失活，但导致其恶性转化的遗传改变仍然未知。

免疫组化显示，PTHLH 信号通路的激活导致的 Bcl2 表达在低级别外周型软骨肉瘤向高级别软骨肉瘤进展阶段发挥作用。PTHLH 中度至强阳性或弥漫性核免疫阳性强烈提示恶性[122]，然而，根据作者的经验该免疫染色缺乏敏感性。

研究表明，外周型软骨肉瘤进展与 X 型胶原蛋白产生和血管形成增加有关[123]。HS ^{6}O- 磺化增加可能与外周型软骨肉瘤进展有关，因为 ^{6}O- 磺基转移酶比率很高[124]。Cox-2 蛋白高表达主要见于孤立性外周型软骨肉瘤和与内生软骨瘤相关的中央型软骨肉瘤。在异种移植模型中，塞来昔布治疗可显著降低软骨肉瘤细胞活力并减缓肿瘤生长。因此，可以通过使用塞来昔布来预防软骨瘤病和多发性骨软骨瘤综合征中肿瘤的恶变发展[125]。

（三）透明细胞软骨肉瘤的标志物

最近研究发现，在透明细胞软骨肉瘤的肿瘤细胞中存在上皮标志物的表达。因此，可见肿瘤细胞表达全部类型的细胞角蛋白，包括 AE1-AE3、CK7、CK8、CK18 和 CK20，在与其他透明细胞肿瘤（如转移性肾透明细胞癌、脊索瘤和原发性骨肌上皮瘤）的鉴别诊断中可能会混淆。此外，在透明细胞软骨肉瘤的透明细胞成分中 SOX9 呈阳性，但其在脊索瘤中也有表达，需要依赖脊索瘤特异性标记物 brachyury 进行鉴别。

目前发现，透明细胞软骨肉瘤偶尔会包含低级别的经典型软骨肉瘤区域，但也可能出现相反的现象。事实上，Lam 等[126]最近发表了一系列 5 例经典型软骨肉瘤病例，这些病例包含透明细胞变化区域，两种成分之间逐渐融合，在常规和透明细胞成分中发现 3 例（60%）IDH1 突变，在透明细胞软骨肉瘤中未发现（图 39-5）。

四、尤因肉瘤和其他圆形细胞肿瘤的标志物

骨的小圆细胞肿瘤的鉴别诊断范围很广，包括尤因肉瘤、具有 EWSR1-non-ETS 融合基因的圆细胞肉瘤、CIC 重排肉瘤、具有 BCOR 基因改变的肉瘤、间充质型软骨肉瘤、淋巴瘤、低分化滑膜肉瘤（synovial sarcoma，SS）、横纹肌肉瘤、神经母细胞瘤、黑色素瘤和小细胞癌的转移。

组织学和临床表现不典型，此外，还有几种诊断工具有助于病理学家进行诊断。

尽管通常很容易根据形态学和免疫组织化学特征排除淋巴瘤、黑色素瘤、癌或横纹肌肉瘤，但区分尤因肉瘤与低分化 SS 很困难，因为在尤因肉瘤中显示存在细胞角蛋白表达，尤其是在穿刺活检样本中。此外，间充质型软骨肉瘤中亦可观察到细胞角蛋白表达。

在缺乏针对这些类型肿瘤的特定免疫组织化学标记物的情况下，细胞遗传学和分子技术，特别是识别由特定遗传改变产生的特征性融合蛋白已逐渐成为诊断金标准。

（一）尤因肉瘤的标志物

尤因肉瘤是一种高级别肿瘤，是儿童和青春期第二常见的骨肿瘤，最常累及骨盆、股骨、胫骨和肋骨，但也可发生在软组织中（主要发生在胸壁、臀肌、胸膜腔和颈部肌肉）[127]。标准风险和局部疾病患者的 5 年总生存率为 70%～80%，而转移性疾病患者的 5 年总生存率约为 30%。

2013 年的 WHO 骨与软组织肿瘤分类[3]统一术语，将存在 FET-ETS 融合的软组织和骨小圆形细胞肿瘤归为"尤因肉瘤"一类，并引入了"尤因肉瘤"这一概念归纳其他可变重排类型的肿瘤。

在 2020 年最新的 WHO 骨与软组织肿瘤分类中，最后专门有一章讨论骨和软组织的未分化小圆细胞肿瘤。

1. 诊断标志物

尤因肉瘤的特点是染色体平衡重排，如 EWSR1 与 ETS 转录因子发生基因融合。

EWSR1 最常见的融合伴侣基因是 FLI1（占比 85%～90%）。其他 ETS 较少的常见融合伴侣基因包括 ERG、ETV1、ETV4 和 FEV。EWSR1/FLI1 是一种肿瘤特异性嵌合转录因子，能够对转录组和表观基因组进行大规模重编程（图 39-6）。

尽管通常可以通过遗传分析可靠地将尤因肉瘤与其形态学类似的肿瘤区分开来，但目前还没有可用于常规组织学的可靠生物标志物。

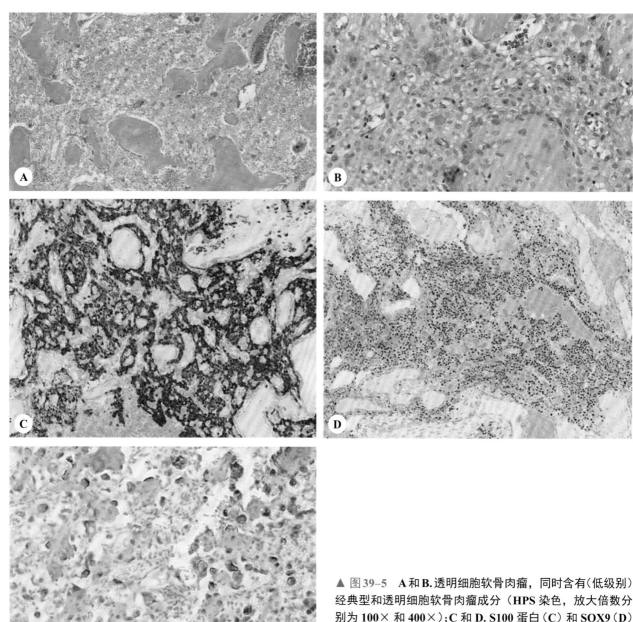

▲ 图 39-5　A 和 B. 透明细胞软骨肉瘤，同时含有（低级别）经典型和透明细胞软骨肉瘤成分（HPS 染色，放大倍数分别为 100× 和 400×）；C 和 D. S100 蛋白（C）和 SOX9（D）免疫染色突出显示透明细胞成分；E. AE1-1E3 可在透明细胞软骨肉瘤的透明细胞区域观察到 pankeratin 膜阳性

　　CD99 是尤因肉瘤最常用的免疫组织化学生物标志物，灵敏度很高（几乎 100%[128-130]），CD99 阴性的小圆形蓝细胞肿瘤可考虑排除尤因肉瘤，但在 CD99 高表达的形态类似肿瘤（如尤因肉瘤、淋巴母细胞淋巴瘤和滑膜肉瘤）中特异性低（图 39-7）。

　　因此，仅凭 CD99 无法确诊尤因肉瘤。

　　一些研究已经确定了辅助性免疫组织化学标志物，如 NKX2.2、ERG 和 FLI1。

　　(1) NKX2.2：NKX2.2 是一种同源域转录因子，主要参与神经内分泌细胞和神经胶质细胞分化，是 EWSR1/FLI1 融合蛋白的下游靶基因。据报道，NKX2.2 免疫染色在 85%～100% 的尤因肉瘤中呈阳性（通常超过 50% 的细胞有中度或强核阳性），但特异性不强[131-135]。

　　Hung 等[131] 发现，NKX2.2 可能有助于鉴别尤因肉瘤和 CIC/DUX4 肉瘤（20 例中有 1 例阳性）、BCOR/CCNB3 肉瘤（5 例均阴性），以及其他潜在

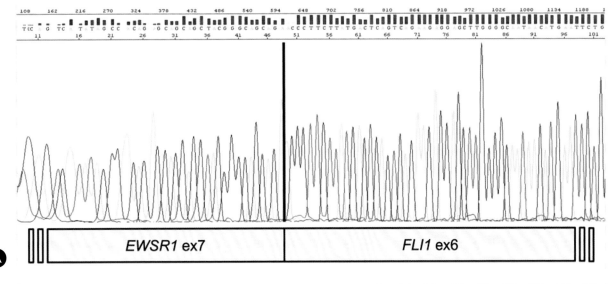

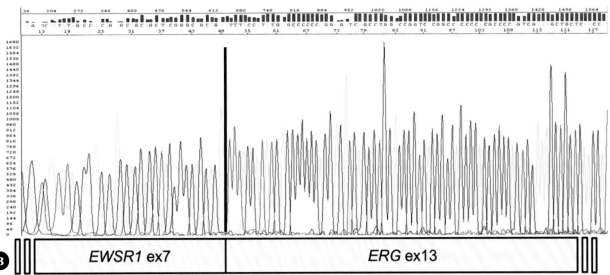

▲ 图 39-6 **Sanger** 测序

在尤因肉瘤中观察到的两个最常见的基因融合涉及 *EWSR1* 和两个 *ETS* 家族成员基因之一：*FLI1*（A）或 *ERG*（B）
（图片由 Dr A. Tallet and Dr C. Collin，Department of Tumor Genetics，CHRU of Tours 提供）

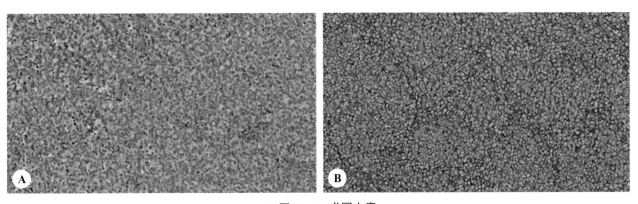

▲ 图 39-7 尤因肉瘤

A. HPS，200×；B. CD99 典型免疫染色，200×

的难以鉴别的肿瘤，如淋巴母细胞型淋巴瘤（10 例均阴性）、横纹肌肉瘤（10 例腺泡性和 10 例胚胎性病例均阴性）、低分化 SS（10 例中有 1 例阳性，10%）和黑色素瘤（20 例均阴性）。

另外，NKX2.2 在其他潜在的尤因肉瘤类似肿瘤中经常呈阳性，如间充质型软骨肉瘤（12 例中有 9 例，75%）和嗅神经母细胞瘤（10 例中有 8 例，80%）[131]。

在小细胞癌（30%～80%）和高分化神经内分泌肿瘤（45%）等内分泌肿瘤中也可观察到 NKX2.2 免疫染色阳性，但通常强度较低，Merkel 细胞癌偶尔可呈阳性（0%～20%）[134]。

(2) ERG 与 FLI1：ERG 和 FLI1 基因编码 ETS 家族转录因子，这些转录因子参与了大部分（>90%）尤因肉瘤基因融合。

Folpe 等[136] 在一系列 132 例圆形细胞肉瘤中评估了 FLI1 免疫染色的诊断价值。他们发现 71% 尤因肉瘤（41 例中有 29 例）的 FLI1 核染色阳性，但低分化 SS 8 例、横纹肌肉瘤 32 例、神经母细胞瘤 30 例、嗅神经母细胞瘤 8 例、间充质型软骨肉瘤 1 例均为阴性。与 NKX2.2 免疫染色相结合可能有助于尤因肉瘤的诊断，特别是在穿刺的小量活检样本中。另外，他们发现 FLI1 在 88%（8 例中有 7 例）的淋巴母细胞淋巴瘤中表达，这是一个潜在的陷阱，在促纤维增生性圆细胞瘤中也可表达（1 例）。

Wang 等[137] 还发现 FLI1 免疫化学对诊断尤因肉瘤具有良好的敏感性，这可能是由与 ETS 蛋白 C 端中存在的高度同源 DNA 结合结构域的交叉反应性所致，在 31 例尤因肉瘤中观察到 29 例 FLI1 免疫染色呈阳性。此外，还评估了 ERG 免疫染色检测 EWSR1-ERG 重排在尤因肉瘤的效用，并报道了 8 例中有 7 例 EWSR1/ERG 重排病例中的 ERG 染色阳性，但仅在 24 例中有 3 例非 EWR1/ERG 重排尤因肉瘤病例中呈阳性。

(3) TLE1：TLE1 是 Groucho/TLE 基因家族的成员，编码蛋白参与上皮和神经元分化的转录辅阻遏物。在使用单克隆抗体进行免疫染色时，

TLE1 免疫染色（核）在 SS 中具有出色的敏感性（82%～100%），但在尤因肉瘤很少呈阳性（0%～12.5%）[135, 138]。

2. 预后标志物

目前在尤因肉瘤中没有广泛使用的预后标志物[5]。

(1) 尤因样肉瘤的标志物：尤因肉瘤家族中的新分子的发现极大促进了对其分类的修订，并确定了所谓的尤因样肉瘤亚组。事实上，迄今为止已确定了三大类肿瘤：具有 EWSR1 基因与非 ETS 家族成员融合（包括 EWSR1-NFATC2、FUS-NFATC2、EWSR1-PATZ1、EWSR1-SMARCA5）的圆形细胞肉瘤，CIC 重排肉瘤（DUX4、FOXO4 或 NUTM1），BCOR 重排肉瘤（BCOR-CCNB3、BCOR-MAML3、ZC3H7B-BCOR、KMT2D-BCOR、YWHAE-NUTM2B 和 BCOR 内部重复串联）[139, 140]。结合肿瘤表现出的形态学、免疫组织化学和分子学特征与其他原发性骨圆形细胞肉瘤区分。

这些肿瘤的骨趋向性是具有差异的，在 EWSR1-NFATC2 肉瘤（比例为 4∶1）[141]、FUS-NFATC2 肉瘤（100%）[142] 和 BCOR-CCNB3 肉瘤（1.5∶1 比率）中累及骨的频次更高[143]，而在 CIC 肉瘤（3%）[144] 和 BCOR 内部重复串联肿瘤中骨累及频次较低[145]。

尽管有许多相似之处，但这些肿瘤中大多数都具有提示潜在分子改变的组织学特征[146]。事实上，CIC 重排肉瘤表现为局灶性多形性的梭形或上皮样细胞为主[144]，具有 BCOR 基因改变的肉瘤可以表现出梭形细胞增殖为主[140]，NFATC2 肉瘤可能表现出上皮样特征[146]。

由于这些肿瘤都是由特定的融合基因定义的，因此需要分子诊断方法，特别是没有一种免疫组织化学标记是完全敏感或特异的。

(2) BCOR 重排肉瘤：BCOR 重排骨肉瘤在 60%～70% 的病例中存在 BCOR/CCNB3 融合[143, 147]。BCOR 编码 BCOR 蛋白，是一种通过与 BCL6 相互作用从而抑制基因表达的转录辅阻遏物[148]。BCOR 突变在骨肿瘤中起关键作用，可增加细胞增殖，并

通过表观遗传机制调节间充质干细胞功能[149]。

X 染色体旁中心倒位导致 BCOR/CCNB3 融合，涉及编码睾丸特异性细胞周期蛋白 B3 的 CCNB3[150]。该融合的致病机制尚不清楚，可导致 CCNB3 的异位表达，并可能驱动细胞增殖[149]。

因此，免疫组织化学表明 CCNB3 过表达在 BCOR 重排肉瘤中具有良好的特异性（在 11 例小样本病例中为 81.8%～100%）[151, 152]。Kao 等的一项研究表明，BCOR 免疫组化染色也可用于识别 BCOR 重排肉瘤（11 例全部，100%）、BCOR 内部串联重复（14 例中有 13 例，92.9%），但缺乏特异性，也可在 CIC 重排（16 例中有 1 例，16.5%）、SS（74 例中有 35 例，49.3%）和横纹肌肉瘤（29 例中有 2 例，6.9%）中呈阳性[148]（图 39–8）。

骨的 BCOR 重排肉瘤也表达 CD99（59%）[140]、SATB2（81%）[148]、TLE1，最近，在 67% 的病例中，Pan-Trk 免疫染色呈阳性[153]。在 80% 的具有 BCOR 内部串联重复的 BCOR 肉瘤中发现 NTRK3 过度表达，这一发现的治疗意义需要更多的研究去证实[153]（图 39–9）。

(3) NFATC2 重排肉瘤：EWSR1/NFATC2 和 FUS/NFATC2 肉瘤属于圆形细胞肉瘤，其 EWSR1 基因与主要位于骨骼中的非 ETS 家族成员融合，并导致与 NFATC2 融合，其编码 NFAT 转录家族的成员蛋白，该融合保持了 NFATC2 的完整活性结构域，并诱导该蛋白质在细胞核中的重新定位[142]。尽管 NFATC2 与两种融合有关，但这些肉瘤的分子谱是不同的[139, 142]。EWSR1/NFATC2 和 FUS/NFATC2

肉瘤的免疫表型特征不具特异性，表现为 CD99（50%）、NKX2.2（6 例全部，100%）和 PAX7（1 例，100%）。PAX7 也可能在 BCOR/CCNB3 肉瘤中表达（10 例中有 8 例，80%）[154, 155]。

最近，基于对一组小圆形细胞肉瘤的基因表达分析发现，在 NFATC2 肉瘤中显示出 ACAN 的丰富表达[139]，Perret 等[156] 在 7 例 NFATC2 肉瘤中发现其基因的产物 AGGRECAN 在所有检测病例中均呈弥漫性表达（细胞质阳性），但在其他圆形细胞肿瘤中很少见，如间充质型软骨肉瘤（26 例中有 7 例，28%）、尤因肉瘤（54 例中有 4 例，7%）和 CIC 肉瘤（26 例中有 1 例，4%），在 BCOR 肉瘤中未检测到（19 例均未）。这些数据支持 AGGRECAN 可能是 NFATC2 肉瘤诊断的可用生物标志物。

(4) CIC/DUX4 肉瘤：在 86%～95% 的 CIC 肉瘤病例中检测到 CIC/DUX4 融合，这是由 t（4; 19）（q35; q13）或 t（10; 19）（q26; q13）易位引起的[144]。

CIC 编码一种 HMG 盒转录抑制因子，作用于受体酪氨酸激酶信号下游。由于与双同源框转录因子 DUX4 融合，CIC 的转录活性增强，上调其靶标表达（CCND2、MUC5AC、PEA3 亚家族基因，如 ETV1、ETV4 和 ETV5）[157, 158]，可通过使用 ETV4 免疫染色鉴定，在 17 例病例中表现为 100% 的核染色阳性和高特异度（95%）[159]。WT1 的灵敏度（12 例中有 9 例，75%）和特异度（90%）较 CD99 更高，在 20% 的 CIC 肉瘤中表达[139]。

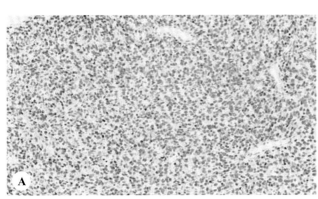
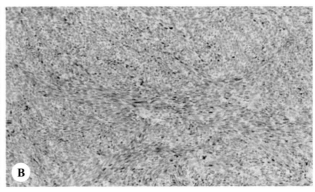

▲ 图 39–8　**BCOR 骨肉瘤中存在 BCOR 弥漫性表达（A，200×），但在滑膜肉瘤中异质性更高（B，200×）**

（二）间充质型软骨肉瘤的标志物

间充质型软骨肉瘤是一种小圆形细胞肿瘤，由未分化的小圆形细胞和不同比例增殖的透明软骨岛组成，可出现在软组织、骨骼和颅内等部位[160]。这种肿瘤的鉴别诊断具有挑战性，主要是因为圆形细胞成分表达 CD99，如尤因肉瘤。

1. 诊断标志物

(1) SOX9：SOX9 是 SOX 家族的转录因子，据报道是软骨形成的主要调节因子，并在大多数间充质型软骨肉瘤的小圆细胞成分中表达[160, 161]。

可能有助于将间充质型软骨肉瘤与其他小圆细胞肿瘤区分开来，尤其是尤因肉瘤和小细胞型骨肉瘤，特别是当活检未采集到肿瘤的透明软骨成分时。

(2) SATB2：SATB2 是一种转录因子，通过与 DNA 的 MAR 结合来控制核基因表达，参与调节骨骼发育和成骨细胞分化。SATB2 免疫染色已证明可用于鉴别小细胞型骨肉瘤和间充质型软骨肉瘤。Machado 等[29] 报道，在 87.5% 的小细胞骨肉瘤（8 例中有 7 例）中，SATB2 呈弥漫性和强核阳性，

但仅在 1.3% 的尤因肉瘤（371 例中有 5 例）中呈阳性。Righi 等证实了 SATB2 在小细胞型骨肉瘤中的高灵敏度，在 33 例小细胞骨肉瘤中均发现了 SATB2 阳性[162]，然而，SATB2 免疫染色在间充质型软骨肉瘤与其他小圆细胞瘤和其他软骨肿瘤的鉴别诊断中的价值迄今为止尚未评估。

Kao 等[163] 最近表明，OLIG2 在间充质型软骨肉瘤中也有强烈表达（86%，14 例中有 12 例），但在其他潜在的类似肿瘤中均未检测到，包括尤因肉瘤（8 例）、血管外皮细胞瘤（23 例）和软骨肉瘤（21），提示 OLIG2 可能是鉴别间充质型软骨肉瘤的可靠标志物。

(3) *HEY1/NCOA2* 重排：间充质型软骨肉瘤在遗传学角度上的特征是复发性和特异性 *HEY1/NCOA2* 基因融合，这已成为该肿瘤诊断的金标准[164]。这种遗传重排可以通过经典的细胞遗传学和（或）分子遗传学技术进行检测。

2. 预后标志物

在间充质型软骨肉瘤中无相关正在使用的预后标志物（图 39-10）。

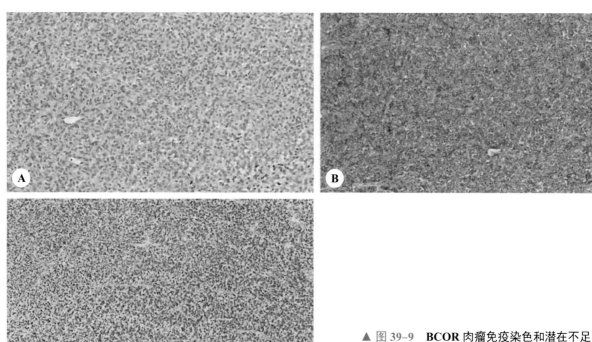

▲ 图 39-9　**BCOR 肉瘤免疫染色和潜在不足**
A. HPS 染色，200×；B. CD99 弥漫性免疫染色阳性，200×；C. SATB2 弥漫性核染色阳性，200×

五、其他骨源性肉瘤的标志物

（一）USP6 诱导的恶性肿瘤

具有动脉瘤 / 毛细血管扩张特征的骨病变的良恶性鉴别仍然是病理学家面临的挑战，除经皮穿刺活检样本有限和缺乏特异性免疫组织化学标志物等额外困难之外，这些病变的组织学特征多变，使得诊断复杂。在这种情况下，分子畸变的识别可以为病理学家提供有效的帮助。

例如，原发性动脉瘤样骨囊肿及其形态学相关病变，鉴定出涉及 *USP6* 基因的染色体重排，如果存在，则可以排除其他需要鉴别的诊断，如毛细血管扩张型骨肉瘤、巨细胞瘤、中央巨细胞肉芽肿、骨母细胞瘤、磷酸尿间充质瘤或棕色瘤。

大多数时候，动脉瘤样骨囊肿分为原发性或继发性，后者通常继发于其他骨病变，如巨细胞瘤、纤维发育不良、非骨化性纤维瘤、软骨母细胞瘤和骨肉瘤。

USP6 是半胱氨酸蛋白酶，可将泛素从靶蛋白和其他分子中切割下来，以通过蛋白酶体调节分子降解。USP6 参与多种细胞过程，包括细胞内运输、蛋白质周转、炎症信号传导和细胞转化[165]。

1999 年，Panoutsakopoulos 等[166] 报道了 USP6 的第一个细胞遗传学异常，他们在 2 例动脉瘤样骨囊肿中发现了复发性染色体易位 t（16；17）（q22；p13）。Oliveira 等[167] 通过 5'RACE-PCR 发现染色

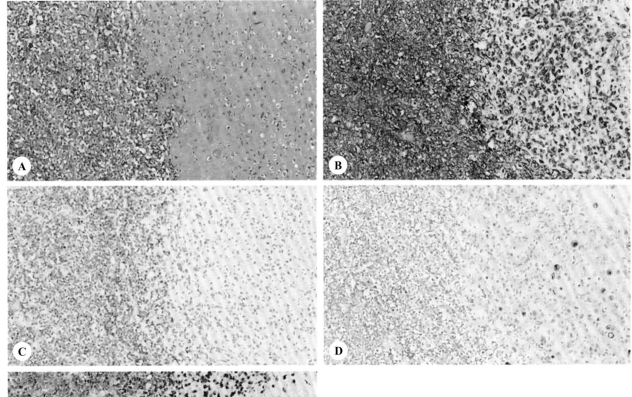

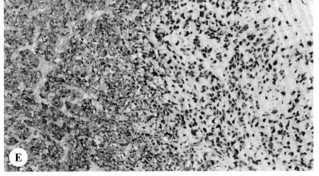

▲ 图 39-10　间充质型软骨肉瘤免疫图谱

A. HPS 染色，200×；B. CD99 弥漫性免疫染色，200×；C. OLIG2 表达仅限于未分化成分，200×；D. S100 蛋白表达仅限于分化的软骨成分，200×；E. SOX9 在未分化和分化的软骨成分弥漫性核阳性，200×

体 16q22 上的成骨细胞 *CDH11* 基因的启动子区域与染色体 17p13 上的 *USP6* 基因发生 t（16；17）（q22；p13）易位，导致癌基因 *USP6* 过表达。在动脉瘤性骨囊肿中发现了 *USP6* 的可变 5' 端基因融合伴侣，包括 *ZNF9*、*COL1A1*、*TRAP150* 和 *OMD*[168]。自 2017 年以来，随着二代测序技术的出现，已在该肿瘤中发现了多个新的基因伴侣，包括 *E1F1*、*FOSL2*、*STAT3*、*CTNNB1*、*SEC31A*、*PAFAH1B1*、*RUNX2*[169]、*SPARC*[170]、*USP9X*[171]、*ASAP1*、*FAT1*、*SAR1A*、*TNC*[172] 和 *ANGPTL2*[173]。

USP6 重排的发生率在原发性动脉瘤样骨囊肿和小的骨巨细胞瘤病变中分别占 69% 和 59%，在前者涉及 44.8% 的 *USP6/CDH11* 融合[167, 174]。

由于基因重排诱导融合基因的下游基因的过表达，增加蛋白水平，病理医生通过免疫组织化学检测可能有益于诊断。然而，文献中没有相关数据支持，可能是由于目前市售的 USP6 抗体缺乏敏感性或特异性。

有趣的是，虽然未发现 *USP6* 融合[167]，但在一些间充质来源的肿瘤（如尤因肉瘤、肌纤维瘤和骨母细胞瘤）中已经证明存在 USP6 过表达[168, 175]。在骨母细胞瘤中，高水平的 USP6 表达可以通过组织学成分与 ABC 样组织联系起来[167]。

值得注意的是，在尤因肉瘤中发现高水平的 USP6 表达，曾有研究通过将来自尤因肉瘤细胞系的基因组 DNA 引入小鼠 NIH3T3 成纤维细胞来克隆 *USP6* 癌基因。同样，通过去泛素化 Jak1-STAT3 途径，激活 USP6 调控 Jak1 的稳定，参与 IFN 介导的细胞死亡，因此决定了尤因肉瘤细胞对 IFN 的反应幅度及其对 IFN 诱导的凋亡更敏感[175]。IFN 治疗可能为尤因肉瘤患者提供另一种治疗方法。

USP6 重排的存在似乎与临床和组织学特征无关，也与复发率无关。迄今为止，仅报道了一个与 *USP6/RUNX2* 融合相关的细胞侵袭性的病例[176]。

（二）恶性血管瘤

1. 骨上皮样血管内皮瘤

骨上皮样血管内皮瘤是一种恶性血管肿瘤，对病理学家来说仍然具有挑战性。不仅要与其他血管肿瘤鉴别，还要与转移性癌鉴别。

大多数传统的骨上皮样血管内皮瘤的特征是上皮样内皮细胞在黏液软骨样或硬化间质中呈条索状或巢状排列，并具有由 t（1；3）（p36.3；q25）易位产生的 *WWTR1/CAMTA1* 融合（>90%）[177]。

WWTR1 与 *CAMTA1* 基因在肿瘤发生中均起重要作用。*WWTR1* 和 *YAP1* 编码包含多个蛋白结合结构域的转录共激活因子。WWTR1 和 YAP 蛋白促进癌基因转录，是 Hippo 肿瘤抑制通路的下游效应靶点，其中包括通过调节细胞增殖和凋亡来控制器官尺寸大小[177, 178]。Hippo 通路可使这些蛋白磷酸化，保持其存留在细胞质中并被降解[179]。*CAMTA1* 是公认的抑癌基因，*WWTR1* 与 *CAMTA1* 发生融合参与细胞周期调节，并与许多癌症有关，可导致 Hippo 通路失调[180]。事实上，融合诱导了 WWTR1/CAMTA1 融合蛋白的核定位并发生复合体激活，从而出核参与 Hippo 通路调节[179]。

小部分上皮样血管内皮瘤病例具有独特的组织形态（10%），表现为细胞紧密生长或上皮样内皮细胞连接形成良好的腔隙，该细胞具有丰富的嗜酸性细胞质，可与上皮样血管肉瘤混淆，并存在由 t（11；X）（q13；p11.22）重排产生的 *YAP1/TFE3* 融合[181]。

TFE3 是一种促癌转录因子，属于 MiT 家族，参与 DNA 的联系和结合。YAP1/TFE3 蛋白融合导致 TFE3 过表达，从而促进肿瘤发生[181]。在骨与软组织的不同解剖位置的上皮样血管内皮瘤中均发现 *WWTR1/CAMTA1* 和 *YAP1/TFE3* 基因异常融合[177, 181, 182]。

最近，Suurmeijer 等[183] 使用 RNA 测序在两种具有经典组织学特征的软组织上皮样血管内皮瘤（33%）中鉴定了 WWTR1 融合的可变融合伴侣（即 WWTR1/MAML2 和 WWTR1/ACTL6A）。迄今为止，尚未在骨的上皮样血管内皮瘤中发现其他可变融合伴侣。

骨上皮样血管内皮瘤表达内皮标志物，如 CD-31（97.4%）、CD-34（81%）、ERG（100%）、

D2-40（71%）、FLI1（100%）因子Ⅷ相关抗原和 PROX1[184]。

迄今为止，WWTR1/CAMTA1 和 YAP1/TFE3 融合是相互排斥的，分别导致 CAMTA1 和 TFE3 过表达，可通过使用 CAMTA1 或 TFE3 抗体在免疫组织化学中检测。

Doyle 等在 87.5%（58 例中有 51 例）的病例中报道了 CAMTA1 的过表达，免疫染色呈核阳性，具有高特异度和灵敏度。事实上，迄今为止，参考文献[185, 186]中还未报道其他具有 CAMTA1 融合的病变。

另外，使用针对 TFE3 蛋白 C 端部分的抗体的免疫染色并不完全具有特异性[184]，因为 TFE3 过表达可能存在于具有 TFE3 基因融合的肿瘤中，如腺泡状软组织肉瘤、原发性肾恶性肿瘤[187, 188]、PEComa[189]、骨化纤维黏液样肿瘤[183]。此外，这种核染色阳性可能出现在部分 WWTR1/CAMTA1 融合的病例中[184]。

尽管文献中没有提出筛选方法，但应重视 CAMTA1 免疫染色的高特异度和灵敏度，若该方法检测呈阴性，则应通过分子测定来检测 TFE3 重排。

最后，融合类型的识别具有预后价值。Rosenbaum 等发现，WWTR1/CAMTA1 融合与 YAP1/TFE3 重排相比，预后更差（5 年总生存率分别为 59% 和 86%）[190]。

2. 骨的血管肉瘤

骨的血管肉瘤很少见，低于原发性骨的恶性肿瘤的 1%，可为单发灶或多发灶，预后较差。单发灶肿瘤最常累及长管状骨和短管状骨、骨盆和躯干，在 50—70 岁发病率最高。血管肉瘤的特征包括非典型内皮细胞连接形成的网状血管通道，细胞核增大，核仁明显，有丝分裂活跃，但也有常见的实性形态（80%）和上皮样细胞形态（94%）[191-193]。

(1) 诊断标志物：Palmerini 等[193]收集的数据显示，在 47 例骨血管肉瘤病例中，ERG 和 CD-31 血管标志物呈阳性，在 47 例中有 4 例（9%）观察到 Pankeratin AE1-AE3 免疫染色阳性。

鉴别诊断包括上皮样血管内皮瘤，但与遗传和免疫组织化学的观点不同，血管内皮瘤的特征在于 CAMTA1 或 TFE3 基因融合，这些基因在血管肉瘤中没有发现，并且与 TFE3 或 CAMTA1 免疫染色相关。

(2) 预后标志物：据报道，骨血管肉瘤目前没有其他诊断标志物和预后标志物。

软组织中辐射诱导的血管肉瘤的显著特征之一是 MYC 原癌基因的扩增，也是通常通过免疫组化筛查的预后因素，但在新生血管肉瘤中很少见[194, 195]。

由于骨原发性血管肉瘤罕见而缺乏对其大型遗传学研究，但这些肿瘤通常发生在原位，Verbeke 等[196]报道的遗传数据显示 Rb 通路的改变（>50% 例）多于 MYC 扩增。在 37 例原发性骨血管肉瘤系列中发现，CDKN2A 表达缺失与预后恶化显著相关，41% 的病例中 PTEN 表达下降，并且 PI3K/Akt 通路在骨与软组织的血管肉瘤中经常被激活，需要进一步的研究来证实这些现象。

（三）骨恶性 / 去分化巨细胞瘤

骨巨细胞瘤是一种孤立的交界性、局部侵袭但很少转移的肿瘤，占原发性骨肿瘤的 5%～6%。主要发生在 30—50 岁，涉及长骨（85%）、中轴骨（10%）或手足短骨（5%）的骨骺区域[197-199]。

在骨肉瘤或未分化梭形细胞或 UPS 的形态的情况下，GCTB 中可能发生罕见的肉瘤方向恶变[200]。

恶性骨巨细胞瘤的诊断通常很明显，因为肿瘤的特征是高级别肉瘤特征区域与经典的 GCTB 并存，但在小活检中经典形态区域可能缺乏，使得其鉴别诊断可能具有挑战性。

1. p53

Gong 等[200]发现 MGCTB 肉瘤成分弥漫性表达 p53，而经典 GCTB 成分 p53 表达微弱且聚集。

2. H3F3A

几乎所有（69%～96%）的 GCTB[201-204]都以

H3F3A 基因的重复点突变为特征。该点突变尚未在其他病变中发现，并已成为该肿瘤的最佳诊断标志物（图 39–11）。

有趣的是，*H3F3A* 突变在大多数 MGCTB 的肉瘤转化过程中是保守的，因为它通常在经典和

肉瘤成分中都存在。然而，Yoshida 等最近在 7 例 MGCTB[205] 中发现，肉瘤成分可能缺乏在肿瘤子集中的传统组分中观察到的 *H3F3A* 突变。

H3F3A 免疫组化染色是诊断 GCTB 和 MGCTB 的可靠、灵敏、特异的诊断工具，据报道，灵敏

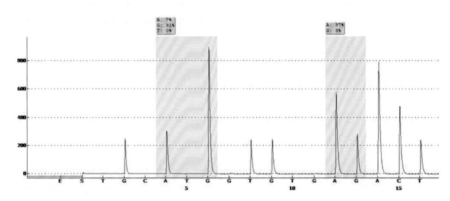

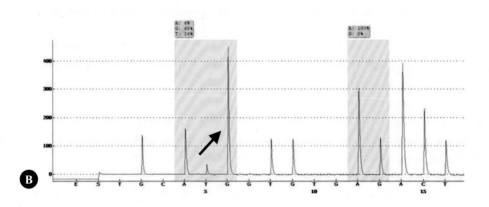

▲ 图 39–11　在巨细胞瘤中发现的（**A**）**H3F3A**（exon4）的野生型序列和（**B**）**H3F3A p.**（**Gly35Trp**），**c.103G ＞ T** 突变体（**G35W GGG ＞ TGG**）

图片由 Dr A.Tallet and Dr C. Collin，Department of Tumor Genetics，CHRU of Tours 提供

度为 98%，但只能检测到最常见的 H3F3A G34W 突变蛋白[206, 207]（图 39–12）。

（四）成釉细胞瘤

骨纤维结构不良（OFD）和成釉细胞瘤具有共同的临床、免疫组织化学和细胞遗传学特征。两种病变主要累及胫骨和（或）腓骨，并包含上皮和基质成分，以及纤维骨增生区域，表现形式不同。在分化型或 OFD 样的成釉细胞瘤亚型中，通过仔细筛选或细胞角蛋白免疫染色仅检测到小部分上皮细胞。在 OFD 中，约 90% 的病变中的单个角蛋白阳性细胞存在分化。这两种肿瘤具有共同的细胞角蛋白表达谱（CK19⁺、CK8⁻、CK18⁻），表现出某些癌蛋白（如 c-Jun 和 c-Fos）和骨基质蛋白（如纤连蛋白和骨连接蛋白）的共同表达和常见的遗传异常（7、8 和 12 三体），还发现成釉细胞瘤中的上皮成分 p63 染色呈阳性。在同一项研究中，大多数的 OFD 病例中也发现了表达 p63 的稀有细胞（11 例中有 8 例）。

podoplanin 除了作为软骨标志物外，还是一种在骨细胞中发现的糖蛋白，发现在成釉细胞瘤的上皮细胞和肿瘤腺体中，以及在成釉细胞瘤和 OFD 的散在小梁间基质细胞中表达。在同一项研究中，在纤维发育不良或转移性腺癌中，podoplanin 不由小梁间基质细胞表达，因此可用作区分 OFD 和纤维发育不良与成釉细胞瘤和转移性腺癌的标志物。

（五）肌肉肿瘤

1. 骨平滑肌肉瘤

骨平滑肌肉瘤是一种罕见的原发性恶性骨肿瘤，具有平滑肌分化，最常见于下肢（股骨远端和胫骨近端）和颅面骨。骨平滑肌肉瘤的诊断必须谨慎，骨外平滑肌肉瘤的骨转移比原发性骨平滑肌肉瘤更常见，必须优先排除[208-210]。

平滑肌分化表现为肌肉标志物 SMA、结合蛋白和（或）钙调蛋白结合蛋白的免疫组化阳性。肿瘤细胞表达的雌激素和 PR 提示女性子宫起源，但不是特异性的，因为也在一些子宫外的平滑肌肉瘤中观察存在[211]。

2. 骨横纹肌肉瘤

WHO 对恶性骨骼肌肿瘤的分类包括腺泡性、胚胎性、多形性，以及最近描述的梭形细胞和硬化性横纹肌肉瘤亚型。骨原发性横纹肌肉瘤很少见，大约 10 例病例报道[212]。

文献报道了少数腺泡性横纹肌肉瘤病例，其特征类似于软组织中的横纹肌肉瘤存在复发性平衡易位 PAX3/FOXO1 或 PAX7/FOXO1[213]。

最近提出的梭形细胞和硬化性横纹肌肉瘤亚型占横纹肌肉瘤的 3%～10%[5]。Watson 等[139] 最近描述了三种不寻常的软组织和骨横纹肌肉瘤（骨盆、胸壁和蝶骨定位），具有上皮样、梭形细胞和硬化的特征，存在 FUS-TFCP2 或 EWSR1-TFCP2 易位。此后，Dashti 等[212] 还发现了另一个具有

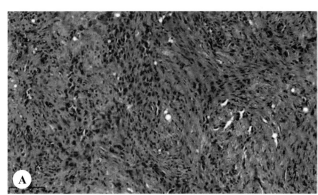
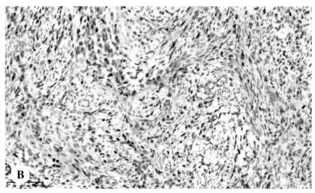

▲ 图 39–12　骨的恶性 / 去分化巨细胞瘤

A. HPS 染色显示高级别未分化肉瘤特征，200×；B. 在部分肿瘤细胞中 HH3 G34W 免疫染色阳性，已通过 H3F3A 基因的 p.（Gly34Trp）突变体的遗传研究证实

FUS-TFCP2 融合的下颌骨横纹肌肉瘤病例。虽然有证据表明"梭形细胞和硬化性横纹肌肉瘤"是一种独特的肿瘤，但一些遗传数据表明该表述实际上可能包含多种肿瘤[212]。迄今为止，尚未在骨横纹肌肉瘤中发现软组织梭形细胞和硬化性横纹肌肉瘤中描述的其他遗传改变（包括 *MYOD1* 突变、*TEAD1/NCOA2*、*SRF/NCOA2*、*VGLL2/CITED2* 和 *VGLL2/NCOA2* 融合）。

横纹肌肉瘤的免疫组织化学特征包括结蛋白、肌细胞生成素（100%）和 MYOD1 阳性[214, 215]。

相反，Raghavan 等最近表明，根据先前基因表达谱研究的数据，OLIG2 在腺泡性横纹肌肉瘤中广泛表达（96.4%，28 例中有 27 例），但在胚胎亚型中很少表达（6.7%，45 例中有 3 例）[216]。Kaleta 等也报道了 OLIG2 良好的敏感性[217]。

（六）骨硬化性上皮样纤维肉瘤

硬化性上皮样纤维肉瘤（sclerosing epithelioid fibrosarcoma，SEF）是软组织的恶性成纤维细胞肿瘤，很少发生在骨组织[218]，其特征是嵌入致密的硬化基质中的条索和巢状上皮样细胞。SEF 属于与低级别纤维黏液样肉瘤（low-grade fibromyxoid sarcoma，LGFMS）相同的谱系。

SEF 表现出重复易位，在大多数情况下导致 FET 家族的 RNA 结合蛋白（EWSR1 或 FUS）成员融合，更罕见的是 PAX5，以及属于 CREB3L1、CREB3L2、CREB3L3 或 CREM 亚家族转录因子的 bZIP 超家族，最常见（>60%）的融合是 EWSR1/CREB3L[5, 219]。有趣的是，在大多数（>80%）SEF 和 LGFMS[220, 221]病例中观察到 MUC4 免疫组化阳性，并已成为常规诊断标志物。

最近，MUC4 阴性 LGFMS 和 SEF 的亚型中发现不具有典型的 FUS/CREB3L2 或 EWSR1/CREB3L1 融合，而是重复性 YAP1 和 KMT2A 重排，以及一些形态学上的不同特征[222]。

（七）骨纤维肉瘤 / 未分化梭形细胞肉瘤

骨纤维肉瘤（fibrosarcoma of bone，FSB）/ 骨未分化梭形细胞肉瘤是一种排除性诊断。FSB 属于由相对单一的梭形细胞组成的恶性肿瘤，具有束状结构（所谓的人字形图案）和多变的胶原基质。FSB 的鉴别诊断包括孤立性纤维瘤（solitary fibrous tumor，SFT）、促纤维增生性纤维瘤、SS、低级别平滑肌肉瘤（low-grade leiomyosarcoma，LGL）、骨 SEF、骨肉瘤和去分化软骨肉瘤[5]。

STAT6 免疫染色有助于鉴别诊断孤立性纤维瘤（在 98% 的孤立性纤维瘤中观察到免疫阳性）[223, 224]。

TLE1 免疫染色（在 82%～100% 的 SS 病例存在），尤其是细胞遗传学或分子遗传学研究（典型的 *SS18/SSX* 基因重排）是鉴别诊断 SS 的有价值的工具。

平滑肌标志物结合蛋白和 h- 钙调蛋白结合蛋白的表达有助于平滑肌肉瘤的诊断。

SEF 可以发生在软组织和骨骼中。从形态学的角度来看，SEF 含有丰富的（硬化的）胶原基质，更丰富的上皮样和单一化形态，几乎所有病例都显示出 MUC4[220, 221] 的免疫阳性和重复性 FUS/CREB3L2 或 EWSR1/CREB3L1 融合，在 FSB 未发现。

检测 *IDH1/IDH2* 突变有助于区分去分化软骨肉瘤和骨纤维肉瘤[37]。

最后，与成纤维细胞骨肉瘤的鉴别诊断具有挑战性，SATB2 经常在高级骨肉瘤（90%～95%）中表达，但在成骨细胞谱系不特异，据报道在 FSB（45%）[28-30]中表达 SATB2。

1. 脊索瘤

脊索瘤是一种起源于脊索残余的恶性肿瘤，与其良性脊索细胞瘤类似，主要发生在颅底（32%）、脊柱（32.8%）、骶骨和尾骨（29.2%）[5]。

Tarpey 等[225]对一系列 104 例散发性脊索瘤（全基因组 / 全外显子组）进行了基因组学研究，发现 27% 的病例中存在脊索转录因子 brachyury（T）的体细胞重复扩增，与家族性脊索瘤中观察到 T 的种系重复及 16% 的病例中的 PI3K 信号突变（潜在靶向）相同，还发现 10% 的病例中的 *LYST* 失活突变。

脊索瘤的组织学鉴别诊断主要是软骨肉瘤，现在主要基于脊索瘤的脊索免疫标志物，包括 brachyury 和上皮标志物。brachyury 是一种参与脊索发育的 T-box 转录因子。brachyury 是一种有效的生物标志物，也是脊索瘤的可能治疗靶点。brachyury 核免疫染色是诊断脊索瘤（＞90%）非常灵敏和特异的标志物，因为其在软骨肉瘤及其他具有透明细胞形态的恶性肿瘤中不表达，如透明细胞肾癌或卵巢癌、肾上腺皮质癌等，但在去分化脊索瘤中呈阴性，也可在一些生殖细胞肿瘤中观察到，包括胚胎癌、精原细胞瘤和卵黄囊瘤[226-229]。

细胞角蛋白和上皮膜抗原（epithelial membrane antigen，EMA）在脊索瘤中表达，而在常规软骨肉瘤中不表达。

请注意，最近描述了一种脊索瘤的低分化变体，主要发生在年轻人群中，位于斜坡或颈部位置，其特征是 SMARCB1/INI1 表达缺失[230]（图 39-13）。

检测 *IDH1/IDH2* 突变有助于区分脊索瘤，尤其是颅底软骨样亚型和软骨肉瘤（主要是颅底 *IDH1* 突变）[67, 71]。

2. 未分化多形性肉瘤

UPS 是一种多形性骨恶性肿瘤，具有复杂的遗传特征，没有可识别的分化界限，因此是一种排除性诊断[5]。鉴别诊断范围很广，包括高级别肉瘤、转移性癌和转移性黑色素瘤。

（八）鉴别诊断

1. 骨平滑肌肉瘤和横纹肌肉瘤

单个肌源性标志物可在 50% 的骨 UPS 中呈局灶性阳性，不应过度解读[231, 232]。诊断平滑肌肉瘤需要第二个肌肉标志物（结蛋白或 h- 钙调蛋白结合蛋白）阳性。

同样，肌肉标志物（结蛋白、肌细胞生成素和 MYOD1）有助于骨横纹肌肉瘤的鉴别诊断。

2. 骨肉瘤

SATB2 免疫染色对成骨细胞分化的特异性较差，可以在骨 UPS 中表达。去分化的 LGOS 形态上可类似 UPS。在这种情况下，MDM2 扩增或过表达是一种有用的诊断工具（图 39-14）。

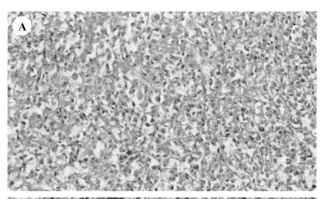
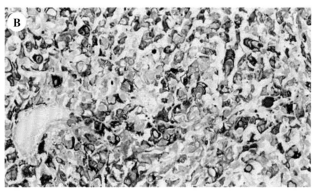
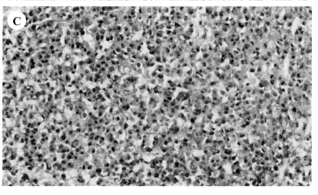

▲ 图 39-13 A. 具有横纹肌样特征的低分化脊索瘤（HPS，200×）；B. 弥漫性 pankeratin AE1-1E3（200×）；C. brachyury 阳性（200×）

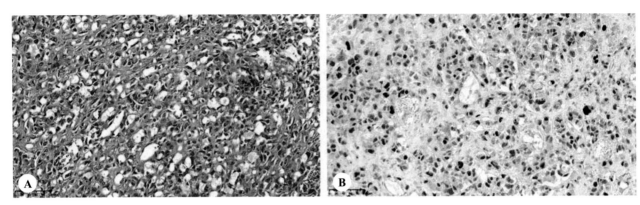

▲ 图 39–14　**A.** 去分化骨旁骨肉瘤的高级别肉瘤成分（**HPS 染色，200×，左**）；**B. MDM2** 的肿瘤细胞的强免疫阳性突出显示，遗传分析证实了 *MDM2* 基因扩增

3. 去分化软骨肉瘤

检测 *IDH1/IDH2* 突变有助于鉴别去分化软骨肉瘤（50%～70% 的突变）和骨 UPS[69, 233]。

4. 骨恶性巨细胞瘤

骨巨细胞瘤的特征是 *H3F3A* 点突变，主要是 G34W，在大多数 MGCTB 的肉瘤转化过程中保守。因此，通过免疫化学和（或）分子遗传学技术检测 *H3F3A* 突变可能有助于区分骨髓 MGCTB 和 UPS[201–204]。

结论

细胞遗传学和分子遗传学彻底改变了人们对肿瘤发生和骨肿瘤分类的理解，并将继续对诊断过程产生越来越重要的影响。这种整合了形态学、免疫组织化学和分子分析的方法构成了我们对肿瘤多样性、差异性和共性的认识，并提供了新的诊断标准和预后标志物，在某些情况下，还提供了新的治疗机会。

第 40 章　骨肉瘤的分子病理学
Molecular pathology of osteosarcoma

Fei Fei　Shuko Harada　Shi Wei　Gene P. Siegal　著

万　璐　张文超　黎志宏　涂　超　译

骨肉瘤比较罕见，但它是最常见的骨原发恶性肿瘤，并且好发于儿童和青少年[1]。骨肉瘤的诊断很大程度上依赖于病理活检与影像学结果的结合[2]。与软组织肿瘤相比，分子特征在骨肉瘤的诊断中价值有限，但在过去的 20～30 年里，肿瘤学的分子和遗传研究取得了重大进展，骨肉瘤也不例外。这些发现有助于我们判断肿瘤预后并改进治疗方案。骨肉瘤是一种遗传背景极不稳定的肿瘤，通常具有多种染色体数目和结构的异常。全基因组研究为理解骨肉瘤的遗传特征提供了重要信息。此外，通过研究可增加骨肉瘤风险的相关疾病和动物模型，显著加深了我们对骨肉瘤发生发展过程的理解。在本章中，我们将回顾与骨肉瘤发生，进展和未来靶向治疗有关的癌基因、抑癌基因和分子通路。

一、基因组不稳定性和遗传变异

（一）染色体变异

经典骨肉瘤的遗传特征包括高度复杂的非整倍体核型及多个染色体数目和结构变异。然而，使用 CGH、SNP 阵列和全基因组测序（whole-genome sequencing，WGS）分析骨肉瘤 DNA 后发现了一些反复发生的染色体变异。在 1q10-q12、1q21-22、1q21-q31、1p36、4q12、5p13、6p21、6p22、7p13、7p22、7q31、8q11、8q24、9p24、12q13、12q14、12q15、14q32、17p11、17p12、19q12、19q13 和 21q 上检测到了反复扩增和拷贝数增加，在 3q13、6q、7p21、7q31、8p21、9p13、9p21、10q23、10q26、11 号和 15 号染色体、16p、13q14、16q23、17p13、17q11、19q 和 Xq21 上则检测到了杂合性缺失（LOH）[3-6]。

3q13 上发生 LOH 的基因中包括了 *LSAMP* 基因，该基因是一种抑癌基因，可能与肿瘤进展和预后不良相关[7-10]。染色体区域 6p12-21 的扩增率在 16%～75%。该扩增区域可能的癌基因是 *RUNX2* 基因，它是成骨细胞分化所需的转录因子[11]。据报道，经典骨肉瘤中 Runx2 水平升高，并且 Runx2 高表达与疾病复发和（或）转移有关。Runx2 也被认为在存在 TP53 和 RB1 变异的情况下对细胞周期调控有协同作用，而 TP53 和 RB1 的变异在高级别骨肉瘤中也很常见[12-14]。另一个被广泛报道扩增的区域是 8q24.2[11]。该区域包含癌基因 *MYC*，其扩增可见于 7%～67% 的骨肉瘤[4, 6]。MYC 高表达与预后不良相关，并可能促进骨肉瘤的转移[15]。

（二）染色体碎裂

染色体不稳定的一种可能机制是 "chromothripsis"（希腊语，"thripsis" = "shattering"）（染色体碎裂）[16]（图 40-1）。染色体碎裂被认为是由单个灾难性遗传变异引起的，它可导致大规模基因组重排和局部超突变，促进癌症的发生发展[16]。此外，染色质断点有时伴随着 "kataegis"（希腊语，"kataegis" = "shower" 或 "thunderstorm"，即暴风雨 / 雷雨）。kataegis 是由于区域性超突变导致的一种遗传现象，其特征是在重排断点附近发生多个碱基突变。可在 50%～85% 的骨肉瘤样本

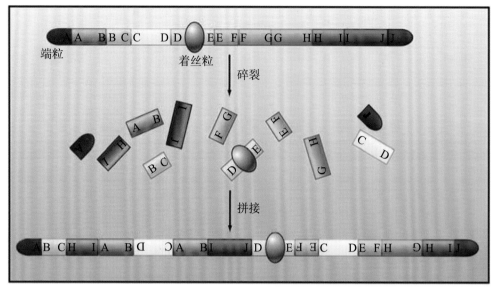

▲ 图 40-1　染色体碎裂示意

染色体碎裂后破碎的染色体重新拼接［引自 Meyerson M, Pellman D. Cancer genomes evolve by pulverizing single chromosomes. Cell 2011;144(1):9-10.］

中检测到[15, 18]。APOBEC 家族可能参与了 kataegis 的过程[19]。33% 的骨肉瘤样本中存在染色体碎裂[16, 17]，并且与预后不良相关，是潜在的预后标志物[20]。但是，以上染色体变异的机制仍未阐明，其发生的生物学机制和效应仍有待研究。

（三）端粒延长替代机制

骨肉瘤中常见的另一个染色体不稳定的机制是端粒维持失调。位于染色体末端的端粒对于基因组稳定性至关重要。癌细胞通常具有维持其端粒长度的机制，包括激活端粒酶逆转录酶基因（telomerase reverse transcriptase，TERT）编码的端粒酶，或者通过指定的端粒替代延长（alternative lengthening of telomere，ALT）机制。研究表明，骨肉瘤有较长的端粒和高 ALT 活性[21]。有趣的是，已经发现 ALT 在 2/3 的骨肉瘤病例中起作用[22, 23]。原发肿瘤中 TERT mRNA 的表达可能与骨肉瘤患者的无进展生存期和总生存期降低有关[23]。另外，端粒酶活性与化疗敏感性相关[24]，促进 ALT 的酶可能是潜在的治疗靶点[25-27]。

二、骨肉瘤抑癌基因失活

抑癌基因失活是肿瘤发生的主要机制之一。

在骨肉瘤中发生改变的两个著名的抑癌基因分别是染色体 17p 和 13q 上的 TP53 和 RB1 基因。抑癌基因失活是由于体细胞或遗传性突变结合杂合性缺失和其他等位基因缺失所致。

（一）视网膜母细胞瘤通路

RB1 是散发性骨肉瘤中最常见的失活基因之一。长期以来，人们一直认为 RB1 对儿童视网膜母细胞瘤的发生至关重要。Knudson 对视网膜母细胞瘤流行病学的研究提出了"二次打击假说"，现在可在双等位基因突变致抑制基因失活的背景下理解该假说[28, 29]。

RB1 是细胞周期调节因子"口袋蛋白"家族成员，它通过调节 E2F 转录因子来控制细胞从 G_1 到 S 期的进程[30]。RB1 位于细胞核。在去磷酸化状态下，RB1 结合 E2F。磷酸化的 RB1 促使 E2F 释放，使细胞进入 S 期。RB1 的磷酸化由细胞周期蛋白 D 结合 CDK4 和 CDK6、细胞周期蛋白 E 结合 CDK2 共同驱动。RB1 通路改变与骨肉瘤有关的发现最初是基于流行病学证据。视网膜母细胞瘤患者骨肉瘤的发病率是普通人群的 1000 倍。19%～67% 的肿瘤中可检测到 LOH 或 RB1 基因座的缺失，这两种变异与 50% 肿瘤中 RB1 的失活有关[4]。有趣的是，几项研究表明，骨肉瘤中 *RB1* 位点（13q14）的 LOH 与高级别病变、化疗不敏感和转移风险增加也有关[31, 32]。

RB1 通路其他调节分子的异常也常被报道。因此，除了 RB1 自身失活以外，可能还存在引发 RB1 通路失调的其他独立机制。在大约 10% 的骨肉瘤中检测到位于染色体 12q13-14 上的 *CDK4* 的扩增[6, 11]。最近研究表明，*CDK4* 高表达与骨肉瘤患者的高转移风险和不良预后显著相关[33]。因此，CDK4 抑制剂可能是 *CDK4* 扩增骨肉瘤的靶点[6, 33]。同样，在 33% 的骨肉瘤患者中存在细胞周期蛋白 E（*CCNE1*）的扩增和过表达[6]。另外，在骨肉瘤中也观察到 *CDKN* 基因的丢失，这些基因均可编码使 CDK 蛋白失活的抑癌蛋白。*CDKN2A/p16/INK4A* 位于染色体 9p，它被发现在没有 *RB1* 突变的骨肉瘤中发生突变或沉默[34]。p16 抑制功能的丧失可使 RB1 发生磷酸化，从而推动细胞从 G_1 期进展到 S 期。相似的是，p19（参与细胞周期调节的另一种 CDKN 通路分子）的改变见图 40-2A。

（二）TP53

TP53 失调也被认为在骨肉瘤的发展中至关重要。据报道，骨肉瘤患者中 *TP53* 的突变率为 31%～82%[15, 18, 35]。TP53 蛋白参与细胞周期停滞和凋亡诱导，是细胞对 DNA 损伤反应的重要基因。该基因位于 17p13.1 处，在许多肿瘤类型中都观察到了 *TP53* 的突变。在 DNA 损伤时，p53 蛋白诱导 p21（一种 CDKN）的上调，后者可通过结合细胞周期蛋白 D/CDK4-6 复合物，防止 RB1 磷酸化，从而抑制细胞分裂[36-38]。在严重 DNA 损伤时，细胞周期停滞时间延长，p53 诱导 BAX 转录增加，促使细胞凋亡[39]。

TP53 的胚系突变可导致 Li-Fraumeni 综合征（表 40-1）。患有这种综合征的患者终身罹患癌症的风险极高，包括软组织肉瘤、乳腺癌、脑肿瘤、血液系统恶性肿瘤、肾上腺皮质癌和骨肉瘤[43]。12% 的 Li-Fraumeni 患者会发生骨肉瘤[44, 45]。Li-Fraumeni 综合征患者的骨肉瘤发病率比一般人群高 500 倍[46-48]。在 Li-Fraumeni 综合征的小鼠模型中，60% 的小鼠会发生骨肉瘤[49]。据报道，50% 的散发性骨肉瘤中存在 *TP53* 基因的双等位基因失活突变，并且 *TP53* 突变的频率在更高级别的肿瘤中更多[50]。

骨肉瘤中也有调节 *p53* 的基因的变异。*MDM2* 基因位于染色体 12q，其蛋白具有结合和使 p53 失活、抑制 p53 转录的功能。该分子也与 p53 的降解有关[51, 52]。MDM2 还可通过直接与 RB1 结合释放 E2F 影响 RB 通路的激活[53]。因此，MDM2 具有双重作用，它可有效激活 RB1，驱动细胞分裂，同时通过抑制 p53 的转录和功能削弱细胞的 DNA 修复。MDM2 已被发现在 3%～25% 的骨肉瘤中扩增[6, 11, 54-57]，其过表达与不良预后及复发和转移相关[55, 56, 58, 59]。

p53 通路中的其他调节蛋白包括 p14[ARF] 和 CHK2。编码 p14[ARF] 蛋白的基因位于染色体 9p21 上，其另一个阅读框也编码 p16[INK4]。p14[ARF] 可抑制 MDM2，防止 p53 降解并稳定 p53[60, 61]。p14[ARF] 的转录主要受其启动子区域的 DNA 甲基化调节。据报道，23.5%[62] 和 47%[63] 的骨肉瘤样本中存在 p14[ARF] 甲基化；但其与临床预后的相关性仍然存在争议[62, 63]。此外，该基因在约 10% 的骨肉瘤中存在双等位基因丢失现象[64]。CHK2 参与 DNA 损伤修复，并被认为与 p53 降解有关。一项研究表明在 7% 的骨肉瘤中发现了 *CHK2* 突变[65]。p53 通路在 DNA 损伤时的作用及 p53 的调节途径见图 40-2B。

三、骨肉瘤中的癌基因

致癌基因可编码与细胞增殖和存活相关的蛋白，包括生长因子及其受体、酪氨酸/丝氨酸/苏氨酸激酶、GTP 酶和转录因子。通过基因突变或易位、扩增或失调导致基因转录增加可引发恶变。与抑癌基因不同，致癌基因激活只需要改变一个等位基因，但这种改变必须是功能性的。许多致癌基因在骨肉瘤发生发展中发挥作用。

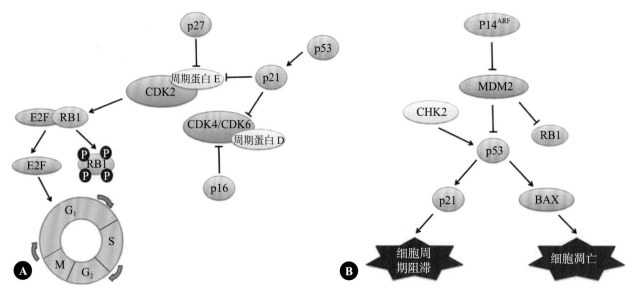

▲ 图 40-2　骨肉瘤的两条主要相关通路

A. RB1 通路。RB1 去磷酸化时结合 E2F 转录因子及磷酸化时释放 E2F 转录因子，在调节细胞周期从 G_1 期到 S 期的进程中发挥核心作用。RB1 的磷酸化由细胞周期蛋白 D 和 E、CDK 驱动。B. p53 通路。p53 在细胞修复中起重要作用。DNA 损伤时，p53 诱导 p21 生成，它是一种 CDK 抑制分子，可抑制 RB1 的磷酸化，从而使细胞周期停滞。在细胞广泛损伤或修复失败时，p53 诱导 BAX 产生促使细胞凋亡。CHK2 可稳定 p53，而 MDM2 可增加 p53 的降解

　　MYC 是一种在细胞核中刺激细胞生长和分裂的转录因子。染色体 8q24.21 上 MYC 区域的扩增与骨肉瘤有关[66]。最近研究表明，MYC 是骨肉瘤中最常见的扩增基因，在 39%～55% 的骨肉瘤中出现[6, 11]。此外，MYC 表达与骨肉瘤的进展和不良预后相关[67]。然而，其他基因（如 RECQL4）也与 MYC 位于同一区域，表明位于该区域的其他癌基因也可能参与骨肉瘤的发病。

　　AP-1 复合物是一种转录因子，可控制细胞增殖、分化和骨代谢。AP-1 由 FOS 和 JUN 蛋白组成，分别是 c-Fos（FOS）和 c-Jun（JUN）原癌基因的产物。在高级别骨肉瘤中，发现 FOS 和 JUN 显著上调[68]。此外，与邻近的正常组织相比，骨肉瘤组织中 FOS 和 JUN 的 mRNA 和蛋白质水平、AP-1 的蛋白质水平显著升高[69]。骨肉瘤转化已在纤维发育不良和 McCune-Albright 综合征中发现，两者都具有纤维发育不良的特征，并且它们都受到 GNAS1 基因中激活突变的影响，导致成骨细胞中蛋白质的刺激性 α 亚基失调。有趣的是，Weisstein 等使用原位杂交评估了 FOS 在良性和恶性骨肿瘤中的表达情况，发现所有纤维病变中都具有高 FOS 表达水平，包括 6 例纤维发育不良和 8 例骨肉瘤中的 3 例，表明 FOS 过表达可能在纤维发育不良和某些骨肉瘤的发展中起重要作用[70]。相比之下，抑制 AP-1 介导的转录导致骨肉瘤小鼠模型迁移、侵袭和转移减少[71, 72]。

　　生长因子及其受体通路的失调也会加速细胞增殖。HER2 是一种致癌跨膜酪氨酸激酶受体，可促进细胞增殖和存活[73]。ERBB2（HER2）基因扩增诱导细胞表面 HER2 蛋白的过度表达。据报道，68% 的骨肉瘤组织中存在 HER2 过表达，并且与不良预后相关[74-79]。然而，其他报道表明说 ERBB2（HER2）的扩增在骨肉瘤中并不常见，并且没有发现其与骨肉瘤存在和肿瘤分级的相关性[77-80]。

　　TGF-β 是一种多功能生长因子，影响细胞分化、增殖、细胞凋亡和基质产生。在 TGF-β 超家族成员中，BMP-2 和 TGF-β 是调节骨重塑过程的主要分子。TGF-β 可能与骨肉瘤的发病密切相关[81]。Xu 等发现 TGF-β 多态性可以影响骨肉瘤中 TGF-β 的表达，并且血清 TGF-β 水平与转移有关[81]。有趣的是，TGF-β 的增加与高级别骨肉瘤[82] 及其对化疗的敏感性[83] 相关。TGF-β 通

路中下游信号分子 Smad 的激活可导致 Rb 蛋白无法磷酸化。这与 TGF-β 变体、TGFBR1*6A 和 Int7G24A 增加骨肉瘤的易感性和转移有关[84, 85]。

四、RECQ 解旋酶

RECQ 解旋酶蛋白家族的成员参与 DNA 解旋，并在复制、转录和修复中发挥重要作用。其中三个 RECQ 解旋酶 [RECQL4、WRN（RECQL2）和 BLM（RECQL3）] 与常染色体隐性遗传综合征相关，可增加骨肉瘤风险[86-90]（表 40-1 ）。

Rothmund-Thomson 综合征（RTS）在婴儿期表现为特征性面部皮疹（皮肤异色症），并伴有身材矮小、头发稀疏、睫毛和（或）眉毛稀疏或缺失、青少年白内障、骨骼异常、放射状缺陷和早衰。由 RECQL4 突变引起的 RTS 患者易患癌症，尤其是骨肉瘤[86-93]。

表 40–1　与骨肉瘤发生相关的遗传综合征					
疾病 / 综合征	基　因	染色体	基因功能	遗传方式	相关癌症
Li-Fraumeni 综合征	TP53	17p13.1	TSG	AD	软组织肉瘤、骨肉瘤、绝经前乳腺癌、脑肿瘤、肾上腺皮质癌和白血病等
视网膜母细胞瘤	RB1	13pq14.1-14.2	TSG	AD	视网膜母细胞瘤、骨肉瘤、软组织肉瘤、黑色素瘤
Rothmund-Thomson 综合征	RECQL4	8q24.3	DNA 解旋酶	AR	骨肉瘤、鳞状细胞癌、基底细胞癌、骨髓增生异常
Rapadilino 综合征	RECQL4	8q24.3	DNA 解旋酶	AR	主要是骨肉瘤
Baller-Gerold 综合征	RECQL4	8q24.3	DNA 解旋酶	AR	骨肉瘤
Bloom 综合征	BLM（RECQL3）	15q26.1	DNA 解旋酶	AR	白血病 / 淋巴瘤、癌（皮肤、乳房、结肠）、骨肉瘤和 Wilms 瘤
Werner 综合征	WRN（RECQL2）	8p12	DNA 解旋酶	AR	甲状腺癌、皮肤癌、黑色素瘤、软组织肉瘤、骨肉瘤、脑膜瘤和血液系统恶性肿瘤
散发性 Paget 病	SQSTM1				
家族性 Paget 病	TNFRSF11A	18q21-22	RANK 信号通路	AD	骨肉瘤，卡波西肉瘤、软骨肉瘤、巨细胞瘤
家族膨胀性骨质溶解	TNFRSF11A	18q21-22	RANK 信号通路	AD	骨肉瘤
McCunee-Albright/ Mazabraud 综合征	GNAS	20q13.32	G 蛋白 α 亚基		骨肉瘤、软骨肉瘤、乳腺癌、甲状腺癌
Diamond-Blackfan 贫血（DBA）	大于 12 种的核糖体蛋白基因和 GATA1	19ql3.2，21q21.3，12q13.2，等	40S 或 60S 核糖体亚基	AD	血液系统恶性肿瘤、骨肉瘤、结肠癌、女性 DBA 中的泌尿生殖系统恶性肿瘤

AD. 常染色体显性遗传；AR. 常染色体隐性遗传；TSG. 抑癌基因

改编自 James IE, et al. Purification and characterization of fully functional human osteoclast precursors. J Bone Miner Res 1996; 11(11):1608–1618, Gianferante DM, Mirabello L, Savage SA. Germline and somatic genetics of osteosarcoma–connecting aetiology, biology and therapy. *Nat Rev Endocrinol* 2017;13(8):480–491 and Wegman-Ostrosky T, Savage SA. The genomics of inherited bone marrow failure: from mechanism to the clinic. *Br J Haematol* 2017;177(4):526–42.

其他综合征（如 Ballere-Gerold 综合征和 Rapadilino 综合征）也具有 *RECQL4* 基因缺陷，并且这些患者也易患骨肉瘤和淋巴瘤 [94, 95]。但在与 RTS 无关的散发性骨肉瘤中，*RECQL4* 基因不是常见的体细胞突变位点 [96]。*RECQL4* 的拷贝数增加和表达升高是一个常见事件，并且与肿瘤的潜在染色体不稳定性有关 [97]。最近，据报道 *RECQL5* 基因多态性也与骨肉瘤易感性有关 [98]。

Bloom 综合征与 *BLM* 突变相关，其特征是严重的产前和产后生长缺陷，以及皮下脂肪组织高度稀疏。临床诊断可通过细胞遗传学证明培养细胞中姐妹染色单体交换（sister-chromatid exchange，SCE）的频率增加，或者通过 *BLM* 基因的分子遗传分析得到证实。由于体细胞突变频率高及整体遗传不稳定性，Bloom 综合征患者易患所有类型的癌症，包括骨肉瘤 [99-101]。

Werner 综合征与早衰有关，最常发生于日本。*WRN* 基因突变会导致 WRN 解旋酶截断，从而影响其核内稳定性。WRN 似乎在维持端粒结构方面发挥作用，但与 *RECQL3* 或 *RECQL4* 突变一样，与骨肉瘤的相关并不具有特异性 [102-105]。

五、miRNA 的参与

miRNA 是单链非编码小 RNA，长度通常为 18～25 个核苷酸，通过与靶基因的 3'UTR 碱基配对来抑制 mRNA 翻译和剪切。它们在物种间高度保守，并在调节各种关键过程中发挥重要作用，如肿瘤细胞的分化、进展、凋亡和增殖 [106]。miRNA 基因位于基因组脆性位点内，常诱导细胞表型和基因型的变化并导致癌症 [107]。

有研究使用 miRNA 芯片绘制了全基因组 miRNA 表达谱 [108-110]。肉瘤 miRNA 表达数据库（sarcoma miRNA expression database，S-MED）显示，骨肉瘤的 miRNA 表达是一个单一的簇，这与其他肉瘤不一样，如滑膜肉瘤、纤维肉瘤、胃肠道间质瘤和未分化的多形性肉瘤（恶性纤维组织细胞瘤）[109]。Namlos 等研究发现，总共有 177 种 miRNA 在骨肉瘤细胞系中相对于正常骨有差

异表达 [110]。最近的研究表明多种 miRNA 及其靶基因参与骨肉瘤的调控，包括在人骨肉瘤细胞系或人骨肉瘤组织中上调的 miR-27a、miR-214、miR-99a-3p、miR-21、miR-9、miR-382 和 miR-135b，以及下调的 miR-183、miR-133b、miR-199a-3p、miR-124、miR-646、miR-100 和 miR-1/miR-133b [111-122]。Kim 等通过 Meta 分析评估 miRNA 在骨肉瘤中的预后价值。他们发现 miRNA-9、17-92 簇、128、130a、130b、199b-5p、210、214 和 542-5p 的高表达与 miRNA-20a、22、26a、92a、99a、124、132、133a、143、144、145、195、224、340、382、449a 和 451 的低表达与预后不良相关 [123]。

其他几项研究也探索了 miRNA 在骨肉瘤细胞内信号通路中的作用。Maire 等 [124] 使用 miRNA 表达谱鉴定了 38 种差异表达的 miRNA。通过整合之前发表的数据，他们发现差异表达 miRNA 的许多预测靶基因都参与了细胞内信号通路，包括 Notch、RAS/p21、MAPK、Wnt 和 Jun/Fos [124]。Chen 等发现 MALAT1 与 miR-129-5p 竞争性结合可导致 RET 上调和 Akt 通路激活，促使骨肉瘤细胞增殖和迁移 [125]。Wang 等发现 miR-381 通过上调 LRH-1/Wnt/β-catenin 信号通路抑制骨肉瘤细胞的增殖 [126]。miRNA-520d-3p 的过表达可以靶向 AKT1，从而抑制骨肉瘤细胞的增殖 [127]。这些数据都表明 miRNA 提供了一种新的用于微调与骨肉瘤相关的特定基因和通路的转录后调节机制。此外，miRNA 及其靶基因或蛋白质是潜在的新型生物标志物或治疗靶点。然而，在将这些"线索"转化为可行的临床检验或治疗方法前，仍然有诸多挑战。

六、骨肉瘤转移相关基因

化疗耐药和复发（通常以肺转移的形式）是骨肉瘤患者生存面临的两个最大挑战。肿瘤转移级联过程包括肿瘤细胞从原发灶脱离、细胞与细胞外基质相互作用的改变、通过微环境的局部迁移和侵袭、内渗和外渗。细胞 – 细胞和细胞 – 基质的相互作用控制着这些步骤。细胞外基质蛋白，

如纤连蛋白、胶原蛋白、蛋白聚糖和层粘连蛋白，以及它们的受体，包括整联蛋白，在转移级联过程中的细胞信号传导中起重要作用。

最近几项研究表明，肌动蛋白细胞骨架和质膜之间的交联剂 Ezrin 与许多癌症的不良预后有关[128, 129]。Ezrin 在循环肿瘤细胞中的表达水平与骨肉瘤的远处转移有关[130]。Abdou 等发现 Ezrin 的表达在 82.5% 的骨肉瘤中上调[75]。其他几项研究也表明，Ezrin 高表达与高级别肿瘤、低无病生存率和转移有关[75, 128, 131, 132]。有趣的是，Lugowska 等比较了诊断时和新辅助化疗后骨肉瘤组织中 Ezrin 的表达水平，发现 Ezrin 的连续表达与早期进展和不良预后显著相关[133]。

另一个分子是 CD44，它是细胞外基质关键成分透明质酸（hyaluronan，HA）的主要受体。与 HA 结合的 CD44 已被证明与肿瘤进展、转移和化疗耐药有关[134-136]。Liu 等进行的一项 Meta 分析显示，CD44 高表达与骨肉瘤患者低生存率和高转移风险相关。使用 CRISPR-Cas9 对 CD44 进行敲除可有效抑制骨肉瘤细胞的增殖、迁移和侵袭[137]。

其他分子（包括 MMP 和 uPA）也参与调节骨肉瘤的转移[3]。最近，Tian 等通过使用加权基因共表达网络分析（weighted gene coexpression network analysis，WGCNA）方法确定了 142 个与骨肉瘤转移高度相关的基因[138]。他们指出，IGFBP5、IGFBP6、WISP3 和 MYL2 与 IGF 结合有关，并认为这些 IGF 结合相关基因可能在骨肉瘤转移过程中起重要作用。对这些基因的进一步研究可能有助于更好地了解骨肉瘤转移机制和开发相应的治疗药物。

七、骨肉瘤靶向治疗分子进展

肿瘤相关通路和骨肉瘤发生、发展及预后相关机制研究的最新进展提供了一些新的潜在的治疗靶点。治疗方法不仅可以针对骨肉瘤细胞本身，还可以针对周围的基质细胞和血供系统。

抑制致癌基因是阻止肿瘤生长的直接方法。靶向 MYC 驱动的转录扩增可抑制骨肉瘤细胞系的

增殖、迁移和侵袭[67]，并显著降低患者来源的肿瘤异种移植模型中的肿瘤负荷[6]。IGF-1 和 IGF-2 的生长刺激作用也在测试作为骨肉瘤的治疗靶点。靶向 IGF-1R 的抑制药治疗骨肉瘤的 I / II 期临床试验正在进行中[139-141]。

参与细胞迁移、侵袭和血管生成的分子也可能是很好的治疗靶点。VEGFR-2 是一种 VEGF 受体，也称为 KDR，在肿瘤血管生成中起关键作用。高 KDR 蛋白水平与骨肉瘤患者的不良预后相关[5]。阿帕替尼是一种 KDR 抑制药，已用于治疗化疗后进展的晚期骨肉瘤患者的 II 期临床试验[142]。除了目前使用的抗 VEGF 抗体贝伐珠单抗外，阿帕替尼可能成为治疗转移性骨肉瘤的新药物。

已知一些基因与耐药有关。P- 糖蛋白（P-glycoprotein，P-gp），也称为 MDR1，与 ABCB1 CD243 一样，由 ABCB1 基因编码。P-gp 是一种 170kDa 的蛋白质外排泵，属于 ABC 超家族，与许多癌症的多药耐药有关。最近，Liu 等通过对 723 例病例进行 Meta 分析，表明 P-gp 的高表达可以预测骨肉瘤患者的不良预后。此外，他们证明 CRISPR-Cas9 敲除 ABCB1 后可以恢复骨肉瘤 MDR 细胞系对多柔比星的敏感性[143]。此外，与顺铂敏感的肿瘤组织相比，P-gp 在顺铂耐药的骨肉瘤组织中过度表达。shRNA 对 P-gp 的敲低可使骨肉瘤细胞在体外和体内对顺铂更加敏感[144]。Jiang 等研究表明，ABCB1 多态性可能影响 P-gp 介导的骨肉瘤药物转运[145]。有趣的是，通过 SNP 分析对骨肉瘤患者进行的研究发现，ABCB1、ABCC3 和 GSTP1 的多态性与骨肉瘤患者对化疗的反应和生存时间有关，表明这些基因的多态性可能会影响骨肉瘤的治疗效果[146-148]。

结论

我们对骨肉瘤分子病理学的理解在不断加深。TP53 和 RB 通路的作用已经确立，各种致癌基因和抑癌基因在骨肉瘤发病机制中的作用也逐渐明确。目前，骨肉瘤的前沿是研究肿瘤进展、转移和肿瘤治疗反应。我们预计，随着对骨肉瘤分子

机制了解的不断加深，针对这些分子和通路的治疗方案将得到进一步发展和完善。在利用分子生物学的研究成果开出有效的靶向治疗药物过程中，转化研究至关重要。

致谢

这项工作得到了阿拉巴马大学伯明翰分校的 Haley's Hope Memorial Support Fund for Osteosarcoma Research 提供的部分资金支持。

第41章　骨肉瘤的基因组和蛋白质组学谱

Genomic and proteomic profiling of osteosarcoma

Ana Patiño-García　Fernando Lecanda　著

万　璐　张冯依　涂　超　译

缩略语

OS	osteosarcoma	骨肉瘤

经典骨肉瘤（OS）是一种异质性明显的肿瘤，其特征在于抑癌基因失活、癌基因信号传导的改变和（或）启动、维持和转移所需经典通路的激活。近年来，新兴生物技术使人们能够更好地表征基因组（遗传和表观遗传事件）和蛋白质组学改变。尽管已经确定了几个明确的驱动因素，但大多对OS的发病作用很小。本章概述了当前从基因组和蛋白质组学分析中发现的与OS相关的重要分子靶标的临床前和临床证据。

一、遗传和染色体改变

与散发性OS发展相关的一整套基因改变代表了OS最显著的特征。OS表现出复杂的不均一的核型，其特征是大量重复发生的DNA扩增、缺失和重排，伴有拷贝数和结构变异，以及大量的体细胞突变。除了固有的染色体不稳定性外，这些事件还受到另外两种机制的驱动。1/3的OS中存在染色体碎裂，它是在单个灾难性遗传事件后出现的大规模基因组重排。染色体碎裂在大约一半的OS病例中伴有kataegis，其特征是在重排断点附近发生的一组超突变。影响这些过程的机制包括端粒截断，它是指缩短的端粒发生端 - 端融合，可通过断裂 - 融合 - 桥接循环形成双着丝粒染色体。为了修复端粒短缩，OS中常见端粒酶活性增强和ALT通路激活。ATRX是一种编码染色质重塑

蛋白的基因，在OS中经常发生突变并导致ALT。涉及kataegis的机制大多未知，不过诱发OS的电离辐射也可触发kataegis。

基因组蓝图

大量的改变包含结构变异（structural variation，SV），而SV又包括体细胞拷贝数改变（somatic copy number alteration，SCNA）和重排。染色体增加或丢失可能会影响肿瘤发生中的特征基因，如PTEN或EGFR。该领域的研究还揭示了关键信号通路，如Wnt通路中数种分子的丢失[1]，并发现了潜在的驱动基因[2]和与疾病进展[3]和预后相关的染色体区域[4, 5]。

通过分析整合配对拷贝数和表达谱数据发现了几个基因，如MCM4和LATS2，与基因组不稳定性有关，可能是骨肉瘤发生的潜在驱动因素[6]。一项SCNA研究发现，OS中最常扩增的基因是MYC（39%）、CCNE1（33%）、RAD21（38%）、VEGF（23%）、AURKB（13%）和CDK4（11%）[7]。超过50%的样本中发现了TP53、RB1和PTEN的体细胞核苷酸变异（somatic nucleotide variation，SNV）[7]，而受SV影响最常见基因是TP53、RB1、LRP1和FHIT。在一项研究中，SCNA显示含众多抑癌基因（包括TP53、RB1、WWOX、DLG2和LSAMP）的区域出现断裂[8]。

越来越多的全基因组测序研究表明，OS 在儿童肿瘤中的体细胞突变率最高（每兆碱基 1.2 个突变）[9]。然而，除了 TP53 和 RB1 之外，很少有体细胞突变影响编码基因。样本数目偏少是这些研究的共同局限性。尽管样本数量有限，但所有研究均表明 TP53 和 RB1 是 OS 中最常见的突变基因。在 95% 的样本中发现了 TP53 失活，并且在 50% 的样本中存在 RB1、ATRX 和 DLG2 的重复变异和 kataegis[10]。同样，一项研究中检测到 TP53、CDKN2A、RB1 和 ATRX 的突变或缺失[11]。其他基因包括 PTEN、BRCA2 和 SETD2（也在自发性犬 OS 中发现）的突变频率为 10% 或更低[12]。在超过 15% 的 OS 中也发现了几个功能基因的扩增，包括 VEGF、CCND3、KDR、KIT、PDGFR、MDM2 和 CDK4。有趣的是，癌基因 MYC 也至少在 8% 的样本中扩增[11]。

尽管如此，这些研究明确了一些 OS 的驱动基因，包括经典基因（TP53、RB1、PTEN、ATRX）[13]、其他与遗传综合征相关的基因（WRN、RECQL4）、与 BRCA 通路相关的基因（BRCA2、BAP1）。他们还鉴定了 MUTYH、ATM 和原癌基因 RET，一种易感胚系突变基因[14]，以及一些以前在 OS 中未知的基因，包括 FANCA、NUMA1 和 MDC1[13]。

二、易感胚系突变

最近，一项测序研究发现了发生在 TP53、RB1、APC、MSH2 或 PALB2 中的致病性或可能的致病性胚系易感基因突变[15]，而另一项研究已发现 TP53、BRCA1、ATM、ATR 和 ERCC2 中的突变[16]。此外，在 28% 的 OS 中发现了致病性或可能致病性癌基因变异，这些基因以前与 OS 无关，包括 CDKN2A、MEN1、VHL、POT1、APC、MSH2 和 ATRX[17]。

几项全基因组关联研究（Genome-Wide Association Studies，GWAS）探索了 SNP 与疾病风险的关系。得分最高的基因 GRM4 编码代谢型谷氨酸受体 4 与细胞内信号传导和 c-AMP 信号级联的抑制有关[18]，与疾病风险密切相关。有趣的是，小鼠模型表明单核细胞来源的树突细胞是 GRM4 及其靶标 IL-23 和 IL-12 的主要来源，反映了免疫监视在骨肉瘤发生中的作用[19]。第二个目标映射到染色体 2p25.2 上的基因间区域，为 lincRNA（AC017053.1）[20] 的内含子区域。

使用类似的方法，GLDC/IL-33 基因座中的 SNP 与 OS 患者的生存期增加有关[21]。一项探索胚系突变与转移之间关系的研究发现 NFIB 的内含子中有 SNP[22]。而 NFIB 失调可促进其他肿瘤的侵袭[23]。

三、失调的信号通路

OS 的驱动可归因于参与细胞周期调节和 DNA 修复的成分的体细胞突变。

TP53 突变发生在超过 50% 的散发性 OS 病例中[10]，它调节 DNA 修复、细胞周期停滞和细胞凋亡[24]，但其功能状态并不是化疗敏感性的影响因素[25, 26]。其他含有 TP53 调节因子的区域，如癌基因 HDM2（鼠类 MDM2 的人类同源物）也与此相关[27-29]。在 10%~35% 的 OS 病例中，扩增的 HDM2 充当泛素 E3 连接酶并抑制 TP53 功能。最近的一份研究发现了信号小体 COPS5 组分的 p53 依赖性致癌作用[30]。有趣的是，COPS3 也出现在先前发现的一个共同扩增区域 17p11.2-p12[31]。

RB 基因/通路的失调也很重要，因为在 70% 的散发性 OS 中发现 RB1 具有至少一个变异的等位基因[32, 33]。RB1 的 LOH 提示预后较好或较差[33-36]。在 RB1 本身没有突变[38-40] 的情况下，通过改变 INK4A/ARF 基因座[37] 也可使 RB1 信号传导失调。类似的是，其他患者也发生因 INK4A 缺失导致的 p16^INK4A 和 p14^ARF 表达下调和 DHM2 及 CDK4 的扩增[40, 41]，表明 TP53/RB 通路功能等效的变异是 OS 最常见的遗传特征。

BRCA 样基因型是 OS 中新发现的基因组改变，BRCA1/2[13] 或其结合分子（如 PTEN 和 ATM）频繁失活，其功能类似于 BRCA1/2 突变，导致同源重组修复受损，进而造成染色体不稳定。BRCA 型 OS 可能对单独或联合使用 PARP 抑制药敏感[42, 43]。

端粒维持在肿瘤发生中经常发生异常。OS 似乎更频繁地依赖 ALT 机制来维持端粒长度，85% 的 OS 样本中存在着这种现象[44-46]。至少一项研究发现，端粒维持机制缺失与 OS 患者的生存率提高有关[47]，表明端粒维持可能是 OS 发生的一个重要因素。参与端粒维持的 ATRX 作为募集 ATR 的多蛋白复合物的一部分在 OS 中发生突变，表明 ATR 的抑制可能在对 ATR 抑制药敏感的表达 ALT 的细胞中具有选择性[48]。最近，HDAC5 被发现与端粒维持有关，它的缺失可使细胞对化疗敏感[49]。

其他基因（如 FOS、IGF1R、HER2 和 MET 等癌基因）的变异也在很大比例的 OS 中发挥着重要作用。

FOS 和 JUN 属于一个转录因子家族，它们构成 AP-1 介导的转录的异源二聚体。在超过 60% 的人 OS 中发现 c-FOS 表达增加[50]，并在动物模型中得到了验证[51, 52]。与良性成骨肿瘤和低级别 OS 相比，高级别 OS 中 FOS 和 JUN 显著上调[53]，并且与转移倾向有关[54, 55]。

大多数 OS 出现在青春期生长高峰期间，因此，GH/IGF-1 轴可能在 OS 发展中起作用。SNP 基因分型的初步研究确定 IGF2 是发生 OS 的风险因素[56]。最近的一项测序研究发现了 IGF1/IGF1R 信号通路（IGF1R、IGF1、IGF2R 和 IGFBP5）中的重复变异[57]。该通路激活 PI3K/Akt/mTOR 通路并刺激肿瘤细胞生长[58-61]。IGF-1 通路的诱导也与临床前 OS 的转移表型有关[62]。PI3K/Akt/mTOR 治疗 OS 的潜力也已通过 GWAS[9] 和鼠反向遗传筛选[63] 明确。在 24% 的 OS 患者中发现了该通路成分的突变。在这种背景下，PI3K 和 mTOR 的双重抑制可能是一个潜在治疗策略[64]。PI3K 与 Runx2 的交互作用也已在 OS[65] 中发现。鉴于 OS 中 Runx2 基因的频繁扩增，并且 20% 的病例同时还包含 VEGFA 和 CCND3 的扩增[66, 67]，这些发现值得进一步探索。

Ⅰ 型酪氨酸激酶 ERBB 家族的包括 ERBB1（EGFR）、ERBB2（HER2 或 neu）、ERBB3（HER3）和 ERBB4（HER4）。ERBB2 的扩增与生存率相关，但罕见[68-70]，这解释了为什么阻断 ERBB2 的治疗方案几乎无效[71]。ERBB3 与肿瘤发生和转移倾向有关[72]。因此该受体家族对 OS 发病的作用微乎其微[71]。但西妥昔单抗等抗 EGFR 药物可增强 NK 细胞对 OS 的杀伤[73]。

同样，在约一半的 OS 病例中发现了 MYC 癌基因的改变[31, 74]。在 MYC 诱导的小鼠模型中，MYC 的激活伴随 INK4A/ARF 缺失可转化基质细胞并抑制脂肪生成[75]。MYC 失活可致肿瘤细胞分化为成熟的骨细胞并成骨[76]，还可诱导细胞增殖停滞使肿瘤消退[77]。

编码受体酪氨酸激酶 HGFR 的致癌基因 MET 诱导初级骨祖细胞的转化[78, 79]。MET 的异常与 OS 进展和转移有关[54]。在临床前模型中抑制 MET 可有效抑制转移[80]。

四、骨肉瘤中发育相关通路的改变

几种进化上保守的骨骼发育和形成的通路在 OS 中也发生了改变，包括 FGF、Wnt、Notch、mTOR、TGF/BMP 和 HH。

FGF 在骨骼发育和成骨细胞成熟中发挥重要作用，正常情况下它与其他重要途径（如 Wnt[81] 和 BMP[82]）也有交互作用。因此，这些通路的异常可能促进 OS 的进展。在肉瘤中仅发现了 FGFR4 的一种突变，而其他肿瘤中已经发现了包括一个 FGFR 家族成员在内的易位[83]。有趣的是，FGFR1 在 OS 中的扩增与原发和转移性 OS 对 FGFR 抑制药的敏感性有关[84]，这一发现支持在 OS 的临床试验中引入 FGF 抑制药。

Wnt 信号在骨骼发育、细胞分化和正常骨骼稳态中发挥着核心作用[85]。Wnt 激活的下游效应分子核 β-catenin 积聚[86] 在 OS 中常见，也与肺转移[87] 有关。该通路的几个分子都与预后不良相关。其激动剂 Wnt10b 也与 OS 患者的预后不良相关[88]。相似的是，LRP5 的表达也与 OS 的预后不良相关[89]。其他分子（如通过 Wnt 通路起作用的 FHL2）也会影响肿瘤发生[90]。与这些发现一致，在一组人 OS 样本中发现启动子高甲基化导致 WIF-1 的沉默很常见，并且在小鼠模型中靶向抑制 WIF-1 可加速 OS 的发展[91]，这一现象也可在不同的动物模型中重复[92, 93]。在 c-Fos 诱导模型中，Wnt 信号通路通过 Loxl2 促进 OS 形成[221]。

NKD2 是 Wnt 信号通路的负调节因子，可抑制 OS 生长和转移[94]。类似的是，Wnt 的负调节因子 DKK3 的分泌也可抑制 OS 生长和肺转移[95]。另一种 Wnt 信号通路拮抗剂 APCDD1 的启动子甲基化则可促进 OS 的侵袭和转移[96]。靶向抑制 β-catenin 通路是 OS 的一种较有前景的治疗方法[97]。

通过转录组鉴定出了一个基因集，包括 WNT 家族成员的 FZD、TLE1、TLE3（转导蛋白样增强子蛋白）和 Wnt[98]。值得注意的是，PTH 可通过增加 LRP6 和 FZD1 来部分发挥其骨形成作用，也可激活 Wnt 信号并在超生理剂量情况下促进啮齿动物 OS 的发展[99]。

Notch 信号的激活也有助于 OS 的发生[100, 101]。事实上，与正常成骨细胞相比，人 OS 细胞表达更高的 Notch 配体，包括 JAG1、Notch1 及其效应子 HES1。高 Notch 信号与转移[100, 101] 和侵袭[102] 相关。Notch 信号通路的激活可驱动小鼠 OS[103]。在临床前模型中，使用 γ– 分泌酶（一种 Notch 抑制药）可抑制 OS 的增长，表明 Notch 信号通路与骨肉瘤发生有关[104]。

TGF/BMP 信号促进多种肿瘤的上皮 – 间质转化、侵袭和转移[105]。在上皮来源的肿瘤中，微环境中无论是源自基质细胞还是从骨矿化基质中释放的 TGF-β，都会加速肿瘤定植，形成一个可自我延续的 TGF-β 分泌循环[106]。尽管类似的模型也可以用于 OS，但实验证据仍然不足。据报道，TGF-β 还可以 HH 非依赖性方式增加经典 HH 通路分子锌指蛋白 GLI2 的表达[107]。在临床前模型中抑制 GLI2 会促使细胞周期停滞，抑制 OS 生长[108]。这些发现提供了 TGF-β 和 HH 信号通路交互作用的新模式。

mTOR 轴参与多种信号通路并可感应细胞代谢和应激状态。该通路的失调也与临床前模型的肿瘤发生有关[109, 110]。临床上抗 TOR 抑制药对 OS 有效[111, 112]，并可能抑制转移[113]。

五、疾病进展的标志物

OS 的预后不良与化疗耐药和转移有关。鉴别与 OS 进展相关的关键标志物是提高 OS 的生存率的重要问题。

（一）导致化疗耐药的因素

化疗耐药常与局部复发或转移（局部或远处）相关，降低生存率。早期研究表明 P– 糖蛋白表达导致的多重耐药可能是 OS 的预后危险因素[114, 115]。P– 糖蛋白促使化疗药物的泵出。然而，随后的证据表明，P– 糖蛋白表达与 OS 的快速进展相关，而与化疗敏感性无关[116]。此外，在一项大型前瞻性研究中，活检标本中 P– 糖蛋白的表达并未增加不良预后的风险，也无法预测 OS 患者的结局[117]。

药物基因组学方法可深入了解 SNP 与药物反应和毒性的关系[118]。核苷酸切除修复基因 ERCC1 和 ERCC2 的 SNP 与 OS 的存活和药物毒性相关[119]。GSTP1（一种 Ⅱ 相解毒酶）表达增加与 OS 的复发和预后不良相关[120]。此外，OS 细胞中经过化疗（多柔比星和顺铂）后 GSTP1 上调[121]。因此，GSTP1 可使 OS 产生耐药性影响预后。

其他因素也与 OS 的化疗耐药有关。例如，携带 ERCC2 多态性的患者在接受顺铂治疗时无事件生存期较短[122]。CD117 和 Stro-1 可鉴定与化疗耐药和转移相关的 OS 细胞[123]。HMGB1 增强 OS 的耐药[124]，而 TSSC3 过表达可抑制 OS 生长、诱导细胞凋亡并增加化疗敏感性[125]。Calpain-6 则可依赖 ET-1 信号通路使 OS 获得耐药性[126]。

既往研究已对小鼠 OS 模型[127] 和细胞系[128–130] 进行了全转录组学分析，探索已知的一些信号通路是否存在和药物敏感性相关的变异，从而用于辅助区分化疗敏感或不敏感人群[131–133]。结果显示，对术后化疗不敏感和敏感的肿瘤细胞进行转录组学分析发现了一种由 45 个基因组成的基因指纹，它可成功地将一组独立的 OS 样本分为化疗敏感和耐药组[132]。与化疗耐药相关的基因包括 *TWIST1*（紫杉醇抗性）、*PDCD5*（细胞凋亡）、*CDCL2*、*TMPO* 和 *UBE2D2*（泛素结合酶）、*MCM2*（微染色体维持蛋白）。

随后使用类似的方法发现了一组与上述研究非重叠的基因子集，该子集也可用于区分化疗敏感和不敏感病例[131]。得分最高的基因是 *ALRC1C4*（醛酮还原酶家族的成员，可能与耐药有关）、*GPX1* 和 *GSTTLp28*。

一项研究使用转录组分析来确定基于 OS 组织学分级的预后指纹[133]。尽管这几项研究都确定了一组基因集来区分 OS 的化疗敏感性，但这三组基因集之间没有重叠的基因。同样，人 OS 的全转录组分析结果在其他研究中也有很大差异[98, 128, 134, 135]。有多种可能的原因造成了这些差异。大多数研究通常使用高级别和治疗过的手术标本，而其他研究则使用的是细胞系，这些均不能反映肿瘤的异质性。为了克服这些局限，有研究者开发了一种从早期未化疗肿瘤活检样本中分离细胞的技术[98]。这种方法的主要缺点是它没有考虑到来自肿瘤微环境的背景信号，造成其无法研究由肿瘤 – 基质相互作用激活的重要基因，如 Notch 通路的分子。

最近，PDX 的发展提供了更可靠的新模型来进行 OS 的转录组学研究[136, 137]。

（二）骨肉瘤转移的因素

通过 WGS 中发现了一种与初诊 OS 时转移相关的 *TP53* 罕见变异[138]。通过研究临床前模型中转移灶中特异性获得或丢失的增强子，最近的一项研究揭示了转录结合基序的特异性富集[139]。最常见的转录结合基序是 AP1，它是在骨肉瘤发生和转移中发挥重要作用的 *FOS* 和 *JUN* 家族成员的结合位点[140]。此外，尽管大量增强子在转移中受到调节，但很少鉴定出转移依赖性基因。组织因子（F3）在研究中证实可促肿瘤转移[139]。有趣的是，作为 c-Fos 过度表达的直接靶点，MGP 可促

转移，并且与临床前模型的预后不良相关[141]。

从转移部位释放的趋化因子的梯度是转移的一项重要决定因素。几项研究报道了 OS 细胞表达 CXCR4，并且 CXCR4 表达水平与较差的总体和无转移生存期相关[142]。抑制 CXCR4/CXCL12 通路和其他趋化因子（如 CXCR3）的研究目前仍限于临床前阶段[143, 144]。

早期的转录组学研究主要对比的是转移和其相应的转移前肿瘤组织的差异基因表达。结果发现 4 个基因（*TGFA*、*Wnt5a*、*AXL* 和 *COLA7A*）上调，而 IL-16、MKK6 和 BRAG 下调[129]。一项研究发现 MDM2 在转移灶中上调，ANXA2 和 L– 铁蛋白下调[145]。抑制 S100A4 钙结合蛋白可抑制细胞迁移和小鼠模型中的转移[146]。

大量证据报道了几项因素与转移密切相关，包括膜 – 细胞骨架连接蛋白 Ezrin[147]、促凋亡 FAS 受体的低表达[148] 和趋化因子受体 CXCR4[142, 149]。Ezrin 属于细胞骨架连接蛋白的 ERM（ezrin、radixin 和 moesin）家族[150]，在细胞相互作用、信号转导和肌动蛋白丝与细胞膜受体之间的连接中发挥作用[151-153]。Ezrin 可增加细胞黏附和迁移[154]，并可用作 OS 进展的生物标志物[155-157]。它与转移表型有关，可导致 OS 患者[158] 和小鼠模型[127, 159, 160] 的存活率降低。有趣的是，由 Nf2 编码的另一 ERM 家族成员 merlin 的破坏也可导致小鼠骨肉瘤发生[161]，但在人类中没有发现该现象。同样，Nrf2 表达与 OS 的预后不良相关[162]。

FAS 受体及其配体（FAS receptor and its ligand, FASL）属于 TNF 死亡受体超家族。这种配体 / 受体轴与多种类型的原发性恶性肿瘤和转移有关[163]。FASL 的表达与疾病进展和低生存率负相关[148, 164, 165]。与肺转移瘤相比，原发性肿瘤[82, 105] 和小鼠模型中的肿瘤[164, 165] 通常高表达 FAS[166, 167]。据推测，肺实质中表达的 FASL 可能与 OS 细胞的受体相互作用并诱导细胞凋亡[164, 165, 167]。在 OS 细胞系中，环磷酰胺和异环磷酰胺诱导 FASL 与细胞表面 FAS 交联的自分泌 / 旁分泌环介导 OS 细胞的凋亡[168]。IL-12 通过上调 FAS 来增强 OS 细

胞对环磷酰胺及异环磷酰胺的敏感性[168, 169]。用吉西他滨治疗小鼠导致 FAS 表达增加，随后肿瘤消退[170]。此外，由 miR-17-92 簇编码的 miR-20a 通过调节 FASL 表达增加转移[171]。

CTGF 与 CCN 家族中的许多蛋白质有关（CTGF/Cyr61、富含半胱氨酸的蛋白质 /NOVH、肾母细胞瘤过表达基因 /Cef10/ ）。该蛋白质家族似乎通过整合素信号通路起作用[172]。该家族的相关的一种蛋白 CCN3 在 OS 中过表达与预后不良相关[173]。OS 中 Cyr61 的表达表明预后不良，并可促进小鼠的肿瘤生长和肺转移[174]。肺转移与精氨酸琥珀酸合成酶表达负相关[175]。其他因素包括抑制 NF-κB 的 TMIGD3 异构体 1 可促进 OS 进展[176]。另有研究发现轴突导向家族中的 SEMA4C 为一部分 OS 中的促转移分子[177]。

六、蛋白质组学鉴定的生物标志物

迄今为止，转录组学的研究在数量和质量上都远超其他高通量平台上的研究。造成这种情况的原因有很多，包括技术限制、缺乏合适的质控程序、对大数据的处理不足、需要通过研究进行系统验证。新兴技术在阐明化疗耐药或转移的机制上有巨大潜能。这些技术已在前文中讨论过。

许多蛋白质组学研究已经探索了与化疗反应、疾病进展和转移、对不同细胞应激和治疗反应相关的生物标志物[178, 179]。

使用 2D-DIGE 鉴定出了异环磷酰胺、多柔比星（DOX）和顺铂（CDDP）敏感性的生物标志物。对敏感和不敏感者的肿瘤组织进行分析发现 PRDX2 过表达与耐药有关[180]。该基因在一个独立的队列中得到了进一步验证，并且在另一项研究中也被确定为 MTX、DOX 和 CDDP 三联治疗敏感性的候选预测生物标志物[181]。

一项旨在探索骨肉瘤发生机制的研究比较了未化疗的肿瘤组织与正常组织，结果显示未折叠蛋白反应（unfolded protein response，UPR）相关分子高表达，包括 GRP78（BIP）、GRP94、钙网蛋白（ERp60）和 prelamin A/C。这一发现在一

个由 9 例患者组成的独立队列中得到了进一步验证，其中 GRP94 上调与患者的状态无关，GRP78 在耐药患者中上调，而 ERp60 在 Ⅱ 期疾病中上调。这些发现表明靶向 UPR 可以使化疗耐药患者获益[181]。

为了确定转移的驱动因素，一些研究比较了原发与肺转移 OS 细胞。最相关的中心差异蛋白包括 V-myc、STMN1、CTSD 和 TP53。在这些分子中，CTSD 已被验证为肿瘤发生和转移的潜在驱动因素[182]。

化学蛋白质组学的使用已成功应用于在分子水平上研究候选药物的潜在效应物。这种方法着重研究蛋白质功能，并发现和鉴定合成或天然小分子何时与其蛋白质靶标相结合。通过这些研究可更好地理解药物评估早期阶段的脱靶、相互作用、潜在不良反应和毒性。已有多种抗肿瘤药物（包括激酶抑制药[183]、中药中使用的化合物[184] 和谷胱甘肽转移酶 P1-1 抑制药[185]）使用后的 OS 蛋白质组学研究。

越来越多的体液活检研究可能发现评估生存风险或早期诊断的新型生物标志物。通过新兴的高灵敏度高通量技术筛选人体内各种潜在的候选分子，如小代谢物、miRNA（第 41 章）、lncRNA、消化肽或源自异常剪接变体的截短蛋白，可以让我们更接近于实现这个目标。但这需要系统的研究和严格验证。迄今为止，尚未发现通用的特异性血清标志物。大多数表征的生物标志物是用于监测疾病进展。然而，一系列先驱研究成功开辟了新的研究途径。使用血液样本的表面增强激光解吸 / 电离飞行时间质谱（surface-enhanced laser desorption/ionization-time of flight mass spectrometry，SELDI-TOF）的蛋白质组学为表征和验证 OS 的蛋白质生物标志物特征提供了一种系统的方法[186]。从术前化疗前后收集的 OS 患者的两组血浆样本中的蛋白质组学特征确定了血清淀粉样蛋白 A（serum amyloid protein A，SAA）和转甲状腺素蛋白参与固有免疫[186, 187]。SAA 的作用也已得到其他独立研究的验证。到目前为止，

蛋白质组学主要用于生物标志物的发现，但随着更复杂的蛋白质组学技术的发展，它们的作用可能远远超出这些应用。

七、影响 OS 表型的其他标志物

许多其他 OS 标志物也已通过小鼠模型发现或鉴定。尽管如此，将其转化应用还需经过严格验证。

参与 PKA/cAMP 信号传导的 Prkar1a 的缺失导致小鼠骨肉瘤发生风险增加[188]。在人 OS 中，一部分样本为低 PKA 且预后不良。这是一个有趣的发现，因为 PKA 位于 PTH 下游的经典通路中，并可导致与混合溶骨性 / 骨硬化病变相关的 RANKL/RANK/OPG 轴失调。另外一项研究发现 OPG 的转录激活因子 EBF2 在 OS 中上调，这一机制可以部分解释 OS 的 TRAIL 抗性[98]。

已发现 OS 中抑癌基因的多种表观遗传改变，包括 HIC1 和 WWOX。HIC1 是一个表观遗传修饰的基因，可能在 OS 中发挥抑制功能。HIC1 的遗传缺失加速了 p53 介导的小鼠和人的 OS[189]。WWOX 是一个肿瘤抑制基因[190]，与增加的致瘤性有关，并可通过异常的 Runx2 表达形成提示成软骨 OS 的骨表面病变[191]。

存活蛋白（Survivin），也称为 BIRC，是细胞凋亡蛋白家族抑制剂的成员。存活蛋白通过结合并抑制胱天蛋白酶原 –3 和胱天蛋白酶原 –7 导致对凋亡信号的抵抗[192]。抗凋亡基因 BIRC1 和 BIRC2 的上调源于 11 号染色体的同一扩增位点中[193]。存活蛋白在 OS 肿瘤中表达，但不在正常组织中表达。在一项研究中，存活蛋白的核定位与生存期延长相关，存活蛋白的表达与恶性程度正相关[194]。原发肿瘤中存活蛋白的高表达也与转移进展有关[195, 196]。

使用 shRNA 筛选可以鉴定潜在的新靶点，如 DIRK1B[197]、PLK1[198]、CDK11A[199] 和 ROCK1[200]。其他激酶，如 CBL（Cbl 原癌基因，E3 泛素蛋白连接酶）也与肿瘤进展有关[201]。

OS 还依赖于肿瘤诱导的血管生成来进行生长和转移。大多数血管生成相关的研究都依赖于所使用的模型。这可能是研究结果有争议的原因之一。血清内高 VEGF 水平与转移性复发、肿瘤进展、化疗耐药和存活率下降相关[58, 59]。这种争议也可能是由于对功能成熟血管的不同依赖程度[202-204]。在某些情况下，微血管密度可能会促进化疗药物的渗透[205]。相反，已发现 VEGF 表达[206] 与其受体[207] 呈负相关。

几种抗血管生成因子，包括 TSP-1[208]、SERPINF1、clade F、α_2– 抗纤溶酶、色素上皮衍生因子成员 1（也称为 PEDF）[209, 210] 和 RECK[211] 可使干骺端抵抗 OS 从生长板侵袭[212, 213]。此外，在 OS 临床前模型中，PEDF 减少了肿瘤体积和肺转移，这与微血管密度降低有关。

内皮抑素是一种内源性血管生成抑制剂，由 OS 等肿瘤产生，参与抑制新血管生成。它还可诱导内皮细胞凋亡。鉴于其在血管生成中的重要作用，有人推断内皮抑素会阻碍 OS 的生长和转移[214, 215]。然而，在 OS 肺转移的小鼠模型中，尽管它确实延缓了肺结节的生长，但未能使肺部肿瘤缩小。由于药物毒性，临床试验中使用抗血管生成疗法对抗 OS 的效果不佳。

MMP 参与细胞外基质中胶原蛋白的分解，因此在组织重塑、癌症侵袭和转移中发挥重要作用[216, 217]。MMP-9 表达增加与 OS 的转移相关[218]，而另一项研究也将 MMP-1 表达增加与 OS 预后不良联系起来[219]。MMP 的抑制剂，如 MMP-1 的组织抑制剂和 RECK，可在体外抑制 OS 的侵袭，其表达水平也可能与 OS 的转移潜力相关。相反，上调 MMP 表达的 uPA 在动物模型中与转移呈负相关[220]，并且可能是人 OS 的预后标志物。但使用 MMP 抑制药的临床结果上一直令人失望。

八、结论与展望

随着包括外显子芯片和二代测序在内的高通量技术的应用，分子水平上对 OS 的研究取得了巨大进展，这些技术精确表征了 OS 的基因组改变。未来的挑战在于开发经过严格验证的模型，以识别与肿瘤存活、化疗反应或转移相关的关键信号密切相关的基因变异。这些进展可能会更准确地划分具有不同分子特征表达谱的 OS 亚型。

将改进的蛋白质组学应用于特定成分（如血清或膜结合蛋白）可能会发现用于 OS 诊断、预后和风险进展的生物标志物。所有这些都需要是精细的研究设计、规范的样本收集、严格的质控和严谨的生物信息学分析。这项艰巨的任务不应该由单一机构承担，而是需要多机构协作努力，以便能够建立大型肿瘤样本库和独立队列进行验证。对于勇于应用现代技术和资源以提高 OS 患者生存期的研究者来说，一个激动人心的未来就在前方。

致谢

这项工作得到了 Foundation AECC "Proyectos Estratégicos" to F.L 提供的部分资金的支持。

第 42 章　尤因肉瘤类肿瘤
Ewing's sarcoma family of tumors

Joseph Ludwig　著

张志明　黎志宏　涂　超　译

尤因肉瘤（ES）由 James Ewing 于 1921 年首次描述[1]，代表了一类形态学上类似小圆形细胞的肉瘤（small round cell sarcoma，SRCS），包括"经典"骨尤因肉瘤、骨外尤因肉瘤[2]、胸肺部小细胞瘤（Askin 肿瘤）[3]，以及基于软组织的原始神经外胚层肿瘤[4]。最初被认为是不同的临床实体。虽然它们在肿瘤位置和免疫表型上有细微的变化，但以前的命名法中，由于免疫组化、细胞遗传学和分子学的统一性以及对化疗的同等反应率，都表明这些 SRCS 起源于相同的间充质干细胞，并且能向成骨、成脂或成神经进行多向分化，这促使 WHO 将 ESFT 的变体简化为一个病理学实体，即 ES[5]。

值得注意的是，其他肉瘤亚型，包括透明细胞肉瘤、骨外黏液样软骨肉瘤、黏液样脂肪肉瘤和结缔组织增生性小圆细胞肉瘤（desmoplastic small round cell sarcoma，DSRCT），经常含有混杂的 EWSR1 的融合蛋白，但缺乏负责 ES 的起源和维持其生物学特征的 *ETS* 基因。虽然这些肿瘤被排除在 ES 家族之外，通常可以根据其临床表现和常规光学显微镜很容易与 ES 区分开来，但一小部分患者的 SRCS 与 ES 非常相似，即使缺乏通常的 ETSC 端融合伴侣，但仍存在 CD99 表达不佳，或者携带非典型易位（如 *EWSR1-POU5F1*、*EWSR1-NFATc2*、*BCOR-CCNB3* 或 *CIC-DUX4*）。在治疗上，由于缺乏标准化的化疗方案而经常使用基于 ES 的化疗方案进行治疗。但最近有部分研究表明，这些罕见的易位阳性肉瘤亚型的化疗反应性较低，并且具有不同的临床结果。因此，它们应被视为不属于 ESFT 范围的临床实体[6-8]。

一、临床特点及发病机制

（一）流行病学特征

尤因肉瘤在儿童人群中的发病率仅次于骨肉瘤。在美国，每年 250～500 名青少年和年轻人罹患 ES[9]。年发病率在 5 岁之前较低（每 100 万 0.6例），但在青春期达到高峰，约为每 100 万 5 例，男性发病率略高于女性（1.3∶1）。ES 在白种人中比亚洲人或西班牙人更常见，而在非裔美国人或非洲人中几乎不存在[10]。最近的全基因组关联研究表明，欧洲血统人群 ES 的高发病率源于易感性位点的单核苷酸多态性，它增加了 GGAA 基序的长度，从而增强了 EWS-FLI1 融合蛋白的促肿瘤活性[11, 12]。

虽然已报道 ES 与环境毒素和家族癌症综合征之间可能存在联系，但没有显著的统计数据表明环境或药物暴露、孟德尔遗传、疾病或事件（如创伤史）诱发 ES。有研究表明，ES 可发生在以前辐射过的部位。然而，一个大型病例系列报道显示，在最初诊断为癌症的儿童患者中，只有 1.3%的放疗患者会发展为任何类型的继发性骨肿瘤（骨肉瘤、尤因肉瘤、软骨肉瘤等）；其中，辐射诱发的骨肉瘤的风险比 ES 高 35 倍[13]。目前，尚无已知的可改变的风险因素，也没有可用于早期检测的筛查测试。

（二）形态学及发病机制

显微镜下，ES 由密集排列的均匀的小圆形到椭圆形的细胞组成，大多数表达 CD99，以及分子大小为 32kda、由 *MIC2* 基因编码的细胞表面糖蛋白（图 42-1A 和 B）。在 30 岁以下患者的鉴别诊断中必须考虑其他诊断，如淋巴瘤 / 白血病、横纹肌肉瘤、髓母细胞瘤和神经母细胞瘤，老年患者的小细胞肺癌也应考虑。肌肉［MyoD1 和（或）肌细胞生成素］、淋巴组织［CD45 和（或）TdT］或神经组织（神经元特异性烯醇化酶）的免疫染色组有助于获得正确的诊断，并使用逆转录聚合酶链反应（reverse transcription polymerase chain reaction，RT-PCR）或荧光原位杂交（fluorescence in situ hybridization，FISH）等分子生物学的研究可以很容易地从诊断中排除其他 SRCS（如滑膜肉瘤和 DSRCT）。

虽然有实验证据表明，ES 来源于具有神经内分泌特征的原始多能间充质干细胞，但其确切的细胞来源仍是一个争论的热点。更复杂的是异种移植模型中缺乏自发的 ES 肿瘤[14]。尽管如此，ES 的分子病因学已得到充分研究，并且是由平衡

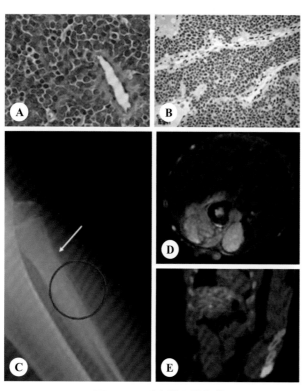

▲ 图 42-1　形态学和影像学

A. HE 染色光学显微镜下形态；B. CD99 免疫组化染色；C. X 线显示明显的骨膜隆起；D. MRI 表现；E. PET/CT 显示 FDG- 活跃

染色体易位引起的一类肉瘤亚型。*EWSR1-FLI1* 发生在 85% 的 ES 中的原型易位，是由 *EWS* 基因的 N 端部分（位于 22q12）与 ETS 转录因子家族的 C 端 *FLI1* 基因并置引起的[15-17]（图 42-2）。

当然，这两种基因都存在于正常组织中，并发挥生理作用。*EWSR1* 编码的全长 EWS 蛋白具有一个 C 端 RNA 结合域，最近发现的两个斑马鱼 ES 同源蛋白（EWSR1a 和 EWSR1b）的基因敲除表明，它们在早期胚胎发育过程中维持 CNS 的有丝分裂的完整性和前神经细胞的存活中有重要作用[18]。FLI1 是一种转录因子，通过其序列特异性 DNA 结合域对胚胎发育、造血、细胞生长和分化产生生理影响。有趣的是，EWS 和 FLI1 过表达都不会诱发 ES。相反，它们的协同作用以促进恶性转化[19]。

相对少见的嵌合配对包括 EWSR1-ERG（发生率为 5%～8%）[20] 和 EWSR1-ETVL1[21]，EWSR1-EIAF[22] 和 EWSR1-FEV[23]，在报道的病例中，它们各自的发病率均低于 1%[17, 24]。很少有 *FUS*（三个 *TET* 基因之一，也称为 *TLS*）替代 *EWSR1* 从而产生 FUS-ERG 阳性的 ES[25]，并且非 ETS 配对也有报道。表 42-1 总结了与 ES 相关的经典 ET-ETS 融合蛋白结构，并突出了 *TET*、*ETS* 或两者易位伴侣中存在的变异。如前所述，由于 *EWSR1* 和 *FUS* 可以作为 N 端 *TET* 易位伴侣，与其他肉瘤亚型（DSRCT、黏液样脂肪肉瘤等）中的非 *ETS* 基因结合。这些亚型与 ES 不同，即使这些肿瘤类型

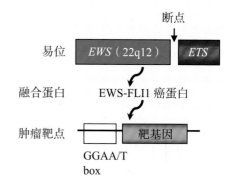

▲ 图 42-2　尤因肉瘤的分子病因，具有典型的易位和融合蛋白结构

表达 CD99，无论是形态学还是表型，都应该避免将越来越多的包含 SRCS 的非 ETS 归类为 ES。尽管如此，由于这些不含 ETS 的 ES 样肿瘤太罕见，无法作为一个群体进行前瞻性研究（在美国每年≤25 例患者），可以理解的是，大多数将被视为 ES 类变体。

除了在 ETS 和非 ETS-C 端易位伴侣中的变化，不同的框内 EWS-FLI1 转录本是可能的；都至少包含 EWS 的前 7 个外显子和 FLI1 的第 9 个外显子（包含 DNA 结合域）。将 EWS7 外显子连接到 FLI16 外显子（1 型）或 FLI15 外显子（2 型）是两种最常见的融合，它们占所有 EWS-FLI1 融合蛋白的 85%。值得注意的是，尽管过去认为 1 型 EWS-FLI1 融合具有更好的预后[35, 36]，但由于它是一种效力较低的反式激活因子[37]，这种对预后的影响在现代化疗时代已很难再被观察到。尽管超出了本章的范围，但多达 20% 的 ES 表现出复杂的染色体排列，包括 1q 的增加、16q 的丢失、复制倍数的改变［如 8 号和（或）12 号三倍体］，或者 p53 肿瘤抑制基因和 INK4A 基因的突变或缺失。与 1 型 EWS-FLI1 融合不同，后者对 p53 和 INK4A 的改变明显有更差的预后[38]。

（三）临床表现

大多数患者表现为局部间歇性或不同程度的疼痛，常被误认为正常青春期骨骼生长或发生在儿童的运动相关损伤。因此，诊断往往滞后于最初症状数月甚至数年，特别是当肿瘤出现在骨盆、腹部或胸腔时。在出现局部晚期或转移性病灶的患者中，肿瘤生长常伴有不适、发热，或者以贫血、白细胞增多或红细胞沉降率升高为表现的慢性炎症状态。任何骨骼都可受累，最常见的是骨盆（26%）、股骨（20%）、胫骨 / 腓骨（18%）、胸壁（16%）、上肢（9%）和脊柱（6%）。与骨肉瘤不同，当发生在长骨时，常见于骨干而非干骺

表 42-1　与 ES 和 ES 样肿瘤相关的基因组异常				
融合结构	易　位	融合基因	患病率	参考文献
EWSR1/ETS 融合	t（11；22）（q24；q12）	EWSR1-FLI1	85%	[17]
	t（21；22）（q22；q12）	EWSR1-ERG	7%	[20]
	t（7；22）（p22；q12）	EWSR1-ETV1	<1%	[21]
	t（17；22）（q12；q12）	EWSR1-ETV4（E1AF）	<1%	[26]
	t（2；22）（q33；q12）	EWSR1-FEV	<1%	[23]
FUS/ETS 融合	t（16；21）（p11；q22）	FUS-ERG	<1%	[27]
	t（2；16）（q36；p11）	FUS-FEV	<1%	[28]
EWSR1/non-ETS 融合	t（20；22）（q13；q12）	EWSR1-NFATc2	<1%	[29]
	t（6；22）（p21；q12）	EWSR1-POU5F1	<1%	[30]
	t（4；22）（q31；q12）	EWSR1-SMARCA5	<1%	[31]
	t（1；22）（q36；q12）	EWSR1-ZSG（PATZ1）	<1%	[32]
	t（2；22）（q31；q12）	EWSR1-SP3	<1%	[33]
新的融合	t（4；19）（q35；q13）	CIC-DUX4	<1%	[34]
	Inv.（X）（p11.4；p11.22）	BCOR-CCNB3	<1%	[6]

ES. 尤因肉瘤

端。虽然不是 ES 的特征性肿块，但骨性肿块可与软组织成分共存，通过影像学，该成分可能显示 Codman 三角（从骨膜隆起处）或所谓的"洋葱"样多层骨膜反应（图 42-1C）。此外，鉴于其主要发病部位在骨组织，实用上常将其归类为"骨肿瘤"，但近 40% 的 ES 发生在骨骼外的软组织。

二、诊断和分期

（一）诊断

即使临床表现和影像学资料提示 ES，明确的诊断也需要基于组织学的确认。应借助常规光镜检查和免疫组织化学标记进行评估，如果可能，应使用辅助分子研究（如 FISH 或 RT-PCR）来确认 EWSR1-FLI1 或 EWSR1-ERG 易位的存在，其发生率＞95%。FUS 很少能替代 EWSR1（当然，基于 EWSR1 的 FISH 不会检测到它），并且存在罕见且不作为常规评估的 C 端伴侣。因此，虽然一些 ES 患者的肿瘤在初步检测时可能是"易位阴性"，但更详尽的检测可能会发现罕见的 ES 相关变异并明确诊断。如前所述，由于少数其他肉瘤亚型与 EWSR1 畸变有关，因此每当怀疑有其他诊断时，应对 C 端融合伴侣进行更详细的检测。

（二）分期和预后指标

与其他骨肿瘤一样，ES 分期遵循美国癌症联合委员会（American Joint Committee on Cancer，AJCC）的癌症分期手册，该手册在 2017 年发布的第 8 版中进行了实质性修订[39]。最重要的更新包括根据骨肿瘤在三个解剖部位之一的原发肿瘤位置进行分层：①附肢骨骼、躯干、颅骨和面部；②脊柱；③骨盆。在第 8 版中新增了脊柱或骨盆骨肿瘤的 T 类别，现在与四肢肿瘤不同，脊柱骨肿瘤的衡量标准是受累脊椎节段的数量和椎管或邻近血管的侵犯程度。目前，骨盆肿瘤的 T 分类考虑涉及的节段数量、是否存在骨外扩散、肿瘤大小。令人惊讶的是，尽管骨肿瘤 TNM 评分增加了复杂性，但修订后的分期系统并未定义脊柱或骨盆骨肿瘤的分期方式。对 ES 来说，组织学分级系统显得并不是很重要，因此被压缩成一个三层系统。

骨肿瘤的 AJCC 分期继续依据肿瘤大小（T）、淋巴结扩散（N）、有无转移（M）和分级（G）的组合。在这些范围内，有两点需要强调：ES 淋巴结扩散很少发生，并且所有 ES 根据定义都是高级别的肿瘤（表 42-2）。在实践中，这消除了 1 期 ES 的可能性，因为它们仅限于低级别骨肿瘤，并且需要 T_3 确定（同一骨骼中存在不连续的高级别肿瘤）的 3 期肿瘤几乎同样不可能，因为每 20 个 ES 患者中只有 1 个发生跳跃性转移[40]。因此，大多数肉瘤专家采取实用的方法，ES 分期使用美国国家综合癌症网络（National Comprehensive Cancer Network，NCCN）提供的专家指南作为局部（AJCC2 期）或转移（AJCC4 期）分期。在这两个分期中，可以通过分别考虑肿瘤大小（肿瘤≤8cm 为 T_1，否则为 T_2）或转移扩散程度（M_{1a}：仅肺转移；M_{1b}：骨转移或其他肺外转移）来提高诊断的准确性。由于 NCCN 指南经常修订，请参阅其各自的网站和（或）出版物（www.nccn.org），了解最新的 ES 分期和管理方法。

对于初始诊断和分期，无论是 CT 还是 MRI 都可以指导肿瘤活检和评估原发肿瘤的大小。然而，后者是首选，因为它具有出色的对比度分辨率。一旦确诊 ES，完整的分期应评估常见转移部位，包括使用高分辨率增强 CT 进行肺部扫描，以及使用全脊柱 MRI 结合锝骨成像或全身的远处骨部位 ^{18}F-FDG-PET。与 CT 相结合，FDG-PET/CT 对 ES 检测具有高特异度（97%），并且比骨扫描（82% 灵敏度）或全身 MRI（71% 灵敏度）更敏感（87% 灵敏度）[41-44]。当作为最初分期评估的一部分进行时，PET/CT 是监测新辅助化疗早期效果特别有用的工具。根据 MRI 或 CT 横断面成像评估发现，FDG 亲和力的降低通常先于肿瘤缩小。

尽管 AJCC 的通用骨分期系统既未正式纳入，也不适合用于其他类型的骨肉瘤，但 NCCN 指南建议在 ES 患者的预处理评估中考虑几种非放射学方法，以提高预后准确性。这些包括与 ES 肿瘤负荷相关的血清 LDH 的测量，以及可选的双侧髂嵴

表 42-2　尤因肉瘤（ES）的分期与预后

NCCN 分组	AJCC 分期	肿　瘤	淋巴结情况	转　移	分　级
不适用	*1A* 期	T_1	N_0	M_0	G_1 或 G_X（低级）
	1B 期	T_2	N_0	M_0	G_1 或 G_X（低级）
		T_3	N_0	M_0	G_1 或 G_X（低级）
局限性疾病	2A 期	T_1	N_0	M_0	G_2 或 G_3（高级）
	2B 期	T_2	N_0	M_0	G_2 或 G_3（高级）
	3 期	T_3	N_0	M_0	G_2 或 G_3（高级）
转移性疾病	4A 期	任何级别 T	N_0	M_{1a}	任何级别
	4B 期	任何级别 T	N_1	任何级别 M	任何级别
		任何级别 T	任何级别 N	M_{1b}	任何级别

T_1. 肿瘤最大径≤8cm；T_2. 肿瘤最大尺寸>8cm；T_3. 原发性骨部位的不连续肿瘤；N_0. 无淋巴结转移；N_1. 淋巴结转移；M_0. 无转移；M_{1a}. 肺；M_{1b}. 其他遥远的地点

注：斜体文本是阶段分组，或者不适用于分期 ES，或者不常见；引自 AJCC Staging, 8th Edition[39]

的骨髓抽吸和（或）活检（BMA/Bx）。一些儿科肿瘤学家提倡作为一种鉴别亚临床微转移疾病的方法。虽然用其他血液检查检测 LDH 简单、风险低且经济，但我们的机构越来越避免进行 BM 活检，原因如下：①脊柱 MRI 是一种敏感的侵入性较低的替代方法；②"阴性" BMA 并不一定等于没有转移，因为骨髓的受累可能是异质性的，并且存在采样误差；③近 10% 的 BM Bx 阳性的 ES 发生率表明，每发现一个 BM 受累的儿童，就有 9 个儿童无须接受 BM Bx 检查；④研究结果不影响临床管理，因为所有患者在诊断时都被视为患有微转移性系统性疾病。Newman 等的一份报道表明，BMA/Bx 阳性仅发生在已通过 FDG-PET 或骨扫描证实有骨转移的患者中[45]，这一发现得到了我们的机构和其他机构的验证，其中 85 例 ES 患者中没有一个患有局部疾病通过成像具有阳性 BMA/Bx[46]。总的来说，这些数据表明继续提倡将 BMA/Bx 作为 ES 患者初始分期的一部分是没有科学依据的。

一些临床因素也明显影响患者的生存。对于诊断时没有转移性疾病的患者，多变量分析表明非中轴骨原发部位、年龄<15 岁和肿瘤<8cm 的

预后有明显改善[47]。在转移性疾病患者中，仅肺部受累的患者比肿瘤已扩散至肺部和骨骼的患者表现更好，尽管很少遇到皮肤和皮下的 ES，但这类患者病程往往有一个惰性过程与良好的结果[48]。在进行新辅助化疗后，PET/CT[49-51] 和组织病理学检测肿瘤坏死（tumor necrosis，TN）[52-55] 是经过充分验证的监测预后的工具，它们彼此密切相关。尽管存在两种主要的 TN 分级方法，但都可以可靠地预测患者预后（表 42-3）[53, 55]。除了治疗前和治疗期间确定的预后因素外，治疗后 2 年内复发预示 5 年生存率为 4%，而 2 年后复发则为 23%（P=0.0001）[47, 56]。分子标志物（如 p53 和 INK4A）的作用仍有待确定，并不是分期或治疗相关决策的常规方法[38]。

三、治疗

影响 ES 治疗最佳预后的唯一因素是存在或不存在大范围的转移性病变。除非有其他禁忌，所有 ES 患者都应该接受新辅助化疗，这有两个主要目的：①诱导原发部位肿瘤缩小；②根除肺部微转移病灶，考虑到既往化疗前肺部转移病灶的比率，假定所有 ES 患者都存在微转移性肺病灶。之

分级系统	分 级	评分标准	5 年无病生存率（%）
	很好	99%～100% 坏死	91
美国	好	90%～98% 坏死	75
	差	<90%	51
	3	无活的肿瘤细胞	95
意大利	2	微观可见肿瘤	68
	1	宏观可见肿瘤	34

表 42-3 肿瘤坏死分级方法

后，根据肿瘤的最终可切除性，治疗方法也会有所不同。

（一）局限性疾病

局限性的 ES 的治疗包括三个主要阶段：①化疗诱导的原发肿瘤细胞减灭和可能的肺微转移病灶；②标准的放疗或手术根除可测量的肿瘤；③巩固治疗，以减少局部和易转移部位肿瘤复发的可能性。我们将首先讨论手术和放疗的作用，因为这部分诊疗的整体框架不太复杂，主要适用于局部 ES 患者的管理。相比之下，化疗的基本原理和选择同样适用于所有 ES 患者的治疗，无论其初始分期如何。

尽管通常在诱导化疗的几天内发生显著且快速的肿瘤消退，但肿瘤中大量的肿瘤细胞数目或 CT 或 MRI 检测到的肿瘤细胞的存在，要使所有细胞对化疗均敏感是不可能的，即使是在多种不同的化学疗法相互结合的情况下。因此，局部控制措施（即手术或放疗）在治愈 ES 患者中将继续发挥关键作用。在这些选择中，放疗以前是 ES 局部控制的首选方法，但在过去几十年中，随着化疗效果的提高，以及当代外科技术的进步，采用化疗和外科手术越来越多地保留了肢体及其功能，放疗如今已经不被作为首选。尽管 ES 具有明显的放射敏感性，但手术也可以避免继发性恶性肿瘤、对骨骼生长的不利影响，越来越多的研究报道手术可明显提高局部控制率（10% vs. 30%）。手术

优于放疗的假设应该谨慎解释，因为这些研究是回顾性的，偏向于手术治疗较小、更外围的肿瘤，其本质上复发的概率更低。毫无例外，在手术中加入放射治疗并不能提高局部控制率，只有在少数情况下（手术前），即不可能或没有达到手术边缘时才应予以保留放疗。

无论选择何种干预措施用于局部控制，综合化疗都是治疗 ES 的基础。自 1962 年环磷酰胺首次显示出临床效果以来，患者的生存率显著提高[57, 58]。在此之前，尽管局部肿瘤得到了充分控制，但 10 例 ES 患者中有 9 例死于肺转移，这表明早期肺部微转移病灶几乎普遍存在，即使是小体积的肿瘤也会发生。随着认识到化疗可以减少肺部复发，化疗在消除原发病灶的同时也可以杀伤肺部微转移灶，长春新碱、环磷酰胺和放射治疗的联合方案可以使一些患者得到治愈。1974 年，纪念斯隆 - 凯特琳癌症中心的 Rosen 等在这一成功的基础上，将这些化疗与放线菌素 D 和多柔比星（actinomycin D and doxorubicin，VACD）[59]联合使用。从那时起，多模式治疗的时代诞生了，并且可以根据当时的化疗标准简单地分为三个阶段。1973—2001 年，与历史对照相比，至少 8 项使用 VACD 方案的临床试验表明生存率有所提高[60-62]。20 世纪 80 年代后期使用的第二代方案加入了异环磷酰胺，后来加入了依托泊苷，改善了局部而非转移性疾病患者的无事件生存期[63]。

最近为提高生存率所做的努力使每个周期

的化疗剂量最大化，增加了化疗的总周期数，并减少了周期之间的间隔（所谓的"剂量密集"疗法）；通过加入 G-CSF 来减少化疗的实质性骨髓抑制作用，使"剂量密集"疗法成为可能。VDC（长春新碱、多柔比星和环磷酰胺）和 IE（异环磷酰胺和依托泊苷）的交替化疗方案首先在儿童肉瘤患者中进行试验[64]，用于儿童肿瘤学组（Children's Oncology Group's，COG）AEWS-0031 试验。该试验随机分配了非转移性 ES 患者，每 2 周或每 3 周以"剂量密集"方式按之前的标准[64]，提供交替化疗。"剂量密集"治疗可显著提高只有局部肿瘤患儿的无事件生存率（73% vs. 65%；P=0.048），并成为 COG 正在进行的临床试验包括的支柱（AEWS1031；Clinical Trials.gov：NCT00006734）。在西方国家，EURO-EWING 99（NCT00020566）方案采用了不同的方法，提供 6 个周期的 VIDE（长春新碱、异环磷酰胺、多柔比星和依托泊苷）诱导化疗，以及根据肿瘤体积、分期、原发肿瘤的位置确定的基于风险的辅助治疗分层和化疗引起的 TN 的程度。该试验在 2015 年得出结论，低风险局限性 ES 使用环磷酰胺或异环磷酰胺联合长春新碱和放线菌素作为巩固治疗具有相同的结果[65]。此外，诊断为高风险局部肿瘤的患者（定义为对新辅助化疗反应较差或肿瘤大小＞200ml），在包括高剂量白消安 / 左旋溶肉瘤毒素联合自体干细胞移植的强化治疗与附加 VAI（长春新碱、放线菌素和环磷酰胺）相比，预后更好[66]。为了统一全球使用的诱导化疗方案，正在进行的 EURO-EWING 2012 研究将比较 COG 的"剂量密度"VDC/IE 与 EORTC 的 VDC/IE 方案[67]。

（二）复发和转移性疾病

尽管临床上的进步已经使部分局部 ES 患者得以治愈，但那些被诊断为转移性疾病或早期肿瘤复发的患者的 5 年生存率几乎没有变化，为 25%～30%。在极少数情况下，发生在孤立部位或初始治疗完成后很久的复发肿瘤可能会以治愈

为目的进行切除，但 5 年生存率仍然很低，仅为 20%。大剂量化疗通常伴或不伴自体骨髓移植（bone marrow transplantation，BMT），生存率相当，并且前者有 8% 的治疗相关白血病或骨髓增生异常综合征（treatment-related leukemia or myelodysplastic syndrom，t-AML/MDS）发生率。尽管 BMT 对那些有微小残留病变的患者是否具有优势是有争议的，但对那些有明显病变的患者似乎没有任何好处，因为在免疫反应发生之前，肿瘤往往会迅速发展[68,69]。

虽然不能治愈，但以喜树碱为基础的方案，如环磷酰胺 / 托泊替康[70,71]和伊立替康 / 替莫唑胺[72,73]，或者单药大剂量异环磷酰胺的替代方案，有 30%～40% 的反应率，延长了患者的生存期。尽管应考虑蒽环类药物诱发心肌病的风险，但如果原发肿瘤敏感且复发时间与原治疗期（通常为 1 年或更长）相距甚远，也应重新考虑以 VAIE 为基础的化疗。几种在软组织肉瘤治疗中具有公认价值的药物已被证明对 ES 无效（反应率低于 5%～10%），通常应避免作为单一药物使用；其中包括吉西他滨（加或不加多西他赛）、伊马替尼（甲磺酸伊马替尼）和曲贝替定（一种在美国以外的许多国家批准的新型海洋衍生抗有丝分裂药物）。

（三）尤因肉瘤的治疗靶点

虽然超出了本章的范围，但导致 ES 肿瘤发生的复发性分子异常（即 EWSR1-FLI1 融合蛋白及其变体）提供了尚未开发的治疗靶点，可能日后会成为成功根除目前无法治愈的晚期疾病的关键。为此，一些生物靶向疗法已经从实验室转移到早期临床试验中进行评估。

1. IGF-1R ± mTOR

IGF-1R 受体的激活对于 EWS-FLI1 诱导的小鼠成纤维细胞恶性转化至关重要[74]。然而，自 2007 年以来进行的超过 6 项试验的汇总数据表明，当 IGF-1R 单克隆抗体用作单药时，即使在 10%～14% 的患者达到完全或部分缓解，短暂的

临床缓解平均也只有 7 周。2019 年完成的一项大型随机对照试验（AEWS-1221）进一步降低了人们对 IGF-1R 靶向治疗的期望，该试验显示，加尼单抗作为一种标准的 5 种药物剂量密集化疗未能改善转移性 ES 患者的生存。

截至 2020 年，虽然所有公司都（合理地）停止了 IGF-1R 抗体单药治疗 ES 的研究，但正在进行的药物开发的目标是通过将 IGF-1R 与 mTOR 或其他 IGF-1/PI3K/mTOR 信号级联中的蛋白联合靶向来增强这些药物的抗肿瘤作用。例如，2012 年将 IMC-A12 与西罗莫司脂化物结合的初步结果将反应率提高到 20%～30%[75]，更重要的是，当维持治疗性 mTORi 剂量时，缓解期延长了近 7 倍[76]。2020 年 7 月发表的一项回顾性 Meta 分析表明，与接受多种 IGF-1R 抗体单药治疗的 ES 患者相比，IGF-1R 抗体 /mTOR 抑制药（mTORi）联合治疗可使 ES 患者获得更长的无进展生存期[77]。同一项研究确定了与 IGF-1R 抗体反应相关的潜在蛋白质生物标志物，并验证了先前的研究，即早在治疗开始后 7～10 天获得的早期 PET/CT 成像可靠地预测了一部分 ES 患者可能受益于 IGF-1R 抗体 ±mTORi。在本文发表时，ES 中 IGF-1R 或 mTOR 靶向疗法的临床开发方向仍不确定。请参考网上数据库（如 www.clinicaltrials.gov）以确定开放的临床试验。

2. CD99

除了作为免疫组化标志物的用途外，几乎所有 ES 中 CD99 的普遍表达使其成为一个有吸引力的治疗靶点。CD99 在 ES 中的作用尚不清楚，但在临床前动物模型中，通过对肌动蛋白细胞骨架的下游改变，抗体受体结合是安全有效的[78, 79]。尽管人们可以想象使用 CD99 配体加上放射标记或其他毒素作为一种有效的 ES 特异性治疗方法，但有待实践证明。

3. EWS-FLI1 融合蛋白

EWS-FLI1 融合产物对于恶性转化、细胞生长和降低化疗敏感性至关重要[19, 80]。相反，siRNA 抑制 EWS-FLI1[81]、反义寡核苷酸[82-85] 或显性负 EWS-FLI1 融合蛋白[86] 可以部分逆转这些性状。一项针对 EWS-FLI 的短发夹 RNA（short-hairpin RNA，shRNA）I 期试验于 2016 年开始（NCT02736565）。同年，首个 ETS 靶向小分子（TK-216）进入 I b/II 期临床试验，其先导化合物 YK-4-279 的临床前试验结果令人鼓舞[87]。尽管确定融合蛋白拮抗药是否会成功还为时过早，但在国家和国际会议上已经出现了关于 TK-216 疗效的研究报道。其他抑制 EWS-FLI1 融合蛋白的机制，包括蛋白裂解靶向嵌合体（proteolysis-targeting chimera，PROTAC）也正在开发中，但尚未应用于临床。

随着调控 ES 转化、生长和转移的复杂网络变得更加精细，潜在治疗的靶点也在同步增多。已经有团队在考虑如何更好地设计未来的临床试验，通过联合抑制多种癌症相关通路，以实现潜在的药物协同作用。

结论

ES 是一种罕见的骨肿瘤，好发于青少年。尽管局部疾病患者的生存率显著提高，但总生存率仍然低于 30%，因此迫切需要研究针对转移性或复发性疾病的新疗法。建议所有的 ES 患者均转诊到 ES 治疗经验丰富的肿瘤中心，因为这些机构最有可能开展 ES 的早期临床试验。随着 ES 错综复杂的通路和调控机制被破译，我们正处于将新的 ES 特异性疗法引入临床的时代。

第 43 章　尤因肉瘤的分子特征

Molecular aspects of Ewing's sarcomas

Franck Tirode　Thomas G.P. Grünewald　著

张志明　黎志宏　涂　超　译

自 20 世纪 90 年代中期尤因肉瘤开始在分子水平上进行研究以来，大量的研究旨在破解这种疾病的生物学特性，特别是通过探索尤因肉瘤特异性癌基因的作用。尽管这项研究加深了我们对尤因肉瘤的认识，但仍存在大量问题，如尤因肉瘤的细胞起源、融合蛋白的精确作用、调控的基因和信号通路。同时，关于尤因肉瘤及其肿瘤（微）环境的关系的问题仍然知之甚少，疾病进展的相关机制在很大程度上仍没有充分的研究。因此，本章将描述我们目前对尤因肉瘤生物学的一些关键方面的理解。

一、尤因肉瘤致癌基因

在 85% 的尤因肉瘤和原始神经外胚层肿瘤中，细胞 DNA 分析显示 22 号染色体和 11 号染色体之间存在易位[1]。在 22 号染色体上，这种易位总是在 EWSR1 的 N 端部分（EWSR1）与 FLI1 的 C 端部分（FLI1）融合，形成了特异的 EWSR1-FLI1 致癌蛋白[2]。不同肿瘤的染色体断点可能不同，因而产生不同的融合蛋白。将 EWSR1 的外显子 7-10 连接到 FLI1 的外显子 5-8[3]，最常见的是 EWSR1-FLI1 Ⅰ型，它连接了 EWSR1 的 7 外显子和 FLI1 的 6 外显子。EWSR1-FLI1 融合蛋白也可能因剪接变异而不同[4]。在 FLI1 与 EWSR1 融合的 11 号染色体衍生物上，所产生的融合很少表达。大多数情况下，由于 FLI1 启动子在尤因肉瘤中的活性非常低，相互融合要么不表达，要么由于野生型 11 号染色体同种异体而丢失。EWSR1 参与人类肿瘤发生并不局限于与 FLI1 融合。事实上，在

尤因肉瘤中，该基因也可以与编码 ETS 家族成员的其他基因融合（在大约 10% 的病例中最常见的是 ERG，而在不到 1% 的病例中，ETV1、ETV4 或 FEV 最常见）[3]。与 EWSR1 融合不含 ETS 的肿瘤，如血管瘤样纤维组织细胞瘤（angiomatoid fibrous histiocytoma，AFH）中发现的 EWSR1-ATF1 或 EWSR1-CREB1、圆形细胞肉瘤中的 EWSR1-PATZ1、横纹肌肉瘤的亚型 EWSR1-TFPC2[5] 或 EWSR1-WT1 在 DSRCT 中发现，构成不同的实体，不应与尤因肉瘤混淆[6]。

EWSR 是一种功能尚不明确的蛋白质。它的羧基末端包含一个 RNA 结合域，在氨基末端包含一个转录调控域。它的羧基末端包含一个 RNA 结合域，在氨基末端包含一个转录调控域。EWSR1 是小的"FET"蛋白家族的一部分，该蛋白家族包括 FUS（融合在脂肪肉瘤中）[7, 8] 和 TAF15[9]，这是三种高度同源的蛋白。FUS-FEV 融合的肉瘤非常罕见，但与 EWSR1-ETS 阳性的尤因肉瘤在转录组水平上聚集，因此也应被归类为尤因肉瘤[5]。

有趣的是，最近的一项研究表明，使用全基因组测序数据，在尤因肉瘤中发现的特征性 EWSR1-ETS 融合可以通过两种不同的机制产生[10]：第一个包括平衡的染色体易位，第二个是涉及多个染色体的染色体部分的更复杂的改组，这个过程称为染色体丛。虽然只有大约 40% 的 EWSR1-FLI1 融合是通过染色质复合物产生的，但所有 EWSR1-ERG 融合都源自这个过程，这与 ERG 的链方向有关[10]。

FLI1 蛋白是 ETS 转录因子家族的一部分，由

一个高度保守的结构域定义，该结构域负责与特定的 DNA 靶序列结合[11]。EWSR1-FLI1 融合蛋白中 EWSR1 的 RNA 结合域被 FLI1 的 ETS DNA 结合域取代，具有结合 DNA 的能力，因此被认为是一种异常转录因子。对模型启动子的实验表明，EWSR1-FLI1 的转录激活潜能强于 FLI1，因此推测融合蛋白通过靶基因的转录激活发挥其致癌潜能[12]。然而，在体内对 Ⅱ 型 TGF-β 受体进行的实验表明，EWSR1-FLI1 也是一种有效的转录抑制因子[13]。这些研究表明，EWSR1-FLI1 既能激活转录，也能抑制转录。最有趣的是，在一个异源 NIH3T3 细胞过表达系统中，缺乏 DNA 结合能力的 EWSR1-FLI1 ETS 结构域突变体被证明保留了一些转化特性，这表明 EWSR1-FLI1 的致癌特性并不仅仅是因为其结合 DNA 的能力[14]。因此，蛋白质之间的相互作用也可能对 EWSR1-FLI1 的活性至关重要[15]。

EWSR1 和其他两个 FET 家族成员在所有组织中都有表达，定位于核[16]，并参与许多与癌症相关的融合基因。每一种情况下，*EWSR1*、*FUS* 或 *TAF15* 的 N 端与转录因子的 DNA 结合域融合，导致转录因子异常表达。许多研究描述了这些蛋白质在转录、剪接、代谢和 RNA（mRNA 和 miRNA）转运、细胞应激反应、基因组完整性维护等过程中的不同潜在作用和意义。事实上，EWSR1 可以与参与剪接的蛋白相互作用[17-19]，并调节参与 DNA 修复和基因毒性应激信号转导的基因的选择性剪接[20]。EWSR1 还参与减数分裂和 B 淋巴细胞发育过程中的 DNA 修复机制[21]，并且根据其在微处理器复合物中的存在，可能在 miRNA 成熟中发挥作用[22]。

EWSR1-FLI1 是否需要被激活才能致癌？这是有可能的，因为已经确定了几个改变 EWSR1-FLI1 功能的翻译后修饰。事实上，融合蛋白中保守的 EWSR1 部分包含几个潜在的磷酸化酪氨酸残基[23]和位于 79 位的苏氨酸，该苏氨酸的磷酸化依赖于 DNA 损伤信号[24]。一个 Ser266[25]位点的 PKC 磷酸化位点可能对 EWSR1-FLI1 的致癌特

性[26]很重要，但在普遍的 EWSR1-FLI1 Ⅰ 型融合中并不保守。此外，已在部分 EWSR1 中鉴定出糖基化（O– 连接的 N– 乙酰氨基葡萄糖）残基，这取决于 EWSR1-FLI1 的磷酸化状态并与转录活性有关[27]。最后，也有人提出，*FLI1* C 端部分的几个残基上的乙酰化，可能会影响 EWSR1-FLI 的结合特性[28]。

EWSR1-FLI1 是如何被调控的仍然未知。然而，最近的研究表明，同一肿瘤中的肿瘤细胞之间 EWSR1-FLI1 表达水平存在差异。尤因肉瘤细胞系的单细胞 RNA 测序揭示了与 EWSR1-FLI1 表达水平相关的特定表达特征，如表达低水平融合蛋白的细胞中缺氧途径增加[29]。EWSR1-FLI1 表达的异质性可能在肿瘤进化中发挥了重要作用。事实上，Franzetti 等证明表达低水平 EWSR1-FLI1 的细胞比高表达 EWSR1-FLI1 的细胞更容易迁移和逃逸 3D 培养球体的边界[30]。在寻求直接抑制 EWSR1-FLI1 活性的新治疗方法时，应考虑这些结果。

虽然我们对尤因肉瘤癌基因的了解仍然不完整，但我们对其生物学的理解受到挑战，因为小圆形细胞肿瘤具有"尤因样"外观，但其功能可能不同于"经典"易位[31-33]（见第 42 章）。

二、尤因肉瘤的细胞来源

从组织学角度来看，尤因肉瘤包括一个表型谱，从完全未分化的小圆形细胞到外周原始神经外胚层肿瘤（peripheral primitive neuroectodermal tumor，pPNET）的显著神经元特征。自 1921 年 James Ewing 提出内皮来源以来[34]，尤因肉瘤的细胞起源一直存在争议。pPNET 中尤因肉瘤特异性致癌事件的鉴定[35, 36]延伸出了来自神经嵴的细胞可能是这些肿瘤的起源的假设。尤因肉瘤细胞系能够在特定培养条件下实现神经分化程序[37, 38]，并且在尤因肉瘤细胞表达神经组织中发现的多种基因和蛋白质，这一事实进一步强化了这一理论[39]。然而，大量神经基因被证明被 EWSR1-FLI1 转录激活[40, 41]，提示尤因细胞系中观察到的

神经表型可能不是源于组织，而是 EWSR1-FLI1 表达[42]的结果。为了支持这一观点，具有异位 EWSR1-FLI1 表达的人类神经嵴衍生间充质干细胞（neural crest-derived mesenchymal stem cell，NCSC）仅部分重现了尤因肉瘤的典型转录组特征[43]。

有趣的是，除了少数干细胞外，到目前为止，测试过的未转化细胞类型都不能够在异位 EWSR1-FLI1 表达中存活下来，而是会发生细胞凋亡。这强烈表明很少有细胞类型耐受 EWSR1-FLI1。因此，EWSR1-FLI1 的异位表达抑制小鼠骨髓基质细胞中的破骨细胞和脂肪细胞分化[44]，以及 C2C12 成肌细胞的分化[45]。此外，在小鼠骨髓细胞中，由于特异性的尤因肉瘤癌基因异位表达后，当小鼠骨髓细胞被再次注射到小鼠体内时，可以产生类似尤因肉瘤的肿瘤[46, 47]。大量实验表明，MSC 对 EWSR1-FLI1 具有亲和性，可能揭示了尤因肉瘤细胞的细胞起源。随着可以抑制肿瘤细胞中的 EWSR1-FLI1 的小干扰 RNA 的出现，已经证明抑制尤因肉瘤细胞可以重新表达其起源组织特异的标志物，并进一步恢复（至少部分恢复）它们的原始表型。事实上，将来自各种不同细胞类型和组织的表达谱与 siRNA 处理的尤因肉瘤细胞的表达谱进行比较，表明 EWSR1-FLI1 抑制了与 MSC 非常相似的尤因肉瘤细胞[48-50]。这些在计算机模拟分析被体外分化实验证实，即被抑制的尤因肉瘤细胞既能诱导特异性 MSC 表面标志物的表达，又能向脂肪细胞和骨细胞分化，这是 MSC 的两种特异性谱系[48]。有趣的是，表达尤因肉瘤癌基因的"儿童"MSC（来自 6—14 岁个体）的表达谱与成人转化的 MSC 相比更像尤因肉瘤细胞系[41]。这一结果可能表明 MSC 的干性/遗传背景/分化状态对于 EWSR1-FLI1 转化的重要性，但也表明缺乏对 MSC 的严格定义，因为每项研究都使用了不同的 MSC 定义标准，因此细胞来源也不同。

最后，在 MSC 和 NCSC 之间尤因肉瘤的细胞起源到底是什么？实际上，这两种假设可以并存。事实上，越来越多的证据表明，MSC 可能起源于多种发育起源，包括神经嵴。事实上，已经

有部分研究表明神经上皮细胞可以部分通过神经嵴中间期产生 MSC[51, 52]，并且 NCSC 可以与 MSC 一起在骨髓中发现[51]。因此，一个折中的假设是，尤因肉瘤的起源细胞可能是来自保留在骨髓中的神经嵴的 MSC。需要进一步调查以明确这一点。

总之，尤因肉瘤的起源不像几年前那样不确定，但仍有争议。唯一可以确定的是，起源细胞，无论是 MSC 还是 NCSC，都必须具备被尤因肉瘤癌基因转化的特殊特征。

三、其他遗传情况

EWSR1-FLI1 是一种已被证实能够转化 NIH3T3 的致癌基因[75]。然而，*EWSR1-FLI1* 不能转化 MSC[41] 或 NCSC[43]，除非获得另一种遗传事件，如 *TP53* 突变[46]。这有力地表明 *EWSR1-FLI1* 不是导致尤因肉瘤的唯一遗传事件。换句话说，*EWSR1-FLI1* 需要其他遗传事件或允许的背景才能转化细胞。基因复制改变和（或）表达谱的全基因组分析及关键癌症基因（癌基因或肿瘤抑制基因）的测序已经确定了具有预后意义的遗传异常。事实上，*CDKN2A*[53] 和 *TP53*[54, 55] 基因的丢失或突变、染色体 1q 的增加[56]、基因复制改变的影响[57, 58]，以及某些基因的表达水平与不良预后有关。然而，尚不清楚这些事件是否是 *EWSR1-FLI1* 介导的转化所必需的，它们是否是在肿瘤发展过程中获得的，或者它们是否是转移扩散的必要进化。然而，正如最近的文献中所描述的，尤因肉瘤的基因改变数量非常少[59]。同时，对大量肿瘤进行全基因组测序后，发现了黏连蛋白复合体的成员 STAG2，它是尤因肉瘤转移进化的重要参与者[60-62]。事实上，在 15%～20% 的肿瘤中发现了 *STAG2* 基因的突变，并且与不利的预后有关，尤其是与 *TP53* 突变结合时[60]。在最近发表的一篇文章中，Surdez 等证明了 STAG2 功能缺失降低了 CTCF 介导的启动子-增强子相互作用，导致迁移和侵袭性增强，而这些特性与尤因肉瘤的侵袭行为有关[190]。

几个易感位点的鉴定为尤因肉瘤的发展提

供了新的线索。尤因肉瘤的流行病学分布是显著的：绝大多数病例是在欧洲后裔 / 原籍人口中报道的，而在非洲或亚洲人群中描述的病例很少，与他们的地理定位无关[63]。此外，尽管发病率较低（0.15/100 000 人）[64] 并且缺乏家族性尤因肉瘤病例，但仍有罕见的兄弟姐妹患有尤因肉瘤的病例。这些观察结果表明存在易感因素。通过一项初始的全基因组关联研究，发现在 1 号、10 号和 15 号染色体上发现了 3 个与尤因肉瘤发生风险相关的位点[65]。尽管真正的致病遗传变异仍有待确定，但似乎这些区域附近存在的一些基因表达的调节可能与尤因肉瘤的发展有关。有趣的是，靠近 1 号染色体基因座的基因之一是 TAR DNA 结合蛋白（TARDBP 或 TDP-43），这是一种与肌萎缩侧索硬化症有关的基因[66]，它与 FET 家族成员 FUS 密切相关。人们已经假设 FUS（和其他 FET 蛋白）和 TARDBP 能在许多不同的过程中发挥类似的作用[67]。事实上，EWSR1-FLI1 与 FET 家族成员的相互作用和（或）竞争已成为越来越受关注的领域，因为 EWSR1-FLI1 活性也可能通过对天然 FET 蛋白功能的显性影响而发生。因此，TARDBP 表达的解除（即使是适度的）可能会直接影响 EWSR1-FLI1 的活性。第二个有趣的基因是 EGR2（或 KROX20），它位于 10 号染色体易感基因座内。EGR2 是一种转录因子，可以调节许多基因，并与 1D 型腓骨肌萎缩症相关[68]。就尤因肉瘤生物学而言，EGR2 由 EWSR1-FLI1 上调，并在尤因肉瘤肿瘤中高表达。最有趣的是，EGR2 已被证明可以调节骨祖细胞和骨形成[69, 70]。随后的一项研究表明，连锁不平衡（linkage disequilibrium，LD）中的保守 A/T SNP 与先前确定的 GWAS 前哨 SNP 共同导致 EGR2 在尤因肉瘤中过表达[71]。该 SNP 的风险等位基因（A）连接了被中断的 EGR2 相关 GGAA 微卫星的两段，并允许更有效地结合 EWSR1-FLI1，从而导致更高的 EGR2 表达，进而导致临床前尤因肉瘤在临床前模型中的肿瘤发生[71]。有趣的是，第二个更全面的 GWAS 可靠地验证了 TARDBP 和 EGR2 附近的易感位点，但可

以识别 BMF、NKX2-2、KIZ 和 RREB1 附近的几个额外风险位点[72]。引人注目的是，尽管仍然缺乏正式的实验证据，但所有新的易感基因位点都富含 EWSR1-FLI1 结合的 GGAA 微卫星，这些微卫星包含潜在的调节性 SNP，它们与各自的主导 SNP 呈 LD 关系[72]。这些发现表明，EWSR1-FLI1 与位于 GGAA 微卫星中的种系 SNP 的相互作用可能在尤因肉瘤的发生、临床结果的个体间异质性中起关键作用[71-73]。

四、FET-ETS 融合的作用

由于尤因肉瘤总是以 FET-ETS 融合蛋白为特征，该融合蛋白同时包含转录调节剂（FET 部分）和 DNA 结合基序（ETS 部分），人们可以想到的最明显的作用是转录调节。事实上，很快就证明了 EWSR1-FLI1 是一种异常转录因子[74]。然而，即使 FLI1 部分是其转化特性所必需的[75]，也有研究表明 EWSR1-FLI1 的 DNA 结合能力可能不是转化所绝对需要的[14]。然而，转录活性一直是 EWSR1-FLI1 研究最广泛的功能。

（一）DNA 结合能力

FLI1 蛋白是具有 ETS 类型的 DNA 结合结构域的蛋白质大家族的一部分，EWSR1-FLI1 首次被描述为与 ETS 位点结合，具有简单的 GGAA 共有序列[76]。使用染色体免疫沉淀结合大规模 DNA 测序（ChIP-Seq）的研究将 EWSR1-FLI1 结合 ETS 共识位点扩展到 CAGGAAA/G 基序[77]，但也揭示了 EWSR1-FLI1 与微卫星中组织的 GGAA 重复基序惊人的结合[78, 79]。

长期以来，人们一直认为 EWSR1-FLI1 在基因启动子内结合 DNA，但这些 GGAA 重复序列的发现改变了这一观点。事实上，在 EWSR1-FLI1 调控的基因转录起始位点上游或下游一个百万碱基内发现 GGAA 微卫星显著过度表达，从而导致 EWSR1-FLI1 的转录调控可能在大距离下进行的假设[79]。这些 GGAA 微卫星代表更可能的转录激活位点而不是抑制位点[78, 80]。EWSR1-FLI1 在这些微

卫星上的结合似乎也取决于连续 GGAA 重复的数量。如果有四个或更多基序，EWSR1-FLI1 会结合 GGAA 重复序列，而且它们似乎越多，EWSR1-FLI1 启动子激活越强[78, 79]。有趣的是，两个已知的 EWSR1-FLI1 靶基因（NR0B1 和 CAV1）在其启动子中含有 GGAA 微卫星，在欧洲和非洲人群中表现出多态性差异（重复数）[81]。GGAA 微卫星上的多重结合强烈支持串联 EWSR1-FLI1 结合的早期描述[82, 83]。

（二）EWSR1-ETS 调节基因

EWSR1-FLI1 对某些特定靶基因的激活或抑制可能解释其转化特性。根据 EWSR1-FLI1 的存在对差异表达基因的研究导致发现了许多尤因肉瘤细胞存活的重要靶标，其中一些最新描述的靶标是 SOX2[41]、BCL11B[84]、PRKCB[85]、STEAP1[86]、CAV1[87, 88]、LOX[89, 90]、EGR2[65, 71]、E2F3[91]、MYBL2[73] 和 SOX6[92]。然而，在染色质免疫沉淀实验中，很少发现 EWSR1-FLI1 表达调控的基因是融合蛋白的直接靶基因。这一结果可能表明，EWSR1-FLI1 直接调控的关键基因可以自行调节整个细胞表达谱。在几个较好的候选基因中，已知 PRKCB 在受其抑制的基因和受 EWSR1-FLI1 调节的基因之间存在非常强的重叠[85]，已知它在 DNA 甲基化中发挥作用，这可能直接影响许多 EWSR1-FLI1 非依赖性基因的表达。EWSR1-FLI1 不仅是一种转录激活因子，也是一种有效的抑制因子。这种抑制活性似乎至少部分与尤因肉瘤中 FOXO1 的抑制有关[93]。除蛋白质编码基因外，ncRNA 尤其是 miRNA 也得到了新的重视[94]，其中一些已被证明在尤因肉瘤细胞生物学中发挥重要作用。例如，Let-7α 已被证明参与 EWSR1-FLI1 的致瘤潜能[95]，hsa-miR-30a-5p 通过调节 CD99 影响增殖[96]，hsa-miR-145 在反馈中调节环 EWSR1-FLI1[97]，hsa-miR-708 对细胞存活和化学抗性有影响[98]，hsa-miR-124 抑制转移和 hsa-miR-34a 的表达[99]，这可以在血浆中跟踪并用作生物标志物[100]，与良好的预后相关[101, 102]。最近发现 hsa-

miR-17-92 的高表达与尤因肉瘤中 TGF-β/BMP 信号传导的抑制有关[103]。

（三）EWSR1-ETS 调节通路

在研究 EWSR1-FLI1 调节的基因时，特别关注参与已知信号通路的基因。其中，IGF-1 通路已被广泛探索。事实上，自 20 世纪 90 年代初以来，人们就认为 IGF1 通路在尤因肉瘤的生长中起着重要作用。首先，已经证明 IGF1 在尤因肉瘤细胞的自分泌环中表达[104, 105]，IGF1R 是异源系统转化的必要条件[44, 106]，阻断 IGF1R 会抑制尤因肉瘤在体外[107]、小鼠异种移植模型[108] 中的生长，最后发现几种 IGF 结合蛋白（IGF-binding protein，IGFBP）抑制剂受到 EWSR1-FLI1 的负调控[48, 109]。此外，在体外培养时重新表达或添加 IGFBP3（在血清中携带超过 75% 的 IGF 的主要 IGFBP）导致尤因细胞凋亡显著增加，证明 IGFBP 可用作抗癌分子[110]。IGFBP 是一种小的分泌分子，在支持 ALS、IGF1 在血液中的循环，以及在细胞水平上防止 IGF1 与其受体的相互作用方面具有双重作用。因此，由于尤因肉瘤细胞中 IGFBP3 的水平较低而 IGF1 的水平较高，由此推测在患者血清中测定的 IGF1/IGFBP3 的比率可以作为预后标志物提供信息[111]，但最终证明没有与结果的相关性[112]。

IGF1 信号主要通过 MAPK 和 AKT 转导。在阻断 IGF1 或 IGF1R 后，尤因细胞中 ERK1/2[109] 和 AKT[107, 113, 114] 的磷酸化降低，导致细胞生长停滞或凋亡。因此，这些结果为患有尤因肉瘤的患者开辟了有希望的治疗途径。最先进的方法是直接针对 IGF-1R（单克隆抗受体抗体）或 TKI[115]。尽管已经观察到了显著的结果，但这种方法并没有达到预期，一些临床试验已经停止。事实上，在许多研究中，观察到良好的反应虽然是短暂的，但细胞迅速对 IGF-1R 阻断产生抗性，这可能是因为 IGF-1 替代使用 IR-A[116-119]。克服这种耐药性的一种方法是直接局部阻断 IGF-1，防止其与其受体相互作用，尽管在使用抗体的临床前研究中观察到有希望的效果[120]，但 IGF-1 配体的中和却没有受到多少关注。抑制 IGF-1R 的另一种方法是靶向受体下游的一些蛋白质，如 mTOR[121]。最近发现了一组 miRNA 解除 IGF-1 通路[122]，其作用靶标为 IGF-1、IGF1-1R、mTOR 和 RPS6KA1。在尤因细胞中强迫表达这些 miRNA 可能是尤因肉瘤的一种创新治疗方法。最近也发现尤因肉瘤中 IGF-2 的表达与较差的预后相关，并可能与观察到的 IGF-1R 抑制耐药性有关[123]。

在已经探索过的少数其他信号通路中，Wnt 通路似乎对尤因肉瘤的生长不重要，而对其转移潜能具有重要意义。典型的 Wnt/β-catenin 通路参与增殖，而平面细胞极性 Wnt 通路对于胚胎发生和器官发生过程中的细胞迁移尤为重要[124]。在尤因肉瘤细胞中，表达 Wnt 通路的组分，而 Wnt3a 的异位表达可诱导尤因细胞的形态学改变并改变其运动能力[125]。作为 IGF 通路的 IGFBP，EWSR1-FLI1 下调作为细胞外 Wnt 通路抑制剂的 DKK1 和 DKK3，并上调作为 Wnt 通路诱导剂的 DKK2[48, 109, 126, 127]。令人惊讶的是，有研究发现 Wnt3a 和 DKK1 以 JNK 和 PKCi 依赖的方式刺激尤因细胞的神经突生长[128, 129]，将 Wnt 经典成分转移到非经典途径。

Notch 信号也被研究过，但发现了相互矛盾的结果。一方面，Notch 信号的抑制似乎诱导尤因肉瘤细胞系的神经分化[130]，与局部尤因肉瘤样本相比，发现参与 Notch 通路的基因在转移中的比例过高[131]，更表明存在活跃的 Notch 通路。另一方面，在尤因肉瘤细胞系中抑制 EWSR1-FLI1 似乎重新激活了在尤因肉瘤样本中被关闭的 Notch 通路[132, 133]。

一种生物过程受上述所有三种途径的调节：骨形成[134]。的确，IGF-1 和 Wnt 通路刺激骨形成，而 Notch 通路抑制骨形成。有研究报道了一种有趣的分子，即 CCN3，该分子对骨转换至关重要[135]，可抑制 Wnt 和 BMP 并刺激 Notch 途径。有趣的是，CCN3 表达已被证明与尤因肉瘤的预后相关，较高的水平与不利的结果相关[136, 137]。CCN3 可以发挥双重作用，首先是通过增加尤因细胞的侵袭能力

来促进转移[138]，其次，如乳腺癌中所示，CCN3 表达可能有利于骨吸收[139]，从而增加生长因子的可用性。最后，需要注意的是，尤因肉瘤中较短的 CCN3 亚型的表达与较好的预后相关[136]。因此，破坏完整的异构体或触发 CCN3 短异构体的表达可能是一种新的治疗方法，特别是对转移性疾病。

最后，最近的一项研究发现，尤因肉瘤细胞中 BRCA1 介导的同源重组的改变，以及损伤诱导的转录调控的改变、R 环的积累和复制应激的增加[140]。尤因肉瘤通常在 DNA 断裂修复途径上有缺陷[141, 142]，因此对 PARP1 抑制药敏感[143]。遗憾的是，PARP 抑制药对尤因肉瘤生长的长期抑制效果不佳[144, 145]。

（四）染色质修饰

在过去的几十年中，染色质修饰成为肿瘤学研究的一个热门而独特领域。对儿童实体瘤中 HDAC 抑制药的研究表明，在尤因肉瘤中具有很强的抗肿瘤活性[146]。比较尤因肉瘤与 MSC 的甲基化谱，发现尤因肉瘤中各种基因位点高甲基化[147]，表明肿瘤细胞中的 DNA 甲基化模式异常。相比之下，已发现使组蛋白 H3 的赖氨酸 4 和 9 去甲基化的 LSD1 在尤因肉瘤中过度表达[148]。有趣的是，在某些启动子上，EWSR1-FLI1 能够与包含 LSD1 和 HDAC1 的 NuRD 辅阻遏复合物相互作用[90]，而 EWSR1-FLI1 正在与之相互作用[149]。这种相互作用可以触发 LSD1 到某些启动子以使染色质去甲基化，从而有助于 EWSR1-FLI1 的抑制功能。EWSR1-FLI1 还直接激活一些组蛋白修饰剂，如组蛋白 – 赖氨酸 N– 甲基转移酶 EZH2[43, 150]、组蛋白 H3– 苏氨酸 6 激酶 PRKCB[85]、参与多梳复合物（如 BMI1）的蛋白质[43]，或者间接参与组蛋白修饰，如 NKX2-2，它在其大多数目标中招募 HDAC[151]。EWSR1-FLI1 直接或间接参与组蛋白修饰，导致临床前评估 HDAC 抑制药作为尤因肉瘤的新治疗剂。实际上，5-aza-2'– 脱氧胞苷或不同 HDAC 抑制药的作用已被证明具有抗肿瘤

作用[152, 153]。

此外，EWSR1-FLI1 作为 GGAA 微卫星的先驱转录因子，它向其中募集 BAF（SWI/SNF）复合物，在这些位点打开 / 重塑染色质[154]。这一过程促进了 GGAA 微卫星上新生增强子的产生，这些增强子可以引导大部分 EWSR1-FLI1 上调基因[155, 156]。特异的 GGAA 微卫星可能是（生殖系）变异的基础，因此可能显示 EWSR1-FLI1 结合时的个体间增强子活性，可能控制与尤因肉瘤易感性和疾病进展有关的基因表达，并提供新的治疗方法[71-73, 92]。

在过去的几年里，BET 蛋白家族作为表观遗传学标记的阅读者，被证明对 EWSR1-FLI1 的致癌作用很重要[157, 158]。特别是发现 BRD4 既可以结合 EWSR1-FLI1 基因启动子[159]，也可以直接与 EWSR1-FLI1 蛋白相互作用[160]。因此，BET 蛋白家族的抑制药是有趣的新型治疗分子，可与其他治疗联合使用[161]。

有趣的是，对原发性尤因肉瘤中 DNA 甲基化标记的大规模分析并没有产生任何特定的表观遗传亚群[162]。然而，尤因肉瘤的表观遗传学和转录组谱具有高度特异性，可用于诊断目的[5, 33, 163, 164]。

五、与微环境的相互作用

尤因肉瘤最常见（约 85% 的病例）出现在骨骼中，较少出现（其余 15% 的病例）出现在软组织中。因此，尤因肉瘤的一个主要病理特征是骨破坏，骨溶解病变并伴有大面积骨坏死[6]。虽然人们认为由骨髓间充质干细胞产生的尤因肉瘤通过破坏骨基质侵入周围的软组织，但导致骨溶解的确切机制仍有待阐明。尤因肉瘤细胞可能会早期影响骨吸收（由破骨细胞控制）和骨形成（由成骨细胞控制）之间的平衡。事实上，肿瘤细胞可能会分泌刺激破骨细胞的因子，从而导致骨破坏，从而导致一些生长因子释放，这些生长因子被困在钙基质中，肿瘤细胞通过这些生长因子生长，形成恶性循环[165]。骨重塑在多种分子的诱导下受到强烈调节，包括 OPG/TNFRSF11B、RANK/

TNFRSF11A 和 RANKL/TNFSF11 的受体激活剂或促炎细胞因子[166]。在尤因肉瘤中，一种假设是 TAM 可能能够通过 RANKL 依赖性和 TNF-α 依赖性机制分化成破骨细胞，这两种机制均由尤因肉瘤细胞产生[167]。最近的一项研究报道，当与人类单核细胞共培养时，表达 RANKL 和 M-CSF 的尤因肉瘤细胞诱导了 TRAP⁺ 破骨细胞样细胞的形成[168]。一项研究报道，重组 VEGF165 通过 RANKL 上调促进尤因肉瘤的溶骨性骨破坏[169]。最后，DKK2[170]、CCN3[139] 和间隙连接蛋白 43[171] 也可能参与尤因肉瘤的骨溶解。阻断骨吸收（如通过抑制 RANK/RANKL 相互作用）可能代表一种抑制局部尤因肉瘤生长的有希望的策略，因为它已经在骨肉瘤中得到证实[172]。此外，唑来膦酸是一种第三代双膦酸盐，证明了其阻断尤因肉瘤在骨骼中起始的功效[173]。

六、重视尤因肉瘤的早期转移病变

尤因肉瘤是一种高度侵袭性的恶性肿瘤，在诊断时可能表现为转移性疾病，并且很容易发生远处转移[174]。虽然诊断为局限性疾病的患者的生存率有了很大的提高，但对于诊断为转移或复发的患者的预后仍然令人失望，5 年的总生存率低于 20%[174, 175]。因此，更好地了解尤因肉瘤转移性疾病的生物学非常重要，一方面以便确定准确的早期预后标志物，另一方面有助于确定特定的治疗靶点。尤因肉瘤的两项表达谱分析均鉴定出了转移的表达特征[131, 176]，其中共有的基因很少，需要进行重复研究来评估其预后能力。此外，还发现染色体改变与转移有关。实际上，CGH 分析表明，与局限性肿瘤[57] 相比，转移性肿瘤中染色体断点更为常见，并且与倍性一起，与不良预后相关[177]。更准确地说，16 号染色体长臂（16q）的缺失是不良总生存率的显著预测因素，并与诊断时的转移有关，而 12 号染色体的增加仅与局限性疾病患者的预后更差相关[178]。近 1/3 的尤因肉瘤也表现出 1 号染色体长臂（1q）的增加，这在转移性肿瘤中比局部肿瘤更常见[178, 179]。有趣的是，位于 1q 上的一个基因 DTL（CDT2），即一种 DCX（DTL）E3 泛素连接酶复合物的组成部分（负责 CDKN1A 降解[56]），被发现与 1q 增益相关，因此它与侵袭性肿瘤相关。

肿瘤干细胞是一个被提出来解释肿瘤复发或对化疗耐药的概念，在癌症中发挥的作用与干细胞在其他健康组织中的作用相同：从单个细胞重建整个组织[180]。在尤因肉瘤中，两项独立研究描述了这种肿瘤干细胞在移植到小鼠体内后能够重现亲代肿瘤表型[181, 182]。在肿瘤中发现的肿瘤干细胞的存在 / 比例可能表明转移性复发，但缺乏明确的标志物（有部分人提出了 CD133 和 CD57）阻碍了这种预后工具的发展。

结论

理论上，尤因肉瘤的生物学似乎与在特定细胞环境中发生的两个染色体部分的遗传事件和交换一样简单。即使这种观点现在可以争论[10]，尤因肉瘤也被认为是独特的，因为 FET-ETS 融合可能是导致肿瘤形成的唯一因素。尽管如此，自 20 世纪 90 年代初，发现 EWSR1-FLI1 融合癌基因以来，对尤因肉瘤的研究仍旨在阐明这种遗传事件如何导致这种侵袭性肿瘤。尤因肉瘤的生物学是一个基因一个基因、一个途径一个途径揭示的，这里确定了一个参与迁移的基因，那里是一个有利于增殖的染色体臂的增加。被称为"系统生物学"的新生物信息学方法倾向于从更全局的角度研究 EWSR1-FLI1 的作用，考虑到基因之间的相互作用[183]，但这是否足够？破译特定尤因肉瘤癌基因的功能需要模型，其中与环境组织的相互作用是完整的，允许细胞之间的交换。与人类疾病最接近的模型是患者来源的异种移植小鼠模型，其免疫反应显著缺失。不幸的是，尽管进行了几次尝试，但尚未构建出准确的尤因肉瘤转基因或基因工程小鼠模型[184]。事实上，充其量小鼠在 EWSR1-FLI1 诱导下出现白血病[185]，在没有出现肿瘤的情况下迅速死亡[186]，或者出现肢体发育异常[187]。最近描述了一种斑马鱼转基因模型，该模型发展出与尤因肉瘤非常相似的肿瘤[188]。或者，新的体外策略可以弥补体内动物的不足。事实上，如最近的一篇研究提示，在模拟骨骼的 3D 支架中生长的尤因肉瘤细胞系具有接近尤因肉瘤的形态[189]。总而言之，需要更复杂的模型来概括肿瘤中发现的完整环境，包括宿主免疫反应，才能开始真正破译尤因肉瘤的生物学。

第44章　富于破骨细胞的骨骼病变：临床和分子概述

Osteoclast-rich lesions of bone: a clinical and molecular overview

Adrienne M. Flanagan　Roberto Tirabosco　Fernanda Amary　著

胡世弟　黎志宏　涂　超　译

要　点

- H3-3A.Gly34Trp（G34W）错义突变本质上是骨巨细胞瘤的致病因素，偶有 P.Gly34Leu（G34L）突变。目前已有较好的抗体可用于免疫组织化学检测该突变。恶性骨巨细胞瘤具有相同的 *H3-3A* 突变，但在去分化的病例中，突变的 H3-3A 蛋白丢失，破骨细胞群体也是如此。
- 全基因组测序证实良性转移到肺的骨巨细胞瘤是通过多克隆种植发生的，这意味着转移的病变代表了血栓形成事件，这是长期以来被认可的观点。
- ZNF687 胚系改变引起的家族性传播性疾病中发生的巨细胞瘤不存在 *H3-3A* 突变。
- 80% 的非骨化性纤维瘤在 FGFR1、KRAS（散发性）和 NF1（生殖系）中存在反复的互斥突变。
- 对于巨细胞瘤的治疗应慎重考虑，因为它可能导致较高的局部复发率。优化治疗方案还需要进一步研究。

一、富于巨细胞肿瘤

（一）骨巨细胞瘤

1. 定义

骨巨细胞瘤是一种原发性骨肿瘤，具有局部侵袭型，偶见转移（生物学表现为中间性肿瘤）[1]。96% 的病例肿瘤组织中发现组蛋白 H3.3 上高频发性"驱动性突变"存在，绝大多数为 *H3-3A* 基因 G34W 位点突变[2]。

2. 流行病学

在西方，骨巨细胞瘤占所有原发性骨肿瘤的 4%～5%，约占非肉瘤性骨肿瘤的 18%，而在中国人中约占原发性骨肿瘤的 20%[3, 4]。与大多数骨肿瘤不同，骨巨细胞瘤在女性中略多见[1]。

3. 受累部位和影像学特征

骨巨细胞瘤的组织病理学特征与其他富于破骨细胞的骨骼病变有交叉。然而，在富于破骨细胞的骨肿瘤中检测特异性的 *H3-3A* 突变可协助明确骨巨细胞瘤诊断。临床诊断需排除甲状旁腺功能亢进症。骨巨细胞瘤绝大多数发生在生长板完全融合后的成熟骨骼中，并累及关节下/骨骺区域[1, 5-7]。基因突变检测表明骨巨细胞瘤也偶发于骨骺生长板闭合之前的非成熟骨骼中[8, 9]。

骨巨细胞瘤影像学表现为一种膨胀性、溶骨性、透光性病变，边缘无硬化，通常无骨膜反应[3]（图 44-1）。肿瘤体积通常比较大，直径一般在 5～7cm。85% 的巨细胞瘤发生在长骨中，其中 50% 位于股骨远端或胫骨近端，约 5% 位于手部和足部的骨骼。大约 5% 还涉及扁平骨，尤其是骨盆的扁平骨，大部分发生在骶骨[10]。有时，整个骶骨可累及，肿瘤横跨骶髂关节累及髂骨，横跨 L_5～S_1 椎间盘累及，以及 L_5 椎体的后部。椎骨内

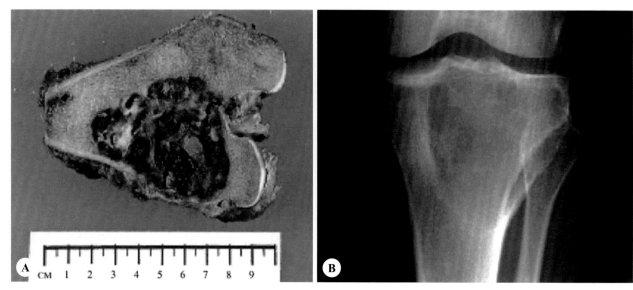

▲ 图 44-1 股骨远端骨巨细胞瘤手术切除的标本大体形态

A.肿瘤部位有广泛的出血和坏死，位于长骨中骨骺闭合的关节下部位。典型的胫骨近端骨巨细胞瘤的 X 线表现：膨胀性、溶骨性病变，位于骨骺闭合的骨端关节下区域。B.不伴有骨膜反应。肿瘤通常周围无硬化边缘（过渡带窄），如果有的话，很少是完整的。33%～57% 的患者可以在病变中看到多发的骨嵴；这代表肿瘤的不均匀生长，而不是真正的贯穿整个肿瘤组织的骨嵴

骨巨细胞瘤的位置各不相同，但最常发生在椎体，其次是椎弓，因此有可能延伸到椎管内，并伴有脊髓受压和随之而来的神经症状[10-12]。

4. 分子遗传学

96% 的肿瘤组织中存在 *H3-3A* 基因组蛋白 H3.3"驱动性突变"，在绝大多数情况下会导致 p.Gly34Trp（G34W）改变，偶尔也会导致 p.Gly34Leu（G34L）改变。突变仅限于基质细胞群体，在破骨细胞或其前体细胞中检测不到[2]。*H3-3A* 和 *H3-3B* 分别位于 1 号和 17 号染色体上，代表两个编码 H3.3 的基因：它们具有不同的外显子和内含子 DNA 序列，但都编码相同氨基酸序列的 H3.3 蛋白[13, 14]。95% 的软骨母细胞瘤（一种富于破骨细胞的肿瘤）中发现含有 p.Lys36Met（K36M）突变，主要编码在 *H3-3B* 中[2, 15]。*H3-3A* 和 *H3-3B* 突变是骨巨细胞瘤和软骨母细胞瘤的唯一遗传驱动因素[8, 16]。

H3-3A K27M 和 G34 R/V 突变此前已在儿童脑瘤中被报道[15-20]，但是，组蛋白 3-F3 突变具有显著的肿瘤类型特异性，表明组蛋白残基、突变和基因具有不同的功能。端粒融合 / 结合，染色体末端（端粒区）的非共价相互作用，主要影响染色体 11p、13p、14p、15p、19q、20q 和 21p[17, 18]，上述在骨巨细胞瘤也有报道。然而，这些通常代表多克隆性病变，尽管克隆性改变可能在复发性骨巨细胞瘤中更为普遍，这可能表明肿瘤复发代表亚克隆性进化[19]。

5. 病理形态学

典型的骨巨细胞瘤和其他富含破骨细胞的病变一样，主要由两种细胞类型组成，一种是代表成骨前体的单核基质细胞，另一种是含有 5 个到几百个细胞核的破骨细胞样巨细胞（图 44-2）。正是破骨细胞样细胞的存在使 Jaffe 及其同事将该肿瘤描述为"破骨母细胞瘤"，并认为它是破骨细胞谱系的肿瘤[20]。然而，现在公认骨巨细胞瘤是一种成骨细胞系肿瘤[2, 8]。骨祖细胞和破骨细胞的结合表明骨形成和吸收的正常耦联被破坏[21]。

骨巨细胞瘤中的单核细胞成分在数量和分布上各不相同：有些肿瘤区域由破骨细胞样细胞组成，单核细胞群难以辨认；而另一些区域含有丰富的成纤维细胞，有丝分裂活跃，通常排列成楼层状生长模式，其中只有少量破骨细胞存在

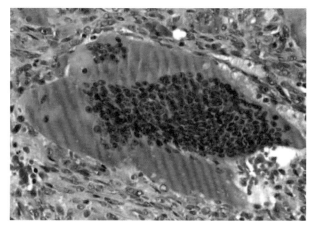

▲ 图 44–2　光学显微镜高倍镜下骨巨细胞瘤中破骨细胞
HE 染色
可见数百个细胞核的破骨细胞样巨细胞

（图 44–3）。巨细胞瘤含有明显的成纤维细胞过度生长区域，常与梗死区相关，并伴有大量泡沫巨噬细胞和囊肿形成，称为继发性动脉瘤性骨囊肿。囊肿的形成非常明显，以至于很难将骨巨细胞瘤与原发性动脉瘤样骨囊肿区分开来。然而，这在很大程度上是因为骨巨细胞瘤中 H3-3A 的相互排斥，以及在大约 70% 的原发性动脉瘤样骨囊肿中涉及癌基因 *USP6* 与一些不同类型细胞的融合的结构改变[2, 22–24]。

良性纤维组织细胞瘤也是一种富含破骨细胞的肿瘤，发生在关节下区域。然而，这是一种当今很少使用的诊断，可能是因为这些肿瘤被诊断

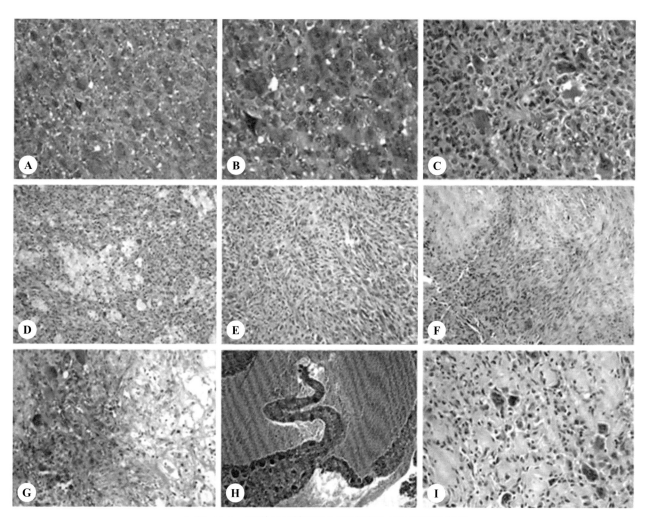

▲ 图 44–3　光学显微镜下骨巨细胞瘤的各种形态学特征
以破骨细胞为主，单核细胞（A 和 B）数量较少。相比之下，破骨细胞在（C）中的数量要少得多，而在（D）中几乎检测不到，但存在泡沫组织细胞的聚集。此外，还可以表现为成纤维细胞过度生长（E），较多的瘢痕形成（F）或梗死灶病变（G）。继发性动脉瘤样囊肿形成，与原发性动脉瘤样骨囊肿难以区分，也可见于骨巨细胞瘤（H）。局灶性化生骨样沉积使骨巨细胞瘤难以与骨肉瘤相鉴别（I）

出来时，由于检测到 *H3-3A* 突变而诊断为骨巨细胞瘤，或者由于检测到体细胞 *FGFR1* 或 *KRAS* 或生殖系 NF1 改变而诊断为非骨化性纤维瘤[25]。

6. 基质细胞群

骨巨细胞瘤中突变的基质细胞群代表成骨前体细胞。这是基于成骨细胞前标志物 Cbfa1 和 Osterix 的表达[26]。此外，RANKL 的人源化单克隆抗体地舒单抗可使破骨细胞从肿瘤中消失[27]。因为破骨细胞的形成依赖于这种细胞因子[21]，基质细胞成熟形成骨过程中可由免疫组织化学检测到突变蛋白的存在[28, 29]。停用地舒单抗治疗后，这一过程被逆转。到目前为止，破骨细胞积聚的原因尚不清楚。

7. 破骨细胞

破骨细胞在生理状态下来源于 RANKL 和 M-CSF 作用下的单核 / 巨噬细胞系，是吸收骨的细胞[21]。生理条件下的破骨细胞与富含破骨细胞病变的破骨细胞的主要区别在于，后者比正常破骨细胞含有更多的细胞核，可达数百个，而正常破骨细胞的细胞核在 2～5 个（图 44-2）。富于破骨细胞的病变（如骨巨细胞瘤）中的破骨细胞表达类似的标志物，包括 TRAP、降钙素受体、RANK 和白细胞标志物（包括 CD45）、髓系标志物（如 CD11/18）、整合素细胞黏附分子，特别是主要的破骨细胞整合素受体 $\alpha_v\beta_3$，以及包括 CTSK 在内的蛋白酶[30-34]。RANKL 刺激 RANK 诱导活化 T 细胞 NFATc1 的表达[35-37]。NFATc1 是一种转录因子，调节多种破骨细胞相关因子的表达，是破骨细胞形成所必需的，在骨巨细胞瘤中高表达[38, 39]。

8. 常规治疗

如果不治疗，骨巨细胞瘤会破坏骨骼，最终导致病理性骨折。到目前为止，手术，无论是广泛的局部切除或刮除，然后植骨（骨或 PMMA），联合或不联合辅助治疗［冷冻疗法或化学佐剂（苯酚、氯化锌酒精和过氧化氢）］，已被证明是治疗四肢骨巨细胞瘤最有效和最安全的方法。如果治疗仅限于刮除和植骨，高达 45% 的病例可能会复发。使用骨水泥而不是植骨，复发率较低。据报道，用高速磨钻或使用液氮、过氧化氢或苯酚等药剂加强刮除，然后植入骨水泥，可将复发率降至 10%～30%[40-43]。放射治疗是骨巨细胞瘤的一种非手术治疗方法，也被发现是有效的，但由于其与继发性肉瘤转化有关，目前在大多数情况下是不提倡的[44]。然而，在骨巨细胞肿瘤的治疗中，当受医学或功能上的原因，完全切除或刮除肿瘤难以实现时，放射治疗仍然有其作用。现代兆伏辐射的使用有助于降低正压辐射早期所见的恶变率。目前推荐的放射剂量为 35～70Gy，据报道，这与 10%～15% 的复发率和罕见的恶性转化有关[45, 46]。然而，仍有必要对这些患者进行长期随访，以确定发生肉瘤的长期风险。目前，放射治疗最常用于脊柱和骶骨的巨细胞瘤，或者多次复发的局部侵袭性肿瘤[44, 46]。具体地说，累及中轴骨的骨巨细胞瘤，除骶骨外，一般采用脊柱切除和稳定治疗，包括前柱的生物重建，然后在 4.5 周内接受 45Gy 的放射治疗。这种辅助治疗是在假设存在微小残留肿瘤和辅助治疗为患者提供长期局部控制的最佳机会的基础上进行的[47]。通常难以切除的骶骨和骨盆骨巨细胞瘤可以从术前栓塞中受益。不能切除的肿瘤也可以栓塞。然而，由于血流重建总是会发生，因此需要每月重复栓塞一次，直到达到显著的疾病控制。当肿瘤有症状或放射学复发时，可以进行随后的栓塞[48, 49]。

9. 药物治疗

在西方，一些抗骨吸收药物正在用于骨巨细胞瘤的临床试验治疗。双膦酸盐，如内源性焦磷酸盐类似物、帕米膦酸盐或唑来膦酸盐，通过干扰破骨细胞功能发挥其抗骨吸收作用[31]，它们被有效地用于治疗骨质疏松、Paget 病，以及作为减少与某些类型的骨转移癌相关的骨吸收的药物，现已被发现在骨巨细胞瘤的治疗中是有疗效的[50-54]。然而，在评估这种治疗的真正效果价值之前，需要对更多的患者进行更长时间的研究。

地舒单抗是一种人源化的单克隆抗体，作为 RANKL 抑制药，已用于骨巨细胞瘤和其他骨肿瘤的治疗[27, 55-57]。该药物最初是为难治性骨质疏松症开发的，现在也用于治疗广泛的骨转移癌患者[58]。它能有效地抑制骨巨细胞瘤的生长，使肿瘤中破骨细胞枯竭，并用非增殖性、分化、致密的肿瘤基质细胞替代增殖期的肿瘤基质细胞，增加新骨形成[59]。为晚期或难治性骨巨细胞瘤患者提供疾病和症状控制[27]。然而，药物一旦停止肿瘤就会重新生长，除非肿瘤被完全切除，尽管药物治疗中患者耐受性很好，但不应作为长期治疗的选择，因为此类药物存在一些不良反应：显著抑制骨吸收，从而阻止维持骨重建所需的正常骨转换；开始治疗时可出现低钙血症，治疗后可出现反跳性高钙血症；2%～5% 患者可出现颌骨坏死[58, 60]。就像所有的治疗一样，需要权衡不良反应和获益；对于不能切除的骨盆或颅底肿瘤，有明显的益处。因此，每个患者都应该进行独立的评估。

自从一些临床中心首次报道了地舒单抗可用于治疗骨巨细胞瘤以来，现已经在手术前被用来缩小肿瘤大小，从而减少手术的病死率。然而，另一些临床中心报道，在地舒单抗治疗后进行手术时，复发率较高[61]。总体而言，目前的观点是，如果需要地舒单抗治疗来减少手术的不良反应，应该在有限的时间内给予，之后应该进行手术。地舒单抗治疗骨巨细胞瘤的最佳方案还需要临床不断探索[28]。

10. 地舒单抗与骨巨细胞瘤恶变风险

已有少量骨巨细胞瘤恶性病例报道使用过地舒单抗治疗。然而，在这种情况下，并不能排除在未完全切除的肿瘤中存在恶性肿瘤的可能性[62-66]。

现在已认识到，骨巨细胞瘤对地舒单抗治疗的反应所发生的变化可能会误导医务人员，并导致恶性肿瘤的诊断[28, 29]。

11. 多中心骨巨细胞瘤

多中心骨巨细胞瘤非常罕见[5, 67-69]，约占所有富于破骨细胞病变的 1%。有证据表明，大约 60% 的人发生在 20 岁以下，这与传统骨巨细胞肿瘤的自然病史形成了鲜明对比，后者的发病率在 30—50 岁达到峰值[5]。这些肿瘤要么同步发生，要么异时性地发生在一块或多块骨头中。第一次和第二次出现病变之间的平均时间约为 6 年，最长可达 23 年[5]。与孤立性病变一样，最常见的受累部位是膝关节周围。手部小骨常受累，20%～40% 的多中心骨巨细胞瘤病例中，手部骨骼至少有一个病灶发生[67]。

最近的报道主要是年轻人在嗜铬细胞副神经节瘤巨细胞瘤综合征中表现为 H3-3A 突变型多中心骨巨细胞瘤[70]。然而，其他多中心巨细胞瘤也发生在 Paget 病和 Gorlin Goltz 综合征的背景下，但目前尚不清楚这些巨细胞瘤是否含有 H3-3A 突变。ZNF687 胚系改变引起的家族性 Paget 病中发生的巨细胞瘤不存在 H3-3A 突变[71]。

12. 转移性骨巨细胞瘤

在具有典型非肉瘤形态特征的孤立性骨巨细胞瘤中，有 1%～10% 的肿瘤转移到肺部。此类病例中都有多次刮除的治疗史。原发性和转移性病变具有与常规非转移性巨细胞瘤相同的 H3-3A 突变[72]。最近，对一个原发病灶和两个转移病灶的全基因组测序显示，除了 H3-3A 突变外，没有其他驱动因素的改变。在肺组织中发现了多克隆播种，这意味着转移性病变代表血栓形成事件，这是长期以来一直公认的观点[16]。

肺部的病变可以是单发或多发的，但具有与原始肿瘤相同的显微镜表现。在多数情况下，肺肿瘤可以成功切除[73-76]。高达 23% 的骨巨细胞瘤可检测到瘤外血管侵犯，但这一发现与肺转移疾病无关[77]。个案报道也提示有骨巨细胞瘤转移到乳房[78]、心脏[79]、皮肤[80]和淋巴结[74]的病例。

13. 恶性巨细胞瘤

恶性骨巨细胞瘤一直被认为是一种非常罕见的肿瘤，在一个 529 例骨巨细胞瘤的系列报道中仅报道了 1 例[81]。对该类型的诊断黄金标准是病理组织学特征，定义为"具有典型组织病理学特征的骨巨细胞瘤与具有明确肉瘤生长模式的肿瘤并列"。如果肿瘤首次出现这两种组织病理学成分，它被归类为"原发性恶性骨巨细胞瘤"，然而，如果肉瘤成分发生在复发的常规巨细胞瘤的部位，则将其描述为继发事件。该成分可能含有大量破骨细胞，但也可能基本上不含破骨细胞，即所谓的去分化恶性骨巨细胞瘤。骨巨细胞瘤继发恶性肿瘤过去最常见于放射治疗。这些肿瘤的自然行为类似于其他肉瘤，因为它们扩散到肺部。预后一般较差，5 年内死亡率约为 70%[1]。

认识到几乎所有的骨巨细胞瘤都含有 H3-3A 突变，这为定义恶性骨巨细胞瘤提供了一种更客观的手段[2, 8, 16]。因此，存在 H3-3A 突变的恶性组织学特征使诊断骨巨细胞瘤的恶性变得有把握，尤其是与毛细血管扩张型骨肉瘤相区别（图 44-4）。然而，要区分良恶性疾病并不总是那么容易，特别是在低度恶性病变的情况下。因此，尽管是一个小样本的肿瘤分析，有趣的是研究者发现，所有恶性骨巨细胞瘤除了 H3-3A 突变一代表了传统 / 良性骨巨细胞瘤的唯一遗传驱动因素外，还有一个遗传驱动因素。此外，突变的检测突出了恶性骨巨细胞瘤可以表现出多种组织学特征，虽然高度恶性疾病是最常见的，但也有低度恶性的报道[8]。在去分化的骨内高级别原发性肉瘤的检测到突变的 H3-3A 蛋白使得去分化的恶性骨巨细胞瘤的识别变得更加频繁[1, 82, 83]。

（二）动脉瘤样骨囊肿

原发性动脉瘤样骨囊肿是一种良性、富含破骨细胞、局部破坏性的膨胀性病变，其特征是多房充血囊腔。然而，现在也认识到动脉瘤样骨囊肿可以有很大的实性成分[84]。动脉瘤样骨囊肿影响所有年龄段，但通常发生在生命的前 20 年，没有性别差异。长骨干骺端和椎体后段受累最多。最常见的体征和症状是疼痛和肿胀，偶尔有患者会表现为病理性骨折。在脊椎受累的情况下，神经根可能受压，导致神经症状[85]。没有证据表明其会发生恶性转化；然而，区分动脉瘤性骨囊肿和毛细血管扩张型骨肉瘤是很有挑战性的。

放射学上，动脉瘤样骨囊肿通常是边缘清楚的偏心性、膨胀性病变（图 44-5）。大多数病灶是完全溶解的，通常周边有一层薄薄的反应性骨壳。CT 和 MRI 显示内部间隔和特征性的液 - 液平面，这是病变的大体改变在影像学上的反映（图 44-6）。病变在显微镜下可以是多种多样的，并且与其他富含破骨细胞的病变具有相同的特征。然而，教科书上对原发性动脉瘤样骨囊肿的描述是：大量充满血液的囊肿，无内皮细胞衬里，由纤维间隔隔开，含有椭圆形梭形细胞、多核破骨细胞样巨细胞，以及通常具有特征性的"蓝色"色调的类骨细胞（图 44-7）。

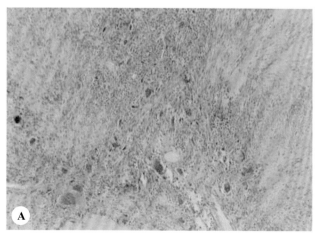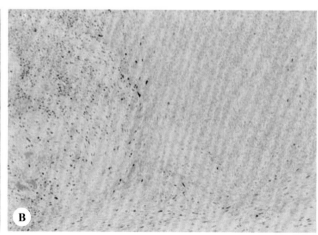

▲ 图 44-4 恶性骨巨细胞瘤去分化区域显微病理切片特征
A. HE 染色切片，显示非典型梭形细胞瘤，病灶内有散在的破骨细胞，与常规恶性骨巨细胞瘤不同；B. H3-3A G34W 免疫组化染色显示有破骨细胞的区域有免疫反应，而在没有破骨细胞的区域，即恶性骨巨细胞瘤的去分化区域，则蛋白丢失

　　研究表明，在原发性动脉瘤样骨囊肿中至少存在五种不同的重复性非随机易位[86-89]。所有易位都涉及 *USP6* 癌基因（也称为 *TRE2* 或 *TRE17*），它在高达 70% 的病例中高度表达并与不同的基因

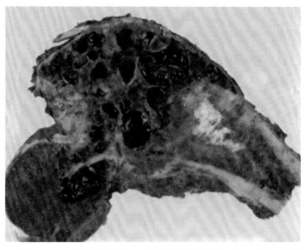

▲ 图 44-6　其表现为中央膨胀性溶解性病变，因细小的分隔而呈现囊性改变。累及大转子的动脉瘤样骨囊肿的肉眼表现

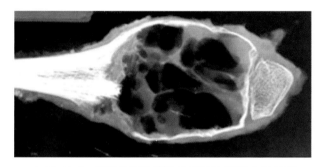

▲ 图 44-5　原发性动脉瘤性骨囊肿的典型 X 线表现

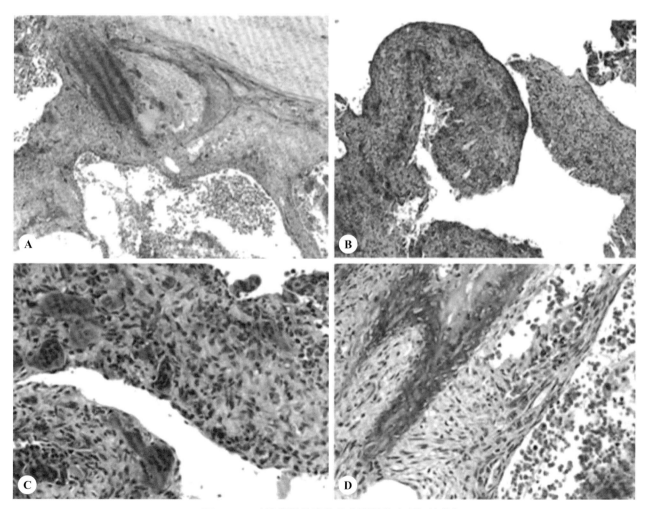

▲ 图 44-7　动脉瘤样骨囊肿的典型显微病理切片特征

低倍放大显示肿瘤的整体结构（A 和 B）。在高倍镜下，充满血液的空隙没有内皮细胞排列，其壁由成纤维细胞组成，其中破骨细胞以不同的数目排列（C）。有一个特征是出现"蓝色"骨，它代表肿瘤间隔（A 和 D）中出现的钙化类骨质

启动子融合[24, 90]，其中最常见的是 *USP6-CDH11* 融合。其他融合包括 *TRAP150*（*THRAP3*）、*ZNF9*（*CNBP*）、*OMD* 和 *COL1A1*[23, 91]。所有重排的基因都在一小部分基质细胞中被发现。因此，这个细胞群体代表肿瘤群体，而破骨细胞代表反应性群体。*COL1A1*、*OMD* 和 *CDH11* 基因似乎非常适合在这些骨肿瘤中驱动 USP6 转录，因为它们在成骨细胞系的细胞中表达[92, 93]。最近发现 *USP6* 通过激活 NF-κB 转录因子来诱导 MMP 的产生[94]。然后，MMP 会导致骨溶解、炎症和广泛的血管化，并解释了 ABC 特有的组织学表现[95]。

动脉瘤样骨囊肿的常规治疗方法是手术，通常以刮除的形式进行（±移植/骨水泥/苯酚的使用），有时还会进行切除手术治疗[96-98]。肿瘤整块切除后的复发率约为 7%[99]。选择性动脉栓塞（硬化疗法）已显示出临床前景，可用于难以切除的肿瘤的治疗；然而，一个主要缺点是需要多种治疗联合[99]。放射治疗通常不被采用，因为存在随后发生肉瘤的风险；然而，有文献报道放射治疗已被用于治疗未完全切除、侵袭性和（或）复发性疾病的患者。接受的放射剂量很低（26～30Gy），大约 90% 的病例可以局部控制[47, 100]。到目前为止，还没有适合于治疗这些肿瘤的化疗药物，也没有针对 *USP6* 基因的靶向治疗。针对地舒单抗已经进行了临床试验，但不能替代手术；这样做的好处是，由于肿瘤变小，术前治疗可以使手术变得不那么复杂[56]。然而，也有学者担心过早停止生长对骨骼未成熟患者的影响。与单纯刮除相比，辅助冷冻治疗可以减少局部肿瘤复发[101]。

继发性动脉瘤样骨囊肿与其他经历了继发性囊变的良、恶性骨肿瘤相关。骨巨细胞瘤和骨母细胞瘤是最常见的继发动脉瘤性骨囊变的肿瘤，但在纤维结构不良、软骨母细胞瘤和软骨黏液样纤维瘤中也不少见[102]。确定与继发性动脉瘤样骨囊肿形成相关的潜在肿瘤状况是很重要的，因为正是肿瘤的这种成分最终决定了疾病的行为、治疗和预后。到目前为止，在原发性动脉瘤样骨囊肿中发现的易位在继发性病变或恶性疾病中尚未见报道[89]。

1. 非骨化性纤维瘤

这是一种常见的良性梭形细胞，通常是含有破骨细胞的自限性肿瘤，最常见于儿童时期的股骨远端、胫骨远端和胫骨近端。放射学检查具有特征性（图 44-8），通常是偶然发现，但如果很大，可能会出现骨折。可能会发生多点突变，在这种情况下，应该寻找 *NF1* 的胚系突变。从遗传学角度看，80% 的肿瘤存在相互排斥的热点 *KRAS* 和 *FGFR1* 突变[25]。一般情况下不需要治疗，但如果肿瘤扩大到超过骨直径的 50%，就会考虑刮除，因为有骨折的风险。

2. 颌骨巨细胞病变

这些肿瘤的组织学特征与非骨化性纤维瘤非常相似，通过进一步测序研究发现，在 72% 的病例中，它们在 *KRAS*、*FGFR1* 和 *p.M713V/i-TRPV4* 中存在体细胞、杂合和功能获得突变[103]。有趣的是，*TRPV4p.M713V/I* 突变仅限于颌骨中央巨细胞病变（giant cell lesions of the jaw，GCLJ）。这些突

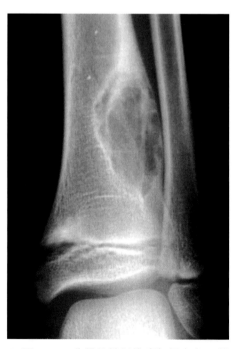

▲ 图 44-8 非骨化性纤维瘤年轻患者 X 线表现

与骨巨细胞瘤不同的是，非骨化性纤维瘤位于骨的干骺端，中央溶骨区周围有硬化的边缘，最常出现在成长中的儿童（骨骼未成熟）

变导致 ERK1/2 的结构性激活，激活 MAPK 通路，与 *KRAS* 和 *FGFR1* 突变的激活效果相似，后者也存在于非骨化性纤维瘤中[25]。

二、巨颌症表型：家族性巨颌症、努南样 / 颌骨多发性巨细胞病变、神经纤维瘤病

巨颌症表型主要由于生殖系统中 *SH3BP* 基因突变导致[104, 105]，少数病例中，在努南综合征的背景下，包括 *PTPN11*、*SOS1*、*RAF1*、*KRAS*、*NRAS* 和 *BRAF* 的突变，以及在更少的患者中，为 *NF1* 的突变[106-111]。目前还没有进行足够多的研究来了解是否所有的巨颌症表型都是由这些突变引起的，或者是否还有一些未知突变有待发现。Ras-MAPK 信号的激活是一种分子事件，它将所有这些基因中的基因突变统一起来，导致巨颌症表型，从而为解释这些不同的临床综合征组的重叠表型

提供了联系（图 44-9）。肉瘤转化仅在极少数情况下发生，通常是放射治疗后的继发改变[112]。

（一）家族性巨颌症

家族性巨颌症是一种罕见的疾病，以常染色体显性遗传方式遗传。它是由 ABL 结合蛋白接头编码基因 *SH3BP2* 的胚系突变引起的[110, 113]。表现为 80% 的外显性，通常出现在 2—7 岁，大多数病例在青春期后自然停止[114]。其特点是由于富含破骨细胞的病变，导致下颌和（或）上颌骨无痛性多房性、对称性增大[115]（图 44-10）。除了 *SH3BP2* 外显子 3 的一个缺失，所有已报道的突变都局限于适配蛋白 SH3BP2 的一小段特定片段[116-120]。其他证据表明，基因改变导致与转录因子 NFATc1 激活有关的功能增强，转录因子 NFATc1 是破骨细胞形成的主要 "开关"[118, 121]。

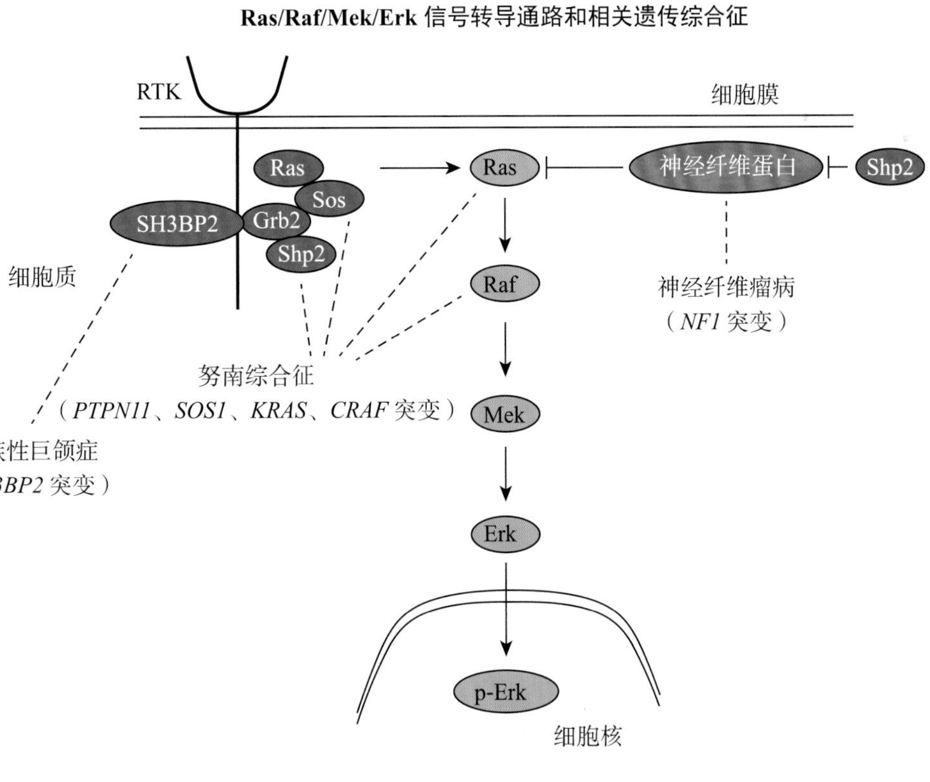

Ras/Raf/Mek/Erk 信号转导通路和相关遗传综合征

▲ 图 44-9　**Ras-MAPK** 信号的激活是家族性巨颌症、努南样 / 颌骨多发性巨细胞病变、神经纤维瘤出现巨颌症表型的分子机制
激活可以直接发生（*SH3BP2*、*PTPN11*、*SOS1*、*KRAS*、*CRAF* 突变），也可以通过灭活 RAS 的负调控因子（*NF1*、*PTPN11* 突变）间接发生

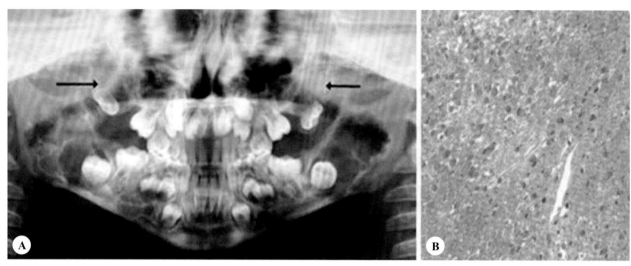

▲ 图 44-10　患有巨颌症表型且有 *PTPN11* 突变（努南综合征）儿童的颌骨 X 线

A. 双侧对称透光的下颌和上颌（箭）泡状外观；B. 组织学显示破骨细胞丰富的病变，其特征与非骨化性纤维瘤相似：有成纤维细胞群，破骨细胞散在分布

在所有基因证实的巨颌症病例中，异常仅限于下颌和（或）上颌[112]。除了文献中的巨颌症外，偶尔也会有单侧巨颌症的报道，以及一些个体在肋骨和"小黑咖啡"斑点有病变的病例；所有这些报道都早于 SH3BP2 突变被确认为导致巨颌症的遗传缺陷[122, 123]。此外，这些报道是在已知 PTPN11、SOS1、RAF1、KRAS、NRAS 和 BRAF 的胚系突变导致努南综合征之前发表的。众所周知，努南综合征患者偶尔会出现双侧下颌增大，称为"努南样 / 颌骨多发性巨细胞综合征"，一些努南型患者还会出现咖啡色斑点和扁豆样改变，这种表型称为豹纹综合征（leopard syndrome）。现在也认识到，这些都是等位基因紊乱，代表了一种疾病的谱系变化。先前报道的伴有咖啡色斑点和颌外富含破骨细胞的骨骼和关节病变的巨颌症表型可能是胚系 NF1 突变的结果[108]。

巨颌症小鼠模型证明破骨细胞是这种疾病的中心细胞。研究表明，这种疾病的表型是通过骨髓移植传播的，MAPK-ERK 途径的 M-CSF 信号增加，产生的 TNF-α 水平增加，并且通过将 SH3BP2 突变体嵌入 TNF-α 缺失的小鼠而纠正了表型[124]。最后，与野生型小鼠相比，SH3BP2 基因敲入小鼠的髓系细胞（破骨细胞前体）在体外产生了更多

的破骨细胞。利用动物模型发现 TNF-α 是婴儿畸形症发病机制的核心，这一发现为测试 TNF-α 抑制药是否可以控制人类这种疾病提供了可靠的基础[125]。然而，在单个患者中使用 TNF-α 阻断疗法联合双膦酸盐的实验性治疗没有显示出症状改善[125]。

（二）努南综合征

努南综合征是一种常染色体显性遗传性疾病，临床特征多样，表现多样，包括身材矮小、胸骨畸形、面部畸形和(或)蹼状颈部、先天性心脏病、发育迟缓和出血性倾向等。使用重组人生长激素治疗矮小是有争议的，在不同设计和结果标准的研究中没有达成共识[126, 127]。

一小部分努南综合征表型的个体有多个 GCLJ，导致了巨颌症的表型，尽管在严重的临床评估中，这些个体中的一些人可以从典型的巨颌症中区分出来，因为他们有单侧颌骨疾病，并且出现在十几岁的青少年中，带有胚系 SH3BP2 突变[128, 129]。40%~50% 的努南综合征患者在 PTPN11 基因中存在错义突变，该基因被转录成 SHP2 蛋白[104]。与努南综合征相关的突变导致 SHP2 激活增加，最终导致 RAS 活性上调。SHP2 还通过下调 NF1 转录激活 RAS。另有 20% 的努

南综合征病例在 *SOS1* 中存在功能获得性突变[130]；RAS 激活剂，在 *KRAS* 中占 2%[131, 132]；在 *RAF1* 中有 3%[133]；在极少数情况下，*BRAF* 突变也与努南综合征有关[134]。到目前为止，*GCLJ* 还没有与这三个基因的突变相关。在努南综合征患者中出现的颌骨破骨细胞丰富的病变已经被报道是基于 *PTPN11* 和 *SOS1* 的遗传背景[135, 136]。

一些具有典型努南综合征表型的患者也有多个咖啡牛奶斑 / 雀斑，在这种情况下，该表型被称为豹纹综合征，需要与 1 型神经纤维瘤病相鉴别[137]。

（三）1 型神经纤维瘤病

1 型神经纤维瘤病的表型与努南综合征重叠，除了心脏异常和白血病外，还包括身材矮小和脊柱侧凸。这种综合征是由神经纤维蛋白单倍性不足引起的，神经纤维蛋白作为一种肿瘤抑制因子，对 RAS 活性进行负面调节。1 型神经纤维瘤病是完全外显性的，但它的特点是高度可变的表达和显著的家族间和家族内变异[138]。到目前为止，在 *NF1* 基因内突变的患者中（＞90% 的病例），明确的等位基因表型相关性仍然难以明确，除了外显子 17 的 3bp 亚单位缺失，这与缺乏皮肤神经纤维瘤的表型有关[139]。

少数 1 型神经纤维瘤病患者的骨骼有富含破骨细胞的病变，通常称为非骨化性纤维瘤[140]。与仅局限于颌骨的 *SH3BP2* 突变引起的富含破骨细胞的病变不同，与 *NF1* 突变相关的富含破骨细胞的病变可能是单发或多发的，涉及颌骨和（或）颌外部位，包括腱鞘巨细胞瘤（色素绒毛结节性滑膜炎）的发生[106–108, 141]。当孤立性且累及颌骨时，可表现为巨细胞修复性肉芽肿，如果颌骨广泛受累，则可能被误认为巨颌症[106, 108]。

在努南综合征、神经纤维瘤病和其他病变中，破骨细胞是否与巨颌症一样，在颌骨破骨细胞丰富的病变的发生过程中起中心作用，还需要进一步的研究才能确定。有趣的是，根据努南综合征中髓系前体细胞对包括 G-M-CSF 在内的细胞因子高度敏感[142, 143]，以及 G-M-CSF 和 M-CSF 在神经纤维瘤病中的作用[144, 145]的证据推测，情况就是如此。除了 TNF-α 拮抗剂外，还有一些分子可以特异性地抑制 RAS 信号通路，可用于治疗富含破骨细胞的病变。

结论

综上所述，在过去的 10 年中，大多数富于破骨细胞的肿瘤可以根据分子遗传改变进行分类。然而，在改善临床结果和降低这些不同疾病患者的治疗发病率方面，仍有许多工作要做。

第45章 软骨源性肿瘤生物学概述

Biology of cartilage tumor family

L.S. Hiemcke-Jiwa　J.V.M.G. Bovée　著

胡世弟　陈　维　译

要 点

- 软骨源性肿瘤是一组异质性的肿瘤，由突变、易位或未知因素驱动。
- 生长板信号通路的缺陷反映了软骨肿瘤的生物学特性。
- 软骨肉瘤可以继发于良性病变，也可以原发出现。
- 一些良性软骨肿瘤（内生软骨瘤和骨软骨瘤）由突变型和野生型细胞混合而成。
- 诊断分子策略包括 *IDH* 或 *H3F3B K36M* 突变，以及 *HEY-NCOA2* 融合。

概述

软骨源性肿瘤，常见的可分为良性、中间性和恶性三类，一定程度上均表现与正常骨骺生长板发育相同的结构生物学特征。虽然其大多数肿瘤潜在的分子机制已经被鉴别，但关于扰乱正常间充质干细胞分化的机制仍知之甚少。

（一）正常生长板发育

正常的骨骺生长板由软骨细胞的增殖和分化区组成。生长板中软骨细胞呈规律的柱状排列，分为静息期软骨细胞、增殖期软骨细胞、肥大前期过渡软骨细胞和肥大期软骨细胞。肥大软骨细胞最终分化为终末肥大软骨细胞，发生凋亡并分泌基质酶，诱导血管的长入，带来成骨细胞，最终在共同作用下生成新生骨质。软骨增殖分化的过程会导致长骨的生长[1]。有趣的是，有证据表明，一些终末分化的肥大软骨细胞存活下来，并向成骨细胞样细胞的表型转化[2, 3]，从而促进骨化和生长过程。

调节生长板软骨细胞规律增殖分化的最重要通路是 IHH-PTHLH 信号轴，并形成一个负反馈环[4]（图 45-1）。生长板软骨细胞中，肥大前期和肥大软骨细胞分泌生长因子 IHH，作用于增殖期软骨细胞，直接促进其增殖[1, 5]。再者，IHH 可刺激静息期软骨细胞分泌 PTHLH。分泌的 PTHLH 通过上调抗凋亡蛋白 Bcl-2 来抑制软骨细胞的分化和 IHH 的表达，从而使软骨细胞保持增殖状态。当 PTHLH 水平降至一定阈值以下时，软骨细胞分化和软骨组织骨化开始进行[1, 6]。内生软骨瘤、骨软骨瘤和软骨肉瘤与 IHH-PTHLH 途径的紊乱有关[7, 8]。

（二）关节软骨细胞外基质

研究表明，内生软骨瘤和软骨肉瘤的细胞外肿瘤基质成分与胎儿和成人软骨基质相似[9, 10]。尽管如此，胶原蛋白和蛋白多糖等各种基质蛋白的含量仍有很大差异[11]。

关节软骨细胞外基质主要由 Ⅱ 型胶原组成，在软骨肉瘤中发现 *COL2A1* 基因突变，同时，*COL2A1* 基因突变还参与骨关节炎和软骨发育不良

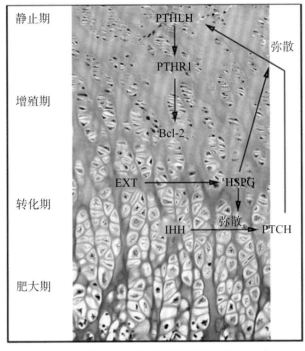

▲ 图 45-1　生长板发育信号通路

生长板中软骨细胞的有序增殖和分化受到旁分泌反馈环的调节。肥大前期软骨细胞分泌生长因子 IHH，弥散作用于增殖期软骨细胞，直接促进其增殖。再者，IHH 可作用于刺激静息期软骨细胞的 PTCH 受体，并促进其分泌 PTHLH。反过来 IHH 与晚期增殖的软骨细胞受体 PTHR1 结合，上调抗凋亡蛋白 Bcl-2 来抑制软骨细胞的分化和 IHH 的表达，形成负反馈环。EXT 导致 HSPG 的生物合成和聚合，HSPG 表达的改变及过度的 BMP 信号（图未展示）可能干扰 IHH 的扩散

的软骨退行性变[12]。COL2A1 编码 II 型胶原纤维的 α 链，COL2A1 的突变导致前胶原 α 链的异常[13]。

一、良性软骨肿瘤

（一）内生软骨瘤

内生软骨瘤是一种良性软骨肿瘤，主要发生在四肢长管状骨或手足短管状骨的干骺端。Olier 病或 Maffucci 综合征的患者以非遗传性方式发展为多发性内生软骨瘤，其向软骨肉瘤恶变的频率高于散发性内生软骨瘤的患者：Olier 病 35%，Maffucci 综合征＞50%，而孤立性内脏软骨瘤不到 1%[8, 14-16]。

分别位于 2 号和 15 号染色体长臂的 IDH1 或 IDH2 突变分别存在于 50% 以上的孤立性内生软骨瘤和 80% 以上的与 Ollier 病和 Maffucci 综合征相关的多发性内生软骨瘤和血管瘤中[17, 18]。Olier 病和 Maffucci 综合征、散发性内生软骨瘤的大部分突变发生在 R132 位的 IDH1[18]。有趣的是，在内生软骨瘤中，有突变的软骨细胞和没有突变的软骨细胞共存，表明存在内生性嵌合体[18]。IDH1 和 IDH2 编码细胞质（IDH1）和线粒体（IDH2）依赖于 NADP+ 的 IDH，这些酶参与三羧酸循环（Krebs 循环），在这个循环中将异柠檬酸转化为 α- 酮戊二酸。当突变体 IDH 失去了这种转化的能力时，突变导致酶具有新的催化依赖于 NADP+ 的 α- 酮戊二酸还原的能力，从而导致 D2HG 的积累。D2HG 作为一种肿瘤代谢物，抑制 α- 酮戊二酸依赖的双加氧酶，影响细胞分化、存活和增殖。此外，D2HG 损害组蛋白去甲基化，导致 DNA 的高甲基化状态，出现 CpG 岛甲基化表型，这与细胞分化障碍有关[18, 19]。研究表明，在 IDH 突变或有丝代谢物 D2HG 存在的情况下，间充质干细胞在骨骼发育过程中向软骨化分化，而不是成骨分化[20, 21]。

内生软骨瘤的一个亚型具有 COL2A1 基因突变[22]。内生软骨瘤的细胞外基质主要由弥漫分布的 II 型胶原组成，而 VI 型胶原主要分布在细胞周围[23]。这密切反映了胶原在正常关节软骨中的分布和作用。COL2A1 和 IDH1/2 的突变并不是排斥的，但 COL2A1 突变导致内生软骨瘤形成的确切机制尚不清楚。

据报道，在极少数 Olier 病患者中，编码 PTHLH 受体 PTHR1 的基因发生了突变。扰乱了正常的 IHH-PTHLH 反馈环路，导致 IHH 信号持续激活[24]。有趣的是，这种突变的检测没有被他人证实[25]。

关于生长板信号通路的研究表明，IHH 信号在内生软骨瘤和中央型软骨肉瘤中缺失，而 PTHLH 信号则被保留[26]。

（二）骨软骨瘤

骨软骨瘤是一种位于骨表面的良性肿瘤，通

常位于干骺端的一侧骨皮质，与骨髓腔相连，向骨表面生长，又称外生骨疣。瘤体表面覆以软骨帽。骨软骨瘤是青春期最常见的良性骨肿瘤，约占所有原发性良性骨肿瘤的 35%[8, 27, 28]。在骨软骨瘤中软骨细胞杂乱无章，但正常生长板中软骨细胞有序形态保持不变。这也解释了其类似于正常的生长板[11, 29] 的细胞外基质的组成。遗传性多发性骨软骨瘤综合征是一种常染色体显性遗传性疾病，以多发性骨软骨瘤的形成为特征[30]。恶性转化发生率为 1%～3%，略高于散发性骨软骨瘤（不到 1%）[30]。

EXT1 和 *EXT2* 分别位于染色体 8q24 和 11p11-12，与骨软骨瘤的发生有关。多发性骨软骨瘤患者常有 *EXT1* 或 *EXT2* 基因的胚系突变，并伴有软骨肿瘤组织中另一 *EXT* 基因的杂合性丢失。相反，大多数散发性（非家族性）骨软骨瘤在形成软骨帽的细胞中显示 *EXT1* 基因纯合缺失[31, 32]。*EXT* 基因参与硫酸乙酰肝素的生物合成，在 FGF、BMP 和 IHH-PTHLH 信号转导中起重要作用。*EXT1* 和 *EXT2* 基因编码内质网定位的Ⅱ型跨膜糖蛋白，形成涉及硫酸乙酰肝素的高尔基体定位的异寡聚体复合体[33-35]。在功能性 *EXT* 基因存在的情况下，EXT1-EXT2 复合物启动硫酸乙酰肝素的生物合成和硫酸乙酰肝素链的聚合。硫酸乙酰肝素蛋白多糖（heparan sulfate proteoglycan，HSPG）与 HH 配体结合，控制这些配体的扩散。在遗传性和散发性骨软骨瘤中，*EXT* 的双等位基因失活导致 EXT 表达缺失，扰乱了 HSPG 生物合成中的 EXT1/2 复合体，导致 HSPG 蛋白在细胞内积聚[36]。在细胞外环境中缺乏适当的 HSPG 会导致 IHH 的异常扩散，导致较大的扩散区域和潜在的极性组织的丧失[37]。IHH 信号对软骨膜的骨化同样重要，软骨膜在生长板附近形成骨环。因此，IHH 扩散异常也可能导致软骨膜有缺陷的骨化，从而促进骨软骨瘤的发展[38]。此外，硫酸乙酰肝素水平降低导致 BMP 信号过多，导致异位软骨生成和骨软骨瘤形成[39]。

此外，FGF 与其受体（FGFR）的高亲和力

也需要 HSPG。而在散发性和遗传性骨软骨瘤中，参与 IHH-PTHLH 信号转导和 FGF 信号转导的生长调节剂大多不表达，而在外周软骨肉瘤中则表达[40]。

有趣的是，骨软骨瘤的软骨帽由野生型和突变的 *EXT* 细胞组成，类似于内生软骨瘤中 *IDH* 突变的软骨细胞的马赛克图案[8, 27, 41]。这导致了一种假设，即外部突变的细胞至少需要一些功能性的硫酸乙酰肝素生物合成才能存活[27, 41]。

（三）软骨母细胞瘤

软骨母细胞瘤是一种良性的软骨样肿瘤，由软骨母细胞样细胞组成，好发于幼稚长骨的骨骺。

最近的研究表明，软骨母细胞瘤中 *H3F3B* 基因突变频率较高（93%），而 *H3F3A* 基因突变频率较低（7%），分别位于 1 号和 17 号染色体上。这两个基因是相似的，它们的 DNA 序列略有不同，均编码完全相同的组蛋白 H3.3，软骨母细胞瘤仅在这两个基因中显示 p.K36M 突变。有趣的是，这种突变只在单核软骨母样细胞中检测到，而在破骨细胞巨细胞中没有检测到，这支持了单核细胞软骨母样细胞是肿瘤主要细胞群体的观点[42]。

组蛋白 H3.3 是转录活性染色质的表观遗传调节因子[43]。*H3F3A* 和 *H3F3B* 的 K36M 突变改变 H3K36 甲基化状态[44-46]。这种突变主要改变的是那些参与成软骨和成骨分化的通路，分别导致 BMP-2 和 Runx2 的下调[44]。

软骨母细胞瘤具有软骨分化的表型特征，因为它们展示了软骨特异性基因的同源表达，如 SOX9、Ⅱ型胶原、聚集素、软骨连接蛋白、纤维调素和软骨寡聚基质蛋白[47]。研究还表明，IHH/PTHLH 和 FGF 信号在软骨母细胞瘤中都是激活的，因为这些肿瘤表达软骨生长板信号分子，如 FGFR1、FGFR3、Bcl-2、p21、PTHLH 和 PTHR1[48]。这表明软骨母细胞瘤是一种起源于间充质干细胞的肿瘤，它通过活跃的生长板信号通路促进软骨形成。

（四）软骨黏液样纤维瘤

软骨黏液样纤维瘤（chondromyxoid fibroma，

CMF）是一种良性软骨肿瘤，由小叶组成，周围有梭形的肌成纤维细胞样细胞，中心有星状软骨细胞样细胞。

最近的研究表明，CMF 存在位于 6 号染色体上的谷氨酸受体基因（glutamate receptor gene，GRM1）的结构重排，*GRM1* 通过启动子交换和基因融合事件与多个基因重组。这导致了 GRM1 的上调，大约 90% 的 CMF 病例中都有 *GRM1* 的表达[49]。有趣的是，已经证明在 CMF 中的 CMF 基因融合通常不是简单的相互易位的结果，而是突然爆发的复杂的环状重排的结果，这种现象被称为染色质复合体[50]。*GRM1* 融合导致 CMF 发生的确切机制目前尚不清楚。

CMF 表现为反映其软骨性的表达谱，除了Ⅰ型、Ⅲ型和Ⅵ型胶原的表达外，还表现为Ⅱ型胶原的局灶性沉积[51]。然而，全基因组表达研究表明，CMF 具有不同于其他软骨肿瘤的特征，如软骨母细胞瘤、内生软骨瘤和软骨肉瘤[47]。

与正常关节软骨细胞相比，CMF 中 Bcl-2、p16 和周期蛋白 D1 的表达明显增强[52]。p16 和周期蛋白 D1 的表达在细胞周期进程中相互抵消，反映了 CMF 的良性临床过程。值得注意的是 Bcl-2 的表达，因为 PTHLH 在 CMF 中的表达低于正常软骨细胞。PTHLH 与其受体 PTHR1 的结合通常会导致抗凋亡蛋白 Bcl-2 的上调，这表明在 CMF 中可能有不同的机制导致 Bcl-2 的上调。

（五）滑膜软骨瘤病

滑膜软骨瘤病是一种局部侵袭性肿瘤，表现为滑膜下组织中的多发性透明软骨结节。长期以来，滑膜软骨瘤病一直被认为是一种化生、反应性条件病变。最近，在滑膜软骨瘤病中检测到复发的 *FN1* 和 *ACVR2A* 基因重排，表明这种疾病具有肿瘤性质[53, 54]。ACVR2A 是活化素 A、BMP-4 和 BMP-6 的受体，它们与骨骼发育有关[55]。FN1 可以促进 ACVR2A 的二聚化，从而诱导激活素信号转导。

此外，现已证实与正常滑膜组织相比，滑膜软骨瘤病中 PTCH1 和 GLI1 表达水平较高的 HH 信号通路失调[56]。Gli3 表达降低的 *Gli3* 突变小鼠发生滑膜软骨瘤病的事实进一步证实了滑膜软骨瘤病中 HH 途径的失调[56]。此外，BMP-2 和 BMP-4 也有过表达[57]。FGFR3 及其配体 FGF9 在软骨结节周边的增殖细胞中过表达[58]。未检测到 *IDH1* 或 *IDH2* 突变[17]。*FN1* 和（或）*ACVR2A* 融合与改变的信号通路之间的关系仍需探索。

滑膜软骨瘤病可进展为软骨肉瘤，但非常罕见。这种恶性肿瘤中也常含有 *FN1* 和（或）*ACVR2A* 融合[54]。与滑膜软骨瘤病不同，发生于滑膜软骨瘤病的软骨肉瘤显示 *CDKN2A* 基因拷贝数改变[59]。

二、恶性软骨肿瘤

（一）中央型软骨肉瘤

软骨肉瘤是一种产生软骨基质的恶性肿瘤，具有不同的形态学、遗传性（表 45-1）和临床特征。中央型软骨肉瘤起源于骨髓质，根据三级分级系统进行分级。术语非典型软骨肿瘤（atypical cartilaginous tumor，ACT）是指位于四肢骨骼的低级别肿瘤，因为它们表现为局部侵袭性病变，可以局部治疗，因此不应被认为是完全恶性的。相反，位于中轴骨骼（包括骨盆、肩胛骨和颅底）的肿瘤被称为 1 级软骨肉瘤。这类似于非典型脂肪瘤与高分化脂肪肉瘤的概念[60]。软骨肉瘤的生物学机制涉及几条影响关键细胞功能的致癌途径，如迁移、间质相互作用、分化和增殖等[8, 61, 62]。

半数以上的中央型软骨肉瘤存在 *IDH* 突变[17]。关于这些基因突变和临床结果之间的关联有相互矛盾之处[63-66]。此外，由于 *IDH* 突变也存在于内生软骨瘤中，这支持 *IDH* 突变是肿瘤发生的早期事件，其突变本身不足以实现恶性转化的观点。从内生软骨瘤向中心性软骨肉瘤的恶性进展使得软骨肉瘤的生长不依赖于 *IDH* 突变，这一事实进一步支持了这一假说[20]。

此外，综合基因组分析显示，主要软骨胶原基因 *COL2A1* 在 37% 的病例中高度突变，其中

分　类		基因突变	信号通路变化
良性	内生软骨瘤	*IDH1*（R132C，R132H），*IDH2*（R172S）（PTHR1）*COL2A1*	• PTHLH 信号通路激活，IHH 信号通路失活 • IHH 信号通路激活 • 未明确
	骨软骨瘤	*EXT1* 或 *EXT2*	BMP 信号通路激活；IHH-PTHLH，FGF 信号通路失活
	软骨黏液样纤维瘤	*GRM1* 重排	HH 信号通路失调
	软骨母细胞瘤	*H3F3B*（p.K36M），*H3F3A*（p.K36M）	IHH-PTHLH，FGF 信号通路激活
中间性/局部侵袭性	滑膜软骨瘤病	*FN1* 和（或）*ACVR2A* 重排	HH 信号通路失调
	非典型软骨肿瘤/软骨肉瘤 1 级	*IDH1/2*，*COL2A1*，*NRAS*	PI3K/AKT，mTOR，BMP，TGF-β 信号通路激活；IHH 信号通路失活
	中央型软骨肉瘤（2 级和 3 级）	*YEATS2*，*CDKN2A*（p16），*TP53*	PTHLH 信号通路激活；Rb 通路，IHH 信号通路激活
	周围型软骨肉瘤（2 级和 3 级）	*DNA 倍体性*，*LOH*，*TP53*，*CDKN2A*	PTHLH，FGF 信号通路激活；IHH 信号通路失活
恶性	骨膜软骨肉瘤	*IDH1*	Rb，Wnt 信号通路失活
	间叶性软骨肉瘤	*HEY1-NCOA2 融合*，*IRF2BP2-CDX1* 融合	TGF-β，mTOR 信号通路激活；Rb，p53 信号通路失活
	透明细胞软骨肉瘤	*H3F3B*（约 7%）	TGF-β 信号通路激活；Rb 信号通路失活
	去分化软骨肉瘤	*IDH1/2*，*TP53*，其他复合改变	TGF-β 信号通路激活；Rb 信号通路失活

表 45-1　软骨源性肿瘤的分类、基因突变和信号通路特征

最常见以加粗字体标识

LOH. 杂合性缺失

突变模式与可能损害正常胶原生物合成的变异体的选择一致。*COL2A1* 基因突变也在内生软骨瘤中被描述过，因此，类似于 *IDH*，可能代表早期事件[22]。研究者还发现了 *TP53*（20%）、Rb 通路（33%）和 HH 信号（18%）的突变[7]。除了 *IDH1*，以组蛋白 H3 为靶标并抑制靶基因转录的 *YEATS2* 在软骨肉瘤中也经常发生改变[22]。*YEATS2* 突变在较高级别（2 级和 3 级）的病例中明显高于 ACT/1 级软骨肉瘤和内生软骨瘤，并倾向于与 *COL2A1* 突变互斥[22]。最后，在软骨肉瘤的亚型中（12%）[67]中发现了 *NRAS* 突变，在少数病例（7%）中发现了 *ACVR2A*（激活素/BMP 信号成分）突变[22]。

中央型软骨肉瘤和外周性软骨肉瘤均为多级进展模式（图 45-2），组织学分级与核型复杂程度呈正相关，与多条染色体反复受累呈正相关[68, 69]。偶有发现接近单倍体的染色体改变，而多倍体是软骨肉瘤进展的一种更常见的机制[70]。

一些标志物与组织学分级一致，如 *TP53* 突变和 *CDKN2A* 缺失（p16），但大多数标志物与组织学分级不匹配[71]。

位于 9p21 的 *CDKN2A*（p16）抑癌基因在肿瘤进展中起重要作用，失活仅限于高级别软骨肉瘤[72, 73]。*CDKN2A* 编码连接 p53 和 Rb 肿瘤抑制通路的两种不同蛋白：INK4A 抑制细胞周期，ARF 通过稳定 p53 诱导 G_1 和 G_2 停滞[74]。

TP53 基因改变是从低度恶性软骨肉瘤向高度

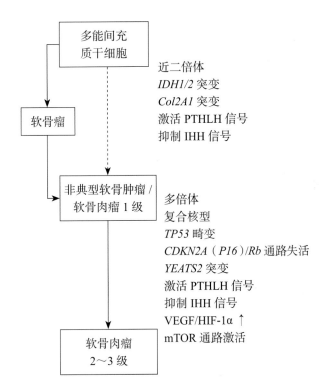

```
┌──────────┐
│ 多能间充  │
│ 质干细胞  │
└──────────┘
     │              近二倍体
     │              IDH1/2 突变
     ↓              Col2A1 突变
┌──────────┐        激活 PTHLH 信号
│  软骨瘤   │        抑制 IHH 信号
└──────────┘
     │
     ↓
┌──────────┐        多倍体
│ 非典型软骨肿瘤/│    复合核型
│ 软骨肉瘤 1 级│     TP53 畸变
└──────────┘        CDKN2A（P16）/Rb 通路失活
     │              YEATS2 突变
     │              激活 PTHLH 信号
     ↓              抑制 IHH 信号
┌──────────┐        VEGF/HIF-1α ↑
│ 软骨肉瘤  │        mTOR 通路激活
│  2～3 级  │
└──────────┘
```

▲ 图 45-2　中心性软骨肉瘤多级进展模式

恶性软骨肉瘤进展的特征[71]。由 MDM2 编码的 E3 泛素连接酶使 p53 蛋白发生突变或降解，从而导致 TP53 的丢失[75]。

细胞周期调节因子 CDK4 或细胞周期蛋白 D1 的表达增加，或者 CDKN2A（p16）的表达降低，则对 Rb 通路有负面调节作用[75]。Rb 通常与 E2F 转录因子结合并抑制 E2F 转录因子，从而将细胞周期分裂的 G_1 期限制在 S 期，Rb 的缺失会导致几种类型的癌症的发生。

软骨肉瘤中最活跃的激酶在 PI3K/AKT 通路中起作用[64]，同时 Src 通路也被高度激活[75, 76]，这表明它们对软骨肉瘤的细胞生存很重要。Src 和 AKT 均可诱导 HIF-1α，PI3K/AKT 通路也参与 mTOR 通路的失活。mTOR 是许多新陈代谢途径和自噬的中心调节器，受多种与新陈代谢、DHA 损伤、生长和缺氧相关的刺激调节[77]。最近的研究表明，mTOR 抑制导致软骨肉瘤细胞系氧化代谢和糖酵解代谢降低，细胞增殖减少[64]。许多研究发现软骨肉瘤是一种缺氧性肿瘤，伴有 HIF-1α 和 VEGF 信号的增加，这似乎与 IDH 突变状态无

关[64, 78, 79]。此外，与低级别软骨肉瘤相比，缺氧相关基因 HIF-1α 及其下游靶基因 CAIX 表达上调，并且高表达与较短的无转移生存期相关[80]。

增加抗凋亡蛋白的表达是癌细胞广泛使用的一种策略，以提高 caspase 激活的阈值，从而防止细胞凋亡[81]。Bcl-2 家族蛋白调控的内在凋亡通路在软骨肉瘤中的重要性已被证明，Bcl-2 家族成员的上调是导致化疗耐药的重要机制[82]。最近有研究表明，在 Bcl-2 家族成员中，Bcl-xl 对软骨肉瘤的生存起着最重要的作用[83]。

细胞核存活蛋白参与细胞周期调控，而胞质定位对其抗凋亡功能具有重要作用。存活蛋白在软骨肉瘤标本中呈阳性表达，并且在中央型软骨肉瘤中，随着组织学分级的升高，存活蛋白在细胞核和胞质中的表达增强[84]。

软骨肉瘤中存在 EGFR、IGF1R、PDGFR、FGFR 和 VEGFR 等酪氨酸激酶受体的过度表达。PDGFR 在常规软骨肉瘤中的表达与侵袭性呈正相关，并可能成为治疗干预的靶点[85]。另外，目前已知 IGF 途径对软骨肉瘤的生长、迁移或化疗耐药不是必需的，而且 IGF1R 仅在软骨肉瘤原发肿瘤中低水平表达[86]。

最后，BMP 和 TGF-β 信号通路被发现在中央软骨肉瘤细胞中是活跃的，它们是正常软骨形成的主要调节因子[87]。

关于正常生长板信号，PTHLH 信号随着组织学分级的增加而增加，而 IHH 信号在内生软骨瘤和 ACT/ 低级别软骨肉瘤中不存在[26, 40, 88, 89]。

（二）周围型软骨肉瘤

关于周围型软骨肉瘤的研究很少，但与传统的中央型软骨肉瘤相比，尽管有组织学上的相似之处，但显示出不同的分子特征（图 45-3）。例如，外周软骨肉瘤的特点是接近单倍体，随后的多倍体和高比例的杂合性缺失，涉及许多不同的染色体[70, 90]。与良性前驱相比，周围型软骨肉瘤表现为更严重的非整倍体，骨软骨瘤仅表现为轻度的非整倍体，杂合性丢失仅限于 8q24[90, 91]。多倍体发

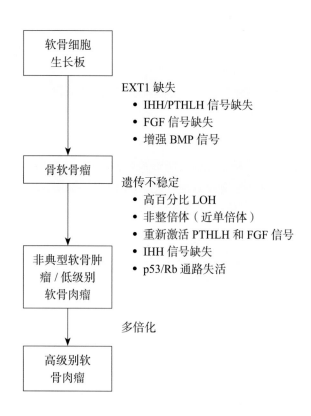

软骨细胞
生长板

EXT1 缺失
- IHH/PTHLH 信号缺失
- FGF 信号缺失
- 增强 BMP 信号

骨软骨瘤

遗传不稳定
- 高百分比 LOH
- 非整倍体（近单倍体）
- 重新激活 PTHLH 和 FGF 信号
- IHH 信号缺失
- p53/Rb 通路失活

非典型软骨肿瘤 / 低级别软骨肉瘤

多倍化

高级别软骨肉瘤

▲ 图 45-3 周围型软骨肉瘤多级进展模式

生在外周软骨肉瘤从低度恶性向高度恶性进展的过程中，中央型软骨肉瘤也显示了这一现象[70, 91]。

除了 EXT 突变，有限数量的外周软骨肉瘤综合基因组图谱研究表明，细胞周期调节因子 TP53 和 CDKN2A 的破坏也与外周软骨肉瘤的形成有关[7, 92]。在小鼠中，TP53 和 CDKN2A 的缺失导致纤毛发生缺陷，这可能是其侵袭性生长的原因[92]。

有趣的是，与骨软骨瘤不同的是，在大多数散发性和遗传性骨软骨瘤病例中都观察到 EXT1 或 EXT2 基因的双等位基因失活，而外周软骨肉瘤的细胞大多是 EXT 野生型，具有功能性 EXT 的细胞数量随着肿瘤分级的增加而增加[27]。因此，推测 EXT 丢失是一种早期事件，在该事件中，EXT 阴性细胞可能会创造一个促进突变的环境，导致邻近 EXT 阳性细胞获得突变，从而导致恶性转化[61]。这表明 EXT 非依赖性机制参与了继发性外周软骨肉瘤的发病过程。

在蛋白表达水平上，外周性软骨肉瘤中参与 IHH-PTHLH 和 FGF 信号转导的生长调节因子重新

表达，并且表达水平随组织学分级的升高而升高。PTHLH 和 Bcl-2 的表达上调是骨软骨瘤恶性转化的特征，因为这些蛋白在 ACT/ I 级外周软骨肉瘤中的表达明显高于骨软骨瘤[40]。

与高级别中央型软骨肉瘤不同，在高级别外周软骨肉瘤中，HH 信号减少[75, 93, 94]。

（三）罕见的软骨肉瘤亚型

间叶软骨肉瘤是一种分化为间充质前软骨前体细胞的肿瘤，其软骨形成的各个阶段均可见[11]。目前已知该肿瘤的特征是 8 号染色体 del（8）（q13.3q21.1）的小缺失，导致 HEY1-NCOA2 融合[95]。新形成的复合体招募 HAT 和甲基转移酶，诱导染色质重塑和靶基因的转录激活。据推测，HEY1-NCOA2 嵌合蛋白导致参与细胞增殖的基因的全局转录激活。少数情况下，会出现 t（1; 5）（q42; q32）易位，导致 IRF2BP2-CDX1 融合。IRF2BP2-CDX1 杂合蛋白也被认为可以诱导与细胞增殖相关的多个靶基因转录上调。额外的染色体易位和细胞遗传学异常的存在意味着导致肉瘤发生的潜在机制的遗传多样性[96, 97]。

此外，研究表明 TGF-β 信号在间叶软骨肉瘤中高度活跃，抗调亡蛋白 Bcl-2 和 Bcl-xl 也高表达[98, 99]。此外，Rb 通路和 p53 通路似乎也在间叶性软骨肉瘤中起作用[100]。这些肿瘤的 PD-L1 均为阴性[101]。

最后，一些研究表明 MYC 和 mTOR 通路参与了间叶性软骨肉瘤的发病[102, 103]。

透明细胞软骨肉瘤是一种低度恶性软骨肉瘤，类似于正常生长板肥大的软骨细胞[11]，形态学表现也类似，X 型胶原和骨结素的表达证实了这一点。此外，基质成分研究证实了 II 型胶原和蛋白多糖的表达，证实透明细胞软骨肉瘤肿瘤的软骨性[104, 105]。研究表明，透明细胞软骨肉瘤表达 PTHLH、PDGF 和 PDGFR[106]，而且持续表达 BMP，这与形态学上检测到被认为是反应性的骨小梁[104]一致。

Rb 通路似乎在透明细胞软骨肉瘤中起着重要

作用，而在这些肿瘤中检测到一小部分 p53 的反复改变[100]。此外，与间叶性软骨肉瘤一样，透明细胞软骨肉瘤中 TGF-β 信号高度活跃，抗凋亡蛋白 Bcl-2 和 Bcl-xl 也高表达[99]，而 PD-L1 缺失[101]。

在透明细胞软骨肉瘤中未检测到 IDH 突变[100]，但已报道了单一的 H3F3B 突变病例（7%），这与软骨母细胞瘤的特征突变相同[42]。

骨膜软骨肉瘤是一种与骨膜关系密切的软骨肉瘤，因骨膜软骨肉瘤预后较好，应与周围型软骨肉瘤鉴别。骨膜软骨肉瘤的遗传学研究很少，但它们似乎与周围型软骨肉瘤不同[107, 108]。在骨膜软骨肉瘤中没有发现 EXT 的改变，只有 15% 的 IDH1 有突变。此外，研究还表明，50% 的病例中 p16 表达缺失导致 Rb 信号失控，而 89% 的病例中 Wnt 信号缺失。没有发现 CDK4、p53 或 MDM2 的改变[107]。

去分化软骨肉瘤主要由低级别软骨肿瘤组成，与间变性肉瘤并列，边界清晰。就像传统的软骨肉瘤一样，去分化软骨肉瘤通常含有 IDH 突变，报道频率为 67%[62, 109]。此外，研究表明，这两种成分具有相似的遗传畸变，这表明这两种成分来自同一前体细胞[110, 111]。间变性成分随后获得额外的基因改变。例如，p53 的过度表达和突变主要发生在高级别的间变性部分。到目前为止发现的其他细胞遗传学改变大多是复杂和非特异性的[112]。参与细胞间基质破坏的酶的激活是去分化软骨肉瘤间变性成分中的常见事件，可能在这种恶性肿瘤的侵袭性行为中起作用[113, 114]。

有趣的是，去分化软骨肉瘤是唯一能表达 PD-L1 的软骨肉瘤：超过 50% 的去分化软骨肉瘤间变性成分呈阳性，这为 PD-L1/PD-1 靶向治疗提供了理论基础[101]。

此外，与透明细胞和间叶性软骨肉瘤一样，TGF-β 信号高度活跃，抗凋亡蛋白 Bcl-2 和 Bcl-xl 也高表达[99]。

最后，最近研究表明，H3K27me3 缺失代表去分化软骨肉瘤的一个亚群，与 H3K27me3 的去分化软骨肉瘤相比，该亚群具有不同的临床和形态学特征[115]。

三、结论与展望

在大多数良、恶性软骨肿瘤中，生长板信号的缺陷与 IHH 和（或）PTHLH 信号的失控反映了软骨源性肿瘤的生物学特性。因此，理解软骨骨化的生物学过程对于我们了解软骨源性肿瘤的形成至关重要。

在形态学水平上，软骨肉瘤亚型与正常生长板中软骨细胞的不同分化状态之间的相似性非常明显。内生软骨瘤、骨软骨和常规软骨肉瘤与多表型增殖的软骨细胞密切相关，而透明细胞软骨肉瘤似乎是肥大软骨细胞的肿瘤性增生。去分化软骨肉瘤是一种特殊的肿瘤，很可能代表转分化为不同的间质分化谱系[116]。软骨母细胞瘤含有致软骨形成的间充质细胞，其蛋白表达谱类似于细胞区的增殖 / 肥大前期区和富含基质的肥大 / 钙化区[48]。间叶性软骨肉瘤显示从未分化的间质细胞到终末分化的软骨细胞的所有软骨分化阶段。

另外，软骨肿瘤家族在分子水平上也表现出高度的多样性，具有完全不同的分子变化（如软骨母细胞瘤的 H3F3B 突变和间叶性软骨肉瘤的 HEY1-NCOA2 融合）。其他的只是代表了谱系的两端，早期的基因改变伴随着在进展过程中获得的额外的基因改变（如内生软骨瘤和中央型软骨瘤，以及骨软骨瘤和周围型软骨肉瘤）。虽然研究者已经做了很多努力来揭示软骨肿瘤的分子改变，但对与部分软骨肿瘤家庭成员来说，肿瘤发生的机制仍然很大程度上没有解决（如透明细胞软骨肉瘤和骨膜软骨肉瘤）。

近年来发现了许多与软骨肿瘤发生有关的激活通路，如高级别软骨肉瘤中的 Rb 通路和 p53 通路。虽然这强调了多种遗传、表观遗传、酶和生化途径之间的复杂相互作用，但它也为治疗策略提供了多种方案，如针对去分化软骨肉瘤的 PD-L1 或传统软骨肉瘤的 mTOR 抑制药。发现潜在的有效治疗靶点对软骨肉瘤至关重要，因为这些肿瘤对常规化疗和放疗相对耐药，而且高级别肿瘤的预后很差。

Part B 影 像
Imaging

第 46 章 骨源性肉瘤的影像
Imaging of bone sarcomas

Himabindu Mikkilineni　Hakan Ilaslan　Murali Sundaram　著

何 予 吴 蓓 黎志宏 涂 超 译

骨源性肉瘤是一种相当罕见的肿瘤，2012 年美国仅有 2890 例新发病例[1]。由于原发性骨源性肉瘤发病的罕见性、影像解读的不确定性、首诊的误诊将导致治疗的延误[2]。活检后，可能存在病理科医生解读结果不一致，导致病理诊断不清[3]。因此，诊断和治疗原发性骨源性肉瘤的最佳方法是成立跨学科团队，让放射科医生和病理科医生互补，以获得准确诊断。

除了帮助诊断以外，影像学检查是分期和影响治疗的关键。欧洲肿瘤医学学会目前对原发性骨源性肉瘤评估和分期的推荐包括：原发骨源性肉瘤 2 个投照角度的 X 线，整个受累骨及其邻近关节的 MRI、胸部 X 线及肺部 CT 以评估肺转移，骨扫描以评估骨转移[4]。

本章旨在深入讨论多模态成像对骨源性肉瘤诊断、分期、随访的价值，并对一些较常见肿瘤的相关影像学特征和诊断注意事项进行讨论。

一、影像检查

（一）X 线

骨的原发性肉瘤患者常表现为疼痛或进行性增大的肿块，临床医生一般都会开具 X 线检查[5]。

当评估 X 线图像时，放射诊断医生最关注的两个信息是患者的年龄和肿瘤的部位，这两个信息大部分时候能分别给出一个少而准确的鉴别诊断。事实上，已故著名骨骼放射学家 Jack Edeiken 指出，单纯依靠年龄，大约 80% 的骨肿瘤可以被准确诊断[6]。

对 X 线图像应仔细评估：骨膜反应、肿瘤边界（或移行带）、肿瘤基质[7]。这些观察内容可用于描述病变。骨源性肉瘤常表现出侵袭性骨膜反应，如骨膜三角、日光放射状、竖毛状、洋葱皮样骨膜反应（图 46-1）。肿瘤边界常不清晰，可表现为浸润性或虫蚀状溶骨性改变，这些都是潜在侵袭性过程的表现（图 46-2）。肿瘤或肿瘤基质的矿化亦可根据其 X 线图像上的表现来分类。骨样基质的典型表现为云絮状或针状，而软骨样基质的典型表现为环形或弧形（图 46-3）。

X 线对评价骨的原发性肉瘤非常重要。实际上，如果一个患者仅做了 MR 检查，则需要加做 X 线以更好地评估肿瘤的边界和基质。病变基质的 MR 信号特征并不一致。

（二）MRI

MRI 仍然是原发性骨肿瘤局部分期的首选检查[8]。虽然比 CT 更昂贵和费时，但 MRI 并不像 CT 一样，需要依靠电离辐射来获取横断位图像。

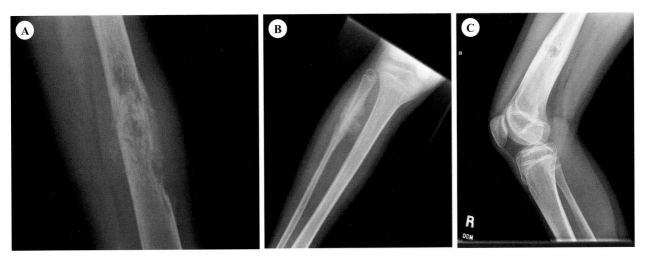

▲ 图 46-1　A. 股骨 X 线侧位片，混合型骨肉瘤患者，侵袭性成骨与溶骨并存，病变前侧（右边）可见骨膜反应，下方呈卷边样改变，这种表现称为骨膜三角；B. 胫腓骨 X 线正位片，见腓骨干近端的日光放射状骨膜反应，表现为骨膜像太阳光一样向外发射，这是另一例骨肉瘤；C. 膝关节 X 线侧位片，见股骨干远端溶骨性病变，周边可见硬化，前缘可见典型的葱皮样或多层的骨膜反应，这是一例骨髓炎

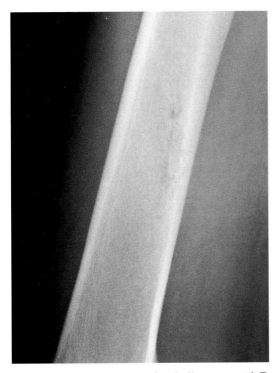

▲ 图 46-2　X 线股骨干远端局部截面显示，溶骨性、浸润性骨质破坏，边界模糊，提示为侵袭性骨病变，该患者诊断为骨髓炎

它很好地区分了正常含脂肪的骨髓和异常被替代的骨髓，因而为局部分期、评估骨内跳跃灶、治疗疗效、评估复发、计划保肢手术方式提供重要信息（图 46-4）。当评估局部分期时，MRI 不仅是显示骨肿瘤髓内边界的最好检查，也是显示邻近软组织、神经血管束、邻近关节间隙受累的最好检查。基于以上原因，治疗前的 MRI 对于原发性骨源性肉瘤的局部分期是非常重要的。需要注意的是，MRI 检查必须在活检前完成，以防止活检导致信号改变所致的误判[9]。

肉瘤的 MRI 影像表现为信号无特异性，大部分骨的原发性肉瘤均表现为不均匀的 T_1 低信号，T_2 高信号。相比之下，当骨病变表现为局灶性正常的 T_1 高信号（黄骨髓信号）时，高度提示为良性肿瘤，很少出现例外[10]。骨源性肉瘤的信号特征并不能可靠地帮助诊断和鉴别诊断特定亚型的肉瘤，但对准确、可靠地评价肿瘤侵犯范围很有帮助。

（三）CT

由于 MRI 对软组织成像的优越性，CT 在骨肉瘤影像中的作用范围有限，但仍很重要。CT 的两个主要作用是系统分期和 CT 引导下活检的介入方案制订[11]。肺部 CT 是评估有无肺转移的最佳检查方法。CT 亦可用于制订活检计划，骨病变通常在 CT 引导下行经皮穿刺活检。

CT 是最好的专门评价骨皮质破坏和肿瘤矿化的检查方法。当这些病变特征在 MRI 和 X 线上显示不清时，CT 对放射科医生很有帮助（图 46-5）。然而，我们通常并不是仅做 CT 检查来获取这些病

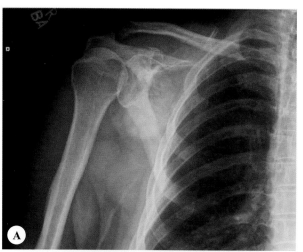

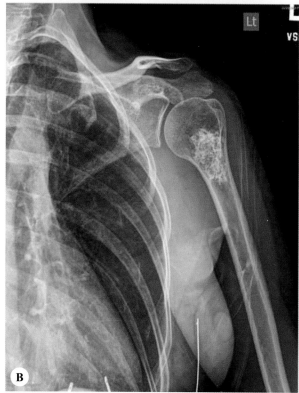

▲ 图 46-3　A. 右肩关节正位 X 线显示，肩胛骨外下部骨肉瘤的针状、云絮状骨样基质矿化；B. 左肩正位 X 线显示，肱骨近段内生软骨瘤的典型"环形或弧形"软骨样基质钙化

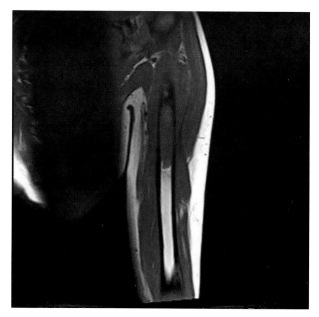

▲ 图 46-4　左肱骨的冠状位 T_1 加权成像显示，下段为正常的高信号黄骨髓（亮），上段突然截断，表现为异常的中等骨髓信号（相对较暗），此图充分体现了 MRI 是如何可靠地显示骨髓的异常。该患者诊断为骨肉瘤

变特征，而是与 MRI 和 X 线相结合，来达到诊断和局部分期的目的[12]。

（四）核医学：骨扫描和 PET/CT

骨扫描用于特异性评价骨转移。它利用放射性药物 99mTc-MDP，该物质被成骨活性增加的部位所摄取。因此，骨扫描是寻找成骨性骨病变的最敏感方法，而对溶骨性病变却截然相反（图 46-6）。

PET/CT 利用放射性药物 18F-FDG，该物质为葡萄糖类似物，被代谢活跃组织（如侵袭性肿瘤）显著摄取。PET/CT 可用于评估骨和软组织转移瘤（图 46-7）。

虽然骨扫描目前是评估原发性骨肉瘤患者骨转移的标准，近期研究关于骨扫描与 PET/CT 相比的作用和灵敏度尚存在争论[13]。有研究提示，99mTc-MDP 骨扫描相比于 MRI 和 PET，检测出骨转移的灵敏度是最低的[14]。一研究表明，在发现尤因肉瘤转移中，PET/CT 较骨扫描更灵敏[15]。然而，有相同研究结果显示，当用特异度评价骨肉瘤的转移时，骨扫描较 PET/CT 更灵敏。

虽然 PET/CT 并不是目前对原发性骨肉瘤分期的实践标准，一些研究提示，与传统影像学方法相比较，PET/CT 能更准确的分期[16, 17]。与骨扫描相比，使用 PET/CT 的缺点包括费用更高，辐射剂量更大，后者对于儿科患者而言是一个特别需要重视的考虑因素。尽管 PET/CT 显示出其对原发性骨源性肉瘤是一个很有帮助的成像方法，在其成为治疗标准之前，仍需要更多关于成本效益和应

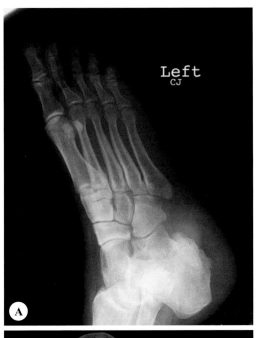

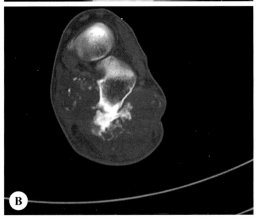

▲ 图 46-5　**A.** 足的斜位 **X** 线显示，跟骨下方骨质增生，伴邻近软组织增厚，矿化的增厚软组织很难在 **X** 线上评价；**B.** 该足对应的轴位 **CT** 图像很好地显示了软组织内的软骨样基质钙化，表现为典型的环形或弧形钙化。这是一个不典型部位的软骨肉瘤

用的评估研究。

二、特定肉瘤类型的影像特征和注意事项

（一）尤因肉瘤

1. 发病率

骨的尤因肉瘤发病率在儿童和青少年中大约每 100 万 3 例[18]。它是继骨肉瘤之后，儿童和青少年中第二常见的原发性骨肿瘤。有一个重要而

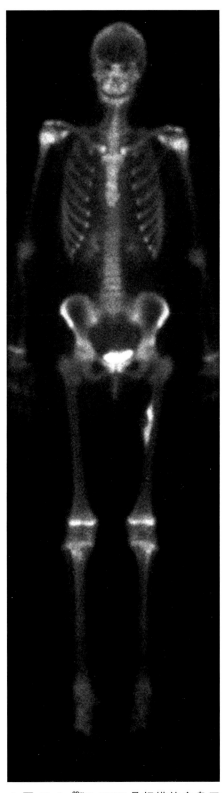

▲ 图 46-6　^{99m}**Tc-MDP** 骨扫描的全身正位图像显示，左侧股骨近段活性增加，符合该患者的原发性骨肉瘤。骨骼未成熟患者骺板高活性为生理性改变，肾和膀胱高活性亦是正常表现。本次骨扫描未见其他提示转移的局灶性异常活性增加

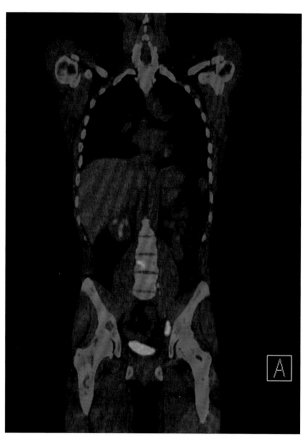

▲ 图 46-7　**PET/CT** 的正位融合图像显示，本例为多灶性尤因肉瘤患者，骨盆左侧淋巴结代谢活性增高，右侧髂骨、髋臼、腰椎、左侧股骨中段轻微代谢活性增高。与 99mTc-MDP 骨扫描相比，**PET/CT** 由于其常规使用融合图像，因而可更好地定位异常高代谢骨和软组织病变

独有的特征是，它在非裔美籍中非常罕见[19]。

2. 病变部位

最常发生的部位是长骨，最常见于下肢，其中股骨的发生率最高[20]。在长骨中，干骺端和骨干是最常累及的部位，骨骺受累罕见。在中轴骨中，到目前为止，最常累及的部位是骨盆，脊柱、骶骨、肩胛骨、肋骨、锁骨、颅骨的发病率远低于骨盆。

3. 影像注意事项

X 线上，最常见的表现为浸润性、溶骨性表现，边界模糊，伴软组织累及，侵袭性骨膜反应[21, 22]（图 46-8）。基于此 X 线表现，10—20 岁患者主要的鉴别诊断包括骨髓炎、溶骨性骨肉瘤。其他不太常见的鉴别诊断还包括已确诊神经母细胞瘤年轻患者的转移瘤、嗜酸性肉芽肿

（eosinophilic granuloma，EG）。EG 和骨髓炎一般不会伴有大的软组织肿块。

MRI 依旧是描述软组织受累和局部肿瘤分期的最好方法。MRI 上骨髓炎和尤因肉瘤的鉴别点在于：T_1 和 T_2 加权成像上，尤因肉瘤肿瘤与正常骨髓之间均分界清晰，而骨髓炎正常与异常骨髓之间的分界常模糊[23]。MRI 亦可用于评价尤因肉瘤对新辅助化疗的反应。瘤体体积缩小提示肿瘤化疗有效[24]。关于治疗反应的 MR 信号改变，报道各不相同。有 2～3 篇文献认为，T_2 信号增高提示对治疗的反应好，可能代表的是坏死区域、出血囊性变或血管成纤维组织[25, 26]；其他文献与之相反，认为 T_2 信号减低提示对治疗的反应好[27]。

PET/CT 是一种能为尤因肉瘤患者提供分期和治疗随访等重要信息前景的检查方法。化疗后，若肿瘤发生坏死，其内将累积相对较少的 FDG，对比前次扫描，表现为代谢活性减低。部分研究已经证实，PET/CT 可灵敏地评估尤因肉瘤的治疗反应[28, 29]。

（二）骨肉瘤

1. 发病率

骨肉瘤发病年龄呈双峰分布，最常见于 20 岁以下或 60 岁以上。每个发病高峰年龄的发病率为每 100 万 4～5 例[30]。骨肉瘤是儿童和青少年最常见的原发性恶性骨肿瘤。发生于成人时，常与 Paget 病或既往放疗有关。

2. 骨肉瘤的亚型

依据病理分级，骨肉瘤有多种亚型。部分有特征性的 X 线影像表现。

(1) 传统型：该亚型是大部分骨肉瘤的代表，最常发生于长骨，常在膝关节周围[31]。最常累及的是干骺端，少见发生于骨干，骨骺受累罕见。

X 线的典型表现为骨样基质，伴侵袭性骨膜反应。这些表现具有诊断特异性，对影像医生而言诊断并不难（图 46-9）。偶尔，以未矿化的软骨和纤维组织为主，表现为更多的溶骨性病变，或者局部透亮度减低和硬化相混合[32]。

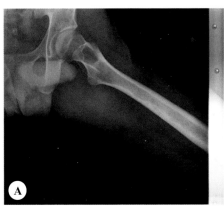
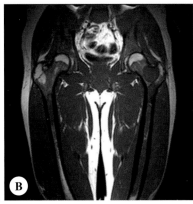
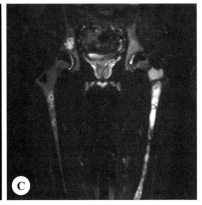

▲ 图 46-8　**A.** 左侧股骨蛙位片显示，股骨骨干远端溶骨性、浸润性骨质破坏。**B** 和 **C.** 相对应的，骨盆和臀部冠状位 T_1 加权成像（**B**）和 T_2 加权成像（**C**）MRI 显示，骨髓受累范围分别表现为自股骨颈至骨干远端的大片异常 T_1 低信号和 T_2 高信号。注意本例多灶性尤因肉瘤患者的右侧股骨骨干近端和右侧髋臼另有类似信号的病变

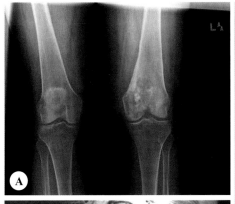
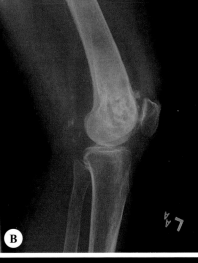
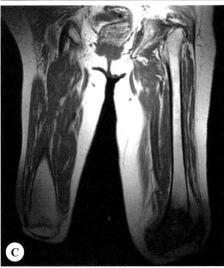
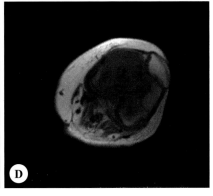

◀ 图 46-9　**A** 和 **B.** 左膝关节正位（**A**）和侧位（**B**）X 线显示，股骨远端干骺端成骨性病变，伴侵袭性骨膜反应（侧位片前缘可见）。基于该 **X** 线表现，基本上可得出骨肉瘤这一正确诊断。**C** 和 **D.** 对应的冠状位（**C**）和轴位（**D**）T_1 加权成像图像显示，轴位图像可见股骨远端中等信号肿块，伴内侧骨皮质破坏。需要特别注意的是，冠状位图像显示了应如何包含股骨全长和邻近关节成像，以寻找跳跃性转移灶。该患者并无跳跃灶

传统型骨肉瘤可出现骨内跳跃转移灶，文献报道的发生率为 1.4%～6.5%[33, 34]。MRI 是评估跳跃灶的常规检查，需要强调的是，扫描范围应包括受累骨的全长及其邻近关节。当评价关节受累时，无关节积液对排除肿瘤累及关节的阴性预测值高。而出现关节积液并无特异性，即使无肿瘤累及，亦可出现[35, 36]。

(2) 毛细血管扩张型骨肉瘤：这是一种少见的骨肉瘤亚型，发病部位与传统型骨肉瘤相同[37]。毛细血管扩张型骨肉瘤以扩大的囊性或填充

血液的腔，伴外周或内部分隔内发现肉瘤样细胞为特征[38]。X 线上，表现为地图样骨质破坏伴宽移行带、骨皮质破坏、侵袭性骨膜反应和软组织肿块[39]。膨胀性改变常见，偶尔可表现为显著的动脉瘤样扩张。侵袭性更强的表现形式，如 X 线上表现为浸润性或虫蚀状骨溶解、平行条纹状改变也有被报道，这些可能与血管过度扩张有关[40]。

MRI 上常可见液 – 液平面，最主要的鉴别诊断是动脉瘤样骨囊肿（图 46–10）。若出现三个征象，即增厚的间隔和外周结节状强化、基质矿化、骨皮质破坏伴软组织肿块形成[41]，则更倾向于诊断毛细血管扩张型骨肉瘤，而非动脉瘤样骨囊肿。

（3）骨旁骨肉瘤：皮质旁骨肉瘤总体都是骨肉瘤的不常见亚型，骨旁骨肉瘤是其中最常见的类型[42-44]。与其他骨肉瘤亚型相比，常累及稍年长些的患者（30—40 岁）。

骨旁骨肉瘤通常是低度恶性病变，预后比传统型骨肉瘤好，低级别的骨旁骨肉瘤可以广泛局部切除，而不需要化疗[45]。

骨旁骨肉瘤好发于长骨干骺端[44]。典型的最好发部位为股骨远端后部。肱骨近端和胫骨亦为常见受累部位。

影像上，骨旁骨肉瘤表现为皮质旁、骨化的分叶状肿块。病变早期，可见一较窄的区域与邻近骨相连，但与皮质和髓腔不连续。肿块与其深部骨皮质之间有透 X 线的劈裂面，代表肿块与深部骨皮质之间的骨膜[46]（图 46–11）。随着肿瘤生长，劈裂面可能变得不明显。骨化性肌炎的表现类似骨旁骨肉瘤，但骨化性肌炎的典型表现为周边密度更高，为成熟的骨化；相反，骨旁骨肉瘤的中央密度更高一些[47]。低级别和高级别的骨旁骨肉瘤均可出现病变累及髓内。既往研究认为，

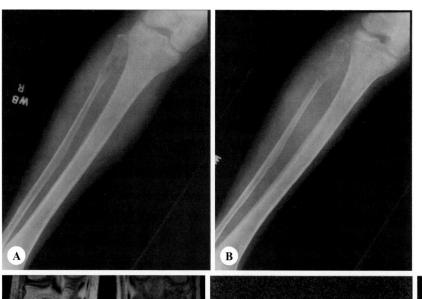

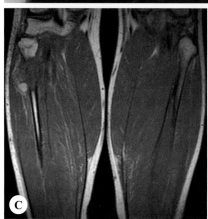

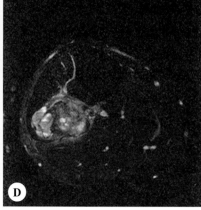

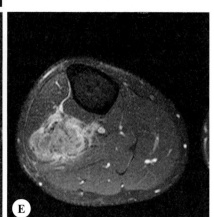

◀ 图 46–10　A 和 B. 胫腓骨正位（A）及斜位（B）X 线显示，腓骨近端膨胀性、溶骨性病变，伴骨皮质破坏；C. 对应的冠状位 T₁WI MRI 显示，腓骨近端 T₁ 加权成像中等信号肿块，伴骨皮质破坏；D. 对应的轴位 T₂ 加权成像图片显示，病变内可见典型的液 – 液平面；E. 轴位抑脂增强扫描图像显示，肿块软组织均可见强化。骨皮质破坏和软组织肿块均倾向于毛细血管扩张型骨肉瘤，而非动脉瘤样骨囊肿，最后的病理结果是毛细血管扩张型骨肉瘤

（译者注：原著有误，已修改）

病变累及髓内提示预后更差，而近期研究认为，髓内累及并不会让预后显著恶化[42, 43, 48]。MRI 检查时，应仔细观察是否有髓内受累，以达到合适的外科切除边界。

软组织肿块>1cm，T_2 加权成像上肿块以高信号为主，被认为是提示高级别骨旁骨肉瘤的影

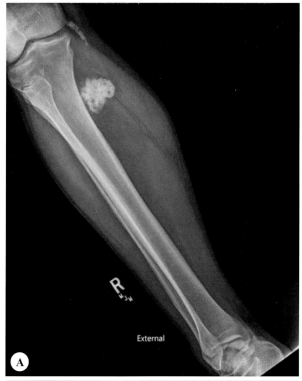

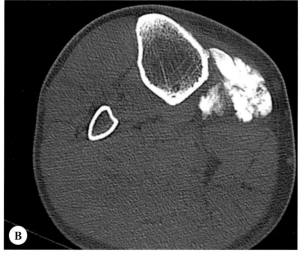

▲ 图 46-11　**A.** 胫腓骨斜位显示，胫骨近端骨干 - 干骺端区域内侧可见骨样基质矿化。注意骨样基质矿化与邻近胫骨皮质之间的透亮线或劈裂面。该患者为骨旁骨肉瘤。**B.** 对应的轴位 CT 图像显示，周边肿块与邻近的胫骨皮质之间有一狭窄的劈裂面

像特征[42]。部分研究认为高级别的骨旁骨肉瘤是去分化骨肉瘤，"去分化"一词通常指共存的第二种肿瘤细胞株，常见纤维肉瘤、恶性纤维组织细胞瘤[38]。这些共存的高度恶性肉瘤可出现于初次诊断时，也可出现于肿瘤复发时。这些去分化的区域在影像成像时，X 线上表现为透亮区域，动脉造影上表现为局灶性富血供区域[45, 49]。活检时，应取这些高级别或去分化区域为靶点。高级别骨旁骨肉瘤或存在去分化的骨旁骨肉瘤患者，与传统骨旁骨肉瘤相比，预后更差，可能需要新辅助化疗。

(4) 骨膜骨肉瘤：第二常见的皮质旁骨肉瘤为骨膜骨肉瘤，约占皮质旁骨肉瘤的 25%[50]。与传统型骨肉瘤不同，骨膜骨肉瘤常起自骨干[31, 51]。胫骨和股骨是目前为止最常受累的部位，其次是尺骨和肱骨[39, 51]。

影像上表现为垂直的或"竖发样"骨膜反应，延伸至周边宽基底的软组织肿块内。伴有邻近骨皮质增厚，骨皮质表面扇贝样压迹[51, 52]。由于病变大多数情况下主要由软骨组织组成，因而软组织肿块内的矿化常见，尽管矿化有时很轻微[52]（图 46-12）。肿块内的软骨部分在 CT 上呈低密度，在 MRI 上呈 T_2 加权成像高信号。MRI 亦可显示反应性的骨髓改变，这在骨膜骨肉瘤中很常见，表现为髓腔内局灶性的 T_1 低信号，T_2 高信号，并且不与原发肿块相连续，这需要与病变直接累及骨髓相鉴别。骨膜骨肉瘤累及骨髓非常罕见，只有当原发软组织肿块与骨髓病变相延续时，才需要考虑[52]。

(5) 低级别中心型骨肉瘤：尽管低级别中心型骨肉瘤仅占骨肉瘤的一小部分，影像和病理的一致性对确诊该亚型很关键。病理上，该亚型可能被误诊为纤维结构不良[53]。影像上，该病变类似纤维结构不良，但同时具有的骨皮质破坏、伴或不伴软组织肿块这些征象在纤维结构不良中不会出现[54]（图 46-13）。当影像上表现为纤维结构不良，同时伴骨皮质破坏时，诊断必须考虑到低级别中心型骨肉瘤。若后续的活检结果提示纤维结构不良，那么病理需要重新评估。

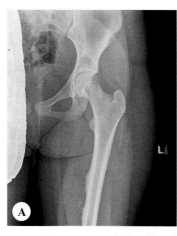
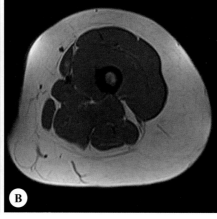
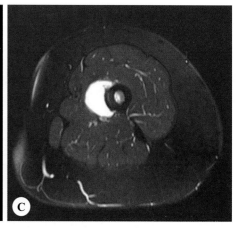

▲ 图 46-12　**A.** 左髋正位 **X** 线显示，股骨骨干近段骨皮质增厚，骨皮质表面可见碟形骨质破坏，伴侵袭性、细微的"竖发样"骨膜反应，自骨皮质向内侧生长。这是一例骨膜骨肉瘤。**B** 和 **C.** 对应的轴位 **T₁** 加权成像（**B**）和 **T₂** 加权成像（**C**）显示，髓腔内均可见轻度异常信号，但并未直接与原发肿瘤相延续，提示这是反应性骨髓水肿，而非真正的骨髓浸润。无骨髓浸润这一点，在切除标本上得到了病理证实

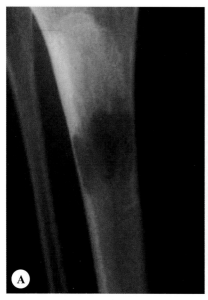
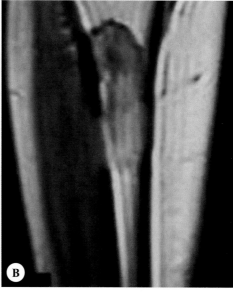

◀ 图 46-13　**A.** 胫骨近端正位 **X** 线显示，胫骨近端干骺端溶骨与硬化并存的混合性病变，伴外侧骨皮质变薄。**B.** 尽管此表现在 **X** 线上类似纤维结构不良，对应的冠状位 **T₁** 加权成像 **MRI** 显示，外侧骨皮质破坏，这不是纤维结构不良的影像表现，因而提示诊断应为低级别中央型骨肉瘤，最终得到了病理证实

（三）软骨肉瘤

1. 发病率

软骨肉瘤是 50 岁以上患者中最常见的原发性骨肿瘤，也是第三常见的恶性骨肿瘤，仅次于骨髓瘤和骨肉瘤[55, 56]。原发性软骨肉瘤占软骨肉瘤的 90% 以上，约占原发性骨肿瘤的 20%[56]。单发内生软骨瘤或骨软骨瘤恶变为软骨肉瘤罕见，而遗传性骨软骨瘤病、Ollier 病、Maffucci 综合征恶变为软骨肉瘤的概率相对更高[56]（图 46-14）。

2. 软骨肉瘤的亚型

软骨肉瘤按病理可分为传统型、透明细胞型、间叶型、去分化型、低级别（软骨肉瘤Ⅰ级）、中级别（软骨肉瘤Ⅱ级）、高级别（软骨肉瘤Ⅲ级）[57]，也可以按部位分为中央型（病变位于髓内）、周围型（起自骨软骨瘤的软骨帽）、皮质旁（起自骨表面）[58]。接下来讨论影像学表现，主要是针对传统型软骨肉瘤和去分化型软骨肉瘤两个亚型。

(1) 传统型：骨盆构成诸骨中以髂骨最常见，长骨中以股骨最常见，均是常累及的部位[56, 59]。在长骨中，干骺端是最常累及的部位，其次是骨干，最后是骨骺[59]。

软骨肉瘤的影像表现因其病理分级而不同。

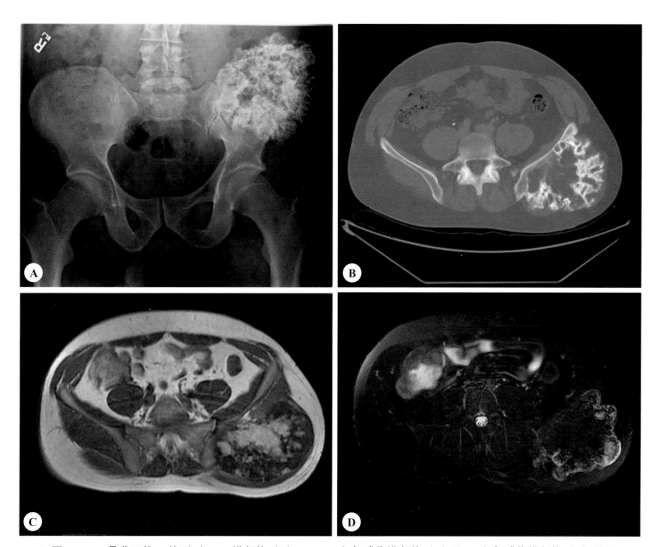

▲ 图 46-14　骨盆正位 X 线（A）、CT 横断位（B）、MRI T_1 加权成像横断位（C）和 T_2 加权成像横断位（D）显示，骨软骨瘤恶变形成的软骨肉瘤。注意正常骨皮质外壳完全消失，广泛分布的软骨样基质钙化，伴髓腔浸润，以内侧明显，这些都提示恶变。软骨帽的测量值＞2cm，进一步证实了骨软骨瘤的恶变

低级别软骨肉瘤表现为软骨样基质病变，伴边界清晰的地图样骨质破坏。而高级别软骨肉瘤表现为侵袭性、浸润性或虫蚀状骨质破坏，伴相对较少的基质矿化，表现为无定形钙化或点状钙化[60]。高级别软骨肉瘤亦可出现相关的骨皮质破坏，软组织肿块或侵袭性骨膜反应。MRI 上，表现为 T_2 高信号的区域代表的是软骨组织中的含水部分，T_1 和 T_2 加权成像均表现为低信号的区域，代表的是矿化基质部分[59]（图 46-15）。

在四肢骨中，区分良性内生软骨瘤和低级别软骨肉瘤有时比较困难。一项近期研究表明，依据病理和影像，经验性区分良性与恶性、低级别

与高级别软骨肿瘤的可靠性低[61]。尽管动态增强 MRI 并不会常规做，但这项检查可能有助于区分软骨肉瘤和良性内生软骨瘤。软骨肉瘤表现为早期强化，而内生软骨瘤并不会出现早期强化[62]。与四肢骨不同的是，骨盆诸骨所有的软骨病变，特别是对 40 岁以上的患者，均应考虑为恶性，因为良性内生软骨瘤一般不会发生在此处[60]。

（2）去分化型：去分化型软骨肉瘤包括 2 种不同的组织学类型，即低级别软骨肿瘤和高级别的非软骨肉瘤，高级别的非软骨肉瘤以骨肉瘤最常见[63]。发病部位与传统型骨肉瘤相似[63]。

影像学表现为同一病灶中的不同区域，既有

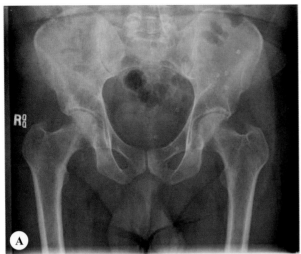

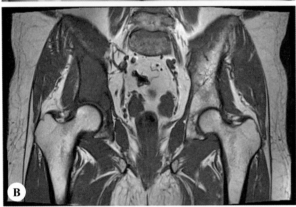

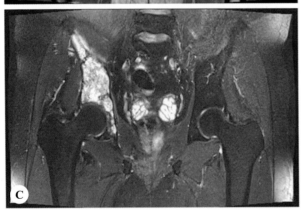

▲ 图 46-15　A. 骨盆正位 X 线显示，右侧髋臼不明确的溶骨性病变；B. 对应的冠状位 T_1 加权 MRI 显示，累及整个右侧髋臼及髂骨的大片 T_1 加权成像中等信号病变；C. 对应的冠状位 T_2 加权成像显示，对应区域小叶状 T_2 高信号，提示为软骨组织。这是一例低级别软骨肉瘤

侵袭性，又有非侵袭性的肿瘤组织学类型。大约一半的病例之中，存在这种两种形态特征共存的影像表现（图 46-16）。认识到这一特征很重要，由于去分化软骨肉瘤的预后较单纯的低级别软骨肿瘤更差，因此，活检时应选取侵袭性更强的部

分，以便得到恰当的诊断[64]。

三、脊索瘤

（一）发病率

脊索瘤在 40 岁以下患者中罕见，好发于 60—70 岁，在非裔美国人中亦罕见[65]。

（二）影像学注意事项

脊索瘤最常发生于蝶枕部和骶尾部。脊柱受累要少见的多[65, 66]。因为解剖学部位的缘故，脊索瘤很难通过 X 线来全面评估。CT 或理想 MRI 的横断位图像是显示病变的最佳方式。病变起自正中线，多表现为溶骨性，大多数情况下可见钙化。出血、坏死常见，MRI 上 T_1 和 T_2 信号均表现为不均匀增高。肿瘤常向前生长，伴软组织肿块形成[66]（图 46-17）。影像上的其他鉴别诊断包括软骨肉瘤、骨巨细胞瘤。前者的典型表现为软骨样肿瘤基质；后者 T_2 加权成像呈中低信号，可能与含铁血黄素有关，并且通常发生于骶骨，而非脊索瘤的好发部位骶尾部。

良性脊索细胞瘤（benign notochordal cell tumor，BNCT），又称为巨脊索残留或脊索错构瘤，不同于脊索瘤，它被认为是一种良性病变，但仍然可能是一种潜在的脊索瘤前身[67]。影像和病理上识别该病变的重要性在于将其与脊索瘤区分开来，以免患者接受不必要的具有较大风险和潜在并发症的外科手术。在影像学上，BNCT 可表现为硬化。不同于脊索瘤，这种良性病变并不会导致任何骨小梁的骨质溶解或骨皮质破坏[67]（图 46-18）。当影像上考虑为 BNCT 时，患者应暂不活检，而行常规 MRI/CT 随访[68]。

四、造釉细胞瘤

（一）发病率

这是罕见肿瘤，仅占所有原发性骨肿瘤的一小部分[69, 70]。最常发生于 40 岁左右，尽管造釉细胞瘤不常发生于儿童，但亦有 23% 的患者发病年龄不超过 16 岁[71]。

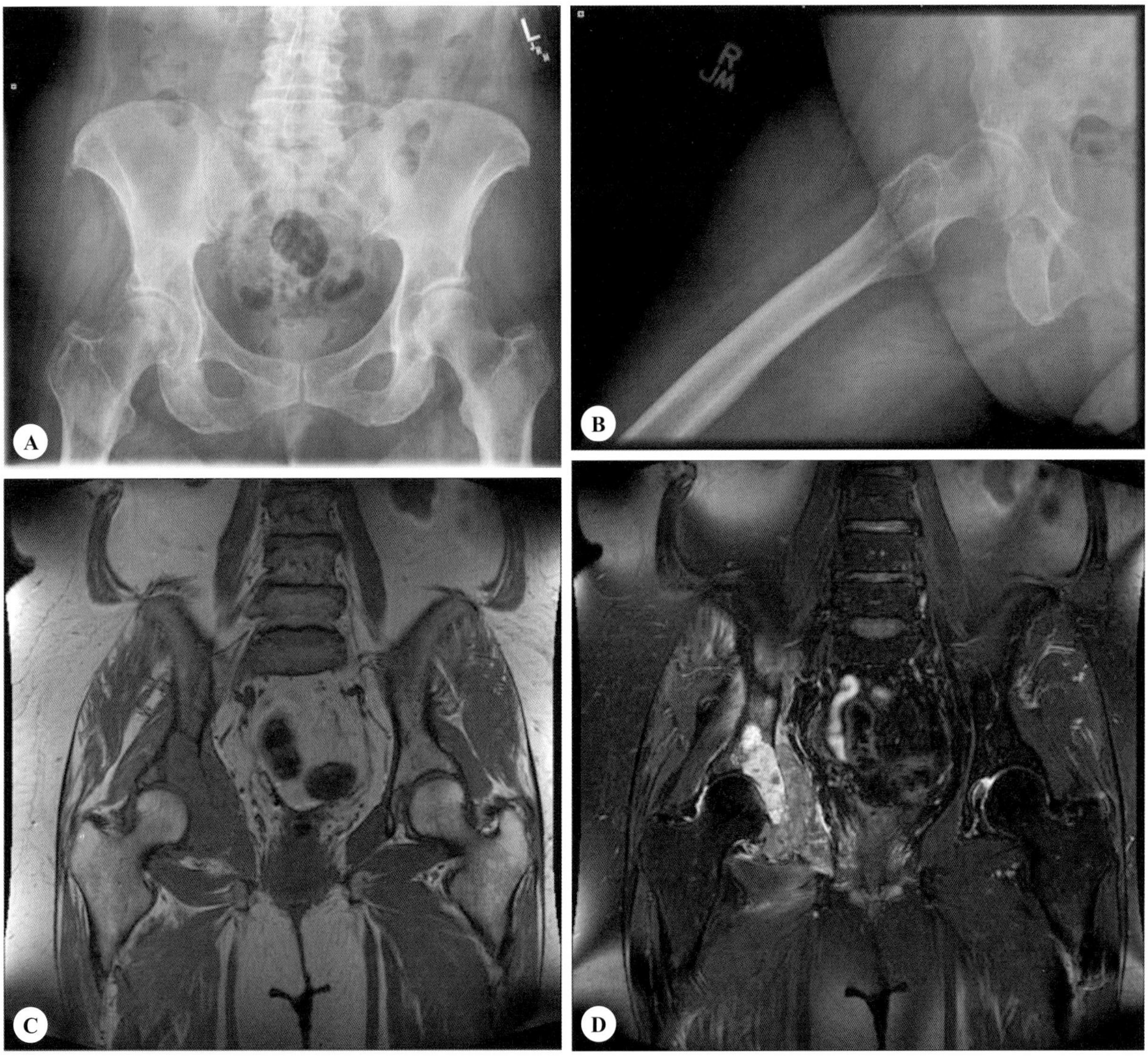

▲ 图 46-16　**A 和 B. 骨盆正位 X 线（A）和右髋蛙位 X 线（B）**显示，右侧髋臼溶骨性病变；**C.** 对应的冠状位 T_1 加权 **MRI** 显示，右侧髋臼中等信号病变，并突破骨皮质，向内下方软组织内蔓延；**D.** 对应的冠状位 T_2 加权成像显示，髋臼外侧代表软骨组织的小叶状 T_2 高信号与髋臼内侧代表高级别肉瘤的 T_2 中等信号之间可见明显分界，并可见骨皮质破坏和软组织侵犯。本例是去分化软骨肉瘤并梭形细胞肉瘤

（二）病变部位

造釉细胞瘤最常发生于胫骨骨干，10% 的病例同时有同侧腓骨受累[69]。原发性造釉细胞瘤的其他起病部位包括腓骨、股骨、肱骨和尺骨，虽有被报道，但都比较罕见[70]。

（三）影像学注意事项

造釉细胞瘤的典型表现为皮质内溶骨性、膨胀性、多房性病变，被经典描述为"皂泡样"表现[70]（图 46-19）。病变通常在骨皮质内，沿骨纵向生长，累及的同一块骨内可见多个病变[69, 72]。骨皮质中断、髓内浸润或软组织累及并不罕见[72]。病变可见不同程度的骨膜反应，常伴有一定程度的骨皮质中断[69, 73]。

造釉细胞瘤与纤维结构不良在影像表现上有重叠，有时影像上难以明确诊断。目前认为，年龄小是倾向于诊断纤维结构不良的最重要的要点。除年龄之外，倾向诊断为纤维结构不良的影像学特征包括磨玻璃密度影，伴或不伴病灶内混浊化、缺乏多层骨膜反应或虫蚀样骨质破坏、向前弯曲[74]。

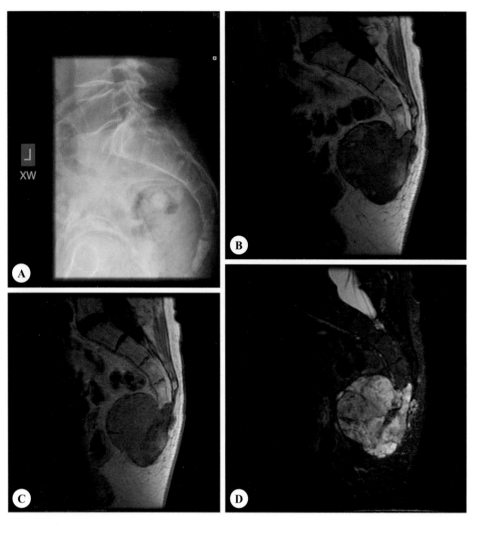

◀ 图 46-17　A. 骶骨侧位 X 线显示，骶骨末端和尾骨骨质硬化；B 至 D. 注意骶前区域在 X 线上显示不佳。对比随后检查的 MRI 矢状位 T_1 加权成像（B）、T_1 增强扫描（C）和 T_2 加权成像（D），可见一起自骶尾部肿块，伴骨质破坏，并向前生长累及软组织。肿块 T_2 加权成像呈不均匀高信号，增强后不均匀强化。本例为脊索瘤

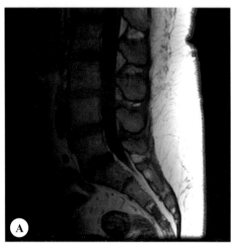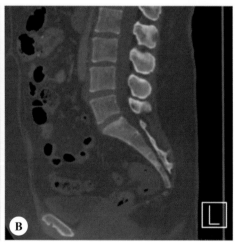

◀ 图 46-18　A. 矢状位 T_1 加权成像 MRI 显示，S_3 椎体内的正常骨髓被一中等信号病变所替代；B. 对应的矢状 CT 图像显示，S_3 椎体内可见不确切的硬化，不伴骨皮质破坏。该患者无恶性肿瘤病史，临床决策为暂不活检，最可能的诊断为良性脊索细胞瘤。该患者恰当的治疗应为连续影像随访

　　分化型造釉细胞瘤，或者称骨纤维结构不良样造釉细胞瘤，基于其临床和组织学特征，被认为是一种不同于经典造釉细胞瘤的病变[73]。该病变的侵袭性弱一些，临床病程更长，因此治疗不那么激进，以临床随访和切除大的病变或畸形病变为主，而经典造釉细胞瘤的标准治疗为广泛局部切除[73]。目前，影像上并无可靠的方法区分分化型造釉细胞瘤和经典型造釉细胞瘤[72]。

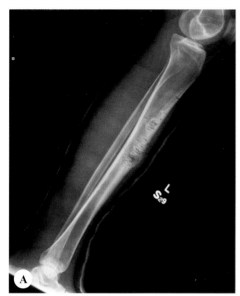 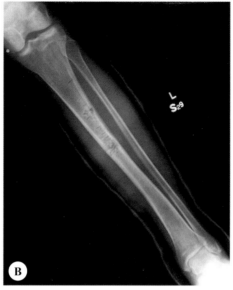

◀ 图 46-19　胫腓骨侧位（A）和正位（B）X 线片（译者注：原著有误，已修改）均显示，累及胫骨骨干中段的一段主要位于骨皮质的线样溶骨性病变。更重要的是，病变有点皂泡样表现。这是一例造釉细胞瘤伴病理性骨折

结论

多模态影像成像对于显示任何原发性骨肿瘤特征及评估其局部分期均是必要的。目前，CT、MRI 及 X 线被证实均是评估的可靠方法。一些研究提示，PET/CT 是一种新兴的帮助分期的方法。然而，仍需要进一步的评估明确成本效益和辐射增加风险，特别是对于年轻患者。

对于肿瘤（如 BNCT 和低级别中央型骨肉瘤）而言，影像学特征比病理评估更具有诊断价值，因此需要仔细审查病理诊断。此类病例最好要强调跨学科团队对诊断骨的原发性肉瘤的重要性，让影像科医生和病理科医生角色互补，以达到准确诊断。

Part C 治疗方法
Therapeutic Approaches

第 47 章 原发恶性骨肿瘤的治疗现状
Current therapeutic approaches of bone sarcomas

Andreas F. Mavrogenis   Andrea Angelini   Pietro Ruggieri   著

汤振楚   黎志宏   涂   超   译

骨原发恶性肿瘤（bone sarcoma，BS）包括多种来自骨细胞或其前体的原发的非上皮性的恶性肿瘤，具有转移潜能。有些是纯粹溶骨性的，而另一些则产生钙化基质（如骨肉瘤）、软骨基质（如软骨肉瘤）或混合溶骨 / 成骨基质 [1-5]。BS 的发生需要适当的致癌微环境和至少一个致癌事件的结合，随后肿瘤生长并可能向远在器官侵袭。间充质干细胞在分化过程中发生基因表达水平的突变、复制和易位会增加其转化为癌细胞的概率，并导致恶性成骨性或成软骨性恶性细胞的出现 [6, 7]。

按发病率从高到低的三种 BS 依次为骨肉瘤、尤因肉瘤和软骨肉瘤 [1-3]。大多数 BS 发生于儿童和青壮年，好发于四肢（特别是股骨远端）或骨盆 [4, 5]。鉴别诊断与年龄有关。5 岁之前发病患者中，破坏性骨病最常见的是转移性神经母细胞瘤或嗜酸性肉芽肿；5 岁后发病，常为原发性 BS；40 岁之后发病，往往倾向于转移瘤或骨髓瘤 [8]。此外，骨肿瘤的特定事件包括既往良 / 恶性病变、家族史和既往放疗史。此外，60% 的患者伴有近期的受伤病史，遇到此种情况时，我们也应考虑到恶性肿瘤的可能 [4, 5]。

BS 最常转移到肺部；此类患者，我们常需要通过胸部 X 线或 CT 评估肿瘤肺转移。使用 Tc 进行骨扫描可检查其他类似的骨病变（异时病变）或转移性骨病。实验室检查和肿瘤标志物对骨肉瘤分期没有帮助 [4, 9-11]，而活检则是诊断 BS 的金标准 [12-15]。活检的原则是：①要对正常组织影响最小；②穿刺活检，最好是影像引导，而不是开放式活检；③确保对具有组织学代表性区域进行充分取样；④样本均应行微生物培养以进行潜在的鉴别诊断；⑤样本必须由有经验的病理学家阅片；⑥申请表应包含足够详细的肿瘤部位，以及患者的详细信息和病史 [4, 5]。在侵袭性和恶性骨肿瘤中，活检带必须默认为已被肿瘤污染，并且必须与切除标本一起取出，包括可能的引流通道，也要通过放置引流管以避免局部复发。活检区域应通过小切口或墨水清楚地标记，以确保在最终手术时可以识别该位置。标本应快速送至病理评估，最好在半小时内；到达后，在福尔马林固定之前，可以进行肿瘤印记（接触准备）（有助于 FISH 进行肿瘤特异性转位），并且组织 / 细胞悬液应在冷冻模具中冷冻保存 [5]。

活检和组织学诊断后，治疗继续进行。目前骨肉瘤的治疗方法包括保肢手术、广泛切除或截肢，并根据肿瘤的组织学，决定是否辅以辅助治疗（化疗和放疗）。局部或远端晚期肉瘤患者可能受益于姑息治疗 [7, 16-20]。

一、手术

手术是主要的治疗方法；根据肿瘤的位置和范围，血管外科、整形外科医生和泌尿科医生的参与通常是必要的。对于部分 BS，如骨肉瘤和尤因肉瘤，手术治疗前新辅助化疗的目的是治疗潜在的微转移性病灶，减少骨肿瘤周围软组织肿块和（或）使肿块成熟，便于切除，提高患者的生存率。对于高级别肿瘤，伴有转移或局部复发，一线治疗反应差的患者，精准靶向治疗或早期截肢是最重要的[21]。在化疗开始后是否进行术前放疗，通常需要外科医生、内科医生和放射肿瘤学家参与讨论，视手术切缘阴性的可能性及切除术后肢体功能丧失的概率来决定。对于较年轻的患者，放射治疗尤其需要关注，因为他们在放射治疗后患肉瘤的概率相对较高[22, 23]。

截肢的绝对指征是肿瘤累及主要神经血管结构。此外，当可以进行根治性手术且保肢性切除不太可能获得阴性切缘或功能上可行的肢体时，应考虑截肢。截肢切口和技术的选择取决于活检切口和肿瘤软组织肿块的位置。如果神经血管结构没有被包裹（如动脉或运动神经被包裹面积不超过 50%），这些结构将被保留。如果动脉被包裹，采用反向置入静脉移植物、人工血管移植物或同种异体静脉移植物进行旁路血管移植，将被肿瘤包裹的血管结构与肿瘤整块共同切除[9]。骨原发性肉瘤患者的病理性骨折并非截肢的绝对指征。对某些病理性骨折患者进行保肢手术，尤其是化疗后骨折愈合的患者，似乎不会增加局部复发或死亡的风险。患者应接受新辅助化疗，然后在安全的手术切缘切除肿瘤。肿瘤对化疗的反应预示着骨折愈合、整体生存的改善、局部病灶的控制。骨折移位的程度可能并不预示预后差，骨折固定的方式也可能不会显著影响预后。耐药性骨原发性肉瘤的病理性骨折是保肢手术的相对禁忌证。若要帮助治疗这一患者群体，我们需要获得更多的多中心研究以获取有统计学意义的数据[24, 25]。

必须整块切除带有活检瘢痕并被健康组织袖带包围的肿瘤[26, 27]。据推测，<1cm 的边缘可能与非常低的复发率相关，不过目前尚无良好的对照研究证明这一点[9, 28-30]。同时，应避免病灶内手术，因为无论患者接受围术期放疗还是化疗，这都会导致局部复发的风险增高。若患者已行病灶内手术，则建议再次切除瘤床[31]。对于四肢的低级别软骨肉瘤，病灶内手术是可行的，因为据报道其复发率低[32]。

肿瘤切除后可行假体或同种异体移植重建。同种异体假体复合材料在某些肿瘤位置（如肱骨近端和胫骨近端）中是可获益的选择，可以使软组织极佳地重新附着到同种异体移植物上。在股骨中，优选使用组配式假体[33-36]。生物重建技术包括同种异体或自体移植，如带血管的腓骨，特别是用于骨干缺损的间隙桥接[37]。对于成长中的儿童来说，BS 切除术后的重建仍有困难，特别是在解决下肢不等长方面。一般来说，除非切除涉及关节，否则会进行同种异体移植重建。在这种情况下，应考虑使用可延长假体[38]或旋转成形术。在某些情况下，骨骺部分和关节面的保留可以通过骺骨牵引实现；然而，这仅适用于骨骺仍然生长的患者[4, 39]。有限的骨盆切除（伴或不伴骨盆重建）患者中，若切缘无肿瘤，往往提示较好的预后。骨盆扩大切除（不论伴或不伴骶骨侵犯/大腿保留）手术常很困难，并且常伴有各种并发症[32, 40, 41]。

据报道，若骨干骨受 BS 累及，宿主骨行体外辐射后再植入是一种在肿瘤学上安全且经济的保肢技术，具有良好的功能效果[42]。在广泛切除股骨恶性骨肿瘤后，体外照射的自体骨移植可辅以带血管的腓骨移植，以生物强化骨间重建增强[43]。

二、计算机辅助导航

尽管 MRI 和 CT 等先进的成像技术可以提供有关手术区域的解剖细节，但利用这些屏幕上的视图信息全方位展示手术区域仍有困难。在计算机辅助技术的帮助下，手术团队能以更精确和协调的方式将计算机技术、新型软件、现代成像技术和手术器械相融合[44]。骨与软组织肉瘤手术中，计算机辅助导航的目的是优化肿瘤切除和提供更好的植入物定位，从而获得更好的预后和患者满意度，以及更长的植入物存活率。在术前阶段，该技术可以促进手术区域可视化，以形成更精确的手术计划。术中，实时成像的数据可以与 MRI 和 CT 合并，以构造手术区域的虚拟图形。从重建的角度来说，精确度和精密度的提高都有利于患者预后，特别是在植入物的定位和功能方面[45, 46]。两腿长度差异可以最小化，关节力线的恢复和假体位置可以得到改善[44]。在计算机辅助导航的帮助下，骨盆和骶骨肿瘤切除术可以更大概率的获取肿瘤阴性切缘，并且并发症更少。但这需要进一步研究以确定其对局部复发和其他肿瘤相关预后的确切影响[47, 48]。当然，计算机辅助导航亦有其局限性：增加手术时间、学习曲线和成本。然而，随着这类技术使用越来越广泛，其成本和手术时间均会得到控制[44]。

三、化疗

化疗是 BS 治疗的基石，通常为新辅助方案中的一员。在骨肉瘤和尤因肉瘤中，仅局部治疗是不够的，如果多学科治疗中没有加入化疗，80%～90% 看似局限性疾病的患者也会发生转移并导致死亡[49]。目前的治疗方案包括新辅助（诱导）化疗，其后是局部治疗［手术和（或）放射治疗］。目前，辅助化疗可治愈约 2/3 局限性疾病的患者[50-53]。多柔比星、顺铂、大剂量甲氨蝶呤和异环磷酰胺均被认为是治疗骨肉瘤最有效的药物[50]。尤因肉瘤的标准化疗通常以 VACA（长春新碱、多柔比星、环磷酰胺和放线菌素 D）为基石[51-56]。在一项美国的随机对照研究中，将异环磷酰胺和足叶乙甙添加到 VACA 中显著改善了非转移性尤因肉瘤患者的预后[56]，意大利的一项试验中却没有得到类似结果[54]。

与传统多柔比星相比，目前新化疗药物制剂，如多柔比星脂质体，可以降低传统方案的心脏毒性[57]。多柔比星脂质体目前正在儿童难治性实体瘤中进行试验。脂质体制剂也可用于调节药物药

理学特征，如伊立替康。一项研究在尤因肉瘤异种移植模型中证明了伊立替康三氯蔗糖脂质体的积极效果[6, 58]。肿瘤免疫学领域的最新进展使人们有可能更好地理解免疫浸润在肿瘤过程中所起的关键作用，并启发了一系列旨在重编程免疫系统以促进识别癌细胞的一系列临床试验。这些研究的目的是利用癌症免疫的特异性，为临床肉瘤患者带来更有效、毒性更小的治疗方法。在这种情况下，作为多靶点药物的 TKI[59]、骨靶向放射性药物[60]、DNA 靶向修复技术[61, 62]、分子疗法[63]、使用癌症疫苗和过继细胞疗法的免疫疗法[20, 64-70]正在数个临床试验中迅速发展。

四、放疗

根据肿瘤的部位和类型、手术切缘和化疗反应等情况，放疗有术前、术中、术后（外放疗或近距离放疗）或原发肿瘤放疗（通常为姑息性）等不同方式[71-79]。术前放疗可在脊柱或骨盆肉瘤切除前进行，以减少肿瘤体积，限制肿瘤边缘。术中或术后放疗用于切除边缘阳性或切除不充分的病理学骨折、化疗反应差或活检不当的 BS 患者。原发肿瘤放疗用于尤因肉瘤、技术上不可能或患者无法接受完全切除的肿瘤及姑息治疗[73-76]。未切除的肿瘤或大块肿瘤残留疾病通常用 55.8Gy 与化疗联合治疗[77]。微小残留病灶则通常用 50.4Gy。软骨肉瘤和骨源性肉瘤对辐射不敏感，需要约 66Gy 的剂量来控制微小残留病灶，需要约 70Gy 的剂量来控制大块残留病灶[73]。脊索瘤需要约 70Gy 的剂量用于微小残留病灶，而 >75Gy 的剂量用于控制大块残留灶[73, 78]。

替代放疗技术包括调强放射治疗（intensity-modulated photon radiation therapy，IMRT）、质子放疗、带电重粒子、调强质子放疗、术中放疗和骨靶向放射性同位素[73]。精准的辐射技术允许医生用更高的辐射剂量，同时减少对关键正常组织的辐射剂量，因此，降低了辐射引起的并发症的风险。这些技术特别适用于具有挑战性的轴向部位的病变，在这些部位勉强切除通常不能完整切除肿瘤或手术高度致

残。调强质子放射治疗可降低正常组织的整体辐射剂量，通常为常规的 $1/3 \sim 1/2$ [80]。质子放疗可以与化疗联合治疗成人和儿童肉瘤[81, 82]。调强放射治疗越来越多地被用于治疗具有挑战性的中轴骨骼 BS，因为高剂量区域的剂量一致性较高，并且保留了选定的正常组织[73, 83]。由于肉瘤的放射治疗通常需要高剂量，并且靠近敏感的正常组织，因此质子放疗和其他带电粒子放疗是这些患者的最佳治疗选择[73]。对于分子量较大的带电粒子，如氦、氖和碳离子，也有一些相应的研究[84-86]。

成骨细胞转移瘤和骨肉瘤可以极大地摄取浓聚骨选择性放射性药物。大剂量 ^{153}Sm-EDTMP 单独或联合吉西他滨治疗骨肉瘤的骨特异性放射治疗效果已得到评估[87, 88]。然而，尽管高剂量 ^{153}Sm-EDTMP 加吉西他滨具有中度缓解作用（改善疼痛和影像学反应），仍需采取额外的局部和全身控制措施，以持久控制伴有成骨性病变的复发性骨肉瘤[87, 88]。

五、原发性转移性和复发性疾病的治疗方法

骨肉瘤通常转移到肺部，10%～15%的患者就诊时已经出现影像学可检查到的肺部病变[50]。与局部骨肉瘤治疗原则一样，即应用强化的多药联合化疗和手术切除所有肿瘤。这意味着我们要对转移瘤行额外开放式开胸手术，并双侧探查，双手触诊双肺[4, 89]。对于原发转移性尤因肉瘤患者的孤立性肺部受累，双侧肺照射和化疗似乎可以改善预后[4, 90]。BS 局部复发或转移复发后患者的预后较差。如果条件允许，对复发肿瘤行手术完全切除是可行的，并且一些患者将因此存活下来。与复发性尤因肉瘤相比，目前二线化疗对骨肉瘤的疗效是非常有限的[4, 91-93]。

六、随访

BS 患者的随访至关重要。即使在接受手术且切缘阴性的患者中，也有9%的患者复发，并且以前未检测到的转移性灶可能会在术后被检测出来[9]。一般来说，医生们应该前2年每隔3个月随访一次，后3年每隔6个月随访一次，此后每年随访一次。对于低级别骨肉瘤患者，随访的频率可能较低，例如，前2年每6个月一次，然后每年一次。诊断 BS 10 年以上的患者仍有可能发生晚期转移、局部复发、功能缺陷和治疗相关并发症，并且没有公认的肿瘤监测停止点[5, 22, 23, 94-97]。

七、肿瘤康复

青年患者的生存率往往比更年轻的患者差，而幸存者往往遗留下长期的功能障碍。此外，这类患者在治疗前、中、后也难以获取医疗保障。那些能够获取医疗保障的患者，理想情况下应该在专门的肿瘤中心接受治疗，这些中心有资源进行高度专业化的手术和辅助治疗[98]。

近年来，随着人们意识到癌症患者康复治疗的重要性，肉瘤幸存者从多学科康复护理中获益良多[99]。随着患者存活时间的延长和治愈率的提高，这些患者的远期体验受到了更多的关注。肉瘤导致的身体功能低下及其治疗导致的生活质量下降和重返工作的比率降低有关。疼痛、疲劳、认知障碍、焦虑和抑郁、社交障碍也很常见。对这些患者及其症状的管理应建立于了解患者所接受的治疗的基础上，并且不同的症状应予以不同的管理方式[100-104]。癌症治疗之前即进行的康复，称为预稳定，可以帮助患者提高对药物不良反应的耐受性[105]。治疗前康复的一个关键部分就是患者咨询；如果必须在保肢和截肢之间做出选择，应充分告知患者每种手术的优缺点及其潜在的功能缺陷。手术后，患者即可从在院康复中受益。与血管障碍对照组相比，因肉瘤而接受截肢的患者在院康复期间获得显著收益，其中大多数患者最终顺利出院回家[106]。同样，接受保肢的患者可能需要住院康复，尤其是在出现严重神经损伤或其他术后并发症的情况下。此阶段康复的主要目标是增强患者的体力，并为功能缺陷提供适应性设备和策略，所有目标均以安全出院回家为目标。在为每位患者定制康复计划时，应考虑家庭布置、朋友和家人能提供的帮助、患者就业等因素[99]。

第48章 骨肿瘤切除：合理的切除边缘在哪里

What is an adequate margin after bone tumor resection?

Francois Gouin　Marie-Francoise Heymann　Gualter Vaz　著

汤振楚　黎志宏　涂　超　译

当医疗团队遇到原发恶性骨肿瘤时，治疗的标准目标是以最小的治疗相关不良反应彻底根除该病损部位。30多年来，原发性肿瘤的完全手术切除一直是常见原发性骨肿瘤（软骨肉瘤、骨肉瘤、尤因肉瘤）治疗策略中不可或缺的一步，对骨肉瘤和尤因肉瘤还会辅以化疗和放疗。切缘是判断骨肿瘤切除是否充分的最常用判断标准。本章回顾了切缘的概念、切缘对围绕患者和疾病的多学科团队的主要意义、医学语言在描述切缘特征时的局限性，以及准确描述足够的切缘的困难。

一、切缘，骨肿瘤管理的重中之重

获得干净的切缘对外科医生来说是一个挑战，因为手术计划切除的目的是获得足够充分的切除区域以行肿瘤控制，但又要足够局限以保留功能。重建手术引起的术后并发症发生率高，骨肿瘤切除术后功能损害既频繁又严重。必须尽一切努力在不影响局部肿瘤控制的情况下，缩小切缘范围并保留天然解剖结构；这需要外科医生和病理学家对切缘的准确评估，以及为了局部控制准确定义什么是足够的切缘（图 48-1）。

首先，手术切缘被认为对患者预后影响颇大。对于所有类型的原发性骨肿瘤，局部复发与阳性切缘高度相关；20 世纪 70 年代，出现了保肢手术，Enneking 发现了干净的切缘范围与局部复发之间的联系[5]。这一结论如今仍然正确；软骨肉瘤、尤因肉瘤[2]、骨肉瘤[3]的局部复发与手术切缘高度相关，无论其级别如何[6]。尽管如此，干净的切缘对总体生存率的影响仍没有准确的结论，没有很好

的数据记录。最后，切缘的特性对患者（局部复发的风险和可能较短的生存期）和多学科医疗团队（商讨应给予进一步治疗以改善切缘不足的患者）具有重要的预后意义。显微镜下肿瘤阳性切缘对术后治疗有很大影响；软骨肉瘤建议再次手术，骨肉瘤也可选择再次手术。尤因肉瘤通常推荐放射治疗。

最后，对比于不同的治疗策略，医学界广泛认同切缘的性质是局部复发的主要预后因素这一观点。但是否对于所有多学科团队来说，局限边距或充分边距、R_0 或 R_1 边距在所有国家/地区是否都具有相同的意义，仍然存在疑问。

二、切缘的描述

在大多数临床记录中，对手术切缘的描述往往模糊且不确定。部分原因在于没有统一的标准可以确切描述所有显微镜下的观察结果，以及评估手术边缘有效性。据笔者所知，在众多尚未统一的分类中，现在仍没有一个广泛使用的分类法可评估其再现性。

Simon 和 Enneking 等首先介绍了软组织切除术后手术切缘的评估[20]。外科手术的 Enneking 分类至今仍被用于描述软组织肉瘤和骨肿瘤切除后的边缘，目前在文献中仍有报道。该分期主要依靠肉眼检查，有三个关键点：被认为可能被肿瘤细胞污染的肿瘤周围的假包膜（反应区）；反应区与手术切面之间的距离；肿瘤切除后的解剖结构。Enneking 因此定义了四个阶段：根治性切除，即包含肿瘤的整个解剖腔室的整体切除（大腿前腔

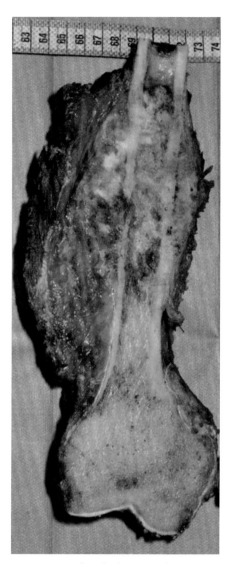

▲ 图 48-1　宏观角度：骨肉瘤浸润周围软组织

68 岁的股骨远端骨肉瘤患者。新辅助化疗后行股骨远端整块切除。股骨近端边缘没有肿瘤，被认为是 R_0（2cm 宽）。远端切除也很宽（5cm）。对于较年轻的患者，可以建议经骨骺切除术以获取安全（且足够）的更近切缘，然后进行生物重建，但经关节切除术更适合该患者

室肿瘤的整个股四头肌 / 股骨肿瘤的全股骨切除等等）；广泛切除，是通过对所有尺寸的大体正常组织进行锐性解剖来实现的；当手术平面穿过假性包膜周围的反应区时，为边缘切除；当手术切除部位位于肿瘤组织中时，为病灶内切除。基于 Enneking 分类的切缘可预测大多数骨肿瘤的局部复发概率。基于这一理论，我们认为根治性切

除和广泛切除对于局部控制高级别肉瘤是足够的，而边缘或病灶内切除是不够的。然而，由于主要解剖结构的限制和严重的功能致残后果，根治性或广泛的切除并不总是能够实现；外科医生的决策取决于他们的个人经验，并以减少反应性假包膜与手术切面之间的距离为目标。因此，当分期旨在充分定义概念时，Enneking 的分类标便不够准确。例如，广泛切除包括广泛的边缘（软组织 2cm 及以上，骨内 5cm 及以上），1cm 清晰的边缘，以前被认为是不够的，现在在骨内是可以接受的。由于这些分类方法和临床需求之间的差异，已有数位专业人员或专业小组已开始对该分类进行改良。

Rydhom 和 Rooser[24] 将他们的分类重点放在深部肌肉筋膜的完整性和肿瘤周围组织的类型上。因此，根据 Enneking 的分类，广泛切除术分为三个亚型：Wide-S（厚度＜3cm 的无污染皮下组织）、Wide-F（无污染的深筋膜）和 Wide-AM（无污染的腺泡状或肌肉组织），前两者局部复发率低（＜10%），而后者无论切缘组织的厚度如何，其复发率都更高（30%）。

为了明确骨和软组织肉瘤切除时的安全切缘，1989 年日本骨科协会骨和软组织委员会起草了一种新的切缘评价方法。这种分类[13, 14] 考虑到手术切面与肿瘤反应区（定义为肉眼可见的肿瘤周围变色区域）之间的距离，其对切缘进行了详细的描述；据此法，切缘可分为根治性（反应区外 5cm 或以上的无污染组织）、充分的广泛切除（2～5cm）、不充分的广泛切除（1～2cm）、边缘切除（0～1cm）和病灶内切缘。此外，对于组织的性质也进行了描述并转换为距离单位，例如，厚的屏障（如关节囊）转换为相当于 3cm 厚的正常组织，关节软骨转换为相当于 5cm 厚的正常组织。此法对许多情况都进行了清晰的描述（如肿瘤黏附在屏障上，但没有延伸到屏障的外表面，新辅助治疗引起的瘢痕组织等），使这种分类具有高度的准确性。另外，因为分类的复杂性，必须评估其可重复性（观察者重复和观察者间重复），并且

其对于预后评估是否准确仍有待讨论，特别是在骨切除后：骨内 1cm 的无瘤切缘（不够宽）真的是一个不足的边缘吗？这一点是该分类的主要弱点，它描述了两种不同的东西：边际的描述（定性和定量）和边际的含义（充分或不充分）。前者可能是客观描述，而后者则取决于多种因素，如肿瘤类型、对辅助治疗的敏感性、解剖部位、患者状况等。

大部分来自法国肉瘤小组的多学科团队在报道原发性骨和软组织肉瘤的手术质量时，使用 UICC 对残留病灶进行定义 [23]。Stoeckle 等 [22] 明确定义了 UICC 残留肿瘤分类对肉瘤手术质量评估的适用性。这种分类基于数量有限的分类（R_0= 切除无瘤，R_1= 可能的微观残留病灶，R_2= 宏观残留病灶），充分依赖病理学家和外科医生的密切合作。R_0 和 R_1 均在病理检查后才下诊断，而 R_2 则由外科医生定义。因此，一份可靠的手术报告是必要的（强烈推荐 Stoeckle 等建议的手术报告清单），并应在多学科会议上确定定义切缘状态。尽管这三种分类对局部复发概率有很高的预后提示（见参考文献 [22]），但该方法的某些局限性导致在骨肿瘤切除后使用该分类评估切缘时可能出现混乱情况。

(1) 骨肿瘤通常采用多药化疗为主的术前新辅助治疗：手术平面位于化疗后瘢痕组织内时，应评估为 R_0 还是 R_1？就我们所知的文献中尚无答案，为了阐明这种情况的预后，所有多学科小组均应用相同的方法描述这种常见情况。

(2) 骨肿瘤内及软组织延伸的薄层但无瘤的切缘标准仍存在争议，不同的多学科团队在肉瘤治疗中也没有明确的共识：如何看待 1mm 或 2mm 的无瘤切缘？R_0 还是 R_1？

(3) 如何看待手术过程中肿瘤破裂导致的污染（即 Enneking 系统中的是污染性广泛切除，是否存在污染性的 R_0 切除？）：在某些团队中这种事件自动记录为 R_1，一些团队记录为 R_2，另其他团队则记录为污染性 R_0 切除，其真正的预后意义尚无文献记载。

为了改进对薄的无瘤切缘的描述方法，笔者

最近将 R 分类改为 Rm 分类 [17]；薄切缘（<2mm）且肿瘤表面有无瘤的完整包膜，考虑为 R_{0m} 切除；当没有完整包膜，肿瘤界限不明和（或）显微镜下有转移时，边缘认定为 R_{1m}。根据我们的经验，这种对薄 R_0 或 R_1 切缘更准确的描述使得外科医生的主观发现和病理学家的评估之间的争议更小。此外，基于一项简短的回顾性临床研究，这种改良的 R 分型在局部复发方面比 R 分型有更强的预后意义。然而，目前这种方法尚未用于对外科骨肿瘤标本进行评估。

法国肉瘤协作组 [8] 的病理学家和外科医生最近提出了另一种改良型 R 切缘分类方法：该方法主要针对接受新辅助治疗的骨肿瘤。R_0 表示至少 2mm 的无瘤边界（见 Loh 等 [18]），或者 <2mm 但有未被侵入的自然解剖屏障。R_1 分为与新辅助治疗后瘢痕和坏死相关的三个亚型。

总之，为了使用相同的标准，理想的切缘分期应该以一种纯粹描述性的方式，在结构化的报告中整合手术和病理数据。

三、什么才是适当的切缘

在知名的外科教科书中所推荐的肿瘤切缘为肿瘤周围 3～7cm 的正常组织 [10, 11]。获得足够的切缘意味着原发骨肿瘤切除后的高局部控制率（90% 或更高）。另外，病灶内切除的局部复发的发生率预计分别为 30% 和 100%（分别为微观 R_1 或宏观 R_2）：两者都被认为是不充分的。

不幸的是，绝大多数情况介于这两种条件之间，想达到充分边界可能相当困难。事实上，据我们所知，骨肿瘤切除中充分切缘的恰当性定义仍然很模糊。

首先，一个适当的切缘是一个动态变化的术语：最初 5cm 切缘的建议现已逐步放宽且并未影响肿瘤局部复发率和患者的生存 [18]。Bispo 等 [4] 的报道发现，对治疗反应差的骨肉瘤中，无瘤边界大于或小于 2mm 在局部复发的影响并无差异。Jeys 等 [12] 报道，当患者对术前化疗有良好反应时，无瘤的 2mm 切缘或更宽切缘的患者在局部复发方面没有差异。Li 等[16] 报道，小于或大于 5mm 的清晰边缘不影响局部复发率。Andreou 等[1] 认为，当获得足够的切缘时，局部复发率与骨肉瘤周围切除的正常组织的宽度无关。影像学的进步使得外科手术的发展也日新月异，如 MRI[9, 19] 与肿瘤病理的实际情况的完美相关性使得精确的手术计划成为可能；在不久的将来，手术工具（计算机辅助手术、针对患者的手术工具）不仅可以改进手术前的手术设计，也将在更新适当的切缘概念方面发挥作用。

其次，切缘是否合适可能还取决于肿瘤的组织特征。例如，骨肿瘤中尤因肉瘤与软骨肉瘤的生物学行为不同。前者即使在新辅助治疗后，通常在显微镜下也很难定义准确的边界，尽管尚无文献证明，但我们推测在不同的团队中清晰的切缘这一概念具有不同的定义，在决策过程中治疗指导意见也各不相同。根据回顾性研究所示，骨肉瘤周围切除 2mm 无瘤组织被认为是 R_0 切缘[18] 的合适厚度，而软骨肉瘤周围 4mm 无瘤组织的切除厚度是获得合适切缘的推荐厚度[15, 21]。

再次，肿瘤对辅助治疗（新型辅助化疗和术后化疗）的反应性也是评估切缘是否合适的关键信息。即使切缘合适，当肿瘤对新辅助化疗反应不佳时，局部复发率也明显更高[1]；也就是说，对化疗反应良好的患者而言的恰当手术切缘对于反应不佳的患者来说并不足够。同样的道理，对于骨肉瘤及术后放疗高度敏感的尤因肉瘤，这两者的近瘤切缘意义是否相同呢？质子治疗的最新进展可能会在未来改变脊索瘤和软骨肉瘤合适切缘的概念；目前已有报道，当不能完全手术切除时，对这些肿瘤进行局部控制仍有一定程度的获益[25, 26]。出于这个原因，对辅助治疗的反应使得合适的切缘这一概念随着时间的推移而演变，并且因不同肿瘤组织学特征而异。

最后，关于"合适的切缘"一词，其困惑多来自于它的定量价值。Gerand 等报道，在治疗软组织肉瘤的某些组织学亚型时，计划的边缘切除（通常被认为是不充分的）却往往没有导致预期中的较高局部复发率[7]，这亦解释了这一词的模糊性。这意味在目前采取的治疗规范中，理论上的不充分的切缘也有可能是一种适当的治疗。

结论

评估原发性骨肿瘤切除后的切缘是开展术后治疗和评价肿瘤预后的关键信息。遗憾的是，现在仍没有独特的、一致的分级系统可以在不同团队之间可靠地共享和比较结果。统一的共识应该依赖于外科医生和病理学家使用的纯粹描述性和结构化报告，而不涉及切缘是否足够充分，这是一个改良的多因素概念。

第49章 恶性骨肿瘤中的调节性细胞死亡和化疗耐药
Regulated cell death and drug resistance in malignant bone tumors

Günther Richter (HS) Andrej Lissat Udo Kontny 著

汤振楚 黎志宏 涂 超 译

要 点

- 维持组织稳态和完整性的调节性细胞死亡（regulated cell death，RCD）包括细胞凋亡、自噬细胞死亡和坏死。
- 化学耐药性涉及解除对 RCD 的特定机制 / 通路。
- 更好地了解化疗诱导的 RCD 机制或许有助于改善治疗方案。
- 针对 RCD 特定的解除控制机制的新药可能会改善骨原发性恶性肿瘤的治疗策略。

RCD 是真核细胞的一种维持组织稳态和完整性的生理性细胞死亡程序，涉及不同的机制，包括凋亡、自噬细胞死亡和坏死性凋亡[1]。RCD 近年来已被扩展到包括自噬和坏死性凋亡，这两种独立于细胞凋亡但对生物体的发育和维持同样重要的信号机制[2, 3]。细胞死亡程序的破坏可以通过将组织完整性和细胞死亡之间的紧密调控的平衡转向细胞生长的方向而导致肿瘤的形成，并可能导致治疗耐药性，因为放疗和大多数化疗药物会诱导产生 RCD。

细胞凋亡这一个活跃过程中，CASP 家族是关键的介导因子[4]。在人类中，已知 14 种不同的半胱氨酸蛋白酶。它们由一个前域，一大一小两个亚基组成，均为无活性的原酶。活性结构是由原酶裂解产生的两大两小四个亚基的四聚体。这些所谓的起始凋亡蛋白酶，如 CASP8、CASP9 和 CASP10，接收到凋亡信号，被激活，反过来激活效应凋亡蛋白酶，如 CASP3、CASP6 和 CASP7。这些被激活的效应凋亡蛋白酶通过剪切像 DNA 修复酶 PARP 等酶、激活核酸内切酶，剪切结构蛋白（如对核膜稳定性至关重要的核纤层蛋白）来诱导凋亡表型。效应凋亡蛋白酶的活性受到 IAP 蛋白的严格控制，包括 NAIP、BIRC2、BIRC3、XIAP、存活蛋白（BIRC5）、Bruce、BIRC7 和 BIRC8[5, 6]。

凋亡主要包括内源性和外源性两个通路[7, 8]。线粒体膜的破坏是内源通路的关键节点，膜破坏后细胞色素 C 释放，与胞质蛋白 APAF1 结合。这两种蛋白结合到 CASP9 前体形成凋亡小体，CASP9 前体被裂解成活性 CASP9。线粒体膜完整性的丧失由 BCL2 蛋白[7]家族的促凋亡和抗凋亡成员之间的平衡所调控。该家族已知有 20 个成员，根据是否存在 BH 域[9]分为 3 个亚家族。促凋亡蛋白由两个家族组成，一个由包含三个 BH 同源结构域（BH1-3）的 BAX、BAK1、BAD 组成，另一家族只有一个结构域（BH-3），包括 BID、BCL2L11、BBC3 和 PMAIP1。抗凋亡家族包括 BCL2、BCL2L1、BCL2L2 和 MCL1。BCL2 和 BCL2L1 与促凋亡的 BH-3 结构域蛋白形成稳定的复合物，从而阻止了 BAX 和 BAK 向线粒体的激活和迁移。这种促和抗凋亡蛋白的平衡受 TP53 的影响，TP53 在细胞应激时被激活。TP53 诱导促凋亡因子 BAX 和 PUMA（BBC3）的转录激活，从而使该蛋白家族的平衡网络向凋亡方向[1, 10]转移。化疗药物可引起细胞内损伤。它们通常通过内源途径诱导细胞凋亡。促凋亡基因突变，如 TP53 或 BAX，以及抗凋亡蛋白，如 BCL2 或存活素的过表达，均可破坏内源途径，从而导致化疗耐药性。

死亡配体与其受体的结合可激活外源凋亡途径[1, 11]。死亡受体属于 TNF 受体超家族，包括 TNFRSF1A（DR1/CD120a/p55/p60）、FAS（Apo-1/CD95）、DR3（APO-3/LARD/tramp）、TRAILR1（DR4/APO-2）、TRAIL2（DR5）、DR6 和 EDAR。这些死亡受体的激活导致 DISC 的三聚体化和组装，包括 FAS 相关的 FADD 和起始凋亡蛋白酶 proCASP8/10[12, 13]。FADD 与 CASP8/10 前体间的相互作用导致蛋白酶解和 CASP8/10[14]的激活。CASP8 和 CASP10 激活效应凋亡蛋白酶和促凋亡 BCL2 家族蛋白 BID。

外源性细胞凋亡受到严格调控，而耐药性可在不同水平上发生。在受体水平上，TRAILR3 和 TRAILR4 不包含死亡结构域，但可以阻止 TRAIL 与凋亡诱导受体 TRAILR1、TRAILR2 结合。cFLIP（CFLAR）蛋白的过表达已被证明可以阻止 FADD 与 CASP8 和 CASP10 的前体结合。FAS 的突变、死亡受体或 CASP8 和 CASP10 的表达缺失同样通过抵抗外源途径，从而抑制细胞凋亡。

除了细胞凋亡外，对细胞应激的另外一种反应是自噬。这是一个高度保守的过程，其特征是囊泡隔离和细胞质成分的降解。自噬是通过生长因子、激素、细胞内能量信息和细胞应激（如缺氧、渗透压应激、ROS 和病毒感染[15]）来诱导和精确调节的。自噬的主要步骤包括诱导、囊泡成核和延伸、自噬小体的形成和自噬溶酶体的形成。超过 30 个 ATG 已被鉴定；一些分子复合物在自噬[16]的过程中似乎是必不可少的。根据其在自噬过程中的功能分为 5 组：ATG1 蛋白激酶复合物、PI3K-BECN1 复合物、ATG12 耦联系统、ATG8 耦联系统和 ATG9[17]。在 mTOR 抑制后，ULK1 和 ULK2（ATG1 的两个哺乳动物同源结构域）被激活，随后 FIP200（一个 200kDa 的 FAK 家族相互作用蛋白）和 ATG13 磷酸化，从而启动自噬[18]。Ⅲ类三碘化磷激酶 – 苄霉素复合物是囊泡成核所必不可少的。它对于招募 ATG12-ATG5 连接到自噬前体结构至关重要。自噬可先于细胞凋亡，并作为激活 CASP8[19]的替代机制。BCL2 家族的成员也参与了自噬的调节。BCL2 可以与 BECN1 形成抑制自噬的复合物。该复合物的分解引发自噬[20, 21]。自噬的解除可能有助于肿瘤细胞抵抗环境应激因素，如营养剥夺和缺氧。例如，HMGB 的上调导致了化疗耐药[22]。诱导自噬与诱导凋亡的抗肿瘤药物联合使用可最大限度地发挥细胞毒性抗肿瘤作用[21]。

坏死性凋亡已被确定为一种独立的细胞死亡机制。它由多种刺激因素触发，并与死亡受体（TNFRSF1A、TRAILR 或 FAS）、TLR、细胞代谢和基因毒性应激相互作用。坏死性凋亡中最重要的信号分子是丝氨酸 / 苏氨酸激酶 RIP1 和 RIP3，以及伪激酶 MLKL。例如，TNF-α 与其受体 TNFRSF1A 的结合导致了受体的内化，将 RIP1 与 RIP3 一起组装入坏死体复合体，并激活 RIP3[23]。随后，被激活的 RIP1 和 RIP3 相互转磷酸化并引发坏死。RIP1 和 RIP3 的坏死小体招募并激活 MLKL 和 PGAM5。MLKL 被磷酸化和多聚化，插入质膜形成隧道，增加 Na^+ 内流、渗透压升高、膜破裂，最终细胞死亡[23, 24]。

最后，个体治疗的现状与恶性骨肿瘤 RCD 通路相关。本章将介绍最新相关发现，尤其是最新治疗，并从 RCD 的角度讨论它们的潜力。

一、骨肉瘤

骨肉瘤（OS），特别是占 90% 的高级别 OS（high-grade OS，HGOS），是一种基因不稳定的恶性肿瘤，表现为复杂的核型，具有大量与染色体改变相关的数量上和结构上的变异，称为 kataegis 和 chromothripsis[25]。孤立性病灶的患者的标准化疗方案包括甲氨蝶呤、多柔比星和顺铂联合。使用此方案的非转移 OS 和完整切除肿瘤患者的 5 年生存率约为 80%[26]。然而，失去手术机会、转移或复发的高危患者的生存率仍然非常低，需要更多努力以改善治疗方案[27]。

研究者们评估了一些与肿瘤生物学、治疗反应和药物敏感或解毒相关的基因的单核苷酸多态性，以寻找可以预测肿瘤进展、治疗反应、治疗相关毒性易感性的标志物[28]。此外，二代测序（next-generation sequencing，NGS）使 OS 驱动基因得以被鉴定，这是传统技术无法完成的[25, 29, 30]。

（一）药物诱导的细胞死亡

Fellenberg 等研究显示化疗药物多柔比星、甲氨蝶呤和顺铂可诱导不同 OS 细胞系（HOS/TE-85、MG-63、Saos-2）的细胞凋亡[31]。细胞凋亡的诱导导致依赖于 CASP 的线粒体电位和细胞色素 C 在细胞质中的释放减少。化疗药物未增加 FAS 的表达或诱导 FASL 的表达。然而，所有被验证的 OS 细胞系都存在 TP53 沉默或突变，而实验证明 FAS 表达在野生型 TP53 细胞系中表达上调。最新研究表明，GRFA1 可通过 Src-AMPK 介导的信号转导诱导自噬，从而导致在 OS 治疗中发生顺铂耐药[32]。

异环磷酰胺、卡铂和依托泊苷是对 HGOS 具有潜在疗效的新研发化疗药物。一组 OS 异种移植物的基因表达谱显示，对化疗药物反应不良的标本均存在抵抗细胞内源凋亡的耐药谱。此外，研究显示异环磷酰胺还有驱动去分化及增加肿瘤侵袭性的作用[33]。依托泊苷是一种拓扑异构酶 II 抑制药，可激活内在凋亡通路，介导 PARP1 裂解和内切酶 DNAS1L3 激活，导致 DNA 断裂[34]。异环磷酰胺对复发 / 难治性 HGOS 显示出一定的治疗效果[35]。然而，在标准化疗中的多柔比星、甲氨蝶呤和顺铂（MAP 主干）中加入异环磷酰胺，并没有改善一线化疗的预后[36]。

（二）药物基因组学

骨肉瘤协作组应用复杂的遗传学方法，如 NGS 和 SNP，分析 HGOS 肿瘤样本发现，超过 80% 的样本存在特定的单碱基替换，LOH（或称为 BRCA1/2 缺陷）肿瘤中大量基因组不稳定这一特征[30]。这种所谓的 BRCAness 基因组特征包括参与维护基因组完整性的基因（如同源重组修复）。具有 BRCAness 特征的肿瘤对针对 HRR 缺陷的治疗更加敏感，如 PARP 抑制药。该团队观察到在 OS 细胞系 MNNG/HOS 中对 III 期 PARPi 塔拉唑帕利的反应良好，而该细胞系携带 HRR 基因的损伤变异（如 PTEN、ATM）。这种影响在加入导致 DNA 损伤的药物（如替莫唑胺或 SN-38）时更加明显[30]。一个儿童临床前试验项目同样报道了 OS 细胞系对 II 期 PARPi 奥拉帕尼的良好反应[37]。此外，在 BRCAness 阳性 OS 细胞系中，Engert 等研究显示替莫唑胺（Temozolomide，TMZ）是最有效的化疗药物，它与塔拉唑帕布联用可协同降低细胞活性并抑制长期克隆生存。机制上，TMZ 和塔拉唑帕利协同诱导细胞凋亡，这可以通过 BAX 和 BAK 的激活、线粒体膜电位（mitochondrial membrane potential，MMP）的丢失、caspase 的激活、DNA 片段化和 caspase 依赖的细胞死亡来证明。BAX 和 BAK 的基因沉默或全 caspase 抑制剂 zVAD.fmk 的抑制可显著挽救 OS 细胞因塔拉唑帕利 /TMZ 诱导的凋亡[38]，这为 PARPi 和化疗药物在 BRCAness 阳性 HGOS 中进一步研究提供了理论依据。

来自美国儿童肿瘤学组的 NGS 分析发现，PI3K/mTOR 通路在大约 1/4 的 HGOS 患者样本中发生了改变。他们用双 PI3K/mTOR 抑制药处理 OS 系，发现即使没有 PI3K/mTOR 通路突变，同样发生改变[29]。一些研究提示，mTOR 通路在 OS 中被过度激活是正常自噬被抑制的标志[39, 40]。PI3K/mTOR 双重抑制药[41] 正在研发中，PI3K 抑制药（如 Buparlisib）[42] 与变构 mTOR 抑制药（如依维莫司）联合治疗 HGOS 的效果需要临床试验进一步验证。

（三）唑来膦酸

唑来膦酸（Zoledronic acid，ZOL）是一种氨

基异膦酸盐，可抑制破骨细胞介导的骨吸收。在 OS 细胞中，ZOL 已被证明可以通过上调 pATR、pCHEK1、WEE1 和 pCDK1，并下调 CDC25 来激活 intra-sDNA 检查点，而不依赖于 TP53 和 RB1 的状态[43]。细胞凋亡的诱导已被证明不依赖于 caspase，其特征是通过细胞 AIF 和内切酶 G 从线粒体转移至核周增加线粒体通透性。在原位 OS 小鼠异种移植模型中，ZOL 可抑制 Saos-2 荷瘤小鼠的原发肿瘤生长并减少肺转移[44]。此外，异环磷酰胺与唑来膦酸钠联合治疗 OS 临床前模型[45, 46] 的有效结果为法国 OS2006 临床试验提供了理论依据。在这个试验（NCT00470223）中，300 多例患者随机接受化疗或唑来膦酸 + 化疗。然而，添加唑来膦酸钠并没有改善既往未经治疗的 HGOS 患者的无病生存期或总生存期[47]，因此还需要更多深入研究进一步探讨[48]。

（四）CDK 抑制药

夫拉平度（Flavopiridol）是一种泛细胞 CDK 抑制药，可在许多癌细胞中诱导细胞周期停滞和凋亡。研究显示其可诱导 OS 细胞系 MNNG 细胞凋亡[43]。在对多柔比星耐药的 P- 糖蛋白和 MRP1 过表达亚克隆中也观察到细胞凋亡。夫拉平度引起线粒体细胞色素 C 的释放和 CASP9、CASP3 和 CASP8 的激活。细胞凋亡途径可被 pan-CASP 和 CASP3 抑制药抑制，不受 CASP8 抑制药影响，提示其内在通路被激活。CDK 抑制药，如黄酮吡啶醇或吡啶碱，后者更具体地针对 CDK1、CDK2、CDK5 和 CDK9，在体外与 BET 抑制药联合治疗中显示出高疗效，同时有效增加细胞凋亡[49]。

（五）自噬

自噬既可以促进细胞存活，也可以促进细胞死亡。在 OS 中，自噬机制失调导致肿瘤生长。研究证明，在 Saos-2 细胞系中敲除关键的自噬基因，如 ATG4B，半胱氨酸蛋白酶激活 LC3 对 OS 的发展至关重要。另外，使用 ATG4B 抑制药会导致自噬缺陷，在体外实验中用 ATG4B 抑制药抑制自噬功能会降低肿瘤增殖，体内实验中则可抑制肿瘤

生长[50]。此外，有实验显示，利用 RNAi 在 OS 细胞系（HOS、MG-63 和 U2OS）中沉默 BECN1 可降低肿瘤增殖及侵袭性，体内实验发现其可抑制肿瘤转移[51]。

然而，自噬也可导致耐药性[52-55]。研究表明，化疗耐药的 OS 细胞系表现出自噬增加[54-58]。已知介导耐药的因子，如 HMGB1、HSP90AA1、GFRA1，均通过自噬发挥作用[32, 57, 58]。自噬抑制药可通过沉默 BECN1 及 Barkor/ATG14 提高 OS 细胞对化疗的敏感性[51, 59]。为了进一步探索自噬在 OS 治疗耐药性中扮演的角色，有研究将抗癌药物与自噬抑制药（如氯喹、3- 甲基腺嘌呤或 spautin-1）联合使用。这些自噬抑制药可增强顺铂[60]、多柔比星[61] 诱导的 OS 细胞死亡，在体内试验中与 mTOR 抑制药联用可使肿瘤体积缩小[62]。

（六）细胞凋亡相关基因作为预后标志物

在 20%～60% 的散发性 OS 患者中发现了肿瘤抑制基因 TP53 的突变[63-65]。在众多肿瘤中 TP53 突变均与侵袭性肿瘤表型、化疗耐药性和不良预后密切相关，但在一项大型前瞻性研究中却没有发现 TP53 突变对 OS 化疗耐药性和临床结局有影响[65]。

最近在 HGOS 的实验模型和临床样本中发现，TP53 通路的基因启动子高度甲基化，暗示表观遗传机制可能影响了 TP53 的相关活性[66]。此外，32 个临床样本中有 15 个样本存在 p14ARF 基因启动子高度甲基化（可抑制 MDM2 从而影响 TP53 功能），并与低生存率相关[67]。进一步研究表明，至少在 HGOS 一个子集中 TP53 突变所致的影响被启动子高度甲基化或 HIC1 基因功能丧失所中和，在 HGOS 多个子集中均发现存在 HIC1 基因功能的丧失[68, 69]。

在一项规模较小的研究中，研究者通过免疫组化分析了 35 例原发性 OS 标本中 p53、BAX 和 BCL2 的表达，显示它们均与预后无关。然而，携带 BAX[+]/BCL2[-]/TP53[+] 的患者的 4 年无病生存率显著低于其他患者[70]。在临床晚期和血行转移的患者中 BCL2L1 mRNA（另一个抗凋亡 BCL2 家族成

员）的表达显著增加。较多 BCL2L1 高表达的肿瘤患者在确诊时即已发生血行转移，并且总生存率低。对 OS 细胞的功能研究显示，miR-133a 是 BCL2L1 表达的负调控因子。经过血清缺乏及缺氧处理的细胞在重新加入 miR-133a 时导致凋亡增加。在体内试验中，移植到小鼠上经 miR-133a 处理的肿瘤细胞延迟成瘤并体积较小。这与临床上低表达 miR-133a 的肿瘤患者预后差，生存期短相一致 [71, 72]。

存活蛋白通过直接结合 CASP3 和 CASP7 来抑制细胞凋亡。Osaka 等通过分析 22 例 OS 患者的初次活检标本发现已转移患者的存活蛋白 mRNA 水平明显高于无转移的患者。存活蛋白表达水平高的患者 5 年生存率明显低于低表达患者 [73]。

（七）外源性凋亡

目前在众多癌症中已验证 FAS 表达的缺失与肿瘤进展有关。在小鼠异种移植模型中，OS 细胞的 FAS 表达程度与其转移潜能呈负相关。同样，通过分析 OS 患者肺转移瘤中 FAS 的表达，经免疫组化验证发现 60% 的肿瘤不表达 FAS，32% 的肿瘤仅低表达 [74]。另有数据表明，miRNA 参与了 OS 转移中 FAS 表达的调控。miR-20a 在 FAS 低表达的细胞中高表达。进一步的数据表明，在 OS 细胞中过表达 miR-20a 可导致 FAS 启动子活性下调 [75]。改变 cFLIP 表达可能是一种调节 FAS 通路方式。Rao-Bindal 等证实 HDAC 抑制药恩替司他可降低小鼠肺转移中 cFLIP 的表达，导致显著的细胞凋亡和肿瘤消退 [76]。

此外，TRAILR1 而非 TRAILR2 或 FADD 基因序列在原发 OS 中存在变异 [77]。这些变异在 15% 的肿瘤样本中是纯合的，但对照组中却未出现，因此研究者认为它们通过影响配体 - 受体相互作用，从而诱导凋亡。只有少数 OS 细胞系对 TRAIL 介导的凋亡敏感 [78]。用细胞毒性药物多柔比星、顺铂和依托泊苷处理耐药细胞系，可提高它们对 TRAIL 介导的细胞凋亡的敏感性，但甲氨蝶呤及环磷酰胺处理则无效。TRAIL 单独或联合细胞毒

性药物处理人成骨细胞未显示出任何差异 [78, 79]。在 OS 细胞中使用多柔比星和顺铂可增加 TRAIL 敏感性的机制似乎与抑制性凋亡蛋白 XIAP 的下调相关，XIAP 是 CASP3 和 CASP9 的抑制药 [80]。

随后的临床前研究表明，表达 TRAIL 的间充质干细胞（MSC）比重组 TRAIL 细胞更大程度诱导凋亡，事实上，一些传统上被认为对 TRAIL 不敏感而耐药的肿瘤似乎对 MSC 表达的 TRAIL 敏感 [81]。然而，这种方法虽然在体外有效，但在 OS 原位模型中并不能阻止肿瘤进展 [82]。

利沙图单抗（Lexatumumab）是抗 TRAILR2 的人类单克隆抗体，在 24 例儿童肉瘤患者（其中 9 例为 OS）中应用这一药物行靶向治疗，结果并未发现任何一例有完全或部分缓解。但是，一例胸壁 OS 患者在 4 周放疗后 PET/CT 阴性，使用利沙图单抗治疗后临床状态持续改善。一般来说，在靶向治疗前接受放疗的患者似乎对利沙图单抗的治疗效果更好，这可能是由于放疗上调了 TRAILR2 [83]。然而，到目前为止，临床试验仅观察到 TRAIL 单药治疗骨肉瘤病例的低到中等疗效 [84]。

二、尤因肉瘤的 RCD

尤因肉瘤（ES）是儿童中第二大最常见的骨原发性肉瘤。ES 的共同遗传特征是平衡染色体 *EWSR1/ETS* 易位，以至产生致癌嵌合蛋白（EWSR1-ETS）。最常见的 *EWSR1-FLI1* 是染色体 t（11；22）（q24；q12）易位的结果 [85]。最近的一项研究发现，在 42% 的 ES 中，融合基因是通过环状重排产生的，这一过程被称为染色体编织 [86]。决定疾病的融合体被包含在环中，很多额外的基因也被环所破坏，这种结构与 ES 的侵袭性相关。嵌合蛋白 EWSR1-FLI1 与 DNA 结合，作为异常转录因子 [87]，参与细胞周期调控、细胞迁移、信号转导、染色质结构、端粒酶活性和凋亡等多种过程 [88]。ES 的其他重复性突变是罕见的 [89]。例如，在诊断时分别有 15% 和 5% 的病例检测到重复的 *STAG2* 和 *TP53* 突变 [89-93]。治疗包括局部手术和（或）放疗和多药化疗，这些治疗都可能导

致短期或长期的不良反应，可能影响患者生存质量。晚期 ES（定义为诊断时即发生骨或骨髓转移；早期复发，即诊断后 24 个月）患者的预后仍然很差 [94, 95]。

（一）药物诱导的细胞死亡

新诊断的局灶性 ES 患者治疗方案为多种细胞毒性药物化疗配合局部治疗［手术和（或）放疗］。所有患者在诊断后即推荐局部治疗前给予诱导化疗，以减少原发肿瘤的大小和处理微转移病灶。通常使用长春新碱、烷基化剂和蒽环类药物的强诱导化疗方案。EE99 临床试验采用了一种强化的多药诱导化疗方案，包括 6 个周期的长春新碱、异环磷酰胺、多柔比星和依托泊苷（VIDE），间隔 21 天，然后进行局部治疗 [96]。对诱导化疗反应良好的局灶性 ES 患者随后被随机接受长春新碱 / 放线菌素 D/ 异环磷酰胺或长春新碱 / 放线菌素 D / 环磷酰胺两种维持治疗方案。该试验表明，无论是以环磷酰胺，还是以异环磷酰胺为基础的巩固化疗，均对标准风险患者的预后没有差异 [97]。

大多数传统的化疗药物，如依托泊苷、多柔比星、顺铂或紫杉醇都是通过触发中间代谢紊乱或增加促凋亡第二信使的浓度，以间接方式引起线粒体通透性改变。例如，通过增加 TP53 的表达，激活神经酰胺 / GD3 通路，激活 FAS/FASL 系统，作用于 BCL2 样蛋白和（或）影响氧化还原或能量平衡 [98]。

FAS/FASL 通路在多柔比星介导的细胞毒性中的作用已被证实 [99]。在 ES 的 SK-N-MC 细胞系中，多柔比星介导的凋亡通过可溶性的 FAS 作为膜结合 FAS 的诱饵抑制药，或者通过 MM7 切割膜结合的 FASL。然而，目前尚未在 ES 细胞系中探究 CASP8 在多柔比星或依托泊苷诱导的细胞凋亡中的作用 [100]。在 ES 患者中，原发性肿瘤表达 CASP8 与否与无事件生存或总生存期无关。但体外试验中过表达 miR-125b 下调 TP53 和 BAK1 可导致多柔比星诱导细胞凋亡的耐药性的产生 [101]。

在 EE99 和 EWING2008 临床试验中，相较

于 8 个周期标准剂量的长春新碱、放线菌素 D 和异环磷酰胺巩固化疗［无事件生存（event-free survival，EFS）3 年 53%］，高危局限性病灶的患者（组织学反应差及肿瘤体积大）对自体造血干细胞移植后联合 DNA 烷基化白消安和美法仑的大剂量化疗的收益更大（EFS 3 年 67%）[102]。通过这种 DNA 烷基化物导致的细胞死亡是由 ROS 的产生、线粒体膜的通透性、促凋亡因子的上调和 caspase 的激活所触发的。抗凋亡蛋白 MCL1 和 BCL2 的下调最终导致细胞凋亡。

（二）唑来膦酸

一项国际试验正在评估一种附加治疗唑来膦酸（ZOL）对局灶性肿瘤患者的价值，ZOL 是一种针对骨溶解和肿瘤细胞增殖及侵袭的抑制药 [103]，它已被证明可诱导 ES 细胞凋亡。当与紫杉醇联合使用时可增加细胞凋亡 [104]。在胫骨内注射 TC71 肿瘤细胞的异种移植模型中，ZOL 单独使用即可抑制骨肿瘤的发展，而紫杉醇单独使用无法抑制原发肿瘤的进展。与对照组 89% 的成瘤率相比，ZOL 联合紫杉醇的成瘤率仅为 22%。相反，Odri 及其同事研究发现，在异种移植模型中，ZOL 单独使用对移植到软组织中的 A673 及 TC71 肿瘤细胞无抑制作用。然而，Zhou 等的 ES 骨实验证明，一个周期的 ZOL 联合使用异环磷酰胺比单独使用三个周期的异环磷酰胺有更大的生长抑制作用。ZOL 可预防异环磷酰胺单药治疗后的肿瘤复发。联合用药组的骨结构相对保留更多 [103]。另一种氨基异膦酸盐（N-BP）- 米诺膦酸可以抑制 SK-ES-1 细胞中 ERK 和 AKT 的磷酸化。多柔比星和米诺膦酸钠联合使用可引起体外和小鼠异种移植模型中肿瘤生长减少 [105]。

（三）晚期 ES 患者

已转移的 ES 患者并没有从强化治疗中获益 [106]。相似的是，ES 复发患者的预后很差，生存率仅为 10% 左右 [95]。因此，这两类患者都急需靶向药物。一项正在进行的 COG 试验评估 IGF1R 抗体甘尼妥单抗联合细胞毒性化疗（临床试验：

NCT02306161）。

（四）艾瑞布林

艾瑞布林是一种微管蛋白抑制药，通过阻止细胞分裂过程中微管的延长和缩短来抑制微管蛋白亚基的聚合。结构不稳的微管蛋白聚合物聚集最终会导致细胞凋亡[107]。已知 EWSR1-FLI1 可以驱动调节微管稳定性的蛋白的表达[108]。ES 细胞系的临床前研究显示细胞凋亡通过 BCL2 通路完成[109]。儿科临床前检测计划（paediatric preclinical testing program，PPTP）对艾瑞布林进行了评估，5 个 ES 异种移植物中有 4 个对艾瑞布林治疗完全应答[110]。一项正在进行的 II 期试验（NCT03441360）正在评估艾瑞布林在复发型 ES 患者中的作用（NCT03441360）。

（五）PARP 抑制药

目前关于 PARP1 抑制药治疗 ES 是研究热点。PARP 在 DNA 碱基切除修复中起重要作用，特别是当单链 DNA 损伤时。抑制 PARP 蛋白可导致持续的单链断裂，最终导致细胞凋亡。EWSR1-FLI1 与 PARP1 相互作用，影响其转录活性。ES 肿瘤具有高水平的 PARP 活性[111]。临床前数据显示出的 ES 细胞系对 PARP 抑制药敏感，这引起了学者的兴趣[112]。一项关于奥拉帕尼单药治疗的 II 期试验迅速用于肿瘤复发的成人[113]。PPTP 及其他学者评估了 PARP 抑制药联合导致 DNA 损伤的化疗药物对 ES 异种移植物的疗效[114-116]。基于这些临床前数据，一系列评估 PARP 抑制药与伊立替康、替莫唑胺或伊立替康 + 替莫唑胺联合使用疗效的临床试验已在进行（NCT02116777、NCT01858168、NCT02044120 和 NCT02392793）。然而，这些联合试验的毒性数据的初步报道显示，细胞毒性化疗药物联合 PARP 抑制药对骨髓的抑制限制了其剂量强度。

（六）蛋白酶体抑制药

ES 细胞系在体外对蛋白酶体抑制药硼替佐米高度敏感。硼替佐米能够通过激活 CASP3、裂解 PARP 和诱导 CDKN1A、CDKN1B 来诱导细胞凋亡。它在一些 ES 细胞系中可与 TRAIL 协同作用[117]。此外，研究者通过筛选发现了一类苄基 -4- 哌啶酮化合物，可通过诱导细胞凋亡选择性地抑制 ES 细胞系的生长。经干扰 RNA 验证，这类药物通过抑制去泛素化酶 USP14 和 UCHL5 来破坏 19S 蛋白酶体的功能。VLX1570 是一种苄基 -4- 哌啶酮化合物衍生物，目前正用于治疗复发型多发性骨髓瘤的临床试验中[118]。

核糖核苷酸还原酶（ribonucleotide reductase，RNR）是脱氧核糖核苷酸合成的限速酶，抑制 RNR 可导致 DNA 复制应激，并激活 ATR-CHK1 途径。ES 对 RNR 和 ATR-CHK1 抑制药联合使用敏感。Koppenhafer 等在 ES 细胞系中发现了 RNR 抑制剂的相关通路，它可抑制 ATR-CHK1 通路，从而消耗 RNR 亚基 RRM2，还可诱发 DNA 复制应激、DNA 损伤和凋亡。他们发现，抑制 ATR-CHK1 可激活 CDK2，通过蛋白酶体降解 RRM2。通过抑制或敲除 WEE1 激酶来激活 CDK2 也会耗尽 RRM2，并导致 DNA 损伤和细胞凋亡。他们证明，同时抑制 ATR 和 WEE1 对 ES 具有协同作用[119]。

（七）CDK 抑制药

CDK 是一种丝氨酸 / 苏氨酸激酶，在控制细胞周期和转录中发挥重要作用。ES 细胞系的高通量测序显示，EWSR1-FLI1 的表达可提高 CDK7/12/13 抑制药的敏感性。选择性 CDK12/13 抑制药 THZ531 可干扰 DNA 损伤修复。它与 PARP 抑制药联合使用可抑制 PDX 小鼠模型的肿瘤生长，并且没有造血系统毒性[120]。此外，用 CDK9 抑制药（CDKI-73）处理 ES 细胞后，EWSR1-FLI1 的表达迅速下调，细胞贴壁生长下降。在 ES 细胞系中 CDKI-73 通过切割 CASP7、PARP 和增加 CASP3 活性诱导凋亡。在体外试验和临床前小鼠模型中，使用 BET 抑制药和 CDK9 抑制药联合治疗 ES 总体上比单药应用更有效[121]。在临床前试验模型中，CDK9 抑制药联合普卡霉素

（一种抗肿瘤抗生素）可抑制肿瘤生长，并降低普卡霉素的肝毒性[122]。

（八）AURK 抑制药

AURK 与机体细胞分裂和有丝分裂的调控密切相关。下面介绍其中的三种酶，即 AURKA、AURKB 和 AURKC。特别是 AURKA 和 AURKB，它们参与了中心体的合成和染色体排列。在 TP53 缺失的情况下，过表达 AURK 可改变有丝分裂，从而导致非整倍体和转化。通过 RNAi 或激酶抑制药抑制 AURK 的功能，可导致多种肿瘤细胞的生长抑制和凋亡[123, 124]。

在不同的 ES 细胞系中对 200 种小分子蛋白激酶抑制药的聚焦筛选显示，AURK 抑制药托扎塞替和达努塞替是最有效的细胞活性抑制药。通过与 20 多个靶激酶相互作用，托扎塞替对 AURK 的抑制作用最强。体外试验中，AURK 抑制药与 RNAi 抑制 AURK 从而降低细胞活性无明显差异。托扎塞替布处理的凋亡细胞中显示有 CASP3 的激活。此外，在 ES 异种移植模型中观察到托扎塞替联合多柔比星和依托泊苷可协同抑制肿瘤生长[125]。在 ES 细胞系中筛选新的 AURK 抑制药和 FAK 抑制药的结果表明，AURK 抑制药与 FAK 抑制具有协同作用。AURKB 选择性抑制药 AZD-1152 与 FAK 选择性抑制药 PF-562271 或 VS-4718 联合使用可诱导 ES 细胞凋亡，并且试验中使用的是每一种单药治疗时对存活率影响最小的浓度。可见这种联合治疗在 ES 的多类异种移植模型中均显著抑制肿瘤进展[126]。

（九）表观遗传抑制药

表观遗传失调是 ES 恶性表型的一个重要特征[127]。几种针对表观遗传调节剂的药物已经在临床前试验中对 ES 细胞进行了测试。特别是针对 HDAC 的药物，组蛋白乙酰化的表观调控因子[128, 129]、EZH2 增强子（一个参与组蛋白甲基化的聚梳基团蛋白[127]）、BET 家族（其成员参与染色质调控[130, 131]）和 LSD1[132]。这些抑制药大多数通过凋亡途径介导其作用。HDAC 抑制药恩

替司他可使 ES 细胞中 G_0/G_1 细胞周期停滞、细胞内 ROS 增加、DNA 损伤、HR 修复功能破坏和 caspase 激活[129]。BET 抑制药通过 CASP3 和 PARP 裂解来介导其作用[130]。同样，在临床前模型中，联合使用 HDAC 抑制药 SAHA 和组蛋白去甲基化酶 HCI-2509 可观察到通过激活 CASP3 导致的凋亡[133]。目前，有两项 I 期临床试验正在招募 ES 患者测试 LSD1 抑制药对于 ES 的疗效（NCT03600649，NCT03514407）。

（十）细胞凋亡相关基因作为预后标志物

仅有 10% 的 ES 患者肿瘤样本中发现了 TP53 突变[134]。含有 TP53 或 CDKN2A 突变的尤因肿瘤对化疗有较差的组织学反应[135]。当野生型 TP53 通过腺病毒转染重新导入含有 mutTP53 的 ES 系 RH1 细胞时，转染的细胞显示出活性降低，并对化疗药物顺铂和多柔比星的敏感性增加[136]。目前 TP53 通路已成为一个有利于大部分肿瘤患者的强有力的治疗靶点。在 ES 的临床前模型中，抑制 MDM2（参与 TP53 的降解）或 MDM4（一种 TP53 抑制药）增强了 TP53 的激活，并降低了肿瘤的生长[137]。

三、软骨肉瘤中的 RCD

软骨肉瘤的特点是对化疗和放疗的高耐药性。手术是最重要的治疗方式。遗传学上软骨肉瘤分为两大类：中央软骨肉瘤，其特征是异柠檬酸脱氢酶基因 IDH1 和 IDH2 突变；继发性外周软骨肉瘤，典型特征是 EXT1 和 EXT2 基因的改变[138]。

软骨肉瘤的不同致癌途径更加明确，包括 IDH 突变、HH 信号通路、RB1 和 TP53 通路。某些蛋白的表达与软骨肉瘤的化疗耐药性有关。Lechler 等认为软骨肉瘤的化疗耐药性与高生存素的表达相关。通过增加 CASP3 和 CASP7 的激活，抑制生存素的表达可使 SW1353 细胞系对多柔比星诱导的细胞凋亡更加敏感[139]。此外，BCL2 和 BCL2L1 的表达被证实与化疗耐药性有关。ABT-737 联合多柔比星和顺铂抑制这两种蛋白，可在体外协同

诱导细胞凋亡。联合治疗允许将两种化疗药物的剂量降低到亚毒性浓度。细胞凋亡伴随着细胞色素 C 释放[140]。Kumari 等发现 LRF 是另一个与化疗耐药性相关的生存因子。LRF 在软骨肉瘤的三种组织病理学分级中均有表达，但在良性软骨瘤组织中没有表达。抑制软骨肉瘤细胞中 LRF 的表达可导致 TP53 和 CDKN1A 的蛋白表达增加，从而抑制细胞增殖、衰老、迁移和侵袭。抑制 LRF 同样可刺激肿瘤细胞对多柔比星诱导的凋亡更加敏感[141]。

软骨肉瘤系 HTB-94 通过 TRAIL 抵抗细胞凋亡[142]。当与多柔比星共孵育可使 TRAIL 敏感的细胞发生凋亡。DR4 和 DR5 激活药正处于 I / II 期试验中，其中一些被证明对软骨肉瘤有效。杜拉乐明（即重组人配体 DR4 和配体 DR5 双激动药）和 Apomab（一种 DR5 激动药）用于软骨肉瘤患者中表现出完全缓解和部分缓解[143, 144]。但是，Apomab 在 II 期试验中无缓解。在一项联合杜拉乐明的 I 期剂量递增研究中，2 例软骨肉瘤患者经历了持久的部分缓解[145]。

rhPDCD5 是一种在多种肿瘤细胞中可加速凋亡的蛋白，在与顺铂联合使用时协调诱导细胞凋亡。在软骨肉瘤异种移植模型中，用 rhPDCD5 和顺铂处理的 SW1353 细胞在体外显示了 CASP 依赖的诱导凋亡和抑制肿瘤生长。联合治疗后，BCL2L1 和 BCL2 的表达下调，而促凋亡的 BAX 的表达增加[146]。

软骨肉瘤细胞相对于其他肿瘤细胞更耐放疗，剂量要求＞60Gy。放射治疗已被证实可上调抗凋亡细胞 BCL2、BCL2L1 和 XIAP 的表达。当使用对应的 siRNA 抑制相关基因表达时，放射敏感性显著增加了[147]。

HDAC 抑制药是一类抗肿瘤药物，据报道，它可参与软骨肉瘤细胞系中诱导细胞死亡相关的自噬。HDAC 抑制药 SAHA 已被证明可刺激自噬相关细胞死亡，并伴随自噬体形成的超微结构变化和 MAP1LC3A 的脂化增加[148]。使用 3- 甲基腺嘌呤抑制自噬可以显著保护 SAHA 介导的细胞活力的丧失[148]。虽然目前没有遗传学证据证实自噬是诱导细胞死亡所必需的。

四、结论与展望

对于局灶性骨肿瘤，常规化疗效果显然已经饱和；但进一步的治疗优化方法尚未能够提高单个肿瘤实体的生存率。同时，对复发和（或）转移性疾病患者的治疗效果难以令人满意。目前针对 RCD 的新药开发可能会对骨肿瘤的治疗现状有所改善。特别是现在更好地了解其他 RCD 机制，如自噬和坏死，以及它们在肿瘤细胞中的失调，将有助于新药物的研发。美国和欧洲 COG 正在相关领域努力［对儿童期复发的恶性肿瘤的个体化治疗（individualized therapy for relapsed malignancies in childhood，INFORM）项目］（https://www.dkfz.de/de/inform/index.），其目的是识别儿童恶性肿瘤具备药物治疗潜力的基因改变和新的靶点。最后，针对肿瘤发展和细胞死亡调控中的表观遗传学改变的药物开发及其潜在的治疗效果将为这些仍然具有毁灭性的疾病提供新的治疗选择。

第50章　软骨肉瘤：诊断和治疗
Chondrosarcoma of bone: diagnosis and therapy

Arne Streitbuerger　Jendrik Hardes　著

封程耀　李陈碑　黎志宏　涂　超　译

原发恶性骨肿瘤占肿瘤中近1%。其中，软骨肉瘤是成年人中第二常见的原发恶性骨肿瘤，每年发病率为每10万3～4例。软骨肉瘤是一组间充质来源，具有恶性软骨分化特征的异质性肿瘤的统称。根据组织学、形态学和遗传学，肿瘤的类型往往各不相同。因此，临床病程和影像（MRI、CT、PET/CT、X线）在区分肿瘤实体类别和分级中起到重要作用。低度恶性软骨肉瘤通常表现为无明显症状的良性病程，然而高度侵袭性软骨肉瘤的5年生存期低于20%[1-4]。由于软骨肉瘤存在对传统药物的相对耐药性、较高的转移率和局部复发率，且目前的辅助化疗未被证实有效[5, 6]，因此，外科手术仍是治疗软骨肉瘤最有效的治疗手段。由于较低的转移率，低度恶性和中度恶性软骨肉瘤的总体生存率明显优于高度恶性软骨肉瘤[7, 8]。考虑到软骨肿瘤的异质性，正确诊断和对肿瘤的初始分期决定了肿瘤的治疗、病程演变和预后。因此，所有的软骨肉瘤，即使是低度恶性软骨肉瘤，都应该在特定的肿瘤中心进行治疗。

一、软骨肉瘤的分类

软骨恶性肿瘤并不是单一类别，而是一组不同组织学、放射学和临床表现相互重叠的异质性肿瘤。所有软骨肉瘤普遍存在软骨细胞和软骨基质的两种组织学成分，然而，软骨肉瘤的组织学形态在单个亚型中通常表现出广泛的多样性。软骨肉瘤相关基因的改变或突变，可以用于提高诊断率[9]，如*IDH1*或*IDH2*突变。在X线中，软骨肉瘤通常表现出溶骨性病变，伴有骨皮质的侵蚀和（或）破坏。基质钙化和骨外肿瘤成分常见，但它们的特征取决于肿瘤实体类别和分级[10]。除此之外，软骨肉瘤既可以是原发性恶性肿瘤，也可以是继发性恶性肿瘤。继发性恶性软骨肉瘤通常继发于内生软骨瘤或骨软骨瘤，与Ollier病和Maffucci综合征有着密切的联系。此外，软骨肉瘤可分为中央型和外周型。中央型肿瘤起源于髓腔内，外周型肿瘤起源于骨表面。原发性软骨肉瘤几乎都为中央型，继发性软骨肉瘤可以是中央型也可以是外周型。

恶性软骨源性肿瘤分类如下。

- 普通型软骨肉瘤（1～3级）。
  - 1级软骨肉瘤等同于非典型软骨样肿瘤。
- 去分化软骨肉瘤（4级）。
- 间叶型软骨肉瘤。
- 透明细胞型软骨肉瘤。
- 继发性软骨肉瘤，与原发性恶性软骨肉瘤相区分，通常来自预先存在的良性软骨病变。

（一）普通型软骨肉瘤（1～3级）

普通型软骨肉瘤是最常见的软骨肉瘤，年发病率为每10万3～4例。

大多数是起源于骨髓内的中央型软骨肉瘤，而骨膜下和骨外软骨肉瘤十分少见。主要的好发部位是骨盆、股骨和肩部（如肱骨近端或肩胛骨）[11, 12]。绝大多数的肿瘤发生于60岁左右。

普通型软骨肉瘤的放射学表现多样。溶骨性改变可以出现在Lodwick分类的所有分型中[13, 14]。

恶性肿瘤的征象是皮质破坏和（或）骨外肿瘤成分（图 50-1）。此外，在 X 线中，扇贝样改变是大多数软骨肉瘤的一种特征性征象。然而，扇贝样改变在低度恶性软骨肉瘤中最常见，在快速生长的高度恶性软骨肉瘤中较少出现。在 CT 中，基质钙化形成的小的无定形斑点是高级别软骨肉瘤的特征，也是溶骨性破坏的主要表现。相反，低级别软骨肉瘤由于肿瘤生长缓慢及周围骨质产生适应性生长，通常呈现出所谓的"弓环状"改变。

在 MRI 中，软骨肉瘤的表现也没有一般规律。在低度恶性软骨肉瘤中，T_1 序列上呈现出基本均匀的信号，T_2 序列则呈现出高信号，该现象是因为肿瘤基质中存在高百分比的水分和少量的肿瘤细胞。相反，高度恶性软骨肉瘤通常呈现出较大的肿瘤坏死部分、较高的软组织比例、较高的细胞密度和较少的软骨基质，因此 T_1 序列上更多呈现出不均匀的信号[15]。

软骨肉瘤的分级通常建立在组织病理学的基础上。然而，多年来，在文献中不断使用了多种不同的分级系统。大多数是根据细胞形态、核的大小和形态、核仁突出程度、染色质结构、肿瘤软骨细胞的有丝分裂活性来判断，其他标准还有肿瘤细胞数或坏死率。根据这些方面，在大多数分级系统中，软骨肉瘤被分为三个恶性级别[16]。高达 60% 的普通型软骨肉瘤和去分化型软骨肉瘤

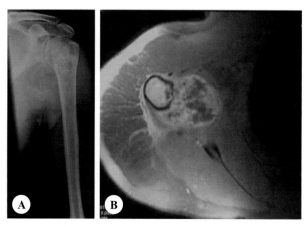

▲ 图 50-1　**44 岁患者肱骨近端 2 级软骨肉瘤**
X 线（A）和 MRI（B）显示肱骨近端的溶骨性破坏和骨外肿瘤成分

（dedifferentiated chondrosarcoma，ddCS）表现出 IDH1 R132 和 IDH2 R172 突变。这种有价值的生物标记物可用于从软骨母细胞骨肉瘤、软骨黏液样纤维瘤或软骨母细胞瘤中区分出普通型软骨肉瘤，因为在这些病变中没有发现这种标志物。

（二）去分化型软骨肉瘤

ddCS 是软骨恶性肿瘤中的一种特殊亚型。由于其生物学上的侵袭性，通常被归类为 4 级软骨肉瘤。四肢长骨和骨盆是最主要的发生部位。确诊时的平均年龄在 65—75 岁，略高于普通型软骨肉瘤患者[5]。其特点是具有典型的双形态组织学外观：低度恶性软骨肉瘤成分区毗邻少量高度恶性肉瘤成分。高级别的成分可以是骨肉瘤、恶性纤维组织瘤、纤维肉瘤或间变性梭形细胞肉瘤[17]。

在影像学上，ddCS 的主要特征是扇贝样改变的低级别成分，以及肿瘤部位大部分信号表现均匀。高度恶性肿瘤通常表现为有皮质破坏、肿瘤坏死的侵袭性溶骨性肿瘤生长，并经常伴有骨外肿瘤形成（图 50-2A 和 B）。除了 X 线外，MRI通常表现出肿瘤双形态结构外观，是确认诊断的最佳方法（图 50-2B）。

（三）间叶型软骨肉瘤

间叶型软骨肉瘤是一种罕见的软骨肉瘤亚型。与普通型软骨肉瘤和去分化型软骨肉瘤不同，其主要发生在年轻患者。确诊的主要年龄在 20—30 岁。此外，与其他软骨肉瘤不同，间叶型软骨肉瘤最常见的肿瘤部位是中轴骨和骨外软组织[18]。就组织学形态而言，它主要表现为除了小部分的正常软骨外，还含有小梭形细胞样瘤细胞。因为这些小细胞成分，使得其很难与尤因肉瘤或滑膜肉瘤相鉴别。肿瘤细胞中 HEY1-NCOA2 融合基因在该型中有高度特异性，可有助于辅助诊断[19]。就其临床病程和治疗而言，间叶软骨肉瘤应归类为高度恶性肿瘤。

（四）透明细胞型软骨肉瘤

这种罕见类型的软骨肉瘤常见于四肢长骨的

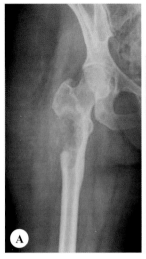
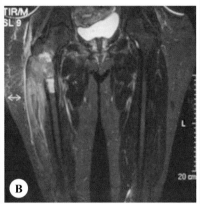
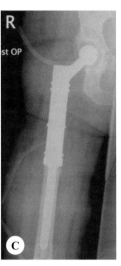

◀ 图 50-2　43 岁的右股骨近端去分化软骨肉瘤患者
A. 术前 X 线显示外侧皮质溶骨性破坏和无定形基质钙化。B. MRI STIR 序列显示肿瘤呈现的双形态结构外观。C. 肿瘤广泛切除和股骨近端假体重建（MUTARS）后的术后 X 线

骨骺部分。与 ddCS 一样，其组织形态的特点具有双形态结构外观。这类肿瘤除了部分膨胀的软骨细胞外，还有典型的胞质清晰的恶性软骨细胞，使病理学家能够很容易地将它们与其他软骨肉瘤区分开来[20]。因为该型软骨肉瘤相对较低的增殖率、缓慢的肿瘤生长，该肿瘤在 X 线上表现为典型的边缘清楚的溶骨病变，同时伴有硬化边界（图 50-3）。

就其临床表现、预后和治疗而言，它应归类为中度恶性肿瘤[21]。

（五）继发性软骨肉瘤

继发性软骨肉瘤起源于预先存在的良性软骨病变，如内生软骨瘤或骨软骨瘤等，特别是遗传性多发性骨软骨瘤、Ollier 病或 Maffucci 综合征。

遗传性多发性骨软骨瘤是一种单基因常染色体显性遗传病，主要由 EXT-1 和 EXT-2 的功能缺陷突变引起[22, 23]。发生于骨软骨瘤的软骨肉瘤几乎都是低度恶性软骨肉瘤，高度恶性比例不到 8%[24, 25]。继发性恶性肿瘤的临床表现通常是良性病变基础上出现膨胀性生长和新的临床症状，如疼痛。对于这类病例，我们通常建议用特定软骨序列（D3W、FL2D）的 MRI 判断骨软骨瘤的软骨帽。当软骨帽厚度超过 2～3cm 且外观不均匀时，提示有恶性转化的风险，并提示需要进一步开放活检。在全身性多发病灶的病例中，继发性

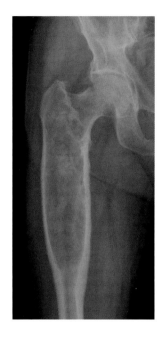

◀ 图 50-3　股骨近端透明细胞软骨肉瘤患者的 X 线
影像显示广泛的溶骨性病变，边界清楚，少量存在的肿瘤基质钙化斑点

恶性肿瘤的风险占 1%～5%[25, 26]。

起源于良性内生软骨瘤或 Maffucci 综合征或 Ollier 病的继发性软骨肉瘤患者，其高度恶性的风险超过了 30%[27]。如果为单一病灶，良性病变的恶性转化率不到 1%，如果有多灶性表现或有综合征相关表现，恶性转化率约为 10%[28]。对于已知存在良性病变的患者，特别是合并综合征的患者，我们需要非常重视临床病程。如果这些患者出现了疼痛和新的临床表现，建议进一步诊断，再行开放活检。常规的全身 MRI（例如，每隔 3～6 个月检查一次）可能有助于早期发现多发内生软骨瘤患者的恶变[29]。

二、软骨肉瘤的诊断难点

在软骨肿瘤的患者中，最重要的是区分软骨的良性病变和恶性肿瘤。与软骨肉瘤相比，软骨良性肿瘤通常不需要活检或手术治疗。因此，从分类和分级上诊断软骨肿瘤是进一步治疗的关键。

开放活检的指征基于潜在病变的临床和影像学表现。尽管标本的组织学检查很重要，但它只是诊断的一部分。特别是对于低度恶性软骨肉瘤的诊断，只有临床、影像学和组织病理表现一致的情况下，才能作出诊断。

（一）软骨肉瘤活检

由于软骨肉瘤含有大量的黏液样基质成分，以及存在广泛的亚型，进行准确的活检要比其他恶性肿瘤更加困难。为了对分类和分级进行准确的诊断，需要从肿瘤不同部位获得有代表性的组织。特别是对于具有双形态结构外观的 ddCS，发现小的高度恶性成分是至关重要的。因此，在临床上，我们总是要求对所有软骨肉瘤进行开放活检，以获得足够的组织，特别是来自不同部位的组织。术前 MRI 和（或）PET/CT 可以帮助提高活检的质量[30]（图 50-2B）。准确切开或 CT 引导下穿刺活检可以有效减少由小组织样本带来的诊断偏差的风险。

（二）低度恶性软骨肉瘤 /ATC 的诊断

为鉴别良性软骨瘤和低级别软骨肉瘤 /ACT，临床需要对患者的组织学表现、临床病程、影像学表现有一致性的认识。由于我们是临床医生，所以我们特别重视临床症状。通常，良性内生软骨瘤是在伴有症状的其他疾病检查时（如退行性关节病变），通过影像学检查偶然发现的。良性软骨肿瘤的低增殖率通常会导致肿瘤周围骨适应性生长而不会导致骨质疏松。因此，这类肿瘤通常是无症状的。相比之下，在软骨肉瘤中即便是 I 级肿瘤 /ACT，增殖率也较高，同时肿瘤会引起皮质破坏、骨吸收和持续的骨质疏松，从而导致明显的疼痛症状。除无规律疼痛外，大部分患者

表示出现休息和夜间疼痛。除了手部短骨的肿瘤，其他受累骨的病理性骨折几乎总是恶性肿瘤的征兆。在手部短骨处，即使有病理性骨折的情况下，软骨病变也几乎总是良性的。手部的软骨肉瘤十分罕见[31]。对于其他部位的肿瘤当发生病理性骨折时，通常需要切开活检。

然而，对 1 级软骨肉瘤有决定性的诊断是在 X 线和 CT 下看到皮质破坏。因此，对有临床症状的患者，我们建议用 X 线和 CT 来对病变进行分类。恶性肿瘤征象是 MRI 中病灶周围髓内或骨膜出现水肿或不均匀的肿瘤征象。如果肿瘤符合这些指标之一，就必须进行切开活检，以证实诊断并确定进一步的治疗。

三、治疗及预后

软骨肉瘤的治疗和预后主要取决于肿瘤的恶性程度和亚型。然而，对于所有类型的软骨肉瘤，根治性治疗的前提是彻底的手术。根据 Enneking 的理论[32]，只有广泛间室外肿瘤切除才能对高度恶性和中度恶性肿瘤进行局部和系统的控制。唯独低度恶性的软骨肉瘤，可以进行囊内或边缘切除。

（一）高度恶性软骨肉瘤

1. 手术

根据 Enneking 分期[32]，广泛区域肿瘤切除是所有高度恶性和中度恶性软骨肉瘤的治疗目标，与肿瘤发生的位置无关。除肿瘤分级外，手术质量（获得的切缘）是一个独立的生存预后因素[2, 3, 33]。大多数情况下，可以实现保肢。然而，我们不应该为了防止截肢而放弃足够的切除边缘。对于四肢长骨的软骨肉瘤，可以利用关节假体置换来重建缺损，以保留四肢及其功能（图 50-2C）。对于累及膝关节或髋关节的下肢软骨肉瘤，假体重建在负重能力、功能和肢体存留等方面取得了满意的长期疗效。考虑到软骨肉瘤患者的平均年龄较高，利用同种异体或自体腓骨移植进行生物重建只在年轻患者中保留其特殊适应证。

在特定的患者中，生物重建下肢和上肢骨干的缺损可能比假体置换术更有优势。

对于浸润神经血管束的肿瘤或伴有大量软组织扩散（如病理性骨折后）的肿瘤，广泛切除通常无法实现，此时需要进行截肢手术。尽管如此，仅有 8%~18% 的患者需要截肢[34]。

在大多数骨盆软骨肉瘤的患者中，一般可在不牺牲肢体的情况下进行广泛的肿瘤切除。保留骨盆环的部分骨盆切除术适用于较小的肿瘤，同时提供良好的腿部功能（图 50-4）。而侵犯髋臼周围区域的较大肿瘤需要更广泛的切除和更困难的重建（图 50-5）。综合考虑残留软组织和骨盆骨的数量和质量，可以选择不同类型的重建。然而，

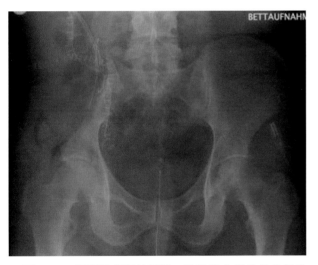

▲ 图 50-4　保留骨盆环的髂嵴 2 级软骨肉瘤的骨盆部分切除术后的 X 线

大多数高龄的患者会有并发症的风险及较低的预期功能效果。在累及神经血管束的情况下，可能有必要行外半骨盆切除术，但初次肿瘤切除时不常考虑。然而，若出现局部复发，则以外半骨盆切除术为主，以实现局部肿瘤的控制[35]。

2. 化疗 / 放疗

与其他原发性恶性骨肿瘤（如骨肉瘤或尤因肉瘤）相比，软骨肉瘤只能通过不同类型的辅助疗法取得有限的成功。接受化疗和放疗治疗的患者其总存活率并没有显著改变[5, 17]。虽然不同的化疗方案（主要基于常规药物，如多柔比星、异环磷酰胺等）被用于 3 级和 ddCS 患者，但到目前为止，未有已发表的数据能证明其有效性。然而，在间叶软骨肉瘤患者中，化疗对于肿瘤组织学反应和患者总存活率的提高显示出积极的效果[36]。放射治疗主要适用于姑息治疗。然而，在某些无法进行广泛切除的病例（如椎体或颅骨的肿瘤）中，重离子辐射与光子辐射相结合，在局部肿瘤控制方面取得了令人满意的结果[37]。此外，对于不能手术的肿瘤，放疗可以作为姑息性治疗实现暂时控制局部肿瘤的效果。最近一些回顾性研究显示联合治疗（手术切除加局部放疗）在患者局部控制方面展现了很有前景的结果[33]。

与其他原发性恶性骨肿瘤相比，软骨肉瘤由于缺乏有效的辅助治疗方案导致局部和整体控制率不佳。3 级和 ddCS 型的患者发生远处转移的比

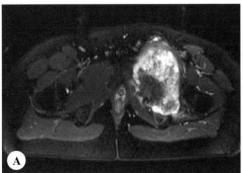
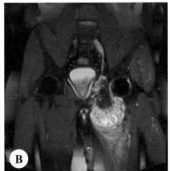
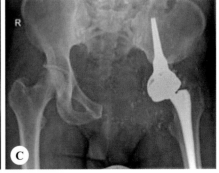

▲ 图 50-5　继发于耻骨原有骨软骨瘤的低级别继发性软骨肉瘤的 35 岁患者，肿瘤在患者腹股沟处持续增大
A. 骨盆下部 T_2 加权横断面图像，图像清晰地显示出软骨帽厚度超过 3cm；B. PD-TSE 脂肪抑制序列的骨盆冠状位图像，大量肿瘤向内收肌延伸，显示耻骨原有骨软骨瘤处的硬化部；C. 骨盆部分切除术后 X 线，髋关节重建采用了模块化骨盆重建假体

例高达 70%，局部复发率高达 35%。3 级软骨肉瘤患者 5 年的总体存活率不到 60%，ddCS 患者的存活率更低，中位存活率约为 1.4 年[33]。

（二）低度恶性软骨肉瘤 /ATC 的治疗

低度恶性软骨肉瘤 /ACT 的临床病程、治疗和预后方面必须与所有其他软骨肉瘤分开。手术切除肿瘤也是首选的治疗方法。然而，与高度恶性软骨肉瘤相比，由于其恶性程度低，5 年和 10 年的总生存率超过 90%，转移率低于 10%[7]，因此在特定的适应证下可以进行合适的病灶内切除。对于四肢长骨 I A 期肿瘤（根据 Enneking 分级 [32]），病灶内刮除联合冷冻治疗和（或）骨腔内应用 PMMA 是有效的治疗方法，并且不会恶化总生存期。即使使用保守手术，局部复发率可能略有下降。此外，在病灶内切除后局部复发的情况下，广泛切除复发肿瘤仍有可能不会导致预后和功能恶化[8, 35, 38-40]。对于躯干或骨盆肿瘤及 II 期肿瘤（软组织受累），建议广泛切除。这主要是为了避免局部复发，其次是为了提高整体生存率，这是因为复发肿瘤二次切除时并发症发生率会相对增高。

然而，对于每个患者来说，无论是进行保守性手术还是广泛切除都必须根据患者个人情况仔细权衡。

四、展望新治疗方法

在软骨肉瘤的治疗中，我们仍然面临着不同的问题。高度恶性肿瘤的显著转移潜能导致了生存率降低。此外，即使在广泛切除肿瘤后，仍有极高比例的患者发生局部和全身肿瘤复发。这个问题的一个关键因素是高度恶性软骨肉瘤对多柔比星或异环磷酰胺等常规药物的相对耐药性。因此，我们致力于针对这类问题出现的机制，开发新的诊断和治疗方法。然而，目前尚未取得临床突破。下面介绍一些有前景的研究。

（一）HH 通路

其中一个研究方向是软骨肉瘤中 HH 信号通路的探索。软骨肉瘤显示出 HH 信号的高表达，虽然该信号似乎与软骨肿瘤的恶性转化无关，但可能通过维持肿瘤细胞处于低分化增殖的状态而在软骨肿瘤的发生中发挥作用。此外，HH 途径参与了肿瘤对化疗的耐药，影响 P- 糖蛋白的产生，而 P- 糖蛋白在化疗耐药中起着至关重要的作用。下调 HH 途径可以通过下调 P- 糖蛋白，从而逆转对多柔比星的耐药性。重组 HH 处理软骨肉瘤细胞可促进增殖，而 IHH 信号抑制药在体外和体内均可降低肿瘤增殖和肿瘤生长[41]。然而，用 HH 信号通路的小分子拮抗药（GDC-0449）治疗转移性和（或）不可切除的软骨肉瘤患者的 II 期临床研究未见明确治疗效果[42]。

（二）IDH 途径

IDH1 和 IDH2 是关键的代谢酶，在多种癌症中发生突变，如髓性白血病或胶质瘤。该关键的代谢酶突变会导致肿瘤代谢物（2-HG）在细胞内积累[43]。2-HG 的积聚可导致表观遗传失调和细胞增殖。IDH1 和 IDH2 基因突变存在于 85% 的遗传性内生软骨瘤病相关疾病（如 Ollier 病、Maffucci 综合征）和 50% 的孤立性内生软骨瘤中。高达 59% 的中央型和去分化型软骨肉瘤中发现有 IDH1 和 IDH2 突变，这表明 IDH 在肿瘤形成中起重要作用，也为我们提供了治疗干预的机会[9, 44]。在一项体内研究发现，与对照组相比，软骨肉瘤对不同 IDH 抑制药有显著的反应，药物组的 2-HG 浓度降低[45]。

（三）MMP

由于 3 级软骨肉瘤的高转移潜能，其生物学侵袭性的相关影响因素是进一步研究的方向。

MMP 在软骨肉瘤中的作用的研究是一个很有前途的领域。细胞外基质和基底膜的降解和穿透是评估肿瘤细胞侵袭组织边界的能力的指标，也被认为是局部侵袭和转移过程中的重要因素。TIMP 是 MMP 的组织抑制物，能够抑制 MMP 的蛋白水解活性。抑制因子和 MMP 活性之间的平衡决定了蛋白水解活性，并可能与肿瘤的侵袭性和转移潜能有关。通过 siRNA 减少肿瘤细胞中

MMP-1 的表达，可以在体外实验和小鼠体内模型中降低软骨肉瘤细胞的侵袭潜能[46, 47]。

（四）抗血管生成药物

与其他实体瘤一样，新血管生成在恶性软骨肉瘤的生长和转移中起着重要作用。肿瘤分级与肿瘤微血管生成呈正相关。具有生物侵袭性的软骨肿瘤比非侵袭性软骨肿瘤有更多微血管生成，这与肿瘤分级相关[48]。VEGF-AS 是一种针对 VEGF 的反义寡核苷酸，可抑制血管生成和肿瘤细胞增殖，目前正在进行体外研究。此外，抗血管生成药物在不同肿瘤中进行了临床研究，并在软骨肉瘤患者中显示了良好的结果[49]。具有抗血管生成活性的多靶点 TKI，如帕唑帕尼或阿帕替尼等已经进入临床研究中。已发表的数据证实其对晚期软骨肉瘤患者的抗肿瘤药物活性，患者的中位生存期得到了延长[50, 51]。

目前已经存在几种对于原发化疗耐药的假说。一种假设是药物被阻碍而不能渗透入细胞外基质[52]。其他研究表明，存在多药耐药泵的影响或是 Bcl-2 这类抗凋亡蛋白水平失衡[53]。

Oosterwick 等探索了 Bcl-2 表达对软骨肉瘤耐药的影响。使用 Bcl-2 家族小分子抑制药 ABT-737 可以增加软骨肉瘤细胞对多柔比星和顺铂的敏感性，在克服 Bcl-2 耐药机制方面产生协同效应[53]。由于 Bcl-2 抑制药已经在临床上用于癌症治疗，这种方法将为软骨肉瘤的化疗提供新的方案。

众所周知，PDCD5 可以加速细胞凋亡，以响应包括化疗在内的各种细胞刺激[54]。研究者利用重组的人 PDCD5 进行了体外和体内研究，结果显示其增加了软骨肉瘤细胞对顺铂的敏感性。

（五）免疫疗法

近年来，抗 PD-1 和抗 PD-L1 抗体检查点抑制药的出现明显改变了实体瘤的治疗。然而，由于 PD-L1 在肉瘤（尤其是软骨肉瘤）中的低表达和低的肿瘤突变负荷（tumor mutational burden,

TMB），使用抗 PD-L1 抗体（如帕博利珠单抗或纳武利尤单抗）治疗肉瘤患者的不同的 Ⅱ 期临床实验中，其研究结果都不尽人意。

（六）双膦酸盐

在过去几年里，软骨肉瘤研究的另外一个领域是双膦酸盐类药物。双膦酸盐（bisphosphonate, BP）在治疗各种影响骨骼的肿瘤方面受到了很多关注。除了在乳腺癌或肺癌等实体肿瘤转移性疾病患者中的临床应用外，还有证据表明不同类型的 BP 对多种肿瘤细胞具有直接的抗肿瘤活性[55]。研究者在体外和体内的研究中证实了其对骨肉瘤和软骨肉瘤的抗肿瘤作用。氯膦酸钠和唑来膦酸盐在体外降低了软骨肉瘤细胞的增殖率，并且唑来膦酸盐进一步提高了大鼠软骨肉瘤模型的存活率[56, 57]。然而，目前没有相关的临床研究，迄今为止，BP 没能在临床上达到临床前研究所展现的高期望。

显然，目前有多个方向都在临床前研究中得到了进展。其中一些方法或许可以推动软骨肉瘤新治疗方法的发展。然而，这些新方法的有效性必须首先在人类身上得到证实。到目前为止，对于大多数患者来说，手术和有特定适应证的放射治疗仍然是对于患者来说唯一有效的治疗选择。

五、结论与展望

恶性软骨肿瘤的特点是具有多种不同类别。临床病程及其治疗与肿瘤的个体分类和分级密切相关。因此，诊断和治疗应该掌握在专业的肿瘤学家、放射科医生、病理学家和外科医生手中。只有跨学科的诊断和治疗才能够充分诊断不同的肿瘤，以及克服治疗中的困难。由于缺乏有效的辅助化疗，手术切除肿瘤仍是所有软骨肉瘤的唯一根治性治疗方法。然而，为了改善高度恶性软骨肉瘤的预后，仍需要其他有效的新治疗方法，这些方法有望在不久的未来得到实现。

第51章 原发骨肿瘤的放射治疗
Radiation therapy for primary bone tumors

Ollivier Luc Stéphane Supiot Martin Valentine Jouglar Emmanuel 著

谢 鹏 王 华 黎志宏 涂 超 译

骨原发性恶性肿瘤的患病人数不足欧洲癌症患病总人数的 1%。其世界年龄标准化年发病率为每 10 万 0.5～2 例[1]。在 2020 年，预计将有 3600 例新发病例和 17 200 例死亡病例，其 5 年相对生存率约为 66%[2]。骨肉瘤的年龄标准化发病率为 0.249，软骨肉瘤和脊索瘤为 0.064，尤因肉瘤为 0.071[3]。在 WHO 分类中描述了其他实体瘤类型包括多形性肉瘤、纤维肉瘤、骨巨细胞瘤[4]。

绝大多数骨肿瘤是散发的，其危险因素包括 Paget 病、暴露于电离辐射或化学致癌物。小部分发生于某些癌症的遗传易感性背景下，其中最常见于 Li-Fraumeni 综合征（LFS）和遗传性视网膜细胞瘤。LFS 多和 TP53 基因的突变有关，其患者约有 5% 于 30 岁前被诊断出骨肉瘤[5]。LFS 患者通常终身都有很高的患癌风险，其中骨肉瘤是 LFS 患者最常见的肉瘤类型[6]。遗传性视网膜母细胞瘤是由 RB1 基因的种系突变引起的常染色体显性遗传综合征，该突变使患者在年轻时就有极高的风险罹患视网膜肿瘤。另外，存活的患者患其他肿瘤的风险也大大增加，如骨和软组织肉瘤，尤其是骨肉瘤。其他易发骨肿瘤的综合征包括 Bloom 综合征、多发骨软骨瘤（EXT1 或 EXT2 基因改变）、结节性硬化症（TSC1、TSC2 或 TSC3 基因）。了解这些发生在遗传易感性背景的肿瘤是非常重要的，例如，LFS 和遗传性视网膜母细胞瘤的患者常在进行细胞毒性治疗（包括化疗和电离辐射）后出现较高的远期毒性风险，尤其是发生继发肿瘤的风险升高[7, 8]。

充分的手术切除是局部治疗骨肿瘤的基础。尤因肉瘤和脊索瘤的治疗需系统地规划放射治疗（radiation therapy，RT），其他骨肿瘤的治疗也需要考虑使用，尤其是在肿瘤无法完全切除的情况。在过去的 1 个世纪，许多放射治疗新技术被应用于骨肿瘤的治疗，从传统的放射治疗（使用 X 线 / 光子）到中子治疗，再到强子治疗（重离子）。

本章旨在描述放射治疗在骨肿瘤治疗中的具体作用，包括放射生物学知识、放射技术，以及最常见的组织学类型骨肿瘤。我们同时探讨了强子治疗的适应证，并揭示了辐射对 LFS（最常见的癌症易感综合征之一）患者的影响。

一、骨肿瘤的放射生物学

肿瘤对电离辐射的应答程度取决于多种因素，除了和自身肿瘤细胞相关外，还取决于肿瘤微环境。

肿瘤细胞本身对放射的敏感性是一个关键的因素。体外细胞系的单克隆形成实验技术被认为是评估辐射敏感性的金标准。在接受 2Gy 辐射后细胞生存的量称为 SF2，代表细胞系的辐射敏感性，电离辐射剂量的单位为 Gray，被定义为每千克物质吸收了 1J 的辐射能量。

当用光子照射时，不同类型骨肿瘤细胞的辐射敏感性是不相同的。尤因肉瘤被认为是一种低 SF2 值的放疗敏感肿瘤[9, 10]。相反，骨肉瘤、软骨肉瘤和脊索瘤则因照射后肿瘤细胞存活率高，而被认为是放疗不敏感的肿瘤类型[11-13]。同类型的肿瘤不同细胞系对辐射敏感性也可能不同；这个现象可以通过肿瘤细胞生物学特性的易变性来解释，例如，在软骨肉瘤中 pRb 通路突变的细胞比没突变的更耐辐射[14]。在同等剂量的条件下，强子治疗（尤其是碳离子）抗肿瘤的生物学效应要明显强于光子和质子，这是它的优势之一[15]。实际上，这种辐射技术也许能突破骨肿瘤细胞的辐射耐性（光子），并且有望在这些肿瘤中发挥治疗作用。

其他影响肿瘤放射治疗反应的因素存在于肿瘤的微环境中。几十年来，缺氧环境被公认为肿瘤放射治疗效应的不利因素，它广泛存在于肿瘤之中，尤其是骨肿瘤。已有许多不同的机制可以解释这一效应，最公认的假设是在缺氧环境中，由电离辐射产生的 ROS 较少，从而削弱了电离辐射对肿瘤 DNA 的损伤效应[16]。另外，还有一种机制可能参与其中，HIF-1 是维持细胞氧平衡和细胞耐受缺氧的关键转录因子，它在缺氧的细胞中明显上调，帮助细胞能在恶劣的环境中生存。HIF 不仅保护细胞的功能，还能加速肿瘤的发生发展及转移灶的形成[17]。

总的来说，骨肿瘤通常被认为是对光子辐射敏感性低的一类肿瘤，所以对于骨肿瘤的放射治疗通常推荐采用高剂量放疗。当下研究用于克服这种抵抗效应的方法包括使用生物学效应更好的辐射粒子，以及降低缺氧带来的负面影响。

二、放射治疗的技术

放射治疗的主要原理是让肿瘤暴露于电离辐射之下，从而诱导肿瘤细胞的损伤和死亡。现有多种放射疗法可供选择，肿瘤放疗医生的选择主要根据治疗的策略（以治愈或姑息为目的）、肿瘤的类型、照射剂量、肿瘤位置、放疗辐射对周围正常器官的危险性。最常用放疗技术包括执行适形放疗的光子治疗、调强放射治疗或立体定向放射治疗等方式。其中立体定向放疗是采用分次放疗，可以采用每次 1.8～2Gy 的正常辐射剂量，每周进行 5 次放疗，也可以选择高于 2Gy 的辐射剂量进行有限的低次数放疗。其他用于骨肿瘤放疗的粒子包括中子、质子和碳离子。中子放疗表现出良好的局部控制效果，但出于对辐射防护问题的担忧而没有得到充分利用[18]。

（一）适形放射治疗

这种技术旨在照射区和肿瘤区相匹配，尽可能不照射周围健康组织。通过多叶准直器实现对肿瘤区域的辐射束定点照射，从而使照射区域的形状能与肿瘤区的外形相对应。

（二）调强放射治疗

调强放射治疗（intensity-modulated radiation therapy，IMRT）也是辐射技术的一种，其特点为辐射束的强度不均一，以及计算机逆向优化计划。调强放射治疗通过调节每个辐射束的发出剂量，以此保护周围健康组织。这种对肿瘤区域靶向最适预期剂量的调节是通过多叶准直器的活动实现的。

（三）呼吸门控放射治疗

患者的器官在进行放疗期间可能有轻度的活动，这种活动主要由呼吸运动造成的。另外，肿瘤也可能直接生长于活动的器官上，如肺。为了进一步提高照射的精准度，也为了降低肿瘤周围组织的照射剂量（如双肺照射），一种计算呼吸运动的新技术应运而生[19]。

（四）立体定向放射治疗

立体定向放射治疗是和放射外科学密切相关的一种高精度影像导航放射技术。该技术通过微小中子束聚焦于靶标中心达到治疗效果，从而实现对微小病灶的高剂量照射。低次数立体定向放射治疗成为替代外科手术治疗肉瘤肺转移灶的一种治疗手段，显示了非常好的局部控制率（90%，24 个月）[20]。

（五）强子治疗

强子治疗（或称粒子治疗）是利用重粒子（如质子、α 粒子、碳离子等）照射肿瘤的治疗手段。

这种粒子治疗的主要优势是其在深度上独特的能量分布。当超过靶标区的强子给予剂量穿过患者的身体，强子在传递过程中会失去动能，最终浓聚于所谓的布拉格峰，这将在覆盖肿瘤区域的同时对肿瘤以外的区域几乎没有照射剂量[21]。通过这一技术可使放疗在给予肿瘤照射剂量的同时能更好地保护周围健康组织，同时尽可能降低等剂量或高剂量放疗时产生毒性。碳离子治疗是正在发展的强子治疗技术之一，但其使用十分有限。截至 2020 年 7 月，全球只有 12 个放疗中心可进行碳离子治疗。碳离子在降低侧向散射上要明显优于光子治疗，进而能更好地保护健康器官。另外，碳离子有更高的传能线密度，能破坏 DNA 使之成簇，并且难以被细胞修复系统修复[22]。这说明碳离子比光子和质子有更好的相对生物效应。碳离子治疗即能对靶区的肿瘤予以高剂量的治疗，同时能更好地规避放疗对正常器官的危害，是十分有前景的一项放疗技术。尽管如此，这种治疗形式的应用仍然因为其高昂的费用而受到限制。

三、尤因肉瘤

（一）流行病学和发病机制

尤因肉瘤是以特殊体细胞基因突变为特征的一种恶性肿瘤，其突变的基因包括 *EWS* 基因和其他几种基因的融合，其中 ETS 家族最为常见[23]。尤因肉瘤是第三大原发恶性骨肿瘤，通常发生于青少年及年轻人[24]。局限性肿瘤的患者 5 年生存率约为 60%，而转移的患者中，肺转移者的 5 年生存率低至 20%~40%，多发骨转移的患者低于 20%[25]。

（二）治疗策略

1. 局限性肿瘤

新辅助化疗通常优先于手术和（或）放疗这类一线局部治疗。在局部治疗后再予以辅助化疗（表 51–1）。在化疗反应差或肿瘤体积大的情况下，可以考虑进行巩固化疗。当前，局部治疗之前通常会进行 3~6 个循环的化疗，局部治疗后再进行 6~10 个循环的化疗。最有效的化疗包括联合多柔比星、环磷酰胺、异环磷酰胺、长春新碱、放线菌素 D 和依托泊苷方案[39]。有证据显示，年龄＜18 岁的患者使用剂量密集方案效果更好[38]。对于化疗反应差，在化疗后仍有＞10% 的肿瘤细胞存活，或者诊断时肿瘤体积超过 200ml 的患者，应用大剂量白消安和美法仑化疗可提高其 8 年总生存率[40]。

2. 播散性肿瘤

对于在诊断时即存在转移的患者，他们的化疗方案与局限性肿瘤的相似。在转移灶得到控制的情况下再进行原发肿瘤的局部治疗（表 51–2）。对于复发的尤因肉瘤，多柔比星常常因为化疗累积剂量的原因而不再继续使用。

3. 局部治疗

局部治疗的目标是针对初诊时肿瘤所侵犯的整块组织范围。手术和放疗是两种局部治疗的方式。现在暂时还没有关于外科手术和放疗的治疗效果对比的随机研究结果报道。鉴于单纯放疗常伴较高的局部复发风险，因此，完整彻底的手术切除被认为是最好的局部控制手段。前瞻性临床试验的二次分析结果显示联合治疗（R_0 保守性手术加放疗）能得到更好的肿瘤局部控制[33, 46]。无论如何，选择不同的局部控制的方案（手术、放疗或手术联合放疗）对无事件生存率和整体生存率并没有影响。手术应该切除初诊时肿瘤所侵犯的所有组织范围（Ghost 切除），而不是仅限于对化疗后的残余肿瘤范围进行手术切除。显然，保肢手术是最常考虑的手术方式，但对于胫骨、腓骨和足部尤因肉瘤的年轻患者，截肢手术可能是一个替代方案。若手术切除的肿瘤部位需要进行大量组织重建，并将导致严重并发症，如骨盆肿瘤，则不建议进行手术切除[47]。瘤内切除手术的疗效并不优于单独放疗，应该尽量避免进行此类手术[30]。

表 51-1 治疗局限性尤因肉瘤的主要临床试验其生存率、局部控制率，以及放疗疗程结果一览表

试验	年份	放疗适应证	放疗总剂量（Gy）	每组剂量	放疗区域	5年局部控制率（%）	5年生存率（%）
[26]	1973—1978	NeoA RT	<5 年：45Gy 5～15 年：50Gy >15 年：55Gy 随后推量照射10Gy	2Gy	全部受累及的骨	60	
		NeoA RT+BPR+CT（含ADR）	BPR：15～18Gy	1.5～2Gy	在原发肿瘤放疗后行 BPR	24	
		NeoA RT+BPR+CT（不含 ADR）				44	
[26]	1978—1982	肿瘤活检或 IS 和骨盆肿瘤	55			55	63
[27]	1981—1985	IS	36	1.8～2	瘤床和残留肿瘤的部分骨	66	50
		四肢单纯 RT	46	1.8～2	全骨 36Gy/ 原发肿瘤区域 + 边缘外 5cm 50Gy/ 原发肿瘤区域 + 边缘外 2cm 60Gy	28（没有报道 46Gy 和 60Gy 之间控制率的差异）	
			60	1.8～2			
[28]	1986—1991	NoP	60		整块体积	70	70
			44.8		包含肿瘤的整个间室		
		IS，化疗组织应答性差	44.8				
[29]	1987—1993						62
[30]	1981—1999	CESS 81 单纯 RT	48～60	1.8～2	36Gy 后对原发肿瘤区域加边缘外 5cm	47	
		CESS 81 IS	36		包含肿瘤的整个间室	61	
		CESS 86 单纯 RT	60	随机 2Gy 每天 1 组或 1.6Gy 每天 2 组	治疗前肿瘤大小 + 边缘外 5cm，原发肿瘤大小 + 边缘外 2cm 推量照射 >44Gy	47	

（续表）

试验	年份	放疗适应证	放疗总剂量（Gy）	每组剂量	放疗区域	5 年局部控制率（%）	5 年生存率（%）
[30]	1981—1999	CESS 86 IS	44	2Gy 每天 1 组或 1.6Gy 每天 2 组	治疗前肿瘤大小 + 边缘外 5cm	61	
		CESS 86 IS	60	2Gy 每天 1 组或 1.6Gy 每天 2 组	治疗前肿瘤大小 + 边缘外 5cm，原有肿瘤大小 + 边缘外 2cm 推量照射＞44Gy	47	
		EICESS 92 单纯 RT	54	随机 2Gy 每天 1 组或 1.6Gy 每天 2 组	治疗前肿瘤大小 + 边缘外 5cm，原有肿瘤大小 + 边缘外 2cm 推量照射＞44Gy	47	
		EICESS 92 IS	44	2Gy 每天 1 组或 1.6Gy 每天 2 组	治疗前肿瘤大小 + 边缘外 5cm	61	
		EICESS 92 术前 RT 组织应答差和边缘切除或瘤内切除	54	随机 2Gy 每天 1 组或 1.6Gy 每天 2 组	治疗前肿瘤大小 + 边缘外 5cm，原有肿瘤大小 + 边缘外 2cm 推量照射＞44Gy	61	
		EICESS 92 预期 NeoA RT 的广泛切除	44	分疗程为 1.6Gy，每天 2 次，22.4Gy 后间断 10 天	治疗前肿瘤大小 + 边缘外 5cm	59	
		EICESS 92 预期 NeoA RT 的边缘切除或瘤内切除	54	分疗程为 1.6Gy，每天 2 次，22.4Gy 后间断 10 天	治疗前肿瘤大小 + 边缘外 5cm，原有肿瘤大小 + 边缘外 2cm 推量照射＞44Gy	59	
[31]	1991—1997	NoP 或 IS	60.8	1.6Gy，每天 2 次	整个原发肿瘤区域 + 边缘外 5cm 予以 44.8Gy 原发骨病变区域周围 2cm 推量照射 16Gy		
			44.8	1.6Gy，每天 2 次			
[32]	1995—1998	单纯 RT	45		原发肿瘤区域 + 边缘外 3cm		79
			55.8 以上		不包括骨骺的化疗后区域		
		对镜下残留肿瘤行辅助 RT	45		原发区域 + 边缘外 1cm		
[33]	1995—1998	术后边缘接近肿瘤（＜1cm）或切缘阳性	45	1.8	原发区域 + 边缘外 2cm	78.6	49
		严重残留病	55.8	1.8			
[34]	1999—2006	IS	42	1.5Gy，每天 2 次			75
		NoP	54	1.5Gy，每天 2 次			

（续表）

试验	年份	放疗适应证	放疗总剂量(Gy)	每组剂量	放疗区域	5 年局部控制率（%）	5 年生存率（%）
[35]	1995—1998	IS	45		原发肿瘤区域 +2cm	71.1	78
			55.8		增加		
		充分切除的骨外肿瘤	45		原发肿瘤区域 +2cm		
			50.4		边缘外 1cm 推量照射		
		术后边缘接近肿瘤（＜1cm）或切缘阳性	45		原发肿瘤区域 +2cm		
			50.4		边缘外 1cm 推量照射放疗		
[36]	2008—2015	单纯 RT	55.8			79.6	88
		IS	50.4				
[32]	1988—1992	单纯 RT	45		原发肿瘤区域 + 边缘外 3cm	69	72
			55.8		化疗前或化疗后区域放疗，边缘不包含骨骺		
		IS	45		原发区域 + 边缘外 1cm		
[37]	2000—2010						86（3 年）
		NoP	45	1.8	化疗前肿瘤区域		86（3 年）
			55.8	1.8	化疗后肿瘤区域		
		对化疗完全应答的骨外肿瘤	50.4	1.8			
[38]	2001—2005	脊柱骨原发肿瘤	45	1.8			
		病理涉及淋巴结区域	45	1.8			
		NeoA RT	45	1.8			
		胸壁原发肿瘤和同侧胸膜	15	1.8	半侧胸廓		
			36.6	1.8	所有胸膜上未切除的肿瘤		

ADR. 多柔比星；BPR. 双肺放疗；CT. 化疗；IS. 不充分切除；NeoA RT. 新辅助放疗；NoP. 无法手术的病变；NR. 无报道；RT. 放射治疗

表 51-2　近期前瞻性研究中播散性尤因肉瘤的生存率、局部控制和放射治疗汇总表

试　验	年　份	放疗指征	放疗总剂量（Gy）	每组剂量	范　围	5 年控制率（%）	5 年生存率（%）
[41]	2002—2013	根据切除手术和组织应答性进行放疗对原发肿瘤进行放疗	54			3 年：11	3 年：22
		辅助放疗或原发肿瘤放疗				4 年：27	4 年：32
[28]	1981—1997	完全切除	12	每天 2 份剂量 /3 天	全身放疗		
		肺、胸膜或胸骨转移	15～18		BPR		
[42]	1999—2005	手术 ± 放疗或原发肿瘤放疗				3 年：27	3 年：34
[43]	1991—1999	单纯放疗或 IS	45		荷瘤骨，不包含骨骺中心	38	37
			55～60		骨肿瘤区域及残留肿物 +2cm 边缘		
[32]	1988—1992	单纯放疗	45		原发肿瘤区域 +3cm 边缘	22	35
			55.8		化疗后区域（边缘缩小至骨骺）		
		辅助放疗或切缘阳性	45		原发肿瘤区域 +1cm		
		NoP	54	1.5（每天 2 次）		43	52
[44]	1999—2005	IS	42				
			54		如果瘤内切除手术或切缘阳性行推量放疗		
		肺转移	15	1.5	BPR		
[45]	2000—2014					2 年：55.7	3 年：55.9

BPR. 双肺放疗；IS. 不充分切除；NoP. 无法手术的病变

（三）放射治疗

1. 指征和时机

局部治疗策略已从单纯放射治疗稳步过渡到放疗结合手术或单纯手术的治疗模式，这一点是基于多个回顾性研究，其结果显示，相比于单纯放射治疗而言，完整彻底切除手术治疗，无论联合还是不联合放疗，均能更有效地改善局限性尤因肉瘤患者的局部控制率。值得注意的是，在这些 21 世纪初发表的文章中存在偏倚，他们采用传统的放疗方式，纳入纯放疗组的患者通常存在肿瘤体积更大、肿瘤位置不理想及对化疗不敏感等预后较差的情况[48, 49]。一篇纳入超 1000 例患

者的非随机试验显示，在单纯放疗局部复发率为 26.3%，而在手术结合放疗或单纯手术组局部复发率为 7.5%，放疗后患者预后更差[30]。然而，对于无法广泛切除的肿瘤，根治性放疗被认为是此类患者的有效治疗手段[50, 51]。Euro-Ewing 99 试验的观察性研究中发现，相对单独手术治疗而言，辅助放疗能降低手术后患者的局部复发风险，尤其是对那些确诊时肿瘤体积超过 200ml 及肿瘤整体坏死的患者[52]。辅助放疗适用于手术切缘受累的患者[30, 53, 54]。根治性放疗和瘤内切除术后放疗的局部控制率是基本一致的[30]。相比单纯手术治疗，辅助放疗对肿瘤切缘受累的患者确实有降低局部复发率（约 2%）的好处[52]。尽管如此，辅助放疗在某些情况下可能有助于改善患者整体生存率。肋骨肿瘤常出现胸膜侵犯，并且手术切缘肿瘤阳性的风险高，放疗能提高这类患者约 41% 的整体生存率[55]。在一项协作试验中，对 75 例脊柱肿瘤尤因肉瘤患者的回顾性研究中，手术后再行放疗的患者 5 年整体生存率是 78%，单纯放疗为 57%，单纯手术的患者为 70%[56]。总而言之，原发肿瘤的放疗适用于无法切除的肿瘤及所有辅助治疗的情况，除非患者进行广泛切除（Ghost 切除），术前化疗的组织应答良好，并且周围型肿瘤没有出现病理性骨折[57]。当确诊时发现转移的患者，如果局部治疗能有较好的疗效，那么治疗策略和局限性肿瘤一致[58, 59]。对于有肺或胸膜转移的患者，全肺放疗和大剂量白消安化疗的疗效一致，适用于没有大剂量应用白消安化疗的患者[45, 59]。肋骨伴新发胸腔积液时应进行半胸廓放疗，相比没进行的患者，半胸廓放疗能倾向于给患者带来更好的总生存率[30, 60]。

局部放疗通常在有放疗指征的初次化疗和手术后，应该在第 2~4 个循环辅助化疗进行。在一个协作试验的回顾性分析中发现，术后 60 天内进行辅助放疗的患者倾向于有较好的局部控制率[61]。新辅助放疗也是一种值得探讨但未被证实的治疗选择，尤其是进行预期边缘切除的情况下[57]。

2. 照射区域

放疗靶区域的设定是基于化疗或手术前的最大范围肿瘤区（gross tumor volume，GTV）；边缘被应用于描述临床靶区（clinical target volume，CTV），其通常有 1~2cm 的变化。在辅助设置中，CTV 要包括所有术后瘢痕和引流区。尽管如此，全骨假体或瘢痕可并不能完全纳入靶区，以免增加严重的晚期毒性风险。最后，通过计算边缘设置参数与其可能相关的器官移动来确定计划靶区（planned target volume，PTV），通常有 0.5~1cm 的变化（图 51-1）。在对大的肿瘤靶区进行第一疗程放疗后，后续的放疗则需要针对一个边缘缩小的 CTV（不包含瘢痕区）使用更高的放疗剂量。这一放疗放射尤其适用于切除不彻底的肿瘤。当骨盆肿瘤的患者胸廓较大，进行化疗能让肿瘤的体积缩小再对肿瘤进行手术切除，从而让正常的组织回位。另外，临床靶区必须进行调整，以免对体积增大的正常器官进行不必要的治疗而产生风险。

3. 剂量

对于放疗敏感且诊断时预后较好的尤因肉瘤患者，术后放疗的推荐剂量为 45Gy，分为每组 1.8Gy，每周进行 5 组，而对于非手术的尤因肉瘤患者，剂量为 59.4~60Gy，每组 1.8~2.0Gy[62]。单纯放疗的实施剂量必须超过 40Gy，因为低剂量单纯放疗的局部控制率极差，即使是很小的肿瘤[63]。全肺或半胸放疗的剂量为 15~18Gy，分为每组 1.5Gy，剂量的选择取决于患者的年龄。

4. 放射治疗的技术和准备

放射治疗技术在过去的几年里已有明显进步。从 2000 年起，适形放疗就被认为是标准方案。然而，在日常的临床实践中，目前还有许多放射技术可供选择。放疗技术的选择通常根据这两个目的：对肿瘤区域的完全覆盖，以及降低对周围正常组织的照射剂量从而避免毒性反应。降低长期毒性风险是现在放射肿瘤学家最关心的问题，尤其是治疗那些有更容易出现晚期并发症的年轻患者[64]。

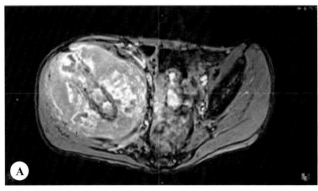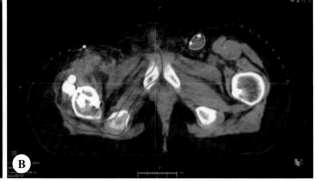

▲ 图 51-1　根据欧洲 – 尤因 2012 方案，对 9 岁骨盆尤因肉瘤儿童进行术后放疗

A. T_1 增强 MRI 显示术前尤因肉瘤。B. 规划肿瘤靶区域的 CT：临床目标体积 1（CTV1）为红色，包括肿瘤床和广泛切缘、瘢痕及假体材料；规划目标体积（PTV1）为蓝色。45Gy 的放疗剂量分隔成 25 组，对 PTV1 进行放疗。PTV2 的区域缩小至肿瘤床及其很小的边缘，对 PTV2 进行 5 组 9Gy 推量照射，左侧睾丸（粉红色）转入腹股沟区以减少受到的剂量

　　关于放射治疗的决策及其准备主要取决于一般的治疗策略（治疗性、姑息性）、靶区范围、肿瘤位置、对邻近器官的危险性。任何技术，即使被认为是最先进的技术，也可能无法应对所有的情况。适形放疗也许适用于肢体肿瘤，以避免对周围组织照射造成晚期纤维化和水肿的风险。对于骨盆尤因肉瘤，IMRT 相比适形放疗能在剂量上更好的保护肠道功能[65]。局部质子治疗，如发生在头部及颈部的病变表现出更好的剂量特征，展现了良好的临床治疗效果，同时对重要的正常组织辐射剂量低[66, 67]。质子治疗也可能具有减少整体剂量及预计的继发癌症风险等优势，应当考虑用于易感患者人群治疗[68]（图 51-2）。对于无法切除的肿瘤，尤其是在照射区域内局部复发的情况下，碳离子治疗值得探讨[69]。全肺照射呼吸门控放疗的技术可以降低对正常肝组织的照射剂量[16]。在一项前瞻性试验中，IMRT 用于全肺照射被认为是可行的，具有更好的心脏保护作用和剂量覆盖率[70]（图 51-3）。回顾性系列研究显示，立体定向放疗对转移灶的治疗有良好的局部控制率和较低的毒性反应[20, 71]。

　　仔细的放疗准备及对并发症的预估也是降低放疗毒性的关键因素。睾丸或卵巢的照射与不孕症及内分泌功能障碍的风险有关。性腺的放疗需在严格的剂量把控下方可应用，但在照射前对生育力的保留也需要进行系统讨论。保留生育力的方法很多，包括配子或性腺组织的冻存，以及睾丸或卵巢的转位[72]。如果腹腔照射的体积超过常规剂量限制，可考虑植入骨盆组织扩张器以使肠道远离照射区域，从而减少急性和晚期肠炎的发生风险[73]。据报道，对大剂量白消安化疗后的患者即使进行严格控制剂量的放疗照射，还是会出现严重的毒性反应。因此，两种治疗方法之间总需要间隔一段时间，并且总剂量上通常进行限制，对于神经结构、膀胱、消化道、心脏和肺的剂量限制更为严格[74, 75]。对原发肿瘤的照射通常和化疗是同期进行的。放疗和这些化疗药物分子间相互作用是需要注意的。进行放射治疗时不可使用放线菌素和多柔比星，以免激化急性毒性反应。

四、骨肉瘤

（一）流行病学和发病机制

　　骨肉瘤时青少年最常见的恶性骨肿瘤，年发病率约为 0.3/10 000[76, 77]。10%～20% 的患者在确诊时就存在转移；其他患者在诊断时有亚临床转移性疾病，这为系统治疗（特别是化疗）提供了空间。这同样解释了为什么在有效的化疗出现之前，80%～90% 的患者局部控制良好，但仍然会发生转移并因此死亡[78]。发生肺转移的患者 5 年生存率在 35%～40%，而在初诊时就已经出现扩散

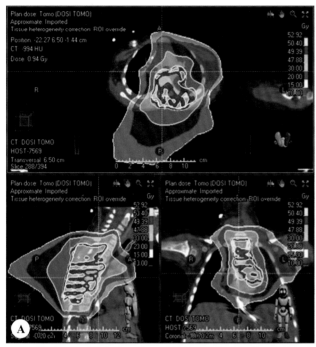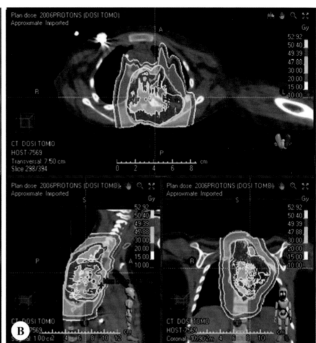

▲ 图 51-2 2岁儿童胸椎尤因肉瘤合并原发性肺转移的剂量学比较

对诱导化疗后的肿瘤床进行放疗。A. 螺旋断层放疗系统提供 IMRT 放疗剂量分布的计划 CT；B. 质子治疗放疗剂量分布的计划 CT

转移的患者，整体生存率低至 20%[79, 80]。对于低级别肿瘤（骨旁骨肉瘤）的患者发生转移的风险低，可以通过单纯手术治愈；其 10 年整体生存率约为 80%[81]。年轻人放射诱发骨肉瘤的发生多在进行放疗的 10 年后。化疗药物尤其是烷化剂，也与继发性骨肉瘤的发生有关[82]。骨肉瘤的遗传易感性见于 LFS、Rothmund-Thomson 综合征、Bloom 综合征和 Werner 综合征的患者[83]。

（二）临床表现和诊断

10%～20% 的患者存在临床微小转移灶，主要转移见于肺和骨[84]。

MRI 能显示肿瘤对周围器官、软组织、关节、神经和血管的侵袭程度。摄片范围应该包含关节在内的整个病变骨以评估转移灶的存在，这种转移在病例中的发生率约为 6.5%[85]。系统分期需对患者进行全身检查包括胸部 CT 和骨扫描，以发现转移病灶。

（三）放射治疗以外的其他治疗

根据 ESMO 推荐[86]，对中、高级别骨肉瘤的治疗方式包括新辅助化疗，然后在有条件的情况下进行保肢手术，并根据组织应答率决定是否继续予以辅助化疗[87]。通过这一策略可使 60%～70% 的初诊时临床无转移的患者长期生存[88]。规则是对肿瘤实行彻底的"整块"切除手术，因为截肢手术并没有显示出比保守治疗更好的局部控制率和生存获益，也不能改变转移的风险[89~91]。

鉴于 80%～90% 的病例发生转移的风险，即使在实施了良好的手术后，化疗对骨肉瘤治疗仍占主导地位。当今骨肉瘤的治疗方案包括新辅助化疗评估肿瘤的应答，并使达到最佳的手术治疗效果成为可能。骨肉瘤复发的中位整体生存率很差，约为 8 个月[92]。初诊时出现转移的患者，其治疗策略和无转移的患者一致[93]。

（四）放疗

1. 指征

单纯放疗在以往被用于治疗拒绝接受截肢的骨肉瘤患者，常伴有较高的局部复发和转移风险[94]。手术方式的改良加上随后有效的化疗的出

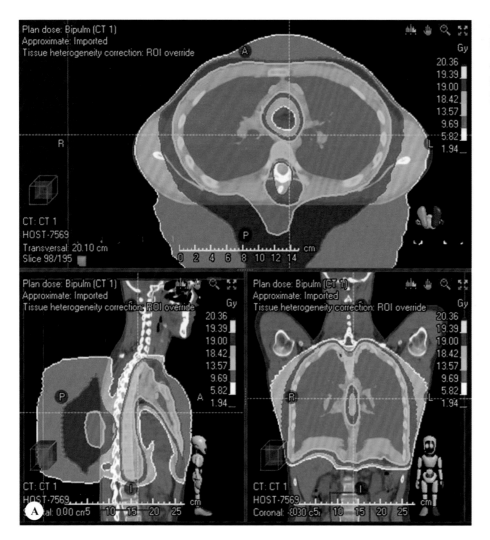

◀ 图 51-3　18 岁右股骨尤因肉瘤患者的骨和肺转移
A. 螺旋断层放疗系统 IMRT 技术进行全肺放疗的剂量分布计划 CT

现，使得如今放疗的指征受到了限制，即使没有对比手术和放疗效果的随机试验结果证据。这是因为彻底整块切除手术和化疗可使骨肉瘤的局部控制率达到 90%～98%[95]，但对四肢的局部控制率较低。新辅助放疗联合化疗可使 5 年局部控制率达到 97.5% 左右，5 年整体生存率达到 48.8% 左右。这些研究结果和手术联合化疗的预后结果非常相似[96]。同样，在一组 72 例患者的研究中，对患者进行新辅助化疗、手术和辅助放疗后，其 10 年局部控制率为 82%，整体生存率为 73%[97]。显微镜下阳性切缘和肿瘤坏死率低于 90% 是显著影响骨肉瘤患者预后的因素。因此，放疗对骨肉瘤患者的获益并不明确，但是值得注意的是，这些研究都是单中心、非随机的，并且只关注了单独手术效果好的四肢肿瘤患者。另外，术前放疗

有干扰肿瘤化疗敏感性的缺点，故现在并不推荐使用。放疗的指征包括肿瘤切缘阳性的不完全切除的肿瘤，以及不可切除的肿瘤或仅姑息性减轻症状的治疗策略。不完全的外科切除或不可切除的肿瘤有很高的局部复发风险和较低的整体生存率[98, 99]。一些肿瘤发病部位进行完整切除手术的难度很大，导致局部复发的风险高。例如，在骨盆约有 70%[100]、脊柱有 68%[101]、头颈部有 50%[102] 的患者发生局部复发。放疗也许能提高这些患者的局部控制率。对手术和化疗的骨肉瘤患者加入放疗（总量 60Gy，每组 2Gy）相比不加放疗组能增加 26% 的局部控制率和 6% 的 5 年生存率[103]。在 41 例因切缘阳性或贴近肿瘤切缘或不可切除肿瘤而接受放疗的患者中，5 年局部控制率约为 78%，这与肿瘤大体全切和次全切的患者局

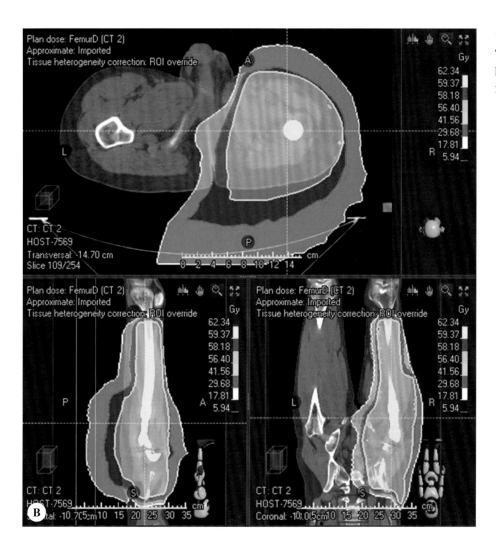

◀ 图 51-3（续）　**18 岁右股骨尤因肉瘤患者的骨和肺转移**
B. 对局部照射的剂量分布计划 CT

部控制率相似[104]。在这个研究中，一半的患者进行的放射治疗为质子治疗。值得注意的是这是一个回顾性研究，许多患者是在 20 世纪 80 年代接受的治疗，存在发病部位和剂量等混杂因素。在"肿瘤大体全切除"组，切缘阳性病例的局部控制率约为 66%。在一项对 31 例拒绝手术并接受新辅助化疗和中位剂量为 60Gy 放疗的四肢骨肉瘤患者的回顾性研究中发现，化疗敏感性似乎是决定预后的因素。在化疗应答好的组（中位随访 67 个月）没有出现局部复发，同时应答不好的患者 5 年生存率为 0%[105]。

2. 剂量

目前还没有关于骨肉瘤原发肿瘤部位的放疗剂量的明确建议，这可能取决于肿瘤手术切除 R_1 或 R_2 切缘而变化[103]。尽管如此，放疗时通常还是采取高总剂量。在之前 DeLanay 及其同事先前研究的讨论中，中位放疗剂量为 66Gy。可能是因为纳入研究的患者人数少，这项研究并没有明确剂量和应答之间的关系[104]。在临床实践中，60Gy 分成每组 1.8～2Gy 的放疗常应用于显微镜下切缘阳性的病例。对于肉眼可见切除不充分或无法进行手术的患者，放疗剂量通常增加至 68～70Gy。

3. 技术

适形或调强放射治疗常规应用光子对外周或中央型骨肉瘤进行治疗。质子治疗或碳粒子治疗也可考虑应用于这两种放疗，但现在仍处于研究阶段[106]。

质子的生物学效应是光子的 1.1 倍，并且没有数据显示质子对任何部位骨肉瘤能有更好的局部控制率。然而，使用质子治疗既能增加放疗的剂量，又能减少某些器官的放射风险[107, 108]。为了尽可能地增加对潜在恶性组织的放疗剂量，在保护危险器官的同时，我们评估了多种放疗技术，如对肿瘤切缘阳性的患者行术中放疗，以及质子治疗[109-111]。碳离子治疗对那些局部控制要求高剂量放疗的肿瘤来说是非常有前景的治疗方式：碳离子同时具备质子的弹道优势和较高的相关生物学效应。法国 ETOILE 试验（NCT02838602）正在对碳离子治疗放疗耐受的肿瘤的作用进行研究[99]。

在骨或肺转移的患者病例中也许可以应用立体定向放疗技术；对发生肺转移的而不能做手术的患者也可考虑使用射频消融或冷冻疗法，其 12 个月局部控制率可达 94.2%[100-102]。如果骨转移的数量太多而无法进行立体定向放疗，放射性核素153Sm 治疗可作为效果有限的替代方案[112]。全肺照射已被证实在少数其他易发生肺转移的小儿肿瘤中有疗效。在一项Ⅲ期临床试验中评估了全肺照射在骨肉瘤中的作用，该试验纳入了 205 例患者，这些患者在局部治疗局限性肿瘤后被随机分配至三种不同的辅助治疗方案[113]。辅助治疗方案包括了化疗、全肺照射或两者结合。结果显示，无论是否进行全肺照射，患者的无病生存率和总生存率都没有差异。因此，并不推荐预防性全肺照射，同时，尚缺乏全肺放疗治疗骨肉瘤多发肺转移病例的数据，所以不在常规治疗中应用。

五、软骨肉瘤

（一）流行病学和发病机制

软骨肉瘤是第二常见的原发骨肿瘤，约占总病例数的 30%。软骨肉瘤可出现在任何年龄，但诊断时的中位发病年龄在 30—60 岁，其发病没有性别倾向[24, 38]。软骨肉瘤既有原发的，即从软骨直接演变而来，也有继发的，即发生于原有软骨病变（如骨软骨瘤、内生软骨瘤等）。组织病理学分级是局部复发和转移最重要的预后因素。根据细胞核大小、核异型性、细胞结构和有丝分裂相分为 1~3 级。1 级软骨肉瘤预后良好，5 年生存率为 90%；局部复发率低。鉴别诊断包括良性肿瘤，如内生软骨瘤。另外，2 级和 3 级软骨肉瘤常杂合在一起，其预后较差，5 年生存率只有 40%；患者存在局部和转移灶进展的风险[114]。

（二）临床表现和诊断

转移的风险与组织病理分级相关，其中 1 级发生转移的风险＜10%，2 级为 10%～50%，3 级为 50%～70%[115]。转移灶最常发生于肺部，对于 2、3 级软骨肉瘤的分期需行胸部 CT。

（三）放射治疗以外的治疗

组织病理分级决定治疗方案。外科手术是软骨肉瘤治疗的基石。对于低级别软骨肉瘤可进行瘤内切除或节段切除；而高级别肉瘤应该行广泛切除，尤其是中轴骨或骨盆。对于 1 级软骨肉瘤，单纯手术即可获得良好的局部控制。对于中心型软骨肉瘤，瘤内手术或刮除术是最好的手术方式，同时可以结合局部辅助治疗，如冷冻治疗。这些保守治疗通常能达到令人满意的局部控制率，并能减少并发症[116-119]。四肢软骨肉瘤的预后要优于躯干和侵犯关节或软组织的软骨肉瘤，后者在进行保守型手术后复发率更高，所以必须进行广泛切除[120, 121]。对于 2 级或 3 级软骨肉瘤，推荐对肿瘤进行整块切除[122]。一般认为，化疗对软骨肉瘤的治疗效果不佳。在一组 22 例患者的研究中，辅助化疗与去分化型软骨肉瘤更高的生存率相关[123]；但是这一结果在一项更大型欧洲病例系列研究中并没有得到证实[124]。一项来自欧洲的纳入 113 例间叶源性软骨肉瘤患者的综述中显示，对局限性肿瘤的患者进行化疗与降低患者复发及死亡的风险相关[125]。软骨肉瘤的化疗方案与其他肉瘤的方案相似，包括多柔比星、异环磷酰胺，联合吉西他滨和多西紫杉醇治疗[126, 127]。

（四）放射治疗

对肿瘤切缘阳性的中或高级别软骨肉瘤，以及不可切除的软骨肉瘤，可考虑进行放疗（表51-3 和表 51-4）。对于颅骨或颈椎软骨肉瘤（包括低度级别肿瘤），术后放疗是标准治疗方法。尽

试　验	年　份	病例数	放疗形式	放疗中位总剂量（范围）	每组剂量	范　围	5 年局部控制率（%）	5 年生存率（%）
[128]	1978—1997	200	光子 / 质子	72.1CGE（64.2～79.6）	1.8		99	99
[129]	1996—2013	159	光子 / 质子	70.2CGE（67～71）	1.8～2		96.4	94.9
[130]	1998—2005	22	光子 / 质子	68.4Gy RBE（63～74）	1.8～2	PTV=CTV+0.5	100	91
[131]	1998—2014	77	质子	70RBE（64～76）	1.8～2		94.2	93.5
[132]	1992—1998	25	光子 / 质子	69.3（67.8～72）	1.8		75	100
[133]	1998—2008	79	碳离子	60 C12 in Gy RBE（57～69）	3		88	96.1
[134]	1988—2009	46	SRS– 伽马刀	15Gy（10.5～20）			85	89
[135]	1990—1997	8	F-SRT– 光子	64.9Gy	1.8		100	100
[136]	2001—2012	18	IG-IMRT	70（60～70）	2		88.1	84.1

表 51-3　颅底软骨肉瘤的所选研究

C12 in Gy RBE. 碳离子相对生物学效应的戈瑞值；CGE. 钴的戈瑞当量；F-SRT. 分次立体定向放疗；IG-IMRT. 图像引导的调强放疗；RBE. 相对生物学效应；SRS. 立体定向放射手术；PTV. 计划目标体积；CTV. 临床目标体积

试　验	年　份	病例数	放疗形式	放疗中位总剂量（范围）	每组剂量	5 年局部控制率（%）	5 年生存率（%）
[137]	1997—2005	14	光子 / 质子	76.6CGE（59.4～77.4）	1.8	57	
[138]	2007—2013	17	光子 / 质子	70.2Gy RBE（64.2～75.6）	1.8		4 年 58%（脊索瘤和软骨肉瘤）

表 51-4　筛选研究中的骶骨 / 脊柱软骨肉瘤病例

CGE. 钴的戈瑞当量；RBE. 相对生物学效应

管软骨肉瘤被认为是具有放疗耐受的肿瘤，但根据一项包含 182 例具备不利因素（高级别和不完全切除）的颅外软骨肉瘤的研究分析，相比单纯手术，术后予以放疗能明显减少局部复发，以及提高无病生存率[139]。在一项纳入 60 例高风险颅外软骨肉瘤的回顾性研究中，在手术结合放疗使 R_0 切除的患者 5 年局部控制率为 100%，另外 R_1 和 R_2 切除的分别为 94% 和 42%[140]。对于脊柱和头颈部软骨肉瘤的患者，完全整块切除手术通常是不可能完成的[141]，质子治疗被广泛应用于这类患者。在一个大型颅底软骨肉瘤患者的试验中，予

以患者光子加质子混合治疗，使用 72Gy 钴当量的放疗可使患者 10 年局部控制率达到 98% 左右[128]。和骨肉瘤一样，放射治疗软骨肉瘤并有没有 1 级证据。新辅助放疗的剂量通常为 50Gy，辅助放疗通常以 60～66Gy 的放疗剂量用于切缘阳性的患者，对于不可切除的肿瘤通常予以 70Gy 或更高的剂量，但尚无统一的推荐剂量。

六、脊索瘤

（一）临床表现和诊断

脊索瘤是局部破坏型肿瘤。患者通常存在局

部疼痛，根据其发病部位可以出现神经症状。颅底脊索瘤可能导致脑神经麻痹、脑积水和感觉运动障碍。骶骨脊索瘤可能引起泌尿系统功能症状[142]。脊索瘤分为三种组织病理亚型：普通型、软骨样和去分化型脊索瘤。去分化型脊索瘤最多占总病例数的 5%，有着局部浸润性、快速生长、快速形成转移灶等侵袭性特征[143]。

（二）放射治疗以外的治疗

尽管脊索瘤可出现转移，但其最常见的问题是局部复发。局部控制是治疗脊索瘤的主要目标，其复发和患者发病率与死亡率息息相关。在 345 例骶骨脊索瘤患者的研究中，无论是否联合放疗，手术治疗后的 5 年总生存率约为 80%[144]。整块的 R_0 切除是治疗脊索瘤推荐方式。根据 SEER 数据库的大型研究显示，手术能增加患者总生存率[145]。对于脊柱或骶骨脊索瘤和颅底脊索瘤，相比瘤内切除，切缘阴性的广泛切除与更好的局部控制率相关[146-148]。在颅底、上颈段脊索瘤或侵犯 S_2 或以上的脊索瘤中，R_0 切除也许难以实现，其切缘阳性是可接受的。但切缘阳性的脊索瘤局部复发率可达 70%[149]。S_4 及以下骶骨脊索瘤，广泛切除通常是安全的，并且很少有并发症；当脊索瘤侵犯到 S_3 及以上的骶骨时，手术常伴随相关的后遗症[150]。除了高级别脊索瘤，化疗被认为是无效的。伊马替尼和索拉非尼也许可以增加晚期患者的无进展生存期[151]，但目前仍在研究当中。

（三）放射治疗

手术联合放疗（术前、术后或术中）可以提高可切除脊索瘤患者的局部控制率，以及延长无病生存期。多项研究发现，联合局部治疗可提高颅底脊索瘤和颈椎脊索瘤的局部控制率（表 51-5）。骶骨及脊柱脊索瘤的患者，放疗常用于 R_1 切缘的情况（表 51-6）。骶骨脊索瘤的术前放疗表现的 5 年局部控制率约为 68%[161]。在脊索瘤的研究中报道了大量质子或碳离子粒子治疗（联合或不联合光子射线放疗）可能是更好的技术选择，以便进行高剂量放疗，并最大化减少正常器官的辐射风

险[162]。脊索瘤大多有放疗耐受。常规的光子或质子放疗通常予以 74Gy 左右的高剂量放疗[163]。质子弦试验正在研究如何增大放疗剂量[164]。相对于软骨肉瘤，脊索瘤对碳离子治疗具有粒子发射特性和生物特性优势，该技术特别适用于不可切除或术后残余肿瘤的治疗[165]。

七、骨巨细胞瘤

（一）流行病学和发病机制

骨巨细胞瘤是一种具有 50% 局部复发率的侵袭性良性肿瘤，常伴有软组织的浸润。有 5% 的患者发生肺转移，1%～3% 的骨巨细胞瘤发生恶变[166, 167]。

（二）放射治疗以外的治疗

与常规原发骨肿瘤一样，整块切除是治疗骨巨细胞瘤的金标准，病灶刮除联合或不联合辅助治疗也是一种可选择的治疗方式[168, 169]。地诺单抗是一种 RANKL 的人类单克隆抗体。RANKL 在骨巨细胞瘤中过表达。地诺单抗是骨巨细胞瘤不可切除或转移病例的标准治疗方法，但在新辅助治疗中，地诺单抗的应用也要综合考虑不良事件，如下颌骨坏死和骨折风险[170, 171]。

（三）放射治疗

放射治疗用于边缘性切除、不可切除、进展期或复发性骨巨细胞瘤患者的治疗，可改善患者的结局，其 5 年局部控制率约为 80%。放疗对发生恶变和远处转移患者的作用是有争议的，据报道，现代放疗组患者的肿瘤恶变率和肺转移率与单独手术组一致。因此，放疗的治疗指征通常限于在无法进行其他局部治疗或全身治疗的情况下肿瘤仍在进展的患者[172]。

八、Li-Fraumeni 综合征和原发骨肿瘤

LFS 是一类癌症易感症候群，其谱系包括了许多不同的组织学亚型：骨和软组织肉瘤、乳腺癌、脑瘤、白血病、肺癌、直肠癌、胃癌、前列腺癌、卵巢癌、胰腺癌、淋巴瘤、黑色素瘤和脉

表 51-5　颅底脊索瘤所选研究

试验	年　份	病例数	放疗形式	放疗中位总剂量（范围）	每组剂量	范　围	5 年局部控制率（%）	5 年生存率（%）
[152]	1978—1993	132	光子 / 质子	68.9（66.6～79.2）	1.8		59	
[153]	1993—2002	100	光子 / 质子	67（60～71）	1.8	• 植入 3～5 个基准金标记 • PTV=CTV+3～9mm • CTV=GTV+5～7mm	4 年：53.8	80.5
[130]	1998—2005	42	光子 / 质子	73.5Gy RBE	1.8～2	PTV=CTV+0.5mm	81	62
[125]	1992—1998	33	光子 / 质子	71.9 CGE（66.6～79.2）	1.8		59	79
[154]	2004—2014	39	质子	77.4Gy RBE（70.2～79.2）	1.8	• 原 CTV：54Gy 后予以推量放疗 • CTV= 残留肿瘤床 + 5～10mm • PTV=CTV+2mm	69.6	81.4
[155]	1998—2008	155	碳离子	60 C12 in Gy RBE（54～70）	3		72	85
[156]	1988—2008	71	SRS- 伽马刀	15Gy（9～25）			66.4	80.2
[135]	1990—1997	37	F-SRT- 光子	66.6Gy	1.8		50	82
[136]	2001—2012	24	IG-IMRT	76Gy（60～78）	2		65.3	85.6

C12 in Gy RBE. 碳离子相对生物学效应的戈瑞值；CGE. 钴的戈瑞当量；F-SRT. 分次立体定向放疗；IG-IMRT. 图像引导的调强放疗；RBE. 相对生物学效应；SRS. 立体定向放射手术

表 51-6　骶骨 / 脊柱脊索瘤所选研究

试验	年　份	病例数	放疗形式	放疗中位总剂量（范围）	每组剂量	5 年局部控制率（%）	5 年生存率（%）
[137]	1997—2005	29	光子 / 质子	76.6CGE（59.4～77.4）		90	
[157]	1990—2003	26	光子 / 质子	72CGE（59.4～77.4）	2	3 年：86	
[138]	2007—2013	34	质子	70.2 RBE（65～75）		4 年：58%（脊索瘤和软骨肉瘤）	
[158]	2000—2009	34	IMRT- 质子	66Gy（60～72）	1.8	49	80
[159]	1996—2000	188	碳离子	70.4 C12 in Gy RBE（64～73.6）	4.6	77.2	81.1
[160]	1977—1989	14	氦 / 氖离子	75.6		55	

C12 in Gy RBE. 碳离子相对生物学效应的戈瑞值；CGE. 钴的戈瑞当量；IMRT. 调强放射治疗；RBE. 相对生物学效应

络丛癌等[173, 174]。这些症候群主要是与患者 *TP53* 基因（把控基因稳定性的关键基因）伴 p53 蛋白（调控细胞周期和细胞死亡的主要蛋白）的改变有关，

p53 的改变，或者 p53 蛋白功能的基因改变，诱导突变表型，可促使肿瘤形成[175]。p53 对 DNA 损伤性癌症治疗（如化疗）所引起的基因毒性应激反

应至关重要[176]。同样，离子射线通过 DNA 链断裂达到治疗作用，对其修复的能力在正常细胞核肿瘤细胞之间是不一样的。未被修复的亚致死性 DNA 破坏在 LFS 患者中可逐渐导致继发肿瘤的形成。因此，LFS 患者的放疗处于一种微妙的风险效益折中方案，即癌症死亡风险与医源性毒性风险之间的权衡。p53 蛋白缺失或功能障碍与人类癌与肉瘤相关。目前在放射诱导的肉瘤或癌之间尚无已知的分子差异。然而，根据临床观察显示，肉瘤主要发生在靠近原发肿瘤的高剂量放射区域（>40Gy），而癌通常发生在远离原发肿瘤的部位，这些部位受到放疗的剂量可以<5Gy[177]。表 51-7 总结了已发表的 LFS 患者病例及其原发骨肿瘤。

九、随访和远期毒性

放射性毒性是正常组织受到辐射造成损伤导致的。远期并发症是发生于照射结束后 6 个月以上，并根据接受的治疗及患者个体差异而有所不同，包括放射组织类型、放射区域、患者年龄及其个体的耐受性。年轻患者的放射可能导致骨骺融合引起骨的异常生长，其风险取决于骨骺部位放射的剂量和区域。大约 15% 的长骨损伤在放疗治疗过程中某个时间点可导致病理性骨折，其中 5% 发生于初诊时，10% 发生于放疗结束的 2 年后[104, 181-183]。放射性毒性也包括在放疗后出现骨流失和骨折、关节纤维化伴活动受限、放疗期间青春期前的儿童生长 / 静态障碍[104]。放疗也与发生继发肿瘤的风险有关。在接受放疗的骨肉瘤和尤因肉瘤的患者中，其 20 年累计继发肿瘤的发病率估计达到 5% 左右，其中骨肉瘤是放疗后最常见的继发肿瘤类型[179]。软骨肉瘤的复发通常晚于其他肉瘤，其推荐的随访时间至少 10 年[180]。对于颅底脊索瘤，局部放疗毒性包括脑神经损伤、中枢神经系统坏死、垂体功能减退和记忆改变[130]。骶骨脊索瘤进行放疗可出现勃起功能障碍、神经损伤、直肠出血和骨折[137, 181]。

结论

放疗是一种局部治疗的方式，有许多适应证用于骨相关肉瘤患者的治疗，即使这些肿瘤通常有"辐射耐受性"。已证实放疗既能改善多种类型肿瘤的局部控制率，而且能增加某些肿瘤（如尤因肉瘤）患者的总生存期。最近的放疗技术（如 IMRT、分割立体定向放疗和强子治疗）都能通过自身特点，从而减少辐照区域内正常器官的放射剂量。碳离子治疗的使用受到其成本的限制，但相比光子和质子，其具有更高的相关生物学效应，可考虑用于一些不可切除的肿瘤或照射区域内复发的肿瘤。放疗同样适用于对转移瘤的治疗；一方面，低分割放疗也许可用于减轻症状的姑息治疗；另一方面，放疗也以治疗为目的进行全肺放疗或立体定向放疗，每组使用高剂量放疗以达到消融转移灶的目的。

			表 51-7 Li-Fraumeni 综合征和原发骨肿瘤的患者				
参考文献	诊断时年龄	病 理	手 术	化 疗	放 疗	放射性肿瘤	发生继发肿瘤时年龄
[177]	16	骨肉瘤			钴：35～70Gy	是	19
[178]	17	软骨细胞型骨肉瘤	切除	NeoAdj	辅助 60Gy/25 次	是	24
[179]	5	肋骨骨肉瘤	切除	NeoAdj 和 Adj			23
	23	胫骨骨肉瘤	切除 + 假体	NeoAdj 和 Adj			30
[180]	15	胫骨骨肉瘤	截肢	8107 方案			23
	18	股骨骨肉瘤	截肢和肺转移切除	骨肉瘤 86 方案			23

NeoAdj. 新辅助化疗；Adj. 辅助化疗

第52章 骨源性肉瘤治疗新进展
New therapeutic advances of bone sarcomas

Jean-Yves Blay Mehdi Brahmi Perrine Marec-Berard Nadege Corradini Armelle Dufresne 著
谢文清 黎志宏 李宇晟 译

要 点

- 参考中心对骨源性肉瘤的管理提高了患者对指南的依从性和生存率。
- 抗血管生成 TKI 在大多数原发性骨源性肉瘤中具有显著的抗肿瘤活性。
- 二线细胞毒性化疗方案在尤因肉瘤中显示出活性。
- 抗 PD-1 免疫疗法在脊索瘤以外的原发性骨源性肉瘤中的作用有限。
- 研究原发性骨源性肉瘤中可作用的分子途径是识别有效治疗手段所必需的。

概述

肉瘤是一组异质性间充质恶性肿瘤，在 WHO 最新分类中有超过 155 种组织学亚型，并且不考虑包括基因组重排（易位、突变、扩增、肿瘤抑制基因丢失等）在内的分子分类[1]。肉瘤是一种罕见的疾病，成人总年发病率为 9/10 万[1]，占所有成人肿瘤的 2%，但在儿童肿瘤中占比超过 10%。最近由 Netsarc 网络报道的全国范围内的肉瘤和结缔组织肿瘤系列能够识别出年发病率＞$1/10^5$、$1/10^6$～$1/10^5$、$1/10^7$～$1/10^6$ 的肉瘤组，以及年发病率＜$1/10^7$ 的超罕见肉瘤[1]。

骨源性肉瘤比软组织和内脏肉瘤少见，占所有肉瘤和中度恶性肿瘤的 10%～15%[1]，有 30 多种不同亚型，全球年发病率接近 $12/10^6$[1]。个别骨源性肉瘤亚型（如骨肉瘤、尤因肉瘤、软骨肉瘤、未分化肉瘤等）的年发病率始终＜$1/10^5$。

骨源性肉瘤是一组高度碎片化的疾病。对于其他肉瘤，分子分类指导病理学分类，从而形成特定的治疗策略（尤因肉瘤、其他小圆细胞肿瘤、小细胞骨肉瘤等），以及针对越来越多的肉瘤亚型

的特定医学治疗选择[2]。基因改变的特征已被证明能有效地细化病理组织学分类，进而可以提供指导性的医学治疗，但其频率低于软组织和内脏肉瘤。用于骨源性肉瘤的靶向治疗与目前在软组织和内脏肉瘤中常见的方式不同[2, 3]，其并非直接针对突变激活的癌基因，而是更多针对肿瘤血管生成这种一般过程，或者是在某些富含骨巨细胞的肿瘤中针对破骨细胞激活这些靶点[4]。

然而，在过去的 1 年中，肉瘤靶向治疗的发展取得了重要进展，经典细胞毒性治疗的应用也得到了改进。在这一章中，我们描述了近年来报道的影响骨源性肉瘤治疗方面取得的新成果。

（一）参考咨询中心的管理

指南一致建议肉瘤应在参考中心进行治疗[5-7]。多个国家已明确在参考中心接受多学科专家委员会治疗并进行手术的肉瘤（包括骨源性肉瘤）患者，其临床实践指南的依从性、无复发生存率和生存率更高[8-10]。参考中心治疗后的患者中观察到的总生存期（overall survival，OS）的优势程度优于任何其他医学治疗。图 52-1 显示了在参考中心治疗

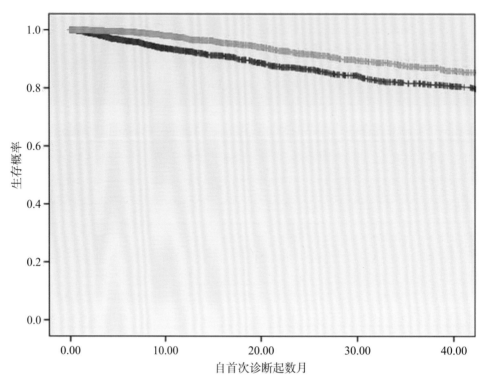

▲ 图 52-1　在法国参考中心与未在参考中心手术的骨源性肉瘤患者的总生存期

在参考中心 *n*=2461，未在参考中心 *n*=2841，Log Rank $P < 0.0001$

引自 Blay JY，Honoré C，stoeckle E, Meeus P, Jafari M, Gouin F, et al. Surgery in reference centers improves suroival of sarcoma patients: a nationwide study. Ann Oncol 2019; 30:1143-53.

或未在参考中心治疗的骨源性肉瘤亚组患者的无进展生存期（progression-free survival，PFS）和总生存期。

（二）骨肉瘤

几项随机临床试验及单臂临床试验证明了抗血管生成药物对晚期骨肉瘤治疗的活性。最近报道了 Regobone 研究（NCT02389244）的骨肉瘤组，这是一项随机单臂平行非对照Ⅱ期研究[11]。43 例患者被纳入并随机分组，26 例患者被随机分配到瑞戈非尼（Regorafenib）组，12 例被随机分配到安慰剂组。尽管对年龄＜18 岁且中位年龄为 33 岁的患者开放，但未纳入任何儿童。43 例中有 35 例患者（81%）在进入研究前仅接受过一次转移性疾病的化疗方案。大多数患者接受了用于成人骨肉瘤的所有三种主要药物，即多柔比星、顺铂和异环磷酰胺，试验组和安慰剂组共 43 例患者中有 11 例患者（25.6%）曾接受过大剂量甲氨蝶呤治

疗。主要临床研究终点显示，瑞戈非尼组有 17 例患者（65%）在 8 周时无进展，而同期内安慰剂组全部出现进展。在瑞戈非尼组中观察到 2 例（7%）部分缓解[11]。瑞戈非尼组无进展生存期中位数为 16.4 周，安慰剂组为 4 周。瑞戈非尼组 24 周的无进展生存期率为 35%，安慰剂组为 0。图 52-2 显示了每个盲法中心审查的两条无进展生存期曲线。超过 80% 的患者从安慰剂转为瑞戈非尼，瑞戈非尼和安慰剂的中位总生存期分别为 11.3 个月和 5.9 个月。在一项类似的随机Ⅱ期研究中，对 42 例成年患者观察到类似的结果。瑞戈非尼组的中位无进展生存期为 3.6 个月，安慰剂组为 1.7 个月[12]。

卡博替尼是一种 TKI，具有略微不同的酪氨酸激酶抑制活性谱，也在骨肉瘤和尤因肉瘤的单臂Ⅱ期临床试验中进行了验证[13]。45 例骨肉瘤患者被纳入研究。中位随访时间为 31 个月，42 例（93%）骨肉瘤患者在组织学和放射学检查后可进行疗效评估。在骨肉瘤患者中，42 例患者中有 5 例（12%）

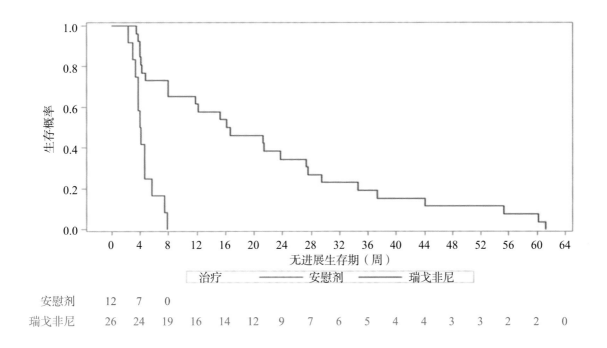

▲ 图 52-2　接受安慰剂和瑞戈非尼治疗的晚期骨肉瘤患者的无进展生存期
见参考文献 [12]

有部分缓解，14 例（33%）在 6 个月时无进展。

因此，几种多激酶抗血管生成药物在晚期骨肉瘤患者中具有活性，它们代表了在这种情况下的随机试验中证明无进展生存期改善的第一类药物。重要的是，在骨肉瘤的新辅助治疗中，贝伐珠单抗被添加到标准 MAP 方案中[14]。该研究报道了该组合的可行性，但伤口愈合并发症的比例较多[14]。一项随机 Ⅱ 期研究正在验证局限性骨肉瘤化疗结束后，1 年内加用 3～4 周（每天 120mg）瑞戈非尼或安慰剂进行维持治疗的效果对比（NCT04055220）。

这一结果与近几十年来在骨肉瘤中进行的一系列阴性临床试验形成了鲜明对比，这些试验测试了细胞毒性（奥沙利铂 – 多烯紫杉醇、伊立替康、伊沙比隆、拓扑替康等）和靶向癌基因疗法（伊马替尼）[15]。在这种情况下，艾瑞布林也被证明是不活跃的[16]。这些试验的局限性之一是缺乏驱动致癌突变，排除了依靠驱动分子改变来指导治疗这个有效的现代概念在治疗中的应用[2, 3, 15, 16]。例如，在一项篮子研究中，研究人员在患有 NTRK 基因易位的肿瘤患者中使用 TRK 抑制药探索组织诊断策略，有 4 例骨肉瘤患者出现缓解[17]。

在一项非常罕见的评估骨肉瘤随机大剂量化疗的试验中，大剂量的塞替帕（thiotepa，TTP）巩固治疗未能改善晚期骨肉瘤患者的 PFS 或生存率，这些患者使用细胞毒性化疗至少使病情稳定[17]。2009—2016 年，44 例患者接受了大剂量 TTP 或标准治疗（standard treatment，ST）。HDTTP 组 2 年生存率为 66.7%，而 ST 组为 50.0%。中位总生存期分别为 27.4 个月和 24.8 个月，而高剂量 TTP 组的中位无进展生存期为 15.6，ST 组为 7.2。未发生患者中毒死亡。经典的细胞毒性药物在复发性骨肉瘤中没有表现出有效性，尽管在一项随机试验中无进展生存期有所改善，但高剂量烷基化剂并没有延长生存期[17]。

然而，最近的一些数据表明，细胞毒性剂和 mTOR 抑制药的组合在这些肿瘤中具有活性[18]，在细胞毒性药物治疗后有缓解或稳定的晚期肉瘤患者的维持治疗中，该类药物被证明可改善无进展生存期[18]。通过每周吉西他滨和每天西罗莫司的联合治疗，研究中可评估的 33 例患者在 4 个月时的无进展生存期为 44%，有 2 例（6%）部分缓解，14 例（48.5%）稳定。这种组合需要在该患者群体中进行进一步评估。

最近报道的 4 项试验探索了复发性骨肉瘤的治疗新策略。

一项 Ⅰ/Ⅱ 期试验报道了一种 GnmB 抗体药物结合物对复发性骨肉瘤患者的毒性和活性[19]。在纳入的 22 例患者中，1 例患者有部分缓解，2 例患者病情稳定，但 gpNMB 表达与 GV 应答之间无相关性。ADC 的方法需要注意表达谱系特异性抗原的这一特定组患者。

Ra233 在成骨细胞中表现出选择性摄取，是一种已经批准的治疗骨转移性前列腺癌的药物。在 18 例转移性或晚期骨肉瘤患者中测试了该药物，患者年龄在 15—71 岁。接受 1~6 个周期 $^{223}RaCl_2$ 治疗的患者累积剂量为 6.84~57.81MBq。相比 FDG PET，NaF PET 发现更多转移部位。1 例患者在 FDG PET 和 NaF PET 上显示代谢反应。1 例脑转移患者有效。然而，该系列的中位总生存期时间较短，为 25 周[20]。这种方法需要在骨肉瘤中进一步评估。

据报道，肢体肉瘤患者的单独肢体灌注是有效的，有效率超过 50%，并且延长了无进展生存期[20]。该策略在一项针对不同肿瘤组织类型患者的隔离肺灌注的 Ⅰ/Ⅱ 期研究中进行了测试[21]。这项肺转移瘤切除术联合 ILuP 与 45mg 美法仑（37℃）的前瞻性 Ⅱ 期研究纳入了可切除肺转移灶的骨肉瘤和软组织肉瘤患者。肉瘤未达到局部进展的中位时间。该组患者的中位进展时间和中位生存时间分别为 13 个月和 39 个月。肉瘤的 5 年无病生存率和肺部无进展生存率（progression-free rate，PFR）分别为 29% 和 63%。该策略在肉瘤中显示出可接受的不良反应和较高的局部缓解率，偶尔有持久的缓解[22]。鉴于转移性骨肉瘤常表现为仅肺部转移，这些鼓舞人心的结果值得进一步探索。

最后，霉酚酸酯（一种霉酚酸前药）在骨肉瘤模型中被证明具有活性，目前一项 Ⅰ/Ⅱ 期研究正在对其进行测试，代表在这些罕见癌症中探索到的一类新药物[22]。

根据临床前实验结果，双膦酸盐被认为是骨肉瘤可能的有效治疗药物。两项随机临床试验分别证明，唑来膦酸联合标准新辅助化疗治疗局限性骨肉瘤患者的无复发生存率和 OS 呈下降趋势且显著恶化[23, 24]。虽然生物学上还没有完全了解，但不建议在骨肉瘤的常规治疗中使用双膦酸盐[5]。

免疫疗法过去已经在局限性骨肉瘤中证明了其活性。在一项大样本随机临床试验中，标准诱导化疗后使用米伐木肽（MTPPE）进行的维持治疗可提高生存率[5]。然而，MTPPE 仅在少数国家获批用于该适应证[5]。PD-1 Ab 治疗晚期肉瘤的经验不太令人满意，在使用帕博利珠单抗单一药物的首次试验中，22 例患者中仅有 1 例骨肉瘤缓解[25]。与环磷酰胺联合使用时，17 例骨肉瘤患者中有 1 例获得了客观缓解，6 个月的 PFS 为 13%，与软组织肉瘤观察到的结果相似[26, 27]。通过基于三级淋巴结构的存在来预测晚期肉瘤免疫治疗的活性，从而进行患者筛选的研究正在进行当中[28]。

（三）尤因肉瘤

尤因肉瘤比骨肉瘤少见，年发病率为 $3/10^6$。影响骨（70%）和软组织（30%），这些肿瘤目前在分子特征的支持下得到更准确的诊断，分子特征可区分不同的罕见实体瘤，如 CIC-DUX4 小圆细胞肉瘤和 BCOR-CCNB3 融合阳性突变肉瘤[29-31]。

Euro Ewing 99 研究带来了一个重要的观察结果。这项随机研究的目的是确定巩固高剂量化疗是否能改善具有高复发风险的局限性尤因肉瘤患者的生存率，因为单纯化疗后组织学反应较差。与标准方案 VAI 相比，BuMel 方案显著降低了无事件生存率（HR=0.64；P=0.026）。BuMel 方案的 OS 也更加优越（HR=0.63；P=0.028）。尽管与多个 VAI 方案疗程相比，BuMel 方案患者在此化疗过程中出现严重急性毒性反应的人数明显增多，但发现 BuMel 方案能够改善该人群的 OS，从而改变了该适应证的临床实践指南[5, 32]。

一些二线化疗方案被证明对复发的尤因肉瘤有效，包括替莫唑胺 – 伊立替康[33]和托泊替康 – 环磷酰胺[34]。托泊替康 – 环磷酰胺是首次报道的复发性尤因肉瘤治疗方案，最初报道有 32% 的缓解率和 61% 的 1 年生存率[32]。在 TEMIRI 方案中，35% 的复发性尤因肉瘤患者出现病情缓解，显示 CR 率为 10%，疾病控制率为 71%，6 个月 PFS 为 49%，1 年生存率为 55%[34]。

对近几十年报道的大量关于复发性尤因肉瘤的 Ⅱ 期临床试验结果的全面回顾分析结果表明，其治疗缓解率有限，总体接近 10%[35]。"阳性"临床试验占其分析的 18%，缓解率为 15%，中位 PFS 为 4.5 个月，中位 OS 为 16.6 个月。相反，对于阴性临床试验，缓解率为 3%，中位 PFS 为 2 个月，中位 OS 为 7 个月[35]。下面我们将介绍其中的一些试验。

吉西他滨和白蛋白结合紫杉醇的联合应用提供了值得进一步评估的缓解率或缓解持续时间[36]。尽管普卡霉素（Mithramycin）具有很强的阻断融合蛋白的能力，但在 Ⅰ / Ⅱ 期试验中发现其无活性，很可能是因为不良的药代动力学特征达到的血药浓度不足以阻断融合蛋白[37]。肝毒性排除了在抑制 EWS-FLI1 所需剂量下给予普卡霉素[37]。相反，在一项西班牙肉瘤组协会的 GEIS 21 研究中，使用机会窗临床研究在高危局限性尤因肉瘤患者中提供了吉西他滨和多西他赛在高危 EWS 中活性的重要信息。在该患者人群中，17 例患者中的 12 例（70.6%）对吉西他滨和多西他赛有应答，在 <18 岁的儿童中具有更有利的长期预后结果[38]。

抗血管生成 TKI 是这些患者最有前景的新选择[13, 39]。在 Cabone 试验（NCT02243605）中测试的单药卡博替尼在 45 例尤因肉瘤患者中表现出显著的抗肿瘤活性。中位随访时间为 31.3 个月，39 例患者中 10 例（26%）获得客观缓解（均为部分缓解），中位 PFS 为 4.4 个月，1 年生存率为 48%。在尤因肉瘤的安慰剂对照随机 Ⅱ 期研究 Regobone 中对瑞戈非尼进行了试验[39]。在纳入的 41 例患者中，36 例进行了评估。瑞戈非尼组 23 例患者中的 13 例

（56.5%）在第 8 周时无进展，而安慰剂组 13 例患者中的 1 例（7.7%）无进展。瑞戈非尼组和安慰剂组的中位 PFS 分别为 11.4 周和 3.9 周。在瑞戈非尼组中观察到 5 例（21.7%）部分缓解。瑞戈非尼组和安慰剂组的中位 OS 分别为 34.9 周和 30.4 周[39]。

临床前研究已证实，PARP 抑制药在体外和体内对尤因肉瘤细胞具有抗肿瘤活性。目前已开展了数项 Ⅱ 期临床试验来研究这类药物，但迄今为止的结果均未达到预期[40, 41]。在接受奥拉帕尼单药治疗的 12 例患者中未观察到缓解。在一项他拉唑帕尼和替莫唑胺联合治疗的 Ⅰ / Ⅱ 期研究中，未观察到缓解[41]。临床前模型和临床结果之间存在这些差异的原因尚不清楚。在尤因肉瘤患者中进一步研究这类具有同源修复缺陷记录的药物是合乎逻辑的。

尤因肉瘤特征性融合基因产生的融合蛋白可调节 IGF1 信号通路组分的表达，尤其是 IGFBP3 表达的下调，导致细胞培养和体内 IGF1 通路的激活[42-44]。这些观察结果导致在一系列临床试验中开发了抗 IGF1R Ab 治疗尤因肉瘤[45-51]。这些结果一致显示尤因肉瘤的缓解率有限，范围为 10% 或更低，中位 PFS 低于 3 个月，一些患者的生存期非常长，无进展。未发现可预测尤因肉瘤长期 PFS 的一致生物标志物；发现高预处理游离 IGF1 和 IGF1R 受体的核定位与长期 PFS 相关，但未进行进一步研究[46, 52]。据描述，与 mTOR 抑制药联合用药可控制既往使用 IGF1R Ab 单药治疗出现进展的肿瘤[48]。这类药物在极少数尤因肉瘤和其他肉瘤患者中诱导了延长的缓解。这些患者的分子特征尚不明确。IGF1R Ab 与包括 mTOR 抑制药和细胞毒素在内的其他治疗联合应用得到了临床前实验的支持，可能需要进一步的临床试验。

（四）软骨肉瘤

软骨肉瘤也是异质性肿瘤，包括局部侵袭性低度恶性常规软骨肉瘤、高度恶性软骨肉瘤、去分化软骨肉瘤，预后不良。间充质性软骨肉瘤（mesenchymal chondrosarcoma，MC）和骨外黏液

样软骨肉瘤（extraskeletal myxoid chondrosarcoma，EMC）、透明细胞软骨肉瘤通常在回顾性和前瞻性研究中报道。然而，它们是不同类型的肿瘤[1]。

文献中很少对软骨肉瘤的药物治疗进行前瞻性评价[53]。众所周知，软骨肉瘤是化疗耐药肿瘤。然而，对已发表研究的分析表明，在软骨肉瘤患者中可观察到缓解。一项回顾性系列研究回顾性评价了 180 例接受化疗的晚期软骨肉瘤患者（63% 为传统软骨肉瘤患者，88% 伴有转移灶）[54]。54.5% 的患者给予联合化疗，73% 接受了含蒽环类药物的治疗方案。采用 RECIST 标准，间充质性软骨肉瘤的有效率为 31%，去分化软骨肉瘤的有效率为 20.5%，常规软骨肉瘤的有效率为 11.5%，透明细胞软骨肉瘤的有效率为 0%。中位 PFS 为 4.7 个月，中位 OS 为 18 个月（95%CI 14.5～21.6）。这些结果与细胞毒素在晚期骨肉瘤中获得的结果无很大差异。软骨肉瘤并非始终为化疗耐药肿瘤[54]。在一项评价吉西他滨和多西他赛治疗晚期软骨肉瘤的 Ⅱ 期研究中证实了这一点[54]，该研究纳入 25 例患者中有 2 例（8%）部分缓解。曲贝替定在罕见的软骨肉瘤组织类型（即骨外黏液样软骨肉瘤和间充质性软骨肉瘤）中也表现出活性。在一个由 5 例患者组成的小系列中，观察到 1 例 PR，所有患者的 PFS 均 >6 个月[55]。在回顾性研究中[56]，报道了 13 例软骨肉瘤患者，中位 PFS 为 6 个月，中位 OS 为 21 个月[56]。因此，细胞毒性药物在软骨肉瘤中具有活性，应在包括新辅助治疗背景（如去分化肉瘤）的前瞻性研究中进一步评价。

抗血管生成 TKI 在晚期软骨肉瘤的前瞻性研究中也显示出活性。Chow 等报道了帕唑帕尼在 47 例患者中的 Ⅱ 期研究。第 16 周 DCR 为 43%，1 例（2%）部分缓解。中位 PFS 为 7.9 个月，中位 OS 为 17.6 个月[57]。在最近的一项 Ⅱ 期研究中，22 例非常罕见的 EMC 骨外黏液样软骨肉瘤（正式情况下不属于骨的肉瘤）亚型患者中的 5 例显示部分缓解[58]。在 Regobone 研究中，软骨肉瘤组对 40 例可评估患者进行了随机分组。安慰剂组 16 例，瑞戈非尼组 24 例。瑞戈非尼组和安慰剂组分别有 13

例（54.2%）和 6 例（37.5%）患者在第 12 周时无进展。中位 PFS 分别为 19.4 周和 8 周，而 OS 数据尚未确定[59]。总之，这些研究表明，抗血管生成 TKI 在晚期软骨肉瘤患者中有效，与安慰剂相比，瑞戈非尼具有更高的缓解率和 PFS。

根据在软骨肉瘤中观察到的分子变化特征，对软骨肉瘤中的其他通路进行了研究[60]。临床试验研究了 PDGFR、HH 和 Src 通路的调节。在出现这种致癌突变的软骨肉瘤中，探索 IDH1 抑制药在 IDH1 突变肿瘤中的试验正在进行中。

在肿瘤表达 PDGFRA 的晚期软骨肉瘤患者的 Ⅱ 期试验中对伊马替尼进行了测试。入组 26 例患者，无客观缓解，4 个月 PFS 率为 31%。中位 OS 为 11 个月，但重要的是，没有长期无进展的患者，也没有症状改善[61]。在 45 例晚期软骨肉瘤患者中对 Vismodegib 进行了试验[62]。6 个月 PFR 为 25%，该临床试验中 1 例患者在 8 年内保持稳定（个人观察）[62]。在一项 Dasatinib 篮子研究中，33 例晚期软骨肉瘤患者接受了治疗，6 个月 PFS 为 47%，而 2 年生存率为 56%[63]。

总之，软骨肉瘤对化疗的耐药性并不一致。通过蒽环素等细胞毒性化疗观察到肿瘤得到控制时间延长。在大多数晚期软骨肉瘤患者中，抗血管生成药物可延长肿瘤控制时间。瑞戈非尼和帕唑帕尼是这些骨的肉瘤中报道的最有效的抗血管生成药物。

（五）脊索瘤

脊索瘤是一种罕见的肿瘤，来源于脊索细胞，发病年龄累及生命的各个年龄段，主要侵犯椎骨和颅底[63]。脊索瘤的发病率为每年 $0.6/10^6$。在没有 R_0 切缘手术的情况下，这种肿瘤的长期预后仍然较差，目前还没有被批准用于复发、局部晚期或转移性脊索瘤系统治疗的药物。然而，几项研究根据其靶基因 PDGFR、EGFR 或促血管生成酪氨酸激酶受体的过度表达探索了靶向致癌基因治疗[64-70]。

伊马替尼最初的测试是基于这些肿瘤中靶向激酶和配体的表达。第一项 Ⅱ 期研究涉及 50 例患者，根据 RECIST 标准，6 个月时获得的最佳缓解为 1 例 PR（2%），35 例患者疾病稳定（70%），临床获益率为 64%（RECIST CR 或 PR 或 SD≥6 个月）。疼痛量表评分的变化与轻微（<20%）缓解评估相关。中位 PFS（意向治疗人群，56 例患者）为 9 个月[64]。同一研究组在第二项包含 43 例患者的试验中研究了伊马替尼与依维莫司的联合用药[65]。1 例（2.3%）患者达到 RECIST 标准的客观缓解，但如果按照 Choi 标准，则有 9 例（21%）达到客观缓解。中位 PFS 按照 RECIST 标准为 14 个月，按照 Choi 标准则为 11.5 个月[65]。

拉帕替尼是 HER1 的抑制药，发现在大多数脊索瘤样本中表达，并在 EGFR+ 脊索瘤的 Ⅱ 期研究中由同一组进行检测[66]。18 例患者可评估疗效，根据 Choi 标准，6 例（33.3%）为 PR，7 例（38%）为 SD（根据 RECIST 标准则均为 SD）。中位 PFS 根据 Choi 标准为 6 个月，根据 RECIST 标准则为 8 个月[65]。在一项描述 TKI 作为脊索瘤一线治疗的实际经验的回顾性研究中，厄洛替尼也报道了类似的结果[67]。

下一组临床试验涉及血管生成抑制药。在一项 Ⅱ 期研究中对索拉非尼进行了试验，该研究纳入了 27 例患者，其中 12 例患者既往接受过治疗（化疗和分子靶向药物）[68]。在 1 例（4%）患者中观察到客观缓解，9 个月 PFR 为 73%，12 个月 OS 率为 86%。既往接受过治疗和未治疗过的患者其生存率相似[68]。研究发现，治疗前高水平的 VEGF 与较差的生存期相关[69]。

阿帕替尼是一种主要阻断 VEGFR2 受体的多激酶 TKI，在一项涉及 30 例患者的单中心 Ⅱ 期研究中进行了探索。根据 RECIST 标准，1 例可评估患者（4%）达到部分缓解，根据 Choi 标准，7 例达到客观缓解。中位 PFS 分别按照 RECIST 和 Choi 标准评估，均为 18 个月[70]。

Schuetze 等在前面提到的篮子研究[62] 中使用达沙替尼（一种 Src、PDGFRA 和 KIT 的多激酶抑制药）治疗了 32 例脊索瘤患者，6 个月 PFS 为 54%，2 年 OS 为 43%[62]。

在这几个不同 Ⅱ 期试验中，在脊索瘤样本中发现 TKI 阻断激酶的表达但未突变激活，尽管使用靶向的激酶不同，但都提供了非常相似的结果。根据 Choi 标准，所有患者的体积 RECOIST 缓解率均非常低（2%～4%），缓解率为 20%～25%，中位 PFS 范围为 6～18 个月，在这些非对照研究中很难进行比较分析。一个重要的问题是，用这些不同的药物发现的生物标志物很少。结果的预测因素与疾病的表现相关，而不是其分子特征[67]。Regobone 研究（NCT02389244）的安慰剂对照脊索瘤组最近已完成招募入组，应该可以提供多激酶 TKI 对脊索瘤进展影响的深入了解。

重要的是，最近发现了一个脊索瘤亚组，命名为低分化脊索瘤，INI1 复合物表达缺失。Ezh2 抑制药代表了这一脊索瘤亚组的一种合乎逻辑的治疗方法。Tazemetostat 是一种 EZH2 抑制药，目前正在进行 Ⅱ 期研究（NCT02601950）。1 例 SMARCB1 缺失、转移性、低分化脊索瘤患者接受 Tazemetostat 治疗 4 周后出现持续缓解[71]。在进展时，对原发部位给予放疗在远处转移部位产生了非预期的完全缓解。在肿瘤内和基质内，Tazemetostat 诱导的免疫细胞浸润显著增强[71]。

在不存在免疫细胞浸润和肿瘤突变负荷较低的肿瘤中，预期抗 PD-1 免疫治疗不一定能给予脊索瘤缓解。然而，第一份报道描述了 3 例脊索瘤患者对抗 PD-1 抗体的应答[72]。最近一项关于罕见肿瘤的篮子 Ⅱ 期研究报道称，预处理脊索瘤的肿瘤控制率和生存率较高，缓解率为 8%，中位 PFS 为 7 个月，2 年时无进展率为 20%[73]。

尽管没有驱动分子改变，但晚期脊索瘤的总体治疗选择在过去 10 年中一直在进展。一些多靶点 TKI 显示在一小部分患者中延长 PFS。抗 PD-1 的免疫治疗也在 20% 的患者中诱导了 PFS 延长，扩大了这些孤儿类肿瘤治疗方法选择。

（六）骨巨细胞瘤

骨巨细胞瘤是一种罕见的骨溶骨性肿瘤，以局部侵袭性和局部复发风险为特征。GCTB 偶尔会发生肺转移，极少数发生明显恶变。2000 年描述了 RANKL 通路失调参与 GCTB 的发病机制[74, 75]。发现 RANK 和 RANKL 在这些肿瘤中表达，RANK 在破骨细胞样细胞中表达，RANKL 在形成 GCTB 间充质成分的单核细胞中表达[76]。肿瘤基质细胞过表达 RANKL 是肿瘤内形成大量破骨细胞的原因。H3.3 G34V 突变是 GCTB 和 H3.3 G34V 免疫组织化学染色的特征，可在 98% 的病例中发现，代表了可靠的诊断标志物[77, 78]。H3F3A 突变与 RANK/RANKL 可能的表观遗传失调之间的联系尚未完全阐明，可能导致表观遗传失调，从而导致 RANKL 基因过表达。

地诺单抗是一种与 RANKL 结合并抑制其与 RANK 结合的人单克隆抗体，可阻止 RANK 活化，从而阻止破骨细胞成熟。一项包含 37 例复发性或不可切除 GCTB 患者的 II 期试验首次评估了地诺单抗在 GCTB 中的疗效[80]。84% 的患者获得临床受益（定义为疼痛减轻或功能状态改善），29% 的患者显示骨修复[80]。一些患者在纳入研究后 10 年内仍在接受治疗而没有进展。大多数患者出现肿瘤缓解，巨细胞减少 90% 或以上。随后进行了一项大样本 II 期临床研究，首次发表了前 282 例接受地诺单抗治疗的患者，包括既往 II 期研究的患者[80]。两个队列收集了无法手术的 GCTB 患者和手术会导致严重并发症的 GCTB 患者；还增加了第三个队列，包括既往 II 期研究中的患者[4, 80]。结果证实，该药物有着非常良好的安全性及其令人印象深刻的功效。II 期临床试验纳入的所有 512 例患者的完整报道证实，在继续治疗的患者中，85% 以上的患者实现了长期肿瘤控制，60% 的新辅助治疗后手术患者仍然无进展[4]。

地诺单抗在晚期的最佳持续时间及其在新辅助或辅助治疗期的持续时间仍然未知。地诺单抗是不适合治愈性手术治疗或毁损性手术治疗的进展期 GCTB 的标准疗法[5-7]。

（七）其他罕见的骨的肉瘤

其他更罕见的骨的肉瘤也受益于肿瘤精准医疗的发展。骨未分化肉瘤或较罕见的组织学形式的骨的肉瘤（如平滑肌肉瘤、血管肉瘤等）现在可以获得国际基因组筛查项目。EORTC SPECTA 项目的 ARCAGEN 子项目在专门针对罕见成人实体肿瘤的欧洲参考网络 EURACAN（EURACAN. eu）内进行，已纳入超过 100 例罕见肉瘤患者（包括亚组），并将提供关于该问题的重要见解（NCT02834884）。

在此之前，一些罕见的原发性骨肿瘤已被证明具有可操作的致癌基因激活，如 BRAF。BRAF 是一种丝氨酸 / 苏氨酸蛋白激酶，可激活 MAPK/ERK 信号通路。BRAF 抑制药维莫非尼和达拉非尼通常与下游信号传导 MEK 抑制药考比替尼或曲美替尼联合使用，显著改善了黑色素瘤患者的预后，增加了中位 OS，并降低了该肿瘤及其他肿瘤辅助治疗中的复发和死亡风险[80, 81]。

朗格汉斯细胞组织细胞增多症和脂质性肉芽肿病是非常罕见的肿瘤增生，2/3 的病例携带 BRAF V600E 突变，常与 TP53 和 MEK 突变相关[82]。II 期维莫非尼篮子研究在一组非黑色素瘤患者（包括 18 例脂质性肉芽肿病或朗格汉斯细胞组织细胞增多症患者）中评估了 BRAF 抑制药维莫非尼的疗效[82]。该治疗在超过 50% 的患者中显示出完全和部分缓解的疗效，而超过 90% 的患者达到肿瘤控制[82]。

同样，在携带 BRAF V600E 突变的转移性造釉细胞瘤中，使用单药维莫非尼和篮子 ACSE 方案报道了长期缓解[83, 84]。

旨在识别极罕见骨肿瘤分子改变或突变的研究项目才刚开始，未来可能会发现其他可操作的分子改变。针对这些罕见分子亚群的专门研究项目也刚刚开始，包括随机临床试验，如 Regobone 研究（NCT02389244）的 CIC-DUX4 肉瘤组。

结论

原发性骨源性肉瘤非常罕见，在过去的几十年中系统治疗的进展很少。相反，自过去 10 年以来，大量临床试验已经证明靶向药物和新的细胞毒性方案在许多罕见癌症中具有活性。抗血管生成药物，特别是多激酶 TKI，在所有这些肿瘤中都被证明是有效的。在特定亚型中表达的其他 TKI 靶向激酶也能明显改善某些亚型的 PFS。在 GCTB 中，RANKL 治疗改善了不可切除疾病患者的预后。抗 PD-1 免疫治疗在脊索瘤中表现出活性。针对突变活化激酶（BRAF、NTRK 等）的 TKI 在骨源性肉瘤的超稀有分子亚群中也具有活性。

在未来，骨源性肉瘤治疗进展将源于对这些肿瘤进行更好的分子表征，这将通过国际合作的筛查项目和临床试验来实现。需要创新的临床试验策略来应对这些罕见的肿瘤。与患者倡导团体的合作也是必不可少的，以及在所有国家逐渐确定参考中心对这些患者进行强制性早期转诊。

致谢

J.Y.B.holds grants from NetSARC（INCA and DGOS）and RREPS（INCA and DGOS），RESOS（INCA and DGOS），LYRICAN（INCA-DGOSINSERM 12563），Association DAM's，Eurosarc（FP7-278742），Fondation ARC，Infosarcome，InterSARC（INCA），LabEx DEvweCAN（ANR-10-LABX0061），PIA Institut Convergence François Rabelais PLAsCAN（PLASCAN，17-CONV-0002），La Ligue de L'Ain contre le Cancer，La Ligue contre le Cancer，and EURACAN（EC 739521），RHU4 DEPGYN（ANR-18-RHUS-0009）。

第三篇

骨转移
Bone Metastases

Part A 生物学方面
Biological Aspects

第53章 骨转移瘤的组织病理学
The histopathology of skeletal metastases

Bradley M. Turner　David G. Hicks　著

邓丕业　黎志宏　李　源　译

人体骨骼是一种多功能组织，其功能包括生物力学支持、保护重要器官、提供力量和活动能力，以及维持钙和磷的动态平衡[1]。于1889年，Stephen Paget首次描述了骨骼的复杂性，他提出肿瘤细胞对某些器官有趋向性，在那些器官中，它们会"播种"到友好的"土壤"，最终成长为转移性病变。骨是乳腺、前列腺、肺、甲状腺和肾实体肿瘤患者最常见的转移部位之一，在美国每年有超过40万人受到转移性骨肿瘤的影响[2]。大约70%的晚期前列腺癌或乳腺癌患者和高达40%的其他晚期实体肿瘤患者在病程中会发生骨转移。此外，超过50%的晚期前列腺癌病例和超过20%的晚期乳腺癌病例的临床转移病灶局限于骨骼[3]。实体肿瘤的骨转移是一种毁灭性的并发症，通常意味着患者的疾病已经达到了无法治愈的地步。骨转移的患者也存在发生骨骼并发症的风险，如顽固性骨痛、活动能力下降，与骨折、脊柱压缩相关的病理性骨丢失，以及与高钙血症有关的后遗症[4, 5]。鉴于上述这些恶性疾病的普遍性，骨转移是一个对卫生保健资源有巨大影响的重大临床问题[6]。

一、骨转移瘤的治疗与预防

近年来，骨骼转移性疾病的治疗和预防有了很大的进步[7-10]。转移性疾病的骨靶向治疗包括局部/区域性策略（骨科手术、放射治疗）和全身治疗策略（骨吸收抑制药、同化剂和放射性药物）[29]。双膦酸盐是一组可以减少骨吸收从而减少骨相关事件发生的焦磷酸类似物，已证实其能够降低多发性骨髓瘤和许多实体肿瘤的骨骼发病率（30%～50%）。它们越来越广泛地应用于预防骨骼并发症和缓解骨骼疼痛中[11-13]。其他药物，如CTSK抑制药和MMP抑制药，也被认为是治疗药物[14-16]。最近，一种名为地诺单抗的完全人源化的抗RANKL单克隆抗体已经开始在临床上用作抗骨吸收药[17, 18]，它是一种能靶向参与破骨细胞分化和活化的分子。此外，以骨骼系统为靶点的策略在预防骨转移的辅助治疗中显示出良好的前景[19, 20]。在生理性或医源性更年期患者中，证实了双膦酸盐佐剂可以降低骨转移的风险，而有关地诺单抗的数据则与之矛盾，这有待进一步证实[21]。

尽管如此，这些治疗方法对于早期疾病（如乳腺癌）可能既耗时又昂贵，并且可能只有部分患者获益。生物标志物的发展能够更准确地预测哪些患者有发生骨转移的风险，这将使这种辅助治疗方法尽可能针对那些最有可能受益的人。基因组学在癌症生物学研究中的应用已经揭示与肿瘤临床行为有关的基因特征表现出了巨大前景和希望。这些进展应该能够推进开发新的生物标志物用以预测疾病进展，包括骨转移的进展[22]。

二、骨转移的生物学

骨是某些实体肿瘤的首选转移部位，这可能与其独特的解剖血管系统部分有关，即由大细胞间隙的内皮细胞排列的红骨髓窦系统和缺乏静脉瓣膜的"Batson 椎静脉丛"[23]。此外，骨骼是一种动态组织，具有独特的微环境，能够不断更新和重塑，帮助维持骨骼的完整性和身体的结构支持，并提供离子维持矿物质稳态。面对这些相互冲突的需求，维持骨骼质量需要骨吸收和骨形成的两种主要细胞负责协调活动：破骨细胞和成骨细胞[24]。整个骨骼中进行骨重建周期的生理平衡在时间和空间上都是耦合的，这涉及将这两种重要细胞的活动紧密联系在一起的复杂调节机制。骨转移的发病机制似乎反映了肿瘤细胞和骨微环境之间的协同作用，在这些微环境中，正常的骨细胞功能被肿瘤细胞补充或重新编程。因此，在转移性肿瘤细胞和宿主骨之间一定存在复杂的调节信号，从而破坏这种平衡，促进肿瘤在骨骼组织内建立和发展。事实上，目前的证据表明，为了使转移性肿瘤细胞在骨内建立和生长，它们必须干扰正常的骨细胞功能，使平衡变得有利于破骨细胞的激活和骨吸收[25-27]。

骨转移机制复杂且涉及骨微环境中血管生成、侵袭和增殖等多个环节。骨归巢肿瘤细胞过度表达趋化因子受体，如 CXCR4，其配体 CXCL12 由骨髓基质分泌[28]。此外，骨髓腔提供了一个易接受的有利的生长因子富集的环境，循环/扩散的肿瘤细胞可以在这个环境中存活和定植[29]。骨微环境中的肿瘤细胞通过产生大量细胞因子与处于多个发育阶段的间充质和造血祖细胞相互作用，以此破坏破骨细胞和（或）成骨细胞的活动，从而导致骨形成和骨吸收过程的失衡。常驻骨髓的肿瘤细胞分泌包括 PTHrP、IL 和前列腺素在内的多种细胞因子以激活成骨细胞 RANKL 的释放，以及其他抑制成骨细胞分化的多种因子，促进溶骨

性病变[101]。这种失衡反而可能促进骨转移灶的增殖[30, 31]。骨的独特之处在于，它是一个庞大的固定化生长因子储存库，包括 TGF-β、IGF-1/2、FGF、PDGF、BMP 及钙等。破骨细胞骨吸收的激活将这些众多生长因子释放到局部骨微环境中，它们能以旁分泌方式刺激转移的肿瘤细胞沉积，促进肿瘤生长[30]。这些生长因子一旦释放，不仅可以刺激肿瘤细胞的局部生长，还可以进入循环，这可能会刺激远处转移的肿瘤生长[32]。

最近的研究还表明，在癌症患者的骨髓中发现循环性肿瘤细胞或播散性肿瘤细胞具有潜在的临床预后意义[33, 34]。越来越多的研究表明，肿瘤细胞在这些部位的存在是肿瘤生存和复发的预兆。最近的一项研究表明，乳腺癌患者 CTC 表达的 EPCAM、CD44、CD47 和 MET 可导致骨、肺和肝转移，并与较低的总生存率相关[35]。转移乳腺癌患者血浆中 TGF-β 和趋化因子 CXCL1 水平的升高也与 CTC 播散到远处部位（包括骨骼组织）有关[36]。Pierga 等[37]在一项对接受一线化疗的转移性乳腺癌患者进行的大型前瞻性试验中，证实了 CTC 的预后和预测价值。上皮 – 间质转化（EMT）也被广泛研究，并被认为是转移的机制之一[38]。EMT 可以促进癌症进展，传递迁移性和侵袭性，诱导干细胞样特性，并利于免疫抑制使肿瘤细胞逃避免疫系统[39]。

三、骨转移瘤

最常影响骨骼的原发性肿瘤是乳腺癌、前列腺癌、肺癌、甲状腺癌和肾癌[40]。这组原发性肿瘤对骨骼扩散的亲和力说明这些疾病具有共同的生物学特征，这些特征允许这类肿瘤中的恶性细胞在骨骼微环境中建立和生长[41]。影像学发现，转移性疾病累及骨骼可分为溶骨性或成骨性。这种分类虽然在临床上有用，但实际代表了正常的骨重塑整体过程发生失调的两个极端[42]。虽然起源于不同原发灶的转移癌在骨内沉积可以表现出不同程度的骨内溶解和成骨反应，但几乎所有的肿瘤都会引起骨溶解。一方面，骨髓瘤和肺、肾、

甲状腺转移瘤等肿瘤通常是纯溶骨性肿瘤。另一方面，转移到骨的乳腺癌可以是纯溶骨性的，也可以是混合溶骨性和成骨性的[43]。单纯成骨性病灶并不常见，通常见于前列腺癌骨转移[44]。

四、几种易发生骨转移的原发肿瘤

超过 80% 的骨转移来自乳腺癌、前列腺癌、肺癌、肾癌和甲状腺癌。最常见的受累部位是脊柱、股骨和颅骨。在原发部位不明的恶性肿瘤伴骨转移的患者中，最有可能的原发部位是肺、肾、胰腺、胃肠道、肝、甲状腺和黑色素瘤。放射学可检测到病变的约 2/3 的患者中最常见的症状是疼痛。病理性骨折是一种主要并发症，更常与溶骨性病变相关。

（一）乳腺（图 53-1）

乳腺癌最常转移到骨骼[45, 46]。自 20 世纪 60—90 年代初以来，乳腺癌的发病率一直保持在 70% 左右[47]，但在过去的 30 年里，早期发现和不断进步的治疗方法使得与乳腺癌诊断相关的骨转移发病率下降，最近的研究报道总体发病率不到 30%[48, 49]。晚期（Ⅳ期）癌症 10 年内转移性骨病的发病率可能仍高于 60%[50]，但Ⅲ期乳腺癌 10 年内转移性骨病的发病率不到 20%，Ⅰ期乳腺癌 10 年内转移性骨病的发病率低于 5%[50]。据报道，年轻女性患者中骨转移的发病率明显更高[49]。大约 5% 的女性患者在确诊时已经存在骨转移[49-51]。

乳腺癌转移患者的平均年龄为 50 岁，从原发肿瘤治疗到骨转移的平均间隔时间约 30 个月。然而，在初次治疗后 10 年内或少数于 20 年内出现转移并不少见。在初步诊断为骨转移后，乳腺癌患者的中位生存期为 2~4 年，单纯骨转移且肿瘤特征良好的患者预后比多部位转移灶的患者的预后更好[52-54]。

乳腺癌最常见的骨转移部位是脊柱、骨盆、肋骨、颅骨、股骨、肱骨和肩胛骨。乳腺转移性骨病变 65% 为溶骨性，25% 为溶骨性和母细胞性混合病变，10% 为母细胞性。病变通常是坚硬的

灰色组织，在显微镜下可观察到恶性腺体通常表现出良好至中度的分化，伴随着骨髓纤维化和增厚的反应性骨形成（图 53-1A 和 E）。尽管乳腺癌转移到骨的影像学表现多种多样，但其组织病理学特征之一是转移性肿瘤病灶附近破骨细胞性骨吸收的激活。

ER（图 53-1B）、GATA-3（图 53-1C）、乳腺珠蛋白（图 53-1D）和 GCDFP-15（图 53-1F）的免疫组化染色支持转移癌起源于乳腺（表 53-1）。

与骨转移相关的常见临床病理因素包括较高的组织学分级、ER 阳性、淋巴结状态阳性、大体积和 HER2 阳性。其中几个危险因素中已经显示出矛盾或不明确的关联，特别是激素受体[55-58]。这可能是由于研究人群、癌症治疗和研究方法的异质性[52]。也有研究认为，S 期分数<5%[59]、PTHrP 的表达[60]、BSP[61]、钙敏感受体[62]、鳞状分化缺失和外皮蛋白表达不足[63]、链生长等因素都可能与骨转移有关。浸润性导管癌中存在纤维化灶的模式也与骨转移有关[64]。基因特征也可能影响骨转移的发生。Smid 等[65]已经确定了一个与骨转移相关的 69 基因组，其中许多基因似乎与 FGFR 信号通路有关。Wei 等的研究成果报道称，ER$^+$/PR$^-$ 表型和 AR 阳性也与骨转移密切相关[66]。Sleeman 和 Cremers[67]总结了肿瘤初始细胞及其在肿瘤转移中创造微环境的重要性。利用骨转移患者的肿瘤特征和危险因素进行风险分层算法值得进一步研究。

（二）前列腺（图 53-2）

前列腺癌是男性第二大常见癌症，是癌症死亡的第五大原因，也是全球发病和死亡的主要原因[68]。随着疾病的发展，晚期前列腺癌最常扩散到骨骼，其次是肺、肝、胸膜和肾上腺[69]。虽然相对较少的前列腺癌患者在初诊时会表现出骨转移，但在前列腺癌病程中，约 90% 的血行转移发生在骨中，使得骨骼并发症成为这些患者发病和死亡的主要原因[69-71]。在疾病进展到死亡时，有 85%~100% 的患者可能受到转移瘤侵袭[72]。从

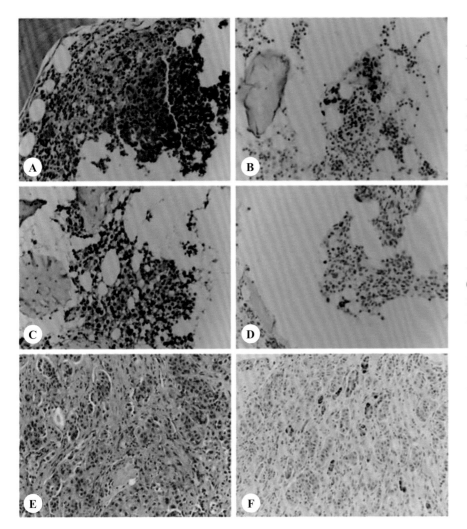

◀ 图 53-1　转移性乳腺癌

A. 转移性乳腺癌骨转移 HE 染色切片（400×），可以看到中等分化的肿瘤细胞巢取代了骨髓间隙，在周围基质中可以看到特征性的纤维反应。B. 在 A（400×）所示的同一例乳腺癌骨转移的个案中，免疫组织化学显示 ER 表达，虽然这并非乳癌所特有，但如此高程度的反应支持此转移性肿瘤来源于乳房。C. 在 A（400×）所示的同一例乳腺癌骨转移的个案中，免疫组织化学显示 GATA-3 表达的证据，在适当的临床环境下支持这种转移性肿瘤起源于乳房原发肿瘤。D. 在 A（400×）所示的同一例乳腺癌骨转移的个案中，免疫组织化学显示有灶性乳腺球蛋白表达的证据，这支持该转移性肿瘤起源于乳房原发灶。E. 另一例转移性乳腺癌骨转移的 HE 染色切片（400×）。F. 免疫组织化学显示此中分化肿瘤可见 GCDFP-15 的表达。GCDFP-15 在转移性肿瘤中的表达可作为乳腺原发肿瘤起源的证据

临床上诊断出明显的骨转移到死亡的中位数时间是 3～5 年[73]。放射学上前列腺癌的骨转移灶通常是成骨性的（75%），10% 是溶骨性的，15% 是混合性的。大多数患者的血清酸性磷酸酶都会升高。组织学上，大多数转移灶表现为小而紧密的腺体和细胞，胞质苍白，周围被新骨形成的纤维或纤维骨组织环绕。通常，肿瘤性腺体分化良好，细胞核圆形，体积小，位置偏心（图 53-2A）。当对转移性肿瘤的来源有疑问时，可用 PAP、PSA 或前列腺肿瘤抑制基因 NKX3.1[74] 的免疫组化染色确诊来源（图 53-2B 和 C）（表 53-1）。

对前列腺癌转移的研究表明，肿瘤细胞被骨细胞和骨髓基质细胞释放的趋化因子吸引向骨髓迁移[75]。一旦确定，这些转移性病变可以是溶骨性或成骨细胞性，成骨病变主要由矿化不足的编织骨组成[76-78]。Junior 等[79] 报道，E- 钙黏蛋白和 β-catenin 的表达缺失与前列腺癌的骨转移有关。Liao 等[80] 还发现 PTHrP 促进前列腺癌诱导的成骨细胞病变。最近的一项研究表明，前列腺癌患者在接受新辅助激素治疗和后续术前骨髓中存在 DTC 是与不良预后相关的一个独立预后因素[81]。Dai 等[82] 研究表明前列腺癌诱导骨转移的机制之一是通过典型和非典型的 Wnt 信号通路，通过刺激 BMP 依赖性和非特异性成骨细胞分化，促进成骨细胞分化。钙稳态失调也被证明在前列腺癌的进展中起作用[83]。多种机制使前列腺癌细胞维持较高的钙水平，从而诱导增殖、血管生成、细胞迁移和骨定植[83]。

（三）肺（图 53-3）

骨是肺癌最常见和最早的转移部位[84]，大约

15% 的肺癌会转移到骨。最常见的转移部位是脊柱，其次是胸部、骨盆和颅骨[85-88]。20%～30% 的肺癌患者在初诊时已经有骨转移，其中腺癌是最常见的组织病理学类型[85]，肺腺癌的骨转移最常见的是肋骨和胸椎[85, 89]。80% 的肺癌骨转移是溶骨性病变，5% 是成骨性病变，15% 是混合性病变。腺癌（图 53-3A）或小细胞癌更倾向于发生成骨性转移[90]。肺癌是手足部转移最常见的肿瘤之一（肢端转移），这是其他肿瘤不常见的转移部位。Hiraoka 等[91]表明 TAM/ 单核细胞与促进骨转移有关。TTF-1（图 53-3B）和 Napsin A（图 53-3C）的免疫组织化学染色可以在适当的临床背景下帮助确认肿瘤的起源是肺原发性肿瘤（表 53-1）。

（四）肾（图 53-4A 和 B）

在每年诊断为肾细胞癌（renal cell carcinoma, RCC）的大约 51 000 例患者中，30% 患者会出现转移，另有 30% 的患者会在可治愈的肾切除术后出现局部或全身复发[92]。骨转移是 RCC 中第二常见的复发部位，占所有复发部位的 16%～27%[93, 94]。这些转移主要见于骨盆、骶骨、脊柱和近端长骨[95]。RCC 和甲状腺癌是最常见的孤立性骨转移肿瘤。RCC 中的骨转移通常表现出临床症状，是由于局部疼痛或 ALP 水平异常而发现[96]。由于其主要的溶骨性，来自 RCC 的骨转移通常伴有严重的并发症[96]。超过 90% 的病例是显著的纯溶骨性病变，破坏皮质骨，易发生病理性骨折。总体来说，这些病变拥有丰富血供，肿瘤细胞外观通常表现为巢状、肺泡状或管状的透明细胞。

表 53-1 各种实体瘤的 IHC 标志物	
肿瘤类型	IHC 标志物
乳腺	ER
	乳腺珠蛋白
	GCDPF-15
	GATA-3
前列腺	PAP
	PAS
	NKX3.1
肺	TTF-1
	Napsin A
肾	RCC
	PAX8
	CD10
甲状腺	甲状腺球蛋白
	TTF-1
肝癌	Hepa
黑素瘤	黑色素 A
	HMB-45
	S100

IHC. 免疫组织化学

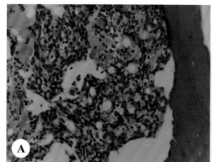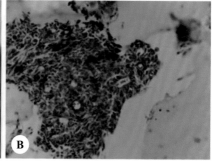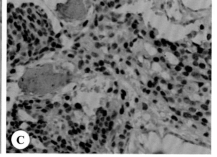

▲ 图 53-2 转移性前列腺癌

A. 转移性前列腺癌骨转移 HE 染色切片（400×）。B. 同一病例的 PSA（400×）免疫组织化学染色。骨髓腔内的肿瘤细胞对 PSA 表现出强烈的胞质反应，证实其起源于前列腺癌。C. 同一病例的 NKX3.1（400×）免疫组织化学染色。NKX3.1 是前列腺癌特异的前列腺癌抑癌基因。肿瘤细胞对 NKX3.1 表现出很强的核反应性，证实其起源于前列腺癌

RCC 的骨转移通常为溶骨性，典型的特征是在宿主骨和邻近肿瘤细胞的交界处广泛激活破骨细胞骨吸收。转移到骨肉瘤样 RCC（图 53-4A），由于其梭形细胞形态，偶尔可刺激强烈反应的宿主编织骨和类骨，并可能被误诊为纤维肉瘤或骨肉瘤。IHC 标志物 PAX8（图 53-4B）、RCC（图 53-4C）和 CD10 有助于转移性 RCC 的诊断（表 53-1）。Shvarts 等表示[97]，东部合作肿瘤组状态评分也是 RCC 骨转移的良好预测指标，得分较低的骨转移风险较高。一项回顾性研究表明，有五个危险因素可以预测肾癌和骨转移患者的预后，这些危险因素包括：原发肿瘤的肉瘤样分化；脊柱受累；骨外转移；ALP 升高（>1.5 倍正常值），以及 CRP 水平升高[98]。

（五）甲状腺（图 53-5）

4%～8% 的甲状腺癌有临床骨转移，其影像学特征与 RCC 的骨转移相似。80% 以上的甲状腺癌骨转移位于中轴骨，其中椎骨、骨盆、肋骨和股骨是最常见的发生部位[99]。这些病变通常血供丰富，与转移性肾癌相关的典型病变类似。所有组织学类型甲状腺癌都能发生骨转移，但滤泡状癌累及骨骼的概率是乳头状癌的 2 倍[100]。组织学上，伴有骨转移的甲状腺癌经常表现为分化良好的滤泡结构，并常有胶体产生（图 53-5A），这是诊断的病理学特征。甲状腺髓样癌偶尔可以转移到骨（图 53-5B），并且缺乏胶体生成。免疫组化标志物如甲状腺球蛋白和 TTF-1（图 53-5C）可用于转移灶的诊断（表 53-1）。

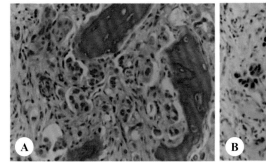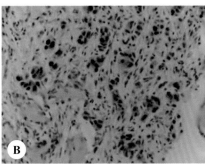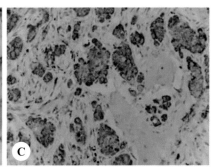

▲ 图 53-3　肺癌骨转移

A. 肺癌骨转移 HE 染色切片（400×）。其中可见骨髓腔内肿瘤细胞巢，伴腺泡形成，与腺癌一致。B. 在 A（400×）所示的同一例肺癌骨转移的个案中，免疫组织化学显示 TTF-1 的表达，支持该转移瘤起源于肺原发灶的说法。C. 在 A（400×）所示的同一例肺癌骨转移的个案中，免疫组织化学显示有 Napsin A 的表达，这支持该转移瘤起源于肺原发肿瘤

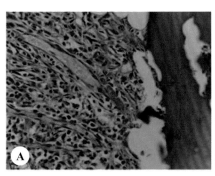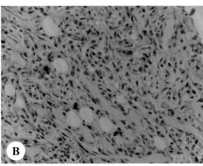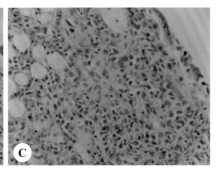

▲ 图 53-4　肾细胞癌转移至骨

A. 伴有骨肉瘤特征的转移性肾细胞癌 HE 染色切片（400×）。B. 在 A（400×）所示的同一例肾癌骨转移的个案中，免疫组织化学显示 PAX8 的表达，虽然该标志物不是肾细胞癌所特有，但在适当的临床情况下，PAX8 的阳性反应支持该转移性肿瘤起源于肾原发肿瘤。C. 在 A（400×）所示的同一例肾癌骨转移的个案中，免疫组织化学显示有肾细胞癌的表达，这支持该转移肿瘤起源于肾原发肿瘤

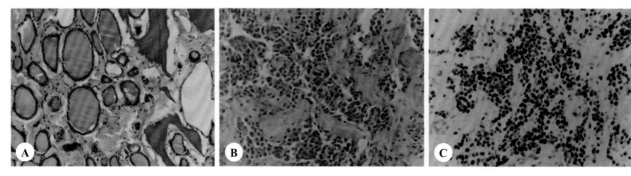

▲ 图 53-5 甲状腺癌转移至骨骼

A. 甲状腺癌骨转移 HE 染色切片（400×），骨髓腔广泛地被分化良好的肿瘤细胞所取代，表现为滤泡形成并产生胶体。骨转移癌产生的胶质，实际上是甲状腺癌的特异性表现。B 和 C. HE 染色（400×）甲状腺髓样癌骨转移切片，TTF-1 强阳性表达

（六）其他的原发肿瘤

其他可以转移到骨的肿瘤包括黑色素瘤、神经母细胞瘤、肝细胞癌、神经内分泌瘤、副神经节瘤，以及其他一些实体瘤，但此类肿瘤转移的发生率较低。大约 5% 的黑色素瘤患者在临床上有明显的骨转移。甲下黑色素瘤的特点是远端手指大面积破坏。诊断线索包括多发性病变、混合梭形和圆形细胞、核仁大、胶原蛋白生成少和黑色素含量少。免疫组化标志物黑色素 A 和 HMB-45 也有助于诊断（表 53-1）。神经母细胞瘤最常见的转移部位是颅骨和长骨。大多数神经内分泌肿瘤是惰性的低度病变，偶尔会转移到骨骼。组织学上，这些肿瘤表现典型的神经内分泌特征，其中包括巢状或索状排列，但肿瘤细胞染色质细小且核膜清晰。神经内分泌标志物（如嗜铬颗粒蛋白、突触素和 CD56）的免疫组化染色可能有助于诊断转移性神经内分泌肿瘤。此外，与血清素生成相关的神经内分泌肿瘤可表现出与前列腺癌相似的广泛的纤维化和囊性病变。

五、原发部位不明的转移性癌

未确诊的恶性肿瘤患者可能以骨转移作为其疾病的首发症状[101]。对这些患者的临床评估从详细的病史、体格检查、实验室和影像学研究，以及诊断性组织活检的分析开始。这类病变的活检通常显示为腺癌或低分化癌[102]。常规形态有时会有助于提示转移性肿瘤的来源。乳腺癌常与腺体形成和明显的纤维骨髓反应有关，胃肠道肿瘤产生黏蛋白，肾肿瘤常伴有透明细胞改变，甲状腺肿瘤常伴有滤泡和胶体生成。许多免疫组织化学标志物也有助于提示原发部位，包括 CK7 和 CK20、PSA、巨大囊性疾病液体蛋白和甲状腺转录因子 1（表 53-1）。然而在某些情况下，即使经过广泛的临床、实验室、影像学和病理评估，原发部位也可能不明确。仅对活检材料进行广泛的免疫组织化学评估可能是无定论的，不应将其视为对患者进行仔细临床评估的替代品。

结论

骨是乳腺、前列腺、肺、肾和甲状腺肿瘤最常见的转移部位。准确的诊断有赖于临床、影像和病理学线索的结合。随着更有效的治疗方法、预防策略和预防骨转移的药物的发展，关于病理学家诊断和预测骨转移可能性的需求比以往任何时候都更加迫切。肿瘤概况和新的生物标志物的发现有助于准确预测高风险的骨骼转移患者，这将是制订有效预防策略的重要一步，用以防止各种常见实体肿瘤患者出现这种可怕的并发症。

第54章　利用蛋白质组学策略识别骨肿瘤新的治疗靶点

Identification of new therapeutic targets of bone cancers by proteomic strategies

Steven L. Wood　Ana Lopez-Guajardo　Janet E. Brown　著

李　柯　李　源　陆　明　译

概述

骨既可以是原发肿瘤部位，也可以是其他肿瘤骨转移引起继发性肿瘤的部位。原发性骨肿瘤包括骨肉瘤、尤因肉瘤和多发性骨髓瘤。主要的骨转移癌包括乳腺癌、前列腺癌、肾细胞癌和肺癌（lung cancer，LC）。所有这些癌症类型都会导致骨骼内的显著改变，并导致骨相关事件的发生，包括病理性骨折、脊髓压迫、需要对骨骼进行放射治疗（疼痛或即将发生的骨折）或对骨骼进行手术、骨痛、生活质量下降。此外，这些癌症还会导致巨额医疗经济成本。

（一）原发性骨肿瘤的发病率和转归

恶性骨肿瘤包括间叶性肉瘤：骨肉瘤（OS）（来源于间叶性成骨细胞）和尤因肉瘤（ES）（来源于骨髓圆形细胞）。

OS主要影响儿童和青少年[1]。在OS的流行病学中，观察到两个发病高峰[2]，分别在18岁左右和60岁左右，后者通常是Paget病或放疗之后的继发性骨肉瘤[3, 4]。手术切除和标准多药化疗后的存活率为60%～70%，死亡原因通常是复发或肺转移（90%）。不可切除、转移或复发的骨肉瘤的预后非常差，在过去30年中治疗结果没有明显改善。因此迫切需要发现新的治疗靶点，以克服目前治疗的局限性。

ES是儿童和青少年第二常见的骨肿瘤。ES占所有儿童肿瘤的2%，发病高峰期为15岁。ES的总生存率与疾病的转移阶段有关。对于局限的ES而言，5年生存率为50%～60%，而对于转移性ES，5年生存率仅为20%。20%～25%的ES病例在诊断时可检测到转移性灶[5-7]。

除了OS和ES，原发性骨肿瘤还包括多发性骨髓瘤，它约占所有恶性肿瘤的1.3%，占所有血液系统恶性肿瘤的15%。多发性骨髓瘤是仅次于非霍奇金淋巴瘤的第二大常见血液系统肿瘤[8]。在英国，大约有29%的多发性骨髓瘤患者目前存活了10年或更长时间[9]。

（二）继发性癌症（骨转移）

65%～75%的晚期乳腺癌、80%的晚期前列腺癌、17%～64%的肺癌和70%～95%的多发性骨髓瘤（MM）患者中可检测到骨转移[10]。肿瘤转移到骨骼导致患者出现并发症，这被称为骨相关事件（SRE），包括骨折、脊髓受压、高钙血症、骨痛和需要放射治疗[11]。SRE导致患者的生活质量显著降低，同时也导致了巨额医疗经济负担[12]。

一、骨稳态与癌症

骨的正常稳态涉及破骨细胞骨吸收和成骨细胞骨形成之间的平衡[13, 14]。骨吸收性破骨细胞是在单核细胞前体细胞在PTHrP、IL-1、IL-6、M-CSF和1, 25-(OH)$_2$-D$_3$作用下形成的[15]。活性成骨细胞来源于间充质干细胞（MSC），在ET-1和BMP等生长因子的作用下分化而来[16]。在正常的骨内稳态中，这两种细胞的作用相互平衡。RANK通路是骨稳态的关键通路。成骨细胞分泌RANKL，与破骨细胞上的RANK结合激活破骨细胞。成骨细胞也可以释放一种RANKL的诱骗受体，即 OPG，而 RANKL/OPG 的比例是决定骨形成或破坏的关键[17]。

（一）原发性骨肿瘤

原发性骨肿瘤（如 OS、ES 和 MM）以类似于骨转移癌的方式，通过增强活性破骨细胞的分化来触发骨降解。然而，在骨肉瘤领域，活性破骨细胞是通过增加血管生成来促进肿瘤的发展，还是在肿瘤发展的下游发挥作用来抑制肿瘤的发展仍然存在争议[18, 19]。在 ES 和 OS 中，有证据表明 MSC 和骨肉瘤细胞之间存在旁分泌信号相互作用。MSC 分泌促进 OS 和 ES 细胞干化的因子，而 OS 或 ES 细胞促进的酸性环境有利于 MSC 的干细胞化[20-23]。目前已经提出了在骨肉瘤细胞和 MSC 之间的通信中起作用的几种机制，包括通过缝隙连接进行通信，以及释放含有 mRNA 和蛋白质的细胞外囊泡[24, 25]。对 OS 和 ES 发展过程中的自分泌和旁分泌信号事件的全面描述超出了本章的范围，已经在其他地方已经对其进行了回顾[26]。

MM 通过激活破骨细胞和降低成骨细胞成熟度来促进溶骨性骨破坏。MM 骨病涉及多种机制。MM 细胞通过 Syndecan-1 系统诱导 OPG 降解，从而影响破骨细胞的激活[27]。MM 细胞能够改变 RANKL：OPG 比值从而引发骨降解，测量 RANKL：OPG 比值可以预测 MM 患者的预后[28]。MM 可通过其他的机制扰乱正常的骨骼稳态。MM 细胞表达多种 Notch 信号通路的受体和配体，Notch 下游的细胞内信号可触发 MM 细胞增加 RANKL 的释放[29, 30]。许多自分泌和旁分泌信号事件与 MM 介导的骨降解有关，更详细的综述超出了本章的范围；在其他地方已经对此进行了综述[31]。

（二）继发性骨肿瘤

导致溶骨性转移的癌症（如 BC、RCC、LC）通过分泌包括 PTHrP 在内的生长因子增加骨降解率，PTHrP 作用于成骨细胞，增加其 RANKL 的分泌，同时减少 RANKL 诱骗受体 OPG 的释放[17]。RANKL：OPG 比例的改变导致破骨细胞的激活，从而引起骨基质的降解，释放捕获的生长因子，然后作用于转移的癌细胞，进入骨破坏的"恶性循环"[13, 14]（图 54-1）。

成骨细胞转移（如 PC）通过分泌各种生长因子激活成骨细胞，增加骨沉积，从而改变骨稳态，如 PDGF、FGF、ET-1 和 BMP[32]（图 54-1）。成骨细胞转移瘤沉积的骨与正常骨基质的结构不同，它更加脆弱，容易发生骨折。

二、骨原发肿瘤和骨转移癌的目前治疗方法

（一）原发性骨肿瘤

目前 OS 的治疗采用新辅助化疗（顺铂、多柔比星、甲氨蝶呤或异环磷酰胺），通常与手术联合。诊断之前，取 OS 患者的活检样本，检测其对化疗药物的反应，如果有效则在手术后再使用相同的化疗药物。局限性 OS 患者应用新辅助化疗后的 5 年总生存率为 65%～70%，但 25%～35% 的患者随后发生转移，这仍然是死亡的主要原因[33, 34]。

在 ES 目前的治疗中，标准的化疗失败后，20% 的患者出现转移和复发[35]。目前 ES 的主要治疗方式为放射治疗（如果需要肿瘤缩小）再进行手术切除肿瘤，并且术后再对可能残留的肿瘤进行放射治疗。烷化剂的应用加强了该治疗方案的效果，使 5 年总生存率达到 60%。

多发性骨髓瘤是一种浆细胞肿瘤，通过对其基础生物学的深入研究，目前已经产生了许多治疗方法，治疗药物包括细胞毒性烷化剂、蒽环类药物、皮质类固醇类药物、免疫调节药物（immune-modulatory drug，IMID）、HDAC 抑制药、单克隆抗体（monoclonal antibody，MAb）、蛋白酶体抑制药、核输出抑制药及大剂量化疗联合自体干细胞移植（autologous stem cell transplantation，ASCT）[36]。年轻的多发性骨髓瘤患者主要使用烷化剂美法仑联合 ASCT 治疗，而老年多发性骨髓瘤患者主要使用美法仑加抗炎类固醇泼尼松治疗。近年来随着治疗多发性骨髓瘤的新药出现，包括沙利度胺、来那度胺和硼替佐米等，使得多发性

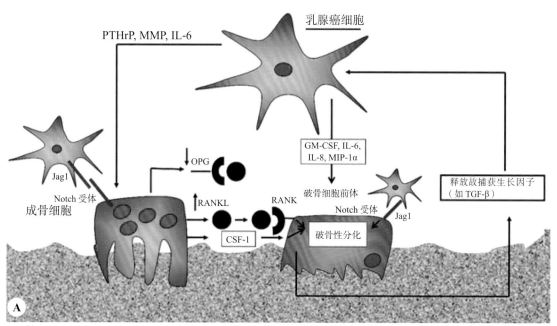

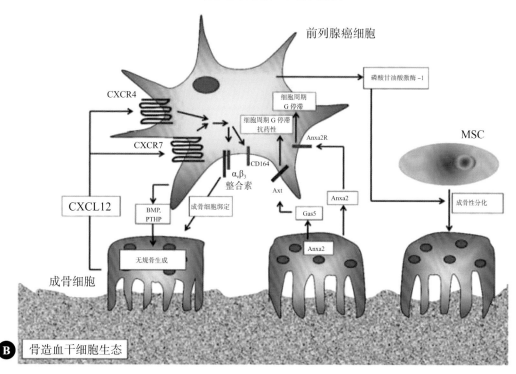

▲ 图 54-1　转移灶内骨稳态改变。转移到骨的癌细胞改变了正常的骨稳态，有的促进骨破坏（"骨溶解性转移"），有的促进骨形成（"成骨细胞转移"）

A. 溶骨肿瘤细胞分泌肿瘤源性因子，如 PTHrP，通过增加成骨细胞活化 RANKL 的表达来激活破骨细胞。RANKL 结合到 RANK 激活破骨细胞，导致骨溶解。此外，肿瘤细胞还通过降低 RANKL 诱骗受体 OPG 的表达来激活破骨细胞。破骨细胞介导的骨降解释放作用于肿瘤细胞的生长因子，增强其 PTHrP 的产生，进一步推动破骨细胞的活化，形成骨吸收和肿瘤生长的"恶性循环"。B. 成骨细胞转移通过分泌 BMP 家族成员等生长因子促进间充质干细胞向活性成骨细胞的分化，从而导致骨沉积增加。成骨病变内形成的骨结构异常，比正常骨脆弱，导致骨折和骨相关事件的风险增加

骨髓瘤的中位生存期从 1997 年的 2.5 年增加到 10 年后（2007 年）的 4 年，再到目前已经提高到超过 7 年[37-40]。

（二）继发性骨肿瘤

原发性癌症（包括乳腺癌、前列腺癌、肾癌和肺癌）治疗的改进延长了患者的预期寿命，从而使更多患者最终发展为转移性扩散。就乳腺癌而言，治疗方面的改进包括靶向治疗，如增强化疗效果的曲妥珠单抗，以及越来越多的免疫治疗[41, 42]。就前列腺癌而言，包括使用醋酸阿比特龙进行雄激素剥夺疗法（androgen deprivation therapy，ADT）等治疗，可使患者的预期寿命延长，从而延长了患者骨转移的时间[43]。

在乳腺癌中，目前骨转移癌的治疗包括使用抗骨吸收药物，如双膦酸钠（包括唑来膦酸）[44]和抗 RANKL 抗体地诺单抗[45]。双膦酸盐药物是焦磷酸盐的类似物，很容易被骨吸收，因此在骨吸收陷窝中达到很高的浓度（≤1000mmol/L）。不含氮的双膦酸盐形成细胞毒性 ATP 类似物，阻止细胞生长[46]。含氮双膦酸盐抑制甲羟戊酸途径，从而阻止包括 Rho 和 Ras 在内的关键 GTP 酶的脂质修饰，导致破骨细胞死亡[47]。最近一项在标准治疗中加入双膦酸唑来膦酸的研究表明，绝经后女性的无病生存率（disease-free survival，DFS）和无浸润性肿瘤复发生存率（invasive disease-free survival，IDFS）在统计学上都有显著改善[48]。

由前列腺癌和肺癌引起的骨转移目前也使用双膦酸盐或地诺单抗进行治疗[45]。此外，^{223}Ra 治疗在提高生存率和降低前列腺癌治疗中的骨相关事件发生率方面已被证明是有效的[49]。此外，放射治疗通常用于治疗乳腺癌、前列腺癌和肺癌引起的骨转移。肾癌引起的骨扩散通常采用局部手术、放射治疗和热消融治疗[50]。除了这些治疗外，肾癌也使用双膦酸盐和地诺单抗治疗[51, 52]。

尽管骨原发性肿瘤和骨转移癌的治疗都有了很大的进步，但骨相关事件的发生发展仍然是降低患者生活质量和减少预期寿命的主要原因。现有的治疗方法（如双膦酸盐）都有不良反应，因此迫切需要在这些癌症中发现新的药物靶点和指导治疗的生物标志物。目前蛋白质组学方法满足这两个要求，现在将讨论这一领域的研究。

三、生物标志物发现中的蛋白质组学方法

蛋白质组学一词由 Mark Wilkins 于 1994 年首次提出，蛋白质组被定义为"基因组、细胞、组织或有机体在某一特定时间表达的或能够表达的整套蛋白质"[53]。蛋白质组学数据包括生物系统中蛋白质组的鉴定和定量，并且还包括了其他高通量"组学"分析方法获得的结果（图 54-2）。随着高速计算领域的改进、人类基因组数据库等数据库的生成、质谱方法的完善，蛋白质组分析得到了极大的发展。蛋白质组学方法的完整概述超出了本章的范围，但这个方面的研究在其他文章中有详尽描述[54, 55]（图 54-3）。由于质谱设备的使用和成本等问题，基于蛋白质组的生物标志物的发现通常使用相对较小的样本集和非常明确的生物系统，包括细胞系和选定患者系列的样本。这些潜在的生物标志物的临床应用将会进一步讨论。

（一）起源于骨的肿瘤

原发性骨肿瘤关键蛋白质组学研究的概述，请参见表 54-1。

1. 多发性骨髓瘤

由于很难获得足够数量和质量的浆细胞，蛋白质组学分析难以使用其进行分析。为了克服这一点，目前蛋白质组学研究使用血清样本进行。对 61 例一线化疗耐药但未接触蛋白酶体抑制药的患者的血清样本进行 Nano-LC-MSMS 分析，根据对硼替佐米、多柔比星和沙利度胺的不同反应确定了三种不同类型的患者。通过对蛋白酶体抑制药治疗中部分缓解/稳定的患者和完全缓解的患者进行比较，发现了 51 种差异表达蛋白（differentially expressed protein，DEP），其中 TBG 是硼替佐米治疗中表达最显著的蛋白[56, 57]。另外一些发生改变的蛋白质包括静止素巯基氧化酶 -1（一种调节

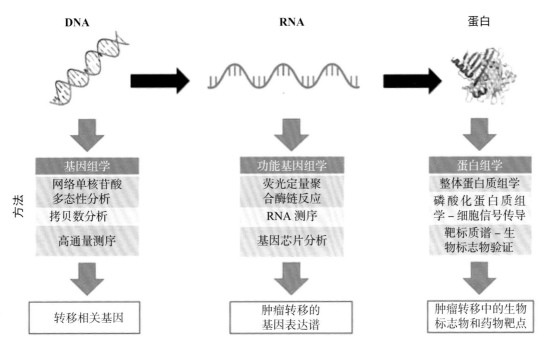

▲ 图 54-2　高通量"omic"技术在转移研究中的应用

蛋白质组学包括一系列技术，这些技术可揭露蛋白质分子的重要生物学信息，这些关键分子（通过酶活性）处理关键细胞功能，因此是重要的疾病标志物和潜在的药物靶标。蛋白质组学产生的数据可对其他分析技术产生的数据进行补充。基因组学是研究可遗传的 DNA 序列及其改变（包括单核苷酸多态性和拷贝数改变）的学科。功能基因组学研究基因转录的产物（即编码蛋白质的 RNA，以及包括 miRNA 在内的表观遗传调控事件）。这些技术中的每一项都有可能为乳腺癌向骨骼转移等疾病的生物学事件提供重要信息。所列出的方法是来各个平台的典型示例，并没有提供完整的列表

蛋白质折叠的酶），补体系统的几个因子，以及 CRP[57]。ELISA 的测量结果显示，完全缓解患者的 CRP 水平比稳定 / 进展性疾病患者低[57]。CRP 是一种典型的炎症标志物，可以保护 MM 细胞免受化疗诱导的凋亡[58]。

MM 转化为继发性浆细胞白血病（secondary plasma cell leukemia，sPCL）是对患者有严重影响的生物学转变。与该转变相关的细胞变化知之甚少，为此，最近的一项蛋白质组学研究采用了 sPCL 阶段和 MM 阶段的浆细胞，对来自同一患者的浆细胞进行了 SILAC 分析。这项分析确定了 795 种蛋白质水平的改变，既有下调又有上调，导致代谢变成有氧糖酵解，并改变了多糖的合成[59]。该研究表明，膜受体糖基化的改变是关键转变的基础。

大量文献表明，MM 细胞通过改变细胞外基质来促进细胞增殖和恶性发展。在 MGUS、新诊断和复发的多发性骨髓瘤，以及健康的志愿者中

通过对 ECM 成分进行蛋白质组学分析确定了多发性骨髓瘤进展过程中几种改变的蛋白质[60]。这种改变发生在 mRNA 和蛋白水平，基因表达分析发现 Annexin-A2（ANXA2）和 Galectin-1（LGALS1）两种蛋白可以预测 MM 患者的总生存期[60]。这项研究还表明，关键胶原蛋白（胶原 -1A1、1A2、3A1 和 5A1）和 MMP 家族成员（MMP-8 和 MMP-9）的表达水平在从健康浆细胞向 MGUS 的转变过程中逐渐降低，然后在从 MGUS 向 MM 的转变过程中再次升高[60]。因此，就肿瘤外基质相互作用和骨微环境的重要作用而言，MM 的发展途径与骨转移癌类似。

一种更有针对性的方式被用来验证与 MM 进展相关的蛋白质组变化。其中一个例子是 t（14;4）染色体易位导致 MMSET 基因与 IgH 位点启动子的融合。这导致 MM 浆细胞中 MMSET 表达过度[61]。对含有 t（14;4）易位的 MM 细胞系（KMS11）和表达 MMSET-shRNA 的 KMS11 细胞系的细胞

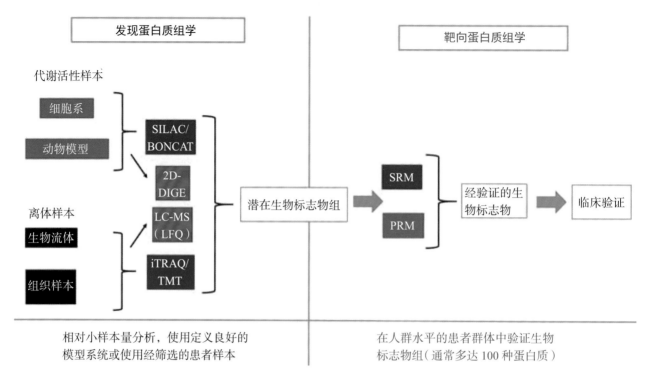

▲ 图 54-3 蛋白质组学在生物标志物和药物靶标的发现和转化的临床应用

蛋白质组学技术的发展有助于发现新的潜在生物标志物，这些标志物可以为骨转移患者的治疗提供信息，也可以作为潜在的药物靶点。"发现蛋白质组学"在一系列典型的样本中比较了多种蛋白质的表达水平。这些样本可以来自具有代谢活性的活体样本，这些样本可以使用 SILAC 或 BONCAT 等技术进行分析。体外样品可以使用 iTRAQ 或 TMT 的技术进行分析，这两种技术都可以在单个组合样品中分析多个样品（多重样品分析）。2D-DIGE 和 LFQ-MS 等技术可以应用于以上两种类型的样品。潜在标志物和药物靶标的验证通常需要在大量样本进行测量验证，因此"靶向蛋白质组学"技术对这些样本的测量变得越来越重要。靶向蛋白组学包括 SRM 和 PRM，它可以在质谱仪内同时测量一个样本中多达 100 个蛋白质的水平。除了靶向质谱之外，蛋白质验证还可以使用免疫学技术，包括 ELISA 和 IHC。SMR. 选择性反应监测；PRM. 平行反应监测

表面生物素化蛋白进行了基于 SILAC 的定量蛋白质组学分析，发现超过 50 种不同的细胞表面蛋白在 *MMSET* 基因敲除后表达发生了变化[62]。同样发现 *MMSET* 调控的细胞表面蛋白之一 SLAMF7 是一个潜在的药物靶点，shRNA 介导的 *SLAMF7* 基因敲低可诱导 KMS11 细胞系 G_1 期细胞周期阻滞、凋亡和克隆原性降低[62]。蛋白质组学识别差异表达的细胞表面蛋白的能力十分诱人，因为这些蛋白可能作为抗体定向药物传递的靶点，并从它们与靶向明确的细胞途径的结合中获得思路。

蛋白质组学阐明了 miRNA 和表观遗传调控在 MM 中的作用。miR-21 是 MM 中高表达的关键致癌 miRNA[63]。基于 SILAC 对表达抗 miR-21 shRNA 的 U266 骨髓瘤细胞和 U266 细胞裂解产物的比较，确定了 178 种在 miR-21 基因敲除后

上调的蛋白质[64]。上调最强的 miR-21 靶蛋白之一是 STAT3 蛋白抑制剂（PIAS3）[64]。PIAS3 通过 STAT3 去磷酸化从而抑制 NF-κB、含锌指蛋白 GFI-I、核受体辅助激活因子 TIF2、SMAD 和小眼转录因子来负向调节 STAT3。在局部，PIAS3 抑制依赖于 IL-6 的 STAT3 信号，该信号在 MM 中被结构性激活[65]。本研究提示 miR-21 可能通过下调 STAT3 的负调控因子 PIAS3 而发挥强大的 oncoMir 作用。

2. 骨肉瘤

对 OS 和正常软骨痂组织临床标本的蛋白质组的研究[66]发现未折叠蛋白反应（UPR）通路的激活。随后在患者来源的原代细胞和 OS 细胞系中证实了几种与 UPR 相关的伴侣蛋白的过表达，其中包括 GRP78、GRP94 和 prelamin-A/C。在化疗耐药患者的 OS 组织中观察到 GRP78 的高表

表 54-1　原发性骨癌的蛋白组学研究

多发性骨髓瘤			
研究样本	蛋白质组学方法	主要发现	参考文献
从正常健康骨髓和多发性骨髓瘤（MM）患者体内分离的浆细胞	基于数组的激酶组分析	MM 内 mTOR/p70S6K 和 ERK1/2 通路的信号通路改变	[151]
来自 MM 的内皮细胞、单克隆 γ 病和 HUVEC 控制用来那度胺	二维凝胶电泳	来那度胺抑制 MM 内血管生成并修改 VEGF/VEGFR2 信号通路	[152]
MM 细胞系外泌体，细胞外囊泡和微囊泡	LFQ-MS	MM 细胞裂解液和外泌体之间 DEP 的鉴定	[153]
从 MM、MGUS 和良性贫血中分离的内皮细胞	Gel-LC-MSMS	波形蛋白、filamin、α-crystallin 和 14-3-3ξ/δ 在 MM 内过表达	[154]
对美法仑有反应并具有耐药性 MM 细胞系模型	Targeted-MS（SRM）	NF-κB、Bcl-2 和 fanconi 贫血家族蛋白在美法仑耐药过程中发生改变	[155]
骨肉瘤			
研究样本	蛋白质组学方法	主要发现	参考文献
骨肉瘤（OS）组织及正常软组织痂组织标本	2D-PAGE 和 LC-MS	MM 中未折叠蛋白反应通路的激活	[66]
分析多个研究的数据	多种蛋白组学方法和数据管理	改变 OS 的蛋白酶体成分，表观遗传调控因子和激酶	[73]
OS 和成骨细胞系	iTRAQ	染色体分离样蛋白（CSE1L）和染色体调控因子 MCM2 和 MCM3 在 OS 中发生改变	[80, 85]
分离的 OS 肿瘤干细胞	LC-MSMS	OS 内细胞骨架和 ACTN4 改变	[86]
尤因肉瘤			
研究样本	蛋白质组学方法	主要发现	参考文献
表达 EWS-FLI1 的 ES 细胞和敲除的间充质干细胞	iTRAQ	核磷素（NPM1）在 ES 中的关键作用	[92]
EWS-FLI1 条件敲除细胞系	Phosphoproteomic 分析	PKC412 和 IGF1R 在胚胎干细胞中的作用	[94]
龙帕司他治疗后 ES 异种移植模型	Phosphoproteomic 分析	龙帕司他通过 EGFR、ERBB、INSR 和 IGF1R 信号通路发挥作用	[98]

MGUS. 意义不明的单克隆免疫球蛋白血症；ES. 尤因肉瘤

达，UPR 的激活被认为是一种癌细胞生存机制，以应对由内在和外部致癌应激导致的错误折叠蛋白的积累[67]。UPR 通路涉及癌症生存和进展的多个方面[68, 69]。UPR 通路的长时间激活也可以向促凋亡事件发出信号，从而消除受损的细胞。抑制蛋白体活性可以触发 UPR 依赖性肿瘤的凋亡[67]。

FDA 批准的蛋白酶体抑制药硼替佐米已被证实能抑制临床症状出现前的 OS 细胞生长[70]，并且硼替佐米已在成年 OS 患者中进行了 II 期临床试验（NCT00027716）。GRP78 单克隆免疫球蛋白 M 抗体抑制药 PAT-SM6 也已经在 I 期临床试验中进行了测试，安全性良好[71]。

在进一步的研究中，根据文献中挖掘到的所有可用的 OS 蛋白质组学研究，整理出一份全面的 DEP 清单。DEP 与 FDA 批准的药物和化学抑制药靶标相互参考。FDA 批准的抗肿瘤药物中已确定的 OS 靶点包括：蛋白酶体成分（PSMC5 和 PSMC6），表观遗传调节因子（DNMT1、HDAC1 和 HDAC2），激酶（ERBB2、FGFR1、KIT、MET 和 mTOR）。FDA 批准的这些蛋白质靶向药物已经在 OS 治疗中体现出一定治疗效果。一项 FDA 批准的 p53 失活的儿童 OS 细胞系药物筛查显示 HDAC 抑制药罗米地辛（Romidessin）和帕比司他（Panobinostat）具有显著的抗生长活性，它们与蛋白酶体抑制药联合治疗（卡非佐米和硼替佐米）有协同作用。在 Ⅱ 期临床试验中，靶向酪氨酸激酶的多激酶抑制药索拉非尼在高级别和不可切除 OS 患者中也显示出较好的效果 [72]。在 Ⅱ 期试验（NCT00027716）中，小分子激酶抑制药甲磺酸伊马替尼也在 OS 患者亚组中诱导了中度临床反应。Pazopanib（Ⅱ 期；NCT01532687）和 Lenvatinib（Ⅰ/Ⅱ 期；NCT02432274）是目前正在 OS 中测试的另外两种激酶抑制药 [73]。有趣的是，这项研究还发现 LDH-B 和 PKM2 在 OS 和肺转移癌中过表达。这两种糖酵解酶的高表达与 OS 的肿瘤进展和较差的预后相关 [74-76]，因此它们有希望作为 OS 治疗的潜在靶点，这值得进一步研究。这项研究中，CTSD 是所有 OS 转移和难治性实验队列中唯一被确定为潜在靶点的蛋白。CTSD 是一种溶酶体酶，有文献证明它参与了许多肿瘤的多个发生阶段 [77, 78]。通过 IHC 在患者肿瘤微阵列（tumor microarray，TMA）中进行验证，CTSD 的表达水平在骨肉瘤原发部位和肺部病变中比正常骨组织中有所增加 [78]。CTSD 的差异表达与临床结果相关，表明它参与了 OS 的发展和转移，因此其有可能成为药物靶点。此外，在这项分析中，FDA 批准的免疫抑制药吗替麦考酚酯（mycophenolate mofetil，MMF），先前被确认为靶向在 OS 中过高表达的 IMPDH2，当口服治疗剂量时，发现 MMF 可减缓 OS 细胞系的生长，并且抑制体内肿瘤的生长和转移 [79]。这些临床前的研究结果支持了我们对 MMF 在 OS 中进一步研究的想法。

比较 OS 和人类成骨细胞系的蛋白质组学分析发现，OS 中 CSE1L 蛋白表达上调 [80]。CSE1L 与调节细胞凋亡易感性和表观基因沉默有关 [81-84]。在临床上，OS 患者组织中 CSE1L 水平的显著升高与较高的复发率和较低的存活率相关。患者资料还显示 CSE1L 与其相互作用的 MSH6 的表达呈正相关，这证实了它们的预后意义。应用相同的实验模型，MCM2 和 MCM3 在 OS [80] 中被确认为预后不良的标志物。这两种蛋白都与 DHX9 相互作用，共同促进 OS 细胞的生长。在 OS 患者肿瘤样本中，这三种蛋白的表达水平均呈正相关，并与较差的存活率相关。综上所述，沿 CSE1L/MSH6 和 MCM2/3eDHX9 轴的治疗干预可能为 OS 的治疗提供一种有效的策略。类似的是，与成骨细胞相比，在人骨肉瘤（human osteosarcoma，HOS）的蛋白质组中发现 CNOT1 过表达 [85]。CNOT1 与 LMNA 相互作用，正向调节 OS 中中间丝的稳定性。敲除 CNOT1 通过抑制 LMNA 介导的 HH 信号通路抑制 OS 细胞增殖。临床上，CNOT1 保持了 LMNA 的稳定表达，并与患者预后不良有关，这突出了 CNOT1 作为基因治疗的潜在靶点的致癌作用。

细胞骨架也与 OS 肿瘤干细胞的进展有关。一项基于超高效液相色谱 - 质谱（UHPLC-Orbitrap Fusion MS）的研究比较了在 HOS 细胞中有无 CSC 的情况 [86]。对显著的 DEP 进行通路分析发现 CSC 内肌动蛋白细胞骨架的信号发生了改变。细胞骨架活性与癌细胞的运动有关，这可能是由 OS 中 CSC 启动的。IHC 发现 OS 患者组织中 ACTN4 水平明显升高。此外，体外和体内研究证实，ACTN4 通过 NF-κB 途径促进 OS 的增殖、迁移和转移 [87]。有这些致癌特性的 ACTN4 可能成为未来治疗的靶点。

3. 尤因肉瘤

ES 由 EWS-ETS 转录因子融合癌蛋白驱动，85% 的病例中存在 *EWSR1-FLI1* 基因融合。转录因子很难成为药物作用靶点[88]，但是 EWS-FLI1 相关的信号通路可成为靶向治疗的候选者。

为了识别受 EWS-FLI1 融合蛋白调控的蛋白质，对 EWS-FLI1 基因敲除的 ES 细胞和表达 EWS-FLI1 的人骨髓间充质干细胞中进行蛋白质组学分析[89]。发现 NPM1 在 EWS-FLI1 被敲除后下调。之前的研究已经证实在 ES 手术样本中 NPM1 的表达增加，并且 NPM1 水平与 ES 患者的恶性程度和预后相关[90, 91]。NPM1 在代谢途径、DNA 修复途径和凋亡调节中发挥作用[92]，NPM1 既可以作为原癌基因，也可以作为肿瘤抑制基因，因此 NPM1 值得进一步研究。EWS-FLI1 基因敲除 ES 细胞内的蛋白质相互作用分析发现了几条改变的通路，包括 XBP1（通过中间蛋白 IRE1a 参与 UPR 作用的蛋白质）。SiRNA 介导的 IRE1a-XBP1 沉默及托霉素的抑制显著降低了 ES 细胞的活力，增加了体内外的凋亡率。上述研究为这些抑制药的治疗应用提供了临床前证据。

EWS-FLI1 的药物靶向一直受耐药机制进展的阻碍。药物联合治疗有可能抑制旁路通路，从而避免耐药性的发生，并通过减少剂量来减轻药物不良反应。一项针对 ES EWS-FLI1 信号过程特异性的潜在药物组合的筛选确定了同时应用 FDA 批准的 PKC412 和 IGF1R 抑制药（BMS-754807 和 OSI-906）具有高度的协同效应[93]。蛋白质组学已经确定了多激酶抑制药 PKC412 的靶点，并阐述了同时应用 IGF1R 抑制药在 EWS-FLI1 敲除的 ES 细胞系中的作用[93]。然后进行定量的磷酸化蛋白质组学分析，确定了联合治疗所特有的大量磷酸化位点，涉及 AKT/PI3K/mTOR 和 MAPK 信号通路的协同抑制。EWS-FLI1 融合可诱导 IGF-1[94]。在间充质祖细胞中，IGF-1 是 ES 融合蛋白的常见共同靶基因，IGF-1 通过刺激 IGF1 受体促进 PI3K 和 RAS 通路的存在和进展。在 II 期临床试验（NCT00474760）中，单药单抗治疗 IGF1R（Figitumumab）的疗效仅限于 10% 的患者[95]。这种联合方案可能会克服单一药物治疗的局限性。此外，蛋白质相互作用分析有助于进一步发现联

合治疗中使用的协同信号。与 IGF-1R/mTOR 耐药相关的蛋白质组学的变化已经通过应用逆相蛋白裂解液阵列（reverse-phase protein lysate array，RPPA）在化学耐药的 ES 细胞株中进行鉴定[96]。

肝素酶是一种细胞外基质硫酸乙酰肝素（heparan sulfate，HS）内切糖苷酶，在 ES 中高表达，临床上与预后不良相关[97]。乙酰肝素酶催化 HS 裂解，释放结合的生长因子和 RTK 配体，它们参与转移癌中 ECM 的降解和重塑，同时也在炎症和血管生成中起作用。包括 HS 模拟物（RoneparstatdSST0001）在内的乙酰肝素酶抑制药已经在 ES 等许多肉瘤中显示出抗肿瘤效果[97, 98]。通过酪氨酸磷酸化蛋白的蛋白质组学分析，在人 ES 异种移植模型中研究了 Ronespartat 通过 RTK 的作用方式[98]。经 Ronespartat 治疗后，对切除的肿瘤组织进行分析，发现 EGFR、ERBB4、INSR 和 IGF1R 受体磷酸化较未治疗对照组降低，微血管密度显著减少，凋亡细胞核数量增加。多激酶抑制药在骨肿瘤中的使用越来越多。最近的一项 II 期临床试验（NCT02048371）显示，多激酶抑制药瑞戈非尼改善了进行性转移性 OS 患者的无进展生存期[99]。在几个病例报道中也提到选择性酪氨酸激酶受体抑制药培唑帕尼对难治性 ES 的治疗有一定作用[100-102]；已经证实了针对 PDGFR、VEGFR 和 FGFR 通路（对肿瘤血管生成和血管生成至关重要）的乙磺酸尼达尼布的临床前疗效[103]，这是一种三重血管激酶抑制。

（二）骨转移癌

有关继发性骨肿瘤的关键蛋白质组学研究的概述，请参见表 54-2。

1. 乳腺癌

蛋白质组学技术揭示了转移灶内乳腺癌治疗的重要生物学机制。吉非替尼是一种靶向 EGFR 的 TKI，获批 FDA 用于治疗乳腺癌的药物。吉非替尼治疗的不良反应也限制了其在临床的应用。为了研究引起这些不良反应的机制，我们采用了药物蛋白质组检索技术（druggable proteome

表 54-2 继发性骨肿瘤的蛋白质组学研究

乳腺癌

研究样本	蛋白组学方法	主要发现	参考文献
MDA-MB-231 细胞系和骨定向细胞系变体	2D-DIGE	CAPG 和 GIPC1 是预测骨扩散风险的生物标志物	[110]
MDA-MB-231 细胞系和骨定向细胞系变体	SILAC-MS	DOCK4 水平预测乳腺癌向骨骼扩散的风险	[109]
乳腺肿瘤衍生细胞系和组织芯片	SILAC-MS	ER 阴性乳腺癌中蛋白表达特征预测乳腺癌分期	[156]
MDA-MB-231 细胞系和骨归巢变异	LFQ-MS	ER 阴性乳腺癌中蛋白表达特征预测乳腺癌分期	[157]
MDA-MB-231 细胞与成骨细胞系共培养	iTRAQ	成骨细胞 MMP-13 表达增加，乳腺癌细胞分泌 SAA3 增加	[158]
乳腺癌细胞系从低级别到高级别	iTRAQ	参与能量代谢的代谢酶发生改变	[159]

前列腺癌

研究样本	蛋白组学方法	主要发现	参考文献
从椎体转移的 PC 患者中分离出外泌体	2D-PAGE 和 MALDI-TOF-MS	转移过程中膜联蛋白 α_1、α_3、α_5 和二甲基精氨酸二甲氨基水解酶的改变	[160]
PC 患者骨髓渗出	2D-Gel 和 MSMS	Katanin-p60 在骨转移 PC 细胞中表达，同时表达的还有基础细胞型标志物 p63 和高分子量细胞角蛋白	[161]
汇集了不同疾病发展阶段 PC 患者的血清样本	iTRAQ 分析	25 个蛋白质在进程中发生改变，包括 eEF1A1	[162]
三种具有不同转移能力的 PC 细胞系的条件培养基	2D-LC 和 MSMS	四种蛋白发生改变，包括卵泡抑素、pentraxin-3、spondin-2 和 CXCL16	[163]
直肠指诊 PC 和前列腺增生患者的尿液样本	2D-LC-MSMS	7 个蛋白质区分 PC 和前列腺增生	[164]
PC 患者的尿液样本	ICAT-labeling 和 MSMS 分析	PC 尿液中 CD90 升高	[165]
PC 患者和前列腺增生患者的尿样	2D-PAGE	与前列腺增生相比，PC 患者尿液中钙颗粒蛋白 β 和 MRP-14 升高	[166]

肺 癌

研究样本	蛋白组学方法	主要发现	参考文献
NSCLC 原发肿瘤和成对的骨转移样本	IHC 分析	BMP-4、CXCR4 和 OPN 水平预测骨转移	[167]
肺腺癌和骨转移切片	二维凝胶电泳和质谱法	在低生存率患者中 NME1-NME2 和核糖体蛋白侧柄亚基 P2 的表达增加	[139]

肾细胞癌

研究样本	蛋白组学方法	主要发现	参考文献
RCC 细胞系和骨归巢变异	LC-MS 分析	8 个蛋白质参与线粒体代谢改变骨归巢	[137]

PC. 前列腺癌；NSCLC. 骨转移的非小细胞肺癌；RCC. 肾细胞癌

database searching，Sc-PDB）来识别除 EGFR 外吉非替尼的潜在结合分子。在这项研究中，总共确定了 128 个吉非替尼的潜在靶点，其中许多蛋白是之前高通量筛查的候选蛋白，也是骨和脑转移中的关键蛋白[104]。因此，SC-PDB 结果提示吉非替尼有可能成为治疗骨转移的潜在药物。

乳腺癌骨转移的蛋白质组学研究主要集中在癌细胞本身和骨微环境的改变上。已发现许多促进乳腺癌转移到骨的蛋白质。

骨微环境的启动为进入的乳腺癌细胞提供了接受位点，并建立了一个转移前的微环境。肿瘤来源的外泌体在介导转移前微环境的改变中的作用已备受关注，特别是外泌体整合素蛋白在确定癌症组织趋向性方面的作用[105]。使用 siRNA 的研究证实了肿瘤释放蛋白 L– 纤溶酶在破骨细胞激活中的作用，对 MDA-MB-231 细胞条件培养液的蛋白质组学分析发现，L– 纤溶酶是释放的外泌体的关键成分，以启动转移前的微环境[106]。此研究还发现 PRDX4 也是一种启动转移前微环境的蛋白质，在患者源基因表达数据库中，观察到 L– 纤溶酶和 PRDX4 mRNA 的水平与发生。

外泌体介导的骨启动是种相互作用，骨驻留细胞已被证明有能力释放外泌体，并介导癌细胞在骨内的存活和增殖。骨间充质干细胞在骨中释放外泌体，在细胞应激状态下既有利于骨髓间充质干细胞本身的存活，也有利于癌细胞的存活。对骨间充质干细胞释放的外泌体进行蛋白质组学比较，确定了大约 150 种不同的具有肿瘤支持功能的蛋白质，包括 TIMP1、TIMP2 和 PDGFR-β[107]。因此，蛋白质组学研究开始阐明促进乳腺癌细胞向骨扩散的自分泌和旁分泌信号事件。

有证据表明，除了细胞外信号，乳腺癌细胞也存在一些细胞内蛋白质的改变，这些蛋白质的改变促进了乳腺癌骨转移。研究这些机制的关键工具是免疫受损小鼠体内产生的组织特异性转移的等基因细胞系模型[108]（图 54-4）。对具有 PCC、BM1/2 或 LM 表型的 MDA-MB-231 细胞系进行蛋白质组学比较，发现了一组表达

改变的蛋白质，促进乳腺癌骨转移[109-111]。这些蛋白包括 CAPG 和 GIPC1[110]、DOCK4 的指示剂[109, 111]。这些蛋白质在患者 TMA 中得到了验证，这些 TMA 来自一项评估在标准治疗中加入唑来膦酸效果的大型随机多中心 Ⅲ 期的 Azure 研究。CAPG 和 GIPC1 在患者 TMAS 中的高表达可预测未接受唑来膦酸治疗的患者发生骨转移的风险（HR=4.5，95%CI 2.1～9.8，$P<0.001$）和总存活率（HR=1.8，95%CI 1.01～3.24，$P=0.045$）[110]。DOCK4 在患者 TMA 中的高表达也被观察到是首次骨复发的预后因素（HR=2.13，95%CI 1.06～4.30，$P=0.034$）[109, 111]。在 CAPG、GIPC1 和 DOCK4 高表达的病例中，用唑来膦酸治疗也可以消除这些预测性关联，表明这些蛋白可影响患者的治疗方案。

2. 前列腺癌

80% 的转移性前列腺癌（PC）发生在骨内，通常采用雄激素消融治疗，不可避免地会发展为预后不良的去势抵抗 PC 阶段，因此迫切需要激素调控以外的药物靶点。

最近，PI4KⅢa 被认为是 CXCR4 介导的 PC 骨转移的靶向调节因子[112]。基于已证实的细胞因子 CXCL12/CXCR4 轴在前列腺骨转移癌进展中的作用[113, 114]，对 CXCR4 过表达和 CXCR4 基因敲除（ShCXCR4）的 PC3 细胞系的蛋白质组学比较显示，PI4KⅢa 和 CXCR4 的表达之间存在密切联系。通过蛋白质印迹观察到在过表达 CXCR4 的细胞中，PI4KⅢa 蛋白水平增加了 2 倍，同时脂激酶活性也增加了 1 倍，进一步证实了这种关联。此外，与原发肿瘤相比，PI4KⅢa 在人 PC 转移中的表达增加（NCBI 数据集 GDS3289）具有临床意义。此外，免疫组化也证实了 PI4KⅢa 在前列腺骨转移癌中的表达水平增加。PI4KⅢa 和 CXCR4 之间的这种关系提示了 PI4KⅢa 在前列腺骨转移癌中具有的药理学作用。

分泌性蛋白在液体活检中很容易获得，并具有预测和治疗的潜力。Yan B 等通过 iTRAQ 蛋白质组学分析比较有和没有骨转移的 PC 患者，发现补体调节蛋白 CD59 在有骨转移的 PC 患者血

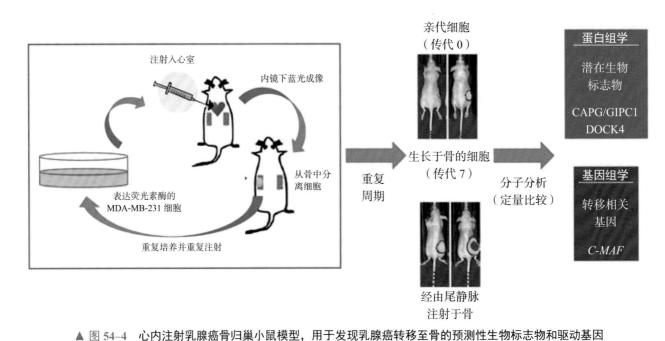

▲ 图 54-4　心内注射乳腺癌骨归巢小鼠模型，用于发现乳腺癌转移至骨的预测性生物标志物和驱动基因
生物标志物的发现大大受益于包括小鼠心内注射模型在内的骨归巢模型系统的使用。在一个这样的模型中，将荧光标记的 MDA-MB-231 三阴性乳腺癌细胞注射到免疫受损小鼠的脑室。这些细胞形成的骨骼病变可以通过生物发光成像等技术检测。在第二轮筛选中，这些骨归巢细胞被分离、培养并重新注射到小鼠体内。经过 3～7 个周期的注射和分离后，生成了原始 MDA-MB-231 细胞的亚克隆，当通过尾静脉注射到小鼠体内时，它将植入骨骼。蛋白质组学分析已经将这些骨归巢细胞（BM1/2）与亲代 MDA-MB-231 细胞（PCC）和肺归巢对照细胞系（LM）进行了比较，确定了预测乳腺癌向骨转移的潜在生物标志物（蛋白质包括 CAPG、GIPC1 和 DOCK4）。通过对这些细胞进行拷贝数分析，也鉴定了骨转移中扩增的基因，包括 C-MAF 基因

清中上调[115]。患者血清和病理切片分别经 ELISA 和 IHC 分析，证实了 CD59 过表达。CD59 是一种补体膜攻击复合物的抑制剂，因此可能有助于恶性前列腺细胞的免疫逃逸及其向骨转移的进展。CD59 沉默可有效地加强肿瘤免疫治疗[116]，重组 CD59 抑制药可改善利妥昔单抗对淋巴瘤细胞的治疗[117, 118]，使 CD59 抑制药成为肿瘤免疫治疗中辅助治疗效果明确的候选药物。

蛋白质组学研究也发现了分泌生长因子 BMP-4 在 PC 骨形成病变中的作用[119]。PC 与成骨细胞骨转移有关，以新骨形成为特征，不成熟的矿化骨沉积（类骨）部分来自内皮 - 成骨细胞（EC-to-OSB）转化。BMP-4 已经在 PC 细胞（PCA-118b）的条件培养液中通过质谱鉴定[120]。BMP-4 处理 2H11 内皮细胞增加了 ALP 的表达和活性，而 ALP 是成骨细胞分化的标志[121]。此外，BMP-4 使 2H11 细胞的 OCN mRNA 水平增加到 qRT-PCR 检测到的与原代成骨细胞相似的水平，并通过茜

素红和 von Kossa 染色评估了其诱导矿化的作用。BMP-4 增加了 2H11 培养中的间充质标志物钙黏蛋白 -1 的水平。体内实验也证实了 BMP-4 介导的诱导 C4-2β 细胞异位成骨[119]。IHC 对原发性 PC 和前列腺骨转移瘤患者来源的组织切片中 BMP-4 水平的评估显示，在转移瘤中 BMP-4 的表达增加。因此，靶向 BMP-4 可能是阻止内皮向成骨细胞转化的一种治疗选择。

肿瘤的异质性导致了治疗干预的不同反应，因此关于它们的分析对个体化治疗具有重要的潜力。最近的一项研究发现了 PC 骨转移中的蛋白质组亚群。对 22 例患者的肿瘤进行全系统的定量分析，发现每个肿瘤平均表达 5067 种蛋白质[122]。基因本体论（gene ontology，GO）途径分类将这些肿瘤分为两种主要类型：BM1，表达较高水平的线粒体和高尔基体驻留蛋白，以及雄激素受体的典型靶标；BM2，细胞周期进展和 DNA 修复相关蛋白表达增加。该研究表明，保持 AR 活性的

BM1 型骨转移瘤可能对靶向代谢功能的药物（如二甲双胍、多西环素或布雷菲尔丁 A）敏感，理想状态下与 AR 靶向药物联合使用；而细胞毒化疗方案可能更适合于高增殖的 BM2 表型骨转移癌。这项研究的作者总结了所有已批准的针对每个亚组的药物，并建议基于这些蛋白质组学特征的患者选择可以改善患者治疗效果。

（三）磷酸化蛋白质组学研究

在其他癌症中，蛋白激酶的激活突变是常见的转移驱动因素；但在 mCRPC 中几乎没有发现突变的激酶[123, 124]。然而，有证据表明在 PC 进展过程中存在过度活化的激酶，这也许是可行的靶点[125-127]。

一项旨在识别 mCRPC 中过活化激酶的研究，通过对比 mCRPC 患者的转移组织样本与局部肿瘤样本的激酶组转录组特点进行分析[98, 104]。将该数据集与一项单独的磷酸化蛋白质组学研究确定的差异激酶底物磷酸化水平进行了比较[102, 128]。这项研究的作者认为 MAPK3（ERK1）是一个潜在的候选药物。MAPK3 是生长因子激活的 MAP/ERK 通路中 RAF 家族激酶的靶点。反之，RAF 激酶（ARAF 和 BRAF）与 MERTK 和 NTRK2 在人类 PC 磷酸蛋白组学数据集内被确定为骨和内脏转移的潜在驱动因子。免疫组化也证实了 ARAF、BRAF、MERTK 和 NTRK2 在良性和局部 PC 中表达增加。尽管有以上结果，但在 Ⅱ 期试验中使用多靶点激酶抑制药索拉非尼抑制 mCRPC 内的 BRAF 和 CRAF 并没有显示出足够好的效果[129, 130]。靶向下游效应分子 MEK1/2 或 ERK 的方案已被提出用来克服这些限制，这是正在进行的 MEK1/2 抑制药曲美替尼在晚期 PC 患者中的 Ⅱ 期试验的基础（NCT02881242）。

磷酸化蛋白质组学分析中的酪氨酸激酶图谱通常依赖于活性依赖的 ATP 亲和富集。这个方法的平行研究采用了平行反应监测的目标质谱（parallel reaction monitoring，PRM）[131-133]。该方法用于鉴定两个不同骨转移表型的 PC 细胞系中

激酶的差异表达[134]。这项研究发现了 MAP4K4，并通过转移性 PC 组织与原发肿瘤和正常组织（GEO-GSE6919，GSE16560 数据集）的对比，证实了 MAP4K4 的 mRNA 水平可预测患者的总生存期[135]。这提示 MAP4K4 可能是 PC 骨转移的关键驱动因素。

1. 肾细胞癌

肾癌治疗靶点的蛋白质组学鉴定还侧重于免疫缺陷小鼠肾癌细胞骨归巢亚群的产生和蛋白质组学分析[136]。对肾癌亲代细胞系 OS-RC-2 和骨归巢变异体 OS-RC-BM5 进行定量组学比较，在公共基因表达数据库中发现了 23 种与肾癌骨转移相关的 DEP，其中 8 种蛋白在患者原发肿瘤切片中显示差异表达，并能预测后续的骨转移[137]。对这 8 个 DEP 的系统生物学分析表明，线粒体功能障碍是肾细胞癌骨转移的主要特征，尤其是氧化磷酸化的改变[137]。在进一步研究中，一种关键蛋白 STIP1 被证实是由骨转移肾癌分泌的，其作用是激活破骨细胞[138]。STIP1 被证实通过自分泌和旁分泌信号机制发挥骨转移效应。STIP1 可通过 ALK2-SMAD1/5 途径自分泌作用于 RCC 细胞，促进细胞迁移和侵袭，而 STIP1 的旁分泌信号通路通过 STIP1-PrPc-ERK1/2 途径激活破骨细胞[138]。

2. 肺癌

迄今为止，直接对患者来源的骨转移样本进行的蛋白质组学研究还很少。在其中一项这样的研究中，使用 2D-DGE 和基于 MS 的鉴定方法，将正常骨样本与存在肺癌骨转移的骨样本进行了比较[139]。本研究发现了肺癌骨转移中的一系列蛋白改变，包括 ENO1（HR=1.67，Log Rank P=1.9E-15）、核糖体蛋白侧茎亚单位 P2（HR=1.77，Log Rank P=2.9E-06）和 NME1-NME2（HR=2.65，Log Rank P=3.9E-06）的高表达。这些结果的免疫组织化学验证结果显示，CAPS1 的低表达（OR=0.01，P<0.0001）和 ENO1 的高表达（OR=7.5，P<0.034）与骨转移的发生率有统计学关系。此外，ENO1 和 RPLP2 高表达的肺癌患者的总体生存率也较差[139]。

肺癌骨转移的细胞研究采用在 NK 细胞 – 细胞耗损的 SCID 小鼠体内静脉注射肿瘤细胞，产生的高转移性小细胞肺癌细胞系（SBC-5）和不向骨转移的 SBC-3 细胞系[140]。SBC-3 和 SBC-5 的蛋白质组学比较发现，SBC-5 中钙调神经磷酸酶过表达。通过 RNAi 介导的基因沉默，研究钙调神经磷酸酶在 SBC-5 细胞骨转移中的作用。降低 SBC-5 细胞内钙调神经磷酸酶的表达，可降低 SBC-5 细胞体外增殖速率和集落形成能力，降低细胞迁移和侵袭能力，钙调神经磷酸酶缺失的细胞与骨基质的黏附性也降低。体内研究表明，下调钙调神经磷酸酶表达可降低骨的特异性转移（对其他器官的转移没有影响），而过表达钙调神经磷酸酶可增加骨的特异性转移[140]。这种钙和钙调素调节的丝氨酸 / 苏氨酸蛋白磷酸酶在肺癌骨转移中的作用值得进一步研究。

四、将蛋白质组学靶点应用于临床

蛋白质组学技术已经确定了许多潜在的生物标志物，这些生物标志物可以预测患者发生骨转移的风险，以及对骨肿瘤和骨转移癌的治疗效果。到目前为止，这些标志物中只有很少一部分能影响临床决策。这是由于在生物标志物发现过程中较少使用临床前模型系统（细胞系和动物模型）。作为潜在生物标志物的蛋白，应用于临床需要经过以下过程：对患者样本中的蛋白质进行测量后，在更大的患者群体和多个中心进行测试[141-143]。蛋白质靶点在临床使用之前需要广泛的验证，包括分析验证、临床验证，以及对其临床效用的评估[144]。关于生物标志物如何走向临床用途，在其他地方已经得到广泛描述，超出了本章的范围[141-143]（图 54-5）。

（一）基于生物体液的生物标志物

在大量患者队列中验证蛋白质靶点的蛋白质定量方法需要使用比在发现蛋白质组学中所用的方法更常用、更快速、更高通量。这些方法通常涉及免疫学方法（如 ELISA 或 IHC）的使用，或

者越来越有针对性的质谱分析[55]。选择反应监测（selected reaction monitoring，SRM）、PRM 及 SWATH-MS 等技术对质谱在生物标志物验证中的应用产生了重大影响[145, 146]。SRM/PRM 检测可以在一次多重检测中对生物液中多达 100 种不同的蛋白质进行常规定量。在处理肿瘤异质性等问题上，生物标志物成组检测的能力远优于单一生物标志物检测。生物标志物成组检测技术结合多标记物质谱定量技术的发展，可对患者的诊断和预后进行纵向监测。

靶向质谱方法已发现广泛适用于体液，包括血清、血浆和尿液，有利于对患者进行纵向监测。最近在 284 例不同癌症类型（大肠癌、肺癌、胰腺癌和 PC）患者的血浆样本中应用靶向质谱方法，发现了预测恶性肿瘤存在的蛋白质，证明了该方法的巨大作用[147]。将靶向质谱（以及多重 ELISA）应用于骨肿瘤将有望促进基于蛋白组学的成组检验应用基因表达谱和 MammaPrint 基因阵列。

（二）导致骨转移开始的组织生物标志物

近年来，肿瘤转移的关键蛋白的研究主要集中在肿瘤的空间区域，并且转移是一个涉及组织的异质性的空间过程。对潜在的 PC 生物标志物进行免疫组织化学分析显示，其表达存在很大的空间异质性，并且 DNA 修复蛋白在组织内的分布受异质性的影响[148]。肿瘤的异质性促进了蛋白质生物标志物成像和定量领域的最新进步，包括数字空间轮廓（digital spatial profiling，DSP）等技术[149]。在 DSP 中，使用了寡核苷酸条形码抗体（或对于 miRNA，条形码互补 RNA），它们通过 UV 可切割接头连接。在将条形码试剂应用于样本（包括 FFPE 组织切片）之后，紫外激光照射释放寡核苷酸条形码试剂，然后可以使用计数器在样本的空间限定区域内对其进行定量。DSP 技术能够以单细胞分辨率对多达 96 种单个蛋白质（或 miRNA）进行定量[149]。

DSP 技术正在揭示骨转移过程。最近一项使用 DSP 分析的 PC 骨转移的研究表明，在 PC 的溶

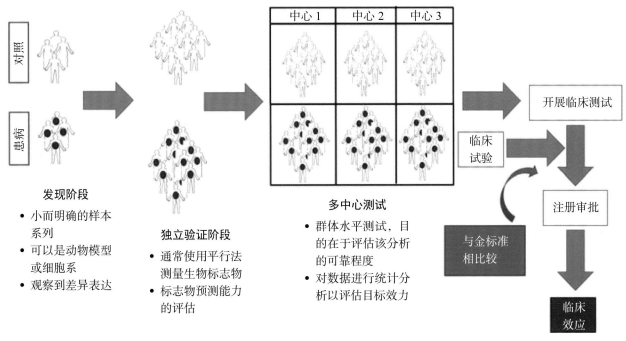

▲ 图 54–5　**蛋白质靶标转化**

临床前蛋白质组学发现的生物标志物向临床应用的转化的关键步骤。为了将蛋白质组学研究的结果转化为临床可应用的生物标志物，要经过几个阶段，并在更大的患者队列和多个中心内评估表达差异。如果利用基因组技术初步观察蛋白质生物标志物，通常需要仔细选择的对照样本，包括来自动物模型和细胞系的样本。因此，潜在的生物标志物通常使用非基因组定量分析进行验证（使用蛋白质组学发现的蛋白质通常通过 IHC 分析或 ELISA 验证）。从临床前发现到临床应用的过程，除了开发可靠适用的定量检测试剂盒外，还需要包括实验室科学家、监管机构和临床试验单位在内的众多相关者的参与

骨型和成骨型中发现了独特的免疫细胞群和信号转导事件。溶骨型转移富含以 pAKT 活性和 PI3K-AKT 通路组分为标志的免疫细胞[150]。相反，成骨型转移中富含 pSTAT3、JAK-STAT 通路激活和免疫检查点蛋白，包括 PD-L1、B7-H4、OX40L 和 IDO-1 的免疫细胞。基于这些结果，在原发肿瘤和转移性病变患者的预后、治疗和管理中，DSP 可以作为分子病理学方法的补充。

因此，癌症骨转移中的生物标志物检验组的发现和应用十分重要，在检验组中细胞和分子生物学的研究，以及在空间上不同方式测量多个生物标志物的能力可以相互进行补充。DSP 这样的技术能够量化不同功能的分子集合，从而发现与生物标志物相关的信息。此外，这项技术的继续发展有望识别这些生物标志物中的潜在治疗靶点。

（三）在药物开发方面

包括 PRM 在内的靶向质谱方法可以应用于骨转移中改变的蛋白激酶家族（kinome）的图谱分析，因此有潜力发现肿瘤骨转移的新药靶点。最近一项对 PC 骨转移细胞中 276 蛋白激酶表达水平的靶向分析发现，MMP-9 和 MAP4K4 的表达差异是这些细胞株之间的关键差异[133]。进一步研究表明，转移性 PC 细胞株中 MAP4K4 的上调是由 *MYC* 原癌基因驱动的[133]。蛋白质组学能够描述骨转移中蛋白质磷酸化的关键变化，这使得该技术能够识别新的药物性蛋白激酶，这些蛋白激酶对骨转移扩散中的信号转导改变至关重要。

结论

癌症骨转移和骨内癌症的发展对患者的生活质量有显著影响。因此，迫切需要发现可用以早期诊断的关键分子，指导患者的治疗方案（促进个性化医疗举措），并提供可能的药物靶点。蛋白质是细胞内关键的功能分子，因此蛋白质组学是促进这一重要研究领域的关键技术。

目前，蛋白质组学研究已经发现了在主要的原发性骨和骨转移癌中发挥关键作用的重要蛋白分子。其中一些蛋白质有望成为未来诊断 / 预后模型的组成部分，而其他蛋白质则有可能成为未来的药物靶点。通过使用更大规模的转化医学方案，进一步进行相关研究迫在眉睫。在测量大量患者的蛋白质组时蛋白组学的应用，对肿瘤异质性区域和侵袭性肿瘤边缘发生的蛋白质改变进行分析的能力，以及通过蛋白质磷酸化分析研究细胞信号传导的能力，这些都表明蛋白组学有望显著改善骨肿瘤患者的治疗。

Part B 临床方面和影像学
Clinical Aspects and Imaging

第 55 章 介入放射学技术在骨肿瘤管理中的应用
Interventional radiologic techniques in the management of bone tumors

Prem Ruben Jayaram Yet Yen Yan Paul I. Mallinson Hugue A. Ouellette Peter L. Munk 著
艾 凯 洪钰龙 黎志宏 李 源 译

要 点

- 影像引导下活检技术的概述（超声、透视、CT 透视、CT、MRI）。
- 动脉栓塞在富血管肿瘤辅助治疗与根治性治疗中的作用。
- 热消融技术综述（包括射频消融和冷冻消融）。
- 椎体充填扩张术在脊柱转移瘤等疾病中的争议与当前应用。
- 骶骨与髋臼成形术简介，主要应用于姑息治疗。

直至 30 年前，放射学在骨肿瘤的诊治过程中基本只具有诊断意义。而如今各种各样放射学新技术使放射科医生可以对骨肿瘤的治疗做出更大的贡献。这些新技术不仅可以协助骨肿瘤诊断，还能以替代或辅助的形式参与疾病的治疗。

本章分为四个部分。第一部分是对影像引导下骨活检技术的概述。在许多机构中几乎所有的骨活检都是在 CT 或透视引导下实施的，MRI 和超声的使用则占少数。

第二部分是栓塞治疗。栓塞治疗是复杂手术的重要辅助手段，可以最大限度地减少术中大出血的可能性。对于无法采用放疗、化疗、手术治疗等常规治疗或常规治疗方案无效的患者，单独或联合使用栓塞治疗对缓解患者症状具有重要价值。

第三部分讲述了用于骨肿瘤治疗（包括姑息治疗）的热消融技术。

第四部分我们总结了椎体成形术和骨成形术，特别介绍了在过去的 15 年里其为难治性脊柱病变患者与骨盆破坏性病变患者提供的高质量姑息治疗新途径。

一、影像引导下骨活检

1947 年，Ellis 首次实施了骨穿刺活检[1]。首次影像引导下骨活检仅是在 X 线的辅助下进行，而实时的 X 线透视引导下骨活检则在 20 世纪 60 年代以后才引入实践[2]。此后随着放射科医生经验的累积，穿刺针与穿刺技术的改进，以及 CT、MRI 技术的发展，影像引导下的骨活检已经取代开放手术活检成为评估骨病变的首选方法[3,4]。

影像引导的经皮骨穿刺活检具有以下几个优点：可以在门诊手术室局麻下进行，操作简单、安全，费用较低且穿刺后并发症发生率低[5,6]。

经皮骨穿刺活检的适应证如下。

• 原因不明的病变。

• 已知有骨外原发灶的转移性病变。

• 疑似感染病变的确诊。

• 有症状的椎体压缩性骨折，无法确定病因是骨质疏松还是肿瘤。

• 骨和软组织肿瘤的细胞遗传学评估（最近取得了快速进展）[7]。

影像引导下骨活检最常见的适应证是恶性肿瘤骨转移[8]。随着目前 CT、MRI 和 PET 的广泛应用，在其他部位肿瘤分期时或影像学检查过程中偶尔发现的骨疑似病变数量大幅增加，因此对骨活检的需求正稳步升高[9,10]。

骨活检的禁忌证包括：①穿刺针难以进入的 C_1 和 C_2 的齿状突等部位；②穿刺路径有皮肤或软组织感染；③对于穿刺无法配合的患者[5]；④出血性疾病也必须排除，因为术后血肿会导致出现无法切除的转移灶。相对禁忌证是疑似血供丰富（如肝细胞癌）的脊柱转移瘤，这类病灶的出血可能导致脊髓压迫，因此进行开放活检更合适[2]。

每个需要活检的孤立性骨病灶都必须被视为潜在的恶性肿瘤。这些病灶的活检只能在放射科医生和负责切除病变的外科医生之间有多学科合作的机构中进行[11]。与其他部位的恶性肿瘤不同，骨肿瘤的手术通常还要切除穿刺活检路径，因为活检路径也存在肿瘤转移的风险，但这方面的研究证据很少[12]，使用经皮同轴穿刺的方法可能可以消除这种风险，但由于缺乏高质量证据的支持，我们还是推荐上述被广泛接受的原则[13]。活检针的路径必须与外科医生计划切除的切口位于同一位置，以便活检通道可以与肿瘤一起被切除，所以距离上最短的路径可能并不是最理想的路径。

如果穿刺针穿过未受累的解剖学腔室或关节，则可能需要对原本适合进行保肢手术的肢体进行根治性切除术或截肢[14]。在大量肉瘤患者中，糟糕的活检技术使得 18% 的患者不得不放弃原本最佳的治疗计划，并导致了 5% 的患者进行了不必要的截肢[15]。

参与活检的放射科医生在操作前必须审阅所有有用的影像学检查[10]，此外可能还需要做额外的影像学检查。例如，在怀疑有多个病灶的情况下，放射性核素骨扫描可以识别出更安全易行的病灶进行穿刺[16]。PET 可以发现坏死或硬化性病灶中的活性肿瘤病灶，从而指导活检。如果需要进行 MRI，则必须在活检之前进行，以防止活检导致的反应性水肿或出血等情况对 MRI 结果产生影响。

经皮骨穿刺活检可在超声、X 线透视、CT、MRI 或 CT 透视的引导下进行。虽然超声具有快速、廉价和无电离辐射的优点，但其仅在溶骨性肿瘤造成骨皮质完全破坏并侵犯软组织时使用[2,17]。与超声一样，透视引导可以在活检针进入病灶时对其进行实时成像，但除非使用双平面透视，否则很难评估进针的深度，并且它不能显示软组织的异常，因此透视引导下骨活检仅用于浅表、容易发现的病灶或预行椎体成形术的脊柱肿瘤。MRI 引导下的活检并未被广泛应用，但有文献表明它是一种安全且准确的替代方案[18-20]，它与 CT 引导下的活检相比的主要优点是没有电离辐射，能发现骨髓水肿等其他成像技术无法发现的病变，并且在没有静脉注射对比剂时比 CT 具有更好的对比度分辨率[19,21]。而 MRI 主要的缺点是穿刺成本较高，因为与 MRI 的配套针头和仪器相对昂贵。当然，MRI 所花时间较长也是一个缺点。另外，MRI 引导下骨穿刺活检所使用的活检针比标准不锈钢针更软、更钝，导致硬化病变的取样困难[20]。CT 透视下骨穿刺活检将透视的实时功能与 CT 提供的对比度分辨率及深度信息相结合，并且近年来设备的更新换代也使患者受到的辐射有所减少，而准确性与 CT 相当[22,23]。

目前，CT引导下骨穿刺活检仍然是经皮骨穿刺活检的首选手段[4]，几乎骨骼的每一个部位都可被穿到[16]。它的空间分辨率优于MRI[20]，相对便宜[5]，并且穿刺时间通常不到1h，因此被广泛应用且可靠精确[15]。

可以根据病灶的位置、大小、形态来选择使用细针抽吸活检（fine-needle aspiration，FNA）或粗针穿刺活检。FNA可以使用脊髓穿刺针或千叶针进行，通常有细胞学专家在场评估样本质量。虽然FNA难以进行精确的病理诊断，但其将细胞分类为良性、低度恶性和恶性的能力具有较高的灵敏度和特异度[24]。特别是对于具有典型放射学特征的骨病灶，FNA可以协助确诊而无须开放活检[25]。FNA对于转移性和感染性疾病的诊断能力是足够的，而粗针穿刺活检则可用于评估病变的结构、细胞类型和组织学分级，这些特征对于评估原发性骨恶性肿瘤是不可或缺的[26]。

市面上有多种用于骨病变的粗活检针（例如，Osteo-Site，IZI medical，Owings Mills，Maryland，USA等）。利用同轴插入的钻头和专门调整的环钻式活检针进行骨皮质穿透的骨穿入装置也同样可用，并在文献中很受欢迎（Arrow OnControl，Teleflex，North Carolina，USA）[14, 27]。此外，当遇到溶骨性病变时，弹簧加载侧切软组织活检针（例如，Tru-cut弹簧活检枪，Baxter Healthcare Corp.，Deerfield，Illinois，USA）也可能派上用场。当溶解性病变被完整的皮质包围时，可以采用联合法进行穿刺：使用11G或13G骨活检针在皮质形成一个窗口，通过该窗口可以同轴插入14G或16G Tru-cut切割针，对软组织成分进行采样[5, 28]，此时最好使用大型号穿刺针来最大化针芯直径，因为骨锚定后穿刺的操作会受到一定限制。

CT引导下的骨穿刺活检是一种非常安全的手术，报道的并发症发生率为0%～7.4%[3]；需要治疗的并发症更常见于脊柱活检后[29]。最常见的并发症见表55-1[30]。活检后明显的神经损伤通常与局麻药的浸润有关，并会在3～4h内自行消退。神经、神经根或脊髓的永久性损伤相对少见，但在脊髓病变的活检中更容易出现。胸椎活检最容易出现并发症，如气胸、硬膜囊撕裂后脑脊液漏、截瘫等[2]。骨折是骨活检后一种不常见但已被证实的并发症，特别是在股骨等负重骨中尤其如此（图55-4），在签署知情同意书时应与患者讨论此风险。

据文献报道，CT引导下骨活检的诊断准确率（定义为穿刺活检诊断与临床病理学诊断相一致的病例比例）为74%～96%[2, 5, 28, 31]。MRI引导下的骨活检诊断准确率与CT引导下骨活检相似[19]。影像引导下活检结果失准的最常见原因是未能获得足够的组织进行病检[28]，其他原因还包括在肿瘤的坏死区域中进行采样、在异质性肿瘤的低度恶性区域进行采样[5, 11]或样本组织破碎[32]。为避免这种情况发生，应从病灶内的几个不同区域进行取样。如果可能还应对肿瘤的外缘进行活检，另外还要避免在病灶中心区域采样，因为坏死组织可能产生假阴性的结果[11, 16]。另一个对活检成功率产生负面影响的因素是病变为良性或低度恶性[27]。所采集的样本应交于有经验的病理学家进行分析，因为一些非侵袭性疾病（如应力性骨折）有着与恶性疾病相似的组织学表现。

当影像引导下的经皮骨活检由经验丰富的团队进行但结果仍无法确诊时，重复经皮活检的用处有限。此时建议积极进行开放活检[5, 11]。

表55-1 经皮骨活检的并发症	
主 要	**次 要**
• 需要输血或栓塞治疗的出血	• 伤口感染
• 骨髓炎	• 血肿疼痛
• 神经系统损伤（暂时性或永久性）	
• 气胸	
• 脑脊液漏	
• 骨折	
• 肿瘤播散	
• 需要输血或栓塞治疗的出血	

操作技术

在操作前需征得患者的知情同意，包括解释操作可能引起的出血、感染、肿瘤播散和骨折的风险，另外还需根据穿刺部位补充局部损伤的特殊风险（如肋骨和脊柱病变的穿刺可能引起气胸等）。最后应向患者交代重复经皮穿刺或开放活检的潜在可能性。活检计划的制订需与预执行切除手术的外科医生一起进行，确保穿刺路径不经过未受累的间隔室，同时检查预定穿刺路径是否避开了主要血管、神经、胸膜和腹膜。根据作者的经验，在患者清醒状态下使用镇静药足以达到镇痛效果，并且患者的耐受性良好，即使是在对深部或有痛感的病变进行活检时也是如此。首先要求患者在 CT 台上保持适于操作的体位，适当固定活检部位以抑制活检过程中患者的不自主运动，并将金属标记贴在皮肤上。之后进行初步扫描，使用 CT 机架的激光引导选择和标记适当的层面。测量从皮肤标志物到骨骼病变的距离并预估入针的角度。用 25G 针头向皮肤和皮下组织浸润注射 1% 利多卡因。在该部位观察数个 CT 层面以检查针头的位置和角度。一些 CT 扫描仪可以将机架进行倾斜，这可能有助于在穿刺路径轴向不齐时将路径与机架对齐。接着需要时局麻药渗透骨膜，此时如果有必要的话可使用较长的针头，并且最好使用布比卡因等持续时间较长的局部麻醉药，这将最大限度地减少患者在穿刺针穿透骨皮质时感到的不适，并由此减少患者因感到不适而移动身体的可能。在麻醉完成之后，首先在皮肤上做一个切口，虽然此切口只需要能够插入穿刺针头即可，但我们通常会留至少 5mm 的切口，以便外科医生在进行病灶切除时可以清晰分辨活检留下的瘢痕。同轴导针器沿与麻醉针相同的路径插入，并固定在骨皮质中。活检针可通过器械辅助引入，也可纯手动穿入骨皮质，特别是当皮质已经病理性变薄或病灶侵入皮质时（图 55-1）。穿刺时需准备多个针芯，需要对肿瘤的不同区域进行多点取样时，可以通过轻微调整对外针导的角度完成操作，而无须重新定位针头。在非常致密的硬化性病变中，通常取到的第一个样本质量是最好的，因为在随后的操作中活检针始终会遵循前一次的进针轨迹。如果在操作中选择使用钻头，建议取多个 2~3mm 的骨芯，因为钻头的加热效应或进入病灶时产生的撞击可能会烧坏或压碎样本。当处理主要以溶骨性病变为主的病灶时，在覆盖病灶的皮质被穿透后就可以使用软组织活检针（Tru-cut）来获得样本（图 55-2）。

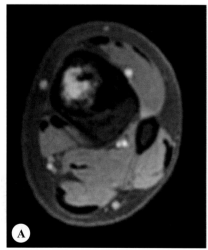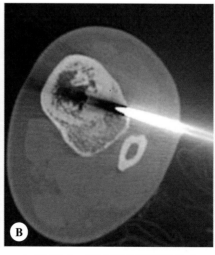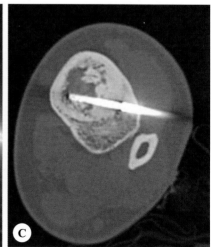

▲ 图 55-1　**CT 引导下骨活检技术**
A. 轴位 T_1 压脂序列中左胫骨远端的骨髓增强显示了增大的硬化性病灶。B. 局部麻醉药浸润后，将 11G 骨活检针钻入骨皮质，使外套管与皮质外层相接。C. 13G 环钻式活检针推进到骨髓，与 MRI 的增强部分相接。需要注意的是，尽管前内侧入路明显更容易，但此处还是按照外科医生的指示采取了前外侧入路。活检样本证实为骨肉瘤

无论对四肢还是脊柱病变，进行活组织检查的过程都是相似的，其中有几种方法已经被描述用于椎体肿瘤的活检[2, 5, 33]。下颈椎和胸椎可采用后外侧或经椎弓根入路进行活检。而对于腰椎，侧方入路也是可行的（图 55-3）。至于上颈椎病变，则需要经口或经咽入路。如果需要椎间盘取样，下方入路可能有助于减小入针所需的角度。

二、栓塞治疗

栓塞是指在透视的引导下经导管阻断血管，早在 X 线被发现之前此原理的应用就曾被尝试，在 1831 年就有医生将大号针头插入动脉瘤中试图诱导血栓的形成[34]。现代导管引导栓塞技术的大

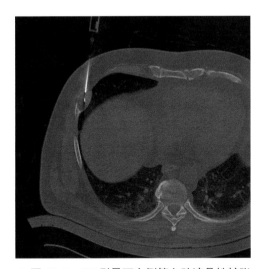

▲ 图 55-2　**CT 引导下右侧第七肋溶骨性扩张病变活检**
穿过皮质后，使用 Tru 切割软组织活检针获得多个样本

部分开创性工作都是由神经放射学家完成的，其中 Lussenhop 和 Spence 取得了里程碑式的成就，他们在放射引导下成功封堵了畸形的脑动静脉[35]。近年来的技术进步提高了使用血管内途径安全有效治疗致命性出血的潜力[36-38]。此外，这种血管内治疗的应用可以扩展到几乎每一个有血管异常或肿瘤生长的器官或系统。

最早报道采取栓塞治疗富血管性骨肿瘤的是 Feldman 等[39]。栓塞治疗在骨疾病中最常应用于富血管转移性疾病。当减少血液供应具有治疗或辅助治疗作用时，应考虑使用栓塞治疗。

（一）骨转移病变的栓塞治疗

最常见的恶性骨病变是转移瘤。据估计，30%～40% 的肾细胞癌或甲状腺癌患者有骨转移，其中高达 75% 是富血管性[40, 41]。这些肿瘤内的血管可导致许多问题，包括手术期间的失血和顽固性疼痛，在手术切除或骨折固定过程中可发生高达 15L 的大失血，而疼痛通常是由于局部化学物质释放或压迫邻近结构（如神经）而造成的。骨痛可继发于病理性骨折或骨膜浸润（因为骨膜有丰富的神经分布）。

经动脉栓塞治疗富血管转移瘤的作用和指征如下。

• 控制出血。因术中过度失血可导致相当高的死亡率和并发症发生率，栓塞治疗常作为富血管转移瘤穿刺活检和手术治疗的辅助治疗手段[42]。手术最好在栓塞后立即进行[43]或至少在 3 天内进行[44]。

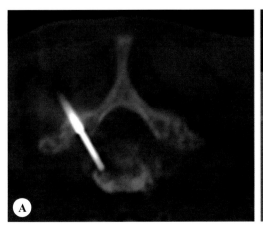

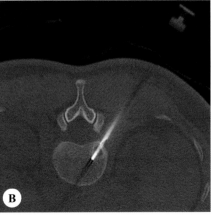

◀ 图 55-3　**A. 经 CT 引导下经椎弓根入路穿刺活检**，对一名 47 岁男性的 C_5 的溶骨性病变进行活检。活检显示为转移性胰腺腺癌。**B.CT 引导下椎弓根旁入路穿刺活检**，对一名已知肺癌患者的 L_3 椎体溶骨性病变进行活检。组织学显示无恶性肿瘤的迹象

- 抑制肿瘤生长，特别是当放疗效果有限时。肾肿瘤的骨转移瘤对放射治疗有较强的抵抗性，放疗后肿瘤的再生长十分常见[45]。

- 缓解占位效应带来的疼痛。单次或序贯栓塞治疗可提供长达 9 个月的缓解期[46, 47]。

（二）非转移性骨病变的栓塞治疗

和骨转移瘤一样，良性骨血管和软组织病变（如血管瘤）的栓塞治疗也是一种公认的治疗技术[48]。但在原发性骨肿瘤的治疗中，这一技术还并不成熟。

在骨肉瘤中，术前化疗和（或）栓塞治疗改善了患者的预后，有时还能使保肢手术成为可能[49]。近来经动脉化疗栓塞术（transarterial chemoembolization，TACE）也作为一种可能会使患者获益的辅助治疗手段而开始被应用[50]。顾名思义，该手术会将化疗药物与栓塞剂联合直接送入肿瘤的供血动脉中[51]。由于送入血管的栓塞剂减少了动脉的血流量，使得化疗药物与其目标组织的接触时间得到了延长，让肿瘤能够直接接受标准剂量的化疗。栓塞治疗可在保肢手术前使用，也可作为姑息治疗用于由于解剖结构复杂而无法切除的骨肿瘤或晚期的骨转移瘤[50]。

骨巨细胞瘤（GCT）虽然通常被认为是良性实体瘤，但是它也可具备一定的侵袭性，甚至可能发生转移[52]。骶骨和脊柱的 GCT 可在症状出现前就生长到很大的尺寸，并治疗的难度极高。轴

向骨骼中 GCT 的最常见于骶骨，并且在此处的复发率高于其他骨骼[53, 54]。鉴于骶骨和脊柱 GCT 的高复发性，及时给予有效的治疗是很重要的。由于现有研究关于手术切除和一期放疗治疗骶骨与脊柱 GCT 的治疗效果及并发症发生率、死亡率的结果并不一致，适于骶骨与脊柱 GCT 的治疗方法仍存在争议[55]。由于栓塞时间短和非靶向栓塞的特性，序贯动脉栓塞对于骶骨与脊柱 GCT 的治疗效果普遍较差，但最近开发的高吸水树脂微球（superabsorbent polymer micro-sphere，SAP-MS）栓塞剂由于其栓塞效果具有持久和精确的性质而有着广阔的应用前景[56]。

椎体血管瘤是发生于脊柱的相对常见脊柱良性富血管肿瘤，发病率约为 10%[57]。多数脊柱血管瘤并无症状，经常是被偶然发现，但有时也会增大并引起疼痛或脊髓压迫等症状。症状性血管瘤的治疗传统上包括放疗或减压手术，术后联合或不联合放疗[58]。对于症状性血管瘤，栓塞治疗可以作为术前措施以限制术中失血，也可以单独应用于患者疼痛的控制[58]。

动脉瘤样骨囊肿（aneurysmal bone cyst，ABC）是发生于儿童和青少年的良性、膨胀性骨病变，通常通过刮除和切除术对其进行治疗[47]。栓塞一方面已被用于手术难以触及的病灶或复发性病变的主要治疗方法，另一方面也可与手术联用以减少术中失血[48]。在脊柱 ABC 中，栓塞治疗由于其微创性

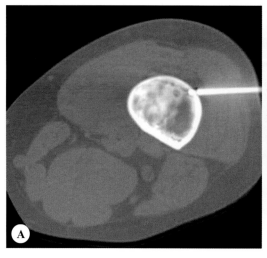
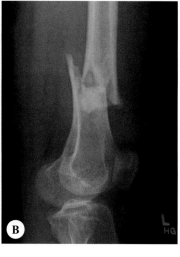

◀ 图 55-4 **A. 19 岁女性**，在 CT 引导下进行了左侧股骨骨干远端硬化/溶骨混合性病变活检。活检显示脂肪硬化黏液纤维肿瘤。**B. 2 周后患者复查**，活检部位出现了骨折

和优秀的成本效益比[59]成为治疗的首选方法。

（三）操作技术

在进行栓塞术之前，应首先遵循血管造影的基本原则。包括确保患者预先补液，并确保肾功能充足，因为在该过程中，碘对比剂容量体积可能很高，这可能导致出现对比剂诱导肾病。必要时还必须检查和校正凝血参数。另外，疼痛控制也极为重要，因为血管栓塞时继发于组织坏死和炎症会出现肿块的一过性增大，这通常会导致患者产生暂时性剧痛（特别是在术后短时间内），所以整个操作过程通常需要麻醉镇痛。

首先使用 CT 或 MRI 血管造影可以识别病变的位置和范围，以及是否存在复杂的血管供应。在建立标准动脉通路后，应将重点转向感兴趣的解剖区域，并仔细进行动脉成像，因富血管性转移瘤可以从周围血管区域获得血液供应，所以此时应对整个区域进行选择性血管造影[60]（图 55-5），还应仔细评估肿瘤内部存在动静脉瘘的可能。通常骨性病变的血管供应与重要血管共享，如脊髓动脉、Adamkiewicz 动脉或供应坐骨神经的臀下动脉。

操作时导管应尽可能靠近目标位置。如果使用常规导管无法实现选择性和超选择性导管插入术，则可以使用微导管系统。可以尝试直接经皮进入肿瘤血管作为复杂病例的替代方案[61]。

有各种各样的栓塞剂可供选择。包括液体剂（如氰基丙烯酸正丁酯，Onyx 胶）、机械闭塞装置（如各种栓塞线圈）、硬化剂（如乙醇）和栓塞颗粒。其中栓塞颗粒是最常用的，包括明胶海绵、聚乙烯醇（polyvinyl alcohol，PVA）和栓塞微粒球等[62]。PVA 颗粒的尺寸大小为 50～1000μm，当预使用 PVA 颗粒进行栓塞时应考虑到 <355μm 的颗粒往往容易引起组织过度坏死，操作时应避免这种情况发生[62]。可将药物悬浮在碘对比剂中，并在荧光透视引导下通过导管注射。在进行姑息性栓塞时应注意不要过度栓塞，以防止目标和剩余的正常组织缺血。当导管尖端发生反流或靶血管内血流量显著减少时，通常应停止药物注射（图 55-6）。

术后完成应在周围动脉区域内进行血管造影，以明确所有在栓塞后可能已经形成或变得更加明显的侧支血管，这种现象可以在几分钟内发生。栓塞的治疗效果可在临床上通过疼痛的缓解程度来定义，而肿瘤病灶对治疗的反应则是通过影像学中肿瘤内低密度区域、肿瘤大小的减小或骨化来评估。

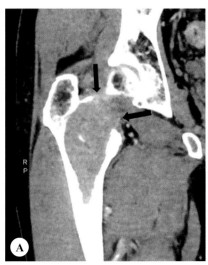

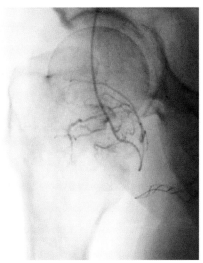
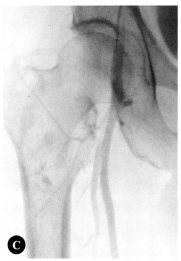

▲ 图 55-5　A. 肝细胞癌患者右侧股骨近端 CT 显示溶骨性病变伴后皮质破坏（黑箭）。本次扫描是在行预防性髓内钉手术前，为经动脉栓塞术做准备的计划扫描。B. 血管造影显示病变由旋股动脉和股深动脉供血。C. 在通过明胶海绵栓塞后取得了令人满意的终点指标：病变的血管供应明显减少。第 2 天进行手术时出血量可接受，并且无并发症发生

（四）并发症和术后情况

栓塞后综合征是最常见的并发症之一，它的特征是由缺血组织释放毒素引起的低烧、疼痛和恶心。这种情况在每个患者身上都有一定程度的

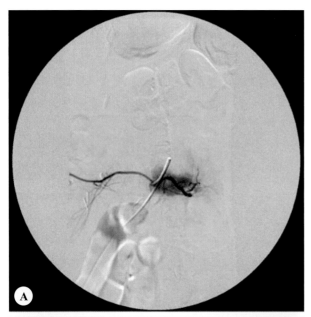

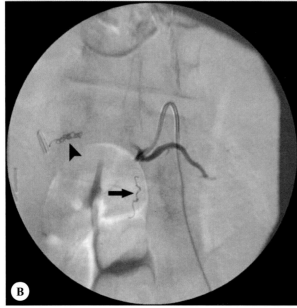

▲ 图 55-6　**A.** 使用 **Mickelson** 导管在 **L₄** 平面对向两侧腰动脉供血的腰动脉主干进行选择性数字减影血管造影。患者为肾细胞癌伴腰椎转移的 **50** 岁男性，注意，在富血管性转移瘤中有着明显的动脉期对比剂外泄（**arterial blush** 现象）。**B.** 栓塞后未减影血管造影提示了本次血管造影结果满意。栓塞线圈被放置在深肌动脉支（箭头）和骶正中动脉支（箭）以此防止非靶区血管栓塞，并将高浓度的聚乙烯醇颗粒导向现在已断血的恶性靶区（与 **A** 相比）

发生，可能会持续长达 7 天。可以通过使用镇痛、止吐和抗炎药物来治疗。

由于脊髓或坐骨神经缺血，脊髓动脉和臀下动脉的非靶向栓塞的并发症发生率十分显著[63]。根据作者的经验，如果非常有必要，那么对臀下动脉进行栓塞通常是可以接受的，但无论如何都不应进行脊髓动脉栓塞。另外，如果肿瘤位置靠近皮肤，栓塞治疗还可引起皮肤溃疡和坏死[64]。

三、骨肿瘤消融术

经皮热消融术越来越多地与骨成形术联合用于骨病变的治疗或姑息治疗。其中射频消融（radiofrequency，RF）的应用最为广泛，长期以来一直明确用于骨样骨瘤的治疗，现如今它更是取代手术成为骨样骨瘤的首选疗法[65]（图 55-7）。最近，研究人员开始用热消融术治疗疼痛性骨肿瘤（尤其是骨转移瘤）[66]。消融治疗的目的多为姑息性，旨在减轻疼痛和改善生活质量。

与骨成形术一样，病变必须满足某些标准才进行消融治疗：单个或少量的病变，伴随至少中等强度的局部疼痛（疼痛评分＞4 分），这意味镇痛药和放疗等其他治疗方式的治疗效果并不好[67]。虽然距离重要神经结构和器官 1cm 以内的病变通常不能接受消融治疗（考虑到操作可能会对它们

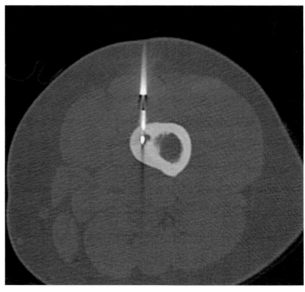

▲ 图 55-7　**CT** 引导下对右侧股骨骨样骨瘤进行冷冻消融

造成损伤），但是对于消融区内的血管却不用担心类似问题的发生，因为"热沉效应"会保护血管（此处"热沉效应"指消融的一部分热量会被血管内流动的血液所带走）。但热沉效应也会导致出现不规则和不可预测的消融区[65]。为了在减轻疼痛方面获得最佳结果，消融探针应以肿瘤和正常骨骼的交界面为目标[62]。由于难以部署探针，成骨细胞病变通常不适合消融，但如果病变附近并且没有周围的关键结构（如髂骨翼），则偶尔也可将探针部署于病变周边以进行消融。

CT 荧光透视实时 3D 引导软件包结合了荧光透视实时成像的优势，有助于在避开重要结构的同时精确放置针头。与 CT 引导的操作流程相比，本操作允许针头从平面外接近目标病灶，但也有着空间分辨率和对比度较差的限制，并且患者和操作者的所受的辐射剂量更高。

适用于骨骼和软组织病变的各种不同消融技术都已经得到了发展。射频消融是使电流通过探针以加热探针非绝缘尖端周围的组织，进而导致其热凝固，通常可在几分钟内保持 90℃ 的高温。但不幸的是，由于电极周围炭化组织的绝缘作用和附近血管产生的热沉效应，消融区域不能在 CT 上显示，故而也很难被预测，可将热电偶放置在探针和关键结构（如神经）之间以对消融区进行监测。近代出现的内部冷却电极可以蓄积更多的能量，并提供更大更稳固的消融区域。而关于一层骨组织是否能为相邻结构提供绝缘或保护仍然存在争议[68]。

在冷冻消融中，探头内的氩气膨胀通过焦耳－汤姆孙效应（焦耳－汤姆孙效应指气体通过多孔塞膨胀后所引起的温度变化现象）使邻近组织冻结到40℃左右。为了使消融效果更加确切，一段会在两个冷冻周期之间插入一个主动或被动的解冻期，每个主动解冻期持续 8～15min，被动解冻则可能需要长达 1h。主动解冻可以通过氦气的焦耳－汤姆孙效应而实现（氦气的转换温度较低，其在正常工作温度下的膨胀会使周围温度升高）。

当然，也可以通过电加热来进行主动解冻。冷冻消融的优点是能够在 CT 上看到可视化的冰球（与冷冻消融相比射频消融的消融区域无法在 CT 上显示）。在 20℃ 的区域出现了细胞的完全死亡，而在 0～20℃ 的区域内，80% 的细胞都遭到了破坏[69]。值得注意的是，在 0℃ 的消融区外也出现了一部分的细胞损伤，在制订消融计划和进行探针定位时应考虑到这种消融区外的细胞损伤可能。建议在可能的情况下将消融区延伸至肿瘤边缘外 5mm，并适当考虑重要的邻近结构（如神经），这些结构对低于 9℃ 的温度十分敏感。

冷冻消融区域比射频消融更容易预测，而且在探针尺寸的选择上更为多样。患者大多在冷冻消融术后 6～12h 会出现疼痛发作，常需要在医院过夜进行观察与治疗。与射频消融相反，在射频消融时存在安全隐患的心脏起搏器并不是冷冻消融术的禁忌证。虽然冷冻消融相较射频消融具备一些独有的优势，但是冷冻消融设备的价格要比射频消融贵得多。

激光消融是指利用红外光的能量使肿瘤发生热诱导光凝。由于光纤周围的焦化和汽化，通常只有 1.6cm 以内的球形体积可以被消融，这就是为什么这种方法最常作为射频治疗的替代方法用于治疗骨样骨瘤，特别是在重要结构（如神经等）的附近更是如此[70]。

微波消融也会引起热凝固，但不需要单极射频时所需的接地垫。与现有射频技术相比，微波消融可提供更大的消融体积和更短的消融时间[71]。另外，微波消融术的疼痛和热沉效应更少，可能是囊性病变的较好选择[72]，但迄今为止临床上在骨病变治疗方面使用微波消融的经验有限。

热消融后注射骨水泥有助于为骨骼提供额外的结构支撑，还被认为可以促进骨水泥更均匀地分布[73]。骨水泥成形术可以在消融后立即进行一次。还应该考虑的是，PMMA 水泥聚合的放热效应可产生高达 90℃ 的高温，也就是产生了一次有限的消融作用，这可能就足以治疗体积小的骨病变。

四、椎体充填扩张术

经皮椎体成形术最初记载于 20 世纪 80 年代，当时经皮注射骨水泥被用来治疗脊柱血管瘤，是手术和栓塞治疗的替代疗法[74]。椎体成形术属于微创手术，可并发症发生率低且价格相对便宜。

球囊扩张椎体后凸成形术是一种经皮脊柱扩张术，该手术会在注射骨水泥前使用可充气球囊在椎体中创建一个空腔。空腔形成装置的理论优势体现在椎体高度恢复、后凸角度矫正、骨水泥外溢减少和骨水泥流动更高的可预测性。但以上理论优势目前尚未在与椎体成形术的对比中被明确证明[75]。

（一）适应证

在北美，骨质疏松性压缩骨折是椎体成形术最常见的适应证[76-80]。然而，这同时也是最具争议的适应证。两项范式转换的前瞻性多中心研究（范式转移意为打破传统认知）和随后的 Cochrane 综述未能显示相比于虚假手术（包括只注射局部麻醉药而不行骨水泥注射）椎体成形术对于疼痛改善有统计学差异[81-83]。随后，VERTOSIV 试验在长达 9 周的急性骨折试验中也得到了相同结论[84]。然而，早期的 VERTOS I 和 II 试验却显示与保守治疗相比，椎体成形术有着明确的获益[85, 86]。VAPOUR 试验也显示对于症状少于 6 周的急性骨折患者，与安慰剂相比椎体成形术有明确获益[87]。最近的一项 Meta 分析表明与保守治疗相比，椎体成形术的 10 年全因死亡减少了 22%，同时还指出椎体后凸成形术优于椎体成形术[88]。

病理性椎体压缩性骨折（pathological vertebral compression fracture，VCF）是一种由于骨骼的病理学改变（通常是恶性肿瘤）导致骨质变弱而发生的骨折，是椎体成形术的第二大适应证。在这种情况下椎体成形术使用率的增长侧面反映了传统治疗方案的局限性。放射治疗作为骨恶性肿瘤治疗的公认金标准在 10%～50% 的患者中疗效是失败的，其治疗失败的证据是尽管已达到最大安全剂量，但病灶仍无反应或反应不足[89]；与放疗偶尔联合使用的化疗有全身毒性。这两种治疗方法的起效通常都有 12～20 周的延迟时间，至于镇痛药（如非甾体抗炎药和阿片类药物）则有着显而易见的不良反应和耐药的倾向。

恶性肿瘤导致的 VCF 自然病程与骨质疏松性骨折有很大的不同，只要肿瘤还存在，骨折就不能完全愈合，还可能因此产生持续性疼痛，尤其是在治疗效果不佳和骨折部位出现持续骨髓水肿的时候更是如此。椎体成形术无论是否伴有靶向消融都被证明对于恶性肿瘤所致 VCF 具有极好的疗效[90, 91]。椎体成形术对于多发性骨髓瘤患者疼痛和致残率的改善尤其有据可查，其中包括数项长期研究[92-94]。另外，椎体成形术还被证实在进行过消融治疗的部位仍可以对病灶进行良好的局部控制。早期研究尚未发现后椎体后凸成形术和椎体成形术之间的治疗效果存在差异[95, 96]。

椎体成形术的其余适应证还有创伤性骨折（包括爆裂性骨折）[97]、Paget 病[98]、成骨不全症[99, 100] 和 ABC[101]。

椎体成形术对疼痛缓解的作用机制尚不完全清楚。据推测，骨折的稳定化会降低骨膜痛觉神经的活动。此外，对这些痛觉神经纤维的化学腐蚀和热灼烧也被认为是机制之一。也有人认为，椎体成形术是通过防止进一步发生压缩骨折或微骨折而达到了一定的止痛效果。上述安慰剂对照试验提出了一种有趣的可能性，即一些疼痛可能产生于椎体后部结构，并且椎关节间注射或内侧分支阻滞可能会为 1/3 的患者带来受益[102]。

根据我们的经验，特别是对于那些即使接受了保守治疗、放疗和药物治疗（无反应亚急性 VCF）但仍有超过 4～6 周持续性疼痛的病理性 VCF 患者，没有治疗方式可以有效替代椎体成形术，这一群体约占椎体骨折患者的 1/3[103]。在某些情况下，椎体成形术甚至可以在起病 4 周内（急性期）进行[104]。然而，在急性期进行的椎体成形术可能会导致更高的并发症风险，如骨水泥渗漏[105, 106]。

（二）患者的选择

术前横断面成像（CT 或 MRI）是非常必要的。它们的结果有助于治疗方案的制订，包括治疗哪些椎体阶段，所使用针头的尺寸，预定计划中是否联合使用热消融或球囊扩张造腔。MRI 能更好地显示神经轴的所有组成部分，并且在检测椎间盘突出等混杂病变方面也更灵敏。MRI STIR 序列（一种 MRI 时使用的压脂技术）在检测骨髓水肿方面也有高灵敏度，而骨髓水肿与疼痛息息相关，由此为我们提供了治疗的靶点[107, 108]。

正确的选择治疗对象是十分重要的，我们的选择标准包括：首选保守治疗手段无效的慢性骨折，症状持续时间＜6 周的急性骨折，伴有肿瘤可能的病理性骨折，以及在体格检查中发现＞4/10 处有压痛且压痛部位与骨折部位相对应的患者。

椎体成形术存在禁忌证：①凝血功能障碍，特别是 INR＞1.3 或正在使用抗凝药物的患者都因为存在不可控的出血风险而不宜行椎体成形术；②椎体不稳定骨折，特别是那些累及椎体后壁且椎体后缘碎片导致椎管前后径减少超过 40% 的骨折，因为存在椎体后缘骨折碎片的移位会直接导致机械性脊髓或马尾神经损伤的风险，也存在骨水泥溢出导致神经热损伤的风险，故此时禁止使用椎体成形术；③在手术前必须排除局部或全身性感染，因为穿刺注入过程发生椎体骨髓炎和椎间盘炎的风险；④有神经系统症状存在则是一个相对禁忌证，因为它们的存在往往预示着椎管可能已经受损，此时行椎体成形术有加剧椎管损伤的可能，建议进行相关影像学检查，以确定神经系统症状是否由脊髓中央管或椎间孔病变所引起；⑤因解剖结构复杂而无法安全地进行操作和对 PMMA 过敏是椎体成形术的绝对禁忌证。例如，因椎体塌陷使椎体高度减少超过 90%，此时会由于置针困难而严重影响操作，但凡事无绝对，也有在此情况下手术成功的病例报道[109, 110]。

（三）操作技术

在术前需获得所有患者的知情同意，包括对椎体成形术常见风险的讨论，以及对目标治疗区域所具有的特定风险讨论。例如，在向患者取得胸椎治疗的知情同意时，应提到椎体前部的骨水泥外溢导致内脏间隙内结构热损伤的风险。操作时的麻醉是非常重要的，在我们机构会由麻醉师全权进行麻醉药物的选择（使用局部麻醉药联合清醒镇静或使用全身麻醉药）。

在传统的椎体成形术中患者保持俯卧的体位并在胸部和足踝下放置衬垫，使患者最大限度地保持舒适并使脊柱分散。将目标椎体的后前（posteroanterior，PA）位影像放大并倾斜，使操作者能正面看见通过椎弓根的理想针道。侧位影像也要进行调整，一个合格的侧位影像应包括清晰可见的椎体、终板和所有可见肋骨的重叠部分。这需要双平面透视装置或具有等中心功能（等中心功能指在 C 臂 3D 扫描过程中，始终保持拍摄主体处于射线束的中心）的 C 臂支持。这使得在骨水泥注入过程中操作者的视角可以在 PA 位和侧位之间快速切换，以此来评估骨水泥的分布。另外，锥束 CT 功能有助于复杂病例的操作和术后成像。

穿刺部位可用皮肤标记（如 Kelly 钳）来定位，此标记之后还可用来引导局麻药注射的入针。注射局部麻醉药时先在穿刺点皮下形成一个皮丘，然后依次渗入皮下组织、肌肉和疼痛敏感骨膜。局麻针可当作椎体成形穿刺针的径路引导（图 55-8）。新的技术还能以锥束 CT 所得到的 3D 数据集为基础对针头进行精确导航，并在手术前就初步确定穿刺的径路。椎体成形穿刺针经过用手术刀创建的皮肤切口深入至骨膜，它的位置可以在荧光透视引导下进行调节。可以使用各种尺寸的穿刺针来进入椎体，通常会选择小口径（13G 或 15G）针头用于小椎弓根的穿刺，如上胸椎和严重粉碎的椎骨（椎板）。穿刺通常选择经椎弓根入路，先穿入椎弓根的外上象限，针道的中段通过了椎弓根和椎体，最终的停针点在椎体下部的前 1/3（位于椎体中线）。这最大限度地提高了骨水泥最佳分布的可能（最佳分布是指在水平面上骨水泥的分布都穿过了椎体中线）。胸椎比腰椎

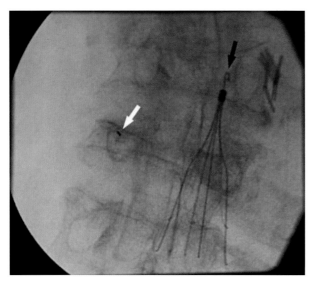

▲ 图 55-8　斜位影像显示 L₄ 严重压缩性骨折，一根 22 号脊柱穿刺针（白箭）被放置在左椎弓根的骨膜处，以上内容在患者俯卧位也清晰可见。请注意 IVC 过滤器（黑箭）

小，其椎弓根也相应更小，故在此偶尔采用肋横突入路穿刺。据报道，其他穿刺入路还包括经口腔穿刺 C₂ 和经椎间盘入路[111, 112]。双椎弓根穿刺可能会在单侧椎体成形穿刺针未达最佳位置，或者目标椎体解剖特征独特的情况下被施行。例如，被严重压缩的椎体几乎失去了所有椎体中央高度，此时可因无法将穿刺针置于椎体中线而行双侧椎弓根穿刺。

在椎体后凸成形术中，患者的术前检查、麻醉和定位过程都与椎体成形术相同。但与椎体成形术不同的是，椎体后凸成形术使用更大的（8～10G）套管来传入椎体，并需要一定程度的预插入、监测和设备的准备。将穿孔器插入套管以创建一个用于充气球囊的通道。将球囊置入椎体并充气以形成椎内腔，部分减少压缩骨折。若根据目标病变的结构需要扩大所创建的椎内腔，则可将球囊放气并重新定位。

在一些机构中，初次通过椎体扩张针注射碘对比剂是为了预测有可能发生的骨水泥外泄。但是根据我们的经验，对比剂的差异分布与骨水泥的分布或外泄的预测并没有很好的相关性。一旦针尖到达了满意位置就开始混合不透光的骨水泥。在我们的机构中通常使用高黏度的骨水泥制剂，因为它不易渗漏[113]，但根据不同的可用和置入时间，其他制剂的骨水泥也会被采用。在几分钟内，水泥就可以达到类似牙膏的稠度[114]，此时可以在双平面连续透视引导下小心地注入骨水泥（图 55-9）。如果怀疑有骨水泥溢出，则应立即暂停注射，使骨水泥聚合硬化。通常来说，如果想要改变注射方向，可以将针头旋转并以此带动入针角度产生变化。在特定的情况下，为了最大限度的填充椎体，可以在荧光透视引导下略微撤回针头并进一步注射骨水泥。PMMA 的可用时间有限，当聚合到一定程度时会硬化，这时想继续注入会变得十分困难。如果骨水泥的分布不理想，可能需要对侧穿刺来完成手术。一旦骨水泥稳定（通常在配制后 10min 左右），可以旋转针头使水泥柱断裂，随后取出针头并盖上局部敷料。在我们机构中，会使用"最新影像储存功能"将操作过程的正交平面影像留存。

作者建议术后立即进行锥束 CT 检查，如果没有，则可以进行多检测器 CT，以记录骨水泥的分布、并发症、椎体高度恢复潜力和椎体后凸角的任何变化。出院前 4h 卧床观察期间进行神经学观察和伤口评估。我们通常建议患者在第 2 天恢复正常活动时要谨慎。

（四）并发症

椎体成形术的许多并发症都已被明确记录。已公开发表的症状性并发症发生率在骨质疏松性骨折中为 1%～2%，在肿瘤性疾病中上升至 5%[115]。这种差异可归因于椎体的病理破坏导致骨水泥泄漏的风险较高，其中还包括了一些罕见的骨水泥外渗病例，包括肺骨水泥栓塞和骨水泥由椎间孔或硬膜外渗漏引起的神经热损伤[116-120]。此外，还有报道称在置针过程中的椎弓根骨折会导致硬脑膜和神经损伤。虽然现在出现了在聚合过程中不会升温的新型骨水泥制剂，这也确实消除了操作中出现热损伤的风险。但即使如此，仍有 30% 的患者会在术后出现持续数小时的短暂性疼痛加剧。

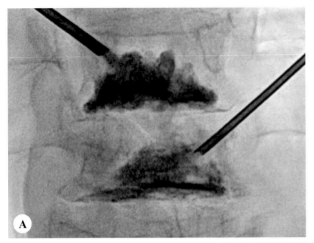

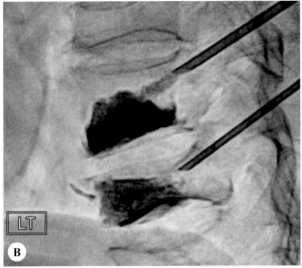

▲ 图 55-9 A. 椎体成形术中的后前位影像，经右 T₉ 和左 T₁₀ 椎弓根入路穿刺，针头被轻微撤回；B. 同一患者椎体成形术后的侧位透视影像，显示了骨水泥在两个椎体水平面的中线处呈理想分布。当针被回抽时，可以看到沿着 T₉ 入路有一小列的骨水泥

许多研究都报道了椎体成形术后不久相邻椎骨发生新骨折的概率。然而，随机对照试验发现椎体成形术后的椎体骨折发生率与对照组相比并没有差异[86]。

（五）骶椎成形术和髋臼成形术

椎体成形术的基本操作技术也适用于骨盆内病变的治疗，其中以骶骨和髋臼的治疗经验最为丰富，称为骶椎成形术和髋臼成形术。除了骶骨功能不全性骨折外，它的适应证几乎仅限于肿瘤性骨折。骨盆手术往往更为复杂，常采用热消融和骨水泥注射相结合的方法[62]。使用实时 3D 导航软件对手术路径规划和重要结构回避非常有帮助（图 55-10）。

当患者即将发生关节内髋臼骨折且不适合手术治疗时，髋臼成形术作为预防性手术非常有益（图 55-11）。骨水泥渗漏至髋关节是手术的风险之一，应事先征得患者的知情同意。已存的轻度移位关节内萎缩性骨折是手术的一个相对的禁忌证，非轻度移位骨折合并髋臼突出是手术的绝对禁忌证。

五、结局与展望

尽管椎体成形术存在争议，一些公共卫生机构和保险公司也已经不再对骨质疏松性 VCF 的椎体成形术进行承保，但是许多照顾这些患者的临

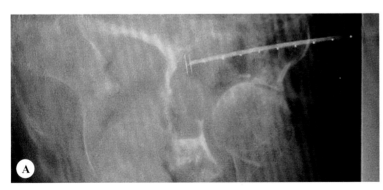

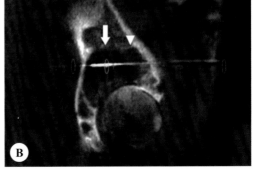

▲ 图 55-10 A. 实时 3D 导航叠加左髋关节侧斜位透视图像（XperGuide, Philips, Nevada, USA）。穿刺点用紫色标记。终点和预定穿刺路径用绿色表示。将 11G 椎体成形穿刺针沿计划的路径插入（略微超出了轴面）。B. 冷冻消融针（IcePearl, Boston Scientific, Marlborough, Massachusetts, USA）被置于溶骨性病变内。围绕探针远端的低密度椭圆形区域是冰球（白箭）。注意冰球与其前方的溶骨性病变（白箭头）在密度上的细微差别。冷冻消融探针随后稍作处理，前端被消融

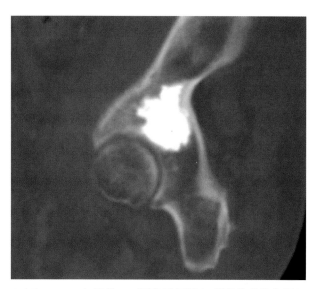

▲ 图 55-11 矢状位 CT 图像显示髋臼成形术后骨水泥呈
理想分布：骨水泥延伸至髋臼顶，并且没有延伸至关节

床医生没有有效的替代方法来为他们的患者提供治疗[121]。虽然我们的经验和成果都十分出色，但在治疗恶性病理性骨折时，脊柱和骨盆成形术很可能还是没有被充分利用。

此外，在过去的几十年里，骨病变介入技术的发展和进步都十分迅速，特别是栓塞和消融技术正迅速融入主流治疗。这些技术单独或联合骨水泥成形术使用的疗效将是未来几年临床研究的一个热点。

第56章　泌尿系统恶性肿瘤骨转移的诊断最新进展
Diagnosis of bone metastases in urological malignancies—an update

Sean Ong　Dominic Bagguley　Neiroshan Rajarubendra　Nathan Lawrentschuk　著

易　磊　李　源　译

骨骼是恶性肿瘤转移的常见部位。在泌尿系统恶性肿瘤中，前列腺癌骨转移的发生率最高，据报道高达84%[1,2]。其他泌尿系统恶性肿瘤如肾癌和膀胱癌虽然也能发生骨转移，但并不太常见（表56-1）。骨转移的并发症在使患者变得虚弱的同时还可导致剧烈疼痛、病理性骨折、脊髓压迫、高钙血症和神经压迫综合征等骨相关事件。

骨转移的发生与疾病预后也密切相关。大约一半的前列腺癌骨转移患者在发现后30个月内死亡[3,4]。美国有超过35万患有各种恶性肿瘤的人死于骨转移[5]。

红骨髓区域较高的血流量使骨骼成为癌症转移的常见部位。肿瘤细胞产生的黏附分子可以结合于骨髓基质细胞及骨基质，而且骨内有一个可以储存固定化生长因子的巨大储存库[6]。尽管有这些知识，想要预测肿瘤转移到骨骼的倾向依旧很困难，因为那些生存期较短的侵袭性生长恶性肿瘤患者没有足够的时间进展到肿瘤转移阶段。

骨转移瘤类型包括成骨性（骨形成）和溶骨性（骨破坏）（表56-1），大多数癌症骨转移同时存在这两种类型，但也有极端情况的存在，例如，多发性骨髓瘤是纯溶骨性的，而前列腺癌骨转移则主要是成骨性[7]。

通过检查早期发现骨转移，进而预防骨转移的并发症，可以提高患者生活质量并减少社会支出负担。作为恶性肿瘤评估和监测的方法，临床评估、骨标志物检测、影像学检查和组织活检都是骨转移诊断的重要工具，不止如此，它们还能对手术固定、放疗或双膦酸盐等提高患者生活质量的治疗方法起到指导作用[8]。

主动发现和治疗骨转移对患者有益的同时也能减少社会成本。Saad及其同事发布了一项对骨转移性去势抵抗前列腺癌患者的研究[9]。参加者被随机分配到唑来膦酸（一种双膦酸盐）治疗组与安慰剂组，并在此基础上根据有无骨转移症状

表 56-1　恶性肿瘤骨转移发生率排序及常见转移类型（混合性 = 成骨性 + 溶骨性）

发生率排序	恶性肿瘤来源	转移类型
1	乳腺	混合性
2	前列腺	成骨性
3	支气管	溶骨性
4	结肠	混合性
5	胃	成骨性
6	膀胱	成骨性
7	子宫	溶骨性
8	直肠	混合性
9	甲状腺	溶骨性
10	肾	溶骨性
11	卵巢	混合性
罕见	睾丸	混合性
罕见	肾上腺	溶骨性

划分了亚组。结果表明，与安慰剂组的患者相比，唑来膦酸治疗组中无症状组患者的骨转移并发症发生率相对减少了 39%，有症状组患者的骨转移并发症发生率相对减少了 19%。这些研究结果说明，双膦酸盐在转移性疾病的早期治疗中具有重要意义，并为重视前列腺癌患者的骨骼健康奠定了基础。进一步研究发现，寡转移性激素初治的前列腺癌患者可能会从转移部位的放疗中受益，并且可能延缓疾病进展[10]。

可以通过病史和体格检查确定临床怀疑的骨转移。这将指导接下来的一系列调查，以收集更多的转移证据。

一、病史和体格检查

医生需要通过对患者临床评估来确定恶性肿瘤转移扩散的可能性。通过病史、体格检查和疾病的自然进程计划合理的诊疗，以回答临床问题。

（一）病史

提示骨转移的主要症状是疼痛，但是许多疾病都可以引起疼痛，故应与关节炎、椎间盘突出、肌肉劳损及牵涉痛等鉴别。

应采集的疼痛相关病史。

- 程度（0~10分）。
- 部位及放射痛。
- 起病缓急和进展。
- 性质。
- 是持续性还是间歇性。
- 加重及缓解因素。
- 伴随症状，特别是神经系统症状（如疼痛和感觉异常）。
  - 对患者日常生活的影响。
  - 近期使用的镇痛药物及其效果。

骨转移瘤导致的疼痛一般起病缓慢，并且随着时间逐渐加重。有时患者会出现突发性的疼痛，这可能是由于转移瘤所在的椎体发生了压缩性骨折。

转移瘤的疼痛性质主要是隐痛，如果脊椎转移瘤出现了神经根压迫，则可表现为烧灼痛或反射痛。位于膝盖或肘部的远端的疼痛一般不是骨转移引起的，因为活性骨髓主要位于长骨中央和近端。

嗜睡、食欲不振和体重下降等全身症状提示可能有转移性疾病存在，但这属于恶性肿瘤的全身表现，而不是骨转移的特异表现。

（二）体格检查

首先应检查患者是否有恶病质体征和脊柱后凸等脊柱畸形。观察患者的姿势和步态可以识别疼痛诱发因素或是否存在活动受限。脊柱触诊包括对逐个脊椎棘突适当的按压，对胸廓和骨盆侧方挤压使其适当弹起，以及对近端长骨进行按压，操作的同时应要求患者指出是否产生疼痛。

体格检查还包括对腹部和呼吸系统的评估。

二、骨转移的血清和骨标志物

骨骼会有规律地进行重塑。破骨细胞导致的骨吸收与成骨细胞导致的骨形成构成了骨骼重塑的动态平衡，这两种过程相结合一同维持了骨量，但骨转移瘤等代谢性骨疾病改变了这种平衡。

当癌细胞进入骨髓时，它们会在释放局部细胞因子和生长因子来扰乱正常的骨细胞转换，最终导致骨质溶解或骨硬化。一些恶性肿瘤会分泌甲状旁腺素相关蛋白、TNF-α 或 TNF-β、IL-1 或 IL-6 等刺激破骨细胞的因子。而骨硬化一般是由癌细胞分泌 EGF、TGF-α 和 TGF-β、IGF 等刺激成骨细胞的因子导致[11, 12]。

不同的恶性肿瘤可以分泌种类繁多的细胞因子，最终导致净骨吸收或骨形成，这可以通过测骨形成/骨吸收细胞关键酶的活性或测骨形成/骨吸收过程中释放到循环系统中的骨基质分解产物来评估，这些骨转换标志物可因此分为骨形成标志物和骨吸收标志物两类。

（一）血清钙

高钙血症是指血清钙总浓度升高，其可能导

致神经系统、胃肠道、肾和心血管系统功能紊乱，还可能导致骨外组织钙化[13]。泌尿系统中，除了肾细胞癌的其余恶性肿瘤并没将测血钙列为常规检查。需要注意的是，肾细胞癌的高钙血症比起骨转移更可能与副癌综合征相关。一项对 7600 多例各种恶性肿瘤患者的研究发现，0.5% 的患者有严重的高钙血症，其中肾透明细胞癌最多，占总体肾细胞癌患者的 1.4%[14]。

但恶性肿瘤患者的高钙血症也可能是由于甲状旁腺功能亢进，因此骨转移证据不明显，并且并有高钙血症的恶性肿瘤患者需要进一步测甲状旁腺素浓度[15]。

总之，血钙对膀胱癌和生殖细胞肿瘤没有诊断意义。研究发现，血钙水平较高的前列腺癌患者发生转移的风险增加了 4～5 倍[16, 17]。但没有指南推荐对前列腺癌患者常规测血钙浓度，因为疼痛和 PSA 升高（伴或不伴骨扫描）更可能发现转移。目前，执行雄激素剥夺治疗的患者通常会补充维生素 D、钙剂和阿仑膦酸盐，所以未来可能会推荐前列腺癌患者检查血钙，但这不是本章的主题。

（二）骨形成

骨形成的标志物包括 ALP 和骨基质合成时的副产物，如骨钙蛋白和前胶原延伸肽。

1. 碱性磷酸酶

碱性磷酸酶（ALP）存在于成骨细胞中。总碱性磷酸酶（total ALP，TALP）[18]通常用作骨转移瘤的检测，但该指标缺乏特异性，因为 TALP 包括了肝、肠道和胎盘中释放入血的 ALP。总而言之，TALP 的升高可能是由多种因素产生的（表 56-2）。由于能够识别骨碱性磷酸酶（bone ALP，BALP）骨同工酶的单克隆抗体被开发，BALP 检测的特异性显著提高，该酶可以反映成骨细胞的活性。BALP 和肝 ALP 存在 15%～20% 的交叉反应[11]，这是因为 ALP 不同亚型间的结构差异很小，它们都源于同一基因产物的转录后修饰。目前美国 NCCN 和欧洲泌尿外科协会推荐的用于检测泌

尿系统恶性肿瘤骨转移的标志物见表 56-3[19-26]。

2. 尚未用于临床的新标志物

（1）OCN：OCN 是一种在骨骼和牙本质中发现的非胶原蛋白，因期富含谷氨酸（glutamic acid，GLA）故也被称为骨 GLA 蛋白。OCN 由成骨细胞产生并结合到骨细胞外基质中。然而，一些未结合到基质中的 OCN 会释放到循环系统中，并且可以使用放射免疫测定法进行测量[11]。

（2）前胶原延伸肽：前胶原延伸肽是前胶原在细胞外分解时释放入血液循环的副产物，它是由成骨细胞在骨胶原合成过程中合成的。I 型胶原合成的副产品是 PINP 和 PICP[27]。PINP 和 PICP 在恶性肿瘤骨转移中升高，并且 PICP/PINP 比值升高提示了侵袭性骨转移瘤。另外，在皮肤与肌肉等非骨骼部位 PINP 与 PICP 可同时升高。

表 56-2 ALP 升高的病理和生理原因	
生理性升高	**病理性升高**
• 年龄：出生后 3 个月内和青春期 • 性别：20—50 岁的男性，绝经后女性 • 激素水平：青春期、妊娠（胎盘型 ALP）和绝经后 • 血型：O 型和 B 型 • 其他原因：吸烟、高血糖、体重增加	• 肝胆疾病：胆道梗阻、原发性胆汁性肝硬化恶性肿瘤、药物使用 • 骨疾病：Paget 病、骨软化、甲状旁腺功能亢进、转移性骨病、维生素 D 缺乏症 • 其他：心脏、肺、肾、胃肠道或脾梗死恢复期，胃肠道溃疡，家族常染色体显性遗传

ALP. 碱性磷酸酶

表 56-3 泌尿系统恶性肿瘤的常用骨标志物	
肿瘤来源	**推荐标志物**
前列腺	ALP
肾	ALP，血钙浓度
膀胱	ALP
睾丸	ALP

ALP. 碱性磷酸酶

（三）骨吸收

有大量可以通过尿液或血液检测的骨吸收标志物，包括抗酒石酸酸性磷酸酶（tartrate resistant acid phosphatase，TRAP）[18]、骨分解产物（如钙）和骨基质降解产物，如羟脯氨酸、吡啶交联物和端肽等。

1. TRAP

TRAP 是一种在骨骼、前列腺、血小板、红细胞和脾中发现的溶酶体酶，可以通过电泳法和免疫分析法测定。

2. 空腹尿钙和羟脯氨酸

经尿肌酐校正的空腹尿钙可以检测到程度较大的骨吸收变化，但灵敏度和特异度较差。

羟脯氨酸是胶原蛋白的降解产物，其在检测骨转移方面的价值有限。研究表明，只有 50% 的尿羟脯氨酸来源于骨吸收，因为软骨和皮肤等非骨骼胶原蛋白也可产生羟脯氨酸[28]。它会受到含胶原蛋白食物摄入的影响。

3. 吡啶交联物

吡啶啉（pyridinoline，Pyr）[29] 和脱氧吡啶啉（deoxypyridinoline，D-Pyr）是稳固成熟骨组织的交联氨基酸衍生物。Pyr 存在于骨骼的 I 型胶原、软骨和结缔组织的 II 型胶原中，D-Pyr 主要存在于 I 型骨胶原中。释放的吡啶交联蛋白中 40% 是游离形式，60% 与肽结合形式循环[28]。但该检测价值有限，因为它的排泄具有昼夜节律性（清晨达到高峰，下午降至低谷），这可能会导致抽样误差。该检测需要使用尿肌酐进行校正。

4. 端肽

一些骨胶原产物的氨基末端和羧基末端与端肽交联，NTX 和 CTX 存在于尿液中，目前已可以进行商业化的检测。

三、影像学检查

评估骨转移常用的方法包括 X 线、CT、同位素骨扫描、PET（PET/CT）和 MRI。

（一）X 线

X 线的成像原理是，当 X 线穿过患者时，患者体内的不同结构吸收 X 线的程度也不同，从而可以得到图像。

X 线可以看到骨破坏或修复的最终结局，即溶解或硬化。

溶解性病变常见于以下恶性肿瘤：乳腺癌、肺癌、甲状腺癌、肾癌和骨髓瘤。

溶解性病变可以通过骨小梁变薄和病灶边界不清来鉴别，病灶边界不清代表中央破坏区和放射学正常骨组织之间的骨小梁破坏区域（图 56-1）。

（二）CT

CT 是通过旋转一个连续的扇形辐射束穿过患者并测量数千个点的传输数据来实现的，扫描后通过计算特定位置的精确辐射暴露量将其重建为三维或断层图像。传统扫描仪（平面螺旋式或螺旋上升式）通过在移动台上围绕患者旋转 X 线管来运行（图 56-2）。

多探测器 CT 是一种具有多排探测器的新型扫描机器，一次最多可以扫描 16 个层面，从而得到更高分辨率图像的同时检查时间也得以缩短[30, 31]。

然而，进行 CT 的辐射暴露很高，因此建议在选择患者之前仔细考虑，并评估使用 CT 与辐射量增加相比的益处。20 世纪 90 年代，英国皇家放射科医师学院将 CT 与常规 X 线进行比较，发现一次腹部 CT 检查的辐射量相当于拍摄了 500 次胸部 X 线[32]。

CT 的主要好处是可以得到更加精细的影像图片（图 56-3）。CT 在显示溶骨性和成骨性病变的同时还能进一步显示病灶的软组织侵犯。骨髓内结构和肿瘤的可视化有助于早期发现骨髓内小转移瘤。CT 的灵敏度为 71%~100%（证据级别 II~III 级）[33]。

CT 的主要缺点是，由于 CT 台移动范围的限制，其无法扫描整个脊柱。因此，CT 更适合用来进一步评估由其他影像学检查识别到的可疑病变。

（三）同位素骨扫描

注射放射性核素（通常是 ^{99m}Tc-MDP）并使

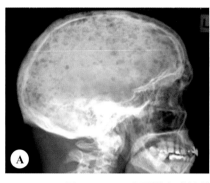
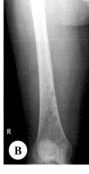

▲ 图 56-1　48 岁男性多发性骨髓瘤患者

A. 颅骨显示"胡椒罐"样多处病变外观；B. 右股骨远端有多个溶骨性病变。硬化性病变主要见于前列腺癌，也存在于乳腺和类癌中，由于小梁增厚、粗大，病变呈结节状、圆形且边界清楚

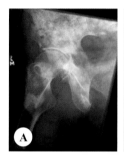
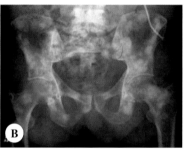

▲ 图 56-2　82 岁男性转移性前列腺癌患者

右髋和骨盆的 X 线显示多发硬化性病变。X 线需等病灶丢失 30%～75% 的骨矿含量才能将其明显显示，因此发现病灶时可能已经起病数月。X 线的灵敏度较低，比同位素骨扫描低 44%～50%（证据等级 Ⅱ 级）

用伽马照相机记录放射性分布，放射性核素在血液中的循环受到局部血流增加和成骨细胞活性的影响，并最终被吸收至骨骼中的羟基磷灰石钙上（图 56-4）。

同位素骨扫描对骨转移性疾病的检测具有较高的灵敏度 [34]。但是据报道，其特异性较差，这是因为某些良性组织也能对示踪剂进行摄取，如骨退行性变、感染和骨折 [35]（图 56-5）。研究表明，同位素骨扫描检测骨转移的准确性优于 X 线和 CT [35]，但低于 MRI [36] 和 PET [37]。

同位素骨扫描也可能有假阴性结果（图 56-6），这可能在骨转换不稳定或发生部位无血管（冷点）的情况下发生于呈侵袭性生长的单纯溶骨性转移瘤。

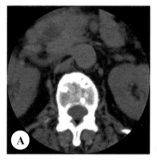
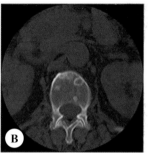

▲ 图 56-3　A. 脊柱骨转移瘤的 CT 平扫图像；B. 与平扫相比，骨窗可以显示骨结构和病灶的更多细节

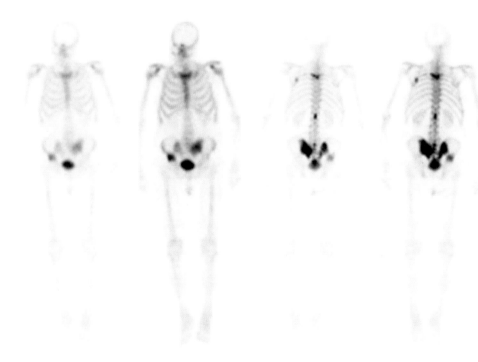

◀ 图 56-4　对 77 岁前列腺癌男性患者进行了分期同位素骨扫描

转移灶位于左侧 T_6 后方，右侧 T_5 和 T_6 骨外侧，T_6，L_2 棘突，骨痂，骶骶关节两侧的髂骨和右侧髋臼上

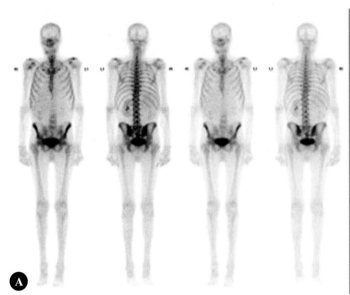
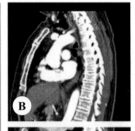
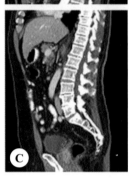

◀ 图 56-5 患有前列腺癌的患者的骨扫描显示了腰骶骨和胸骨（A）对于放射性核苷酸的吸收增加。然而，随着对这些位点的 CT 评价，B 和 C 证明了除退行性变化外，无转移性病变的证据

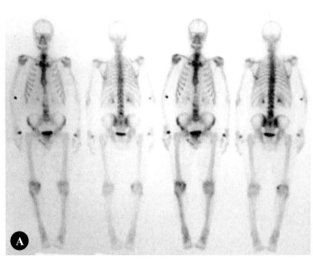
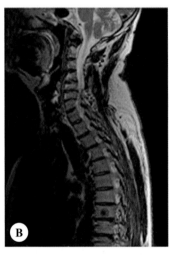

◀ 图 56-6 A. 前列腺癌患者的同位素骨扫描显示了 L4 椎体有骨转移。B. 然而，进一步 MRI 显示 T8、T3、L1 和 L2 椎体也有骨转移

（四）PET

PET 通常会使用放射性药物，如 ^{18}F-FDG，其生物学性能类似于葡萄糖。恶性肿瘤由于细胞内己糖激酶活性上调而使糖酵解增加[38]。

PET 可以评估病变的良恶性并提供定性和定量的代谢信息。

PET 在化疗或术后患者的随访中也是十分有用的，因为手术瘢痕或组织纤维化并不会影响其扫描结果。它能对肿瘤是否具有功能进行评估。鉴于 PET 是一种全身扫描技术，它可以发现常规解剖学研究未理睬区域的疾病，但不能提供病变的确切解剖位置（图 56-7）。这种不足可以通过 CT 融合来解决。

PET 可以显示骨髓中形成的早期肿瘤及肿瘤的代谢。骨转移瘤检测的灵敏度为 62%～100%，特异度为 96%～100%（证据级别 Ⅱ～Ⅲ）[33]。展望未来，全身 PET 可以还会用于淋巴结疾病、内脏疾病及骨转移瘤的临床分期。

在 PET 成像中，一种放射性核素标志物 ^{18}F- 氟化物已被证明比 ^{18}F-FDG 在骨病变检测方面具有更高的灵敏度[39, 40]。目前更新的 ^{18}F-Flu-PET 和 PSMA-PET 也同样被应用于临床。

四、PET/CT

将 PET 仪和 CT 仪相结合，可以同时进行功能和解剖研究。它有助于对核素标记的异常摄取

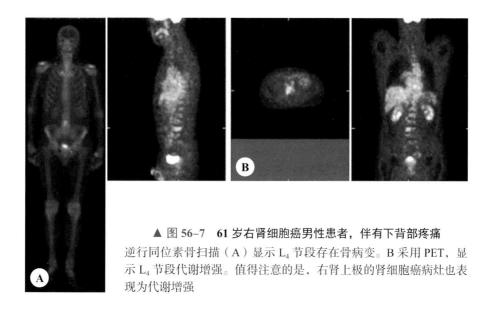

▲ 图 56-7　61 岁右肾细胞癌男性患者，伴有下背部疼痛

逆行同位素骨扫描（A）显示 L_4 节段存在骨病变。B 采用 PET，显示 L_4 节段代谢增强。值得注意的是，右肾上极的肾细胞癌病灶也表现为代谢增强

灶进行快速、准确的解剖定位[41]。临床中很少单独进行 PET，更进一步的 PET-MRI 联合扫描如今已可见于许多研究。然而，这种技术还未做好应用于骨骼疾病鉴别的准备，因而此处不做进一步讨论。

Nakamoto 及其同事进行了一项研究，该研究的参与者是使用 PET 发现骨转移瘤的患者，研究结果显示，CT 仅在一半的患者中显示出了形态学的变化[42]。将 PET 和 CT 相结合可以确定骨转移灶的精确位置，有助于靶向治疗的进行（图 56-8）。

与 CT 联合使用不仅将 PET 的扫描时间缩短 40%，而且还可以为标准 PET 的测量数据提供无噪声衰减校正[43]。

此外，在鉴别良性和恶性骨疾病方面，PET/CT 已展示出了独有的优越性。除了如前所述，这种扫描方式的一个优点是能够检测到同位素骨扫描不能发现的病变（图 56-9），还可以检测到淋巴结甚至内脏转移（图 56-9）。因此，与全身磁共振成像（whole body MRI，WB-MRI）一样，可以进行骨外分期的优势大大提升了 PET/CT 的吸引力。

五、Flu-PET/CT

前列腺癌中的氨基酸代谢增加会使跨膜氨基酸表达上调，这也使 ^{18}F-Flu 作为一种氨基酸

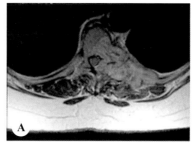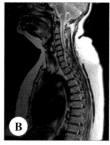

▲ 图 56-8　59 岁女性患有转移性肾细胞癌

转移性病变可见于 T_8 和 T_9 椎体，延伸至左椎弓根和左第九肋骨。1/3 的椎管被恶性肿瘤侵占

类 PET 放射性示踪剂，能够在前列腺癌的检测中得到应用[44-46]。研究发现，它的灵敏度相比于胆碱 PET/CT 略有提高。然而，这项结果仅适用于前列腺癌初治（手术或放疗）后出现生化复发（biochemical recurrence，BCR）的情况[47]。将 Flu-PET/CT 用于原发性前列腺癌分期的证据有限。与胆碱 PET/CT 一样，^{18}F-Flu 的灵敏度很大程度上取决于 PSA 水平。因此，只有在 PSA＞1ng/ml 时才推荐将期用于 BCR[19]。因此，近年来 ^{18}F-Flu 逐渐被 PSMA-PET/CT 的光彩所掩盖，因为 PSMA 在 PSA 水平仅达到＞0.2ng/ml 时就已经具有效力。

（一）PSMA-PET/CT

PSMA 是一种细胞表面跨膜糖蛋白，在超过 90% 的前列腺癌细胞中，其水平都比正常细胞高 100～1000 倍[48-50]。PSMA-PET/CT 可以通过注射

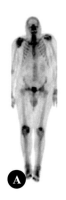
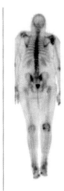
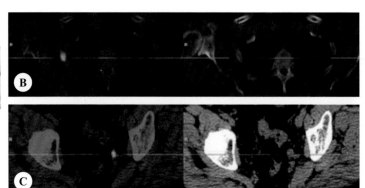

◀ 图 56-9　A. 66 岁前列腺癌患者的标准同位素骨扫描未能发现转移；B 和 C. Flu-PET-CT 发现了第二肋骨转移（B）和淋巴结转移（C），这两处转移瘤在 CT 上很容易发现

带有放射性标志物的 PSMA 靶向小分子来执行 [51]。一旦该复合物与前列腺癌细胞结合就会快速进入细胞内部，随后立即在血液中被清除，产生较高的肿瘤 – 背景比，以便于能够识别局部和转移性前列腺癌的位置 [19, 52]。

不论是在临床实践还是在各项研究中，[68]Ga-PSMA-11 都是应用最为广泛的放射示踪剂，即 PSMA 配体复合物。然而，最近人们对氟基放射性示踪剂（[18]F）的兴趣日益浓厚，如 ^{18}F-PSMA-1007 和 ^{18}F-DCFPyl，它们可能在空间分辨率和制造效率方面更具备优势 [53]。

一项 2017 年的系统综述显示，在前列腺癌骨转移检测方面，有四项研究表明 ^{68}Ga-PSMA-PET/CT 的检测效能优于传统的 ^{99m}Tc-MDP 骨扫描，其灵敏度（100% vs. 57%）和特异度（100% vs. 96%）均有所提高 [54]。此外，最近的一项前瞻性研究表明，[68]Ga-PSMA-PET/CT 与同位素骨扫描在检测骨转移瘤方面的灵敏度和特异度相似，分别为 96.2% 和 73.1%，以及 99.1% 和 84.1% [55]。

尽管文献中有喜人证据，但 PSMA-PET/CT 的广泛应用迄今为止仍受到限制，临床指南目前仅推荐其用于初治（根治性手术或放疗）后复发的前列腺癌患者 [19]。

（二）MRI

MRI 通过在精细控制的磁场中使用射频脉冲来产生高质量的身体横切面图像，不使用电离辐射，也不具有侵入性。像 CT 一样，MRI 在评估通过其他方式发现的可疑病变时很有用，可通过肿瘤组织和正常骨髓之间磁信号强度的差异来检测骨转移。

X 线和同位素骨扫描通过显示病灶所引起的间接变化以识别转移瘤，而 MRI 可以将转移瘤直接可视化呈现。因此，它可以在同位素骨扫描探测到骨皮质破坏及成骨反应之前发现髓内病变 [56]。MRI 是脊髓压迫的首选检查。

MRI 可产生宽泛的矢状位视图，因此可以对整个脊柱进行成像（图 56-10），可为有脊柱症状的患者提供比同位素骨扫描更多的脊柱相关信息。

MRI 和 CT 一样，因为其可以显示骨髓，故而可以在骨皮质结构变化之前早期发现肿瘤 [57]。

骨髓的 MRI 图像分辨率要优于 CT。MRI 时骨髓的信号强度要高于转移瘤，而在 CT 时常可发现骨骼内正常脂肪密度影被转移瘤所替代。皮质骨在 MRI 中不产生信号，因此 MRI 不能像 X 线和 CT 一样描述骨结构的破坏。

全身 MRI

在前列腺癌的相关文献中，全身 MRI（whole body MRI，WB-MRI）使用有 / 无弥散加权图像 [58] 的检测骨转移已经引起了研究者的兴趣 [36, 59, 60]。WB-MRI 的明显优势是可用于骨、内脏和淋巴结疾病的临床分期。一项研究表明，WB-MRI 不仅在检测骨转移瘤方面优于传统同位素骨扫描，还在评估肿大淋巴结方面优于 CT [36]。一项比较 MRI、PET/CT、同位素骨扫描和骨 SPECT 成像对于前列腺癌骨转移检测效能的 Meta 分析显示，MRI 优于 PET/CT 和同位素骨扫描 [61]。目前的疑问是对于高危前列腺癌患者，WB-MRI 是否可以

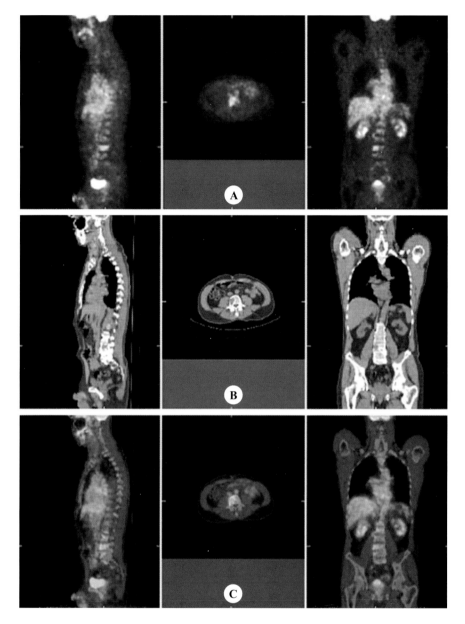

◀ 图 56-10　**PET/CT 图像的形成是将 PET 与 CT 相结合**
A. 是上述转移性肾细胞癌患者的 PET 影像；B. CT 图像能够显示 L_4 病灶的解剖位置；C. 最终成品图像显示 PET/CT 描绘的 L_4 病灶。它同时显示了病灶的代谢活动，以及解剖位置

同时在骨骼评估及淋巴结评估这两个层面上取代目前的多途径联合的转移瘤诊断模式。WB-MRI 的成本、可用性和真实效能究竟如何，这些问题依然存在争议，需要更多的数据支持。

（三）骨活组织检查

病灶的组织学诊断是确定病理学诊断的金标准。在放疗或化疗等治疗开始之前需要确认转移性疾病的诊断时，就需要进行骨活检。

组织样本可通过开放手术或穿刺活检获得。需要对手术进行仔细规划，以便在不影响结果的情况下获得足够的组织样本。需要考虑的一些因素如下。

• 完成分期检查，以求能更简单安全地对最容易到达的病灶进行采样。

• 选取活检位置，需考虑到若是需要对病灶进行手术切除，则选取的活检部位要有利于轻松切除穿刺路径。

• 完成止血，因为骨微环境中有大量血管，如果出现血肿，出现局部转移或伤口感染的可能性很大。

• 根据需要从病灶中获取的活检组织的位置和数量，可选择在全身或局部麻醉下进行开放活检。这种手术方法的优点是可以直接看到病变并获得足够的组织进行组织学诊断。可实现止血，以最大限度地降低局部转移的风险。

穿刺活检通常在影像引导下进行，这使得活检可以充分并安全地在身体的大多数部位进行。大多数穿刺活检是在局麻下进行的，由于不需要手术室，费用一般较低。然而，该技术的缺点是获得的组织量有限，还可能会出现采样误差[62]。除了直接按压出血区域外，没有立即止血的方法。

有两种类型的穿刺活检可供选择：细针抽吸活检和粗针穿刺活检。无论是否有影像学引导，FNA 都可用于骨转移的检测。FNA 对原发性疾病的诊断也能起到作用，但是它不能提供关于病变组织结构或肿瘤分级的足够信息（图 56-11）。除非病变很大、可触及且通体均匀，不然粗针穿刺活组织检查主要都是在影像引导下进行。在放射学引导下，可以对病灶的特定部位进行准确采样。主要使用的成像方式有透视、超声、CT 和 MRI[63, 64]。与原发性恶性肿瘤相比，使用穿刺活检诊断转移性骨病变的有效性更高。此外，与开放活检相比，穿刺活检的并发症发生率更低。然而，它也存在一些常见的风险，如出血、感染和邻近组织损失。对骨病变进行活检是诊断转移扩散最准确的方法。尽管如此，活检的使用也应该遵循合理化原则，因为它是诊断骨转移时使用的最具有侵入性和最昂贵的技术。

六、泌尿系恶性肿瘤推荐

（一）前列腺

骨骼是前列腺癌转移的常见部位，它占所有前列腺癌转移瘤的 80%[65]，其可通过血源性途径转移到骨骼血供良好的区域，其中轴向骨的红骨髓是转移首选部位。前列腺癌细胞侵入 Batson 静脉丛，这是一个在骨盆和椎体静脉之间存在的低压、高容量静脉网络，因此脊柱是前列腺癌转移的起始部位[65]。

检测前列腺癌的骨转移时，2020 年欧洲泌尿外科协会指南推荐将骨扫描和腹盆腔成像（通常为 CT）作为中高危疾病的一线检查方法[19]。PSA、临床分期和肿瘤 ISUP 分级越高，发现前列腺癌骨转移的概率也就越高。将 20ng/ml 作为 PSA 的截断值（关于是否应行上述一线影像学检查）仍存在争议，因为一些临床医生认为截断值应该是 10ng/ml[66-69]。当然，如果计划进行根治性治疗，那不管何时都可以进行上述影像学检查[70]。最近的数据显示，在 PSA 水平＜10ng/ml 的患者中，有 2.3% 的患者观察到骨转移；在 PSA 水平为 10.1～19.9ng/ml 的患者中有 5.3% 观察到骨转移；而在 PSA 水平为 20.0～49.9ng/ml 的患者中有 16.2% 观察到骨转移[71]。

骨扫描评估的是成骨反应，而不是肿瘤增殖，因此早期转移可能被忽略。因此，当评估显微镜下病变、骨髓局限浸润性病变和溶骨性病变（这

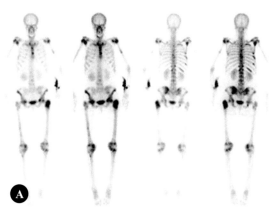
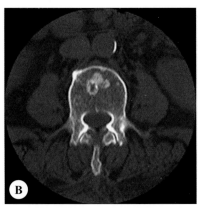
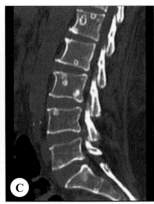

▲ 图 56-11　66 岁女性被诊断患有转移性乳腺癌
A. 显示病灶扩散范围广泛；B 和 C. 使用骨窗在 CT 上可见腰椎中存在最大 1cm 的溶骨与成骨混合性病灶

在前列腺癌中并不常见）时，骨扫描的灵敏度是有限的[70]。

分布于中轴骨或四肢骨的转移瘤可被骨扫描所发现，因为中轴骨转移比四肢骨转移拥有更好的预后，所以进行骨扫描有助于确定患者的预后[3]。

目前的数据强烈支持将骨扫描（而不是 PET）作为前列腺癌的一线影像学检查方式。虽然 18F- 氟化钠 –PET/CT 相比骨扫描显示出了相似的特异度和更高的灵敏度，但是该方法无法检测淋巴结转移且成本效益较低[72-74]。胆碱 PET/CT 相比骨扫描具有更高的特异度，但不确定是否具有更高的灵敏度，并且可以检测到淋巴结转移[75-77]。

越来越多的证据支持将 68Ga-PSMA-PET/CT 纳入高危前列腺癌的初始分期检测。2017 年的一项系统综述显示，在四项研究中 68Ga-PSMA-PET/CT 的表现均优于骨扫描，灵敏度（100% vs. 57%）和特异度（100% vs. 96%）均有提高[54]。一项包含了 113 例患者的前瞻性研究进一步支持了这项发现，在 68Ga-PSMA-PET/CT 和骨扫描的比较中，它们的灵敏度和特异度分别为 96.2% 和 73.1%，以及 99.1% 和 84.1%[55]。最近，一项更大规模的多中心前瞻性随机研究对 302 例经活检证实有前列腺癌且具有高危特征的男性进行了研究。结果显示，68Ga-PSMA-PET/CT 检测局部与远处转移病变的准确率相较于传统成像（CT 与骨扫描）（92%[88-95] vs. 65%[60-69]，P＜0.0001）提高了 27%（95%CI 23～31）（图 56–12）。此外，68GaPSMA-PET/CT 的灵敏度和特异度都优于传统成像（分别为 85% vs. 38% 和 98% vs. 91%），并降低了患者的辐射暴露（8.4mSv vs. 19.2mSv）[37]。尽管如此，PSMA-PET/CT 目前仅在指南中被推荐用于初治（手术或放疗）后疑似癌症复发的男性[19]。

由于可用性、成本效益和支持性数据有限，MRI 通常不被用作检测前列腺癌骨转移的一线成像方式[20]。然而，研究表明，在检测高危前列腺癌的骨转移方面，全身与轴向 MRI 的扩散加权序列比骨扫描和靶向常规成像的灵敏度更高[36,78]。此外，WB-MRI 还被证明具有比骨扫描 – 腹部 CT

联合成像更高的灵敏度和特异度[79]。然而，在个体基础上检测骨转移时，胆碱 PET/CT 具有更高的特异度[61]。

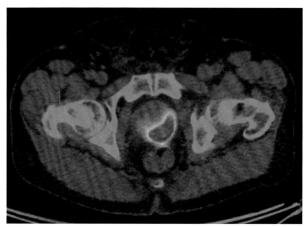

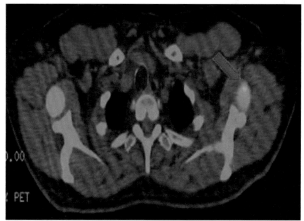

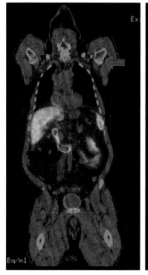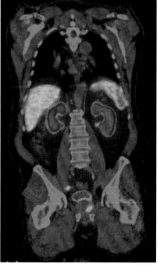

▲ 图 56–12　在 PSMA-PET 中发现的转移性前列腺癌很可能在 CT 中被遗漏

显示肱骨和股骨 PSMA 轻微摄取（红箭），属于罕见的前列腺癌转移位点

推　荐
• 检查内容 　– 病史和体格检查。 　– 检查骨标志物 ALP 是否升高。 　– 如果 ISUP 分级为＞3，则使用骨扫描和腹盆腔横断面成像进行转移筛查。 • 随访 　– 监测的主要内容是每 6～12 个月测进行一次 PSA，每年进行一次 DRE 检查。 　– 病史和体格检查。 　– 当 PSA＞20ng/ml 或未接受治疗的患者出现症状时，应给予 ALP 和骨扫描检查。对于接受过放疗或手术等明确治疗的患者，若在治疗后 PSA 无法下降到无法检测的水平，或者在随访过程中 PSA 出现 2 次或 2 次以上的连续上升，也应进行 ALP 和骨扫描检查。 • 未来展望 　– 可以进一步将 PSMA-PET/CT 纳入临床指南和实践中，用于前列腺癌初始分期和初治失败（手术或放疗）后生化复发患者的再分期。

（二）肾

肾细胞癌（RCC）占原发性肾肿瘤的 90%[80]。据估计，2016 年美国新发 RCC 病例约为 6.2 万

例[81]，2018 年全球新发 RCC 病例超过 40 万例[82]。RCC 患者中 20%～30% 会出现转移，转移患者中约 30% 是骨转移[83]，RCC 的骨转移瘤主要是溶骨性的[83]。大约 70% 的骨转移患者会经历影响生活质量的骨相关事件[84]。

对肾肿瘤患者使用骨扫描检测骨转移的指征很窄，仅限于在临床或实验室检查中发现潜在骨转移迹象的患者，如 ALP 升高或伴有骨痛 / 骨折（A 级推荐）[22]。骨扫描不能作为 RCC 的筛查方式。如前所述，对于骨扫描怀疑的转移性病变需要使用其他成像技术进一步确认（图 56–13）。

使用 18F-FDG-PET 检测 RCC 转移的灵敏度高达 63%～100%[85-89]。然而，对于使用 18F-FDG-PET 检测 RCC 骨转移，各项研究却报道了相互矛盾的结果：一些研究报道 18F-FDG-PET 相较于传统成像更准确也更灵敏[90]，而另一些研究则称 18F-FDG-PET 的灵敏度低于传统成像[86]。总的来说，这一领域的研究受到队列规模小和缺乏比较性研究的限制。同样，在一项小型研究中，WB-MRI 在检测转移性 RCC 的骨转移方面比骨扫描更具灵敏度和特异度。由于缺乏证据，加之昂贵的成本和可用性的差异大，很难证明将 FDG-PET 和 WB-MRI 用于转移性 RCC 的常规评估是合理的。然而，如果计划进行骨转移瘤切除术，则可以考虑使用这些检查以确定患者骨转移瘤的数量[91]。

也有研究尝试使用 18F-FDG-PET 对 RCC 进行治疗后再分期。一项包含 14 项研究和 1168 例患

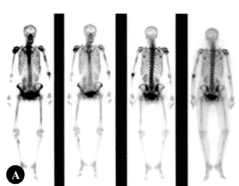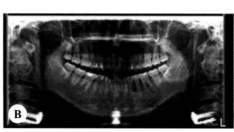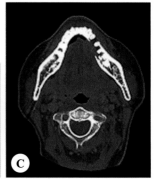

▲ 图 56–13　**57 岁女性 NSCLC 患者在骨扫描术（A）中发现多个区域的示踪剂摄取增加**。示踪剂摄取见于左下颌骨、右肱骨头、胸骨、脊柱和右骶髂关节。**OPG 和 CT（B 和 C）显示下颌骨溶骨性病变，这强调了肺癌病灶中存在混合性病变**

者的 Meta 分析发现，^{18}F-FDG-PET 对 RCC 治疗后再分期的灵敏度和特异度分别为 0.86 和 0.88[92]。同样，想将其作为随访工具使用还需要更高级别证据的支持。当直接与平扫 CT 和骨扫描相比时，发现 PET/CT 在检测转移瘤时准确性很好，同时还具有一次性检查所有器官的优势[93]。

PSMA-PET/CT 是另一种成像方式，未来可能在 RCC 的检测和分期中发挥作用（图 56-14），特别是对于肾透明细胞癌。一些小型系列研究表明，与 CT 平扫成像相比，PSMA-PET/CT 具有提高的灵敏度[94]。然而，这项应用还处于开发的早期阶段，为了将其纳入临床实践常规还需要大规模、巧设计的试验进行支撑。

推 荐

- 检查内容
  - 病史和体格检查。
  - 骨标志物 ALP 和血钙水平。
  - 如果 ALP 升高或患者诉骨痛，则应行骨扫描。
  - 如果计划进行骨转移瘤切除，考虑行全身 MRI 或 FDG-PET，以确认无其他转移灶。
- 随访
  - 通常先每 6 个月 1 次随访 2 年，然后每年 1 次随访 5 年。
  - 病史和体格检查。
  - 每次随访复查 ALP。
  - 如果骨转移标志物升高或患者有骨转移的症状和体征，行骨扫描。
- 展望
  - FDG 和 PSMA-PET/CT 的应用还需要进一步的研究证据。

（三）膀胱

据估计，全世界每年约有 43 万膀胱癌新发病例[95]。尿路上皮癌（urothelial carcinoma，UC）是膀胱癌最常见的亚型。膀胱癌各亚型的发病率见表 56-4。约 25% 的膀胱 UC 患者将患有肌肉侵袭性疾病或转移性疾病[95]。此外，约 30% 的浅表性 UC 患者会进展为侵袭性肿瘤[96]。

膀胱有一个大的淋巴网络，因此 UC 优先通过淋巴系统而不是血液系统传播。然而，膀胱癌的血源性播散确实发生于骨、肺和肝这些骨盆外最常见的转移部位[97]。膀胱癌患者的尸检报告显示，25% 的患者伴有骨转移[98]。另有报道称，转移性 UC 患者出现骨转移的可能性高达 47%[99]。UC 转移瘤是溶骨性的，但偶尔可见成骨性转移瘤。

骨扫描被公认用于 UC 患者骨转移的检测（图 56-13）。欧洲泌尿外科协会指南和 NCCN 指南只建议对有骨受累症状且血清标志物（如 ALP）升高的肌层浸润性膀胱癌患者使用骨扫描[20, 24]。因此，骨扫描不应用作肌层浸润性膀胱癌患者的筛查工具[98, 100-103]。

有一些小型研究评估了 FDG-PET 在膀胱癌分期中的应用（图 56-15）。结果表明，它能够识别局部复发和进行淋巴结分期[104, 105]；然而，目前仍然缺乏分析其在骨转移中应用的研究。其他使用 ^{11}C- 甲硫氨酸 -PET 的研究表明其效能优于常规 PET，因为 ^{11}C- 甲硫氨酸不会从肾排出，所以该示踪剂不会遮挡膀胱及其周围区域[106]。

推 荐

- 检查内容
  - 病史和体格检查。
  - 骨转移标志物 ALP。
  - 如果 ALP 升高或患者诉骨痛，则行骨扫描。
- 随访
  - 每 3 个月复查一次。
  - 病史和体格检查。
  - 每年查一次 ALP。
  - 如果 ALP 升高或患者诉骨痛，则应行骨扫描检查。
- 展望
  - ^{11}C- 甲硫氨酸 -PET 的未来应用。

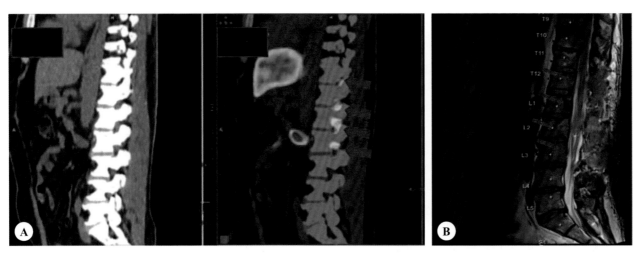

▲ 图 56-14　既往肾切除术史的患者出现 T_{12}～L_3 椎体肾细胞癌骨转移

A. PSMA-PET/CT 显示 T_{12}～L_3 存在高摄取灶，提示转移（红箭）；B. MRI 识别出相同的 T_{12}～L_3 脊柱病变（红箭）

表 56-4　膀胱癌的类型

类　型	发生率（%）
移行细胞癌	＞90
鳞状细胞癌	5～10
移行和鳞状细胞癌混合	＜5
腺癌	2～3

（四）睾丸

虽然睾丸肿瘤在全人群中很罕见，但它却是15—35 岁年轻男性最常见的实体器官癌[107]。在95% 的患者中，源自睾丸的恶性肿瘤为生殖细胞肿瘤。睾丸肿瘤的骨转移发生率很低，这是由于该肿瘤有很高的治愈率，90% 的生殖细胞肿瘤患者可以通过手术或化疗治愈[108]。

血清肿瘤标志物、AFP、LDH[109]、hCG 可用于复发的诊断和随访。然而，监测过程中这些标志物（除骨标志物外）的升高并不能指明转移瘤的位置。当患者有骨受累的体征或症状时，应进行骨转移评估。因此，骨转移在分期或监测中不能以常规方法评估。MRI 已被证明在检测骨转移时更具灵敏度和特异度[110, 111]。然而，由于成本和可用性的限制，当怀疑存在骨转移时骨扫描仍然是第一选择。

FDG-PET 对检测睾丸癌具有很高的阴性预测

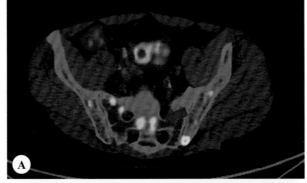

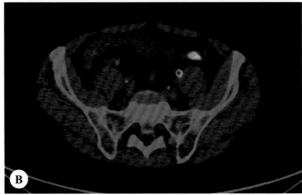

▲ 图 56-15　膀胱尿路上皮癌患者在卡介苗膀胱灌注后仍出现进展

如 FDG-PET（A，红箭）所示，该患者在 L_1、左髂后部和右坐骨发生骨转移。治疗后的 FDG-PET 显示了对化疗的反应（B）；在 L_1、左髂后或右坐骨中无异常摄取灶

值；然而，炎症或感染也可能在 FDG-PET 中被显示为阳性[112]。目前，虽然 PET 尚未常规用于睾丸癌骨转移灶的检查[106, 113]；但指南建议使用 PET 对化疗后精原细胞瘤患者进行随访[21]。

推 荐

- 检查内容
  - 病史和体格检查。
  - ALP 等肿瘤标志物。
  - 如果患者有骨转移的临床证据或 ALP 升高，则行骨扫描。
- 随访
  - 病史和体格检查。
  - 如怀疑骨转移，则行骨成像和 ALP 检查。
  - 精原细胞瘤患者化疗后可用 PET 进行随访。
- 展望
  - PET 作为单独的影像学检查。

（五）肾上腺和阴茎

肾上腺和阴茎恶性肿瘤骨转移的发生率较低，不对这些恶性肿瘤中的骨转移进行常规筛查。但当临床高度怀疑骨转移时，应进行相应检查，应使用与肾肿瘤类似的方案来评估骨转移。

推 荐

- 检查内容
  - 病史和体格检查。
  - 怀疑骨转移时，查骨标志物 ALP 和血钙。
  - 如果 ALP 升高或患者诉骨痛，行骨扫描。
  - 如计划行骨转移瘤切除，可考虑行全身 MRI 或 FDG-PET，以确认无其他骨转移病灶。
- 随访
  - 通常每 6 个月 1 次为期 2 年，然后每年 1 次为期 5 年。
  - 病史和体格检查。
  - 每次随访时复查 ALP。
  - 如果骨标志物升高或患者有骨转移的体征和症状，应行骨扫描。
- 展望
  - 同样，PET/CT 实施的应用还需要进一步的证据。

结论

在泌尿系统恶性肿瘤患者中检测是否存在骨转移将改变治疗计划，有骨转移时可以采取适当的措施来预防并发症和改善生活质量。临床评估、骨标志物、影像学检查和病理活检的应用可提高骨转移的检出率。是否应用这些检查取决于许多因素，如准确性、检查时间、检查费用和可实施性。

随着研究的进行，其他骨标志物和成像技术将取代目前的标准。PET/CT 和 WB-MRI 的优势是能够检查全身的内脏和骨转移。特别是在 PET 与 CT 相结合的情况下，它已被证明不仅可以检测和定位骨骼中的病变，还可以定位全身的病变，从而实现精确治疗。它可以单独应用，但需要进一步的证据来支持，并且需要解决其成本问题。

随着技术的不断发展，骨转移检出率正在提高，并且可以采取早期和适当的措施使患者获得更好的预后。

当前的建议如表 56-5 所示。

致谢

感谢 the Nuclear Medicine Department and the Centre for PET at Austin Hospital，Melbourne，Australia 提供的图像，以及 Dr. Alan Wong from the Austin Department of Pathology 协助拍摄病理图片。

恶性肿瘤	骨标志物	症　状	筛　查	随　访	未来展望
前列腺	ALP	PR，BS	BS，PSMA-PET	BS，PSMA-PET	PET
肾	ALP，血清钙	BS	—	如果有症状	PET
膀胱	ALP	BS	—	如果有症状	PET
睾丸	ALP	BS	—	如果有症状或精原细胞瘤患者化疗后	PET

表 56-5　总结用于评估泌尿系统恶性肿瘤骨转移的检查

ALP. 碱性磷酸酶；BS. 骨扫描；PET. 正电子发射断层扫描；PR. 平片；PSMA. 前列腺特异性膜抗原

Part C 骨 痛
Bone Pain

第57章 骨癌疼痛的发病机制及治疗
Mechanisms and management of bone cancer pain

Michael M. Chau   Denis R. Clohisy   著

林正君   吴彦霖   黎志宏   刘傥   译

要 点

- 骨癌疼痛是骨癌转移患者最常见的症状。
- 骨癌疼痛既有伤害性的，也有神经病理性的。
- 荷瘤骨持续性传入刺激诱导外周和中枢敏感化。
- 骨癌疼痛对许多用于急慢性疼痛的标准疗法具有抵抗性。
- 动物模型和临床试验已经进行了针对特定分子机制的治疗。

骨癌疼痛是骨转移癌患者最常见的症状，也是最难治疗的实体疼痛之一，骨癌疼痛程度与其对患者生活质量的影响成正比[1, 2]。癌症疼痛主要有两种类型：基线疼痛和突破性疼痛。基线疼痛通常被描述为隐隐作痛，自然情况下疼痛是持续性的，并随着疾病过程而进展。突破性疼痛最常与癌症骨转移有关，其特点是剧痛、间歇性和顽固性。运动引起的偶发疼痛是引起突破性疼痛的最常见原因，可在80%的晚期疾病患者中发现[3, 4]。对骨癌疼痛病理生理机制的深入理解和这种有害疾病的新治疗策略的发展在很大程度上归功于新的动物模型和近期的临床试验。

一、骨癌疼痛的机制

（一）骨癌疼痛的动物模型

包括溶骨性和成骨细胞骨转移的啮齿动物和犬类动物在内的动物模型，有助于阐明骨癌疼痛的病因。虽然每种模型在肿瘤类型、接种途径、宿主免疫能力和生物种类上都不同，但已经收集了大量关于骨癌疼痛的病理生理机制的信息[5-7]。归根结底，骨癌疼痛是一个多因素的过程，它是由癌骨内正常宿主和侵袭性肿瘤细胞之间的复杂相互作用启动的，这些细胞向外周和中枢神经系统发出反应信号。

（二）外周机制

骨膜、矿化骨和骨髓内的感觉神经纤维和交感神经纤维密集地支配着骨骼[8, 9]（图 57-1 和图 57-2）。在组织缺血和（或）损伤期间，伤害性疼痛开始于这些解剖位置，是受损细胞、邻近血管和神经末梢释放神经递质、细胞因子和生长因子的结果。伤害性信号在支配周围组织（如骨骼）的初级传入神经纤维水平上传递。骨癌疼痛也有一个神经病理成分，它继发于肿瘤生长，肿瘤生长直接破坏支配骨骼的神经纤维的远端，以及诱导感觉神经纤维和交感神经纤维的病理性萌发[10-13]。

大多数转移性骨骼恶性肿瘤在本质上是破坏性的，并产生溶骨区（骨破坏）。这主要是通过肿瘤部位破骨细胞的激活、募集和增殖来实现的[14-17]。破骨细胞已被证明在骨癌疼痛的发生和发展中起着关键作用。破骨活性是由成骨细胞表达的 RANKL、破骨前单核细胞表达的 RANK、成骨细胞和骨髓基质细胞表达的 OPG 之间的复杂相互作用介导的。RANK 和 RANKL 在荷瘤部位的表达增加。使用双膦酸盐或 RANKL 的可溶性诱导受体 OPG 选择性抑制破骨细胞，可抑制癌症诱导的骨溶解、癌性疼痛行为、周围和中枢敏感化的神经化学标志物[18-22]。

肿瘤来源的细胞因子、生长因子和多肽已被证明可以激活支配骨骼的初级传入神经纤维。前列腺素、IL、质子、缓激肽、趋化因子、TNF-α、

神经生长因子（never growth factor，NGF）和内皮素都是从肿瘤细胞或免疫系统释放的化学介质，已被证明能使神经末梢敏感[6, 23-25]。每个介质都有一个特殊的受体或通道，一旦激活，就会将化学物质转化为电信号[26]（图 57-3）。在骨癌疼痛

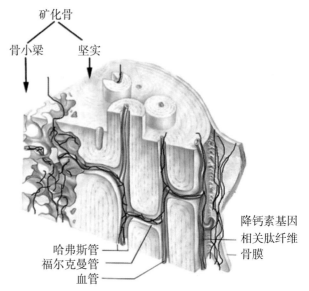

▲ 图 57-1　示意图显示骨膜、矿化骨和骨髓内的神经分布
在骨癌疼痛的不同阶段，这三种组织都可能被敏化［经 Elsevier 许可转载，引自 Mach D.B., Rogers S.D., Sabino M.C., Luger N.M., Schwei M.J., Pomonis J.D., Keyser C.P., Clohisy D.R., Adams D.J., O'Leary P., Mantyh P.W. Origins of skeletal pain: sensory and sympathetic innervation of the mouse femur. *Neuroscience* 2002;113:155-66. https://doi.org/10.1016/s0306-4522(02)00165-3.］

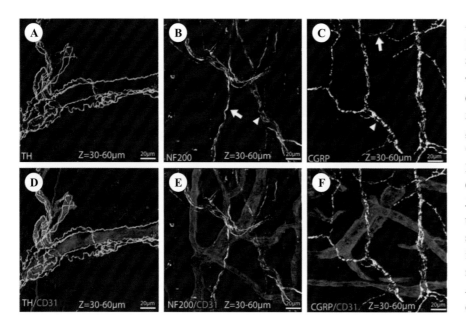

◀ 图 57-2　共聚焦显微镜观察小鼠股骨骨膜感觉神经纤维和交感神经纤维与血管的联系
TH[+] 交感神经纤维（A）围绕 CD31[+] 血管（D）形成紧密编织。相反，NF200[+]（B）和 CGRP[+]（C）感觉神经纤维与 CD31[+] 毛细血管不相关，分别见于 E 和 F［经 Elsevier 许可转载，引自 Martin C.D., Jimenez-Andrade J.M., Ghilardi J.R., Mantyh P.W. Organization of a unique net-like meshwork of CGRPþ sensory fibers in the mouse periosteum: implications for the generation and maintenance of bone fracture pain. *Neurosci Lett* 2007;427:148-52. https://doi.org/10.1016/j.neulet.2007.08.055.］

状态下，化学介质被释放，与引起疼痛转导的同源受体或通道结合。当持续的神经刺激导致兴奋阈值降低，神经末梢和感觉神经元的受体和（或）通道上调，或者先前沉默的痛觉受体重新聚集时，就会发生外周敏感化[11, 12, 27, 28]。

（三）中枢敏感化

中枢敏感化是指中枢神经系统神经元在面对持续的外周神经输入时的高度反应性。虽然这种情况也可能发生在丘脑和皮层，但研究主要集中在脊髓的背角[26]（图 57-3）。电生理和解剖学研究表明，背角神经元对持续疼痛刺激的活性和反应性发生了变化。中枢敏感化可导致两种主要的临床表现：超感痛症和痛觉过敏。超感痛症是指在正常情况下非伤害性刺激即可导致疼痛的情况。当伤害性刺激被认为比平时更痛或持续时间更长时，就会发生原发性痛觉过敏，而继发性痛觉过敏描述的是扩散到受影响部位以外的疼痛[29]。

持续的疼痛刺激无髓 C 纤维导致接受输入的脊髓神经元的活动性和反应性增加。这种增加的反应性只会持续很短的时间，被称为"上发条"[30]。持续刺激可导致那些与接收疼痛信号的神经元相邻但本身不接收疼痛信号的神经元的表型发生改变，中枢敏感化也会发生[31]（图 57-4）。通常，这些神经元接受的 Aβ 纤维的输入，不传递疼痛刺激，但一旦敏感化，这些神经元就能够传递非疼痛和疼痛信息。中枢敏感化部分由谷氨酸、P 物质、前列腺素和生长因子介导。相关受体或通道分别为 NMDA、NK-1、EP 和 TrkB。在中枢敏感化中，TRPV1 和钠通道据报道也被上调[32, 33]。

（四）外周和中枢神经系统的重组

动物研究表明，骨癌疼痛模型中存在伤害性感受器外周敏化[6, 11, 27]。在正常小鼠中，神经递质 P 物质是由伤害性感受器合成的，当对股骨施加有害的机械应力时，P 物质在脊髓中释放。反过来，P 物质结合并激活由部分脊髓神经元表达的 NK-1 受体，从而引发下游的疼痛反应。在患有骨癌的小鼠中，伤害性神经纤维的重组会导致痛觉超敏，在这种情况下，通常是非疼痛水平的机械应力会诱导终止于脊髓的初级传入纤维释放 P 物质[27]。

乳腺癌和前列腺癌转移的小鼠模型显示，感觉神经纤维和交感神经纤维有明显的局部萌芽，表现出独特的形态和高密度的纤维[10, 11]（图 57-5）。为

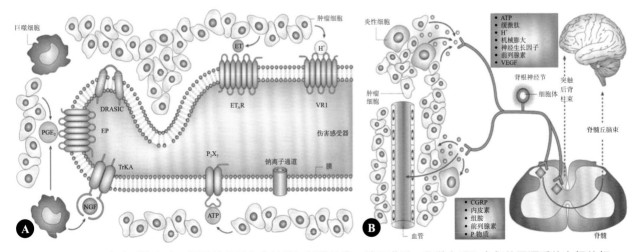

▲ 图 57-3　**A.** 表达受体和离子通道的外周伤害性神经纤维示意。神经递质、化学介质和它们的同源受体之间的相互作用导致痛觉传导和信号转导。**B.** 中枢神经系统对癌症引起的伤害性刺激的反应示意。肿瘤不仅由癌细胞组成，还包括炎症细胞和血管，通常与初级传入伤害性感受器相邻。癌细胞和炎性细胞释放多种分子来刺激或敏感化伤害性感受器。疼痛刺激是由伤害性感受器探测到的，伤害性感受器的胞体位于背根神经节，并被传递到脊髓中的神经元。然后信号通过脊髓丘脑和突触后背柱束上升到大脑

经 Elsevier 许可转载，引自 Mantyh P.W., Clohisy D.R., Koltzenburg M., Hunt S.P. Molecular mechanisms of cancer pain. *Nat Rev Cancer* 2002;2:201-9. https://doi.org/10.1038/nrc747.

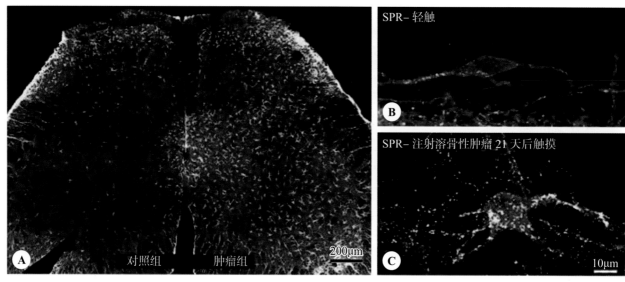

▲ 图 57-4　骨癌痛小鼠模型中中枢敏感化的表型变化

A. 股骨内注射溶骨性肿瘤后，同侧脊髓 L$_4$ 段星形胶质细胞和胶质纤维酸性蛋白染色（亮橙色）增多。B 和 C. 轻触的非伤害性刺激在股骨内注射溶骨性肿瘤 21 天后（C）诱导实验的肢体脊髓边缘神经元 P 物质受体（SPR）内化（亮橙色），但不诱导来自假注射肢体（B）的 SPR 内化（经 Elsevier 许可转载，引自 Clohisy D.R., Mantyh P.W. Bone cancer pain. *Cancer* 2003;97:866-73. https://doi.org/10.1002/cncr.11144.）

了评估这些伤害性纤维的驱动力，RT-PCR 分析显示，在引起疼痛的肿瘤周围的炎性细胞、免疫细胞和间质细胞中，NGF 表达上调[11]。在伤害性纤维萌发前给予局部抗 NGF 治疗可以阻止伤害性纤维的异位萌发和病理性重组，这表明预防性治疗可能是预防骨癌疼痛的一个重要方面[12]。

与周围神经的表型改变和敏化类似，骨癌疼痛的小鼠模型已经显示出脊髓节段广泛的神经化学重组，这些脊髓节段接受支配肿瘤骨骼的初级传入神经元的传入。肿瘤诱导的中枢敏感化的证据包括星形胶质细胞肥大和谷氨酸再摄取转运体表达减少，导致细胞外兴奋性神经递质水平增加，从而导致中枢神经系统内的兴奋性毒性[5]。神经细胞受体的过度激活导致神经元受损，这种病理过程导致神经病理性疼痛的发生[34]。

二、治疗策略

疼痛研究极大地提高了我们对急性和慢性疼痛机制的理解。针对涉及疼痛传递的关键分子机制，目前正在研究和开发新的药物作为潜在的选择性治疗方法。目前可用的药物，如阿片类药物和某些非阿片类药物佐剂，充满了不良反应，限制了它们的临床疗效，并干扰了患者的生活质量。现在的研究集中在外周和中枢神经系统中的特定受体或通道靶点上，目的是改善缓解疼痛和减少全身并发症。

（一）生长因子

NGF、胶质源性神经营养因子（glial-derived neurotrophic factor，GDNF）和脑源性神经生长因子（brain-derived growth factor，BDGF）等生长因子在神经细胞分化、成熟和可塑性中起重要作用，其相关受体表达在终止于脊髓的 C 纤维和 Aγ 纤维上。在慢性疼痛状态下，周围组织中 NGF 的水平升高以调节炎性和神经病理性疼痛。在动物模型中，抗 NGF 抗体通过阻断与外周或中枢神经系统敏化相关的伤害性刺激来减轻基线疼痛和突破性疼痛[11, 35]（图 57-6）。在乳腺癌、前列腺癌和肉瘤的骨癌疼痛模型中，抗 NGF 治疗被发现比静脉注射硫酸吗啡更有效地减少疼痛相关行为[35, 36]。一项评估抗 NGF 抗体 Tanezumab 对骨转移癌症患者疗效的 Ⅱ 期临床试验发现，与安慰剂相比，在 8 周内疼痛略有减轻。这一效果没有明显统计学意

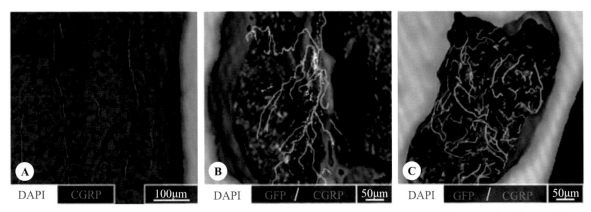

▲ 图 57-5　前列腺癌细胞诱导小鼠股骨感觉神经纤维的萌芽，高功率 CT 显示覆盖在共聚焦图像上。在这些图像中，**DAPI** 染色的细胞核呈蓝色，**GFP**⁺ 前列腺癌细胞呈绿色，**CGRP**⁺ 感觉神经纤维呈黄色 / 红色

A. 假股骨显示出神经出芽的对照水平，具有特征性的单纤维和线形形态；B 和 C. 随着 GFP⁺ 前列腺癌细胞的增殖，CGRP⁺ 感觉神经纤维发生明显的出芽，形成高分支（B）和高密度（C）的感觉神经纤维（经 Elsevier 许可转载，引自 Jimenez-Andrade J.M., Bloom A.P., Stake J.I., Mantyh W.G., Taylor R.N., Freeman K.T., Ghilardi J.R., Kuskowski M.A., Mantyh P.W. Pathological sprouting of adult nociceptors in chronic prostate cancer-induced bone pain. *J Neurosci* 2010;30:14649-56. https://doi.org/10.1523/JNEUROSCI. 3300-10.2010. ）

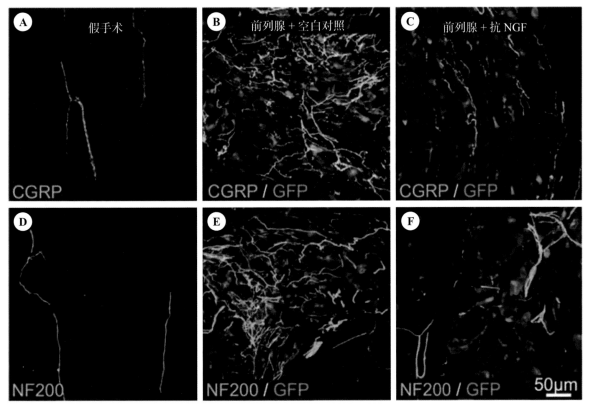

▲ 图 57-6　高功率 **CT** 显示叠加共聚焦图像显示，由转移性前列腺癌引起的小鼠股骨伤害性神经出芽的网状网络可被抗 **NGF** 治疗抑制。**CGRP**⁺ 和 **NF200**⁺ 神经纤维分别呈橙色和黄色，**GFP**⁺ 前列腺癌细胞呈绿色

假手术组小鼠由 CGRP⁺（A）和 NF200⁺（D）神经纤维正常支配。26 天后，转染 GFP 的前列腺癌细胞在骨中生长，可见明显的 CGRP⁺（B）和 NF200⁺（E）神经纤维出芽。抗 NGF 抗体治疗可预防 CGRP⁺（C）和 NF200⁺（F）神经纤维出芽（经 Elsevier 许可转载，引自 Jimenez-Andrade J.M., Bloom A.P., Stake J.I., Mantyh W.G., Taylor R.N., Freeman K.T., Ghilardi J.R., Kuskowski M.A., Mantyh P.W. Pathological sprouting of adult nociceptors in chronic prostate cancer-induced bone pain. J Neurosci 2010;30:14649-56. https://doi.org/10.1523/JNEUROSCI.3300-10.2010. ）

义，但在基线疼痛较高和基线阿片类药物使用量较低的患者中，疼痛的改善较为显著[37]。BDGF 参与中枢敏感化的调节。在周围神经病模型中，BDGF 在伤害性神经元中的表达增加。BDGF 能敏化 C 纤维的活性，导致痛觉过敏和异常性疼痛。抑制 BDGF 及其同源受体 TrkB 可以导致 C 纤维放电减少和疼痛行为减少[38, 39]。一项正在进行的临床试验（NCT03606915）正在评估 BDNF 作为疼痛控制治疗靶点的作用。GDNF 在感觉神经元和支持细胞的存活中起重要作用。在慢性疼痛动物模型中常见的神经病理性疼痛行为在应用 GDNF 后被预防或逆转。GDNF 的镇痛作用表现出很强的时间规律性，给药时机决定了治疗是保护性还是治疗性的[39, 40]。

（二）细胞因子

内皮素（endothelin，ET）是一类血管活性多肽家族，在多种肿瘤中表达，其表达水平似乎与疼痛严重程度相关。一组小无髓初级传入神经元表达 ET_A，提示 ET 可能通过直接敏化或兴奋伤害性感受器而导致癌症疼痛。将 ET 直接应用于外周神经诱导初级传入纤维的激活和疼痛特异性行为[41]。相反，选择性阻断 ET 受体可以防止骨癌疼痛相关行为和表明外周和中枢敏感化的脊髓改变[42, 43]。但一项涉及激素抵抗型前列腺癌患者的Ⅲ期临床试验评估了 ET_A 拮抗药齐博坦与单纯标准化疗相比的疗效，发现生活质量没有改善，疼痛进展也没有减少[44]。

（三）离子通道

TRPV1 通道家族位于无髓 C 纤维和脊髓伤害性神经元上，介导疼痛传递。TRPV1 通道可被毒热、辣椒素和酸激活。缺乏该通道的小鼠不能形成慢性疼痛状态，当口服或鞘内注射 TRPV1 拮抗药时，慢性疼痛明显减轻[23, 45, 46]。有趣的是，鞘内注射树脂毒素，即一种有效的辣椒素类似物，在犬骨癌模型中导致疼痛行为的减少和对小感觉神经元的选择性破坏[7]。在溶骨性骨癌部位，破骨细胞骨界面处的酸性微环境介导疼痛。驻留在骨骼内的 TRPV1 通道接收到的酸性信号被作为伤害性信号刺激细胞。TRPV1 拮抗药通过在这些信号通路中形成对激活的细胞内转录因子的分子阻断，作为一种抑制疼痛传递的方法[25, 45]。一项评估一种新的 TRPV1 拮抗药对辣椒素和 UV-B 诱导疼痛的人体试验表明其有潜在的止痛作用[47]。

（四）破骨细胞

破骨细胞在癌症引起的骨破坏和骨癌疼痛的病因中起着重要作用。双膦酸盐和地诺单抗治疗都可以减少骨吸收，是骨转移患者的标准治疗方案。在肺癌、乳腺癌和前列腺癌的临床试验中，这两种药物都证明了患者报告的生活质量的改善[21, 22, 48-50]。在关于预防乳腺癌、前列腺癌和其他实体肿瘤骨转移患者骨相关事件的几个随机临床试验中，对地舒单抗与唑来磷酸的疗效进行了评估。虽然这两种疗法都延迟或预防了骨骼相关的事件，但地舒单抗表现出非劣势或优势，以及疼痛程度的降低，较少转向阿片类药物的使用，并改善了生活质量[51-53]。目前，这两种药物都推荐用于实体瘤和骨转移伴或不伴疼痛的患者[54]。

三、结论与展望

骨癌疼痛是最难治疗的疼痛之一，对许多用于治疗急、慢性疼痛或继发于其他肿瘤的疼痛的标准治疗方案耐受。骨癌疼痛有伤害性和神经性两种类别，可以是持续性的，可以是自发和间歇性的，也可以是运动时的偶发疼痛。骨癌疼痛通常随着疾病的进展而演变，感觉神经纤维的持续传入刺激会导致外周和（或）中枢敏感化。了解骨癌疼痛的关键分子机制有助于开发靶向治疗，从而提高疗效并减少全身药物相关的不良反应。新的动物模型和最近的临床试验极大地促进了我们对骨癌疼痛的理解，并将进一步需要将新的发现从实验室转化到临床。

第 58 章　交感神经参与骨转移
Involvement of sympathetic nerves in bone metastasis

Florent Elefteriou　Preston Campbell　著

林正君　黎志宏　刘　偡　译

骨转移在乳腺癌和前列腺癌的晚期都很常见，在死于这两种疾病的患者中也是经常发现的。虽然乳腺癌转移到多种身体组织，包括骨、肺、肝、脑和淋巴结，但肿瘤细胞主要扩散到骨骼[1]。同样，几乎所有死于前列腺癌的患者都表现出一定程度的骨骼受累，通常是中轴骨骼的组成部分[2]。X 线和尸检显示 53%～88% 的乳腺癌和前列腺癌患者有骨转移[2-5]。此外，根据性别分析，乳腺癌和前列腺癌是美国所有非皮肤病癌症中发病率最高的，是与癌症相关死亡的第二大原因[6,7]。在骨转移定植后，乳腺癌和前列腺癌的治疗相对无效，目前还没有根治方法可以将这些癌症从骨中清除。

一、骨骼破坏的"恶性循环"

在骨骼内，通过肿瘤生长和骨破坏的前馈循环发生转移灶的生长和随后由增加的肿瘤负荷引发的骨溶解。在最初对这一过程的描述中，转移性乳腺癌细胞分泌越来越多的甲状旁腺激素相关蛋白（parathyroid hormone-related protein，PTHrP）到骨基质中，导致成骨细胞系细胞刺激 RANKL 的分泌。RANKL 作用于破骨细胞单核细胞前体，增加其分化、融合和吸收活性，允许释放、切割和激活基质嵌入的生长因子，包括 TGF-β。然后，这些活跃的生长因子刺激骨转移癌细胞促进其增殖，从而产生更多 PTHrP，进而延续这一循环[8]。

这一前馈循环最初由 G. Mundy 博士及其合作者描述，很好地解释了一旦肿瘤负担超过阈值时骨内发生的晚期溶骨事件。这项研究引起了双膦酸盐和最近的地诺单抗在临床上的应用，以减少骨溶解和减轻骨痛[9,10]。然而，很明显，这种方法是治标不治本的，并不针对潜在的疾病[11]。因此，有必要确定针对骨转移过程的治疗方法，防止骨转移灶在骨内形成或从休眠状态中苏醒，这一点仍然是当务之急。这是一项艰巨的任务，部分原因是现有临床前模型的局限性，以及在动物模型和患者中检测罕见转移细胞的困难。确定导致癌细胞存活和在骨骼中建立的关键早期转移事件的因素的一种策略是寻找促进远处器官癌症复发或降低转移性癌症患者存活率的共病。换句话说，来自观察临床数据的线索可能会让研究人员发现引发骨骼破坏恶性循环的因素和机制。

二、恶性循环的启动因素是什么

1 个多世纪前，Fuchs 和 Paget 在"种子和土壤"假说中提出了微环境对癌症转移的影响，即"栓子和接受栓子的组织之间的关系"[6,12]。这两位作者认为，恶性肿瘤扩散到远处并不完全是由血流决定的；癌症的"种子"需要肥沃的"土壤"，指的是决定转移成功的特定器官因素。每种类型的恶性肿瘤都有向特定器官转移的趋势。例如，前列腺癌和乳腺癌倾向于骨、肺和肝，而结肠癌经常转移到肝而不是骨。由于每种癌症都有自己的转移组织偏好，很明显，每种恶性肿瘤都有特定的特征，这些特征会导致癌细胞在特定的组织内定居或生长。不那么明显的是，每个组织都必须有一套允许肿瘤建立和生长的特征。绝大多数癌症研究都集中在开发药物来抑制原发和转移部位的癌症生长，在"种子"已经发芽后直接攻击它。然而，晚期疾病中的肿瘤细胞，通过无数的遗传和表观遗传变化，仍然顽固地抵抗治疗。一个更有效的策略可能是专注于了解"土壤"的肥力，以发现可能预防癌症建立、生长和转移的靶点和方法。

三、慢性应激降低乳腺癌患者生存率

自从 2000 年前希波克拉底首次创造了癌症的术语"karkinos"以来，情绪压力和抑郁就一直与恶性疾病联系在一起。他认为肿瘤形成的根本原因是情绪抑郁的积聚。这种将心理社会压力与癌症联系在一起的假说由来已久，但直到最近现代研究才证实了这种关系的本质。虽然长期的社会心理压力并不影响总体肿瘤发病率，但它与几种癌症患者的生存期缩短有关 [13, 14]。此外，多项体内研究表明，神经内分泌信号与肿瘤血管化、生长、侵袭和转移增加之间存在因果联系（见参考文献 [15]），其通过对肿瘤细胞的直接作用 [16, 17] 或通过对宿主基质的间接作用产生影响 [18, 19]。

临床抑郁症是一种复杂的神经功能障碍综合征，其特征是情绪、动力和精力下降，并伴有交感神经活动增加和副交感神经活动减退 [20, 21]。虽然临床抑郁症有很强的遗传基础，但应激性生活事件在这种疾病的发展过程中起着重要作用 [22]。事实上，慢性心理社会压力、敌意、恐惧和焦虑都会导致严重的抑郁和其他令人衰弱的情绪和压力障碍，如创伤后应激障碍（posttraumatic stress disorder，PTSD）[23-26]。情绪压力升高还会导致下丘脑上皮层肾上腺（hypothalamicepituitaryeadrenal，HPA）轴的激活，使皮质醇增多 [27]，这可能既会导致抑郁症 [28]，也增强了骨骼中的交感神经反应性 [28, 29]。因此一些研究人员假设存在与压力相关的神经内分泌循环，这些循环可能会加剧临床抑郁症的症状，并导致复发 [30]。严重抑郁和其他应激障碍的自主神经失调与多种临床疾病（从心血管疾病 [21, 31] 到癌症 [13]）的显著死亡率和共病有关。虽然经历慢性压力的乳腺癌患者存活率的降低与

骨转移的增加没有直接证据，但临床前的数据表明情况可能是这样的。

四、交感神经对骨微环境的影响

事实上，有强有力的证据表明，来自中枢神经系统的信号通过支配骨骼的外周交感神经元儿茶酚胺的释放，对成人的骨骼重塑产生重大影响 [32, 33]。骨神经支配最早是由法国解剖学家 M. Gros 在 19 世纪中叶发现，他展示了粗神经纤维进入大型哺乳动物的营养孔 [34]。由于在骨中处理神经在技术上存在困难，直到近 1 个世纪后，de Castro（1930 年）详细描述了骨髓质和骨皮质内有髓纤维和无髓纤维的结构，才出现了第一个关于骨神经支配的详细的组织学描述 [35]。从那时起，特定类型的感觉神经纤维和交感神经纤维（NF200、TRK A、PGP9.5、VIP、SP、NPY 等）在骨的不同间隔里被识别出来 [36-40]。髓腔内的大部分神经是血管周围的血管神经，是交感血管运动性传出纤维（TH、DBH 和 NPY 阳性），它们缠绕在血管上，控制骨髓中的血管血流动力学 [41]。感觉纤维也存在于小鼠的骨髓腔中，在那里参与发育过程中骨量的增加和骨骼对机械负荷的适应 [42-45]。骨膜神经主要为感觉神经，CGRP 和 P 物质均为阳性 [39, 46, 47]，虽然也存在自主的 TH 阳性纤维 [48, 49]，电子显微镜研究表明成骨细胞附近有神经纤维，但没有突触 [32, 50]，提示骨细胞中自主神经递质和神经肽的信号转导是非突触的，发生于血管神经或血液供应的溢出，可能涉及细胞间连接的通信。

交感神经系统（sympathetic nervous system，SNS）的激活导致儿茶酚胺释放到骨骼丰富的血管网络中，包括来自骨骼密集神经支配的去甲肾上腺素，或者来自肾上腺的肾上腺素。这些儿茶酚胺刺激成骨细胞系细胞上的 β 肾上腺素能受体（beta adrenergic receptor，βAR），导致骨髓微环境发生显著变化 [51, 52]。在受影响的骨中有炎症 [53]，造血干细胞运输 [54] 和骨吸收 [52]，所有这些都参与了骨转移和肿瘤进展的过程。此外，参与软组织转移的细胞因子在骨骼中表达，并受 βAR 信号的

影响[55]。例如，SDF1/CXCL12 显然与转移癌细胞归巢的机制有关[56]，包括乳腺癌和前列腺癌[57, 58]。除了在骨吸收和肿瘤诱导的骨溶解中的公认作用之外[8]，RANKL 也被认为是癌细胞运动的关键因素[59, 60]。βAR 信号也改变了造血细胞的稳态和它们在骨髓中的运输[54]，并可能影响癌细胞的免疫抑制反应[61, 62]。因此，心理因素引起的神经内分泌变化改变了骨髓环境的组成和动态变化，这样的模型支持骨中交感神经信号参与了骨转移和骨骼肿瘤生长过程。

五、慢性应激对骨转移的影响

交感神经信号与肿瘤转移和生长的关系是复杂的，依赖于肿瘤细胞和宿主基质中的信号。功能性 $β_2AR$ 在多种癌症中都有表达，包括胰腺癌、乳腺癌、肺癌、黑色素瘤、卵巢癌和前列腺癌。在乳腺癌中，$β_2AR$ 在 ER 阳性和 ER 阴性的乳腺癌细胞中都有表达，在三阴性的乳腺癌细胞中表达水平最高[63-65]。尽管儿茶酚胺抑制胰腺癌细胞的迁移，但已证实儿茶酚胺对卵巢和胰腺肿瘤细胞系的原发肿瘤生长和血管生成的直接刺激作用是通过 βAR 信号介导的[66]。在肺[67] 和前列腺癌细胞中[68]，去甲肾上腺素对肿瘤细胞生长有直接刺激作用。根据这些结果，Kamiya 等进行了一项仔细的研究。研究还表明，乳腺癌肿瘤特异性交感神经的去神经化抑制了肿瘤的生长，并下调了免疫检查点分子的表达[69]。在其他研究中，儿茶酚胺抑制人和小鼠乳腺癌细胞的增殖，但刺激迁移[17, 19, 70, 71]，并增加肺[17] 和骨[19] 的远端转移。在急性淋巴细胞性白血病的实验中，β 肾上腺素能信号促进了癌细胞在体内的生长，尽管它在体外并没有促进增殖[72]。这些结果的可变性可能源于许多原因，但总体上表明，SNS 信号既对肿瘤细胞产生直接作用，又对宿主基质细胞产生间接影响，从而影响肿瘤的生长和转移。

众所周知，成骨细胞 PTHrP 对 RANKL 的诱导在癌症引起的骨病中起着关键作用，在骨转移进展的后期阶段是骨破坏的主要原因[73]。与 PTHrP 信号一样，$β_2AR$ 激动剂在正常生理条件下也能有效地增加成骨细胞的 cAMP 水平和 RANKL 的表达，从而增加破骨细胞的数量和吸收[51, 74]。在转移性乳腺癌细胞存在的情况下，会增加肿瘤负担，破坏骨骼，加剧癌症引起的骨病[19]。儿茶酚胺对骨微环境的这种作用也与肿瘤负担较低的早期疾病有关。RANKL 被证明对肿瘤细胞的迁移起重要作用[75]。随后的研究表明，诱导 RANKL 在成骨细胞中的表达增加了乳腺癌细胞在体外的迁移和体内的骨定植[19]。这些数据表明，宿主成骨细胞中的 $β_2AR$ 信号有利于转移性乳腺癌细胞在骨骼中的建立或保留。$β_2AR$ 信号对乳腺癌细胞骨骼定植的刺激作用还包括成骨细胞释放额外的细胞因子，包括对于转移至关重要的炎症和血管生成细胞因子，如 IL-6、IL-1β、VEGF 和各种 MMP[16, 76-79]。

六、预防乳腺癌转移的 β 受体拮抗药

β 受体拮抗药与 ACE 抑制药、钙通道阻滞药、咪唑啉受体拮抗药和利尿药一起用于临床治疗高血压和减少脑血管事件。尽管大多数人体试验表明 β 受体拮抗药可能不会影响乳腺癌的发病率和肿瘤的发生[13, 80-82]，但来自诊断前接受 β 受体拮抗药治疗的患者的临床证据表明，β 受体拮抗药可以通过降低局部肿瘤侵袭和转移扩散的风险，最终提高患者的存活率，使得乳腺癌和其他癌症患者获益[65, 83-85]。例如，在 Barron 等的一项研究中，从诊断前一年开始使用选择性 βAR 拮抗药普萘洛尔的患者，可以观察到诊断时病情进展较慢和癌症特异性死亡率较低[86]。在 Powe 等的一项研究中，接受 β 受体拮抗药（主要是 $β_1AR$ 拮抗药）治疗的乳腺癌患者在转移发展和肿瘤复发方面显著减少，同时无病间隔更长，转移风险降低 57%，10 年后乳腺癌死亡率降低 71%[87]。在 MD Anderson 癌症中心的一项研究中，服用 $β_1$ 选择性 β 受体拮抗药的乳腺癌患者的无复发存活率在经过多次调整后增加，这表明了癌症特异性效应[88]。北加州凯撒永久癌症登记处研究发现，早期乳腺癌女性复发

的风险和乳腺癌特异性死亡的风险降低，尽管并不显著[89]。其他研究表明，β 受体拮抗药对肿瘤细胞活性和增殖有直接抑制作用[90, 91]。也有研究没有发现 β 受体拮抗药对乳腺癌复发、存活率或乳腺癌特异性和全因死亡率的有益影响[92-94]。有趣的是，在使用 β 受体拮抗药的患者中观察到与癌症相关的心理痛苦较少[95]。在大多数上述研究中，患者服用的是 β_1AR 选择性拮抗药，也有一些纳入患者服用的是非选择性 β_1/β_2AR 拮抗药。这与所有通过 β_2AR 证明儿茶酚胺或 βAR 激动药对乳腺癌细胞和间质有显著影响的临床前研究形成鲜明对比。尽管 β_1AR 选择性拮抗药的脱靶效应可能会抑制 β_2AR 信号转导，但目前还不清楚哪条肾上腺素能信号通路是预防和治疗乳腺癌转移的最佳靶点，目前基于接受广泛使用的 β_1AR 拮抗药的患者的研究可能低估了 β 受体拮抗药在提高无复发生存率方面的潜在益处。而乳腺癌细胞的 ER、PR 和 HER2 表达状态是否会影响它们对 β 受体拮抗药的反应是另一个有待研究的方面[88]。

七、对其他类型的实体癌和血癌的影响

同样清楚的是，远端器官（包括骨骼）的微环境对于确定这些细胞的组织趋向性和它们在转移部位的活动也很重要。在乳腺癌骨转移的情况下，神经源性儿茶酚胺似乎主要作用于宿主骨基质，特别是成骨细胞谱系，通过增加骨血管、内皮黏附特性、向骨微环境成骨细胞壁龛迁移，为转移癌细胞创造有利的环境。虽然大多数癌细胞表达 β_2AR，但儿茶酚胺通过肿瘤间质的这种间接作用方式表明，交感神经和自主神经改变对骨髓环境的影响可能与其他类型实体癌症的转移有关，包括前列腺癌[96, 97]、卵巢癌或黑色素瘤。与这一假设一致，β 受体拮抗药的使用与高危或转移性疾病患者诊断时前列腺癌特异性死亡率的降低有关[98-100]，以及延长黑色素瘤患者[101, 102]和卵巢癌患者的生存时间有关[103, 104]。

第59章　姑息性放疗对骨转移患者疼痛的控制

Pain control with palliative radiotherapy in patients with bone metastases

Fiona Lim　Srinivas Raman　Edward Chow　著

林正君　黎志宏　刘　傥　译

大约 50% 的癌症患者将在其疾病期间接受姑息性放疗[1]。骨转移在放射肿瘤学中仍然是一个值得关注的问题，70% 的骨转移瘤（BM）发生在中轴骨骼[2]。为了减轻肿瘤相关症状，放疗常被用于姑息治疗。放射治疗可以广泛地分为通过外照射（远程治疗）或通过放射源置入或插入身体表面、组织或腔体或肿瘤本身（近距离治疗）。最常见的放射治疗是外束放射治疗（external beam radiation therapy，EBRT），它利用的是线性加速器产生的高能 γ 射线或治疗机器头部内的放射性钴源发出的 X 线。EBRT 的应用，无论是在局部还是广泛的区域照射，将是本章的重点。

一、姑息性放射治疗的原则

放疗将治疗区域的癌细胞和非癌细胞暴露在电离辐射下，电离辐射可以穿透并对单个细胞造成损害。直接的 DNA 损伤以碱基缺失、DNA 单链和双链断裂的形式出现。间接损害发生在辐射电离水分子时，水分子产生自由基，进而损害 DNA。正常细胞和癌细胞都有修复自身 DNA 的能力；然而，癌细胞却没有正常细胞那么强的修复能力。将总辐射剂量分成若干小剂量（分割），可以使正常组织随着时间的推移而修复损伤[3, 4]。尽管在临床应用场景中，每天或每周给予不止一种治疗，但这种分割方法已经根据临床经验不断改进，以平衡正常组织修复和肿瘤细胞杀伤。辐射剂量以 Gy 为单位计量，1Gy 是指每千克物质吸收 1J 的能量。

为了减轻症状，肿瘤通常不需要完全根除[3]；因此，在姑息治疗中，通常使用低于根治性消融所需的剂量。这种低剂量的使用仍然能实现症状控制，并有几个优点：急性不良反应的风险被最小化，提高了患者的生活质量（quality of life，QOL）和治疗的接受度；可以使用较少分割的放疗，从而减少运输和住院需求；患者体位不适感降低；医疗资源被节约给其他患者；患者选择度过剩余的日子的机会相关成本也降低[3]。

二、缓解疼痛性骨转移的作用机制

至于缓解转移性骨病继发疼痛所需 EBRT 的确切剂量仍不确定；然而，肿瘤细胞的杀伤可能是一个重要的因素。快速反应、症状缓解与肿瘤消退之间较差的相关性，表明放疗对宿主疼痛机制的影响也可能是重要的。放射敏感的宿主细胞（即破骨细胞和巨噬细胞）可能被 RT 破坏，进而抑制骨破坏和疼痛的化学介质，如前列腺素。RT 干扰神经传递可破坏或耗尽疼痛信号的神经传递资源[5]。

三、疼痛监测

在无法治愈的癌症患者中，症状（包括疼痛）的频率、严重程度和影响差异很大，可能会影响患者的身体和社会功能感，以及他们的整体健康状况。BM 疼痛的临床评估可以通过三种方法之一实现：数值评定量表、视觉模拟量表和语言评定量表。虽然语言评定量表（即无、轻度、中度或严重）是最容易使用的，但这种量表相对其他量表的优势是值得怀疑的。

简明疼痛量表（brief pain inventory，BPI）是一种在癌症相关研究中常用的疼痛强度和功能干扰的测量方法[6]。由 Cleeland 和 Ryan 开发[7]，基于患者的评估工具通过三个维度评估过去 24h 内的疼痛：当前疼痛、平均疼痛和最严重疼痛。此外，还调查了功能干扰的七个指标：一般活动、正常工作、行走能力、情绪、睡眠、与他人的关系和生活享受[7]。BPI 的两个组成部分都采用了 11 分的评分标准，0 分表示没有疼痛 / 功能干扰，10 分表示最严重的疼痛 / 完全功能干扰。多项研究表明，最严重疼痛等级的强度与功能干扰有实质性的关联[6-12]。因此，患者最严重疼痛评分应用于评估整体放疗反应[6]。

专家对已开发的疼痛测量仪器进行了验证尝试，以努力推进癌症疼痛的临床管理和研究。此外，在评估部分缓解、完全缓解和疼痛进展方面缺乏普遍接受的终点，这阻碍了对姑息性放疗的总体疗效的详细评估。缓解率是终点的函数[13]，因此，仅根据所采用的数据解释方法，就可以得出不同的结论。具体来说，这导致了在姑息治疗设置中建立最佳剂量分级的障碍[13]。

2002 年，骨转移共识工作组介绍了用于姑息性放疗的评估痛苦反应的国际共识终点[13]，然后在 2012 年进行了更新[14]。建议在放疗结束后 1、2、3 个月评估疼痛反应。完全缓解被定义为放射部位疼痛评分为 0，并且每天口服吗啡等量（oral morphine equivalents，OMED）镇痛药用量没有同时增加。部分反应定义为以下情况之一。

• 在 0~10 级疼痛分级中，评分下降超过 2 分或 2 分以上，无镇痛药物使用的增加。

• 镇痛药物用量较基线降低 25% 及以上，并且疼痛未增加。

疼痛过程被定义为在镇痛药物用量稳定的情况下，相对基线水平，疼痛评分增加 2 分及以上，或者增加 25% 及以上的镇痛药物用量，而疼痛评分不变或增加[14]。

四、生活质量评估

对于因疼痛性无并发症的骨转移（uncomplicated bone metastasis，UBM）而接受放疗的患者，QOL 可能有助于建立合适的放疗方案。目前，有三个评估模块被广泛使用，并已被验证适用于评估骨转移患者的生活质量：欧洲研究和治疗组织骨转移患者癌症生活质量调查问卷（EORTC QLQ-BM22）[15-18]，骨转移患者生活质量调查问卷（BOMET-QOL）[19]，骨痛患者癌症治疗生活质量测量功能评估（FACT-BP）[20]。

EORTC QLQ-BM22 包括四个健康的分量表：疼痛部位、疼痛特征、功能干扰和心理社会方面。尽管 BM22 上的项目在问卷上显示为 22 个不相关的问题，但它们是根据评估的分量表进行分组的。所有项目都被格式化为问题，其中回答选项使用 Likert 式量表（包括 1~4）。连同核心的 EORTC QLQ-C30 问卷，BM22 为 52 道题（C30 的 30 道题，BM22 的 22 道题）。BM22 的回忆期为 7 天。

与 EORTC QLQ-BM22 相反，BOMET-QOL 的开发并没有与普通癌症问卷相结合的意图；相反，该模块的开发人员建议该评估工具与癌症特异性工具相结合。BOMET-QOL 包含 10 个项目，因此它本身比 BM22 内容精简。BOMET-QOL 采用 0~4Likert 式量表作为回答选项，和 BM22 一样，问卷的回忆期为过去 7 天。BOMET-QOL 上的所有问题都是不相关的，所有项目都以陈述的形式出现。与 BM22 不同的是，BOMET-QOL 中的项目不属于子量表。

FACT-BP 由三个不同的子量表组成：一般功能、生理功能和骨痛。当与普通癌症问卷（FACT-G）相结合时，QOL 评估有 43 个项目（27 个 FACT-G 项目和 16 个 FACT-BP 项目）。FACT-BP 使用包含 0~4Likert 式量表；问卷的回忆期为 7 天。问卷上只有一个项目是陈述，而其他 15 个项目以问题的形式构成。模块上的所有项目都是根据评估的子量表进行组织的。

两篇独立的文献综述比较了 BM22 和 FACT-

BP[21] 和 BOMET-QOL[22] 的开发和特点。这两篇著作都建议，工具的选择取决于调查的具体需要[21, 22]。未来，对骨转移患者可用的三种生活质量工具进行直接临床比较，将有助于在该患者群体中建立标准化的生活质量模块[21]。

五、局部区域放射治疗：临床证据

有越来越多的经验证据描述了不同剂量分割放疗用于 UBM 结果的随机对照试验[23, 24]。绝大多数已发表的 RCT 表明，单分割放疗对 UBM 的镇痛效果与多分割放疗相当[24]。20 多年来，这一主题一直存在争议，对第一批随机研究中的一项试验进行了两次分析，得出了不同的结论[26, 27]。直到 20 世纪 90 年代末，在四项 Meta 分析结果的支持下，几个大型、多中心、三期随机对照试验才开始产生更一致和具有结论性的数据[23, 24, 28-33]。

总的来说，迄今为止，无论采用何种剂量，通过放疗获得完全或部分疼痛缓解的患者比例均未发现差异[24, 28, 29, 32]。在生活质量、首次疼痛改善时间、完全疼痛缓解时间、疼痛进展时间、恶心、呕吐或脊髓压迫方面未发现显著差异[24, 28, 29, 33]。然而，在两项试验中，单分割组出现毒性的患者较少[32, 33]。例如，单分割组出现 2~4 级急性毒性的比例为 10%，而多分割组为 17%（P=0.002）[33]（表 59-2）。然而，病理性骨折的数据仍有争议。例如，在两份出版物中，接受单分割放疗的患者骨折率较高[26, 33]。然而，在另外两个病例中，多分割组的发病率较高[28, 30]（表 59-1）。

一篇 2018 年更新的 Meta 分析回顾了 26 项比较 UBM 患者单分割和多分割治疗方案的随机试验[24]。纳入的研究共有 3059 项随机分组到单分割组，另外 3040 项随机分组到多分割组。单分割放疗的总有效率为 61%，完全有效率为 23%。这些应答率与随机接受多分割放疗治疗的患者分别经历的 62% 和 24% 的应答率没有显著差异，因此证实了先前系统评价的结论。一般来说，在急性毒

表 59-1　来自选定随机对照试验和 Meta 分析的病理性骨折发生率					
实　验	剂　量	骨折率	剂　量	骨折率	P 值
RTOG7402[a]，1982	低	5%	高	8%	无 P 值
RTOG7402[b]，1982	5 次分割 20Gy	4%	15 次分割 40.5Gy	18%	P=0.02
BPTWP，1999	单分割 8Gy	2%	5 次分割 20Gy 或 10 次分割 30Gy	0.5%	无显著差异
Dutch，1999	单分割 8Gy	4%	6 次分割 24Gy	2%	P<0.05
RTOG，2005	单分割 8Gy	5%	10 次分割 30Gy	4%	无 P 值
TROG9605，2005	单分割 8Gy	4%	5 次分割 20Gy	4%	无显著差异
Scandinavian[c]，2006	单分割 8Gy	4%	10 次分割 30Gy	11%	无 P 值
Sze，2003[d]	单纯骨折	3%	复杂骨折	2%	P=0.03
Wu，2003[d, e]	单纯骨折	未汇集	复杂骨折	未汇集	不可评估
Chow，2007[d]	单纯骨折	3%	复杂骨折	3%	无显著差异
Foro Arnalot，2008	单分割 8Gy	未汇集	10 次分割 30Gy	未汇集	不可评估
Rich，2018	单纯骨折	4%	复杂骨折	3%	无显著差异

a. 多转移队列；b. 孤立转移队列；c. 不能仅参考治疗部位和根据报道的绝对数量计算的比例；d. Meta 分析；e. 由于试验的异质性，未合并

实 验	剂 量	毒 性	剂 量	毒 性	P 值
表 59-2 来自选定随机对照试验和 Meta 分析的毒性发生率					
RTOG7402，1982	低	未报道	高	未报道	不可评估
BPTWP，1999	单分割 8Gy	30%（呕吐）	5 次分割 20Gy 或 10 次分割 30Gy	32%（呕吐）	无显著差异
Dutch，1999	单分割 8Gy	未报道	6 次分割 24Gy	未报道	无显著差异
RTOG，2005	单分割 8Gy	2~4 级 10%	10 次分割 30Gy	2~4 级 17%	P=0.002
TROG9605，2005	单分割 8Gy	3 级 2%	5 次分割 20Gy	3 级 2%	无 P 值
Scandinavian，2006	单分割 8Gy	"较少" 1 个患者	10 次分割 30Gy	（更多的患者）	无 P 值
Sze，2003[b]	单纯骨折	"严重程度相似"	复杂骨折	"严重程度相似"	无 P 值
Wu，2003[b, c]	单纯骨折	未汇集	复杂骨折	未汇集	不可评估
Chow，2007[b]	单纯骨折	"大体相似"	复杂骨折	"大体相似"	不可评估
Foro Arnalot，2008	单分割 8Gy	急性中毒 12%	10 次分割 30Gy	急性中毒 18%	无显著差异
Rich，2018	单纯骨折	"一般没有区别"	复杂骨折	"一般没有区别"	不可评估

a. 未说明绝对数字；b. Meta 分析；c. 由于试验异质性，未合并

性、病理性骨折风险或脊髓压迫发生率方面没有发现差异。单分割放疗后骨折率为 4%，多分割放疗后骨折率为 3.0%（P=0.42）。

在多分割放疗的使用中，从随机数据或系统性回顾数据中没有记录到缓解疼痛的剂量反应。2017 年进行的系统评价包括 17 项研究，发现 5 次分割 2.5Gy 具有最高的总体反应，15 次分割 30Gy 具有更好的完全反应，而 2 次分割 20Gy 具有更好的部分反应。急性毒性和胃肠道毒性在不同的治疗方案中没有显著差异[25]。

仅在三项研究中研究了患者对放疗计划的偏好[34-36]。在一项研究中，参与者普遍认为医疗预约对身体要求很高，并将持续疼痛缓解和降低未来并发症的风险列为他们最优先考虑的事项[34]。便利性是公认的，但旅行距离和治疗的简洁性等因素被认为是总体生活质量和治疗效果的次要因素。假设结果相同，大多数患者倾向于单分割放疗。新加坡和加拿大的患者使用相同的患者偏好工具进行访谈，这显示了单分割放疗和多分割放疗之间的异同性[35, 36]。Shakespeare 等在新加坡进行的一项研究报道称，与单一治疗相比，85% 的

患者会选择延长疗程的放疗（6 次分割 24Gy），因为再治疗率较低，骨折风险较低；选择似乎并不取决于年龄、工作状态、原发癌部位、费用或疼痛评分[35]。相反，76% 的加拿大患者会选择单次 8Gy，而不是 1 周的放疗，因为这更方便[36]。老年患者和退休患者更有可能选择单分割放疗。上述三项研究中的差异可能部分由文化差异和决策辅助工具的差异解释[37]。所有研究的共同点是患者对治疗决策过程的高度接受和偏好，这突出了良好沟通和以患者为中心的护理的重要性。

尽管有大量随机证据和对患者明显的优势，但迄今为止，人们一直不愿意将单分割放疗计划作为全球标准实践。一篇文章回顾了 1988—2006 年发表的关于骨转移患者放疗处方模式的调查[37]。美国受访者对 10 次分割 30Gy 计划表示了压倒性的偏好，90%~100% 的放射肿瘤学家倾向于多分割而非单分割。大约 85% 的加拿大放射肿瘤学家首选多分割，最常见的剂量为 1 周内 5 次分割 20Gy。多分割放疗在英国、西欧、澳大利亚和新西兰、印度普遍使用；然而，这些国家肿瘤学家也在多达 42% 的病例中考虑单分割计划[37]。McDonald

等最近对国际惯例的审查也证实了类似的发现，单分割放疗比率存在 3%～75% 的巨大提升[38]。单分割放疗采用较少的情况最常见于美国，其流行率在社区为 4% 左右，在教学中心为 13.5%。北欧、西欧和加拿大不太愿意使用多分割放疗，在这些地区分别约有 20% 和 50% 的患者接受单分割治疗。

尽管如此，处方模式转变的迹象已经开始出现。2008 年，据报道，加拿大一家门诊放疗诊所增加了单分割放疗的使用[39]。2019 年的一项最新统计表明，加拿大一个学术中心具有较高的患者依从率，该中心 85.4% 的放疗计划是使用单分割放疗[40]，而文化仍然影响医生使用单分割放疗，如加拿大一个省五个区域癌症中心存在 25.5%～73.4% 的使用差异[41]。患者一般情况（ECOG）被发现是分割选择的最重要预测因子。在英国，2003 年进行的实践审计显示，最常见的姑息性放疗计划是单分割放疗[42]。瑞典、荷兰和斯堪的纳维亚放射肿瘤学家也修改了他们的治疗方案[33, 43, 44]。即使在美国，最近使用国家癌症数据库进行的评估也显示，单分割放疗 8Gy 的使用率也略有增加，从 2005 年的 3.4% 增加到 2011 年的 7.5%，尽管仍需进一步努力解决该问题[45]。

六、宽野放射治疗：临床证据

骨转移患者可能有多个疾病部位，这可能导致弥漫性症状。宽场或半体照射（hemibody irradiation，HBI）通常被用于身体的上半部分（颅底到髂骨嵴）或下半部分（髂骨嵴到足踝），总剂量分别为 6Gy 和 8Gy[46]。

单分割 HBI 已被证明能缓解 70% 和 80% 患者的疼痛[47-51]。Poulter 等报道了 499 例患者的随机试验结果，比较了单独局部放疗与局部放疗联合单分割 HBI。局部 RT 联合单分割 HBI 治疗组新发骨转移的概率较低（50% vs. 68%），1 年后需要进一步治疗的患者较少（60% vs. 76%）[52]。

在一项针对 156 例患者的随机试验中，Salazar 等研究了 HBI 剂量分级计划的选择[46]。在三个试验组中（5 次分割 15Gy 组在 1 周内，2 次分割 8Gy

组在 1 天内，4 次分割 12Gy 组在 2 天内），5 次分割 15Gy 不仅提供了同等的疼痛缓解，而且与其他方案相比，存活时间更长。

七、局部放疗的不良反应

姑息性放疗必须尽量减少不良反应。这可以通过在治疗肿瘤的同时限制周围正常组织的剂量来实现[3]。由于局部 EBRT 是一种局限的治疗方式，其好处和潜在的不良反应是局限在特定部位的，除了疲劳[4]。急性毒副反应在放疗后 90 天内出现，而晚期毒副反应则发生在这个时间点之后。

（一）疼痛发作

在对包括骨转移在内的治疗领域进行一个疗程的放疗后，可能会出现疼痛发作，在开始治疗的 1 周内症状会自行恶化[54, 59]。为了区分疼痛发作和疾病进展，疼痛评分和镇痛药摄入量通常必须在短暂增加后恢复到基线水平[54]。EBRT 后疼痛发作的发生率估计值为 2%～44%，报道的平均持续时间为 3 天[55-57]。据报道，大剂量单分割放疗后疼痛发作的患者比例高于完成多次小剂量单分割放疗后的患者比例[57]。

疼痛发作通常发生在放疗后的头几天。如果患者疼痛加剧，可以指导患者服用额外治疗突破性疼痛的镇痛药；然而，预防措施通常是首选。如 Hird 等所示，参与评估的 13 例患者中有 11 例明确表示，他们更喜欢预防疼痛发作，而不是使用额外的镇痛药[59]。

地塞米松是一种著名的辅助镇痛和抗炎药物，由于其半衰期较长（36～54h），可以对应放疗后疼痛发作发生率最高的时间段，因此是一种预防药物很好的选择[55-57]。两项 II 期研究报道，使用地塞米松可将放射诱发的疼痛发作总发生率从约 40% 降至 22%[58, 59]。此外，一项具有里程碑意义的加拿大 III 期 RCT 证实了地塞米松与安慰剂在预防放射诱发的疼痛发作方面的效果[60]。在这项研究中，共有 298 例患者被随机分配接受安慰剂或 5 天口服地塞米松每天 8mg，并在 0、1、2、3、4

天接受 8Gy 姑息性放疗，对患者在治疗后 10 天每天进行随访，共随访至治疗后 42 天。使用地塞米松显著降低了姑息性放疗前 10 天疼痛发作的风险，相对风险降低了 25%，相当于降低了可能的 NNT11 人。此外，在恶心、功能干扰和食欲方面的生活质量评分也有所改善。短期使用地塞米松是安全的，只有 3 例（2%）患者发生高血糖事件，所有患者都在门诊处理。因此，使用地塞米松预防应在减少疼痛发作的潜在益处和每个患者类固醇使用禁忌证的背景合并症之间进行平衡。

（二）放疗引起的恶心呕吐

放射治疗引起的恶心呕吐（radiotherapy-induced nausea and vomiting，RINV）是放疗常见的不良反应，40%~80% 的患者受其困扰[61]。为了减轻症状和改善生活质量，控制 RINV 尤为重要。最近的一项研究调查了接受姑息性放疗治疗骨转移的患者中 RINV 的发生率和时间[61]。共有 32 例患者记录了从放疗开始到治疗后 10 天的恶心和呕吐发作情况。每个患者在放疗的第 1 天都接受了 5-HT$_3$ 受体拮抗药的预防性治疗。尽管如此，恶心和呕吐在接受单次和多次放疗的患者中仍然常见，有低度至中度的致吐潜能。为了优化生活质量，姑息性放疗需要更好地控制 RINV。现在一般建议使用基于放疗方案、治疗区域和患者因素综合考虑的风险评估来开具止吐药物。各种国际指南，包括 MASCC/ESMO、ASCO 和 NCCN，建议对高呕吐危险组常规预防 5-HT$_3$ 受体拮抗药和地塞米松，而对最低至低呕吐危险组治疗性使用止吐药[62]。

（三）其他不良反应

骨转移患者的皮肤反应通常在放疗期间较小，并且仅在辐射区域中发生[4]。血液学不良反应通常是轻微和短暂的，但如果治疗入口较大、总剂量为中至高且包括相当大比例的骨髓区域，则可能会出现骨髓抑制，尤其是在接受过大量预处理的患者中[63]。吞咽困难、疼痛性黏膜炎和食管炎可能发生在头颈部或胸部治疗后，并通过饮食调整、口腔冲洗、抗真菌药物、镇痛药和细胞保护剂进

行治疗[4, 63]。如果放疗区域中含有大量小肠，则可能会发生放射性肠炎，表现为痉挛、大便频繁和松散，偶发出血[63]。治疗骨盆也可能导致短期腹泻，鉴于患者通常服用大剂量阿片类药物，腹泻的风险降低[64]。由于疾病而变弱的骨骼不会立即通过 EBRT 得到强化。据报道，多达 18% 的患者在放疗后发生骨折[26]（表 59-1）。

八、广域放射治疗的不良反应

广域或 HBI 放射治疗后，不良反应包括骨髓抑制、恶心、呕吐和腹泻。患者应预先给予静脉输液、止吐药和糖皮质激素；此外，应为患者提供镇痛药物以缓解疼痛[65-67]。上半身和下半身的序贯治疗需要 4~6 周的间隔时间来恢复骨髓抑制。肺毒性是有限的，只要肺剂量不超过 6Gy[67]。

九、术后放疗

传统上，术后放疗（postoperative radiotherapy，PORT）是基于抑制肿瘤生长和通过保持固定内植物的骨结构完整性以防止假体失稳的假设[68]。这种干预可以降低再骨折、疾病进展和内植物失败的风险；然而，其疗效仅在有限数量的研究中得到评估。Townsend 等在 1995 年发表的一项回顾性研究中回顾了 60 例患者中 64 例手术固定治疗骨转移引起的病理性骨折[69]。在 64 个评估部位中，35 个接受了术后放疗（S+RT），29 个接受了单独手术（SA）。相同部位的第二次翻修骨科手术更常见于 SA 组（26 例患者的 29 个部位中有 4 个部位，15%）和发生的平均时间在术后 12.5 个月（范围为 1.3~40 个月），而 S+RT 组在第一次手术后 21 个月只进行了一次额外手术（34 例患者的 35 个部位中有 1 个部位，2.9%）（P=0.035）。在多因素分析中发现，术后放疗只与无痛使用或常规使用肢体疼痛的治疗（P=0.02）、第 1 年功能改善（53% vs. 11.5%）（P<0.01）、总生存期（12.4 个月 vs. 3.3 个月，P=0.025）显著相关。作者的结论支持术后放疗。

然而，Van Geffen 等在 1997 年的一项研究中报道了相互矛盾的结果。对 116 例有 152 处即将

发生四肢骨折的患者进行了观察，其中只有 28% 的患者接受了术后放疗。在整个队列中，79% 的人恢复了行走能力，60% 的人不需要或偶尔使用镇痛药物。SA 组 21% 的患者报告了内植物失败或疾病进展等并发症，而 S+RT 组仅为 14%，虽然没有明显统计学意义（$P=0.3$）。与 Townsend 等的研究不同，上述研究没有报道再次手术的发生率。因此作者得出结论，无论术后放疗的实施与否，疼痛缓解或镇痛药物的使用均无显著差异[70]。

尽管术后放疗是常规的治疗手段，但 2016 年的一篇系统综述质疑缺乏足够的证据支持其疗效并将其作为手术固定患者的标准治疗方法的合理性[71]。

从现有文献来看，PORT 的最佳剂量仍然未知[72]。尽管如此，大多数放射肿瘤学家仍继续使用多分割放疗[64-72]。窗口通常包含整个内植物和边缘，在许多情况下，这将涉及整个骨的治疗。髓内钉治疗后，整段骨被认为存在播散风险。因此，整个手术视野和所有植入物都应包括在放射视野内。PORT 在手术伤口愈合后开始，需要 2~4 周时间[73]。

对于预后不良的患者，减轻疼痛可能比康复和运动更合理[68]。对于极度虚弱的患者，手术和 EBRT 可能都没有任何适应证。迫切需要前瞻性试验来指导技术和剂量分割计划的问题。

十、骨转移并发症

（一）病理性骨折

病理性骨折可能是骨转移疾病的第一个表现。一项对 1800 例患者的回顾报道，病理性骨折的发生率为 8%，其中 50% 是乳腺癌所致[74]。总的来说，大约 1% 的骨转移瘤骨折最常见的骨折部位是股骨颈。

（二）骨折与风险预测

将要骨折被定义为未处理的骨转移在正常生理应激下大概率发生骨折的事件。许多以股骨骨折为背景的研究中，试图根据临床和（或）放射学结果预测骨折风险[75-91]。长骨骨折的发生率已被发现与许多患者和肿瘤相关的因素有关（表 59-3）。

表 59-3　股骨即将发生骨折的手术指征	
参考文献	手术干预的指征
[68-70]	放疗期间或放疗后疼痛加剧，尤其是负重时
[68-70]	病变大小>25mm
[75]	病变大小>20mm
[68-70]	X 线上的溶骨外观
[68, 70, 72]	横向皮质破坏
[68, 72, 76]	中轴皮质破坏（目前）
[67, 77]	轴向皮质破坏>30mm[a]
[81]	轴向皮质破坏>38mm
[67, 68, 72, 75]	周边皮质破坏（目前）
[64, 69, 71, 74, 77, 79, 82]	周边皮质破坏（>50%）
[78]	周边皮质破坏（>60%）
[72]	继发于肺癌的任何大小的皮层病变
[66]	小转子撕脱骨折
[73, 75, 78]	任何近端病变
[73]	弥漫性斑驳病灶
[75]	增加体重和活动
[77]	转移灶宽度 / 骨宽度比>0.6
[81]	转移灶宽度 / 骨宽度比>0.9
[64]	总体健康状况足以耐受手术，剩余骨骼足以支撑手术结构
[64]	预期寿命>1 个月（负重骨）
[64]	预期寿命>3 个月（负重骨）

a. 除了股骨颈病变，轴向皮质破坏>13mm 被认为是显著的

最著名的评分系统 Mirels 标准对非骨科医生指导长骨转移患者的转诊很有帮助[87]。基于 78 例病例，Mirels 设计了一套系统来对病灶部位、疼痛类型、病灶大小和影像学表现进行分级（表 59-4）。每个因素的得分都是 0~3 分。总分<7 分，骨折风险<5%；对于这些病例，非手术治疗是合适的。

对于评分为 9 分或更高的患者，骨折几乎是不可避免的，应进行固定。评分为 8 分的病变为中度，骨折风险为 15%；这些类型的损害应在评估个人情况的基础上进行。然而，Damron 等认为这种分类具有较高的假阳性率，特异度仅为 35%[92]。

表 59-4 Mirels 骨折风险预测标准			
变 量	分 数		
	1 分	2 分	3 分
位置	上肢	下肢	股骨转子周围
疼痛	温和	中等	功能
病灶	成骨	混合	溶骨
大小	<1/3	1/3～2/3	>2/3

类似的是，有一种评分系统，即脊柱不稳定肿瘤评分（spinal instability neoplastic score，SINS），已被开发用于解决脊柱转移的问题。SINS 的效度和信度是通过 Fourney 等的研究确定的[93]。在这项研究中，使用 SINS 将 30 例脊柱肿瘤患者的临床和影像学资料分为稳定型、潜在不稳定型和不稳定型。本研究得出，SINS 对潜在不稳定和不稳定病变的灵敏度和特异度分别为 95.7% 和 79.5%。此外，在确定稳定性的三个相关类别时，观察者间和观察者内都有很高的可靠性[93]。

一项随机的荷兰骨转移研究旨在确定单分割 8Gy 和 6 次分割 24Gy 的缓解效果[76]。一般而言，单分割放疗患者比多分割放疗患者发生病理性骨折的概率更高，骨折的中位时间为 7 周（单分割放疗）和 20 周（多分割放疗）。在预处理 X 线上，轴向皮质受累量是骨折的唯一预测参数。由于 25% 的骨折发生率，作者建议对轴向皮质累及长度为 >30mm 的股骨转移瘤进行预防性手术治疗。虽然单分割 8Gy 治疗后发生更多骨折，但作者无法证明治疗方案的选择具有预测性[76]。

对于即将发生或已发生的病理性骨折，预防性固定后再进行术后放疗的主要好处是减少病变部位的疼痛，并使放疗过程更容易[73]。然而，考虑到预估的最小预期寿命为 6～12 周，相当一部分患者要么拒绝手术治疗，要么不适合手术治疗。此外，患者必须有合理的功能储备，可控制的并发症，以及足够的剩余骨来支持任何植入物[73]。

对于那些未对即将发生或已有的病理性骨折进行手术固定的患者，单纯放疗可能是一个理想的选择。然而，骨稳定性的恢复和再矿化需要几周到几个月的时间[63]。此外，由于在放射治疗期间骨折的风险增加，在此期间需要使用设备来减少病变的解剖学应力，包括拐杖、吊带或助行器。对于即将发生或已发生的病理性骨折的患者，建议进行多次 EBRT 治疗[76]。

（三）恶性脊髓压迫

恶性脊髓压迫（malignant spinal cord compression，MSCC）是转移性癌症最可怕的并发症之一。如果不及时治疗，该并发症可发展为极度疼痛、瘫痪、感觉丧失和括约肌控制丧失[94]。如果没有禁忌，对于怀疑或证实有 MSCC 的神经功能缺损患者，推荐 8～10mg 负荷剂量，然后每天 16mg 或同等剂量地塞米松。对于任何评分高、预后良好的患者，可考虑给予高达 100mg 的丸剂和每天 96mg 的维持治疗[94]。

MSCC 的治疗方法因患者的病情而异。对于预后良好的患者（如脊髓转移灶单发或少数，内脏转移灶小或无转移，神经功能损害小），应考虑减压手术后 14 天行放疗，此时神经功能恢复和生存率较好[94]。对于预后良好但不能手术的患者，应考虑 10 次分割 30Gy 放疗，以达到更好的局部控制[95, 96]。在进行这些治疗的同时，应指导所有患者接受地塞米松治疗。反之，对于预后不良的患者，建议单分割 8Gy 放疗。研究发现，与 2 次分割 16Gy[97]、单分割 8Gy[98] 相比，延长疗程（10 次分割 30Gy）不能改善下床率、下床时间、膀胱功能、疼痛反应、区域内器官衰竭，也不能改善总生存率。

（四）神经性疼痛

神经性疼痛被定义为由神经系统原发病变或其他功能障碍引起的疼痛[99]。骨转移相关的神经性疼痛很难有效治疗，因为通常认为标准镇痛药物对其没有预期的反应[100]。典型症状包括皮肤分布的自发性疼痛、感觉改变（感觉减退或感觉过敏）和异位疼痛(非伤害性刺激引起的疼痛)[101, 102]。治疗肿瘤相关神经损伤的两种主要方法是控制基础疾病和使用治疗伴随症状的措施。Roos 等在唯一的该类型的随机对照试验中，对 245 例引起神经性疼痛的脑脊柱炎患者进行了单分割 8Gy 与 5 次分割 20Gy 的比较[53]；基于他们的发现，由于在数值上更高的反应率（61% vs. 53%），作者建议将 5 次分割 20Gy 作为标准治疗方案。

十一、再放射治疗

随着系统疗法的进步提高了转移性患者的预期寿命，越来越多的患者超过了他们最初的姑息性放疗所提供的受益时间。对这些患者来说，对以前治疗过的部位进行再放射治疗是一个可行的选择。在其他治疗方式（如手术或化疗）无效或不符合适应证的临床情况下，可以进行再放射治疗[103]。大量的文献已经报道关于在同一时间对同一位置重复照射的病例。有三种情况下可以考虑再放射治疗；然而，目前尚不清楚这三种情况对再治疗的反应是否相似。

• 患者在初始放疗后疼痛无缓解或进展。

• 患者在首次放疗后出现部分反应，但希望通过进一步治疗获得更大的反应。

• 患者在首次放疗后出现部分或完全缓解，但随后疼痛复发。

由于组织的耐受性有限，许多肿瘤放射医生不愿在患者接受超过 30Gy 的治疗后开具第二个疗程的处方[62, 104]。再治疗的考虑应推迟到初次放疗后 4~6 周，以便充分评估第一个疗程的反应，并解决任何疼痛发作[63]。

在骨转移 RCT 临床试验中，再次放疗由治疗医师自行决定，这些医师对最初接受的放疗并不

盲目。在 2007 年和 2018 年的两项系统综述中，单分割放疗组的再治疗率为 20%，而多分割放疗组为 8%（$P<0.0001$）[23, 24]（表 59-5）。Huisman 等的一项 Meta 分析确定，约 20% 的最初接受治疗的患者接受了再次治疗，58% 的患者在再次治疗后出现了总体疼痛反应[105]。完全缓解率为 16%~28%，部分缓解率为 28%~45%。本研究中报道毒性的病例较少，其中报道的毒性包括低度恶心、呕吐、疲劳和腹泻。总的来说，Huisman 等的结论是，再照射对大多数患者是有效的。

2014 年，加拿大国家癌症研究所（National Cancer Institute of Canada，NCIC）发表了一项大型随机研究[106]。该研究将接受再照射的患者随机分为两组，一组单分割 8Gy 放疗，另一组 5 次分割 20Gy 的多次治疗(如果部位为脊柱，则为 8 次)。来自全世界 92 个中心的 425 例患者被随机抽取。研究者证明，对于需要再次照射治疗疼痛性骨转移的患者，单分割并不低于多分割（总体缓解率为 28% vs. 32%；差异 4%，非劣效边际为 10%，$P=0.21$）；然而，对于每个方案的敏感性分析，结果并不稳定。多分割放疗患者的食欲下降（$P=0.01$）、呕吐（$P=0.001$）、腹泻（$P=0.02$）和皮肤发红（$P=0.002$）更多。对于对照射有反应的患者，他们的生活质量更好，与疼痛相关的功能干扰更少[107]。结论是，当进行选择时，应在疼痛反应和急性毒性之间进行权衡。

十二、成本高效益

大多数研究表明，与其他姑息性治疗相比，放疗具有良好的成本高效益。从资源的角度来看，在治疗 UBM 引起的疼痛时，应该始终考虑单分割放疗或短期放疗。

一项前瞻性的成本效用分析在荷兰随机试验中进行，比较单分割 8Gy 和 6 次分割 24Gy，在 1999 年两个研究组报道了等效的症状缓解。考虑到估计的质量调整生命年，包括再治疗的影响，单分割放疗比多分割放疗多提供了 1.7 个质量调整周，并节省了 1753 美元[108]。

表 59-5 随机对照试验和 Meta 分析的再次照射发生率

实　验	剂　量	再次照射发生率	剂　量	再次放疗发生率	P 值
RTOG7402，1982	较低剂量	未报道	较高剂量	未报道	n/a
BPTWP，1999	单分割 8Gy	23%	5 次分割 20Gy 或 10 次分割 30Gy	10%	P＜0.001
Dutch，1999	单分割 8Gy	25%	6 次分割 24Gy	7%	P 值无价值
RTOG，2005	单分割 8Gy	18%	10 次分割 30Gy	9%	P＜0.001
TROG9605，2005	单分割 8Gy	29%	5 次分割 20Gy	24%	P=0.41
Scandinavian，2006[a]	单分割 8Gy	16%	10 次分割 30Gy	4%	无 P 值
Sze，2003[b]	单分割	22%	多次分割	7%	P＜0.0001
Wu，2003[b, c]	单分割	未合并	多次分割	未合并	n/a
Chow，2007[b]	单分割	20%	多次分割	8%	P＜0.0001
Foro Arnalot，2008	单分割 8Gy	28%	单分割 30Gy	2%	P=0.001
Rich，2018	单分割	20%	多次分割	8%	P＜0.00001

n/a. 不能评估

a. 根据论文中报道的数据计算得出的比例；b. Meta 分析；c. 由于试验异质性，未合并

十三、其他治疗方式及其与体外放射治疗的结合

随着微创手术、创新放射药物、新一代双膦酸盐和系统疗法的进展，人们正在探索新的模式组合，以获得附加或协同效应，改善骨转移治疗的临床结果。

（一）放疗和微创手术技术

经皮椎体成形术（percutaneous vertebroplasty，PVP）和后凸成形术（percutaneous kyphoplasty，PKP）是微创手术技术，用于由于医学共病、多节段疾病或严重神经功能缺损而不适合进行侵入性脊柱手术患者的稳定性恢复[109]。两者都涉及经皮针在静脉镇静作用下置入椎体。放射指引下经椎弓根旁或经椎弓根入路注射不透放射的 PMMA。这两种方法的区别在于是否在为 PMMA 创建或扩大空腔之前使用球囊；球囊扩张用于 PKP，但不用于 PVP。

通常，疼痛缓解是早期出现且显著的。Weill 发现，在接受椎体成形术的 37 例患者中，73% 的患者在 6 个月后疼痛立即缓解；但有 3 例发生骨水泥外渗[110]。在转移性疾病中，并发症发生率约为 10%[111]。Chen 等的一项研究分析了 2009 年 4 月—2014 年 6 月 282 例患者 PKP 的疗效。在这篇综述中，无论是在术后 24h 还是术后至少 1 年内，PKP 显著减少了疼痛模拟量表测量的疼痛，它还改善了表现状态和生活质量[112]。

手术通常是安全的，10 例患者由于皮质缺损而发生椎旁骨水泥外渗，但没有脊髓压迫或肺栓塞。此外，PVP 尤其被用于挽救 EBRT 后经历疼痛进展的患者[113]。

（二）立体定向放射治疗

立体定向放射治疗（stereotactic body radiotherapy，SBRT）在骨转移的治疗中越来越常见，它涉及使用高剂量、高精度的放疗来实现单分割或少量分割（通常为 5 或更少）。一项 II 期随机试验表明，在非脊柱骨转移患者中，与多分割放疗相比，SBRT 在 2 周、3 个月和 9 个月后有更多

的疼痛反应[114]。而对于脊柱转移的患者，一项对 31 项应用 SBRT 研究的系统综述表明其总体局部控制率为 90%，并且与 SBRT 相关的任何并发症都是自限性和轻度的[115]。2019 年一项更新的系统综述也显示了类似的疗效，局部控制率超过 80%，部分缓解率超过 75%，主要是低级别毒性[116]。2019 年，Ryu 等报道了一项大规模Ⅲ期随机研究，将 SRS/SBRT 16Gy 或 18Gy 在 1 次分割内施加在受累脊柱节段，以及将 EBRT 8Gy 在 1 次分割内施加于受累脊柱节段，包括在该节段水平以上和以下一个脊柱节段，两者进行比较。共纳入 353 例患者，从患者角度来看，SRS/SBRT 与 EBRT 相比，在 3 个月时疼痛控制没有改善[117]。尽管 SBRT 似乎是骨转移的有效治疗方法，但仍可能存在相关并发症，如椎体压缩骨折。一项回顾性研究发现，在接受脊柱 SBRT 治疗的患者中，有 11% 的患者随后出现骨折[118]，而另一项研究的骨折发生率为 39%[119]。SBRT 也有较高的疼痛发作率，一项研究确定 66% 的患者经历了疼痛发作，最常见的是在治疗后的第 1 天[120]。该研究还注意到，SBRT 前服用类固醇的患者则没有疼痛发作。

（三）放疗和放射性药物

寻骨放射性药物或放射性核素有几种作用机制：直接替代羟基磷灰石矿物中的稳定类似物，或者与骨形成不溶性盐[121]。在新的活性骨形成的情况下，放射性药物的吸收更大，如在成骨细胞转移的区域。这些药物虽然是全身给药，但具有局部效应，因为辐射粒子的平均范围为 0.2～3.0mm。因此，周围的正常组织相对损伤较少，这是一个优势，同时可以缓解疼痛骨转移多个部位的疼痛。

在镇痛方面，两种药物似乎没有区别，并且每种药物在不同的癌症类型中都同样有效，没有剂量反应的证据[121, 122]。关于 89Sr 和 153Sm-EDTMP 的随机研究表明，均控制了疼痛，减少了镇痛药消耗。给药后通常需要 2～3 周的反应。有效率为 55%～95%，并且有 5%～20% 的患者完全缓解。

疼痛缓解的平均持续时间估计为 3～6 个月。就不良反应而言，大约 10% 的患者会出现眩晕反应。特定患者的骨髓抑制程度无法可靠估计，但通常为 2 级或以下，具有自限性，恢复时间为 8～12 周。然而，适用标准相当严格，在即将发生或已确定的病理性骨折、脊髓或神经根受压的情况下，不能使用放射性核素[123]。由于成本和可用性，临床应用可能比证据所表明的更为有限。

一些研究表明，放射性核素与放射治疗相结合可获得更加明显的改善结果。一项跨加拿大多中心研究发现，40% 的使用了 Sr 的患者在 3 个月时没有疼痛，而安慰剂患者的这一比例为 23%[124]。在 89Sr 组中，生活质量、疼痛缓解和体力活动改善也显著优于对照组，并且血液学毒性是可接受的。然而，挪威的一项随机试验报道，在局部放疗中添加 89Sr 在缓解疼痛方面没有优势[125]。

Quilty 及其同事将放射性核素与局部 EBRT 及 HBI 进行了比较[67]。共有 284 例转移性前列腺癌和疼痛性 BM 患者被随机分为局部区域 RT、HBI 或 89Sr。HBI 缓解了 64% 的疼痛，而 89Sr 组为 66%，局部 RT 组为 61%。与单纯 HBI 或局部放疗相比，89Sr 治疗后报道新的疼痛转移部位的患者较少。223Ra 是另一种寻骨剂，其临床疗效已被研究，主要用于转移性前列腺癌[126]。223Ra 是一种靶向 α 发射源，可产生局部辐射区，在癌变组织中诱导双链 DNA 断裂，而对健康组织的影响最小。在 Parker 等的一项Ⅱ期研究中，他们的 122 例前列腺癌骨转移患者样本显示 223Ra 具有良好的耐受性[127]。

在一项Ⅲ期双盲随机对照试验中，223Ra 的中位总生存获益从 2.8 个月增加到 3.6 个月，风险比为 0.695。本研究的结论是，223Ra 是一种有效的治疗方法，可以提高 SRE 的总生存率和首次 SRE 的时间[128]。

（四）局部放射治疗、半体放射治疗和放射性核素：对比

HBI 和放射性核素缓解疼痛的效果相当；然而，HBI 能更快地缓解疼痛[46]。全身放射性核素

治疗的优点是同时针对所有骨性病变，并只需在门诊给予单次注射。HBI 影响骨和骨外肿瘤，而 ^{89}Sr 只影响有足够放射性同位素摄取的骨转移瘤。两者都与暂时性骨髓抑制有关，但在 HBI 中，急性胃肠道毒性更严重，并增加了对内脏结构晚期毒性的风险。放射性核素被推荐用于母细胞癌患者，患者两侧膈肌疼痛，常规镇痛药不能充分控制，并且局部 EBRT 或 HBI 的多个部位可能导致无法接受的毒性。对于非放射性核素候选的弥漫性骨溶解性疾病患者，HBI 是一种有效的治疗选择。

（五）系统性治疗

系统治疗可以针对肿瘤本身（如传统化疗），或者直接阻断肿瘤产物对宿主细胞的作用。在某些情况下，系统治疗已被证明可以改善骨转移患者的疼痛、生活质量和延长生存时间[129]。也可以考虑对化疗敏感的肿瘤引起的骨病变进行化疗治疗。然而，反应几乎总是部分的，持续时间中位数为 9～12 个月。在更耐药的实体肿瘤，全身治疗的好处则是有限的。此外，化疗对广泛骨髓疾病的患者可能存在危险，特别是如果大剂量治疗的话。放疗与化疗联合治疗是否能改善症状尚不清楚，骨转移患者的疗效尚未研究。激素反应性癌症患者的症状通常会有所缓解，平均缓解时间为 15～24 个月。

（六）放疗和骨修饰剂

双膦酸盐是焦磷酸盐的类似物，能与暴露的骨矿结合。在骨吸收过程中，它们被破骨细胞内化，随后导致细胞死亡，防止进一步的骨溶解。在过去的 10 年里，双膦酸盐已经成为系统治疗的一种有价值的辅助方法，成为乳腺癌或多发性骨髓瘤患者的标准护理。

在最近一项针对乳腺癌患者的研究中，研究人员将不同的双膦酸盐与安慰剂进行了比较，并将不同双膦酸盐之间进行相互比较[130]。研究表明，与安慰剂相比，双膦酸盐可以降低 15% 的骨相关事件（SRE）风险。静脉滴注唑来磷酸和静脉滴注帕米磷酸的比较显示了相同的疗效。然而，皮下地诺单抗被证明在降低 SRE 率方面更有效。最新开发的双膦酸盐也可以获得生活质量的改善。早期双膦酸盐治疗并不能显著降低骨转移的发生率。

新的双膦酸盐疗法含氮，通过抑制 FPP 合酶影响破骨细胞活性。这些药物的引入，如帕米磷酸、伊班膦酸和唑来膦酸，大大提高了治疗活性。这些治疗方法在大量骨转移患者中被证明是有效的。Costa 和 Major 的一项研究确定，唑来膦酸在异质性癌症患者队列中具有最广泛的临床效用，并证明在乳腺癌和前列腺癌患者中优于帕米膦酸[131]。

地诺单抗是一种 RANKL 的人单克隆抗体。在一项对乳腺癌患者的研究中，地诺单抗与唑来膦酸在测试 SRE 的预防和推迟方面进行了比较。地诺单抗在延迟第一次 SRE 和后续 SRE 的时间方面优于唑来膦酸[132]。然而，在另一项针对晚期癌症患者的研究中，排除了原发乳腺癌或前列腺癌患者，结果显示地诺单抗在延迟首次 SRE 的时间方面并不优于唑来膦酸[133]。

十四、结论与展望

随着缓解骨转移后疼痛的治疗方式越来越多，对患者进行多学科评估的方法从未像现在这样重要，以获得最适合个人的管理计划。临床经验和已发表的文献支持 EBRT 作为一种耐受性良好的治疗方式，能够减轻疼痛和治疗骨转移并发症的持续作用。广域放疗、HBI 和放射性核素对弥漫性疾病的益处都超过局部放疗，但有更大的潜在发病率。放射药物作为放射治疗佐剂的进一步研究也将有助于进一步阐明这些患者的最佳治疗方法。无并发症骨转移患者应采用短程放疗，其疗效与多次治疗相同，并且成本效益更高。SBRT 的作用仍处于研究阶段，与 EBRT 相比，支持其使用的前瞻性数据存在冲突；目前仍在等待正在进行的临床试验的进一步结果。

第 60 章　骨转移患者的姑息治疗
Palliative care for patients with bone metastases

Virginia Morillo Macías　Teresa Piquer Camañes　Carlos Ferrer Albiach　著

曾　劲　黎志宏　刘　傥　译

一、姑息治疗的定义

1990 年，WHO 将姑息治疗定义为对晚期或进展期疾病患者的积极和整体护理，包括疼痛和其他症状的治疗；它还包括可治愈疾病的发展过程的某些方面[1]。然而，直到 2001 年才强调需要从诊断时就纳入这种类型的护理，并在整个疾病过程中增加其频率和强度，直到其最终结果[2, 3]。

美国临床肿瘤学会（American Society of Clinical Oncology，ASCO）强调了姑息治疗的重要性，因为它可以早期识别症状，因此有助于提高患者的生活质量及其满意度，同时也减轻了护理人员的负担[4]。充分的姑息治疗干预措施必须易于管理、无创、对症状长期控制的可能性高、最大限度地减少其作用产生的毒性，并且高效（具有成本效益）[5]。

骨转移是肿瘤进程中常见的并发症，虽然对死亡率没有直接影响，但会引起疼痛、骨折、脊髓神经根受压和高钙血症等显著影响。所有这些都会导致患者生活质量的严重降低。当肿瘤转移到骨时，该疾病被认为是不可治愈的，所以患者的预后差。

二、发生率

骨转移的发生率尚不明确，但是 70% 的晚期癌症患者会发生骨转移。事实上，它是仅次于肺和肝的第三个最常见的转移受累部位[6, 7]。这在患有乳腺癌、前列腺癌或肺癌的患者中尤其如此[8]。根据原发肿瘤的位置，骨受累的相对发生率为乳腺癌 65%～75%，前列腺肿瘤 65%～75%，甲状腺癌 60%，膀胱恶性肿瘤 40%，肾肿瘤 20%～25%，黑色素瘤 14%～45%[9, 10]。

骨转移的平均存活时间在 3～19 个月，取决于原发肿瘤的位置和范围，但由于癌症治疗的进步，存活时间在持续增加。这间接增加了骨受累的发生率[11, 12]，使其成为癌症病程中更常见的事件。

骨转移瘤灶的分布并不均匀，它们对中轴骨骼的影响通常大于肢体骨。脊柱受累最为常见（69%），通常发生在腰椎、胸椎、颈椎和骶骨部位。接下来最常见的位置是骨盆骨（41%）、长骨［特别是股骨近端（25%）］和颅骨（14%）。骨转移较少发生在肋骨、胸骨和肱骨近端[13]。

三、病理生理学

我们对两个基本骨骼生态龛的了解每天都在增加，即成骨细胞生态龛和内皮细胞生态龛。后者由骨髓上皮组织形成，参与造血细胞的重塑和微环境；它对骨转移的影响被认为是决定性的[14]。造血干细胞和间充质干细胞存在于这些生态龛中，它们之间的相互作用维持着骨稳态。因此，它们与肿瘤细胞的相互作用在癌症转移的发展中也是至关重要的[15]。

尽管许多肿瘤细胞进入循环系统（主要通过毛细血管系统，但也通过淋巴系统），但只有小部分细胞可以建立转移灶[16]。最近的研究表明，前列腺肿瘤患者的骨骼中存在许多静止的癌细胞（70%），其中只有 30% 导致症状发生[14]。

已经可以描述转移的五个阶段：①肿瘤细胞从原发肿瘤中释放；②侵犯传出淋巴管或血管通道；③通过血管和淋巴通道的远处传播；④内皮锚定和新宿主组织的侵袭；⑤转移病灶中原始肿瘤细胞集落的生长[17]。

形成骨组织转移的倾向是几个因素共同作用的结果：①骨的多血质灌注，特别是在髓室里，因为此处细胞保留在血窦中[18]；②肿瘤细胞产生促进骨组织黏附的物质；③释放血管生成和骨吸收因子；④通过骨转移产生促进肿瘤细胞生长的因子[19]。以上因素使骨成为有利癌细胞转移的微环境。与骨干相比，这在干骺端尤其有利，因为骨干是缺氧的，使植入较为困难[20]。

四、影像诊断学

最常用的诊断技术是 X 线成像术、[99m]Tc- 骨闪烁扫描、轴位 CT 和 MRI。

X 线成像术的灵敏度较低，因为需要破坏至少 40%～50%[21] 的骨组织才能使病变可见。最重要的是，这项技术被用于评估脊椎的排列畸形或病变，尽管它提供的关于病变范围的数据是有限的。

由于对用于检测反应性骨的同位素具有亲和力，[99m]Tc- 骨闪烁扫描是检测骨转移的非常敏感的方法。这项技术对于评估转移扩散的程度是有用的，但是它的特异度较低（图 60-1）。

在临床实践中，CT 和 MRI 都是非常有用的技术，因为它们提供了关于病灶大小和扩散的信息。尽管如此，后者的特定特征使其成为首选检测方法，其灵敏度为 93%，特异度为 97%，总诊断准确率为 95%。例如，MRI 可以对软组织进行划界，还可以突出软组织与邻近组织和神经血管结构的关系，以及压迫程度和最终导致的脊髓疾病[22]（图 60-2）。

在鉴别成骨和溶骨病灶方面，CT 的灵敏度大于射线造影；CT 可以在骨质破坏前检测到骨质受累，并且医生可以在其引导下进行经皮活检。

PET 的灵敏度高于闪烁扫描，它通常用于识别

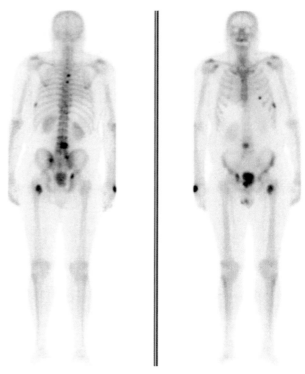

▲ 图 60-1　骨扫描显示骨转移

未知的原发性肿瘤（当检测到骨受累作为疾病的第一信号时）[23]，以及病理性骨折的鉴别诊断[24]。

许多刊登文章已经评估了哪种成像测试组合最合适，得出结论：X 线、CT 和 MRI 的联合使用可以分别达到 85% 的灵敏度和 100% 的特异度[25]。即便如此，尽管进行了充分的放射学分析和临床检查，在 10%～30% 的骨受累患者中仍然无法识别原发肿瘤。

骨受累可能是溶骨性[26, 27]或成骨性，但根据原发肿瘤的位置，通常是其中一种类型占优势。例如，成骨细胞病变在前列腺癌病例中占主导地位，而溶骨性病变在乳腺癌患者中更为常见（80%）。

五、临床、生化和放射学表现

骨受累导致患者生活质量明显下降，癌症骨转移引起的一些最常见的症状详述如下。

（一）疼痛

疼痛是患者最常见且恐惧的症状（80%～95%）[28, 29]。根据其病理生理学可分为两类：伤害性和神经性。

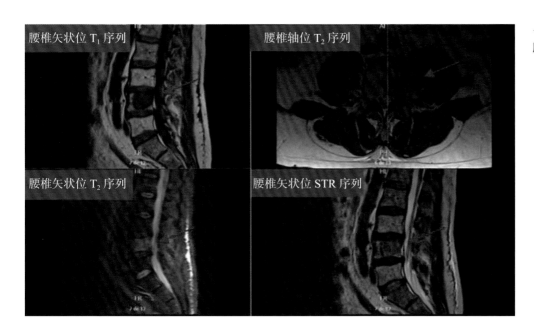

腰椎矢状位 T_1 序列　腰椎轴位 T_2 序列

腰椎矢状位 T_2 序列　腰椎矢状位 STR 序列

◀ 图 60-2　MRI 显示腰椎水平（L_4）有转移

伤害性疼痛是由完整神经系统的刺激引起的，通过感受器、传入神经元和上升脊髓丘脑伤害性通路传递。这是一种正常的生理反应，因此对阿片类药物的姑息治疗敏感。反过来，这种类型的疼痛可以细分为[30]躯体性和内脏性。前者的特点是疼痛的位置精确，是由浅表区域密集的神经支配引起的，而后者的位置不精确，是由弥漫性神经支配引起的。

相反，神经性疼痛的起源是神经系统的功能改变，其诊断主要来自临床。这可能是肿瘤本身侵犯神经系统的结果（70% 的病例），可能是肿瘤治疗的继发性结果（5%~20% 的病例），也可能是由非严格符合肿瘤学的治疗的并发过程引起的（10% 的病例）[31]。

在大多数情况下，癌痛是混合性的。一些作者认为，20% 的骨受累患者会出现神经性疼痛[32]。呈现特征通常是隐匿、渐进和持续的，不会随着休息而消退，并且在夜间睡眠时加剧[33]。然而，这种疼痛的存在与原发肿瘤的类型、位置、病灶数量或转移灶的大小无关[34]。它可能是局限性或弥漫性的，这取决于骨受累的程度。

此外，其病理生理机制尚未完全清楚[35]，但可能是由肿瘤诱导的骨溶解、生长因子和细胞因子的产生、直接的神经浸润、离子通道的刺激或

ET 和 NGF 的产生导致的。癌痛的治疗方法需要收集足够的数据来准确诊断疼痛病理。必须确定和预测患者经历的不同症状的演变，以及相关的起源和病理生理学。因此，这个定向过程必须是多学科的。

不管疼痛的类型如何，随着时间的推移，患者会有两种不同的表现顺序。第一种是慢性、持续、迟钝的背景性疼痛，这种疼痛会使患者无法入睡、移动或执行日常生活的基本任务。疼痛的强度不一，被称为基础疼痛。第二种类型的特征是急性、自发性或诱发性疼痛发作，具有高强度（视觉模拟量表上 7~9 分）、频率可变、持续时间不确定（平均 20min），以及在白天或晚上发生。这些短暂的剧烈急性疼痛发作，无论是否可预测，都被称为突破性疼痛危象[36, 37]。当这些发作是由运动或另一个已知的触发因素引起时（也就是说，它们是可预见的），它们被称为偶发疼痛危象。

（二）高钙血症

高钙血症通常是骨破坏的结果，80% 的病例出现在溶骨性病变中。肿瘤细胞分泌体液和旁分泌因子刺激破骨细胞的活性和增殖，并使骨转换标志物显著增加[38]。大量研究表明了 PTHrP 在恶性高钙血症中的作用[39]，因为这种肽通过诱导

RANKL 细胞因子[40]的产生和下调 OPG 来刺激破骨细胞活性。这会激活破骨细胞前体，导致骨溶解，并导致骨衍生生长因子的释放，包括 TGF-β 和 IGF-1，并增加细胞外钙的浓度。

生长因子与肿瘤细胞表面受体结合，并通过 SMAD（大多数 TGF-β 细胞因子受体的细胞质信号转导分子）和 MAPK 的途径激活自身磷酸化和信号传导。最后，细胞外钙结合并激活钙泵。因此，通过这些途径的信号传导促进了产生 PTHrP 的肿瘤细胞的增殖和产生。其他细胞因子也可能参与这些途径，包括 IL-1、IL-6、IL-11 和 IL-18。PTHrP 还在肾脏水平起作用，增加肾小管钙的重吸收[41]，从而调节血清钙水平。

高钙血症主要发生在乳腺肿瘤、肺部肿瘤、多发性骨髓瘤中。这种现象的症状及其出现的速度取决于高钙血症的程度；虽然没有确切的相关性，但血清钙水平低于 13mg/dl 的患者通常无症状。高钙血症的初始症状是非特异性的，包括厌食、便秘、恶心、呕吐、烦渴、多尿、定向障碍和困倦。也可能产生长期肾结石和慢性肾衰竭。

高钙血症有两种类型的临床表现，尤其是急性高钙血症属于紧急的医疗事件，因此它有两种不同的治疗方法。根据血清钙水平实施治疗，其中轻度高钙血症＜12mg/dl，中度 12～13.5mg/dl，重度＞13.5mg/dl。

有症状的急性高钙血症需要用 2～3L 含 10mEq/L（mmol/L）氯化钾的盐水进行水合治疗；必须每 12 小时静脉注射呋塞米 40～80mg/ml 来加强利尿，继续治疗直到钙水平降至 12mg/dl 以下。

双膦酸盐是治疗严重高钙血症的首选药物，建议用于校正钙水平＞12mg/dl 的情况。唑来膦酸 4mg/dl 在 100ml 生理盐水中维持 15min 以上，或者 60～90mg 帕米膦酸盐在 250ml 生理盐水中维持 2～4h 以上，如果钙水平为 18～20mg/dl 且患者出现少尿，建议透析。在这一阶段，皮质类固醇没有明确的适应证，因为它们通过抑制破骨细胞起作用，所以如果我们需要快速减少钙，它们的效果较缓慢。

另外，慢性高钙血症需要一些更常规的治疗措施，如增加走动、大量摄入水（2～3L）、避免摄入富含钙的食物（乳制品）和使用噻嗪类药物。可以使用糖皮质激素，如口服泼尼松（20～40）mg/dl 和静脉注射氢化可的松（100～150）mg/12h，也可以评估考虑在肠道水平结合钙的磷酸盐的使用。

（三）病理性骨折

这些可能是远处转移受累的首发表现，因为 30%～40% 的患者最初不会出现疼痛。病理性骨折更常见于长骨，如股骨（68%）或肱骨（28%）。有时也观察到无外伤病史，仅具有生理负荷的高破裂风险的损伤。

（四）骨相关事件

骨相关事件（SRE）可能导致挤压、神经根压迫或脊髓压迫。SRE 病例的治疗必须尽早开始，以尽可能避免产生对患者的生活质量有负面影响[43]的不可逆的后果[42]。

脊髓压迫综合征（spinal cord compression syndrome，SCCS）描述为影响脊髓和神经根及神经丛的群体压迫性损伤。控制这些过程的关键在于诊断时患者的神经状态，以及治疗的速度。SCCS 是一种肿瘤急症，发病率很高（因为它造成的神经损伤是确定的[44]），但是它不被认为是死亡的直接原因。考虑到其早期诊断和治疗在 90% 的病例中是有效的，所以与该综合征相关的临床特征尤其重要。

SCCS 是仅次于脑转移引起的神经系统并发症后的第二大常见并发症。据计算，在全球范围内，这种综合征发生在 5%～10% 的癌症病例中，而如果将尸检诊断的病例也包括在内，这一比率则会增加。按照发生频率的顺序，SCCS 的肿瘤病因学依次是来自肺、乳腺、前列腺、淋巴瘤、肾、结肠直肠、骨髓瘤和肉瘤疾病。

脊柱受累最常见的区域是颈椎（4%～15%）、胸椎（59%～78%）、腰椎（16%～33%）和骶骨（5%～10%）[45, 46]。85% 的病例椎体受到影响，10% 的病例椎旁间隙受到影响，硬膜外间隙很少受到影响（<5% 的病例）[47]。此外，椎体的后半部分通常是第一个受影响的区域，随后是对前方椎体、椎板和椎弓根的侵犯[48]。10%～40% 的患者出现非连续水平的多节段受累[49]。如果损伤影响到了椎骨，重要的是要确定受影响的椎骨区域，以便使用可能的手术方法来治疗。

大多数病例是由肿瘤克隆增殖的血行扩散引起的，这些克隆细胞表现出脊柱骨髓趋向性。这些细胞在有最佳血管供应的区域找到了有利的生长环境，就是椎体的后部区域；因此，压迫可通过两种方式发生：①肿瘤生长，髓腔闭塞并延伸至硬膜外腔，导致前膜囊及其静脉丛浸润；②骨皮质破坏和椎体塌陷，骨碎片向前成角和向后移位进入硬膜外腔。

肿瘤在硬膜外腔的初始扩展导致向外引流脊髓血液的硬膜外静脉丛受压[50]，从而导致静脉淤滞、相对缺氧和血管通透性增加，随后出现间质性水肿。这会导致脊柱功能恶化，伴有虚弱感和感觉障碍，增加小动脉的压力，阻碍血液流动。在晚期，肿瘤生长和水肿会阻碍髓内小动脉的血流，从而导致局部缺血。如果这种情况持续下去，缺血使心脏病发作和组织坏死，这将导致明确的神经功能缺损[51]。前列腺素、细胞因子、神经递质和其他炎性介质调节上述病理生理变化，并在脊柱压迫导致的演变和最终损伤中发挥重要作用。

该疾病最初的表现通常是疼痛（70%～90% 的病例），可在神经病学临床表现之前数周或数月出现。这种疼痛可能是局部、神经根性或两者兼有。局部疼痛更普遍，并且取决于椎骨单位的延伸、破坏或骨折。神经根疼痛是由神经根或马尾压迫引起的，通常与局部疼痛同时出现。它通常在就寝时间、Valsalva 动作和夜间随着运动而增加，并且可以通过坐位来缓解。双侧神经根疼痛是胸部损伤的特征，而单侧疼痛通常来源于颈部或腰部损伤。受影响的身体部位可以通过叩击棘突来识别，并且在这个阶段识别是至关重要的，因为在这个早期阶段的治疗是非常有效的。

在 60%～85% 的病例中，SCCS 还与运动缺陷有关。这通常是由第一运动神经元因皮质脊髓束受压损伤引起的，其导致双下肢对称性无力；如果这种损伤发生在非常高的水平，上肢也会受到影响。临床症状从近端开始发展，使患者难以爬楼梯；随后更远的运动区逐渐受到影响。体格检查显示痉挛，反射亢进，髌骨或跟腱阵挛，以及双侧伸肌皮肤 – 足底反射。如果压迫发生得非常迅速，患者可能会发生严重麻痹，伴有弛缓和相关的反射减退。在影响马尾神经的地方，第二运动神经元会退化，表现为下肢无力（最初在远端），使其难以下楼梯，并导致弛缓、肌萎缩和跟腱反射减退，并且可能出现屈肌皮肤 – 足底反射。

神经敏感性的改变通常是存在的（51%～80% 的病例），并且在特殊情况下这些症状将会表现出来。感觉异常通常首发出现在周围区域（足趾或下肢），并发展为全身病变。首先改变的感觉通常是振动和位置觉，而温度感觉和疼痛感觉通常在更长的时间内保持不变。

自主神经系统改变发生在晚期，尽管在诊断时就可能存在。最常见的症状是膀胱失控，这会导致尿失禁或尿潴留。

症状发展的速度暗示了脊柱损伤的严重程度和永久性神经功能丧失的可能性。也就是说，如果发生瘫痪，恢复下床活动的可能性约为 10%，但如果患者只表现出轻瘫或神经根疼痛，这一百分比将增加到 80%。最佳治疗方案的选择应考虑以下因素：脊柱不稳定性、脊髓受压程度、肿瘤的放射敏感性和患者的一般情况。地塞米松和其他抗炎药可以延迟运动缺陷的发生，并可能改善症状，直到可以实施明确的减压措施[52]。

六、治疗：常规选择

骨转移的治疗需要多学科参与，包括药物治疗、手术和放射治疗。选择最合适的治疗方法必须考虑许多因素，包括患者的临床情况和一般状况、病灶的数量、位置和大小、原发肿瘤的类型和位置等[53]。

我们必须选择最有效且风险最小的治疗方法，

使患者的功能受限最低，并最大限度地提高他们的生活质量。因此，NOMS［神经病学（neurologic，N）、肿瘤学（oncologic, O）、机械（mechanical, M）和系统（systemic，S）（决策树状图而不是评分算法）的首字母缩写词］目前在治疗选择中起着至关重要的作用[54]。此外，NOMS 决策系统将肿瘤的放射敏感性也纳入相关因素。

这些患者的生存期是有限的，因此我们的工作必须集中在保持或改善他们的生活质量上。要做到这一点，我们应该建立明确的目标作为我们决策的基础：疼痛控制，神经功能的保留或改善，以及避免并发症。

（一）镇痛药

在开始任何类型的止痛治疗之前，我们必须对疼痛和疼痛综合征的病因进行诊断，以便为每个患者确定最有效和决定性的止痛治疗。随后，我们必须评估患者的疼痛严重程度、部位、功能限制及任何相关的神经症状。

WHO 制订了镇痛药使用指南[55]：在有轻度或中度疼痛的情况下，应开始一级或二级镇痛，在有严重疼痛的情况下，将使用三级镇痛。考虑到每个特定患者的需求，同时考虑到前序肿瘤治疗产生的毒性，并考虑到其疾病本身通常会限制给药途径，正确选择要使用的药物及其剂量和给药途径非常重要。

骨转移引起的疼痛可通过阿片类药物部分缓解[56]。在我们开始治疗时，建议滴定测量快速释放药物的剂量，一旦确定可以在 24h 内逐渐给药。这是因为基础疼痛最好通过固定剂量阿片类药物的镇痛方案来缓解，并且该方案必须根据每个患者的镇痛需求进行单独调整。

为急性疼痛开具抢救剂量的镇痛药也很重要，最好是用同一种药物的速释版本。与标准剂量相比，抢救剂量可按需服用，应为规定基础每天剂量的 15%，而如果需要在一天内进行三次以上的抢救时，可能需要调整至日剂量的 25%～50%[57]。同样，如果有偶发疼痛，应在触发前进行镇痛。

然而，研究表明，只有 2/3 的患者以这种方式使用这些药物，作为他们日常保健方案的一部分[58]。常规的每小时方案和按需救治剂量都需要调整，因此医生必须知道如何正确评估每个患者的镇痛反应。

阿片类药物的生物利用度是可变的，并可根据给药途径和每个患者的内在代谢特征进行调整。例如，吗啡和芬太尼具有无平台期的剂量反应曲线，也就是说，它们没有治疗上限。然而，找到不良反应最小的最低有效剂量是当务之急。阿片类药物具有的不良反应，如恶心、呕吐、尿潴留、便秘和困倦，这些不良反应通常在时间上是有限的，并且可以通过提前的药理学措施［如止吐药和（或）泻药］来预防。我们还应该尽可能避免使用多种药，因为不良反应的发生率随着患者服用药物数量的增加而呈指数级增加。

一些骨转移病灶会产生可以导致骨溶解的前列腺素，因此非甾体抗炎药（nonsteroidal antiinflammatory drug，NSAID）可以在控制患者疼痛方面发挥重要作用。皮质类固醇可防止花生四烯酸的形成，花生四烯酸是一种前列腺素前体。因此，使用非甾体抗炎药或皮质类固醇联合吗啡对这些类型的病变非常有效。

虽然皮质类固醇的确切作用机制还不完全清楚，但它们被认为影响伤害性疼痛产生的所有阶段（五个），包括转导、传导、传递、调节和感知[59]。事实上，Haywood 等的 Meta 分析发现，与对照组相比，开始皮质类固醇治疗的患者在 1 周后疼痛评分有显著改善[60]。这些药物减少血管源性水肿，防止脂质过氧化和水解，防止缺血和细胞内钙积聚，并减少压迫神经的压力，因此它们有助于在 48h 内实现疼痛控制，并可在控制 SCCS 症状方面发挥关键作用。地塞米松是最常用的类固醇，尽管甲泼尼龙是一种有用的替代品。虽然 10～100mg 的负荷剂量，然后每 6 小时 4～24mg 并逐渐减少[61, 62]的这种方案是首选，但最佳剂量依旧存在争议。大剂量通常用于有严重神经症状的患者。

存在神经性疼痛时，需要高剂量的阿片类药物和佐剂，因为这种类型的疼痛具有持续性和衰弱性。最常使用的药物是三环类抗抑郁药，已被证明有效，被认为是最好的一线治疗方法。其他抗抑郁药有 5- 羟色胺再摄取抑制药，这也被证明是有用的[63]。此外，一些抗癫痫药（如加巴喷丁）也是有效的。

（二）双膦酸盐和地诺单抗

双膦酸盐是内源性焦磷酸盐的合成类似物，以高亲和力结合矿化骨表面；它们强烈抑制骨吸收，减少刺激破骨细胞活性的因子[64]。这些药物根据是否含氮可分为两个亚型。第一代双膦酸盐不含氮，与 ATP 分子结合，一旦结合到破骨细胞中，就会改变其细胞功能并导致其凋亡。

现在使用的第二代和第三代双膦酸盐，它们通过抑制破骨细胞中甲羟戊酸途径的特定胆固醇生物合成酶来起作用。这导致小的 GTP 结合蛋白（如 RHO）的异戊二烯化不良，以及随后促进破骨细胞凋亡的骨骼功能的改变。除了药效更强[65]外，这些药物需要的剂量更低，引起的肾毒性也更小[66]；最常用的是帕米膦酸二钠和唑来膦酸，但后者最有效[67]。

在 44 项研究中发表的有关乳腺癌的双膦酸盐使用适应证的队列研究[68]系统综述得出结论：与安慰剂相比，这些药物降低了 14% 的骨相关事件发生风险，延迟了出现的平均时间，并且似乎减轻了骨痛。它们的使用需要同时监测肾功能和定期测定血清钙、磷酸盐和镁的水平，建议检查使用这些药物可能产生的不良反应。因此，理想情况下，在使用前应采取一系列措施，包括避免任何可能会延迟骨愈合的牙科手术，以及系统的牙科检查和口腔卫生。没有足够的证据来精确地规定推荐的治疗持续时间，但 ASCO 建议维持双膦酸盐的使用，直到患者的一般状况出现明显恶化[69]。

地诺单抗是一种人源化单克隆抗体，与 RANKL 结合，阻止破骨细胞及其前体表面受体（RANK）的激活。阻断 RANK/RANKL 相互作用，可抑制破骨细胞的形成，减少骨吸收，增加骨量，从而强化皮质骨和小梁骨[70]。因此，它有效地防

止了骨相关事件的发生，并推迟了首次骨相关事件的发生[71]。同样，无论疼痛强度如何，地诺单抗都会积极改善患者的生活质量。有趣的是，它似乎也减少了患者的放疗需求[72]。Fizazi[73]研究发现，与唑来膦酸相比，地诺单抗使用后患 SRE 的风险降低了 18%，而唑来膦酸与二膦酸相比，风险降低了 22%。此外，这种药物是皮下给药，不需要肾脏监测。

然而，像双膦酸盐一样，它们的使用确实增加了颌骨坏死的风险，这种风险随着治疗时间的延长而增加。如果必须进行侵入性口腔治疗，则必须在治疗前至少暂停 8～12 周的抗再吸收的地诺单抗治疗，并且只有在口腔黏膜完全愈合后才能继续使用。此外，如果患者的钙水平较低，钙和维生素 D 补充剂必须与这种疗法同时联用，或者甚至更早开始使用。

（三）放射性药物

放射性药物是一个需要考虑的治疗选择。一些研究揭示了当 β 射线照射于成骨细胞活性区域时，其缓解转移性去势抵抗前列腺癌（metastatic castration-resistant prostate cancer，mCRPC）患者的骨痛的机制。从这个意义上说，^{89}Sr 和 ^{153}Sm 是第一批被批准用于缓解疼痛的药物[74, 75]。相比之下，^{223}Ra 是一种 α 射线，它在骨表面产生强烈的局部辐射，但对健康骨髓的影响很小。它被美国 FDA 批准用于伴有骨侵犯且无内脏转移的 mCRPC 患者。

根据一项Ⅲ期试验的结果，^{223}Ra 的使用使进展为需要多西他赛治疗或不适合使用多西他赛的患者的总生存率都大幅提高[76]。在完成中期疗效分析后，由于伦理原因停止了该试验，但是接受该治疗的患者的总生存期明显优于安慰剂组（中位数为 14 个月 vs. 11.2 个月）[77]。

也有数据支持 ^{223}Ra 和双膦酸盐联合使用。在 ALSYMPCA 试验中，41% 接受双膦酸盐治疗的患者出现有症状 SRE 的时间明显推迟（19.6 个月 vs. 10.2 个月）。这一发现表明，^{223}Ra 和靶向破骨细胞的药物之间可能存在积极的相互作用[78]。而且具

有说服力的是，它的几种可能的治疗途径似乎与 mTOR 的靶点有关。然而，抑制 mTOR 引起的合成代谢抗吸收作用的潜在机制，以及这种治疗与其他靶向骨的治疗协同作用的潜力，仍然未知。

（四）外科治疗

为了防止骨折引起的基础疼痛加剧、功能受限和患者状态恶化，对于骨折风险高的病变，如承重骨，应在发生前进行预防性手术稳定。然而，没有统一的指南来确定哪些损伤将从这种稳定中受益。根据 Filder 的说法，骨折的风险与通过 X 线量化的骨皮质破坏的百分比直接相关，因此超过 2/3 的骨皮质周径的破坏会增加 70% 的骨折风险[79]。其他作者[80]认为，当破坏超过 50% 时，风险足够高，可以考虑外科手术。

已经建立了基于四个变量量化这种风险的测量工具；其中一个考虑了骨皮质破坏的程度、位置、病变类型和疼痛强度[81]，另一个除了上述标准外还增加了骨负荷能力[82]。总之，被接收为骨折高风险指标的基本标准是：超过 50% 的皮质被破坏，长骨长度超过 2.5cm，溶骨性损伤，病变位于股骨转子处[21]。

就 SCCS 而言，必须进行 SINS 分类[83]以确定脊柱不稳定的程度，这在决定最适合每个患者的治疗方法时至关重要。该系统允许将病变分为评分为 0～6 分的稳定组、7～12 分的潜在不稳定组和 13～18 分的不稳定组。后两种情况可考虑进行手术评估，尽管在做出这一决定时还必须考虑前面提到的其他因素。

根据现有的学术文献，应对只有一个骨受累、一般情况良好、预期寿命超过 3 个月、骨不稳定或存在骨碎片、有未知的原发肿瘤、放疗期间或之后仍有进展、处于控制中的原发肿瘤[11]的患者进行手术治疗。外科手术在这部分患者中起着至关重要的作用。例如，Patchell 等进行的一项随机研究因伦理原因提前终止，但是他们的中期分析显示，同时接受手术和放疗的患者亚组的行走率显著增加[84]。此外，来自后续 Meta 分析的数据证

实了这一发现[85]。

尽管椎板切除术是最广泛使用的方法，但最好的干预方式是根据脊柱受累的位置来确定的。然而，因为椎板切除术带来了不稳定的高风险，所以目前仅当肿瘤和压迫都起源于椎骨的后弓时才实施[86]。目前选择的技术是锥体切除术辅以椎体后部稳定术。

有时即使病变稳定，手术也是不可行的，因此必须进行椎体成形术和（或）后凸成形术。如果有硬膜外扩张或骨碎片反推进入脊髓时，这两种干预都是禁忌的。在椎体成形术中，PMMA 被引入椎体以增强和稳定骨骼，并且通常在手术完成后 2～10 天起到止痛效果。在椎体后凸成形术中，预先在椎体内放置一个气囊，以恢复高度（在压缩过程中丢失），这样可以引入骨水泥，而不会受到过大向下压力的干扰。

最后，还值得一提的是前景广阔的 PATHFX 决策工具，该工具仍在开发中[87]，但已经在几个国家得到验证。该工具由 Forsberg 设计[88]，使用几个临床和生理变量来判断骨科手术后患者存活的概率[89]。这些变量对于转移性 SRE 患者的风险分层很重要。PATHFX 可在线上获得，对于帮助决定哪些患者是手术的较优的候选人，以及最合适的手术方法和使用的植入物特别有用。国际转移性骨病登记处已经建立，以收集更多的数据用于 PATHFX 的校准，并有助于在未来建立更个性化的预测模型。

（五）放射治疗

三维适形放射治疗

三维适形放射治疗被认为是症状性骨转移疾病的标准治疗方法。将放射治疗作为首选的适应证是稳定的脊柱、疾病组织学、多节段压迫、有手术禁忌证或根治术后或减压椎板切除术。

单分割或传统多分割的常规放疗，可达到 60%～92% 病例的局部控制，30%～80% 的完全缓解（complete response, CR）（取决于患者组织学），40%～60% 病例的功能改善[90]；平均起效时间为

4 周[91]。但除此之外，一些患者（40%）在开始照射时可能会因健康神经组织受压引起的水肿而疼痛加剧。这种现象被称为爆发，主要发生在病变广泛和接受高剂量治疗的患者中。然而，爆发不是患者对放疗反应的预测因素[92]（图 60-3）。

放疗最佳剂量必须根据患者的一般情况、合并症、疾病的程度、预期寿命、毒性风险、先前的治疗和患者的意愿进行个体化的选择（图 60-4）。

在一项更新的系统综述[93]中，接受单次或多次治疗的患者总体应答率（61% vs. 62%）和完全缓解率（23% vs. 24%）相似。尽管单分割的再放疗频率较高（20% vs. 8%，$P < 0.01$；OR=2.38，95%CI 1.84～3.08），病理性骨折（4% vs. 3%）、

脊柱压缩率或急性毒性的风险没有显著差异。类似的数据发表在一项对 SCCS 患者的回顾性研究中[94]，虽然该研究也强调生存期较长的患者将受益于延长的剂量递增方案[95]。

此外，其他作者在患者的功能[96, 97]和生活质量[98]方面也显示了类似的结果。在不稳定的情况下，应避免使用单剂量放疗，因为这似乎会增加不良反应的发生率[99]，尽管这些数据仍需要在前瞻性研究中进行验证。如果在放疗方案结束后1 个月疼痛仍然存在，若仍然满足与周围健康组织相关的限制，可以再次考虑使用。这种方法的Meta 分析显示了中等疗效，有效率为 58%，毒性最小，没有并发脊髓病的迹象[100]。

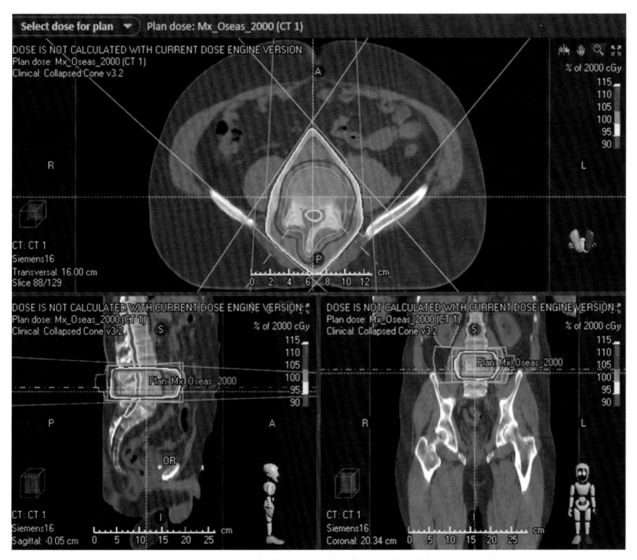

▲ 图 60-3 小细胞肺癌继发 SCCS 病患者在 L₄ 水平进行 EBRT 治疗

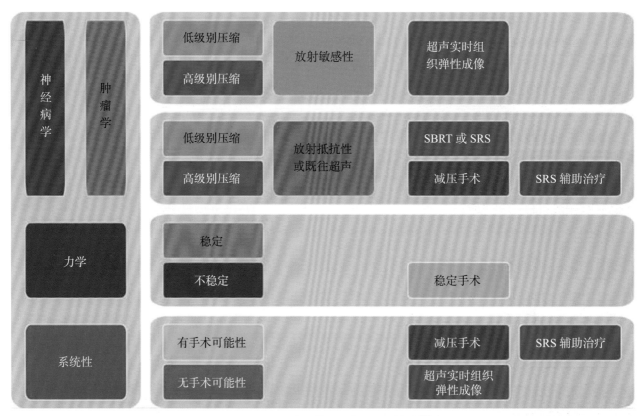

▲ 图 60-4　一种改进的治疗性干预算法[55]

SRS. 立体定向放射外科；SBRT. 立体定向放射治疗

（六）立体定向放射治疗

考虑到用于姑息目的的治疗的剂量不是最佳的，我们需要可允许我们在不增加毒性的情况下增加剂量的高度形合的技术。因此，基于这一需求出现了新的选择，包括脊柱 SRS 和 SBRT，它们允许在放射次数减少的情况下，以最大依从性给予可达到消融目的的剂量（超过 100Gy 的生物等效剂量）[101]。这些手术可适用于患有低转移性疾病、有良好的临床条件和长预期寿命患者[102]，并且是极好的选择[103]。只要没有骨髓压迫，该治疗方法无论是作为单次剂量（SRS 16~24Gy）还是作为分次剂量（SBRT 9Gy×3，6~7Gy×5）使用均可[104]。

文献表明，据报道，在放疗后 1~2 年局部疼痛控制率为 77%~93%[105] 和 55%~88%。这些技术减少了被骨髓吸收的剂量，增加了输送到肿瘤的剂量，使再照射更加可行。在通常不会出现神经系统恶化的前提下，最常用方案是分 3 次给 8~9Gy 或分 5 次给 5~6Gy。这些方案显示 65%~81% 的

病例疼痛改善，55%~76% 的病例在 1 年时局部控制。尽管如此，许多研究比较了不同的 SBRT 方案，并表明当以单剂量而不是多剂量放疗时，可以实现更大的镇痛效果[106] 和局部控制效果[107]（图 60-5）。

该病程的急性毒性是其对周围健康组织造成损害的结果；骨折压缩在晚期病例（15%）中占主导地位，尤其是在溶解性病变、超过 40% 的椎骨受累、放疗剂量超过 21Gy 的病例[108, 109] 或脊髓病病例中（1.2%）[110]。Sprave 的一项研究发现，与接受 3D-CRT 治疗的患者相比，SBRT 组患者在 6 个月时的疼痛缓解率及早期疼痛缓解率有显著差异[111]。然而，在 3 个月或 6 个月时，两组在阿片类药物需求方面没有发现差异。

一些已发表的关于非脊椎损伤的研究报道显示，该放疗方法的 1 年控制率为 80%~90%[112, 113]，疼痛减轻所需时间不到 1 周，以及可变平均生存率高达 32 个月[114, 115]。在这些研究中，最常用的方案是 15~24Gy 的单次放疗或 5 次 8Gy 的多次放

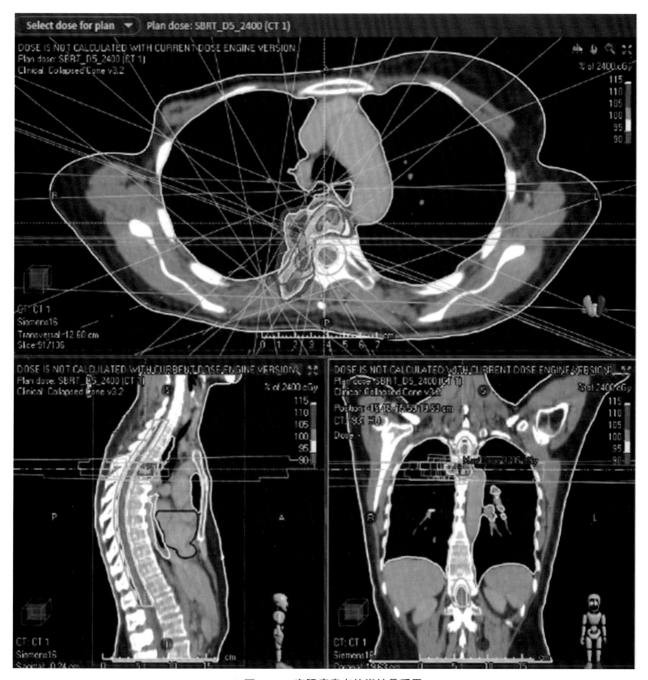

▲ 图 60-5　直肠癌患者的脊柱骨受累

疗[115]。与其他分次方案相比，单剂量 SBRT 显示出更好的局部控制，尤其是在 24Gy 时[116]。在再照射的情况下，控制率为 65%。最常用的方案是 2～3 次共 24～27Gy，4 次共 30Gy，或者 5 次共 25～30Gy[117]。它们的可变骨折率为 10%～15%，女性和溶骨性损伤是增加风险的因素。最后需提及的是，目前正在进行大量的临床试验，重点是治疗方式、处方剂量和寡转移疾病的组合（图 60-6）。

（七）其他局部治疗技术

与此同时，近年来已经开发了其他局部治疗技术，这些技术可能适用于对放疗没有反应的患者。消融术是指通过任何化学试剂（乙醇或乙酸）或任何类型的能量源（射频、冷、激光、超声波等）对肿瘤的局部破坏[118, 119]。射频消融术（radiofrequency ablation，RFA）能够通过破坏到达受影响骨段的感觉纤维来抑制传导、破坏肿瘤细胞、减小损伤体积、抑制细胞因子形成或抑制破骨细胞活性来减轻疼痛[120, 121]。

射频消融术使用从针状电极传输到周围骨组织的高频交流电，引起组织摩擦发热和坏死；这种手术通常在全身麻醉下进行。使用这种技术治疗的患者反馈疼痛控制良好（95%），耐受性非常好[119]。但可能会出现与手术相关的并发症，包括感染、出血、神经障碍或所谓的消融后综合征，该综合征在手术后 3～5 天出现，持续约 5 天。

七、患者生活质量的影响

上述骨受累的表现对患者的生活质量产生了负面影响[122]。WHO 将健康和生活质量定义为"一个人对其在文化和价值体系中的生活地位的看法"，并强调生活质量的多维性和主观性[123]。有几种合适的工具可用于衡量生活质量，有更通用的调查，如医疗结果研究 36 项简表健康调查（MOS SF36）[124]，也有其他更具体的调查，如欧洲癌症研究和治疗组织（EORTC）[125] 的调查。

EORTC 生活质量问卷核心问卷（QLQ-C30）[126] 是一种癌症特异性评价工具，可全面评估癌症患者的生活质量。该问卷包含 30 个项目，分为五个功能量表（身体、角色、认知、情绪和社交）、三个症状域（疼痛、疲劳和恶心呕吐）、两个总体健康状况 / 生命质量领域（关于健康和生活质量）、六个与癌症患者表现出的常见症状（呼吸困难、食欲不振、睡眠障碍、便秘和腹泻）相关的单一项目，以及一个与癌症的财务影响相关的项目。

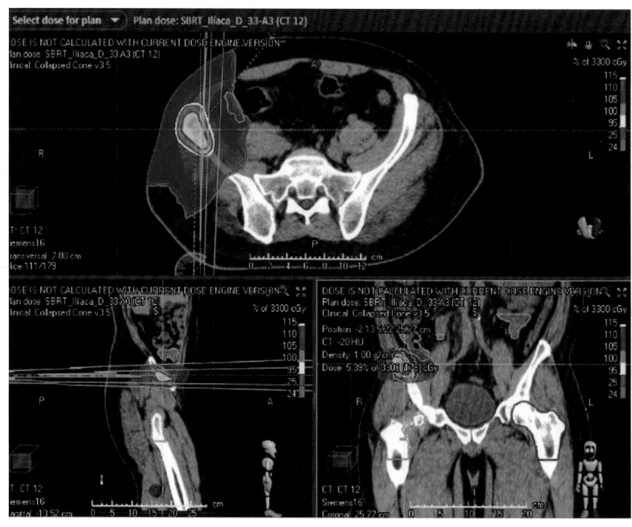

▲ 图 60-6　胰腺癌患者的非脊椎骨受累

对于每个主题，有 4~7 个可供选择的 Likert 式回答，在收集数据后，这些数字被转换为 0~100 的分数。

然而，第一个测量骨转移患者生活质量的特定工具 BOMET QOL-10 直到 2005 年才出现[126]；随后于 2007 年在西班牙人群中的使用验证了效果[127]。BOMET QOL-10 是一个简单易懂的工具，能够识别患者在治疗过程中生活质量的变化。此外，近几十年来，EORTC 还开发了工具来准确评估不同癌症环境下的生活质量。例如，QLQ-BM22 问卷是为骨转移患者开发的，用于监测与这种情况相关的生活质量恶化[128]。

EORTC QLQ-BM22 是为评估骨转移患者的生活质量而开发的特定模块，应与 QLQ-C30 一起应用于此临床环境。QLQ-BM22 调查问卷包含 22 项与疾病相关的症状和功能领域。在症状域中，五个要素组成疼痛区域量表，三个要素组成疼痛特征量表。功能域包含八个功能干扰要素和六个心理社会要素。每个项目都由范围从 1（根本不是）到 4（很多）的 Likert 反应量表表示，这些数字也被转换为 0~100 的分数，较高的值代表存在更多的症状。此外，该问卷已经过国际验证，并被翻译成几种不同的语言。

2017 年，Mendez 等[129]发表了一项前瞻性研究，通过在一组骨转移患者中使用 QLQ-C30 和 QLQ-BM22 问卷，对放疗应用前后 2 个月进行研究比较以探究其作用。止痛和疼痛评分用于计算这些患者的国际疼痛反应类别。总体反应被定义

为完全缓解和部分缓解（partial response，PR）的总和，其中 CR 被定义为疼痛评分为 0，并且镇痛药摄入量没有增加；而 PR 被定义为疼痛减轻超过 2 分，并且镇痛药消耗量没有增加或减少超过 25%，治疗部位的疼痛没有增加。

这项研究的结果表明，在对疼痛性骨转移进行姑息治疗后，患者在 QLQ-BM22 和 QLQ-C30 上的得分有所提高。它还强调了使用特定的骨转移量表来充分测量该患者群体的生活质量的重要性。此外，QLQ-BM22 具有很强的敏感性，因此，可以在大多数领域检测到生活质量的统计显著差异。QLQ-C30 是一种更通用的评价工具，也很重要，但它测试的领域可能与骨转移和随访时间间隔短的患者没有直接关系。因此，对于晚期癌症和骨转移的患者，这两种评价工具应该以互补的方式使用。

最后，2011 年的一篇综述[130]表示，EORTC 核心 15 姑息治疗生活质量问卷（QLQ-C15-PAL）和慢性病治疗功能评估 – 姑息治疗（FACIT-Pal）问卷均包含与晚期癌症患者群体相关的项目。QLQ-C15-PAL 是 QLQ-C30 通用问卷的简略版本，而 FACIT-Pal 是一个由 46 个项目组成的问卷，包括癌症治疗的核心功能评估，即通用问卷（FACT-G）和姑息治疗子量表中的 19 个项目。因此，生活质量问卷是有用的评估工具，帮助我们了解癌症的影响及其治疗带来的不良反应。它们对于帮助卫生专业人员为每个癌症患者做出最佳治疗管理的决策也是至关重要的。

Part D　治疗方法
Therapeutic Approaches

第61章　放射治疗在骨转移患者中的作用
Role of radiation therapy in patients with bone metastasis

Oumaima Omran　Emmanuel Jouglar　Tanguy Perennec　Ingrid Masson　Stéphane Supiot　著
曾　劲　黎志宏　刘　傥　译

癌症骨转移很常见，并且是癌症自然史中导致并发症的主要原因之一。骨转移可能会损害生活质量，限制日常活动，威胁预期寿命，并增加医疗干预和费用。骨转移的并发症，通常称为骨相关事件（SRE），包括疼痛、高钙血症、骨折和神经压迫，可能需要放射治疗或手术治疗[1]。实体瘤诊断后1年内骨转移的总累积发生率达到约5%，并随着随访而不断增加[2]。发生骨转移的风险取决于原发肿瘤的类型，其中前列腺癌患者的发病率最高，其次是肺癌和乳腺癌患者。骨转移和发生SRE的患者的死亡率较高[3]，表明控制骨转移及其并发症对癌症治疗至关重要。放疗被认为是缓解非复杂性疼痛性骨转移瘤的标准治疗方法[4]。不仅如此，放疗也可能在骨转移并发症的其他方面发挥作用，如预防骨折和缓解神经压迫。此外，使用先进的放射技术［如立体定向放射治疗（SBRT），它可以在充分保护周围器官的情况下向目标体积输送高剂量的辐射，现在广泛用于治疗寡转移[5]］，也可能有益于晚期疾病患者[6]。本章将首先介绍放射治疗的原理和作用机制，然后说明放射治疗在骨转移治疗中的目标和适应证，讨论再照射和SBRT的目的和方式，并讨论放射治疗与其他骨靶向治疗相结合的作用。

一、放射治疗在骨转移中的作用机制

放疗的目的是在电离辐射暴露下，以碱基缺失和单链或双链断裂的形式直接损害影响DNA，从而损害肿瘤细胞。也可通过水分子电离产生自由基，进而间接损害周围的细胞内蛋白质。在放疗期间，肿瘤细胞和周围的正常细胞都暴露在电离辐射下，辐射引起的损伤触发了旨在修复它们的细胞机制。然而，肿瘤细胞和正常细胞的损伤修复能力是不同的。肿瘤细胞的DNA修复功能常被改变，导致可能会影响细胞功能的DNA错误并造成放射性细胞死亡，而正常细胞则是设法修复DNA的大部分损伤并可能存活。肿瘤细胞和正常细胞在辐射损伤修复方面的不同决定的差异效应，是放射治疗的基本原则。放疗不仅影响肿瘤细胞，也影响肿瘤微环境。肿瘤间质由细胞外基质和几种类型的细胞（免疫细胞、癌相关成纤维细胞、上皮细胞、血液和淋巴管）组成，并通过细胞间相互作用和趋化因子与肿瘤细胞形成相互作用网络。放疗对肿瘤血管系统有影响[7]，包括诱导伤口愈合反应（伴随炎性细胞因子的释放），调节癌症相关成纤维细胞[8]和重塑细胞外基质[9]。放疗可能促进抗肿瘤免疫反应并促进免疫原性细胞死亡[10, 11]。

最常用的放射治疗技术是体外照射放射治疗，指的是用患者体外的射线进行电离辐射。线性加速器产生的光子（图 61-1）是用于体外放射治疗的最常见的电离辐射类型。辐射剂量以 Gy 为单位计量，其中 1Gy 是 1J 的吸收能量。

电离辐射对骨转移疼痛的缓解和骨愈合的作用机制尚不完全清楚。放疗具有确切的抗肿瘤作用，导致肿瘤转移灶萎缩，促进骨稳态的恢复和正常骨形成[12]。然而，这种效果只有在治疗结束后几周才能看到，而疼痛可能会在几个小时或几天内缓解。放疗的镇痛反应的特征表明，杀死肿瘤细胞并不是缓解疼痛的唯一机制。单次小剂量后即可看到镇痛效果，此外，通常被认为具有放射抗性的肿瘤类型引起的骨痛通常对姑息性放疗反应良好。这表明剂量和组织学不是放疗镇痛作用唯一的关键参数（图 61-2）。

炎症细胞可能是骨放疗的目标。这些细胞在骨转移瘤中受到刺激，产生促炎介质，如 IL-1 和 TNF-α，它们与肿瘤增殖、侵袭和疼痛刺激有关[13]。辐射引起的炎症细胞耗竭或调节可用于解释放疗对疼痛的快速反应。这种现象可以解释

良性炎症疾病对放疗的良好疼痛缓解反应，但是在转移瘤的放射治疗领域缺乏支持这一假设的数据。

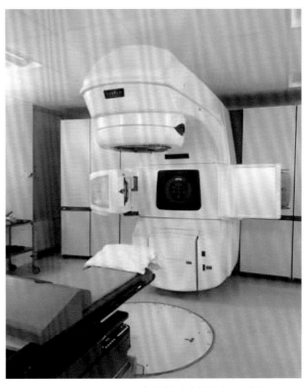

▲ 图 61-1　用于实施放射治疗的线性加速器

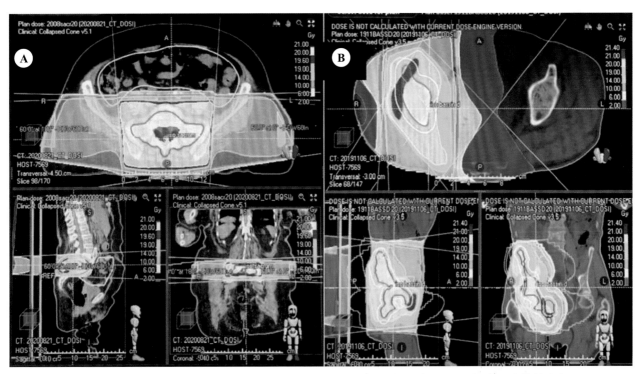

▲ 图 61-2　A. 转移性肺癌双侧 S_1 节段硬膜外的止痛和减压放射治疗；B. 右半骨盆止痛放射治疗

关于放疗对成骨细胞影响的文献观点仍然存在冲突。有的研究发现，放疗后成骨细胞数量减少或恒定，而骨矿化减少[14-16]。但尽管如此，成骨细胞已被证明对辐射诱导的细胞凋亡具有相对抗性[15, 17, 18]，并且在 10Gy 剂量仍可保持功能。此外，在某些条件下，辐射可以增强成骨细胞的分化和活性[19-21]。这些结果提示放疗可能对成骨细胞的骨形成能力没有直接影响。

在临床前研究中，已知正常骨组织细胞中的破骨细胞受辐射影响。对小鼠进行 2Gy 全身照射可导致骨密度降低和破骨细胞生成增强[22, 23]，并增加前破骨细胞趋化因子（如 RANKL）的表达。在对四个部分分别进行 20Gy 剂量照射后，正常鼠骨的局部照射导致破骨细胞的早期、短暂增加，随后是长期耗竭，这可以用破骨细胞祖细胞的丢失来解释[24]。破骨细胞被证明比存活分数较低的成骨细胞对辐射更敏感[25]。在体外研究中，低剂量辐射与破骨细胞生成激活相关，而高剂量（8Gy）通过阻止破骨细胞分化诱导对骨吸收的抑制。在骨转移的情况下，破骨细胞对放疗的反应在很大程度上仍然未知。随机试验的前瞻性临床数据评估了初次治疗[26] 和再次放疗[27] 中放疗对骨转移瘤的止痛效果，结果表明，有反应组和无反应组之间破骨细胞活性的生物标志物有显著差异。在对放疗无反应的患者中，吡啶啉和脱氧吡啶啉的基线血清浓度高于有反应的患者。放疗后，标志物在第一组中进一步升高，而在有反应者中，该值保持相对不变。作者认为骨吸收抑制，以及局部放疗引起的破骨细胞活性改变，是疼痛反应的关键预测因素。

综合这些结果表明，骨痛和骨愈合对放疗的反应可能有共同的生理病理途径。这涉及辐射的抗肿瘤作用，仍然是放疗反应的关键因素，但微环境，特别是破骨细胞调节也是决定性因素，但其具体机制很大程度上仍然未知。

二、放射治疗的目的

（一）镇痛

放疗是治疗转移引起的骨痛的标准方法。约60% 的患者获得部分缓解，约 20% 的患者获得完全缓解。至少 50% 的病例疼痛缓解持续时间为 6 个月[83]。应该注意的是，在临床试验中，疼痛的定义、评估和监测（包括定义完全或部分反应）和疼痛进展是不同的。这导致了解释随机试验和就最佳剂量分级达成共识的困难。2002 年发表了一份关于放疗缓解反应评估的国际共识，并于 2012 年进行了更新[29, 30]。完全缓解被定义为在目标部位疼痛评分为 0 分，并且 OMED 不会同时增加镇痛药消耗量。部分反应被定义为以下情况之一：在 0～10 分的范围内，疼痛评分降低 2 分或更多，镇痛药物没有增加；镇痛药物比基线减少 25% 或更多，而疼痛没有增加。疼痛进展被定义为在接受稳定 OMED 时，放射部位疼痛评分比报道的基线疼痛评分增加 2 分或更多，或者与具有稳定疼痛评分的基线相比每天 OMED 增加 25% 或更多，或者疼痛增加 1 分。伴随疼痛和功能障碍的骨转移可能会干扰日常活动，所以建议在评估疼痛反应时，尤其是在临床试验中[30] 使用特定且经过验证的生活质量工具，如 EORTC QLQ-BM22。

（二）骨组织恢复及骨稳定性

放疗可能通过增加溶骨性转移瘤的骨密度和使成骨细胞转移瘤的骨结构正常化来促进骨折的愈合和达到预防作用[31, 32]。放疗后 3 个月观察到明显的骨再矿化，6 个月和 9 个月进一步增加[33, 34]。一项关于实体瘤转移的前瞻性随机试验的数据表明，与单次放疗相比，分次放疗后的这种效应更为常见[35]。然而，在一项纳入多发性骨髓瘤患者的类似研究中，X 线评估的再钙化并没有发现差异[36]。当已经面临骨折或面积较大的病灶时，患者可以通过外科手术进行骨重建来立即稳定，使用矫形材料的骨转移瘤术后进行放疗可获得良好的功能结果，并可能降低肿瘤沿材料扩散的风险和局部进展情况下材料松动的风险[37]。

（三）抗肿瘤作用：减压和局部控制

转移性硬膜外侵袭引起的脊髓压迫是脊柱转移的常见并发症。肺癌和前列腺癌是导致脊髓压迫的最常见的原发恶性肿瘤[38]。建议采用跨学科方法作为治疗标准，特别是对于预期寿命超过3 个月的患者，在后壁骨折和椎体突、脊柱不稳定、癌组织抗辐射或括约肌缺损的情况下，稳定脊柱的减压手术是需要被考虑的[4]。减压手术后，通常进行放疗以降低髓质压迫复发的风险[39]。需要记住的是，比较外科手术和放射治疗的高质量数据是缺乏的，而联合治疗通常可以得到更好的神经学结果和疼痛的缓解[40]。如果脊柱或马尾受压迫导致神经功能缺损，快速应用放疗可改善功能结果。单用放疗也可以改善运动障碍。在一项包括 33 项研究的系统回顾中，纳入无法行走患者，29% 的患者在单独接受放疗后能够行走[40]。对于出现无压迫的转移性硬膜外浸润的患者，进行放射治疗通常是为了预防神经系统并发症。对长期幸存者来说，局部控制尤其重要。在一项对1852 例因转移性脊髓压迫而接受放射治疗的患者的回顾性研究中，8% 的患者发现脊髓压迫复发，中位间隔为 7 个月[41]。与短程放射治疗相比，长程放射治疗与更好的局部控制相关[42]，并且可能适用于预期有利生存的病例。

三、适应证

放射治疗的目标是控制疼痛、使骨骼再钙化、降低骨折风险、治疗神经并发症和提高生活质量。

（一）无脊髓压迫的骨转移

1. 疼痛

在一项 Meta 分析中评估了放射治疗对疼痛性骨转移的疗效，该分析涉及 25 项随机研究和5617 例患者。总体治疗有效率为 60%，完全有效率为 23%[28]。放射治疗控制疼痛的完整机制仍然未知，但与辐射剂量无关。

2. 神经性疼痛

神经病理性疼痛被国际疼痛研究协会神经病理性疼痛特别兴趣小组定义为神经系统体感传入部分直接损伤导致的疼痛，不同于传出运动或神经系统自主部分[43]。神经病理性疼痛由患者使用

不同的术语来描述，这些术语不同于通常用于描述骨转移或软组织转移（烧伤、电击等）引起的局部疼痛的术语。这种疼痛遵循皮肤的分布，反映了受感觉异常、感觉减退、异常性疼痛和痛觉过敏影响的神经的感觉改变[44]。文献中关于放疗用于特定恶性神经病理性疼痛的数据很少。只有一项由 Trans-Tasman 放射肿瘤学小组进行的研究专门检查了 272 例骨转移相关神经病理性疼痛患者的放射治疗，有效率与观察到的局部骨痛相似。然而，最佳放疗分割的问题在这个特定的放疗适应证中仍然没有答案[44]。

3. 术后放疗

外科手术后的辅助体外照射用于消除显微镜下（甚至肉眼可见）的残留疾病，并促进骨再矿化，从而达到巩固的效果。根据手术方法，长骨的照射区域应包括整个假体，以限制肿瘤在骨干中扩散的风险。在实践中，应根据皮肤愈合情况，在手术后 15 天内进行照射[37]。

（二）脊髓压迫和马尾综合征

脊髓压迫是一种骨相关事件，常见于乳腺癌、前列腺癌、肺癌和骨髓瘤（以上占所有压迫病例的 10%）[38,45]。这是脊柱骨转移相当常见的并发症：根据癌症组织学，5%～10% 患者在病程中经历转移性脊髓压迫（其中骨髓瘤患者高达20%）[46]。

脊髓压迫症的临床诊断是在一种可由与压迫水平相关的根痛和根缺损、脊髓损伤综合征及疼痛、僵硬或畸形等脊柱体征诊断出的病变综合征的基础上得出的。这三个标志可以是孤立的，也可以是关联的。

当怀疑脊髓压迫时，必须进行 MRI 检查。MRI 检查可以确认诊断，指出压迫的确切位置，并评估脊柱压迫的程度。其次，CT 可以评估病变的稳定性。无论压迫是否导致临床症状，都应系统地讨论手术指征。在 Patchell 等的研究中，手术减压辅以术后放疗的治疗方案在神经预后（84% vs. 57% 动态维持）和寿命（126 天 vs. 100 天）方面

均显示出优于单纯放疗的优势[47]。在所有情况下，放射治疗可以根据患者的一般情况开出，或者在术后巩固手术治疗，或者在非手术情况下。

四、放疗的剂量和分割

有许多姑息治疗的放射方案。欧洲放射治疗和肿瘤学会（European Society for Radiotherapy and Oncology，ESTRO）和美国放射肿瘤学会（American Society for Radiation Oncology，ASTRO）目前的国际指南如下：用于止痛目的的单剂量放疗被证明是无并发症骨转移的首选治疗方法。硬膜外放疗建议多分割放疗[48, 49]。

（一）疼痛

具有高质量证据的随机、回顾性和 Meta 分析研究表明了放射治疗对疼痛的缓解效果，并且证明了单次放疗与分割治疗相比的非劣效性，其中一些主要证据见表 61-1。

（二）脊髓压迫

一些试验根据手术后的情况比较了几种治疗方案，也考虑了患者的一般情况。Patchell 等的试验在手术减压后将 30Gy 剂量的放疗分割成 10 份给予 101 例患者。该剂量的放疗改善了行走能力、排尿控制能力，并减少了对皮质类固醇和镇痛产品的需求[47]。当临床状态和预期寿命导致不适合做外科手术时，还有其他选择。Maranzano 等的试验将 2 次分割 16Gy 剂量的方案与 8 次分割 30Gy 的方案进行了比较，没有显示出反应率和持续时间的差异；然后，同一个研究小组将单次 8Gy 剂量的放疗方案与 2 次分割 16Gy 剂量的方案进行了比较，结果相当。Rades 等也发现了同样的结果，他们比较了 5 次分割 20Gy 和 10 次分割 30Gy 的方案[52]（表 61-2）。

五、不良反应

放疗对所有部位骨转移的不良影响通常为 1 级或 2 级，很少为 3 级或 4 级（且更常见于大体积照射）。最常见的不良反应是乏力、皮肤黏膜和胃肠道反应。根据大量研究，单次治疗和分次治疗的不良反应发生率没有显著差异[54]。另外，无

表 61-1 比较治疗疼痛的不同三维放射方案的综述		
疼痛		
研 究	方 案	结 论
Chow 等 2012 年对 25 项试验、5617 例患者的 Meta 分析[50]	单分割放疗与多分割放疗的比较	• 60.7% 的有效率［单次治疗与多次治疗的 OR=0.98（95%CI 0.95～1.02）］ • 23.8% 的疼痛完全缓解 • 单次放疗后再处理率更高［OR=2.6（1.92～3.47）］
RTOG9714：Hartsell 等，2005 年；Howell ASCO 2009（898 例患者）[51]	完全缓解/部分缓解：单分割 8Gy 与 10 次分割 30Gy 放疗比较	• 应答率相当，CR 的 18% 和 15%、PR 的 48% 和 50% 没有显著差异 • 持续 3 年后 8Gy 的再治疗率较高（18% vs. 9%）
Sze 等，2004 年（3487 个疼痛部位，11 次试验）[48]	单分割放疗与多分割放疗的比较	• 59% 的响应率［单分割与多分割治疗的 OR=1.03（0.89～1.19）］ • 33% 患者疼痛完全缓解 • 单分割治疗后再治疗率较高［21.5% vs. 7.4%，OR=3.44（2.67～4.43）］
Lutz 等，2017 年更新 ASTRO 审查（56 项研究）[4]	单分割 8Gy 放疗，5 次分割 20Gy 放疗，6 次分割 24Gy 放疗，10 次分割 30Gy 放疗	• 较短和较长的分次放疗方案之间的同等疼痛缓解 • 接受了单次放疗、存活时间延长的患者再治疗率增加

论使用何种方案，40% 的病例在照射后会出现疼痛加重，也称为"疼痛爆发"。这种情况如果发生，大多发生在放疗后前 5 天内（特别是第 1 天），平均持续 1.5 天。与其他的癌症相比，它在乳腺癌中更常见[55]。在放射治疗当天开始使用 8mg 地塞米松，并持续 4 天后，在单次放射治疗的情况下，以及在多次治疗的情况下，显示疼痛发作效应降低了近 8%[56]。

放疗也可能导致病理性骨折，其风险因试验而异。

Hartsell 等（RTOG9714）研究显示，8Gy 和 30Gy 照射组在放疗后病理性骨折的发生率方面没有差异，分别为 5% 和 4% 的骨折率[51]。

DBM 研究发现，多次照射后骨折的风险比一次照射后高，发生率分别为 4% 和 2%（$P<0.05$）[62]。

六、再放疗

对于有疼痛性骨转移的患者，如果出现持续或反复的骨痛，或者在初始反应后肿瘤复发，可以考虑再次放疗。一项基于 2694 例最初接受常规放射治疗的骨转移疼痛患者的大型 Meta 分析报道

称，20% 的患者接受了再放射治疗，这其中 58% 的患者疼痛缓解效果良好[57]。关于再放疗方式的数据很少。一项随机非劣效临床试验将单次 8Gy 的放疗与多次共 20Gy 的放疗进行了比较，证明了 2 个月时疼痛缓解的非劣效性（分别为 28% 和 32%）。病理性骨折或脊髓压迫的发生率没有显著差异[58]。另外，放疗后 1 周，20Gy 组的急性毒性明显更高，包括食欲不振、呕吐、腹泻和皮肤毒性。因此，当考虑疼痛性骨转移的再放射治疗时，单次剂量为 8Gy 是优选的。如果不考虑剂量限制（尤其是对脊髓），应考虑立体定向体部放射治疗。

七、立体定向放射治疗

（一）定义

立体定向放射治疗（SBRT），也称为立体定向消融放射治疗（stereotactic ablative radiation therapy，SABR），是一种放射治疗技术，包括以毫米精度和强剂量梯度每分次输送高放射剂量（也称为消融剂量），以减少对周围组织的剂量。这种技术使得处理小体积病灶成为可能，通常分 1～5 次进行。

表 61-2　比较治疗脊髓压迫症的不同三维放射方案的随机试验		
脊髓压迫		
研　究	方　案	结　论
Patchell 等（101 例患者）[47]	10 次分割 30Gy，有或没有手术减压	• 手术和单纯放疗的动态容量比率分别为 84% 和 57% ［OR=6.2（2.0～19.8），$P=0.001$）］ • 手术后尿控率较高，皮质类固醇（$P=0.009$）和镇痛产品（$P=0.002$）的剂量减少 • 手术后存活率提高（126 天 vs. 100 天，$P=0.033$）
Maranzano 等（327 例患者）[53]	单分割 8Gy 放疗与 2 次分割 16Gy 放疗相比	• 应答率或持续时间具有可比性（$P=0.40$）：应答持续时间中位数为 5 个月；中位总生存期 4 个月 • 完全疼痛反应［25%（21%～31%）］ • 治疗后恢复活动能力（27% 的患者） • 27% 的括约肌紊乱患者恢复了控制
Rades 等［随机对照试验，203 例患者（155 例可评估）][52]	5 次分割 20Gy 放疗，对比 10 次分割 30Gy 放疗	• 在活动性（$P=0.86$）、局部控制（$P=0.51$）或生存率（$P=0.68$）方面没有显著差异 • 总生存期的中位数为 3.2 个月

（二）适应证

根据 ASTRO 指南，鉴于支持常规使用的数据有限，SBRT 的使用必须限于在标准体外放射治疗疗程、临床试验参与或注册后出现持续或复发性骨痛的患者[4]。

治疗放射抗性肿瘤的症状性骨转移，或者原发性肿瘤得到控制且患者估计生存期超过 6 个月的骨寡转移时，SBRT 应被考虑使用并可能优先于常规放疗。基于有害风险因素数量（包括非乳腺癌的组织学、Karnofsky 评分 < 60 分、内脏转移的存在）的评分可以帮助评估有转移性癌症、被推荐使用 SBRT 的患者的生存率[59]。不超过五个骨转移瘤灶，或者不超过三个椎体水平，连续或不连续[60]都应该用 SBRT 治疗，一些文献作者将适应证限制在孤立的椎骨转移、两个相邻的椎骨水平或最多两个椎骨的三个独立部位，以及距离关节不超过一个髋关节病变[61]。其他禁忌证包括前30 天的代谢性放疗、明显或进行性神经功能缺损、延髓管狭窄超过 25%、非手术脊髓压迫或马尾综合征、脊柱不稳定[62]。在实践中，必须考虑到患者无法耐受治疗的情况（根据机器的不同，患者必须能够在治疗机器上躺 5～30min）。由于计划中的 CT 与脊柱 MRI 的配准是必不可少的，MRI 的禁忌证使得椎骨的治疗变得危险，并使得我们必须重新考虑 SBRT 适应证[4, 63]。

（三）处方

根据肿瘤占据的位置，临床目标体积（clinical target volume，CTV）应包括 MRI 中看到的所有总肿瘤体积（gross tumoral volume，GTV）和一段椎骨。文献中报道了大量不同的处方疗法，没有明确的证据表明某一种治疗方案优于另一种治疗方案。考虑到对脊髓的剂量是限制因素，应区分首次照射和再照射。对于脊椎转移瘤的重首次照射，最常被报道的方案是单分割 16～24Gy、2 次分割 24Gy、3 次分割 24～27Gy 和 5 次分割30～35Gy[64, 65]。治疗后，反应的评估和潜在并发症的控制方式尚未标准化。需要定期进行临床评估，神经肿瘤学脊柱反应评估（SPine response assessment In Neuro-Oncology，SPINO）小组建议每 6～8 周进行一次 MRI 监测[66]。

（四）并发症

SBRT 可伴有较高的椎体压缩性骨折风险（平均每治疗 12%～14% 节段，一半是新发骨折，一半是治疗后再进展），发生在 SBRT 手术后中位时间为 2.7 个月[67, 68]。单次剂量为 18Gy 或更高的患者，已有基础骨折、溶骨性肿瘤、脊柱畸形、原发性血液恶性肿瘤或胸椎病变治疗的患者，其风险增加。尽管文献中缺乏数据，但对于有骨折危险因素的患者，应考虑先进行椎体后凸成形术。"疼痛爆发效应"是一个典型症状，但随着放疗分割的减少而减少，可以用皮质类固醇疗法结合标准镇痛药进行治疗。

脊髓病是一种严重的并发症，因为它会导致不可逆的瘫痪。如果脊髓的部分照射剂量少于单分割 13Gy 或 3 次分割 20Gy[65, 69-71]时，这种并发症的概率是罕见的（0.4%）。

（五）结果

由于纳入标准和治疗方式的异质性，评估 SBRT 的疼痛控制是复杂的。然而，在 SBRT 治疗后，33%～86% 的患者的疼痛获得了控制（某些研究的有效率为 100%）[62, 64, 72-74]。

许多研究报道了极好的局部肿瘤控制率，为74%～100%[72, 76]。即使在通常被认为是抗辐射的肿瘤（肾、黑色素瘤、肉瘤）中，也观察到了镇痛方面的相同结果，并且局部肿瘤控制令人满意（57%～90%）。在无反应患者中，立体定向放射治疗后平均 13 个月观察到局部肿瘤进展[62]，最常见于硬膜外腔[75]。

非盲随机 3 期研究 RTOG0631 比较了放射外科手术治疗辅以 16Gy 或 18Gy 剂量单次照射的SBRT 和以 8Gy 剂量单次照射的常规体外放射疗法EBRT 分别对 1～3 个脊柱转移瘤灶的患者的疼痛缓解情况。以疼痛得到控制为终点，在 3 个月时，两组的疼痛反应没有观察到差异（分别为 40.3%

和 57.9%，$P=0.99$），可能是因为 SRS 组的疼痛控制率低于预期[84]。

八、其他治疗方式及其与体外放射治疗的联合使用

（一）经皮椎体成形术和骨水泥成形术

经皮骨水泥成形术是在放射引导下将骨水泥注入骨转移瘤的术式。在扭转力占优势的区域（骨干），骨水泥成形术可用于止痛目的，但是必须结合其他形式的巩固，如手术。当压力占主导地位时（脊柱、髁突、股骨髁），仅骨水泥成形术就能提供镇痛、骨加固和预防病理性骨折的效果[76]。它可以与消融技术相结合，在同一治疗过程中或第 2 天，以防止因骨脆性导致的骨折风险[77, 78]。除了伤害感受器的热破坏外，镇痛作用归因于对微骨折部位的稳定作用[79, 80]。另外，聚合的细胞毒性作用是有限的（水泥周围 3mm），使得不可能将水泥成形术用于治疗癌症目的[81]。如果打算采用这种方式制订治疗策略，骨水泥成形术需要与 SBRT 等杀瘤手段相结合。在这种情况下，在使用放射治疗之前，可以使用骨水泥成形术来稳定病变。在成骨性病灶中，骨水泥成形术是困难的，因此这种情况经常禁忌使用。

（二）放射性药品

代谢放射治疗是指在所有继发性骨损伤中，通过静脉注射具有骨取向性的放射性药物，以达到止痛目的的一种内部矢量化照射治疗方法。这种治疗可用于感到疼痛的成骨性骨转移患者[82]。有几种放射分子可供选择，包括 ^{89}Sr（纯 β 发射）、^{153}Sm（β 和 γ 发射）和 ^{223}Ra（α 发射和微量 γ 发射）。该治疗方式主要禁忌证包括骨髓衰竭、脊髓压迫（或神经损伤）、稳定前有骨折的征兆、妊娠、母乳喂养和尿失禁（有待讨论，可能插入导尿管）。

结论

癌症骨转移的治疗是多学科的。放疗已被证明对镇痛和癌灶局部控制是有效的，是一种应始终被考虑的治疗方法，并且可采用多种技术和剂量处方。放射治疗方案的选择将取决于患者的状况（年龄、一般状况、预期寿命等）、疾病的演变，以及放射治疗中心某些特定技术的可用性。一些研究表明，对于晚期疾病患者，单次疗程放疗效果与常用的常规疗法相当。对于骨寡转移性癌，立体定向放射治疗应优于常规放射治疗。

针对病理性骨折和脊髓压迫的手术治疗、化疗、骨吸收抑制药和放射性药物都是这种病症治疗手段的一部分，应该在多学科病例会议上予以讨论。

第62章 双膦酸盐的细胞和分子作用
Cellular and molecular actions of bisphosphonates

Marcia A. Munoz Michael J. Rogers 著

曾 劲 黎志宏 刘 傥 译

概述

双膦酸盐（bisphosphonate，BP）已被公认为是与过度骨破坏相关的代谢性骨疾病的治疗金标准，此类疾病包括骨质疏松症、骨转移和癌症治疗引起的骨丢失。由于具有螯合钙离子的能力，BP在给药时与骨骼强烈结合，从而选择性地影响骨吸收破骨细胞。然而，临床前和流行病学癌症研究支持这样的观点，即BP除了简单地抑制骨吸收外，还有额外的有益作用。本章描述了这些药物对破骨细胞抗吸收作用的生化和分子作用，以及它们潜在的直接和间接抗肿瘤活性。

BP以骨骼为目标

BP是无机焦磷酸盐（inorganic pyrophosphate，PPi）的类似物（图62-1），含有两个膦酸酯基团，通过稳定的磷醚键连接到中心（偕）碳原子上[1]。这就产生了一个主链C-P结构，有两条侧链，即R^1和R^2，连接在偕碳上。R^1通常是一个羟基（–OH）基团，而R^2的种类更多，它决定了BP的类型、药理活性和效力。BP有两种类型，即单纯或含氮的BP，它们通过不同的机制抑制破骨细胞的活性。单纯BP与PPi非常相似（如氯膦酸盐、R^2氯），是第一个开发用于临床的抗再吸收化合物。较新近的含氮双膦酸盐（N-BP）（如帕米膦酸盐、阿仑膦酸盐、伊班膦酸盐、唑来膦酸盐）在烷基链或R^2侧链的杂环基团中含有伯胺或叔胺，使其在抑制体内骨吸收方面比单纯BP强几个数量级[1]（图62-1）。

BP选择性影响破骨细胞，从而抑制骨吸收的能力是基于BP的三维结构，该结构允许二价金属离子螯合，尤其是钙离子[1]。因此，给药后，通过与暴露的羟基磷灰石骨矿物质表面高亲和力结合，BP迅速从循环中清除[2-5]（图62-2）。

在破骨细胞吸收骨质的过程中，吸收腔隙的酸度导致BP从矿物表面解离，然后被细胞摄取。这种新释放的药物很可能以钙离子和骨基质蛋白复合物的形式通过胞吞进入细胞质[6]。荧光标记的BP已成为用于观察体内BP的骨骼分布和细胞掺入，以及它们在破骨细胞内的内吞小泡中的细胞内定位[6]的有力工具（图62-2）。在这方面，囊泡酸化似乎是BP从囊泡转移到胞质溶胶[7]所必需的，这些药物在胞质溶胶中发挥其生化作用。考虑到BP分子的负电荷，从囊泡室被动扩散到胞质溶胶中是极不可能的。囊泡膜中的转运蛋白SLC37A3被认为是BP从酸性内体转移到胞质溶胶中的可能途径[8]（图62-2B）。ATRAID似乎也是细胞摄取所必需的，缺乏ATRAID的细胞对N-BP的抗增殖作用和药理作用具有抗性[9]。

鉴于其酸化和溶解骨表面的能力，破骨细胞通常被认为是骨微环境中唯一能够释放和摄入足够量的BP以对体内细胞功能发挥药理作用的细胞类型。然而，通过研究逐渐明确，其他有高度物质摄取能力的细胞，如单核细胞和巨噬细胞，也可能能够摄入暂时存在于循环、骨髓和软组织中的药物[10-14]。

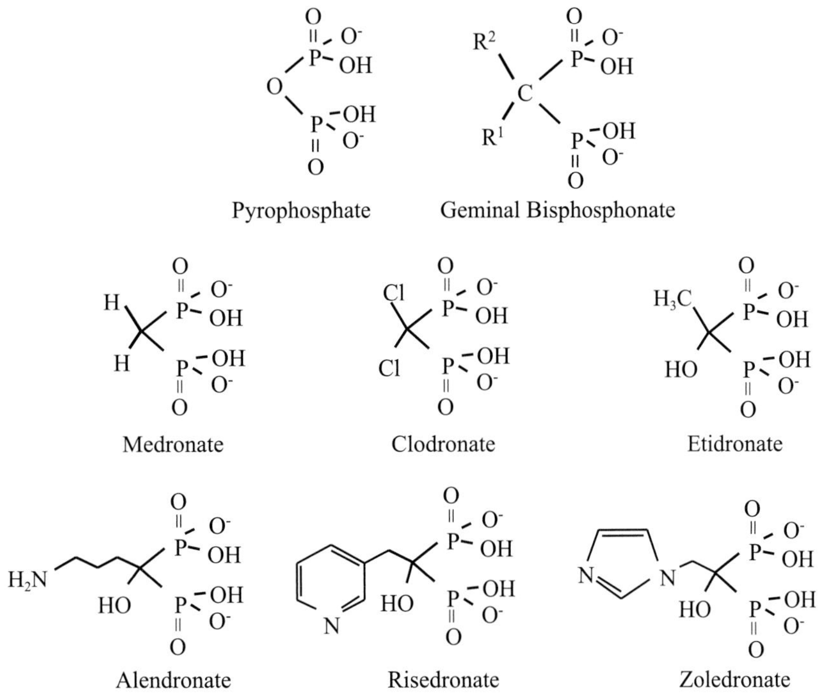

▲ 图 62-1　双膦酸盐结构

焦磷酸盐（Pyrophosphate）、偕双膦酸盐（Geminal Bisphosphonate）、单纯双膦酸盐（甲膦酸盐 Medronate、氯膦酸盐 Clodronate、依替膦酸盐 Etidronate）和含氮双膦酸盐（N-BP）（阿仑膦酸盐 Alendronate、利塞膦酸盐 Risedronate、唑来膦酸盐 Zoledronate）的结构

一、单纯双膦酸盐被转化为有毒的代谢物

如前所述，单纯 BP 共享主链的 P-C-P 结构，而骨结合的 R^1 侧链含有氮 - 磷酸碱基对。然而，R^2 要小得多，非常类似于 PPi，即一种丰富的代谢副产物。与 N-BP 相反，单纯的 BP（如氯膦酸盐）只有在细胞摄取后转化为不可水解的 AppCp 型代谢物时才具有活性。这些有毒代谢物在细胞内的积累导致破骨细胞凋亡，从而抑制骨吸收[15]。单纯 BP 的作用机制通过观察可见，这一类中最简单的化合物，即亚甲基 BP，可以代谢结合到网柄菌黏液霉菌阿米巴中的 ATP 和 Ap4A 的含亚甲基类似物中[16]（图 62-3）。进一步的研究表明，氯屈膦酸盐和其他单一化学结构的 BP 也可以被网柄菌属阿米巴和培养的哺乳动物细胞代谢为抑制细胞生长的含亚甲基（AppCp 型）ATP 类似物[17-21]。

单纯 BP 掺入核苷酸类似物似乎是由 II 型氨酰 -tRNA 合成酶介导的[17, 18]（图 62-3A）。此外，其他细胞内酶（如 T4 RNA 连接酶）也可能能够代谢单纯的 BP[22]。单纯的 BP 结构与 PPi 类似，并在氨酰基 -tRNA 合成酶的活性位点取代它。该反应可逆向进行，可使 BP 与来自氨酰腺苷酸的腺苷一磷酸缩合形成 AppCp 型核苷酸（图 62-3B）。然而，空间体积更大的 N-BP，如阿仑膦酸盐、帕米膦酸盐和伊班膦酸盐，不能被这些酶代谢[21]。

破骨细胞对单纯 BP：氯膦酸盐的代谢导致 AppCCl2p[15] 在高达 1mmol/L 的胞质浓度下积累[23]。由于这些代谢物的不可水解性质，它们在细胞内的积累可能会抑制许多酶促过程，从而严重影响细胞功能并诱导凋亡[24-28]（图 62-3C）。用 AppCCl2p（包裹在脂质体中）处理培养的破骨细胞会导致破骨细胞凋亡，并抑制骨吸收，抑制程度与氯膦酸盐相同[15]，此结果可支持这一观点。凋亡的诱导似乎涉及 ANT，这是线粒体通透性转换孔的一个组成部分。骨碎片中氯膦酸盐

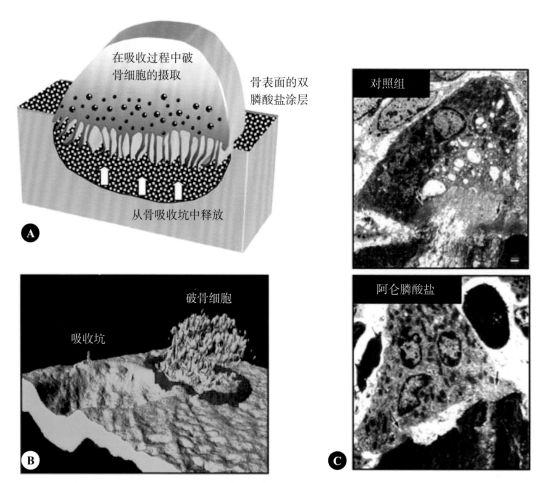

▲ 图 62-2　破骨细胞对双膦酸盐的细胞摄取

A. 在与骨矿物质结合后，在吸收过程中，通过内吞作用，双膦酸盐被胞吞进骨吸收破骨细胞。B. 在荧光标记的双膦酸盐（绿色）的矿物质上培养的再吸收破骨细胞对双膦酸盐摄取的可视化。破骨细胞的肌动蛋白环显示为红色。C. 透射电子显微镜显示阿仑膦酸盐处理诱导的破骨细胞形态变化，特别是参与吸收过程的皱折边缘和大细胞内小泡的丧失。箭表示密封区域［引自 Sato M, Grasser W, Endo N, Akins R, Simmons H, Thompson DD, Golub E, Rodan GA. Bisphosphonate action. Alendronate localization in rat bone and effects on osteoclast ultrastructure. *J Clin Invest*. 1991;88(6):2095-2105. B. 引自 Coxon FP, Thompson K, Roelofs AJ, Ebetino FH, and Rogers MJ. Visualizing mineral binding and uptake of bisphosphonate by osteoclasts and non-resorbing cells. *Bone* 2008;42:848-860.］

代谢物 AppCCl2p 对 ANT 的抑制可防止 ATP 易位，进而触发内膜超极化[29]、线粒体膜电位的破坏、caspase-3 的激活[30] 和凋亡促进激酶 Mst-1 的裂解[31]。因此，破骨细胞凋亡似乎是单纯 BP 的主要作用机制，这与历史以来的观察一致，即使用这些药物治疗会导致破骨细胞在体外和体内的形态学变化，这些变化现在被认为是凋亡的特征（图 62-3C）。此外，当使用 caspase 抑制药防止破骨细胞凋亡时，氯膦酸盐和依替膦酸盐对骨吸收的阻断可以被克服[32]。氯膦酸盐促进凋亡细胞死亡的能力也是以氯膦酸盐包裹的脂质体耗尽体内巨噬细胞作为生理基础。巨噬细胞选择性地摄入负载氯膦酸盐的脂质体，导致细胞内高浓度的毒性 AppCCl2p 代谢物的积累，触发细胞死亡[15]。

BP 的凋亡诱导作用至少部分可以通过 RANKL 和 TNF-α 的作用去增强抗凋亡 Bcl2 家族成员 Mcl-1 和 Bcl-xL 表达来挽救。这可能解释了为什么在 RANKL 和 TNF-α 水平较高的骨丢失炎症模型中，BP 不那么有效[33, 34]。

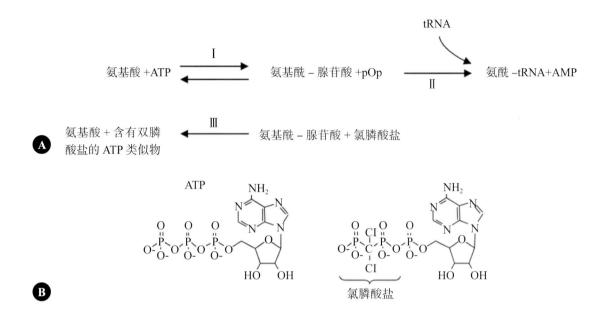

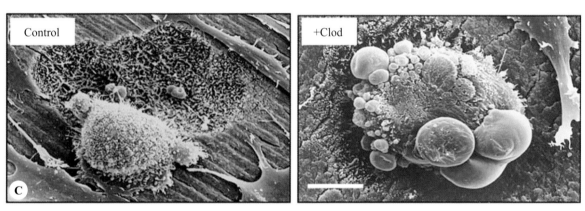

▲ 图 62–3　**A.** 前列腺增生的 **AppCp** 型代谢物的形成是由氨酰 **tRNA** 合成酶催化的。一个氨基酸与 **ATP**（**Appp**）缩合形成氨基酰 – 腺苷酸（氨基酸 –**AMP**），在可逆反应（Ⅰ）中释放焦磷酸（**pOp**）。氨酰腺苷酸与 **tRNA** 分子缩合形成氨酰 **tRNA**（反应Ⅱ）。由于单纯双膦酸盐（如氯膦酸盐、**pCCl2p**）在结构上类似焦磷酸，因此反应Ⅰ的逆反应可以用 **pCCl2p** 代替 **pOp**，形成含有双膦酸盐的 **ATP** 类似物（**AppCCl2p**）。**B. ATP** 的结构和氯膦酸盐的 **AppCp** 型代谢物。**C.** 氯膦酸盐处理诱导培养的兔破骨细胞凋亡。与未处理的破骨细胞（左）相比，氯膦酸盐导致圆形细胞的出现，并伴有膜泡（右），这是凋亡的特征。用包裹在脂质体中的氯屈膦酸盐代谢物 **AppCCl2p** 处理，会引起相同的形态学变化

经 American College of Rheumatology 许可转载，引自 Frith JC, Monkkonen J, Auriola S, Monkkonen H, and Rogers MJ. The molecular mechanism of action of the anti-resorptive and anti-inflammatory drug clodronate: evidence for the formation in vivo of a metabolite that inhibits bone resorption and causes osteoclast and macrophage apoptosis. *Arthritis Rheum*. 2001;44:2201-2210

二、N-BP 抑制 FPP 合成酶

N-BP 的代谢方式与单纯 BP 不同，对破骨细胞的分子作用机制不同。这是在最初对 N-BP 伊班膦酸盐和因卡膦酸盐抑制 J774 巨噬细胞中甲羟戊酸 – 胆固醇生物合成途径的观察中（图 62-4A）得到了阐明 [35, 36]。这种细胞系构成了一个研究 N-BP 作用的合适而方便的模型，因为即使是 R[2] 侧链上再微小的已知影响抗再吸收能力的变化，也会同样影响引起细胞凋亡的能力 [37]。降胆固醇的他汀类药物和 N-BP 诱导 J774 巨噬细胞凋亡的密切相似性与甲羟戊酸途径有关，并且解释了 N-BP 对抑制骨吸收的作用 [38]。

大约在 20 世纪 90 年代后期，对 J774 巨噬细胞和破骨细胞的一系列研究确定 FPP 合酶是 N-BP 的主要靶点[39-43]（图 62-4A），虽然一些化合物对甲羟戊酸途径中的其他酶也显示出较弱的抑制作用，包括 IPP 异构体清除剂、角鲨烯合酶和 GGPP 合酶[35, 44, 45]（图 62-4A）。N-BP 模仿 FPP 合成酶（GPP/DMAPP）的天然类异戊二烯焦磷酸底物的结构，并以"慢 - 紧"结合机制竞争与酶的结合[46]，导致有效的几乎不可逆的酶抑制[47, 48]。X 线晶体学揭示了 N-BP 抑制 FPP 合成酶的确切方式。这些研究证实了 N-BP 与两个底物对接位

点之一的结合，并表明 N-BP 的 R^2 侧链所在的位置通常为类异戊二烯脂质底物保留的疏水间隙，N-BP 分子中的膦酸酯基团与通常容纳 DMAPP/GPP 的焦磷酸部分的镁离子簇的相互作用[49, 50]。第一个底物对接位点的一个氮 - 磷酸分子和第二个底物对接位点的一个 IPP 分子的结合导致酶的构象变化，几乎不可逆地将其"锁定"在非活性构象，从而抑制酶的活性。从这些研究中可以清楚地看出，BP R^2 侧链的长度和方向可以影响 N-BP 侧链中的氮与 GPP/DMAPP 结合位点中的赖氨酸和苏氨酸残基的相互作用，或者与 FPP 合酶

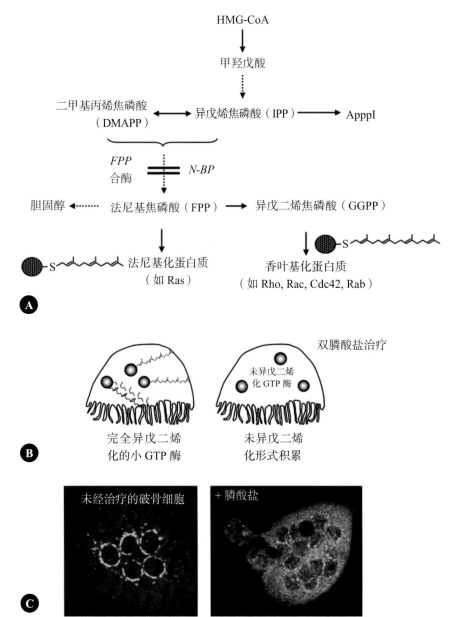

◀ 图 62-4 **A. N-BP 抑制甲羟戊酸途径。N-BP 是 FPP 合成酶的有效抑制药，从而阻止小 GTP 酶 C 端异戊二烯化所需的 FPP 和 GGPP 的合成。抑制 FPP 合成酶还会导致 IPP 积累，这种积累被整合到细胞毒性代谢物 AppppI 中。B. 通过抑制 FPP 合成酶，N-BP 引起非异戊二烯化的小 GTP 酶的积累并改变其亚细胞分布。C.Rab6 染色多核破骨细胞的激光扫描共聚焦显微镜图像（绿色）。Rab6 定位于未经处理的破骨细胞的核周高尔基体（左），但在用利塞膦酸二钠治疗 48h 后在破骨细胞中的胞质分布（右）**

引自 Itzstein C, Coxon FP, Rogers MJ. The regulation of osteoclast function and bone resorption by small GTPases. *Small GTPases* 2011;2(3):117-130.

相邻结合口袋中的第二种酶底物的相互作用（图 62–5）。他们还解释了为什么对氮 – 磷酸侧链结构或构象的微小改变会影响其抑制 FPP 合成酶的能力[43, 51]，并显著影响抗再吸收能力[52-57]。因为在 FPP 合成酶中，N-BP 的两个膦酸酯基团也是结合镁离子所必需的[49, 50]，因此对 N-BP 的一个或两个膦酸酯基团的化学修饰（如甲基化）损害了它们抑制酶活性的能力，并降低了它们的抗吸收强度[51, 58, 59]。因此，N-BP 的膦酸酯基团在发挥这些药物的药理作用中具有双重作用：①它们的钙螯合特性，使其能够靶向结合骨矿物质；②它们通过直接结合 FPP 合酶催化位点的镁离子簇抑制酶活性[51, 56]。综上所述，这些观察揭示了双膦酸盐的结构与抗吸收功效之间的关系，并进一步证实 FPP 合成酶是体内破骨细胞中 N-BP 的主要药理学靶点。

FPP 合成酶的高度进化保守性解释了为什么 N-BP 在网柄菌黏菌阿米巴[60] 和其他真核生物（如利什曼原虫和锥虫寄生虫）[61, 62] 中也抑制这种酶。此外，在网柄菌自发突变株[60] 及肿瘤细胞[63, 64]中，对 N-BP 的生长抑制或细胞毒性作用的抗性的发展伴随着 FPP 合酶活性的增加。类似的是，内源性 FPP 合成酶水平的上调也能赋予对 N-BP 的部分抗性[65]，并且 FPP 合酶基因的变异与较低的骨密度相关[66]。FPP 合成酶的突变或多态性是否是导致个体间对 N-BP 治疗反应的差异，或者某些患者对 N-BP 产生耐药性的原因，这在很大程度上仍未被探索。细胞对 BP 吸收的差异也会导致对其药理作用的敏感性差异。例如，全基因组测序分析显示，在接受 BP 治疗后出现颌骨骨坏死（osteonecrosis of the jaw，ONJ）和（或）非典型股骨骨折（atypical femoral fractures，AFF）的患者中，*ATRAID* 基因有两种罕见的变异，这也是一种识别确认最有可能出现这些不良反应的患者的个性化方法[9]。

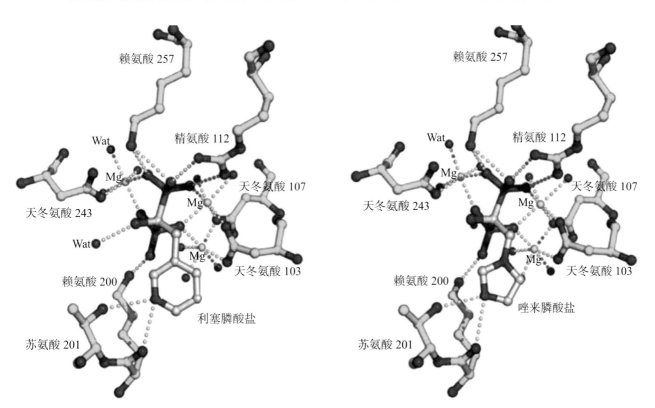

▲ 图 62–5　利塞膦酸钠和唑来膦酸钠在 FPP 合酶 GPP 口袋中的结合

双膦酸盐侧链的氮（蓝色）与保守的赖氨酸 200 和苏氨酸 201 之间的相互作用有助于稳定结合，由此解释了为什么氮原子的位置和方向在决定抗吸收能力方面起着至关重要的作用［改编自 Russell RG, Watts NB, Ebetino FH, Rogers MJ. Mechanisms of action of bisphosphonates: similarities and differences and their potential influence on clinical efficacy. *Osteoporos Int.* 2008;19(6):733–759.］

三、N-BP 阻止小 GTP 酶蛋白的异戊二烯化

甲羟戊酸途径的主要功能是产生胆固醇，以及合成异戊二烯类脂，如 FPP 和 GGPP。这些类异戊二烯脂质是产生多种代谢物的组成部分，如多里醇和泛醌[67]，同时也是蛋白质翻译后修饰（称为异戊二烯化）所必需的（图 62-4A）。异戊二烯化过程包括将 15C 或 20C 链类异戊二烯基团（分别为 FPP 或 GGPP）转移到特定靶蛋白特征性羧基末端基序的半胱氨酸残基上[68, 69]。法尼基化和香叶基化的异戊二烯基参与构成高达 2% 的哺乳动物蛋白质，主要是小的 GTP 酶，但也包括异源三聚体 G 蛋白的 G-亚基、磷酸二酯酶亚基和核纤层蛋白。异戊二烯化作用是锚定细胞膜中的蛋白质（图 62-4B 和 C），并调节蛋白质蛋白酶相互作用（如具有调节性 GAP 和 GDI 的小 GTPase）[69, 70]，因此是适当定位、调节和信号传导所必需的。异戊二烯化对于小 GTPase 的功能特别重要。这些蛋白质充当控制关键信号通路的分子开关；因此，它们的活动必须受到严格管制。通过用 N-BP 处理抑制蛋白前体异戊二烯化，导致活性（GTP 结合）状态的非异戊二烯化的小 GTPase（图 62-4C）的胞质积累，导致下游信号激酶（如 p38）的不适当激活[71]。重要的是，Ras、Rho、Rac、Cdc42 和 Rab 家族的小 GTPase 控制破骨细胞发挥功能所必需的细胞过程，包括细胞骨架排列、膜皱曲、细胞内小泡的运输和凋亡[72]。在已知的 N-BP 对破骨细胞的影响中，大部分（如果不是全部的话）是由于异戊二烯化作用的丧失和蛋白质以非异戊二烯化的失调形式的积累[51, 72, 73]。例如，在破骨细胞中，细胞骨架组织和 F-肌动蛋白黏附环的形成需要 Rho、Rac 或 Cdc42。此外，Rab GTPase 是囊泡贩运的关键调节因子[72, 74, 75]。总的来说，这些小的 GTPase 也控制着褶边的形成和骨吸收所需的其他细胞过程。体外用 N-BP 处理破骨细胞可抑制 F-肌动蛋白环[76] 和褶边形成[77, 78]，并干扰溶酶体酶的运输和降解骨基质的胞内转运[58, 79]

（图 62-2C）。小 GTPase（如 Rac）的异戊二烯化作用的丧失也会导致促进细胞存活的下游信号通路的中断，这是破骨细胞在暴露于足够高浓度的 N-BP 时发生凋亡的可能途径[80]。然而，与单纯的 BP 不同，诱导破骨细胞死亡并不能解释 N-BP 的抗吸收作用，因为在体外使用 caspase 抑制因子阻断破骨细胞凋亡并不能恢复功能[32]。此外，除非在高浓度或高剂量下，N-BP 的药理活性并不总是伴随着细胞毒性或破骨细胞数量减少的迹象而改变[78, 81, 82]。事实上，N-BP 治疗可以导致巨大破骨细胞的形成，在组织学上被鉴定为通常从骨表面分离的或与表面吸收腔隙相关的超核细胞[83, 84]。这些可能是功能性无活性破骨细胞不断进行细胞融合的结果。

异戊二烯化蛋白对破骨细胞功能的重要性已经通过使用特定的抑制药得到证实，这些抑制药可以防止蛋白质法尼基化（FTI-277，法尼基转移酶抑制药）或蛋白质香叶基化（GGTI-298，香叶基转移酶 I 抑制药）。破骨细胞中法尼基化蛋白的丢失影响不大，而香叶基化蛋白的丢失导致肌动蛋白环的破坏，抑制骨吸收，并刺激破骨细胞凋亡[85]。此结论得到了以下发现的支持：用恢复双香叶基化的类异戊二烯脂质底物补充，细胞可以克服 N-BP 对破骨细胞形成、凋亡和骨吸收的影响[31, 86, 87]。综上所述，这些观察表明，N-BP 对 FPP 合成酶的抑制通过改变对破骨细胞功能至关重要的蛋白质的香叶基化作用来影响骨吸收。

四、FPP 合成酶的抑制导致 IPP 的积累和 ApppI 的形成

除了阻止小 GTPase 蛋白的异戊二烯化外，N-BP 对 FPP 合成酶的抑制还会导致 IPP 和 DMAPP 的积累，后者是甲羟戊酸途径中紧靠着 FPP 合成酶上游的类异戊二烯代谢物。目前的假设是，IPP 积聚是引发对 N-BP 的急性期反应的原因，N-BP 的急性期反应是一种相对常见的不良反应，包括短暂发热和"流感样"症状，通常在首次静脉（静脉）给药后不久出现[88]。静脉输注后，外

周血单核细胞[11]、树突状细胞[89]或常驻组织的巨噬细胞对 N-BP 的摄取导致 FPP 合成酶的抑制和 IPP 在细胞内的快速积累[90, 91]。通过尚未完全了解的机制可知，磷抗原 IPP 引起 Vγ9Vδ2-T 细胞[90-92]的强烈激活，这是人类 γδ-T 细胞中最丰富的亚群。这些细胞在受到刺激时会产生大量的 IFN-γ 和 TNF-α，因此目前认为 IPP 对 γδ-T 细胞的刺激会触发在一些患者中观察到的对 N-BP 的炎症急性期反应[93, 94]（图 62-7）。重要的是，通过用他汀类药物协同治疗细胞，可以在体外完全克服 N-BP 对 γδ-T 细胞的激活，他汀类药物阻断 FPP 合成酶上游的 HMG-CoA 还原酶，从而防止 IPP 和 DMAPP 的积累[90]（图 62-4A）。然而，在一项针对骨质疏松症女性的临床试验中，他汀类药物氟伐他汀并不能防止唑来膦酸诱导的细胞因子释放、改变循环 Vγ9Vδ2-T 细胞的水平，或者降低急性期反应症状的频率或严重程度[95]。据推测，氟伐他汀（与其他他汀类药物一样，优先靶向肝）没有到达或影响到那些唑来膦酸治疗后导致 IPP 积累的细胞。

IPP 在已经摄取了 N-BP 的细胞中的积累，如培养的肿瘤细胞，以及体内的破骨细胞和巨噬细胞[96-98]，导致产生一种新的代谢物：ATP 类似物 ApppI[99]（图 62-4A）。类似的是，DMAPP 的同时积累似乎导致了 ApppD 的形成，其速率甚至高于 ApppI[100]。生成 ApppI 和 ApppD 的确切机制仍然不确定。一些证据表明，氨酰 tRNA 合成酶，即代谢单纯 BP 的相同酶，也可能能够将 IPP 与 AMP 结合形成 ApppI[101]，尽管这还没有用纯化的酶来证实。然而，像单纯 N-BP 的 AppCp 型代谢物一样，ApppI 阻断线粒体 ANT，导致破骨细胞凋亡[99]。因此，N-BP 抑制 FPP 合成酶可通过两种途径导致破骨细胞凋亡：①抑制蛋白质异戊二烯化；②积累 ApppI[101]。不过，其他由于破骨细胞暴露于 N-BP 产生的形态学变化，如皱褶边界的丢失、肌动蛋白细胞骨架的破坏和囊泡运输的改变，可以通过它们对蛋白质异戊二烯化的影响得到最好的解释。

五、IPP 对 Vγ9Vδ2-T 细胞的激活

N-BP 对 FPP 合成酶的抑制导致 Vγ9Vδ2-T 细胞识别的磷酸抗原 IPP 的细胞质积累和释放。与传统的 α/β-T 细胞或 NKT 细胞相反，γδ-T 细胞刺激不需要 MHC 或 MHC 样分子。Vγ9Vδ2-T 细胞的激活尤其依赖于 T 细胞上的非常规 TCR 与含 IPP 的靶细胞表面上的嗜丁蛋白 -3（butyrophilin-3，BTN3A1）[102-104]和嗜丁蛋白 -2（butyrophilin-2，BTN2A1）[105]分子之间的协同相互作用。此外，与 BTN3A1 胞内结构域结合的 RhoB 被证明可以调节磷酸抗原结合所需的细胞骨架修饰，以及 TCR 接合和 T 细胞激活所需的构象变化[106]。尽管如此，该研究还远未完成，仍有争议。IPP 磷酸抗原细胞外作用的经典观点认为，ABCA1 负责赶出过量的细胞溶质 IPP。在细胞外，IPP 可能与 BTN3A1 和载脂蛋白 -A1（apolipoprotein-A1，ApoA-Ⅰ）协同作用，诱导 Vγ9Vδ2-T 细胞活化和扩增[103, 104]。另外，一种新的机制得到了可靠的结构和功能证据支持，即 IPP 结合到 BTN3A1 的细胞内区域触发构象变化，最终导致 γδ-T 细胞识别和激活：这是第一个描述的由内而外的抗原识别和 T 细胞激活的机制[105, 107-111]。

六、甲羟戊酸途径的药理作用检测

有多种方法可用于评估细胞和组织中 N-BP 的药理活性，包括：①通过质谱分析的 IPP 细胞构建[97, 100]；②小 GTPase 蛋白的异戊二烯化的变化。研究蛋白质异戊二烯化变化的方法描述如下。

培养的巨噬细胞中的代谢标记可用于测量 [14C]-放射性标记的甲羟戊酸通过形成 [14C]-FPP 和 [14C]-GGPP[51, 73]结合到异戊二烯化蛋白质中的情况（图 62-6）。抑制甲羟戊酸途径中的近端酶（例如，他汀类药物对 HMG-CoA 还原酶的抑制，或者 N-BP 对 FPP 合成酶的抑制）会阻止 FPP 和 GGPP 的合成，从而干扰小 GTPase 的异戊二烯化，这其中大多数是香叶基化的[69]。在吸收腔隙（10～100mmol/L）中可能实现的浓度下，N-BP

能非常有效地阻断［^{14}C］甲羟戊酸在 J774 细胞和培养破骨细胞中的法尼基化和香叶基化蛋白质中的掺入[39, 51, 73, 85]，而单纯的 BP（即氯屈膦酸盐和依替膦酸盐，它们不抑制 FPP 合成酶）没有效果[21, 73]（图 62-6B 和 C）。

如前所述，蛋白质异戊二烯化的缺乏阻碍了小 GTPase 的正常膜定位，并导致它们的胞质积累。这可以通过对经含氮双膦酸钠处理的细胞进行免疫染色来观察，以检测膜结合蛋白与胞质蛋白（如 Rab GTPase）的对比，该检测可能显示 Rab GTPase 在某些细胞器（包括高尔基体）中的分布的显著变化[72]。在使用洗涤剂进行相分离的 N-BP 处理后，亚细胞分离成膜和胞质组分也可以揭示小 GTPase 蛋白（如 Rho、Rac 和 Rab GTPase）的定位改变，因为它们的亲脂性/异戊二烯化形式优先在膜组分中发现，而非异戊二烯化形式保留在溶液中（胞质组分）[79, 112]。然而，这种方法依赖于蛋白质印迹进行检测，并且不是特别敏感。此外，一些异戊二烯化的小 GTPase 通常通过结合调节蛋白或伴侣，如 GDI 或 REP（Rab 护送蛋白），在膜和胞质之间循环。所以这种检测方法可能会误导性地将胞质中的异戊二烯化蛋白质池检测为非异戊二烯化的。

Reszka 及其同事在 2001 年首次描述了一种检测异戊二烯化变化的简单方法，鉴定出一种商用山羊多克隆抗体（sc-1482），该抗体对非异戊二烯化 Rap1A 具有高度特异性，而对异戊二烯化的 C 端切割形式的结合亲和力就低得多[113, 114]。蛋白质在合成后立即被异戊二烯化；因此，在正常条件下，细胞中 Rap1A 等未磷酸化蛋白质池通常是检测不到的。因此，这种抗体允许通过蛋白质印迹在细胞提取物中累积的非异戊二烯化 Rap1A 的定量，将其作为甲戊酸途径阻断的指示。用 N-BP 处理培养的巨噬细胞数小时，导致未酰化 Rap1A 的显著积累。此外，非异戊二烯化 Rap1A 的水平随着 N-BP 浓度的增加而升高，并且使用的 N-BP 浓度越高，非异戊二烯化 Rap1A 的积累越快[115]。正如预期的那样，更有效的 N-BP 比效力较低的化合

物作用更快，这大概反映了 FPP 合成酶的抑制程度。使用这种方法，证实了 N-BP 治疗导致体内破骨细胞中非异戊二烯化 Rap1A 蛋白的积累[15, 39, 116]（图 62-6D）。值得注意的是，Rap1A 等非异戊二酸化蛋白的积累和凋亡的下游诱导完全依赖于新蛋白的合成[38]。一般来说，培养的高增殖细胞比静止的融合细胞（蛋白质合成速率低得多）对蛋白质异戊二烯化的影响更敏感，后者可能表现出"抗性"。对非异戊二烯化 Rap1A 的蛋白质印迹分析已被广泛用于证明，在培养的非常广泛的细胞类型中，包括结肠上皮细胞、肿瘤细胞、内皮细胞和成骨细胞中，N-BP 均可抑制蛋白质异戊二烯化。然而，到目前为止，还没有强有力的证据表明这些细胞类型在体内摄入了 N-BP，因此这些研究的相关性受到了质疑。可惜的是，抗未酰化 Rap1A 的抗体已不再上市。

最近，已经描述了多种检测非异戊二烯化蛋白质积累的新的方法，主要通过对标记的类异戊二烯脂质底物的转移和检测[117-119]。而有一种检测方法在检测非异戊二烯化 Rab 蛋白方面比非异戊二烯化 Rap1A 的蛋白质印迹方法灵敏 10～100 倍[14]。，该方法最初是由 Alexandrov 及其同事开发的[117]，后来被 Rogers 实验室采用，利用重组 Rab 异戊二烯基转移酶（Rab GGT 酶，或者 GGT 酶 II）将生物素化的 GGPP 类异戊二烯类似物酶转移到细胞提取物中的非异戊二烯化 Rab 蛋白上[120]。这些体外异戊二烯化/生物素化的蛋白质可以通过蛋白质电泳或质谱来检测[14]（图 62-6E）。与 Rap1A 相比，Rab 家族蛋白丰富得多，导致了高得多的分析灵敏度，而且可以检测到对 Rab 异戊二烯化的非常细微的抑制作用。使用这种方法，发现将培养的巨噬细胞暴露于非常低 nmol 浓度的唑来膦酸（如 10nmol/L，比以前认为有效果的浓度低 100 倍）也足以抑制蛋白质异戊二烯化，特别是当细胞长时间暴露于药物时[14]（图 62-6F）。这种体外异戊二烯化试验的极高灵敏度也使我们首次能够检测甲羟戊酸激酶缺乏症患者细胞中的非异戊二烯化蛋白[121, 122]。甲羟戊酸激酶缺乏症是一种罕见的常

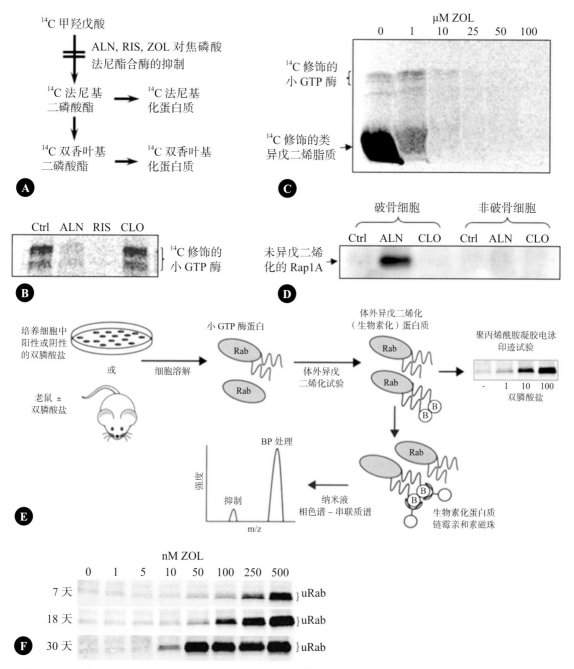

▲ 图 62-6　**A.** 评估蛋白质异戊二烯化的方法。通过用［14C］甲羟戊酸培养细胞，使其掺入到异戊二烯化的蛋白质中，可以在体外评估 N-BP 对破骨细胞中蛋白质异戊二烯化的抑制作用。电泳分离后，放射性标记的异戊二烯化的蛋白质可以通过放射自显影术检测。**B.** 阿仑膦酸盐（**ALN**）和利塞膦酸盐（**RIS**）均可阻止［14C］甲羟戊酸掺入纯化兔破骨细胞的异戊二烯化蛋白中，而氯膦酸盐（**CLO**）则无此作用。**C.** 纯化的破骨细胞在 **1～100mmol/L** 唑来膦酸（**ZOL**）存在下用［14C］甲羟戊酸代谢标记。**1mmol/L ZOL** 在染料前沿（箭头）抑制放射性标记的类异戊二烯脂质的合成，而 **10mmol/L ZOL** 阻断小 **GTPase** 的类异戊二烯合成和异戊二烯化。**D.** 新生兔每千克体重注射 **10mg** 的阿仑膦酸盐或氯膦酸盐。**24h** 后，使用免疫磁珠纯化破骨细胞，并通过蛋白质印迹分析细胞裂解物中是否存在非异戊二烯化的 **Rap1A**。阿仑膦酸盐（但不是氯膦酸盐）的体内治疗导致破骨细胞中非碱性蛋白的积累。在非破骨细胞中缺乏效果表明阿仑膦酸盐特异性影响破骨细胞。**E.** 使用体外异戊二烯化试验检测来自培养细胞或组织匀浆的蛋白质裂解物中的未异戊二烯化的 **Rab GTPase**（**IVP**）。在反应过程中，重组酶只将合成的生物素化类异戊二烯脂质标签转移到未异戊二烯化的蛋白质上，然后可以在蛋白质印迹或质谱中进行评估。**F.** 来自用增加浓度的 **ZOL** 处理的培养的巨噬细胞的 **IVP**。该分析允许检测细胞中由于长期暴露于非常低的纳摩尔（**nM**）浓度的 **ZOL** 而产生的未异戊二烯化 **Rab**

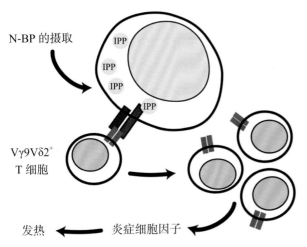

▲ 图 62-7　N-BP 短暂急性期反应的潜在机制

在输注 N-BP 之后，单核细胞 / 巨噬细胞对 N-BP 的摄取导致 FPP 合成酶的快速抑制和上游代谢物 IPP 的积累。IPP 与 BTN3A1 胞内结构域的结合触发构象变化，使得 IPP/BTN3A1/BTN2A1 复合物被 Vγ9Vδ2-TCR 识别。IPP 积累细胞（如巨噬细胞）和 T 细胞之间的这些直接相互作用触发了 Vγ9Vδ2-T 细胞的激活和扩增，以及导致急性期反应的"流感样"症状的促炎细胞因子的释放

染色体隐性自身炎症性疾病，由 FPP 合成酶上游甲羟戊酸途径的一种酶的致病变异体引起[123]。外周血单核细胞中非异戊二烯酸 Rab 蛋白的积累似乎是甲羟戊酸激酶缺乏的准确生物标志物，可将这种疾病与其他具有类似症状的自身炎症疾病区分开来[122, 124]。

七、双膦酸盐对破骨细胞以外的骨细胞的影响

（一）造血作用

　　破骨细胞由于其在塑造骨微环境中的作用，以及与成骨细胞功能的密切关系，与维持造血干细胞（HSC）的环境（被称为造血生态龛[125]）密切相关。在骨吸收过程中，破骨细胞释放储存在骨基质中的多种生长因子，包括 TGF-β、IGF 和 BMP，以及钙和其他矿物质，它们可以影响造血细胞的稳态和动员[126-128]。然而，破骨细胞在 HSC 调节中的作用一直是争论的来源。虽然一些研究认为破骨细胞活性的增加会触发造血干细胞动员[126, 129, 130]，但在骨硬化小鼠模型中的其他研究认为破骨细胞对此是不必要的[131, 132]。然而，N-BP

通过抑制骨吸收改变造血生态龛，似乎能对造血产生间接影响[133-135]。单次或重复剂量的 N-BP：唑来膦酸诱导了短暂但显著的造血干细胞 LSK [Lin（-）cKit（+）Sca1（+）] 的扩增[134, 135]。

　　总之，BP 治疗似乎可以通过抑制骨吸收和骨微环境来改变造血，而骨微环境又与造血干细胞稳态密切相关，并对其至关重要。

（二）成骨前体 / 成骨细胞

　　BP 的主要药理作用是通过靶向作用于破骨细胞来抑制骨吸收。然而，BP 是否对成骨细胞有直接影响仍有争议。成骨细胞是间充质来源的细胞，与破骨细胞不同，在骨矿物质上培养的成骨细胞不能释放和摄入大量的 BP[6]，因此可能在体内只暴露于极低浓度的药物中（如果有的话）。在成骨细胞培养研究中，N-BP 的效果不一致，并且高度依赖于所用药物的量，这引起了对其中一些发现的体内相关性的怀疑。据报道，N-BP 在体外可抑制成骨细胞的分化、存活和功能[136, 137]，但也已证明其可促进成骨细胞增殖和骨基质沉积[138-140]。在体内，低剂量的 N-BP 阿仑膦酸盐促进大鼠颅骨修复模型[141] 和胫骨损伤模型[142] 中的骨修复；有趣的是，单一临床相关剂量的唑来膦酸诱导的年轻动物骨形成显示出高度骨转换和更丰富的骨原细胞，但在成熟小鼠中没有[143]。一项体外研究表明，纳摩尔浓度的唑来膦酸可以通过激活 TRVP1 通道来促进培养的骨髓来源成骨细胞的存活和矿化[144]。一项研究提出，N-BP 对成骨细胞的存活前效应可能是由 Cx43 半通道介导的[145]。而第三项研究表明，双膦酸盐药物通过使成骨细胞中表达的 PTP 失活来刺激成骨细胞增殖[146]。然而，这些对体内成骨细胞活性和骨修复的作用也可能是间接的，因为它们对破骨细胞抑制和破骨细胞与成骨细胞之间紧密联系的改变有影响。

　　总之，BP 对成骨细胞生物学的直接影响仍然是一个有争议的研究课题，而且其在体内的效应还有待更令人信服的证明。体内对成骨细胞活性和骨修复的影响很可能主要是间接的，是破骨细

胞功能改变引起骨微环境变化的结果。此外，仍然没有证据表明体内成骨细胞摄取了 BP 药物，尽管 BP 可能通过抑制甲羟戊酸途径和蛋白质异戊二烯化以外的机制作用于这些细胞。

（三）骨细胞

骨细胞来源于嵌入矿化基质中的成骨细胞。这些细胞位于矿化骨的腔隙中，通过复杂的小管通道网络相互连接，并与骨髓和骨表面的细胞（即破骨细胞和成骨细胞）连接。骨细胞通过产生信号分子来协调成骨细胞和破骨细胞的作用，并通过腔隙和小管内间质静水压的变化来感知机械应力[147]。

在小鼠中使用荧光标记的 BP 发现，这些药物从骨中的血管通道扩散，并可到达邻近的骨细胞腔隙和小管[10]。此外，与对骨矿物质具有较高结合亲和力的 BP 相比，亲和力较低的 BP 似乎更深地渗透到小管网络中[148]，但这些发现的意义仍不清楚。目前还没有证据表明骨细胞可以摄入 BP，或者 N-BP 可以在体内影响这些细胞中蛋白质的异戊二烯化。

有人提出，BP 治疗通过细胞膜中 Cx43 半通道[145]、ERK 激活[149]和其靶激酶 p90 下游磷酸化（RSK）[150]的机制增强骨细胞的体外和体内存活率。重要的是，不阻断蛋白质异戊二烯化的 BP 化合物对骨细胞存活也有类似的影响，这表明了存在一种与甲羟戊酸途径中 FPP 合成酶抑制无关的机制[151]。这些对骨细胞的抗凋亡作用是否有助于 BP 的抗骨折功效仍不清楚。

（四）骨痛

N-BP 治疗可以显著减轻骨痛，尤其是在转移性骨病患者中[152, 153]（见参考文献 [154]），但在其他情况下（包括罕见的先天性疾病骨纤维发育不良[155]、复杂的局部疼痛综合征 I 型[156]）也能发挥效果。尽管其机制尚不清楚，但一些报道表明易感受体 P2X3 参与其中。酸敏感离子通道 P2X3 属于嘌呤能、ATP 门控受体家族，几乎只由疼痛神经元（包括骨神经支配）表达，涉及神经性和

炎性疼痛，尤其是癌症疼痛[157]。在三种不同的动物模型中，强效的 N-BP 米诺膦酸盐（而非其他 N-BP）被证明可以缓解疼痛[158]，并被提议通过直接靶向作用于受体本身来发挥作用[158, 159]。一种可能的机制涉及 ApppI 与 P2X3 的结合[160]。当 FPP 合酶被 N-BP 抑制时，ApppI 在 IPP 积累后合成（图 62-4B）。ApppI 是一种在低钙条件下活性增强的 P2X3 的弱抑制剂，因此当骨吸收减少或阻断，局部钙和酸水平最低时，ApppI 对 P2X3 的抑制作用可能会增强[160]。TRVP1 受体也参与介导 N-BP 对成骨细胞的刺激作用[144, 161]，可能构成 BP 镇痛作用的一个潜在靶点。

单纯 BP 也与骨疼痛缓解有关[162-164]，迄今为止的证据表明，它们也通过抑制 P2X 嘌呤能受体起作用[163, 164]。然而，它们是直接与受体结合，还是在转化为 AppCp 型代谢物后结合，或者两者都结合，仍有待确定。BP 缓解骨痛的机制可能是复杂的，涉及不止一个受体或信号通路。

（五）双膦酸盐的抗肿瘤作用

N-BP 是治疗癌症骨转移疾病的有价值的药物，也是减少与癌症治疗相关的骨丢失和骨折风险的有价值的药物[165]。不仅在人类和动物模型中有效抑制肿瘤诱导的骨丢失[166]，在各种临床前小鼠研究中，N-BP 已被证明对骨中的肿瘤生长及骨骼外的肿瘤转移具有显著的影响[167, 168]。

到达骨内膜或血管周围的转移性肿瘤细胞可能处于休眠状态，直到其微环境的失调导致它们扩张并生长为明显的转移。引发这种"觉醒"的确切机制仍不完全清楚，但增殖的肿瘤细胞释放多种生长因子，进而刺激破骨细胞活性和骨吸收。储存在骨基质中的肿瘤促进分子的释放进一步增强了肿瘤扩张和骨吸收增加的恶性循环[165]。N-BP 通过抑制破骨细胞活性和骨破坏，可能有助于打破这种破骨细胞活性和肿瘤生长的恶性循环。

在一些动物模型中，与化疗药物的联合使用使 N-BP 的抗肿瘤效果得到增强[169]。虽然 N-BP 对骨骼中肿瘤生长的抑制作用可能是通过抑制骨

吸收，从而改变骨微环境并打破恶性循环而达到的[170]，但这些药物似乎也具有破骨细胞无关的抗肿瘤作用，并且可以阻止缺乏功能性破骨细胞的小鼠中的肿瘤生长[171]。有趣的是，来自几项大型临床试验的数据显示，在早期疾病患者（而不是已确定的转移患者）中辅助使用 BP 治疗，结果也表明了 N-BP 具有抑制骨吸收以外的益处[172, 173]。例如，与早期乳腺癌患者单独辅助内分泌治疗相比，唑来膦酸治疗延长了患者的无病生存期[174]，当与标准辅助治疗联合使用时，在研究入组时绝经 5 年以上的部分乳腺癌患者中，无病生存期和总生存期得到了提高[175]。此外，唑来膦酸对多发性骨髓瘤患者的无病生存期的延长效果与其对骨骼的影响无关[176]。观察性研究还表明，绝经后骨质疏松症患者长期口服双膦酸盐治疗可能会降低浸润性乳腺癌[177]和结肠癌[178]的风险。

对癌症患者的这些有益作用的潜在机制仍不清楚，对于 N-BP 是直接对癌细胞发挥抗肿瘤作用（即抑制增殖、细胞存活和侵袭），还是通过靶向肿瘤环境［改变血管生成、金属蛋白酶 /MMP-9 的产生和（或）促进抗肿瘤免疫反应］间接发挥抗肿瘤作用，一直存在争议[165, 179-181]。

已经有大量研究描述了 N-BP 在体外降低肿瘤细胞存活、增殖、黏附、迁移和侵袭（见参考文献 [168, 182]），以及内皮细胞功能的能力[183]。这些对培养细胞的影响即使不是全部，也大部分是由于抑制 FPP 合成酶（一种普遍存在的酶，存在于所有细胞类型中）导致的。通过恢复 FPP 合成酶（FOH 或 GGOH）下游缺失的类异戊二烯底物，从而绕过 FPP 合成酶和蛋白质异戊二烯化的阻断，可以在很大程度上克服 N-BP 对肿瘤和上皮细胞生存力和迁移的影响[181, 184-187]（图 62-4A），这更能支持这一观点。此外，影响肿瘤细胞黏附和侵袭的构效关系与抑制 FPP 合成酶的构效关系相匹配[188, 189]。然而，重要的是，仍然没有确凿的证据表明 BP 在体内直接作用于肿瘤或内皮细胞。N-BP 治疗可抑制小鼠皮下或腹膜肿瘤中的甲羟戊酸途径[190-192]，但对其的分析是在整个肿瘤组织中进行

的，并且未确定受影响细胞类型的身份。相比之下，在一项使用基于荧光素酶的新型报道分析的研究中[193]，唑来膦酸治疗对体内肿瘤细胞中的蛋白质异戊二烯化没有可检测出的影响，但异戊二烯转移酶抑制药 GGTI-298 有[193]。

至少在骨骼之外，N-BP 发挥抗肿瘤作用的最可能途径是通过髓系免疫细胞，如 TAM 和 MDSC。这些细胞已经成为肿瘤生长和转移的有力促进者[194]，刺激血管生成和抑制肿瘤免疫监视[195, 196]。尤其是 TAM，它是肿瘤内最丰富的免疫细胞类型，通过三种主要机制促进肿瘤进展：①通过促进血管生成；②通过在肿瘤微环境中创造免疫抑制条件；③通过促进肿瘤转移（图 62-8）（见参考文献 [197]）。

Junankar 等首次提供了循环中的 N-BP 可被骨外巨噬细胞摄取的确凿证据。通过使用活体双光子显微镜，这项研究最终证明了小鼠乳腺肿瘤异种移植物中 TAM 对荧光标记的 N-BP 的体内摄取[13]。TAM 通过胞吞作用及通过荧光药物修饰的钙聚集体的吞噬作用来摄入 N-BP[13]。此外，放射性标记的 BP 通过与微小钙化灶结合而在人类乳腺肿瘤组织中积累，这些微小钙化灶通常与带有 CD68+/CD163+ 标记的肿瘤巨噬细胞紧密相关或位于其内部，这提供了证据证明 TAM 也可能通过相同途径在人类体内摄取 BP[13]。

巨噬细胞摄取 N-BP 的能力，与髓系谱系的其他细胞如破骨细胞[6, 10, 11, 98, 198]一样，与其在组织稳态中的作用及其增强的胞饮和吞噬能力一致，尤其是针对含钙复合物[7, 13]。几项研究表明，BP 可以影响小鼠肿瘤微环境中的 TAM 或 MDSC 群体，从而减少巨噬细胞数量，或者将其表型从原生 M_2 表型转变为抗肿瘤 M_1 表型[98, 180, 181, 199, 200]。如前所述，N-BP 对 FPP 合成酶的抑制及后续造成的小 GTPase 的异戊二烯化的作用丧失会影响许多过程，包括极化、黏附、迁移、囊泡运输，以及破骨细胞和巨噬细胞的存活[71, 72]，因此，N-BP 治疗很可能也会影响体内 TAM 活性。以 TAM 为靶向的 N-BP 可能导致其功能损害、耗竭和（或）复极，

从而间接阻止肿瘤生长，而不是直接作用于肿瘤细胞（图 62-8）（见参考文献 [201]）。

此外，N-BP 对 FPP 合成酶的抑制导致 IPP 磷酸抗原在细胞质积累，从而激活 γδ-T 细胞，并且这些先天类免疫细胞（γδ-T 细胞）可以发挥有效的抗肿瘤活性。肿瘤内 IPP 增加可能触发 γδ-T 细胞激活和募集，从而有利于抗肿瘤免疫反应（见参考文献 [202]），但也有可能是 γδ-T 细胞识别并靶向作用于已经摄取 N-BP 的促瘤 TAM。鉴于 γδ-T 细胞强大的抗肿瘤活性，人们对其在癌症免疫治疗中的应用很感兴趣（见参考文献 [106]）。有一种使用策略是使用 N-BP(与低剂量的 IL-2 一起)在体内刺激和扩增 γδ-T 细胞，或者通过经药物体外处理的自体（或同种异体）的外周血单个核细胞的过继移植[111]。

与 N-BP 对造血生态龛的影响一致，BP 治疗

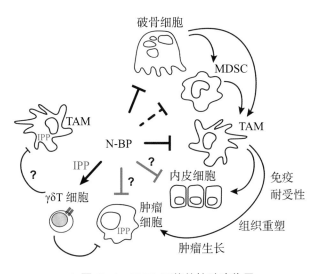

▲ 图 62-8　N-BP 可能的抗肿瘤作用

尽管 N-BP 对培养的肿瘤和内皮细胞有直接影响，但尚未最终证实这些细胞在体内对药物的摄取。N-BP 更有可能通过降低抑制性骨髓细胞（MDSC）和肿瘤相关巨噬细胞（TAM）的丰度和（或）改变其表型 / 功能而具有间接抗肿瘤活性。TAM 和 MDSC 通常通过产生生长因子、抑制抗肿瘤免疫、促进组织重塑和血管生成来促进肿瘤进展和转移瘤的发生。N-BP 还可能激活具有强效抗肿瘤活性的先天样 Vγ9Vδ2-T 细胞。活化的 Vγ9Vδ2-T 细胞还可抑制因 N-BP 摄取而形成 IPP 的 TAM

也可能有利于在骨髓中产生肿瘤抑制髓样细胞，这些细胞能够减少乳腺肿瘤的生长[135] 及骨转移的发展[203]。在小鼠模型中，N-BP 促进普通骨髓 / 破骨细胞祖细胞向抑制转移的巨噬细胞分化。然而，全身给药或肿瘤来源的 G-CSF 的存在会使髓样前体分化偏离巨噬细胞而偏向破骨细胞，降低了 N-BP 治疗的总体抗转移作用[203]。显然，N-BP 对肿瘤生长和转移的影响非常复杂，可能涉及对免疫细胞类型的影响，以及组织微环境的变化。

八、结论与展望

总之，BP 药物以骨骼为靶点，在骨吸收过程中被破骨细胞选择性摄入。根据影响破骨细胞的细胞内机制，BP 可以分为两类。单纯 BP 非常类似于内源性焦磷酸，并在细胞内代谢为毒性 ATP 类似物，从而触发破骨细胞死亡（凋亡）。相反，N-BP 阻断甲羟戊酸途径中的 FPP 合成酶，从而阻止使破骨细胞具有活性所必需的小 GTPase 蛋白的异戊二烯化和正常功能。此外，N-BP 对 FPP 合成酶的抑制还会导致另一种有毒代谢物 ApppI 的积累。虽然阻断甲羟戊酸途径和蛋白质异戊二烯化似乎是破骨细胞中 N-BP 的主要作用途径，但这些药物可能有额外的药理学靶点，而我们对此仍知之甚少。

BP 还可能通过改变骨微环境和造血生态龛，直接或间接影响破骨细胞以外的骨细胞。越来越多的证据表明，BP 疗法可能通过靶向骨外细胞和组织，对患者的生存产生有益的影响[204-209]。然而，所涉及的机制远不清楚。

BP 抑制破骨细胞和抑制骨吸收的途径现在已被明确[210]，但是 BP 的药物机制仍然比以前认为的要多。在发现其在体内的抗再吸收作用 50 多年后[211]，这类药物继续被揭示其在骨骼内外的潜在治疗作用的新惊喜。深入了解这些重要药物的药理作用，不仅对避免不必要的不良反应至关重要，而且对开发其全部治疗潜力也至关重要。

第63章　乳腺癌骨转移患者的骨靶向药物和骨相关事件
Bone-targeted agents and skeletal-related events in breast cancer patients with bone metastases

Alexander H.G. Paterson　著

杨　晶　黎志宏　刘　觉　译

外科医生 Stephen Paget 首次发现乳腺癌骨转移倾向，他描述了 735 例乳腺癌转移的部位分布，提出原发性乳腺癌骨转移并非偶然事件。他在 1889 年《柳叶刀》杂志中指出："在乳腺癌中，有明确的证据表明骨骼以一种特殊的方式受到影响，这不能单独用任何栓塞理论来解释"[1]。

Paget 推广了"种子和土壤"假说，认为："在癌症病理学领域最好的工作是研究种子的性质，以及对土壤特性的观察。"Batson[2] 描述了椎静脉丛与骨髓间隙之间的联系，提出了一种局部原因，即在栓塞后，除了种植外，还可能与发生特定部位转移有关，假设一种逆行性扩散，使原发性前列腺癌的癌细胞首先滞留在下椎骨。癌细胞一旦进入骨髓腔，就有了促进其进一步生长的血液供应。

Mundy 在"种子和土壤"假说的基础上，进一步提出了"恶性循环"的概念，即肿瘤诱导的骨骼分解刺激癌细胞的进一步生长[3, 4]。

一、发生率

患病率与生存率

Coleman 与 Rubens[5]（1987 年）报道，在 587 例死于乳腺癌的患者中，69% 的患者在死亡前有骨转移的放射学证据，肺与肝转移各占 27%。在这份报道中，对 2240 例乳腺癌患者进行了平均 5 年的随访，其中 47% 的患者发生远处骨转移。

与美国国家乳腺和肠道外科辅助治疗研究组（National Surgical Adjuvant Breast and Bowel Project，NSABP）的数据相似，表明在辅助治疗后复发的乳腺癌患者中，骨转移在所有首次远处转移部位中所占比例最高。淋巴结阳性患者的骨转移发生率（每年约 2%）高于淋巴结阴性患者（每年约 1%），ER 阳性患者的骨转移发生率高于 ER 阴性患者[6]。后期和当前 NSABP 试验中骨复发率低于上述 NSABP 报道，这可能是由于更有效的治疗方法降低了除中枢神经系统外所有部位的复发率。

骨转移瘤患者的生存率似乎不能用早期诊断来解释。30 多年前，我们评估了诊断为骨转移的患者的中位生存期约为 16 个月。最初出现的 1 期原发肿瘤患者的生存率高于 2 期原发肿瘤患者，而 2 期原发肿瘤患者的生存率又高于 3 期原发肿瘤患者[7]。这一现象最初被称为"生物预定论"，描述了小原发肿瘤的转移生长通常较慢的观点，即小肿瘤之所以小并不是因为它们是"早期"的，而是因为它们生长缓慢。这种现象很可能是由较小肿瘤与较大肿瘤的内在遗传学差异所致。

在 20 世纪 90 年代诊断的 NSABP 系列患者中，骨转移的中位生存期为 18～20 个月[6]。在类似的观察期内，Coleman 和 Rubens 报道的中位生存期约为 24 个月[5]。

然而，这些患者也有除骨以外的转移部位，仅有骨转移的患者可以存活更长时间。Ahn 等在韩国一系列仅有骨转移的患者中，中位生存期为

55.2 个月，10 年生存率为 34.9%[8]。他们还指出，患有孤立性骨转移且 ER 阳性的患者、接受双膦酸盐疗法的患者比中位数存活时间更长。

最近研究表明，转移性乳腺癌患者在接受治疗前检测到的循环肿瘤细胞数量是预测无进展生存期和总生存期的一个独立指标[9]。

二、骨转移的诊断和类型

骨转移瘤的临床诊断有明确的，也有不确定的。患有原发性乳腺癌并出现骨痛、X线多处溶骨、骨硬化或混合病变的患者，典型的骨扫描改变显示多个摄取不对称区域，虽然活检与新生物标志物可能是有价值的。但是骨标志物的升高通常不需要活检或进一步的检测来确定诊断。

诊断难度更大的是那些可能无症状，但骨骼扫描结果可疑，没有 X 线明确改变的患者。伴有椎骨骨折的骨质疏松症可以以这种方式出现，实际上这两种诊断可能是同时发生的。如果骨活检阴性或不成功，连续扫描可以明确诊断。患者通常可以在做出诊断时开始激素治疗。患有 Paget 病或骨组织细胞增生症等罕见骨病的患者通常有典型的 X 线改变。骨成像中单个区域摄取增加的患者需要在 CT 引导下尝试进行穿刺活检以明确诊断。

一些最难诊断的病例是在骨扫描中有多个吸收区域但无症状且没有变化或放射学变化很小的女性患者。在这种情况下，CT 或 MRI 引导下进行穿刺活检可能会有助于诊断，对患者和肿瘤医生来说，不确定的活检是一个频繁的刺激。曾经有过原发性乳腺癌的患者，发生第二种恶性肿瘤（如骨髓瘤、膀胱癌、肾癌、肺癌或结肠癌）转移到骨骼。

Simmons 等的研究表明，目前所有骨转移患者都应考虑活检[10]。良性疾病的发病率为 10%，ER 状态的变化为 40%，HER 状态的变化为 8%，这导致 20% 的患者改变了治疗方法。

骨转移的临床结果

无骨折的骨转移可无症状，但往往导致低至中度疼痛。这种疼痛可能根据解剖部位存在差异，有时长达几天。肱骨和股骨的疼痛会因负重而加重，这可能是骨折即将发生的征兆。严重的背部局部疼痛可以预示椎体骨折和脊髓压迫。椎体骨折尤其常见，在无转移的情况下也可能发生[11]。我们发现，在随访中，乳腺癌患者的椎体骨折的发生率是同龄健康女性的 4~5 倍。这很可能与化疗引起的过早绝经和骨吸收加速有关。随着芳香酶抑制药使用的增加，这种椎体骨折发生率继续上升。

辅助芳香化酶抑制药与他莫昔芬在早期乳腺癌中的对比试验表明，即使没有通过常规胸椎 X 线检查诊断骨折，经过 5 年的随访，3%~4% 的芳香化酶抑制药患者在 5 年无病生存率、骨折方面与他莫昔芬相近。停止芳香化酶抑制药后，骨折发生率似乎趋于稳定[12]。

大多数骨转移患者在患病期间的某个时间点会发生骨折，在骨折发生前没有骨痛并不能说明发生骨折的可能性较小。有一处骨折的患者更有可能再次骨折。在常规使用双膦酸盐之前，约 25% 的患者会出现高钙血症。随着双膦酸盐的广泛使用，高钙血症作为一种常见的晚期症状。有时，接受激素补充疗法的患者会出现高钙血症，这是一种"闪烁现象"。1%~3% 的乳腺癌骨转移患者因椎骨骨折或椎旁肿块导致脊髓受压。

三、骨转移患者对治疗的反应

评估骨转移患者对治疗的反应可能很困难，因为骨内肿瘤体积的缩小不能像其他部位那样在 2~3 个月内得到评估。混合 PET/CT 成像可能有助于评估，但还需要更多的研究[13]。

有时，溶骨性骨转移瘤会在 12~18 个月的时间内愈合，并恢复正常。更常见的是，在有反应的患者中，溶解性转移的区域在 X 线上会显示硬化边缘，表明有新骨形成。有反应的硬化性骨转移在多年的观察中可能变化不大。

骨扫描在疾病监测方面可造成假象，最好用于识别疾病的解剖部位（如用于骨痛的放射野规划），而不是评估反应，因为新骨形成的部位会在伽马相机上显示为摄取量增加的区域。即使在骨扫描报告中诊断和报告了"新的疾病部位"，也不一定意味着疾病的进展，因为这些新的吸收部位在最初的扫描中可能检测不到，但随着愈合后骨质周转率的增加，肿瘤背景放射性核素吸收率的增加，在后续的扫描中可能变得明显。

血清 ALP 和骨标志物（如血清、尿液 NTX 或 CTX）的升高提示疼痛增加时疾病的进展。在无症状的情况下，骨骼扫描显示新的摄取区域可能会出现对附加激素疗法的突发反应。

硬化骨转移很难评估，因为硬化区域的扩展提示疾病进展，但在没有新症状的情况下，可以与缓慢愈合和临床稳定的疾病相适应。在这种情况下，明智的做法是避免改变治疗方法，直到出现其他证据。骨转移反应的临床诊断是一个老问题，同样需要更多的研究[14]。

四、骨转移的预测

（一）骨的微小转移灶

随着骨活性药物的发展，预测哪些患者可能发生骨转移的方法受到越来越多的关注，这些药物有可能预防有害的骨相关事件和骨转移。

对原发性乳腺癌患者进行骨髓穿刺的研究明确指出，骨髓中可检测到癌细胞的患者预后较差，但没有足够的证据支持用于常规预测临床骨转移[15, 16]。虽然在出现乳房肿块时骨髓中存在恶性肿瘤细胞似乎预示着复发的可能性更大，但这并不一定意味着第一个转移部位将在骨内。这类似于手术中发现的腋窝转移与腋窝复发之间缺乏明确的相关性，尽管这些转移预示着某些部位的复发。

癌细胞向骨转移灶归巢涉及许多因素，一个重要的途径是成骨细胞和基质细胞高水平表达 CXCL12 及其相关受体 CXCR4。Weilbaecher、Guise 和 McCauley 对该观点进行了充分的评论[16]。

（二）骨骼标志物

骨标志物（如 NTX 或 CTX）在临床上尚未广泛用于预测骨转移，尽管它们有助于监测骨转移患者的病程[17]。

骨痛可能与血清和尿液中 NTX 水平升高有关，可以调整双膦酸盐的剂量以降低骨骼标志物水平，有时还可以缓解骨痛[18]。

OPN 水平与骨转移的进展相关，但其上升的时间不够早，不能作为临床预测指标[19]。其他用于早期诊断的标志物包括骨 sia– 蛋白[20]、PINP[21]和血清 ALP 水平。BSP 可能是一个候选标志物，但需要进行验证性研究。在血清 PINP 的情况下，这种骨转换标志物水平的升高可能预示着骨转移的发展，重要的是，随后双膦酸盐治疗的水平下降可能表明那些患者从治疗中受益[22]。血清 PINP 可用于监测临床试验中的治疗效果。

许多研究正在使用 DNA 微阵列和基因图谱寻找骨转移的预测模式[23]。到目前为止，这些对于临床常规使用来说不实用且价格昂贵。

（三）骨骼生理学与骨转换

骨骼塑形与重建是动态的过程。在遗传因素影响下，塑形发生在胚胎和早期生命中。重建是对沿应力方向的物理与化学力量的反应。受损骨的重建可能是通过骨基质（骨单位、骨小梁和哈弗斯管）中的骨细胞释放硬化蛋白而实现的。已知硬化蛋白 Sclerostin 可刺激成骨细胞和基质细胞释放 RANKL[24]。骨细胞（从成熟的成骨细胞发育并存于骨基质中）发出树突状附属物以形成连接成骨细胞和骨细胞的网络。该网络可能是检测微裂缝和启动修复的主要响应机制。Pearse 对相关生理学过程进行了综述[25]。

破骨细胞（源自造血前体细胞）被募集到受损或磨损的骨骼区域。通过破骨细胞分泌的蛋白酶（如 CTSK）的作用将这种效应骨分解，形成骨吸收区。蛋白酶溶解羟基磷灰石晶体和胶原蛋白；这些产物在破骨细胞的基底褶皱边缘进行内噬，并在囊泡中运输，在顶端表面释放到细胞外环境中，然后进入循环，在那里它们可以作为骨分解产物进行测量，如 NTX、CTX 等。

调节破骨细胞 / 成骨细胞功能与骨转换的主要途径是 RANKL/RANK/OSTEPRO-togerin 轴。来自巨噬细胞 / 髓系细胞系的破骨细胞的分化与成熟需要 CSF-1 和 RANKL 及其他细胞因子的刺激。该序列被 OSTEPRO-togerin 轴阻断，OSTEPRO-togerin 轴由未成熟成骨细胞和基质细胞产生的 RANKL "诱骗受体" [26, 27]。该轴的调节驱动破骨细胞功能。成骨细胞进入骨吸收区（Howship 腔），新的骨前体物质成层状（类骨质），主要由 I 型胶原蛋白组成，随着时间的推移，这些物质会被矿化。PINP 是最早的胶原前体之一，可在血清和尿液中测定。成熟阶段的活性可以通过血清中的 OPN、破骨蛋白、骨连接蛋白和 BAP 来测量。

成骨细胞刺激可以通过许多不同的因素（FGF、PDGF、PTH、BMP 和 Wnt）发生。新骨在吸收腔中有序吸收后形成，该过程称为"耦合"。经典的 Wnt 信号通路及其抑制剂硬化蛋白、DKK1 与卷曲蛋白相关蛋白正被越来越多的人认识到对骨骼健康至关重要。Ott 已经对这一过程进行了仔细的研究 [28]。

五、骨转移的病理生理学

Kang 等的研究表明，原发性乳腺癌转移的癌细胞并不都具有在骨微环境中生存和增殖的能力 [29]。通过对免疫缺陷小鼠连续传代来检测 MDA-231 细胞的遗传特征，以产生趋向于在骨和骨髓中沉淀和促进增殖的细胞。发现通过转录分析鉴定的基因集包括归巢（CXCR4）、侵袭（MMP-1）、血管生成和溶骨基因集。希望在人类乳腺癌中能够识别出类似的基因特征，从而使临床医生能够选择患者进行预防性疗法和特定的后续诊断方案。

例如，最近的一项候选基因检测"MAF 检测"对间充质腱膜纤维肉瘤基因扩增或非扩增的评估似乎可以预测早期乳腺癌患者从双膦酸盐治疗中获益 [30]。

骨释放物质中的乳腺癌细胞，如 PTHrP 和其他破坏成骨细胞 RANKL/OPG 分泌精细平衡的物质。RANKL 分泌增加，从而刺激破骨细胞功能和骨吸收，而骨吸收又通过 IGF-1、TGF-B 和钙等因子进一步刺激骨内肿瘤生长。一个"恶性循环"建立起来，肿瘤生长会增加骨破坏，从而进一步加速肿瘤生长 [31]。此外，骨形成被破坏，紊乱的非层状骨沉积，导致进一步的结构缺陷、骨折风险增加和其他骨相关事件。

六、骨转移的治疗

（一）一般治疗原则

尽管本章重点介绍了双膦酸盐和其他骨活性剂在乳腺癌骨转移治疗中的应用，但必须认识到主流肿瘤学方法仍然是大多数患者的主要治疗方法。骨痛治疗包括详细的病史和体检，与患者充分沟通治疗计划，并尝试改变病理过程。这些包括外照射放疗和姑息性化疗。化疗的良好反应包括主观症状（如疼痛）的缓解。激素治疗可以为有骨转移的乳腺癌患者提供有效的缓解。

使用非药物方法提高疼痛阈值，如通过局部、区域麻醉或神经松解阻断疼痛传导路径及改变生活方式，都是有帮助的，但始终需要阿片类药物和其他辅助镇痛管理。由股骨和肱骨转移引起的皮质侵蚀患者应谨慎进行预防性手术和放射治疗，可以预防因病理性骨折引起的痛苦。

（二）双膦酸盐与新型骨活性剂

使用氯膦酸盐、依替膦酸盐和帕米膦酸盐治疗，已证实可使大鼠中癌症诱导的溶骨性病变减少 [35]。

许多双膦酸盐已被评估用于治疗恶性骨病。这些药物包括依替曲膦酸盐、帕米膦酸盐、氯膦酸盐、利塞膦酸盐、米洛膦酸盐、奈立膦酸、阿仑膦酸盐、伊班膦酸盐和唑来膦酸盐。帕米膦酸盐、伊班膦酸盐、唑来膦酸盐和氯膦酸盐在肿瘤疾病中的研究最为广泛，可广泛用于治疗恶性高钙血症、预防骨转移患者的骨骼事件、Paget 病、骨质疏松症和其他不太常见的疾病。

帕米膦酸钠、氯膦酸盐、唑来膦酸钠和伊班

膦酸钠都能有效地降低血清钙，这是由于骨吸收减少。帕米膦酸钠是一种氨基双膦酸盐，由于与剂量有关的胃肠道毒性，所以不能口服使用。有证据表明，长期口服帕米膦酸盐也可能诱发骨质疏松症[32]，无论是口服还是静脉注射，大多数长期服用的双膦酸盐的患者都可能是这种情况。向所有接受长期双膦酸盐治疗的患者开具钙剂（每天 1～1.5G）和维生素 D_3（至少每天 1000U）很重要。它们应在口服双膦酸盐之后或之前至少 4h 服用。

氯膦酸盐可以静脉注射治疗高钙血症和骨痛，也可以口服（但与静脉注射相比效果要差很多）和皮下注射。其长期给药似乎与可检测的骨矿化缺陷无关[33]，但仍应补充钙剂和维生素 D_3。

双膦酸盐是焦磷酸盐的类似物，具有稳定的 P-C-P 键的特点。它们与骨中的羟基磷灰石晶体有很强的亲和力，是正常及病理性骨吸收的有效抑制药[34]。在细胞水平上，有几种作用机制在起作用，不同化合物的主要机制不同，但都具有抑制破骨细胞功能的作用。成骨细胞可能是双膦酸盐的初始靶向细胞，通过调节控制破骨细胞功能的刺激性和抑制性因素，如 RANKL/RANK/osteoprotogerin 轴，对破骨细胞产生影响[36]。然而，它们的主要和最直接的作用方式是作用于前破骨细胞和破骨细胞。

这些药物在体内外都能促进小鼠破骨细胞的凋亡，效力较强的双膦酸盐类药物作用最为显著[32]。在没有细胞凋亡的情况下，破骨细胞功能的抑制似乎是由成骨细胞介导的。该作用不会干扰单核巨噬细胞产生集落的能力[37]。双膦酸盐还可以抑制巨噬细胞的增殖，并促进其细胞死亡[38-40]。同样，这个过程是一个细胞凋亡而不是坏死的过程，这可能部分地解释了双膦酸盐的镇痛特性及其在治疗寄生虫病（如利什曼病）中的价值。Shipman 等描述了双膦酸盐在人类骨髓瘤细胞系中诱导细胞凋亡的情况[41]。

在分子水平上，双膦酸盐分为两大类：含氮和不含氮。这两类药物有不同的分子作用机制，尽管这些机制有可能存在一些交叉作用。N-BP，如帕米膦酸盐、阿仑膦酸盐和伊班膦酸盐，抑制破骨细胞中的甲羟戊酸信号通路；而不含氮的双膦酸盐，如氯膦酸盐，被掺入 ATP，形成不可水解的类似物[42]。体外哺乳动物细胞的研究表明，氯膦酸盐可以通过代谢结合到 ATP 的不可水解类似物中[43]。这些化合物在体内外的破骨细胞中积累，随后抑制 ATP 依赖性酶，通过激活 caspase-3 样蛋白酶导致细胞凋亡[44]。侧链部分的差异导致了各种双膦酸盐之间效力的差异，这是一些制药公司营销部门大力推广的特征。没有来自比较临床试验的 1 级证据表明这些效力的差异转化为临床疗效的主要优势。如果有的话，双膦酸盐之间的临床功效会具有更多的相似性而不是差异性。

七、地诺单抗

地诺单抗是一种完全人源化的单克隆抗体，分子量约为 150 000Da。当患者接受皮下注射 75～120mg 时，其在人体内的半衰期约为 6 周，它对骨吸收（通过血清 NTX 水平测量）的作用持续约 12 周。该分子以 RANKL 为目标并与之结合，防止其受体 RANK 在破骨细胞（和其他拥有该受体的细胞）上的激活。这具有抑制破骨细胞形成、成熟、功能和生存的作用，从而抑制骨吸收。在接受芳香化酶抑制药治疗的患者中，每 6 个月皮下使用 60mg 的剂量，到 12 个月时，骨矿物质密度会有迅速和非常明显的上升，达到 5.5%[45]。值得关注的是，在罕见的骨巨细胞瘤中，在 15 例接受地诺单抗治疗的患者中有 13 例出现了缓解，并且在这种情况下可能会与手术结合使用。地诺单抗已在许多不同类型的恶性肿瘤中进行了评估，通常以每月 120mg 的剂量皮下注射，并在三项单独的研究（乳腺癌骨转移、前列腺癌骨转移、其他实体瘤和骨髓瘤的骨转移）中进行了评估。一项对 263 例服用骨活性药物的患者进行的随机研究表明，与每月 1 次相比，患者可以每 12 周接受 1 次治疗，疗效不会降低[64]。在下面提到的所有试验中，应给患者补充钙和维生素 D_3。

八、双膦酸盐和骨活性药物在乳腺癌中的临床试验和应用

（一）癌相关性高钙血症

由于浸润性恶性细胞分泌作用于局部和体液的因子，破骨细胞活性显著增加，而成骨细胞活性降低，导致骨吸收和骨形成解耦联[46]。PTHrP似乎在乳腺癌恶性高钙血症中起核心作用[3, 4, 46, 47]。由于大多数患者的临床状况不佳、未治疗对照组的伦理问题、难以获得许可、潜在原发性恶性肿瘤的反应率差异很大，在高钙血症患者中进行随机试验非常困难。例如，与肺癌相关的高钙血症相比，骨髓瘤的高钙血症更容易对治疗产生反应，这通常是由近端肾小管对钙的重吸收增加所致。

盐水补液通常会使中位数下降0.25mmol/L，但其效果是暂时的[48]。单独补液对治疗轻度高钙血症是有用的，但通常应给予双膦酸盐治疗。症状性高钙血症，尤其是$Ca^{2+}>3.0mmol/L$时，需要大量补液，尤其是$Ca^2>3ml/L$，需要大量补充液。500ml生理盐水超过2h，或者帕米膦酸盐60～90mg加入250ml生理盐水超过2h，或者唑来膦酸盐4mg静脉注射超过15min。帕米膦酸盐可比氯膦酸盐提供更长的维持正常血糖的时间（中位数为28天 vs. 14天）[49]。伊班膦酸钠静脉注射剂量为4～6mg，唑来膦酸钠静脉注射剂量为4mg。帕米膦酸钠一样有效，并且可能会延长正常血钙的持续时间[50, 51]。

唑来膦酸钠或伊班膦酸钠可能优于帕米膦酸钠，具有更高的应答率和更长的应答持续时间，并且具有更短输注时间等优势。这些研究很难评估，因为结果严重依赖于临床病例组合，通常依赖于试验结果的汇总（2级证据）。克洛膦酸钠可以安全而有效地进行皮下注射，在姑息治疗病房中进行的43次输液中，有32次在5天内使血清钙恢复正常[52]。皮下途径主要针对社区在家中进行治疗的患者。许多单位使用特制的带有气球袋的"婴儿奶瓶"，其中装有240ml生理盐水，可在药房中将双膦酸盐注射到其中，用于门诊输送帕米膦酸盐或氯膦酸盐。通过准备球囊，以便实现

约100ml/h的注射速率。由于难以进行高钙血症研究，地诺单抗120mg皮下注射尚未对恶性高钙血症进行正式评估（上述过程较困难），但可能是有效的。

（二）减少骨骼并发症

双膦酸盐的早期临床研究是在疾病晚期患者的非对照试验或小型、非安慰剂对照的开放研究中进行的[53]。尽管这些调查人员的结论可能是正确的，但很难确定患者的选择与安慰剂效应在多大程度上影响了研究的积极结果。首批随机对照研究之一是对患有乳腺癌骨转移的患者口服氨基双膦酸盐、帕米膦酸盐，每天300mg，持续2年[53]。研究证明，高钙血症和脊椎骨折的骨骼并发症有所减少。骨痛的放射治疗也有所减少，但由于上消化道不良反应的发生率较高，患者的依从性很难提高。

在一项随机、双盲、安慰剂对照组每天1600mg为期2年的口服氯膦酸盐试验中，证实了对乳腺癌骨转移患者发病率的积极影响[54]。高钙血症患者的数量减少；主要椎体骨折的数量和椎体畸形率降低；接受氯膦酸盐治疗的患者接受放射治疗的次数显著降低，没有明显的生存益处。McCloskey等回顾了本次试验中173例患者中163例的入组前和随访中椎体骨折的发生率，发现46%的患者在试验开始时有椎体骨折的证据[55]。从口服氯膦酸盐中获益最大的患者是那些已经发生椎体骨折的患者，因此发生进一步骨折的风险最大。该试验招募了骨病晚期患者，与后来的帕米膦酸盐和唑来膦酸盐试验相比，其数量较少。

帕米膦酸盐作为唯一的治疗方法，偶尔会导致溶骨性病变的硬化[56]，已经在一些试验中进行了研究。骨骼反应的测量有一定难度，除非试验中各组的差异很大，否则可能会遗漏微小但重要的差异。在一项随机、双盲试验中评估了骨肿瘤反应和反应持续时间，该试验显示骨中的反应率相似，但每3周静脉注射帕米膦酸45mg的患者，反应持续时间显著增加（$P=0.02$）（进展的中位时

间为 249 天，而对照组为 168 天）[57]。Hortobagyi 等报道了一项随机试验，对 380 例复发性骨乳腺癌患者进行了研究，结果表明，连续 2 年，每月给予 90mg 帕米膦酸钠静脉注射可减少椎体骨折、疼痛和高钙血症等骨骼并发症[58]，没有明显的生存获益。一项对 372 例接受激素治疗的乳腺癌骨转移患者进行静脉注射帕米膦酸盐的试验表明，骨骼并发症也有类似的减少[59]。

已经在乳腺癌和骨髓瘤患者中对唑来膦酸与帕米膦酸进行了比较评估。两种药物的首次事件发生时间（主要终点）的中位时间相似[60]。使用 AndersoneGill 统计模型（它考虑了第一次事件之后的事件频率），后来发现唑来膦酸可能是更好的药物，尽管在某些国家 / 地区会考虑成本问题。由于这些试验提供 1 级 A 级证据，我们目前建议使用口服氯膦酸盐 1600mg，每天口服（最好在早餐前 0.5～1h 服用，或者至餐后 2h 服用）或静脉注射，对于放射学确定的乳腺癌骨转移患者，唑来膦酸盐每 4 周一次，每次 4mg，或者每 4 周静脉注射帕米膦酸 60～90mg。根据骨转移性疾病的临床程度，静脉输注的频率可能（并且在大多数情况下应该）减少到每 3 个月一次[61, 62]。

在一项评估地诺单抗对乳腺癌骨骼转移患者疗效的试验中，1020 例患者被随机分配接受唑来膦酸每月 4mg 静脉注射，1026 例患者被随机分配接受地诺单抗（每月 120mg）皮下注射。第一次研究中与骨相关的事件（包括骨质疏松症）显示，支持地诺单抗的风险比为 0.82（$P=0.01$）。估计首次骨骼事件发生的中位时间为 32.4 个月，而唑来膦酸钠组为 25.1 个月，整体风险降低 18%[63]，尽管在第一次报道时，地诺单抗尚未达到首次事件的中位时间。地诺单抗在降低首次和随后的骨相关事件的风险方面也明显优于唑来膦酸（AndersoneGill 分析），地诺单抗治疗组发生 474 例骨相关事件，唑来膦酸组发生 608 例（$P=0.001$）。急性期反应、贫血和肾脏事件等不良事件在唑来膦酸钠组更常见，但低钙血症和颌骨坏死在地诺单抗组更常见。感染率方面没有差异。这项首尾

相接的研究（在骨转移疾病中的骨活性药物领域进行的为数不多的研究之一）表明，地诺单抗是乳腺癌骨转移患者预防骨骼事件的首选药物。然而，一项针对早期乳腺癌的辅助性地诺单抗的大型试验未能达到其无病生存的主要终点，制药公司不将其用于辅助性治疗乳腺癌，其结果是，由于成本和其他双膦酸盐的合理疗效，以及避免严重不良反应颌骨坏死的重要性，该药物现在不太被用于骨转移患者。Clemons 表明，地诺单抗可以安全地降级为每 12 周注射一次，以便降低毒性[64]。

（三）骨骼疼痛

当恶性肿瘤细胞侵入骨小梁间隙时，其可形成肿块，肿块体积与其分泌的物质对疼痛有影响。但是，单纯从力学角度解释骨痛，认为骨转移引起疼痛是因为发生骨小梁骨折和骨质塌陷，导致骨膜受压和变形，而骨膜由疼痛神经纤维支配，这种说法过于简单，因为骨痛也可以经常发生在没有明显骨折的部位。骨髓间隙由压力变化敏感的痛觉性 C 型纤维支配，恶性细胞可能分泌 P 物质、缓激肽、NGF、ET-1 等疼痛因子，刺激骨内 C 型纤维。前列腺素也可能发挥作用，使游离神经末梢对血管活性胺和激肽敏感[65]。酸活化的破骨细胞对激活 TRPV1 疼痛神经元也可能起到一定作用。在人类椎体的骨小梁上已经发现了对 P 物质染色的痛觉神经纤维[66]。

双膦酸盐可能会减轻骨转移患者的疼痛，这一观点源于对接受双膦酸盐治疗的高钙血症患者的临床观察。高钙血症患者不仅症状缓解，甚至血钙转为正常，而且其疼痛得到了缓解。Ernst 等在一项双盲交叉试验中证实，氯膦酸钠静脉注射治疗多种恶性肿瘤引起的骨痛患者中具有有效的镇痛作用[67]。一项更大的随机、双盲、对照试验对转移性骨痛患者静脉注射氯膦酸盐证实了这一点（1 级证据）[68]，未见剂量 – 反应关系。在之前讨论的口服帕米膦酸盐试验中已经描述了疼痛和活动能力评分的改善，尽管这些患者不是因为骨痛，而是因为他们有骨溶解性转移[53]。然而，正

如 Coleman 等所证明的那样，适度的疗效加上其较差的口服耐受性[69]，使得口服帕米膦酸盐不太可能在临床上用于缓解疼痛。在先前讨论乳腺癌骨转移患者的安慰剂对照试验中，静脉注射帕米膦酸钠也描述了疼痛缓解的 1 级证据[58]。

伊班膦酸盐是一种 N-BP，已被证明可以减少转移性乳腺癌的骨骼并发症，但在骨转移患者中以每月 6mg 的剂量重复静脉内给药时，乳腺癌骨转移患者显著而持久地缓解疼痛和改善生活质量[70]。当口服时，该药还能有效降低转移性乳腺癌中骨骼并发症的风险，并且在每天 50mg 的剂量下，该药似乎有很好的耐受性[70]。同样，唑来膦酸钠对乳腺癌患者的骨痛也有类似的效果，对前列腺癌患者也有一定的疗效[63]。尚不清楚的是，一种双膦酸盐是否比另一种有更好的效果。

在皮下注射地诺单抗与静脉注射唑来膦酸盐的对比研究中，除了对首次骨骼事件发生时间的简单评估外，还测量了一些生活质量参数。这些是简要疼痛量表（将患者分为四组：无痛、轻度疼痛、中度疼痛和重度疼痛）、镇痛量化、癌症治疗的一般功能评估（FACT-G）和乳腺癌症治疗的功能评估（FACT-B）。其中一些评估参数现已公布，但由临床医生对其进行评估难度较大。一般而言，使用地诺单抗后，从轻度或无疼痛进展为中度或重度疼痛的患者出现延迟[71]，无疼痛或轻度疼痛进展为中度或重度疼痛的患者比例较小。两组在实际疼痛改善的时间上没有显著差异。与唑来膦酸相比，接受地诺单抗治疗的患者从不使用镇痛药或少量使用镇痛药进展到中度或强阿片类药物使用的患者比例较小。在整个研究过程中，地诺单抗患者的健康相关生活质量参数高于唑来膦酸患者，并且接受地诺单抗治疗的患者中有更大比例的生活质量得到改善（通常见于那些没有疼痛或轻度疼痛的患者）[72]。

（四）一般性话题

虽然使用双膦酸盐来预防骨骼并发症是一项重大的肿瘤学进展，但最初用于预防一种骨骼并

发症的成本（特别是获得专利的高效药剂的成本）很高，许多组织认为这是值得的。用唑来膦酸钠治疗前列腺癌患者，避免一种骨骼并发症的费用超过 10 万美元[73]。在乳腺癌方面，这一数字较低，帕米膦酸盐在专利期内每质量调整生命年约为 75 000 美元，但该药物现在已成为非专利药，成本大幅下降。我们进行了一项成本比较研究，表明对于许多患者来说，口服氯膦酸钠提供了一个可控的经济的治疗方案[74]。现在帕米膦酸盐和唑来膦酸盐在许多国家已过专利保护期，这为口服双膦酸盐疗法提供了一个很好的静脉替代疗法。

一个常见的临床问题与双膦酸盐治疗的持续时间有关。这里没有持续时间的研究来指导临床医生。我们的做法是只要患者有症状就继续治疗。几乎没有证据表明会产生真正的耐药性，尽管在疾病进展时或发生骨骼事件后改变双膦酸盐（如从口服克洛膦酸盐到静脉注射帕米膦酸盐或反之）的临床实践有一些支持。Clemons 等的研究表明，改用另一种双膦酸盐会增强骨吸收标志物的下降[75]。可能是肿瘤负担增加到一定程度后，骨质周转进一步加快，增加剂量也可能使周转加快的情况减少。

九、一些问题

骨重建是一种正常的修复机制，基本多细胞单位(骨吸收区)的形成是为了修复受损骨的区域。

双膦酸盐是骨转换的有效抑制药，随着时间的推移，骨骼会变得坚硬（如活检针难以穿过骨骼）。因此，形成的骨骼质量可能不同于正常骨骼。在这方面，更有效的双膦酸盐在乳腺癌患者（骨骼正常）的辅助治疗中使用数年后可能会有别的问题。

在实验动物中给予高剂量的双膦酸盐，骨小梁微损伤可能导致骨骼强度的减弱。Ott[76] 对此进行了详细的讨论。本文报道了 63 例接受静脉注射帕米膦酸钠、55 例接收静脉注射唑来膦酸钠的患者、8 例口服利塞膦酸钠和阿仑膦酸钠的患者，发生了上颌或下颌骨骨坏死[77]。在 2 期和 3 期颌骨

骨坏死病例中，是一种痛苦、愈合不良或不愈合的牙槽坏死，其原因是拔牙、根管治疗困难或义齿安装不合适，并伴有感染，导致下颌骨或上颌骨骨坏死。这是一种难治性疾病，有时需要切除骨骼，病理变化与放射性骨坏死相似。无感染的 1 期骨坏死患者通常愈合缓慢，骨骼被黏膜覆盖。因此，检查患者的牙列并坚持良好的口腔卫生是至关重要的。加拿大安大略省渥太华的 Clemons 小组对三项前瞻性研究和九项已完成的双膦酸盐研究（n=1077）和一项地诺单抗研究（n=948）进行了综述，报道了颌骨骨坏死。在三项符合条件的研究（n=1236）中，颌骨骨坏死的发生率在前 2 年为 1%～4%，2 年后为 3.8%～18%。临床中显著的低钙血症范围为 1%～2%。3% 的患者出现严重的肾功能下降[62]。

据报道，股骨非典型、非创伤性骨干骨折的发生率很低，尤其是在接受双膦酸盐治疗超过 5 年的患者中。发生率低于老年人常见的髋部骨折，但骨转移患者仍需谨慎，其中许多患者的寿命超过 5 年[78]。双膦酸盐治疗的最佳时间尚不清楚[79]（骨质疏松症和骨不稳定症的最佳持续时间相同）。在这些患者中，可能会给予 3～6 个月的"药物假期"，以恢复新骨的形成。缺乏持续给予双膦酸盐超过 5 年所带来益处的证据。

双膦酸盐有可能（在缺乏足够的钙和维生素 D 补充剂的情况下）干扰矿化和修复，因为它们的半衰期长达数年，而且所有双膦酸盐都可能导致偶发的非典型骨折和上颌 / 下颌骨骨坏死，但仅在口服双膦酸盐时偶尔会出现。在使用依替膦酸钠治疗的 Paget 病中观察到骨折发生率增加[80]，一例使用帕米膦酸钠治疗的儿童骨质疏松症病例报道导致骨折增加[81]，必须谨慎使用这些药物，使用对所寻求终点有效的最低剂量及频率。他们连续数月（有时数年）的常规高剂量使用，几乎或根本没有口腔和牙科检查。

乳腺癌骨转移患者在使用双膦酸盐或地诺单抗治疗 2 年后，骨骼事件的发生率下降，但显著毒性的发生率上升。在这个阶段，减量治疗很重要，以避免不良反应的发生[62]。

另一个问题是肾毒性，尤其是静脉注射双膦酸盐时。对 57 例接受静脉注射双膦酸盐治疗超过 24 个月的各种癌症骨转移患者（大多数从静脉注射帕米膦酸盐改为静脉注射唑来膦酸盐，每 3～4 周一次）进行回顾性分析，以评估长期肾脏安全性[82]。所有患者的血清肌酐基线均正常，12.2% 的患者血清肌酐水平升高，3 例（5%）患者发生颌骨骨坏死。这里的主要信息是，所有接受静脉注射双膦酸盐的患者都应该在用药前检测血清肌酐，每次就诊时进行口腔检查，并教育患者在接受双膦酸盐治疗时应避免进行牙科手术。口服双膦酸盐的患者应在每 3～6 个月就诊时进行肌酐检测和口腔检查。皮下注射地诺单抗的优点之一是肾毒性低，虽然很少出现症状性低钙血症，但仍需要监测血清钙。

第64章 骨靶向药物治疗骨转移瘤现状

Bone metastases—current status of bone-targeted treatments

Robert Coleman 著

徐浩哲 黎志宏 李 源 译

一、骨转移的综合治疗

通常来说，骨转移瘤的治疗主要致力于症状的缓解，对于一些罕见的恶性肿瘤，如淋巴瘤或累及骨的生殖细胞肿瘤，很少将治愈作为可实现的目标，治疗方式因肿瘤的原发部位和生物学亚型而异。体外放射治疗、内分泌治疗、化疗、靶向治疗和免疫治疗都是重要治疗手段。此外，当出现骨结构破坏并发症或需解除脊髓和神经根的压迫时，矫形手术干预是十分必要的。双膦酸盐、地诺单抗和骨靶向放射性药物等骨靶向药物对这些治疗起到补充作用。

二、肿瘤学中的骨靶向药物

骨靶向治疗药用于骨肿瘤患者的治疗已有30年之久，最初是用于治疗恶性肿瘤引发的高钙血症，继而用于预防骨转移造成的骨疾病，近期还用于早期癌症患者因治疗而引起的骨质流失，在一些情况下也可用于预防疾病复发，提高生存率。

双膦酸盐（BP）是最成熟的一类骨靶向药物，由无氮化合物和含氮化合物两个分子亚群构成，其两者对破骨细胞的分子作用有所不同。氯膦酸盐是肿瘤学中唯一被批准使用的无氮双膦酸盐。包括帕米膦酸盐、伊班膦酸盐和唑来膦酸盐在内的N-BP是更有效的破骨细胞抑制药，特别是用于肿瘤治疗时效果出众。双膦酸盐能通过特异性抑制破骨细胞的活性来减少骨吸收和增加骨化，并对骨的形成几乎没有直接影响。在被骨骼（主要是骨重塑活跃的部位）摄取后，双膦酸

盐被释放到重吸收腔隙的酸性环境中，然后被邻近的破骨细胞吞入。一旦进入破骨细胞，双膦酸盐就会诱导细胞破裂并最终导致重吸收破骨细胞凋亡[1]。

临床前期模型已证实含氮的双膦酸盐能够影响巨噬细胞、γ与δ-T淋巴细胞和成骨细胞。除了作用于宿主细胞，双膦酸盐可能还具有抗肿瘤和（或）抗血管生成的作用，但此项结论的临床相关性仍存在争议，进一步明确双膦酸盐抗肿瘤作用临床相关性的研究正在进行[2]。

地诺单抗是一种完全人类来源的单克隆合成抗体，对RANKL具有高度亲和力，以类似天然内源性抑制剂OPG的形式阻止其与受体RANK的相互作用[3]。早期临床研究表明，在多发性骨髓瘤和乳腺癌骨转移患者中[4]单次皮下注射地诺单抗可快速抑制骨转换，这些发现促进了靶向治疗的发展。地诺单抗作为循环抗体可能会对骨骼内的所有部位产生同等影响，但是双膦酸盐对活性重塑部位的羟膦酸具有高亲和力，这可能导致它在骨骼中分布不均，如在骨转换活跃的部位摄取较多，而在静息态骨骼中的摄取则相对较低。

我们通常使用钙模拟物的放射性药品^{89}Sr和^{223}Ra追踪标记骨骼，它们在钙质吸收速率最高的骨骼形成部位被优先摄取。^{223}Ra比起^{89}Sr更具有临床价值，可以优先狙击成骨性骨转移瘤，从骨内膜表面释放高能α粒子致使双链DNA断裂，同时在邻近细胞内（骨髓内穿透力<100mm）产生高度局限的细胞毒作用。由于大多数骨髓并不在

^{223}Ra 的放射范围内，因此其只会引起轻度的骨髓抑制[5]。^{223}Ra 在动物模型中具有强大的抗肿瘤作用，因此在前列腺癌骨转移患者的临床试验中对其有效性和安全性进行了评估[6]。

三、转移性骨疾病中骨相关并发症的预防

尽管放疗是局部骨痛的首选治疗方式，但许多患者有难以定位的广泛疼痛，也有部分患者在放射治疗后仍会复发。双膦酸盐为缓解骨痛提供了一种治疗方法，它可以有效缓解各种肿瘤造成的骨痛[7]。然而，也正是因为能够成功降低骨相关并发症的发病率，它才被引入了晚期癌症骨转移患者的常规治疗中。过去的 25 年里，双膦酸盐和地诺单抗已被确立为一种有价值的辅助治疗，其能够有效降低骨相关并发症的发病率，成为日益精进的治疗潜在恶性肿瘤的方式之一（表 64-1）。

多个随机对照试验清楚地表明，双膦酸盐和地诺单抗可有效降低转移性肿瘤的骨相关并发症发病率[8]。治疗效果评估通常使用首次事件分析，如至少发生一次骨相关事件的患者比例或发生第一次骨骼事件的时间。介于未考虑所有后续发生的事件，这些客观的终点就显得十分保守。因此从临床角度来看，症状性 SRE 的总分与治疗效果的相关性更强。多因素分析的应用日益广泛，其优势在于可以对所有事件及其发生时间进行建模，从而可以通过计算风险比来评估两种不同治疗方法之间事件发生的相对风险[9]。

（一）乳腺癌骨转移

一项对至少有一处溶骨性骨转移的乳腺癌患者进行的为期 2 年的帕米膦酸钠输注加化疗或内分泌治疗的随机对照试验表明，双膦酸盐可将患者的骨相关事件（SRE）发生率降低 1/3 以上，同时使患者首次 SRE 发作的平均时间延长近 50%，并且能够显著降低 SRE 的发生率[10, 11]。

随着时间的推移，更为方便有效的氨基双膦酸盐药物问世，如唑来膦酸盐[12]和通过静脉或口服方式使用的班膦酸盐[13, 14]。一项随机、双盲、多中心试验比较了唑来膦酸盐和帕米膦酸盐对 1648 例乳腺癌或多发性骨髓瘤患者的疗效[15]。实验结果表明，发生至少一次 SRE（主要终点）的患者比例在所有分组中无明显差异，这也符合预期中唑来膦酸盐相对帕米膦酸盐的非劣效性标准。然而，一项对乳腺癌亚组的多因素分析显示，4mg 唑来膦酸盐比帕米膦酸盐能额外降低 20% 的骨并发症发生风险（$P<0.05$）[16]。较短的输液时间也使其治疗更加便捷。

一项样本量为 1404 例患者的随机试验比较了口服伊班膦酸盐与静脉注射唑来膦酸盐的疗效[17]。虽然口服伊班膦酸钠较为便捷，并且在延迟发生首次事件时间方面与唑来膦酸钠相似，但口服伊班膦酸钠降低乳腺癌骨转移患者 SRE 发生率的效果差于唑来膦酸钠。在对所有 SRE 的综合结果进行的 Anderson-Gill 多因素分析中，SRE 的风险比为 1.148（95%CI 0.967～1.362），由于 95%CI 的上限超出预定值 1.08，故无法确定伊班膦酸盐与唑来膦酸盐的非劣效性[17]。

三项 Ⅲ 期双盲临床实验对地诺单抗进行了评估，共纳入 5723 例未使用过双膦酸盐治疗的骨转移患者[18-20]。这些患者被随机分配后进行为期 4 周的外周皮下注射地诺单抗（120mg）治疗或静脉注射唑来膦酸（4mg）治疗，同时补充钙和维生素 D。研究的主要终点是患者首次出现 SRE 的时间。在 2046 例乳腺癌骨转移的患者中，相比于唑来膦酸盐，在统计学上地诺单抗能够延缓患者首发 SRE 的时间（HR=0.82，95%CI 0.71～0.95，P=0.01）。结果显示，接受唑来膦酸盐治疗的患者首发 SRE 的中位时间为 26.4 个月，而在研究期间使用地诺单抗治疗的患者尚未出现 SRE，故无法评估中位时间[18]。对于基线期未出现或仅出现轻度疼痛的患者，与唑来膦酸相比使用地诺单抗的患者进展到中度 / 重度疼痛的时间延迟了 4 个月，同时接受地诺单抗的患者更少出现疼痛加重，这项研究的结果也印证了地诺单抗比双膦

表 64-1 骨靶向治疗预防实体瘤骨转移或多发性骨髓瘤患者骨相关事件的研究结果总结

肿瘤类型	药品（对照）	SRE 发生率	第一次出现 SRE 的中位时间（药物 vs. 对照）	其他终点	参考文献
乳腺癌	氯膦酸盐[b]（安慰剂）	NE	NE	SMR 219 vs. 305	[60]
	帕米膦酸盐（安慰剂）	43% vs. 56%	399 天 vs. 213 天	QOL 与疼痛改善	[10]
	米膦酸盐（安慰剂）	56% vs. 67%	317 天 vs. 210 天	QOL 与疼痛改善	[11]
	唑来膦酸（安慰剂）	30% vs. 50%	NR vs. 364 天	疼痛改善	[61]
	唑来膦酸（帕米膦酸盐）	43% vs. 45%	310 天 vs. 174 天	SRE 发生率下降 20%	[16]
	伊班膦酸盐口服液[b]（安慰剂）	NE	632 天 vs. 454 天	SMPR 0.99 vs. 1.15	[13]
	伊班膦酸盐 IV[b]（安慰剂）	51% vs. 62%	354 天 vs. 232 天	SMPR 1.19 vs. 1.48	[14]
	地诺单抗（唑来膦酸）	NE	NR vs. 804 天	SRE 发生率下降 23%	[18]
前列腺癌（CRPC）	唑来膦酸（安慰剂）	33% vs. 44%	NR vs. 321 天	疼痛显著缓解	[24]
	地诺单抗（唑来膦酸）	36% vs. 41%	630 天 vs. 520 天	相似的 PFS 和 OS	[19]
	[223]Ra（安慰剂）	33% vs. 38%	15.6 个月 vs. 9.8 个月	OS 14.9 个月 vs. 11.3 个月	[25]
实体肿瘤[a]	唑来膦酸（安慰剂）	39% vs. 46%	236 天 vs. 155 天	总体 SRE 减少 31%	[26]
	地诺单抗[c]（唑来膦酸）	NE	627 天 vs. 496 天	相似的 PFS 和 OS	[20]
	唑来膦酸（氯膦酸盐）	27% vs. 35%	NR vs. NR	ZOL 的 OS 延长了 4 个月	[31]
多发性骨髓瘤	唑来膦酸（帕米膦酸盐）	47% vs. 49%	NE	相似的疗效	[15]
	氯膦酸盐[b]（安慰剂）	NE	NE	疾病进展 12% vs. 24%	[62]
	帕米膦酸盐（安慰剂）	24% vs. 41%	提高	SMR 1.3 vs. 2.4	[29]
	地诺单抗（唑来膦酸）	44% vs. 45%	693 天 vs. 730 天	Dmab 延长 PFS 3 个月	[33]

CRPC. 去势抵抗前列腺癌；NE. 无法估计；NR. 未达到；PFS. 无进展生存；QOL. 生活质量；SRE. 骨相关事件；SMR. 骨骼发病率；SMPR. 骨骼发病时期率；ZOL. 唑来膦酸
a. 除外乳腺癌与前列腺癌；b. 仅在欧洲获批；c. 这项研究包括一组多发性骨髓瘤患者

酸盐更能有效改善骨骼结构的观点[21]。无论基线期疼痛程度，还是使用地诺单抗治疗后有临床意义的健康相关生活质量改善的人数都比唑来膦酸多出 10%[22]。

总之，对于乳腺癌骨转移的患者来说，无论是否出现症状，都建议对所有骨转移患者使用唑来膦酸盐或地诺单抗进行治疗[23]。

（二）前列腺癌骨转移

唑来膦酸盐是唯一证明能显著减少晚期前列腺癌患者骨转移所致骨并发症的双膦酸盐。一项对 643 例去势抵抗前列腺癌（castrate-resistant prostate cancer，CRPC）患者的安慰剂对照研究显示，唑来膦酸盐在包括 SRE（33% vs. 44%，$P=0.021$）的所有主要和次要终点中疗效均显著优于安慰剂，其还将首次并发症的出现时间延长了 4 个月（$P=0.011$），并且全程有效缓解骨痛[24]。使用 Andersene Gill 多因素分析统计，唑来膦酸盐将骨性并发症的总风险降低了 36%。

一项双盲、安慰剂对照研究比较了地诺单抗和唑来膦酸预防 CRPC 骨转移患者出现骨并发症的效能。结果显示，地诺单抗在 SRE 首次出现时间和平均 SRE 发生数方面有优势：SRE 的首发时间从 17.1 个月延长到 20.7 个月（$HR=0.82$，95%CI 0.71～0.95，$P=0.008$）[19]。第二次及随后的 SRE 也同样得到了延迟，导致累积 SRE 发生总数相对减少了 18%。

^{223}Ra 是一种新批准的用于治疗 CRPC 骨转移的药物。II 期临床研究表明，^{223}Ra 能够减轻 CRPC 骨转移患者的疼痛并改善疾病相关肿瘤标志物表达情况[6, 7]。对有症状的前列腺癌患者（ALSYMPCA）进行的 III 期 Alpharadin 临床试验是为了评估 ^{223}Ra 在该人群中的有效性和安全性[25]。将 921 例接受规范标准治疗的患者按 2：1 的比例随机分配，每 4 周接受 ^{223}Ra（剂量 50kBq/kg 静脉注射）或匹配的安慰剂治疗，共治疗 6 次。

主要疗效的分析结果表明，使用 ^{223}Ra 治疗的患者总生存时间显著延长了 3.6 个月（在 ^{223}Ra 和安慰剂对照组分别为 14.9 个月和 11.3 个月；$HR=0.70$，95%CI 0.58～0.83，$P<0.001$）。同时还伴随着良好的安全性和较低的血液系统并发症的发生率。不仅如此，与安慰剂对照组相比，^{223}Ra 还延迟了首次出现症状性骨骼事件（symptomatic skeletal event，SSE）的时间（中位时间：^{223}Ra 15.6 个月 vs. 空白对照 9.8 个月；$HR=0.66$，95%CI 0.52～0.83，$P<0.001$）。SSE 首发时间的延迟表明，无论在研究前和(或)研究期间使用双膦酸盐，^{223}Ra 和双膦酸盐 / 地诺单抗都存在互补作用，应联合使用以减少 SRE 发生率。

对于 CRPC 骨转移患者，无论是否出现症状，均建议使用唑来膦酸或地诺单抗治疗[23]。^{223}Ra 也许可以辅助用于已接受或被评定不适用多西他赛的 CRPC 患者。

（三）其他合并骨转移的实体瘤

较于乳腺癌、前列腺癌或多发性骨髓瘤，骨靶向药物在肺癌和其他实体瘤中的使用数据有限。然而，一项对 773 例非乳腺癌或前列腺癌骨转移患者进行的安慰剂对照试验中，使用唑来膦酸治疗的患者 SRE 的发生显著减少（38% vs. 47%），并且 SRE 的首发时间也得到了延缓（230 天 vs. 163 天）[26]。

在转移性骨病患者群体中进行的研究也涉及地诺单抗[20]。一项 III 期临床试验比较了地诺单抗和唑来膦酸对 1776 例非乳腺癌或前列腺癌的实体瘤（40% 非小细胞肺癌，10% 多发性骨髓瘤，9% 肾细胞癌，6% 小细胞肺癌，5% 其他肿瘤类型）或多发性骨髓瘤并骨转移患者的疗效。结果表明，地诺单抗将首发 SRE 的时间从 16.3 个月延迟至 20.6 个月[20]。一项对 811 例肺癌患者的探索性研究表明，地诺单抗在改善总体生存期方面的效力虽小但有统计学意义[27]。然而，近期完成的 SPLENDOUR 试验（NCT02129699）并未证实这一点，该试验旨在探讨地诺单抗对疾病进展和患者生存期的潜在影响[28]。

因此，唑来膦酸盐和地诺单抗被推荐用于晚期肺癌、肾癌和其他伴有骨转移的实体瘤患者[23]。当患者的预期寿命超过 3 个月并被认为是 SRE 高风险时（无论是由于之前出现过 SRE 或是因骨相关标志物测量水平较高而被认为存在高水平骨转换），都应为其提供唑来膦酸或地诺单抗进行治疗。

（四）多发性骨髓瘤

骨靶向治疗用于多发性骨髓瘤已有 20 余年。传统上，治疗骨髓瘤时用药的剂量和时间与治疗其他发生骨转移的实体瘤时相同[15, 166, 29]，尽管在新发的多发性骨髓瘤患者中，低剂量帕米膦酸盐（每月 30mg）与 90mg 的标准剂量的疗效相似，但在低剂量组中，出现下颌骨坏死或肾毒性的风险有降低趋势[30]。这些研究表明，骨靶向治疗在用于骨髓瘤预防 SRE 时的效果与剂量强度似乎不如其他发生骨转移的实体瘤，尤其是前列腺癌。

唑来膦酸与帕米膦酸疗效相当[15]，均优于每天口服的氯膦酸盐[31]。在对 1960 例新发患者进行的骨髓瘤Ⅸ试验中，接受唑来膦酸治疗的患者较少在病情进展前发生 SRE。相比于氯膦酸盐，唑来膦酸还降低了 SRE 的风险。该研究还表明，与氯膦酸盐相比，在一线抗骨髓瘤治疗中添加唑来膦酸可降低患者死亡风险，并将中位生存期延长 5.5 个月[31]。此项研究表明，在初诊时合并骨疾病的患者使用唑来膦酸将会有更长的生存优势，约为 10 个月[32]。

有研究将 1718 例新发多发性骨髓瘤患者使用地诺单抗与唑来膦酸的效果进行比较。经过 17 个月的中位随访，地诺单抗加标准的一线抗骨髓瘤治疗延迟 SRE 首发时间的效果不劣于唑来膦酸，并且能延长 10.7 个月中位无进展生存期[33]。此外，因地诺单抗不通过肾清除，故有更好的肾安全性，特别是对肌酐清除率为 30～60ml/min 的患者。

四、癌症晚期患者使用骨靶向药物的实用建议

一旦确诊骨转移，应立即使用双膦酸盐或地诺单抗进行治疗，以延缓首次 SRE 的发生，减少转移性骨病的并发症[23]。ESMO 和 ASCO 指南建议，一旦开始治疗应持续双膦酸盐（Ⅳ），直到患者一般体能状况出现明显下降[23, 24]。然而，目前仍缺乏标准来判断个体患者是否能够从骨靶向治疗中获益及可以获益的时间。随着癌症系统性治疗的进展，许多多发性骨髓瘤、乳腺癌及 CRPC 患者的寿命可能超过 5 年。对于骨病变不具侵蚀性且在抗肿瘤治疗中病情控制良好的患者，需要经常考虑其治疗方式是否需要变更，例如，是否可以在几年后停止使用唑来膦酸（至少是暂停使用），或者是否需要减少用药频率（如每 3 个月注射一次）。然而，对于有潜在性骨转移进展、近期发生 SRE 或骨吸收标志物升高的患者，建议给予持续治疗[23]。

尽管与帕米膦酸相比，唑来膦酸在乳腺癌中的强大疗效只能通过多因素分析显示[16]，但帕米膦酸与地诺单抗的比较并非如此，地诺单抗更好的疗效在各种经典的预设终点中都能得以展示[18]。因此，地诺单抗或许才是实体肿瘤骨转移患者的首选药物。然而，在许多临床应用中，骨靶向药物的选择仍然自由度较高。目前，ESMO[23] 和 ASCO[34] 的指南推荐使用唑来膦酸或地诺单抗用于实体瘤转移性骨病的治疗。已批准用于特定类型肿瘤的疗法有：每天口服氯膦酸钠，每天口服或间歇性静脉注射伊班膦酸，以及间歇性静脉注射帕米膦酸，在合法使用此类药物的国家也可在此情况下提供其他选择。

国际骨髓瘤基金会下属的国际骨髓瘤工作组（International Myeloma Working Group，IMWG）建议，无论骨髓瘤患者的 X 线是否发现溶骨性病变，均应开始使用双膦酸盐。对于治疗中表现出完全或良好局部反应的患者，使用双膦酸盐 12～24 个月即可。持续给药超过这个时间范围仅限用于对抗肿瘤治疗反应较差的患者[35]。欧洲骨髓瘤网络（European Myeloma Network，EMN）也建议在检测到溶骨性疾病或骨髓瘤引起的严重骨质减少 / 骨质疏松时开始使用双膦酸盐，当出现明确的活动性骨髓瘤骨病时可继续使用 2 年[36]。

ASCO 近期更新了骨髓瘤患者骨靶向药物的使用指南[37]，地诺单抗现已位列其中。作者建议那些需要全身治疗的肿瘤活动期患者，无论是否被证实有溶骨性病变，均接受每 3～4 周静脉注射帕米膦酸或唑来膦酸的治疗。ASCO 建议治疗 2 年后病情稳定的患者即可停用双膦酸盐。SRE 再次发作时，应恢复使用双膦酸盐。同时，ASCO 多发性骨髓瘤指南规定，由于地诺单抗的作用机制，其不该在使用过程中被突然停止[37]。

如何调整使用骨靶向药物向来颇具争议。从安全性、经济性和便利性的角度考虑，在保证治疗效果不会被大幅削减的前提下应尽可能使用较小的剂量。早期关于唑来膦酸疗效规律的试验结果虽不可靠，但表明经过 12～15 个月的每月治疗后，起初 4 周和 12 周的疗效具有非劣效性[38]。最

近，一项规模更大的研究将 1766 例患有乳腺癌、前列腺癌或多发性骨髓瘤的患者随机分组，两组患者每 12 周或每 4 周分别给予唑来膦酸治疗一次。出现至少一种 SRE 的患者比例（两组为 29%）在总体队列和三种疾病亚组中均无区别，其达到了非劣效性的主要终点。然而，与每 4 周一次唑来膦酸治疗的患者相比，每 12 周给药组出现了更多入组 2 年内需要进行骨科手术干预的患者（次要终点）[39]。综上所述，这些结果表明就 SRE 的预防而言，每 12 周给药一次的效果并不低于每 4 周给药一次。然而，此研究随访时间较短，并且本领域最大的研究表明治疗时间的缩短可能使出现严重的 SRE 的可能性增加 [39]。将数据推演到其他有骨转移的实体瘤似乎同样合理，但按初始计划治疗 3～6 个月看起来有些谨慎。

地诺单抗的药代动力学不支持间歇性治疗，除非出现特殊情况，否则建议坚持每月规律治疗 [40]。双膦酸盐可在骨中累计并长期发挥作用，而地诺单抗则无法在骨中储存，故中断地诺单抗的给药是存在一定风险的（至少在抗肿瘤治疗不能很好控制骨病的情况下是如此）。对骨质疏松患者的研究显示，在停用地诺单抗后溶骨标志物迅速回弹，并且停药与最后一次使用地诺单抗治疗后 9～24 个月内椎体骨折发生率的增加相关 [41]。此外，许多停用地诺单抗后发生椎体骨折的患者继发多个椎体骨折 [42]。医生和患者都应意识到癌症患者存在的这种潜在风险。停用地诺单抗后，应考虑使用双膦酸盐治疗，以减少或防止骨转换反弹增加、骨质快速流失和椎体骨折风险的潜在反弹。目前，地诺单抗治疗后的最佳双膦酸盐给药方案尚不清楚，但多数临床医生建议只给予一剂唑来膦酸。

五、安全性层面

双膦酸盐和地诺单抗通常都具有良好的耐受性。然而，与地诺单抗相比，唑来膦酸与更频繁的急性期反应和肾功能不全发生率上升相关，而更频繁的低钙血症很可能是地诺单抗导致的症状 [43]。值得一提的是，临床医生强烈建议患者（尤其是使用地诺单抗治疗的患者）可以服用钙剂和维生素 D，并定期监测血清钙。由于癌症患者高发维生素 D 缺乏，应积极给予维生素 D 的替代治疗，在治疗开始前或治疗开始后的 4～6 周应积极补充维生素 D（每周服用麦角钙化醇 50～100 000U，维生素 D_2），此后每天维持在 800～2000U。

长期使用强效抑制骨重吸收的药物后，最主要的不良事件是颌骨坏死（osteonecrosis of the jaw，ONJ）。ONJ 的定义、诊断和随访已由多个专家组定义 [44, 45]。ONJ 更常出现在每月一次静脉注射双膦酸盐或地诺单抗以控制肿瘤骨转移时，而使用少量双膦酸盐或地诺单抗治疗骨质疏松或预防转移时 ONJ 则较少见。

静脉注射双膦酸盐和地诺单抗发生 ONJ 的风险大致相似。在对三个随机地诺单抗和唑来膦酸治疗试验的联合分析中发现，ONJ 的发生率在两个治疗组间无显著差异 [46]。在治疗期间，5372 例患者中有 89 例（1.6%）确诊 ONJ；其中 37 例（1.3%）服用唑来膦酸；52 例（1.8%）服用地诺单抗（P=0.13）。发生 ONJ 的风险随着时间的推移而增加，当地诺单抗持续使用超过 3 年时，ONJ 的发生率达到 5%。治疗组间发生 ONJ 的病例临床特征相似，1/3 以上的患者可治愈。大多数确诊 ONJ 的患者有拔牙史（62%）、口腔不洁和使用牙科器械史。

应始终把预防 ONJ 作为目标。因此，在开始用唑来膦酸或地诺单抗治疗前，患者需要进行口腔检查和适当的预防性牙科治疗，并建议患者在整个治疗过程中保持良好的口腔卫生。在治疗期间，患者应尽量避免有创口腔手术（拔牙和植入）[44]。目前没有足够的证据证明停用唑来膦酸或地诺单抗可帮助缓解 ONJ。个体患者的方案应在潜在骨病严重程度和 ONJ 所引起的痛苦与症状间做平衡。

骨髓瘤患者使用双膦酸类药物的不良反应和以上疾病相似，要特别注意双膦酸类药物的潜在肾毒性并进行肾功能监测。不主张将双膦酸盐用于严重肾功能损害的患者，这些患者应首选地诺单抗。在治疗期间，多发性骨髓瘤患者发生 ONJ 的频率可能高于实体瘤患者，这为缓解期患者在 2 年后中断治疗并在进展期重新引入治疗提供了理论依据。

六、骨转移的预防

显然，多种细胞类型、激素、细胞因子、生长因子、物理因素（如缺氧）、细胞间接触等都与骨微环境中细胞的稳态和随后发生的肿瘤转移密切相关。改变微环境和上述众多因子间相互作用的相关治疗可能会改变疾病进程[2]。骨靶向药物的辅助使用提供了一种影响转移过程的方法，并且在许多动物模型中都获得了满意的结果，现已在以早期乳腺癌为代表的众多领域中被广泛研究。

在早期乳腺癌中个体研究的结果各不相同，并且这种不一致性很难被解释。一些早期研究表明，每天口服氯膦酸钠可以减少骨转移瘤复发并提高生存期。但也有一些结论相悖的报道，使氯膦酸盐未被批准用于辅助治疗。在 ER 阳性的绝经前女性患者中，将 6 个月一次的唑来膦酸治疗添加到内分泌治疗中（包括卵巢抑制）被证明可提高无病生存期[47]。然而，在具有更广泛纳入标准且规模更大的 AZURE 研究中采用了更强力的唑来膦酸疗方案，无论是最初分析时[105]，还是在后续随访分析中[48, 49, 106, 107]，唑来膦酸均未显示出总体获益。不过这项研究明确了在研究开始时就已绝经患者亚组的潜在受益，并与女性卵巢抑制治疗研究[47]和绝经后女性骨保护研究中的益处相吻合，以上所提到的受益可能仅限于生殖激素水平较低的女性。

这一假设在一项对 18 766 例乳腺癌患者个体数据的综合 Meta 分析中得到了研究，这些患者包括在 36 项辅助性双膦酸盐的随机试验中，占全球随机证据的 90% 以上。双膦酸盐辅助治疗（静脉注射唑来膦酸，每天口服氯膦酸，每天口服伊班膦酸）可减少乳腺癌患者的复发率（特别是骨转移复发）和死亡率，这一益处仅限于绝经后女

性[50]。在绝经后的女性中，双膦酸盐辅助治在 10 年内预防了超过 1/4 的骨转移和 1/6 的乳腺癌归因死亡。在所有乳腺癌亚型中此项受益似乎是一致的，并且在所有被试药物类别中都大致相似。

地诺单抗对早期乳腺癌的疾病调节作用也被进行了评估。在一项主要旨在评估该药物预防骨质流失和骨折（与芳香化酶抑制药使用相关）能力的研究中，每 6 个月服用 60mg 地诺单抗可显著提高无病生存期[51]。然而，经组织学确诊的乳腺癌事件发生率在两个治疗组中相似，地诺单抗的显著受益是由对其他非乳腺原发癌和无复发死亡的影响驱动的，这种影响在生物学上似乎是难以置信的。在更广泛的 II/III 期乳腺癌女性群体中进行的更大的 D-CARE 研究中，患者被随机分组分别接受每 4 周 120mg 地诺单抗或同剂量安慰剂皮下注射，此疗程维持 6 个月，之后每 3 个月治疗一次，治疗的总持续时间为 5 年[52]。在所有研究人群与绝经后亚组中，地诺单抗对骨转移的发展、无肿瘤生存率及总生存率均无明显影响。D-CARE 结果与双膦酸盐 Meta 分析间的差异表明，将双膦酸盐作为辅助治疗的好处可能涉及其他转移过程中更广泛和更持续的生物效应，而不仅仅是对骨细胞功能的影响。

除了根据患者的复发风险和绝经状态选择患者，目前还正在努力确定可预测进行骨微环境干预的益处（和危害）的生物标志物。其中 MAF 是一种转录因子，其在大约 20% 的肿瘤中被扩增并预测了骨转移瘤复发[53]。现已被证实在 MAF 水平正常或降低患者中（尤其是年轻患者中），在扩增率高于预先计划的 FISH 比率 2.5 倍的患者中，MAF 可以预测唑来膦酸盐[51, 54] 和氯膦酸盐[55] 对疾病的获益。

尽管前列腺癌主要转移部位为骨骼向骨转移，但该类患者无法如乳腺癌患者般从双膦酸盐辅助治疗中获益。唑来膦酸欧洲研究（Zometa European Study，ZEUS）评估了唑来膦酸对高危非转移性前列腺癌患者骨转移的预防效果，与安慰剂治疗相比，每 3 个月的唑来膦酸治疗未表现出

明显优势[56]。这些结果也在 RADAR 试验中得到了证实，唑来膦酸对前列腺癌的复发和转移同样没有影响[57]。对于伴有肿瘤标志物 PSA 水平上升但无明显转移证据的 CRPC 患者，使用地诺单抗比使用安慰剂更能增加中位无骨转移生存期约 4.2 个月，同时还能够延迟出现首次 SRE 时间，然而对总生存期并没有影响[58]。

骨靶向药物对肺癌骨转移的潜在影响也被评估。结果显示，唑来膦酸[59] 和地诺单抗[28] 对肿瘤复发率和总生存率都不产生任何影响。

七、前景和展望

骨靶向治疗对患有转移性骨病的晚期癌症患者的生活质量产生了深远的影响，并帮助将特征为严重残疾和顽固性症状（需要住院治疗）的病程转变为门诊即可解决的简单病程，使患者具有良好的流动性，并优化了患者的社会功能。目前仍未确定的是骨靶向治疗最佳疗效的治疗时间窗，以及是否有必要在整个病程中持续使用已批准剂量的双膦酸盐和地诺单抗，尤其是对于那些已经良好控制病情数年或更长时间的患者。^{223}Ra 的引入提供了首个将骨靶向治疗与 Ra 相结合可获益的例子，其可辅助双膦酸盐减少 SRE 的发生率。我们需要更深入地了解肿瘤转移及休眠机制，以及微环境的改变与癌细胞播散之间的关系，以明确骨靶向药物在绝经后乳腺癌中的疾病条件机制，尽可能将骨靶向药物应用到其他恶性肿瘤的治疗。

结论

癌症对骨骼的影响是毁灭性的，通常会导致生活质量严重下降及生存期的减短。在过去 10 年或更长的时间里，我们已经了解了大量导致肿瘤细胞定植于骨并随后形成转移灶的细胞相互作用的知识。这一视角的探究有助于发展一系列的骨靶向治疗，这些治疗对可能影响骨骼的原发性肿瘤转移性骨病的临床病程产生了深远的影响。这些药物为癌症的特殊药物治疗、放疗和骨科手术治疗提供了补充和完善，并成为骨转移瘤患者标准治疗的一部分。如今，我们有一系列已证实有效的药物，正在进行的研究试图确定这些药物最具效益和安全的使用方法，同时也在试图确定新的药物类别，以进一步改善转移性骨病或多发性骨髓瘤患者的临床病程。

第 65 章　去势抵抗前列腺癌骨转移的治疗

Therapies of bone metastases in castration-resistant prostate cancer

Francois Lamoureux　著

邓海涛　李　源　译

前列腺癌（PC）是美国最常见的癌症，随着人口老龄化的加剧，其发病率可能会继续增加。大多数患者表现为局限性 PC，只有不到 5% 的患者确诊时伴有转移[1]。虽然已知雄激素剥夺疗法会降低骨密度，但它仍然是晚期 PC 患者的首选治疗方法，最近出现了可提高 PC 患者生存率的新型有效药物，如醋酸阿比特龙和恩扎卢胺等。然而，大多数男性在短暂的缓解期后，通常会在 18～24 个月内进展为去势抵抗前列腺癌（CRPC），该阶段通常会导致出现骨转移且患者会在 2～3 年内死亡。在骨骼有 98% 的恶性肿瘤是骨转移瘤，超过 90% 的转移性 CRPC 患者会出现骨转移[2, 3]，并且发生骨相关事件的风险很高（如骨折或脊髓压迫导致剧烈疼痛），可显著降低患者生活质量[4]。更好地了解骨特异性转移瘤发生发展的分子基础将有助于靶向治疗的合理设计。

本章是对转移性 CRPC 中骨转移发展所涉及的分子机制的先例版本更新，并将讨论此背景下的临床进展，概述正在开发或临床上用于治疗骨转移的主要治疗方案。

一、病理生理学和临床前进展

（一）骨转移发展的分子机制

根据 1889 年 Stephen Paget 首次提出的"种子和土壤"假说[5]，PC 进展至 CRPC 状态通常与骨转移的发展有关：晚期 PC 患者血液中存在的原发肿瘤的肿瘤细胞（"种子"）侵入骨骼（"土壤"），导致骨病灶产生并在骨骼中形成有利于肿瘤生长

的微环境。然而，癌细胞归巢于骨骼的确切机制仍不清楚。骨转移过程的生理学和分子学机制已被研究者们所描述，这解释了骨转移好发部位的出现原因，如血供[6]或癌细胞所产生黏附因子的参与，其能够与骨基质相结合并导致肿瘤在骨中生长[7]。据报道，骨骼可以表达多种趋化因子或生长因子，包括 SDF-1、TGF-β 和 IGF，它们会选择性地吸引肿瘤细胞并促进肿瘤生长。

骨转移瘤通常是一种异质性疾病，其特征在于溶骨性和成骨性的病变，这是由破骨细胞介导的骨吸收作用和成骨细胞介导的骨形成作用平衡失调所导致的。这种平衡的破坏可能导致过度的骨质流失或额外的骨形成。1997 年发现的 RANK、RANKL 和 OPG 三联体显著提高了人们对骨重塑分子调节机制的认知[8-12]。在骨骼中，OPG 和 RANKL 由成骨细胞和骨髓基质细胞表达，而 RANK 在前破骨细胞和成熟破骨细胞的表面表达。RANK/RANKL 的结合会诱导前破骨细胞向成熟破骨细胞进行分化、成熟和活化，并最终导致骨吸收。OPG 是能够结合 RANKL，然后破坏 RANK/RANKL 相互作用的诱饵受体，它可以通过这种方式来防止骨质流失。

肿瘤增殖与骨吸收之间的"恶性循环"概念定义了骨微环境中肿瘤的发展规律[13-15]。众所周知，骨中的肿瘤细胞会产生 IL-6、IL-11 和 TNF-α 等因子，这些因子将激活骨细胞并导致骨溶解。骨基质中释放的生长因子（IGF-1、TGF-β）和趋化因子（如 SDF-1）则会促进肿瘤生长[14, 16, 17]。例

如，PC 细胞可以产生 PTHrP，这种物质会刺激成骨细胞和骨髓基质细胞产生 RANKL，促进前破骨细胞中向成熟破骨细胞的分化、活化和成熟[18, 19]。虽然 RANKL 主要由成骨细胞和基质细胞产生，但肿瘤细胞也可能直接产生 RANKL，由此增加破骨细胞活性和骨质流失[20-24]。

肿瘤的转移是一个多步骤的过程，其目的是扩散侵袭身体远处结构，并使 PC 细胞在受累部位增殖发展为继发性肿瘤[25, 26]。在上皮 – 间质细胞转化后，肿瘤细胞能够通过侵入外周基质并通过循环系统进入血管，在那里它们被称为循环肿瘤细胞。然后，溢出的肿瘤细胞定植于新器官，经历了固有免疫应答逃避与适应微环境，最终增殖形成继发性肿瘤。PC 肿瘤细胞主要转移到骨中，因为骨微环境对于肿瘤细胞来说是具有高吸引力的理想微环境，并且归巢主要受由骨髓基质细胞产生的整合素（$\alpha_4\beta_1$VCAM1）和趋化因子（SDF-1、BMP、Notch 和 OPN）的调节。例如，骨髓基质细胞和成骨细胞表达 CXCL12（SDF-1）配体，其可以结合由 PC 肿瘤细胞表达并受雄激素调节的 G 蛋白耦联受体 CXCR4[27-29]。肿瘤细胞的定植和扩增是一系列复杂的自分泌、旁分泌及宿主微环境相互作用的结果，包括 ET-1 及其受体[30, 31]、钙黏蛋白 –11[32]、MMP[33, 34]、TGF-β[35, 36] 和 PTHrP[37]。此外，即使在缺乏雄激素的状态下，雄激素在骨转移瘤发生过程中也发挥着关键作用。雄激素能催生肿瘤细胞在骨中归巢所需的整合素和细胞黏附分子，还能通过增加 Runx2 的表达[39]，激活成骨细胞形成的主要信号通路之一，即 Wnt 通路[38]，揭示了骨转移过程中肿瘤细胞与骨微环境密切合作。

（二）骨转移的治疗方法

随着对 PC 生物学、骨生物学、肿瘤和骨基质之间的相互作用了解的更加深入，针对 PC 特定分子位点和骨环境中宿主细胞的药物开发也取得了进展。三联体 OPG/RANK/RANKL 的发现及其在骨病理生理学中的作用揭晓使得骨靶向治疗药物的出现成为可能[40-43]。OPG 被认为是一种通过阻断骨肿瘤中的 RANK/RANKL 相互作用而起效的抗吸收分子[10, 14, 44-47]。地诺单抗是一种全人源单克隆抗体，可特异性结合并中和 RANKL，从而阻断 RANK/RANKL 相互作用，并抑制转移瘤中的破骨细胞生成和骨降解。

双膦酸盐是稳定的焦磷酸盐类似物，具有与骨结合的高度亲和力并可被破骨细胞靶向吸收。双膦酸盐与羟基磷灰石紧密结合，并被破骨细胞选择性地内化，在破骨细胞中它们通过阻断甲羟戊酸途径来抑制其活性[48-50]。其中，唑来膦酸是一种 N-BP，也是最有效的双膦酸盐，具有抗骨吸收能力。据报道，其可直接抑制肿瘤细胞的生长和侵袭，并诱导 PC 细胞凋亡[51-54]。所有这些临床前证据都表明唑来膦酸具有抗肿瘤活性并可减轻骨肿瘤负担，这导致了一些临床试验对唑来膦酸的临床应用进行探究，使其成为骨转移性 CRPC（mCRPC）患者临床参考治疗方法之一。

其他几种针对骨转移发展的重要途径目前还在临床试验中，包括 Src 和 CTSK。

Src 是非受体酪氨酸激酶家族的成员，参与细胞因子受体等细胞表面受体的下游信号通路。Src 表达与肿瘤进展和骨转移相关[55-57]。敲除小鼠 *Src* 基因会导致破骨细胞缺乏性骨硬化病[58, 59]。临床前研究报道，在 PC-3 模型中，使用塞卡替尼和博舒替尼抑制 Src 可降低骨转移瘤的增殖、侵袭、迁移、肿瘤体积及相关的骨溶解[60, 61]。一些 Src 抑制药（达沙替尼、帕尼替尼、博舒替尼和凡德替尼）已经被 FDA 批准，或者目前正在各种癌症的临床试验中。任何 FDA 批准的 Src 抑制药均可用于 mCRPC。例如，在纳入 1500 例男性的 READY Ⅲ 期试验中，将达沙替尼伴 / 不伴多西他赛和泼尼松随机分配给 mCRPC 患者[62]。与安慰剂组相比，在化疗初期患者的多西他赛中加入达沙替尼并没有观察到总生存期的改善。最常见的 3～4 级不良事件是疲劳、腹泻和乏力[62]。

CTSK 是一种溶酶体半胱氨酸蛋白酶，是参与破骨细胞骨吸收和骨基质降解的关键酶[63]。

CTSK 常在包括 PC 在内的骨转移高趋势的癌症中表达[64]。包括 L-235 或奥当卡替（MK-0822）在内的几种 CTSK 的抑制药已被开发。奥当卡替正临床开发中[65]，一项转移性乳腺癌的随机 II 期研究显示，使用奥当卡替治疗 4 周后尿 NTX 骨标志物有所降低[66]。在一项纳入 16 713 例参与者的长期 III 期断裂试验（long-term phase III fracture trial, LOFT）中[67]，奥当卡替减少了骨质疏松性骨折，但也增加了心房颤动和脑卒中的风险；因此停止了该药物开发。

其他可能的骨靶向治疗靶点也陆续出现，包括 MET/VEGFR 和 DKK1。MET 是一种受体酪氨酸激酶，也被称为 HGFR 和 VEGFR。MET 在原发性前列腺癌及相关骨转移中过表达，并与高肿瘤分级相关[68]。MET/VEGFR 参与多种与癌症相关的信号通路，如细胞迁移、组织侵袭和转移[69, 70]，因此成为重要的治疗靶点。多种以 Met 为靶或其配体 HGF 为靶点的药物正在开发中[71]。卡博替尼是一种口服 TKI，可同时抑制 VEGFR2 和 c-MET 信号通路[72]。事实上，卡博替尼目前在一些骨转移瘤的临床试验中得到了评估，包括前列腺癌、肺癌、乳腺癌和多发性骨髓瘤。然而，虽然卡博替尼在 mCRPC 的 COMET-I 期试验中改善了骨扫描反应、影像学无进展生存期、有症状的骨骼事件、骨生物标志物和 CTC，但与泼尼松组相比，未观察到总生存期显著增加[73]。这些结果导致了几个 mCRPC 临床试验的终止。据报道，有一种 MET/VEGFR 抑制药 TAS-115 在 PC-3 临床前模型中可预防 PC 肿瘤诱导的骨溶解[74]。

Wnt 通路是成骨细胞的主要信号通路，受 DKK1 等可溶性拮抗剂调节[75]。DKK1 可通过抑制 Wnt 通路增加 RANKL/OPG 比值，从而促进破骨细胞形成[76]。在小鼠的骨髓瘤模型中，DKK1 中和抗体的使用增加了成骨细胞数量，减少了成熟 TRAP 阳性破骨细胞数量，提升了骨密度，并降低了肿瘤体积[77]。这些结果表明，靶向 Wnt/DKK1 通路通过调节成骨细胞和破骨细胞来治疗骨转移是一项合理的策略。针对 DKK1 的 BHQ880 单克隆抗体在 I 期和 II 期临床试验中单独或联合唑来膦酸进行评估，在多发性骨髓瘤中具有良好的耐受性和潜在的临床疗效[78]。

二、临床并发症及治疗

（一）前列腺癌骨转移的健康和经济负担

PC 是欧洲男性癌症死亡的第三大原因，2020 年预计死亡人数达到 78 800 人[79]。虽然 95% 以上的患者最初被诊断为局限性 PC，但约 30% 的患者在初始治疗后仍会进展，其中大部分患者会发展至转移阶段并导致患者死亡[80]。大约 90% 的转移性 PC 患者会发展为骨转移[81-84]，中位生存期为 30～40 个月[85]。

骨转移与 SRE 的发展相关，包括严重的骨痛、病理性骨折、高钙血症、骨髓浸润和恶性脊髓压迫。SRE 与生活质量降低及并发症发生率升高有关。与 SRE 相关的骨转移对医疗保健系统有相当大的影响，其平均医疗保健成本（骨转移前的人均年近 2.5 万美元）约为人均年 1.2 万美元[86, 87]。

（二）降低骨转移 mCRPC 患者 SRE 风险的近代治疗方案

尽管研究工作在开发直接靶向肿瘤细胞疗法方面取得了进展，关注骨微环境也至关重要。事实上，由于 mCRPC 仍然是不可治愈的，目前对 PC 骨转移的治疗本质上是姑息性的，目的是提高生活质量和预防 SRE。尽管医疗保健系统的成本很高，mCRPC 的临床治疗基于抗吸收剂、放疗、ADT 和全身化疗。

1. 唑来膦酸和地诺单抗

两种抗骨吸收药物已被批准用于预防转移性 PC 患者的 SRE，并已在临床应用多年：唑来膦酸和地诺单抗。

唑来膦酸是一种焦磷酸盐类似物结合钙。唑来膦酸是目前治疗骨转移癌患者的标准药物。在一项随机、安慰剂对照 III 期试验中，唑来膦酸通过延迟 SRE 对 mCRPC 患者产生了积极影响，但没有增加总生存率[88, 89]。安慰剂治疗组相较接受

4mg 唑来膦酸治疗组 SRE 发生率较高（44.2% vs. 33.2%；$P=0.021$）；而安慰剂治疗组相较 8mg 续接接受 4mg 唑来膦酸治疗组，SRE 发生率仍然较高（38.5%；$P=0.222$）。接受安慰剂治疗的患者疼痛和镇痛治疗评分高于接受唑来膦酸治疗的患者。然而，因为治疗的中位持续时间仅为 9 个月，两组间在疾病进展或生活质量评分方面无差异报道[89]。这项于 2002 年发表的临床试验是 FDA 和 EMA 在 2002 年批准唑来膦酸用于 mCRPC 骨转移治疗的基础。

2017 年，一项随机临床试验评估了更长给药间隔与标准剂量唑来膦酸对多发性骨髓瘤、乳腺癌和前列腺癌骨转移患者 SRE 的影响[90]。将唑来膦酸每 4 周静脉注射一次（$n=911$）与每 12 周静脉注射一次（$n=911$）进行对比，研究持续 2 年。1822 例患者中有 795 例完成了研究。每 4 周接受唑来膦酸治疗组的 260 例（29.5%）患者和每 12 周接受唑来膦酸治疗组的 253 例患者在 2 年内出现至少一次 SRE（风险差异为 0.3%，$P<0.001$）[90]。因此该试验得出结论，与标准间隔治疗（4 周）相比，更长的给药间隔（12 周）在 2 年内不会增加 SRE 的风险。

地诺单抗是一种 RANKL 的全人源单克隆抗体，也被批准用于骨质疏松症的治疗，据报道可延迟伴有骨转移的前列腺癌或乳腺癌患者 SRE 的发生时间。据报道，与唑来膦酸相比，地诺单抗可显著延迟首次 SRE 发生的时间[91]，并可减缓肿瘤生长，尤其是表达 RANK 的肿瘤细胞更是如此[92, 93]。在一项大型（$n=1901$）前瞻性随机Ⅲ期试验中，将地诺单抗（$n=950$）与唑来膦酸（$n=951$）在 mCRPC 骨转移患者中进行了比较[91]。两种药物均每 4 周给予一次。与唑来膦酸相比，地诺单抗的第一次 SRE 发生的中位时间显著延长（20.7 个月 vs. 17.1 个月；非劣效检验 $P=0.0002$，优效检验 $P=0.008$）。首次研究中，唑来膦酸治疗的 SRE 发生率为 41%，地诺单抗治疗的 SRE 发生率为 36%。研究期间，地诺单抗和唑来膦酸在总生存期、总疾病进展和 PSA 水平等方面没有显著差异。

在骨转换标志物 uNTX 和 BAP 的中位浓度下降方面，地诺单抗显著大于唑来膦酸。2010 年 FDA 和 2011 年 EMA 分别批准地诺单抗用于预防实体瘤骨转移患者的 SRE。

2. ^{223}Ra

^{223}Ra 是一种释放 α 射线的放射性核素同位素，它可通过对钙的模拟在骨转换增加的区域与羟基磷灰石结合。^{223}Ra 的半衰期很短（11.4 天），可用于治疗癌症的骨转移[94-96]。^{223}Ra 在 2013 年被 FDA 批准用于 mCRPC 的治疗。在 ALSYMPCA 大规模的随机Ⅲ期试验（136 个中心，921 例参加者）中对 ^{223}Ra 和安慰剂进行了比较测试[97]。纳入症状性骨转移的 mCRPC 患者，排除内脏转移患者。^{223}Ra 每 4 周静脉注射一次，剂量为 50kBq/kg（NIST 修改后为 55kBq/kg）[98]。与安慰剂相比，^{223}Ra 显著提高了患者总生存期（14.9 个月 vs. 11.3 个月；$P<0.001$）。与安慰剂组相比，接受 ^{223}Ra 治疗的患者首次 SRE 发生的中位时间明显延长（15.6 个月 vs. 9.8 个月；$P<0.001$）。与 AR 靶向治疗相比，^{223}Ra 对 PSA 的影响较低，只有 16% 接受 ^{223}Ra 治疗的患者血清 PSA 比基线降低了至少 30%。然而，随机接受 ^{223}Ra 治疗的患者中，34% 的患者 TALP 水平达到正常化，而安慰剂组的这一比例为 1%（$P<0.001$）。在 ALSYMPCA 实验中，^{223}Ra 耐受性良好；两组之间 3 级或 4 级不良事件的发生率的差异没有临床意义[97]。一项为期 3 年的长期安全性分析报道称，在接受 ^{223}Ra 治疗的 mCRPC 患者中，没有出现晚期严重的血液毒性，也没有过多的继发性实体瘤[99]。关于生活质量，癌症治疗下的功能评估（functional assessment under cancer therapy，FACT）方面，与安慰剂相比，使用 ^{223}Ra 可获得更为显著的改善（$P<0.05$）[100]。

（三）骨靶向药物的安全性考虑

通常与 ADT 或化疗无交叉毒性的患者对唑来膦酸和地诺单抗耐受性良好[83, 101-106]。然而，一些安全问题应该在选择治疗方法之前被慎重考虑。唑来膦酸和地诺单抗在治疗开始时均可诱发低钙血症[105, 106]，但在较长时间的暴露中反而不会增加低钙血症的风险[107]。严重的低钙血症可引起心脏心律失常、手足抽搐、感觉异常、瘀斑和喉部痉挛等不良事件。为了预防低钙血症，治疗期间需要补充维生素 D 和钙，并监测血清钙[89, 105, 106, 108]。对于骨转移 mCRPC，推荐的每天钙剂量为500mg，维生素 D 剂量为 400U[91, 109]。

唑来膦酸禁用于严重肾功能损害患者，中度肾功能损害患者需调整剂量使用[106]。因为有可能导致低钙血症，故有严重肾损害的患者应谨慎使用地诺舒单抗，并密切监测肾功能，但不需要减少药物剂量[105]。

虽然这种情况很少见，但唑来膦酸和地诺舒单抗最严重的不良反应是 ONJ（三项盲法 Ⅲ 期试验中唑来膦酸和地诺单抗 ONJ 的发生率为 1.3%和 1.8%）[110] 和口腔中暴露骨的坏死。2003 年报道了第一项用唑来膦酸或帕米膦酸盐治疗 PC 的研究（36 例患者参与）[111]，随后有几项研究报道了用双膦酸盐治疗癌症患者的 ONJ 发生率，其中 PC 患者 ONJ 的发生率为 2.9%～18.6%[112-115]。在一项 Ⅲ期试验中对 mCRPC 患者进行了地诺单抗和唑来膦酸治疗的比较，定期进行牙科检查，使用唑来膦酸组的 ONJ 发生率为 1%，而使用地诺单抗组的患者 ONJ 发生率为 2%[91]，关于该研究中 ONJ 发生率低的一个解释是唑来膦酸或地诺单抗治疗的中位时间较短（11.2 个月 vs. 12.2 个月）。事实上，ONJ 的发病率随着治疗时间的延长而增加[110]。在一项比较研究中，ONJ 的发病率在地诺单抗治疗的第 1 年为 1.1%，第 2 年为 3.7%，之后每年为4.6%[116, 117]。欧洲医学肿瘤学会指南强烈建议采取预防性的牙科措施（如良好的口腔卫生），以及避免在治疗期间进行有创的牙科手术，以此降低

ONJ 的发生风险[118]。

据报道，在 ALSYMPCA 试验中，使用 ^{223}Ra的 ONJ 发生风险较小，发病率为 0.6%（600 例中有 4 例），而安慰剂组为 0.33%（301 例中有 1 例）。然而，所有 ONJ 患者也都接受过双膦酸盐治疗或同时接受双膦酸盐和化疗[102]。

结论

骨转移是前列腺癌患者治疗中的主要问题之一。在过去的 15 年中，骨转移患者的健康护理取得了重大进展，如平均总生存期从 15 个月增加到32 个月，首发 SRE 的中位时间从 11 个月[89] 延长到 31 个月[119]。这些最新进展主要是由于在 PC 中使用第二代抗雄激素疗法（如直接针对 PC 细胞的恩扎卢胺或醋酸阿比特龙），从而扩大了治疗选择。然而，也有报道称醋酸阿比特龙可以直接抑制破骨细胞生成，促进成骨细胞生成[120]。据报道，醋酸阿比特龙可以改善 mCRPC 骨转移患者的总体存活率，并延迟首次 SRE 的时间[81]。然而，这些疗效显著的新治疗方法受到了 AR 剪接变异体和突变体所导致的耐药性限制，导致肿瘤依然会进展到晚期阶段。骨靶向药物只是为了预防 SRE和提高生活质量的姑息治疗方法。两种使用最广泛的靶向药物唑来膦酸和地诺舒单抗与一些不良反应有关，包括最严重的 ONJ，这导致了一些待解决问题：何时使用它们最好？使用多长时间最佳？如何预防不良事件的发生？应该考虑的主要挑战是用新的 ADT 和骨靶向药物（唑来膦酸、地诺单抗和 ^{223}Ra）确定最佳的治疗顺序，这是目前mCRPC 相关临床试验的研究热点，目的是预防临床并发症（SRE），延长总生存期，提高患者的生活质量。

第66章 骨肿瘤靶向放射性核素治疗

Targeted radionuclide therapy in bone cancer

Ø.S. Bruland   M.E. Revheim   R.H. Larsen   A. Juzeniene   著

范　博　李　源　译

一、预期数据

- PSMA-PET/CT 可显示骨骼和局部复发。
- "双 α 技术"。

二、概述

当治疗原发性骨肿瘤和转移性骨病时，临床医生需要考虑各种可用治疗方法的最佳组合。最佳的处理需要多学科团队的通力合作，包括内科和放射肿瘤学家、骨科医生、放射介入科医生、核医学医生和姑息医学的临床医生[1]。转移性骨病最常累及中轴骨和附肢骨骼的近端。治疗已发生骨转移的患者，通常比较困难，常见的易发生骨转移的肿瘤包括乳腺癌、前列腺癌、肺癌、滤泡状甲状腺癌、肾癌及多发性骨髓瘤[1-3]。骨转移灶常会导致疼痛和骨骼相关并发症，称为骨相关事件（SRE），包括病理性骨折、需要对骨骼或手术进行放射治疗、脊髓压迫和高钙血症。前列腺癌的骨转移一般为成骨型或硬化型表型，但是发生病理性骨折和脊髓压迫并不少见。

本章的目的是简要回顾骨肿瘤患者使用靶向放射性核素治疗的基本原理和临床经验。着重讨论使用骨定向放射性药物（bone-seeking radiopharmaceutical，BSR）治疗转移性去势抵抗前列腺癌和骨肉瘤患者。此外，还将介绍靶向前列腺特异性膜抗原（prostate-specific membrane antigen，PSMA）治疗转移性去势抵抗前列腺癌（mCRPC）的最新进展。

三、放射性核素治疗骨病

在正常骨骼中，破骨细胞和成骨细胞之间存在精细的功能平衡，进而维持正常骨骼的内环境平衡。然而，肿瘤细胞分泌的多种活化因子打破了这一平衡，促进肿瘤细胞增殖[4,5]。骨转移可表现为溶解性病变，如多发性骨髓瘤、肺癌和肾细胞癌；或者成骨性病变，如前列腺癌和骨肉瘤。在乳腺癌导致的骨转移病灶中，溶骨性和成骨性病变相混合的病理情况较常见。成骨性骨转移主要是肿瘤细胞促进的成骨活动形成，也可能是由于发生了上皮-间质转化。前列腺癌细胞本身就可以进展出成骨细胞的表型[6,7]。由此产生的这种转移间质表型，给诊断或治疗骨转移灶使用 BSR 带来了立论依据。

近年来，可用于诊断和监测骨转移的放射学方法有了很大进步（见第47章）。成像技术涉及平面放射图形、CT、MRI 等传统结构形式，以及扩散加权 MRI（DW-MRI）、带有各种放射性标记示踪剂的 PET 和使用诊断性 BSR 的 SPECT 等代谢或分子成像工具[8,9]，后一种方式可用于骨转移患者的 BSR 诊疗筛选[10]。核医学技术使用放射性示踪剂，可以对骨转移灶的代谢和分子特征进行成像[8]。这些都可以归类为促骨剂，它们可以成像骨转移周围和间质表型诱导的成骨反应（^{99m}Tc-MDP 进行 SPECT 骨扫描或 ^{18}F-PET，以及代谢剂 ^{18}F-FDG-PET）。最近，直接的嗜癌肿瘤成像已用于前列腺癌，如 PSMA-PET[11,12]。PET 虽然不是骨转移的特异性检查，但由于其更高的空间分辨率和更短的成像时间使其比骨成像有更大的优势。然而，通常需要 CT 或 MRI 来鉴别并排除退行性和（或）炎症性诊断。

四、骨靶向放射性核素疗法

体外放射治疗与 BSR 治疗有一定关系，前者能有效缓解局部骨转移引起的疼痛（见第 60 章和第 62 章）。40% 的应答者可能在 10 天内迅速缓解疼痛，总缓解率为 70%～80%，有 1/3 的患者疼痛完全缓解[13]。目前的指南建议，考虑患者和陪护者的方便，对于需要缓解疼痛的无骨相关并发症的骨转移（包括脊柱压缩）患者，8Gy 的单次剂量放疗即可达到治疗效果[14-16]。

全身给药的靶向 BSR 治疗较体外放疗更有优势，因为可以调节特异的辐射剂量，同时传递到多个肿瘤部位，并且累及的正常组织相对较少[17]。弥漫性骨转移往往是癌症患者的主要死亡原因。最好的例子是滤泡状甲状腺癌，该肿瘤通常会转移到骨。对于该肿瘤，使肿瘤细胞直接摄取 ^{131}I 的方式治疗骨转移瘤的方法已经确立，并已应用于临床。最近，推荐联合使用 ^{131}I 与双膦酸盐治疗骨转移癌[18]。

对于所有的 BSR，钙化带是治疗靶点[19]，尤其是前列腺癌的骨转移灶。它也存在于乳腺癌的混合性 / 骨转移灶中，尽管分布更不均匀。相对原子质量较大的元素，如 Ra，具有远低于钙的溶解度常数，甚至比 Sr 低。发射 α 射线的同位素 ^{223}Ra 可用于 BSR 靶向治疗成骨性转移。

（一）发射 β 射线的骨靶向放射性药物

在合并成骨性骨转移的前列腺癌和乳腺癌患者中，已经证实了使用 β 辐射 BSR，如 ^{89}Sr 和 ^{153}Sm[21]，可以有效地缓解骨痛。本文纳入了 ^{153}Sm 姑息性治疗骨转移的临床经验[20-25]，由于放射线的作用范围，骨髓的过度照射一直是一个令人担忧的问题[26]。在静脉注射一种释放 β 射线的 BSR 后，骨髓是一个无辜的"旁观者"，也是限制剂量的主要器官。此外，在这些患者中已经存在的与疾病相关的骨髓抑制往往会导致延迟性和不可预测的血液学改变。这就限制了 β 辐射 BSR 的用途，特别是当剂量增加以提供更大的抗肿瘤辐射剂量水平和（或）重复治疗时[26]。最后，缺乏明确的生存获益限制了它们的临床应用。

（二）α 辐射类药物中的第一种：^{223}Ra Alpharadin/Xofigo^R

α 射线是一种相对较重的带电粒子（带有两个正电荷的氦核），在组织中产生高传能线密度（linear energy transfer，LET）辐射，作用范围一般较小。相比之下，发射 β 射线的放射性同位素具有相对较低的放射生物学效率，在组织中的辐射长度可达几厘米。因此，与 ^{89}Sr 和 ^{153}Sm 相比，发射 α 射线的元素具有高电离强度，同时由于辐射长度较短，照射的骨髓部分体积较小，反而可能具有更强的抗肿瘤作用。高 LET 辐射对剂量依赖性较小，导致强大的细胞杀伤力，主要是不可修复的 DNA 双链断裂[27, 28]。这种高密度电离对化疗耐药的患者、对常规低 LET 辐射耐受的患者和处于细胞周期生长阶段的休眠克隆性肿瘤细胞的微转移患者的治疗具有重要的优势[27]。

^{223}Ra 是一种天然的亲骨性的放射性元素，半衰期为 11.4 天，与其短半衰期子代一起，每个 Ra 原子总共释放四个 α 粒子。制备和使用 ^{223}Ra 靶向钙化性病灶用于疼痛缓解和骨肿瘤治疗的概念于 2003 年获得美国专利[29]。高能 α 粒子向骨表面附近的细胞和转移灶内的成骨细胞基质网状物提供高辐射剂量。骨内表面接受高辐射剂量，而相当一部分的骨髓得以幸免于难[30]。

五、前列腺癌

根据 ALSYMPCA 试验的结果，这种"首屈一指"的 α 类粒子放射性药物 ^{223}Ra（Alpharadin/Xofigo）已被批准用于 mCRPC 患者。有症状的拒绝或不适合使用多西他赛化疗的骨转移患者在标准治疗的基础上，每 4 周接受一次 Xofigo 或匹配的安慰剂治疗。根据 ALP 水平、双膦酸盐使用史和既往多西紫杉醇使用情况对其进行分层。主要研究终点是总生存率，并预先指定了各种次要终点，包括症状性 SRE。该试验中未纳入放射学终点。Xofigo 显著地将总生存期提高了 3.6 个月，并将 SRE 的新发症状出现时间延迟了 5.8 个月[32]。既往和（或）同时使用双膦酸盐的患者获益更大。Xofigo 的临床益处与先前使用多西他赛无关，结果显著改善了患者的生活质量，并比使用安慰剂的患者住院次数更少。在安慰剂组中观察到更多的不良事件，主要与该队列中的疾病进展相关[31]。

骨靶向药物（bone-targeting agent，BTA）（如双膦酸盐或地诺单抗）与 ^{223}Ra 联合应用的时机似乎很重要。在一项回顾性研究中，在第一次 ^{223}Ra 剂量前 1 个月内给予 BTA，可更加明确地缓解疼痛和预防疼痛发作[33]。

由于作用机制不重叠，现在有临床研究探讨 ^{223}Ra 与新型内分泌治疗药物联合应用治疗 mCRPC 的可能性。在 ERA-223 试验[34] 中，在醋酸阿比特龙联合类固醇的基础上加用 ^{223}Ra 并不能改善该试验的主要研究终点（无症状性 SRE 生存率）。此外，由于骨质疏松性骨折的概率增加，该试验被提前终止并揭盲。骨折在未接受 BTA 治疗的患者中尤为显著，现在不建议使用这两种药物的组合。但是，最近联合使用恩扎卢胺、BTA 和 ^{223}Ra 的临床数据比较令人鼓舞[35]。基于该研究结果，BTA 应该在 ^{223}Ra 之前开始使用。

对于无其他内脏转移但有症状的多发性骨转移的 mCRPC 患者，^{223}Ra 是一种有价值的治疗选择[36]。目前，^{223}Ra 应在促黄体生成素释放激素类似物使用的基础上，与 BTA 药物联合使用。

最近在加拿大安大略省四家大型医院进行的一项研究报道显示，^{223}Ra 的取得的"真实世界研究数据"较令人满意[37]。骨外转移和高基线 PSA 值是早期停止治疗的独立预测因素[37]。

目前还没有头对头的研究来对照比较发射 β 和 α 射线的 BSR 的治疗疗效。在一项Ⅲ期临床试验中，α 射线的 BSR 是唯一可提升总生存率的此

类药物[31, 32]。最近发表了一项来自这项随机研究的个体患者数据的 Meta 分析[38]。

（一）前列腺癌的 PSMA 靶向放射性核素治疗

骨外转移是目前在 mCRPC 化疗失败或新型内分泌治疗药物（如恩扎卢胺和阿比特龙）失效的主要因素[39]。在新发 mCRPC 患者中，大约有 10% 的患者出现区域淋巴结和内脏转移，但随着时间的推移，近一半的患者会发生进一步转移[40, 41]。这些患者并不适用 Xofigo，这是一个临床上的棘手问题，需要新的治疗方法。

mCRPC 的大多数转移灶过表达 PSMA，使其成为 PSMA 阳性前列腺癌分子成像和放射性核素治疗的理想靶点[42, 43]。单抗 J591 可与发射 β 射线的 ^{177}Lu 或 ^{90}Y 结合形成靶向药物，该药物可识别 PSMA 的胞膜外片段，进而经胞吞作用杀伤肿瘤细胞。Ⅰ期和Ⅱ期临床试验显示，此药物可准确的靶向肿瘤，提高了 mCRPC 患者的生存率[44-49]。骨髓抑制是所有涉及 J591 的临床试验中最明显的不良反应。^{177}Lu-J591 治疗的不良反应比 ^{90}Y-J591 治疗的小[46]。因此，^{90}Y-J591 的进一步试验被中止[53]。现建议分次给予 ^{177}Lu-J591 治疗以提供更高的累积剂量，同时将血液毒性降至最低[50, 52]。

单克隆抗体是大分子，因此从血循环中清除缓慢，因此可能导致血液毒性。2009 年，来自分子洞察制药公司（Cambridge，Massachusetts，USA）的研究人员进行了一系列靶向治疗前列腺癌的 PSMA 小分子抑制药的设计和合成[54]。首批 PSMA 小分子抑制药，^{123}I-MIP-1072 和 ^{123}I-MIP-1095 于 2013 年被引入临床，用于前列腺癌成像[55]。它们在包括骨与软组织转移在内的肿瘤病变中显示出快速定位[55]。2014 年，德国慕尼黑和海德堡的研究小组分别开发了 PSMA I&T 和 PSMA-HBED-CC（也称为 PSMA-11）配体[56, 57]。这两种配体都可以用于各种诊断性（如 ^{68}Ga、^{18}F）和治疗性（如 ^{177}Lu）操作[56-59]。2015 年，海德堡的研究团队开发了 PSMA-617[60]。商品化的 PSMA-617 和

^{177}Lu 促进了许多国家临床试验的启动[61-65]。^{177}Lu-PSMA 的初步数据显示，1/3 的患者 PSA 水平降低了 50% 以上，延长了生存时间并提高了生活质量[61, 65]。^{177}Lu-PSMA 的其他优点是，该治疗是在门诊基础上进行的，并且耐受性良好，不良反应相对较少[66-68]，因此可以与其他治疗联合使用（表 66-1）。这种新型并且迅速发展的靶向核素放射治疗是基于 ^{18}F 或 ^{68}Ga 标记 PSMA-PET 对患者的筛选[12, 69, 70]。许多临床试验正在评估 ^{68}Ga- 或 ^{18}F-PSMA 标记的 PET/CT 成像在前列腺癌患者中的临床准确性。^{177}Lu-PSMA-617 有很大的潜力成为 mCRPC 患者的标准治疗方法。尽管早期结果非常令人鼓舞，但在患者的选择、最佳成像选择、长期毒性、治疗方案及与其他疗法联合使用的可行性等方面，仍需要进一步研究。有许多正在进行的 ^{177}Lu-PSMA 临床试验就是在解决这些问题（表 66-1）。

（二）靶向 PSMA 的 α 辐射疗法

大约 1/3 的 mCRPC 患者对 ^{177}Lu-PSMA 治疗没有反应[66]。发射 α 射线的 ^{225}Ac-PSMA-617 可以克服这种辐射抗性[66]。最近的几项临床研究报道，发射 α 射线的 ^{225}Ac-PSMA 和 ^{213}Bi-PSMA 是一种很有前途的 mCRPC 治疗方法[66, 71-77]。尽管疗效显著，这些放射性核素有相关的几个限制，包括可及性、^{213}Bi 短半衰期（$T_{1/2}$=46min），以及 ^{225}Ac 的唾液腺毒性[71, 78]，表明需要更多可用且毒性更低的 α 发射放射性核素用于 PSMA 靶向治疗。如前所述，使用 α 射线治疗癌症比使用 β 射线有几个优势。组织中的短范围 α 辐射（<0.1mm）仅对应于几个细胞直径，因此可以选择性地杀死癌细胞，并减少周围健康细胞的不良反应[74]。同时，粒子的高能量（几个 MeV）和它们的高 LET（>100keV/mm）通过 DNA 双链断裂导致高效的细胞杀伤，而这种 DNA 双链断裂在很大程度上与细胞周期和氧合状态无关[74]。因此，α 粒子吸收入组织中的能量的毒性大于 β 粒子的毒性。

^{223}Ra（半衰期 11.4 天）和 ^{224}Ra（半衰期 3.7 天）是两种最有前途的治疗核素，它们在半衰期、衰变性质和大规模生产潜力方面均有优势，但是并不适合与肿瘤靶向分子结合[79, 80]。它们作为天然的亲骨元素，一般的用途仅限于针对骨硬化性疾病[26, 81]。最近，许多研究小组一直在研究使用 ^{211}At、^{212}Pb 和 ^{227}Th-PSMA 靶向 α 治疗中的应用[82-87]。它们并在体外和体内均具有抗肿瘤活性。这些临床数据鼓励正在进行的（NCT03724747）或未来的 mCRPC 的 I 期试验中进一步研究这些药物。

表 66-1　在 https://clinicaltrials.gov/ 注册的 ^{177}Lu-PSMA 配体正在进行的临床试验					
标　题	NCT 编号	阶　段	介入 / 干预治疗	参与者	时　间
VISION	NCT03511664	3	^{177}Lu-PSMA-617	750	2018—2021
TheraP	NCT03392428	2	^{177}Lu-PSMA-617	201	2018—2021
LuPARP	NCT03874884	1	^{177}Lu-PSMA-617 和奥拉帕利	52	2019—2022
PRINCE	NCT03658447	1/2	^{177}Lu-PSMA-617 和帕博利珠单抗	37	2018—2021
Radiometabolic therapy	NCT03454750	2	^{177}Lu-PSMA-617	210	2017—2020
Fractionated	NCT03042468	1/2	^{177}Lu-PSMA-617	46	2016—2021
Combination	NCT03545165	1/2	^{177}Lu-PSMA-617 和 ^{177}Lu-J591	48	2018—2021
UpFrontPSMA	NCT04343885	2	^{177}Lu-PSMA-617 和多西他赛	140	2020—2024
Lutetium-177-PSMA-I&T	NCT04443062	2	^{177}Lu-PSMA-I&T	58	2020—2023
Study of the dosimetry	NCT04430192	1/2	^{177}Lu-PSMA-617	20	2020—2023

六、骨肉瘤

OS 是一种骨恶性肿瘤，其特征是由恶性细胞本身可形成称为类骨的原始骨基质，诊断时经常进行 ^{99m}Tc-MDP 骨成像以排除转移。肺转移，以及骨化肺和罕见的 OS 淋巴结转移，可以明显形成成骨性病灶，因此，诊断性 BSR 有了理论基础。Bruland 等首次报道了治疗性 β 放射性药物 [153]Sm 在人类 OS 中的应用[88]。这是在对患有自发性犬类 OS 的狗进行研究后开展的研究[89]。不久之后，美国和德国都进行了临床试验[90, 91]。最近回顾分析了 [153]Sm 的临床数据，与 [223]Ra 的研究进行了比较，结论是现在应该考虑在筛选的 OS 患者中使用 BSR[92-94]。

MD Anderson 癌症中心发表了首个 Xofigo 治疗脑转移骨肉瘤的疗效研究[95]，随后，进一步发表了 OS 治疗 I 期临床试验剂量递增的结果[96]。最近发表了一项对 15 例转移性骨肉瘤患者的研究，使用治疗方案是 [223]Ra 与其他药物和外放疗联合使用[94]，患者呈现的客观反应率低，总生存期短。但是也有例外，如果将 [223]Ra 用作外放疗的强化方案，患者中位总生存期可为 13.5 个月。该研究的近期更新显示，15 例患者中有 6 例存活 1 年以上，有 3 例存活 2 年以上[97]，并且非骨部位的复发很常见。

七、未来展望

放射性药物治疗是一类迅速崛起的癌症治疗方法[98]。本文对近期靶向 α 辐射疗法的现状进行了概括[99]。详细介绍了利用现有的 α 放射性核素治疗肿瘤的科学依据、临床前数据、临床研究结论。

如前所述，mCRPC 患者迫切需要治疗骨和骨外转移的新疗法（图 66-1A 和 B）。最近，一种双源 α 射线的新型液相 [224]Ra/[212]Pb 的理念被提出[86, 100]。PSMA 可在 [224]Ra- 溶液中用 [212]Pb 标记，与子代核素处于瞬态平衡[86, 100]（图 66-2A）。因此，可以获得针对硬化骨转移灶的天然亲骨 [224]Ra 和针

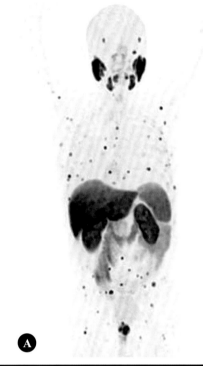

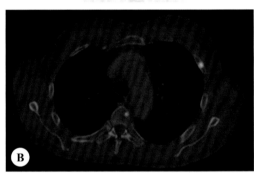

▲ 图 66-1　具有不同示踪剂的正电子发射断层成像通常相互补充，以显示单个转移性去势抵抗前列腺癌患者的转移程度

A. ^{18}F-PSMA-PET（冠状切面）显示广泛的骨转移和原发性前列腺癌。在这个病例中，没有发现淋巴结或内脏转移。B.[18]F- 骨 PET（轴切面）在同一例患者显示颅骨和椎骨均有转移

对表达 PSMA 肿瘤细胞的 [212]Pb 螯合 PSMA 配体（图 66-2B）。据报道，[224]Ra 在小鼠股骨和颅骨中有很高的摄取，表明在含有这两种放射性核素的溶液中，可以在不降低 [224]Ra 亲骨性能的情况下有效螯合 [212]Pb。这种新颖的 PSMA-[212]Pb 既可以单独使用治疗前列腺癌，也可以与 [224]Ra 联用（PSMA-[224]Ra/[212]Pb）治疗骨和软组织转移肿瘤[86, 87, 100]。此外，可以使用单克隆和多克隆抗体，或者它们的片段、合成蛋白或肽来代替 PSMA 配体[100]。

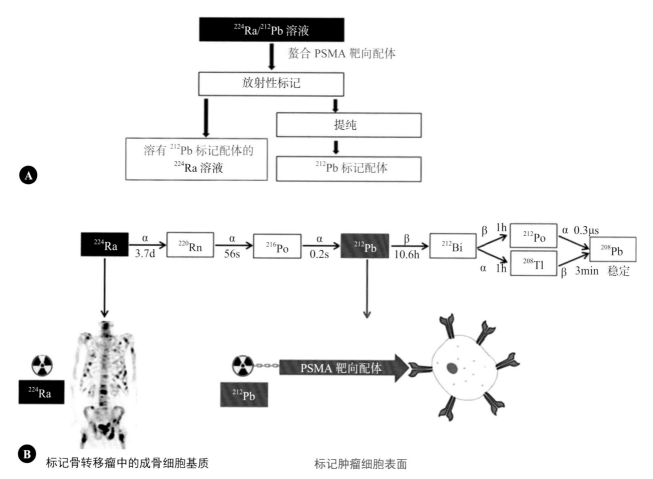

▲ 图 66-2 用于快速制备双源 α 射线的新型液相 ^{224}Ra/^{212}Pb 的简化方案

A. 在与子代核素的瞬态平衡中，用 ^{224}Ra 溶液中的 ^{212}Pb- 标记 PSMA；B. 天然亲骨 ^{224}Ra 靶向骨转移灶中的硬化间质，^{212}Pb 螯合 PSMA 配体靶向表达 PSMA 的肿瘤细胞[86]

人为地使骨转移灶成为更明显的成骨表型，可能更加适用 BSR，这样可能会大大增强 Xofigo 的治疗效果[20, 101, 102]。这种间质化的转变，如通过在治疗前使用双膦酸盐或地诺单抗，可以提高对 BSR 的靶向性，并增加沉积在硬化性转移灶内的放射剂量。这种转变为硬化表型的显著闪烁反应出现于在对硼替佐米治疗有反应的多发性骨髓瘤患者中[103]。激素治疗后也观察到了这种闪烁现象，可以用来提高 mCRPC 患者骨成像的灵敏度和特异度[104]。

如何筛选对 Xofigo 有最佳反应的患者仍需大量的研究。ALP 的骨同工酶约占正常血清水平的 50%，是反映 mCRPC 骨转移成骨 / 硬化表型的生物标志物。它还与骨肉瘤的数量 / 疾病程度（extent of disease，EOD）有关。EOD 和 ALP 均与预后呈负相关。转移灶内硬化间质的程度应与 ^{223}Ra 的摄取相关，从而与特定病灶内的剂量沉积相关。从概念上讲，高 ALP 但低 EOD 的患者应该具有最佳的 Xofigo 治疗效果。

第67章 抗癌治疗对乳腺癌骨转移的影响

The effects of anticancer therapies on bone metastases in breast cancer

Gustavo A. Arias-Pinilla　Janet Brown　著

郑　涛　黎志宏　刘　傥　译

要 点

- 骨是乳腺癌转移的首选部位，尤其是 ER/PR 阳性乳腺癌。
- CDK4/6 抑制药联合芳香化酶抑制药 / 氟维司群可延长包括骨转移患者在内的无进展生存期。
- 在 HER2 阳性的骨转移患者中，新的联合治疗和二线治疗（如 T-DM1）也可提高存活率。
- 在三阴性乳腺癌（TNBC）患者中，PD-L1 抑制药联合化疗的免疫治疗成为标准治疗。
- 新的骨靶向治疗单独或与其他系统治疗结合进行评估。

根据 2018 年全球癌症报告，乳腺癌是世界上第二常见的癌症类型，也是世界上第四常见的男性和女性癌症患者的死亡原因[1]。在初诊时，5%～10% 的患者存在远处转移，在晚期患者中，65%～75% 的患者在病程中发生骨转移[2-4]。

乳腺癌的分类依赖于受体表达谱：HR 阳性（占 70%），指在癌细胞中表达 ER 或 PR；HER2 阳性（占 15%～20%）；三阴性乳腺癌（15%，以 ER、PR 和 HER2 阴性表达为特征）。因此，乳腺癌可分为以下亚型：①管腔 A 型（ER/PR 阳性，HER2 阴性，Ki-67<20%）；②管腔 B 型（ER/PR 阳性<20%，HER2 阳性或 HER2 阴性，Ki-67>20%）；③ HER2 富集型乳腺癌（ER/PR 阴性，HER2 过度表达）；④基底样三阴乳腺癌（ER/PR 阴性，HER2 阴性）；⑤其他特殊亚型[5-7]。

乳腺癌患者的 5 年总生存率从早期的 90% 以上下降到合并转移的 25% 左右，在发生转移后中位生存期为 2～3 年[2]。在一项对 18 322 例乳腺癌患者的研究中，骨转移是最常见的转移部位（39.8%），其次是多发转移（33.1%）、肺转移（11%）、肝转移（7.3%）、其他部位（7.3%）和脑转移（1.5%）[8]。仅有骨转移的患者有较好的中位生存率，而那些有脑转移或多处转移的患者生存率最低[8-10]。转移部位也与乳腺癌亚型相关，在 HR$^+$/HER2$^-$ 亚型中，骨是最常见的转移部位（64%），而在 HR$^-$/HER2$^+$ 亚型中骨转移是最少见的（3.2%）[8]。

骨转移常伴随严重的骨相关事件，包括病理性骨折、脊髓压迫、神经根压迫、高钙血症、骨髓浸润和严重骨痛，这些都会影响患者的生活质量[11, 12]。乳腺癌骨转移的治疗目前包括骨靶向药物，如双膦酸盐和 RANK/RNAKL 抑制药（如地诺单抗），因为它们可以降低骨转移相关事件的发生率（见第 64 章和第 65 章）。

骨转换生物标志物是监测疾病进展和评估治疗疗效的有效工具。uNTX 和 BALP 分别是骨吸收和骨形成的标志物，已被用作骨靶向治疗反应的替代物。高水平的 uNTX 和 BALP 与阴性结果相关[4, 13-17]。其他标记物包括 P I NP、CTX 和 1-CTP[4, 16, 18]。

一、乳腺癌骨转移的系统治疗现状

近年来，乳腺癌的系统治疗在疾病控制和生存方面取得了重大进展，包括内分泌治疗、CDK4/6 抑制药、mTOR 抑制药、抗 HER2 药物和化疗。虽然不是针对骨骼，但这些进展也对乳腺癌骨转移患者产生了重大影响[3]。这不包括更广泛地使用骨靶向药物，如有效的双膦酸盐和地诺单抗，以减少骨相关事件的影响。晚期乳腺癌的系统治疗选择取决于激素受体、HER2 结果、胚系 BRCA 结果、PIK3CA 和 PD-L1[19]，并根据肿瘤亚型的不同而变化，具体如下。

（一）HR 阳性晚期乳腺癌

雌激素剥夺是治疗 ER 阳性的晚期乳腺癌的主要方法，通过使用 SERM 和 SERD 来靶向 ER，或者在绝经后女性中使用芳香化酶抑制药（aromatase inhibitor，AI）来阻断雌激素的产生，或者在绝经前女性中通过卵巢功能抑制（ovarian function suppression，OFS）来实现这一点[20]。在绝经前女性，OFS 是通过使用 LHRH 激动药（例如，在内分泌治疗开始前至少 4 周开始使用戈舍瑞林，每4 周一次）、双侧卵巢切除术或卵巢放疗来实现的，前者（LHRH 激动药）在想要保留生育能力的情况下是更可取的[19]。

内分泌治疗是 ER 阳性、HER2 阴性的晚期乳腺癌患者的首选治疗方案（即使同时存在内脏疾病），除非有危及生命的疾病、需要早期症状缓解或内脏危险的重大器官受累，否则这些患者应该首先进行化疗[19]。

从历史上看，他莫昔芬多年来一直是 HR 阳性乳腺癌患者的首选内分泌治疗药物。然而，最近的研究表明，与他莫昔芬相比，芳香化酶抑制药可改善肿瘤无进展生存期，是目前首选的治疗方案[21-24]。目前，非甾体抗肿瘤药物（来曲唑和阿那曲唑）被认为是治疗 HR 阳性的绝经后晚期乳腺癌的一线药物，而类固醇类抗肿瘤药物（如依西美坦或 SERD 氟维司群）最常用作二线治疗[25]。有趣的是，在 FALCON Ⅲ 期研究中，与

阿那曲唑相比，氟维司群显示出可改善总生存期，尤其可改善非内脏器官转移患者的无进展生存期[26]。

最近的研究已经批准了口服 CDK4/6 抑制药（瑞波西利、帕柏西利和阿贝西利）与内分泌治疗（一种芳香化酶抑制药或氟维司群）的联合使用，这已经成为这一环境下的治疗标准。MONALEESA-2 Ⅲ 期试验显示，在没有接受过系统治疗的绝经后女性中，瑞波西利联合来曲唑比单用来曲唑相比延长了中位无进展生存期（25.3 个月 vs. 16.0 个月）[27]。同样，MONALEESA-3 的 Ⅲ 期试验评估了瑞波西利加氟维司群与单独使用氟维司群相比，显示在接受治疗或已经接受过至少一种内分泌治疗的绝经后女性中，中位 PFS 分别为 20.5 个月 和 12.8 个月[28]。MONALEESA-7 的 Ⅲ 期试验表明，在绝经前患者中，瑞波西利联合内分泌治疗（他莫昔芬或非甾体芳香化酶抑制药）优于单独内分泌治疗，中位 PFS 分别为 23.8 个月 和 13.0 个月[29]。另外，Paloma-2 的 Ⅲ 期试验比较了帕柏西利加来曲唑与单用来曲唑的疗效，结果显示，在绝经后未接受过任何治疗的女性中，中位无进展生存期有显著改善（27.6 个月 vs. 14.5 个月）[30, 31]。Paloma-3 Ⅲ 期试验显示，与单独使用氟维司群相比，帕柏西利和氟维司群的联合使用显著延长了在以前的内分泌治疗中取得进展的女性的无进展生存期（分别为 11.2 个月和 4.6 个月）[31, 32]。此外，MONARCH2 研究显示，阿贝西利联合氟维司群与单用氟维司群相比延长了在接受内分泌治疗的同时取得进展的女性中的无进展生存期（分别为 16.4 个月和 9.3 个月）[33]。MONARCH3 Ⅲ 期试验显示，在绝经后未接受系统治疗的女性中，阿贝西利联合非甾体芳香化酶抑制药治疗的中位无进展生存期为 28.2 个月，而非甾体芳香化酶抑制药治疗的中位无进展生存期为 14.8 个月[34]。此外，MONARCH Ⅲ 期试验显示，在绝经后没有接受系统治疗（A 组）或内分泌治疗取得进展（B 组）的绝经后患者中，阿贝西利联合非甾体芳香化酶抑制药或氟维司群（A 组）

与非甾体芳香化酶抑制药或氟维司群（B 组）相比，可改善中位无进展生存期[35]。表 67-1 显示了 CDK4/6 抑制药的临床试验总结，它们的中位无进展生存期，客观缓解率（ORR），以及不同药物组合对骨性和内脏疾病的 PFS 危险比。

迄今为止，这些 CDK4/6 抑制药（瑞柏西利、帕波西利和阿贝西利）还没有在临床试验中进行直接比较。然而，一项对随机对照试验的调整的间接 Meta 分析显示，尽管它们有不同的毒性[36]，这些药物在一线或二线治疗中有相似的疗效。然而，最佳的治疗顺序策略仍然不清楚（一线治疗是 CDK4/6 抑制药加芳香化酶抑制药，随后是单独一线内分泌治疗时使用氟维司群，然后是在进展时使用 CDK4/6 抑制药联合氟维司群治疗），目前正在进行的一项试验（SONIA 研究）旨在解决这一问题（NCT03425838）。有趣的是，一项网络 Meta 分析的结果显示，联合使用 CDK4/6 抑制药与单独使用氟维司群为基础的治疗相比，显著改善了单纯骨性疾病和非内脏疾病患者的 PFS[37]。

在二线治疗方面，依维莫司联合依西美坦是一种基于 BOLERO-2 的Ⅲ期试验结果的替代疗法，该试验显示，与单用依西美坦相比，在非甾体固醇治疗期间或之后发展为 HR 阳性乳腺癌的绝经后女性，中位无进展生存期有显著改善，分别为 7.8 个月和 3.2 个月[38]。然而，CDK4/6 抑制药和氟维司群的联合使用通常耐受性更好，并且不会增加口腔炎和偶尔的严重肺炎的发生率[25]。

用 PI3K 抑制药阿培利司等药物靶向作用于 PI3K/Akt/mTOR 的信号通路已显示出良好的结果。SOLAR-1Ⅲ期试验显示，在患有 *PIK3CA* 突变、HR^+、$HER2^-$ 乳腺肿瘤的患者中，联合使用阿培利司和氟维司群与单用氟维司群相比，中位 PFS（分别为 11.0 个月和 5.7 个月）有所改善，尽管皮疹、腹泻和高血糖的发生率更高[39]。

（二）HER2 阳性晚期乳腺癌

对于 HER2 阳性的晚期乳腺癌患者，抗 HER2 治疗应作为一线治疗，对于 ER 阳性的肿瘤，则应同时给予内分泌治疗。未经治疗的 HER2 阳性转移性乳腺癌患者的标准一线治疗是化疗 + 曲妥珠单抗或帕妥珠单抗的组合，这是基于 CleopatraⅢ期试验的结果，该试验表明，与单独使用曲妥珠单抗和多西他赛相比，帕妥珠单抗、曲妥珠单抗、多西他赛的联合使用显著提高了中位总生存期（56.5 个月 vs. 40.8 个月）[40]。根据国际指南，使用细胞毒性药物的一线方案可以包括多西他赛或紫杉醇（如果使用双重阻断），以及曲妥珠单抗加长春瑞滨或紫杉烷（如果没有帕妥珠单抗）[19]。

基于艾米利亚Ⅲ期试验，T-DM1（恩美曲妥珠单抗）可用于二线治疗，该试验评估了 T-DM1 与拉帕替尼加卡培他滨相比，结果显示，在之前接受曲妥珠单抗和紫杉烷治疗的 HER2 阳性转移乳腺癌患者中，中位无进展生存期（分别为 9.6 个月和 6.4 个月）和中位总生存期（分别为 30.9 个月和 25.1 个月）均有改善[41]。进一步的治疗包括曲妥珠单抗联合拉帕替尼[42]、卡培他滨联合拉帕替尼[43]、卡培他滨联合曲妥珠单抗[44]、曲妥珠单抗联合帕妥珠单抗β[45]。

尽管目前仍在由 FDA 进行评估，Fam-trastuzumab deruxtecan-nxki（一种与拓扑异构酶 1 抑制药相连的抗 HER2 抗体药物结合物）和来那替尼（HER2 酪氨酸激酶的不可逆抑制药）最近也已经被 FDA 批准用于治疗晚期或转移性 HER2 阳性乳腺癌患者，因为他们已经显示出改善的反应率和生存效益[46, 47]，而这些患者已经接受了两种或两种以上的转移性疾病治疗方案。

（三）三阴乳腺癌

三阴乳腺癌的特点是缺乏 ER 和 HER2 的过度表达。由于缺乏治疗靶点，内分泌治疗或靶向治疗在这种情况下是无效的。三阴乳腺癌与年龄小、攻击性行为、高复发风险和预后差有关，超过 1/3 的患者在疾病过程中出现转移性病灶[48]。

历史上，三阴乳腺癌患者的治疗依赖于以蒽环类药物、紫杉烷、环磷酰胺、氟尿嘧啶和顺铂

表 67-1　选定试验中骨转移和内脏转移的中位 PFS、ORR 和 HR PFS

试　验	治疗/对照	数　目	仅骨转移发生率(%)	中位无进展生存期(月)	客观缓解率(%)	骨转移无进展生存期风险比(95%CI)	内脏转移无进展生存期风险比(95%CI)
PALOMA-1[114]	PALB+LET vs. LET	84/81	20 vs. 15	20.2 vs. 10.2	42.9 vs. 33.3	0.30 (0.09~0.94)	0.55 (0.32~0.94)
PALOMA-2[30,31]	PALB+LET vs. LET+PLACEBO	444/222	23.2 vs. 21.6	27.6 vs. 14.5	42.1 vs. 34.7	0.40 (0.26~0.62)	0.61 (0.46~0.80)
PALOMA-3[31,32]	PALB+FULV vs. FULV+PLACEBO	347/174	22 vs. 21	11.2 vs. 4.6	19 vs. 9	0.64 (0.38~1.06)	0.47 (0.36~0.62)
MONALEESA-2[27,115]	RIB+LET vs. LET+PLACEBO	334/334	20.7 vs. 23.4	25.3 vs. 16	42.5 vs. 28.7	0.69 (0.38~1.25)	0.57 (0.41~0.79)
MONALEESA-3[28]	RIB+FULV vs. FULV+PLACEBO	484/242	21.3 vs. 21.1	20.5 vs. 12.8	32.4 vs. 21.5	0.38 (0.23~0.61)	0.65 (0.48~0.86)
MONALEESA-7[29]	RIB+TAM/NSAI vs. TAM/NSAI+PLACEBO	335/337	24 vs. 23	23.8 vs. 13.0	41 vs. 30	0.70 (0.41~1.19)	0.50 (0.38~0.68)
MONARCH2[33,116]	ABEMA+FULV vs. FULV+PLACEBO	446/223	27.6 vs. 25.6	16.4 vs. 9.3	35.2 vs. 16.1	0.91 (0.56~1.46)	0.67 (0.51~0.89)
MONARCH3[34,117]	ABEMA+NSAI vs. NSAI+PLACEBO	328/165	21.3 vs. 23.6	28.2 vs. 14.8	49.7 vs. 37	0.57 (0.31~1.04)	0.57 (0.41~0.79)
MONARCH plus A 部分[35]	ABEMA+NSAI vs. NSAI+PLACEBO	207/99	15 vs. 16.2	NR vs. 14.7	56.0 vs. 30.3	0.33 (0.17~0.64)	0.61 (0.39~0.95)
MONARCH plus B 部分[35]	ABEMA+FULV vs. FULV+PLACEBO	104/53	15 vs. 16.2	11.5 vs. 5.6	38.5 vs. 7.5	0.33 (0.15~0.72)	0.42 (0.25~0.72)

ABEMA. 阿贝西利; CI. 置信区间; FULV. 氟维司群; NSAI. 非甾体芳香酶抑制药（来曲唑或阿那曲唑）; NR. 未有结果; PALB. 帕柏西利; RIB. 瑞波西利; TAM. 他莫昔芬; LET. 来曲唑; PLACEBO. 安慰剂

为基础的联合化疗[5]。紫杉醇和多西紫杉醇等紫杉类药物是一线治疗的合理替代药物，进展后再用蒽环类药物化疗，反之亦然。对于症状严重或疾病负担较重的患者，可以选择环磷酰胺和蒽环类药物的联合治疗，或者紫杉烷和铂的联合治疗。此外，如果在紫杉烷和（或）蒽环类药物之后出现用药禁忌或进展，其他替代药物包括卡培他滨、艾立布林、铂类、吉西他滨、长春瑞滨或伊沙匹隆[48]。

最近的研究进展拓宽了治疗的选择，目前，三阴性乳腺癌患者的治疗也考虑到 PD-L1 的表达和 BRCA 突变状态。最近的临床试验表明，BRCA 突变的患者从铂或 PARP 抑制药的治疗中受益。TNT Ⅲ 期试验评估了卡铂与多西紫杉醇的比较，结果显示，在 BRCA1/2 胚系突变患者亚组中，卡铂改善了 ORR（68% vs. 33%）和中位 PFS（6.8 个月 vs. 4.4 个月）[49]。另外，EMBRACA Ⅲ 期试验评估了在 BRCA1/2 胚系突变的患者中，单药他拉唑帕尼与标准化疗（卡培他滨、吉西他滨、艾立布林或长春瑞滨）的比较，结果显示 PFS（8.6 个月 vs. 5.6 个月）和 ORR（62.6% vs. 27.2%）有显著改善[50]。类似的是，OlympiAD Ⅲ 期试验比较了 PARP 抑制药奥拉帕尼和选择化疗，发现中位 PFS（7.0 个月 vs. 4.2 个月）和有效率（59.9% vs. 28.8%）均有显著改善[51]。

近年来，免疫疗法在各种肿瘤中显示出显著和持久的反应，如黑色素瘤[52-54]、非小细胞肺癌[55-58]和肾癌[59-61]。虽然乳腺癌不被认为是一种免疫原性恶性肿瘤，但有一部分肿瘤可能更容易受到免疫反应的影响。PD-L1 在三阴乳腺癌中的表达高于其他乳腺癌亚型，肿瘤浸润性淋巴细胞水平的升高与三阴乳腺癌患者良好的预后和对化疗的敏感性增加相关[62, 63]。这些观察和随后的研究导致最近批准阿特珠单抗加白蛋白结合型紫杉醇作为 PD-L1 阳性（定义为通过配对试验 SP142 抗体确定的免疫细胞 1% 阳性染色）的三阴性晚期乳腺癌患者的一线治疗方案，这是基于 IMPsesion130 Ⅲ 期试验的结果，该试验显示与安慰剂 / 白蛋白结合型紫杉醇（中位 OS：25.0 vs. 18.0 个月）相比，联合治疗在临床上更有效提高患者的总生存率[64]。

二、作用机制

上述方法相关的作用机制将在这里简要讨论。

（一）内分泌治疗

乳腺癌的内分泌治疗包括使用芳香化酶抑制药、SERM 和 SERDS[65]。雌激素是乳腺癌发病机制中的主要激素，绝经前女性的卵巢是其主要来源，而绝经后女性的脂肪组织、肌肉和乳房组织等外周组织则是底物[66, 67]。他莫昔芬是一种选择性 ER 调节剂，作为 ER 的竞争性拮抗药，诱导受体构象变化并阻止肿瘤生长。由于该药物的部分激动药作用，尽管它们也能阻止骨质流失，但它们与血栓栓塞事件和子宫内膜增生的风险增加有关[23, 65]。相反，芳香化酶抑制药通过灭活芳香化酶来抑制雌激素水平，芳香化酶负责将肾上腺雄激素转化为雌激素。与他莫昔芬不同，它们没有部分激动药活性[66, 68]。芳香化酶抑制药又细分为可与芳香化酶可逆结合的非甾体芳香化酶抑制药（如来曲唑和阿那曲唑）和与酶不可逆结合的甾体芳香化酶抑制药（如依西美坦）[20]。另外，氟维司群是一种选择性 ER 降解药，可诱导受体构象改变，扰乱 AF-2 和 AF-1 相关的转录活性，导致 ER 水平降低。氟维司群阻断并降解 ER，导致通过受体的信号完全被抑制[69]。他莫昔芬是 ER 的部分激动药，而氟维司群几乎完全是 ER 拮抗药，因此其毒性特征似乎比他莫昔芬和芳香化酶抑制药更有利[65]。

（二）CDK4/6 抑制药

CDK 是丝氨酸 / 苏氨酸激酶的一员，与细胞周期蛋白相互作用，调节细胞周期。细胞周期素 D1-CDK4/6 在乳腺癌的发生发展中起重要作用[2]。CDK4/6 抑制药阻止 Rb 蛋白磷酸化，从而诱导细胞周期停滞于 G_1 期，并阻止细胞周期的进展[36, 70]（图 67-1）。瑞波西利、帕柏西利和阿贝西利是口

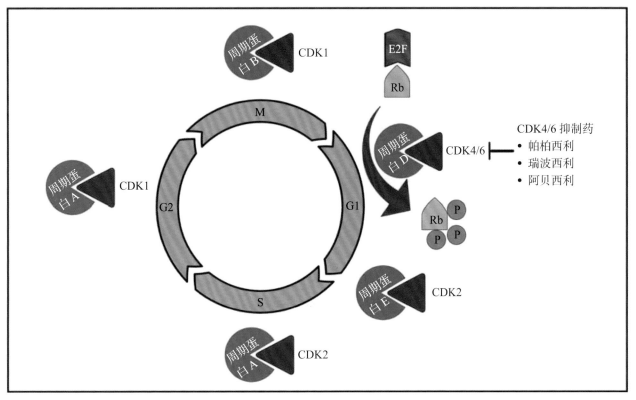

▲ 图 67-1　**CDK4/6 抑制药的作用机制**

CDK4/6 抑制药（瑞波西利、帕柏西利和阿贝西利）阻止 Rb 蛋白的磷酸化（P）和 E2F 的释放，导致细胞周期阻滞在 G_1 期

服的 CDK4/6 抑制药，已经被 FDA 和 EMA 批准与内分泌治疗（即芳香化酶抑制药或氟维司群）相结合，而阿贝西利也被批准可用于单药治疗。它们的不良反应情况相似，包括骨髓抑制（例如，白细胞减少、中性粒细胞减少、贫血，这些在瑞波西利和帕柏西利中更常见）和腹泻（阿贝西利更常见），但是发热性中性粒细胞减少症的发生率很低[36, 70]。

（三）mTOR 抑制药

mTOR 是一种丝氨酸 / 苏氨酸激酶，属于 PI3K 家族，是 PI3K/AKT 信号通路的下游效应因子，可调节细胞的生长、增殖和存活[71, 72]。依维莫司（Afinitor）是一种 mTOR 抑制药，FDA 批准用于来曲唑或阿那曲唑治疗失败后 HR 阳性、HER2 阴性的绝经后女性晚期乳腺癌患者。主要不良反应包括免疫抑制、口腔炎、皮疹、非感染性肺炎、高血糖和高脂血症[72]。

（四）抗 HER2 药物

HER2（HER2/neu 或 c-ERBB）是 HER（EGFR/HER1、HER3 和 HER4）家族的四个成员之一，由细胞外配体结合区、跨膜区和胞内区组成。当与配体结合时，HER2 与其他 HER 家族成员形成同源二聚体和（或）异源二聚体，随后 HER2 胞内区的酪氨酸残基被磷酸化，从而导致下游信号通路的激活，如 MAPK 和 PI3K，最终导致调控生长、增殖、迁移和生存的基因的表达[7, 73, 74]。

几种抗 HER2 疗法已经被批准用于乳腺癌患者，要么与其他抗 HER2 药物联合使用，要么与细胞毒性药物联合使用[42-45]。曲妥珠单抗（Herceptin）是一种人源化的抗 HER2 受体胞外区的单克隆抗体，可阻止配体非依赖性信号转导。它还通过与免疫效应细胞上的 Fc 受体结合，通过 ADCC 诱导免疫介导的反应[74, 75]。曲妥珠单抗的不良反应包括输液反应、胃肠道症状、骨髓抑制、虚弱和头痛。临床上更相关的是心脏和肺毒性[74]。

帕妥珠单抗是一种针对 HER2 胞外结构域 Ⅱ（与曲妥珠单抗不同的表位结合，识别结构域 Ⅳ）的重组人源化单克隆抗体，可抑制配体依赖性的 HER2 与 HER3 的异二聚化，抑制下游信号通路如 PI3K/Akt[73, 75, 76]。因此，帕妥珠单抗和曲妥珠单抗联合使用时是互补的，因为它们可以更完全地阻断 HER2 信号[76]。

恩美曲妥珠单抗（T-DM1，Kadcyla）是一种含有曲妥珠单抗和微管抑制药 DM1（美坦辛的衍生物）的细胞毒活性 HER2 阳性的抗体药物结合物[73, 75]，而拉帕替尼（Tykerb）是一种双重 EGFR/HER 可逆 TKI，它抑制下游信号通路 MAPK/ERK1/2 和 MAPK/ERK1/2。

三、乳腺癌骨转移治疗新方法的临床试验

目前正在进行几项临床试验，以评估新疗法的有效性，下面介绍了最新的发展情况。表 67–2 显示了评估各种药物对骨转换生物标志物影响的临床试验结果，表 67–3 展示了正在进行的乳腺癌骨转移新疗法的临床试验。

（一）CTSK 抑制药

CTSK 是一种溶酶体半胱氨酸蛋白酶，主要表达在破骨细胞上，通过降解 Ⅰ 型胶原在骨吸收中发挥作用，Ⅰ 型胶原相当于骨基质蛋白的 90%[77-79]。CTSK 已被发现在包括乳腺癌在内的几种癌症中高度上调，并与侵袭性和骨转移风险相关[80]。

目前，靶向药物（抑制药）已被开发出来用来抵消 CTSK 对骨吸收的影响。例如，一个裸鼠乳腺癌骨转移的实验模型表明,CTSK 抑制药 L-235 减少了骨骼肿瘤的负担，并防止皮质破裂和溶骨性病变[77]。此外，体外研究表明，下调 CTSK 的表达可以阻止乳腺癌细胞的存活、增殖和转移[81]。

奥当卡替（MK-0822）是一种高度选择性的 CTSK 抑制药，在 43 例患者的随机 Ⅱ 期研究中进行了评估，结果显示，在乳腺癌骨转移（NCT00399802）患者中，uNTX 的抑制作用与唑伦膦酸相似，可抑制 77%（NCT00399802）[78]。不幸的是，评估奥当卡替与安慰剂在降低乳腺癌女性患者骨转移风险和延长无病生存期方面的有效性的 Ⅲ 期试验已经完成（NCT00692458，EudraCT2008-002119-42）。

（二）Src 抑制药

Src 是一种膜相关酪氨酸激酶，参与 EGFR、PI3K/AKT、整合素 /FAK、RAS/Raf/MEK 和 JAK/STAT 等信号通路之间的相互作用，调节细胞增殖、侵袭和转移[82]。它与乳腺癌的发生有关，并在破骨细胞激活中发挥作用。Src 激酶活性升高与骨转移的发生有关[83, 84]。

三种 Src 抑制药已经在乳腺癌患者的临床试验中进行了研究，即达沙替尼、沙拉替尼和博舒替尼。达沙替尼是一种口服生物利用的 TKI，可抑制多种酪氨酸激酶，包括 SFK、BCR-ABL、PDGF 和 c-kit[85]。另外，沙拉替尼（AZD0530）和博舒替尼（SKI-606）是选择性的 Src/ABL 激酶抑制药[82, 86, 87]。

在晚期乳腺癌患者的 Ⅱ 期试验中，单药达沙替尼和沙拉替尼没有显示出显著的抗肿瘤活性[88-90]。SWOG S0622 Ⅱ 期试验评估了达沙替尼 100mg（每天 1 次）与达沙替尼 70mg（每天 2 次），发现治疗组之间的 PFS 没有差异，骨转换生物标志物或患者的疼痛也没有变化[85]。到目前为止，SRC 抑制药与内分泌治疗相结合并没有显示出改善的结果。例如，一项 Ⅱ 期研究（CA180-261）评估了达沙替尼和依西美坦联合用药与单用依西美坦的效果，结果显示，两组患者的 PFS 没有显著差异[91]。同样，一项随机的 Ⅱ 期试验显示，达沙替尼和氟维司群联合治疗 HR 阳性转移性乳腺癌的绝经后女性并不能改善 PFS 或 OS[92]。此外，一项针对绝经后转移性乳腺癌女性的 Ⅱ 期试验显示，沙拉替尼和芳香化酶抑制药的联合应用不能改善 PFS 或对骨转移没有好处[93]。

博舒替尼也已经在临床试验中进行了研究，

表 67-2　不同药物（抑制药）对乳腺癌骨转移患者骨转换标志物影响的临床研究

试　验	分　期	数　目[a]	治疗干预	骨转移标志物结果	参考文献
	Ⅱ	54	托瑞米芬与来曲唑	托瑞米芬组在 6 个月和 12 个月时血清 BALP 和 NTX 下降	[112]
	Ⅱ	40	达沙替尼 + 紫杉醇	• 由于收益缓慢而提前停止 • 在有临床获益的患者和没有临床获益的患者中，中位基线 NTX 和 VEGF 水平相似	[84]
TBCRC-010（NCT00566618）	Ⅱ	37	多西环素（用于接受 3 个月 BTA 治疗的患者）	• 多西环素 12 周对骨痛或骨转换标志物（血清 CTX 和 BSAP）没有显著影响 • 毒性会限制进一步的评估	[113]
	Ⅰ / Ⅱ	25	达沙替尼 + 唑仑膦酸	• 骨中的 ORR 为 23%（所有 PR） • 骨中的 CBR 为 36%[a]。HR 阳性、低级别疾病和高基线 NTX 与骨反应相关 • 达沙替尼可克服骨内分泌抵抗（当达沙替尼加入激素治疗和唑仑膦酸进展时，骨中的 PR 为 29%，CBR 为 43%）	[101]
SWOG S0622（NCT00410813）	Ⅱ	85	达沙替尼 100mg 每天服药与达沙替尼 70mg 每天 2 次服药	• 治疗组之间的 PFS 没有差异 • 骨转换生物标志物或患者报告的疼痛没有趋势	[85]
	Ⅱ a	23	^{223}Ra 二 氯 化 物（^{223}Ra）	从基线到治疗结束（16 周）显著降低 uNTX-1 和 BALP	[102]
OCOG ZAMBONEY	Ⅱ	133	氟维司群 + 凡德他尼与氟维司群 + 安慰剂	与单独使用氟维司群相比，凡德他尼和氟维司群的组合并未改善骨转移患者的骨生物标志物反应、PFS 或 OS	[13]
BOLERO-2	Ⅲ	724	依维莫司 + 依西美坦与单用依西美坦	• 依维莫司和依西美坦的组合可降低乳腺癌进行性骨病的发病率。与基线相比，依维莫司组合在 6 周和 12 周时降低了骨标志物水平，而仅依西美坦组的骨标志物水平有所增加 • 依维莫司抑制骨转动	[111]
	Ⅱ	73	博舒替尼	治疗期间未观察到骨生物标志物（CTX、BSAP、OCN 和 PINP）的变化	[87]
		43	奥达那他与唑仑膦酸	治疗 4 周后抑制尿 NTX，类似于唑仑膦酸	[78]

a. BALP/BSAP，骨特异性碱性磷酸酶；CBR. 临床受益率，定义为 6 个月后 CR、PR 或稳定型疾病（SD）患者的百分比；CTX. Ⅰ型胶原 C 端肽；HR. 激素受体；NTX. N 端肽；PINP. Ⅰ型胶原 N 端前肽；PFS. 无进展生存期；PR. 部分应答；RR. 应答率；VEGF. 血管内皮生长因子；BTA. 骨靶向药

表 67-3　美国和欧洲进行的临床试验，评估新的靶向制剂在乳腺癌骨转移患者中的应用				
临床试验编码 / EudraCT 标识符号	治疗干预	数　目ᵃ	分　期	试验状态（预计完成日期）
NCT02672475	加鲁尼司替布 + 紫杉醇	29	Ib	进行中，不招募（2022 年 8 月）
NCT03854903	帕柏西利 + 博舒替尼 + 氟维司群	18	I	招募（2022 年 12 月）
NCT04090398	²²³Ra+ 紫杉醇与紫杉醇	70	II	招募（2020 年 6 月）
NCT02258451	²²³Ra 二氯化物 + 依西美坦 / 依维莫司 与安慰剂 + 依西美坦 / 依维莫司	283	II	进行中，不招募（2021 年 3 月 31 日）
NCT02366130	²²³Ra 二氯化物 + 地诺单抗 + 激素治疗	45	II	进行中，不招募（2021 年 2 月）
2018-003620-37	阿维单抗 +²²³Ra 二氯化物	42	Ib/IIa	进行中
2014-002407-25	²²³Ra 二氯化物	800	IV	进行中
2014-002114-23	²²³Ra 二氯化物依西美坦 / 依维莫司与 安慰剂 + 依西美坦 / 依维莫司	310	II	进行中

a. 预计参加人数
引自 https://clinicaltrials.gov/ 和 https://www.clinicaltrialsregister.eu/。更新至 2020 年 12 月 7 日

但到目前为止还没有显示出令人鼓舞的结果。博舒替尼联合依西美坦或来曲唑治疗局部晚期或转移性 HR 阳性 /HER2 阴性乳腺癌的绝经后女性的 II 期试验提前终止，原因是与 DLTS 相关的不良风险增加，主要由治疗相关的肝毒性[94, 95]。此外，波苏替尼的 II 期试验显示在治疗过程中没有观察到骨生物标志物（CTX、BSAP、OCN 和 PINP）的变化[87]。博舒替尼、帕柏西利和氟维司群联合治疗对芳香化酶抑制药和 CDK4/6i 抑制药无效的 HR 阳性 HER2 阴性转移性乳腺癌患者的 I 期试验目前正在招募中（NCT03854903）。

相反，Src 抑制药与细胞毒药物联合使用则给出了更令人鼓舞的结果。一项 I 期试验（CA180004）证明，达沙替尼联合卡培他滨治疗晚期乳腺癌患者耐受性良好，有临床收益[96]，其他 I 期试验表明，达沙替尼联合每周 1 次的紫杉醇或伊沙匹隆治疗转移性乳腺癌是安全的[97, 98]。此外，一项评估紫杉醇和达沙替尼联合用药的 II 期试验因收益低而提前停止，但中位 PFS 和 OS 分别为 5.2 个月和 20.6 个月。然而，NTX 和 VEGF 的中位基线水平在有临床疗效和无临床疗效的患者中相似[84]。

临床前研究表明，Scr 的存在与曲妥珠单抗的耐药性有关，添加 Scr 抑制药可提高其疗效[99]。基于这一证据，GEICAM/2010-04 II 期试验评估了达沙替尼、曲妥珠单抗和紫杉醇在转移性乳腺癌患者一线治疗中的联合应用，结果显示它是安全的，ORR 为 79.3%，中位 PFS 超过 23 个月。最常见的不良反应包括骨髓抑制、转氨酶升高和疲劳[100]。

临床试验已经被用来评估各种药物作为反应的替代物对骨转换生物标志物的影响。例如，一项 I / II 期试验（TBCRC-010 研究，NCT00566618）评估了达沙替尼联合唑仑膦酸治疗以 HER2 阴性的乳腺癌骨转移为主的疗效，结果显示骨转移中 ORR 为 23%（全部为 PR），临床受益率（PR 为 6 个月）为 36%。HR 阳性肿瘤、低级别疾病和高基线 NTX 与骨反应相关[101]。结果表明，在激素治疗的基础上加用达沙替尼和唑仑膦酸，可以通过改善 PR 和 CBR 来克服骨的内分泌抵抗[101]。

（三）^{223}Ra 二氯化物

^{223}RaCl$_2$（Xofigo，Bay88-8223）是一种钙模拟剂，在骨转移相关的骨转换增加的区域与羟基磷灰石形成复合物。高能 α 粒子的释放会导致双链 DNA 断裂和局部的细胞毒性作用，但对周围组织的暴露有限，从而降低毒性，特别是骨髓抑制。^{223}Ra 已被 FDA 批准用于去势抵抗前列腺癌患者[14, 102, 103]。

对患有骨转移的晚期乳腺癌患者进行的 Ⅱa 期试验显示，从基线到治疗结束（16 周），^{223}Ra 显著降低了 uNTX 和 BSAP，这表明它针对与骨转移相关的内分泌反应上调的区域[102]。此外，一项评估 ^{223}Ra 与激素联合治疗 HR 阳性的转移性乳腺癌患者的 Ⅱ 期研究显示，9 个月的疾病控制率为 49%，6 个月的肿瘤有效率为 54%，中位 PFS 为 7.4 个月，不良反应可耐受，无 3 级或 4 级毒性[104]。

^{223}Ra 也正在接受与化疗和免疫治疗相结合的试验。^{223}Ra 联合紫杉醇治疗骨转移（包括乳腺、前列腺、膀胱、黏液纤维肉瘤、非小细胞肺和神经内分泌肿瘤）患者的 Ⅰb 期研究表明，该联合治疗是安全的，没有明显的额外毒性[105]。此外，Ⅰa/Ⅱb 期随机对照试验正在评估卡培他滨和 ^{223}Ra 联合治疗乳腺癌骨转移患者的安全性和初步疗效，其结果还在等待[14]。一项评估 ^{223}Ra 二氯化物与安慰剂对 HER2 阴性、HR 阳性的转移性乳腺癌骨转移进行激素治疗的安全性和有效性的 Ⅱ 期试验因招募人数少而终止（NCT02258464）。

目前，其他临床试验仍在进行中，包括一项 Ⅰb/Ⅱa 期试验，评估阿维单抗免疫治疗和重复剂量 ^{223}Ra 对 ER 阳性、HER2 阴性的乳腺癌伴骨转移患者的安全性和有效性（NEPOUNT 试验；EudraCT2018-003620-37）；以及确定 ^{223}Ra 对前列腺癌、乳腺癌和多发性骨髓瘤骨转移患者的长期安全性的 Ⅳ 期试验（EudraCT2014-002407-25）。同样，^{223}Ra 正在进行 Ⅱ 期试验试验，与紫杉醇（NCT04090398）、地诺单抗和激素疗法（NCT02366130）、依西美坦和依维莫司（NCT02258451，EudraCT2014-002114-23）联合使用。

另外，对乳腺癌和前列腺癌患者进行的骨靶向放射性核素药物 ^{186}Ra-^{188}HEDP 姑息治疗成骨细胞骨转移的试验进行了评估，结果显示总体疼痛缓解率为 69%，总体生活质量缓解率为 68%[106]。一项评估卡西他滨和 Ra-^{188}HEDP 联合治疗乳腺癌骨转移患者的最大耐受量和有效性的 Ⅰ/Ⅱ 期试验提前结束（The Breast Care Study；EudraCT2006-004008-38）。

（四）TGF-β

TGF-β 与其受体相互作用调节多种生物学过程，在肿瘤发生中发挥作用。在早期阶段，TGF-β 起到肿瘤抑制因子的作用，抑制细胞增殖；但在后期，它促进肿瘤生长、侵袭和转移[107-109]。在转移性乳腺癌患者中进行的一项开放标签随机试验评估了两种不同剂量（1mg/kg 或 10mg/kg）的非苏木单抗（也称为 GC1008，一种 TGF-β 阻断抗体），以及局部放射治疗。结果表明，这种组合是安全的，耐受性良好。尽管研究中的患者数量很少，但接受高剂量非苏木单抗的患者的中位 OS 较长，不会增加不良事件[110]。另外，将在适当的时候进行 Ⅰ 期试验，评估加鲁尼司替布（一种 TGF-BR1 激酶抑制药 LY2157299）和紫杉醇联合治疗三阴乳腺癌患者的安全性、耐受性和最大耐受量（NCT02672475，有效，非招募）。

（五）其他药物及其对骨转换生物标志物的影响

已经研究了几种药物对乳腺癌患者骨吸收标记物的影响。Ⅲ 期 Boolo-2 试验表明，尽管非甾体芳香化酶抑制药降低了 6 周和 12 周的骨标志物水平，但患有晚期乳腺癌的绝经后女性使用依维莫司和依西美坦的联合治疗在 6 周和 12 周时降低了骨标志物水平，而只服用依西美坦的女性的骨标志物水平上升。作者得出结论，依维莫司可以降低乳腺癌患者的骨转换和骨转移率[111]。此外，一项 Ⅱ 期研究评估了托瑞米芬和来曲唑对 ER 阳性乳腺癌患者的疗效，发现托瑞米芬组在 12 个月时 BSAP 下降了 25%，NTX 在 6 个月时下降了

13.6%（下降持续了至少 24 个月），而来曲唑组的 BSAP 没有变化，NTX 升高，这表明托瑞米芬可以帮助预防这一人群的骨质疏松症[112]。

此外，一项 II 期试验（OCOG ZAMBONEY 研究）显示，与单独使用氟维司群相比，凡德他尼（一种 VEGF、EGFR 和 RET 信号的抑制药）和氟维司群联合使用并不能改善乳腺癌和骨相关疾病患者的骨生物标志物反应、PFS 或 OS[13]。

多西环素是一种四环素类药物，已被报道具有促进成骨作用，并在实验系统中显示出抗肿瘤活性，包括抑制肿瘤生长和诱导骨形成。基于这一概念，进行了一项 II 期研究，评估服用多西环素 12 周（在接受骨靶向药物治疗 3 个月的患者中），显示对骨痛或骨转换标志物（血清 CTX 和 BSAP）没有显著影响；此外，药物毒性也将限制进一步的评估[113]。

四、结论与展望

骨是乳腺癌最常见的转移部位，根据骨相关事件的评估，它与显著的发病率有关。令人鼓舞的是，近年来在治疗晚期肿瘤患者的一系列全身治疗方面取得了许多进展。这些患者中的多数人将需要联合几种治疗方法，例如，在一线转移中使用 CDK4/6 和一种芳香化酶抑制药，然后转向其他激素治疗和一系列化疗选择。因此，越来越多的患者接受更多的系统治疗。像 CDK4/6 抑制药这样的药物似乎对骨转移有显著的益处，这正开始改写医疗发展历史。许多这些药物本身可能对骨转移有益的影响，因此，可以导致骨转移患者的生存时间更长。因此，继续使用目前可用的骨靶向治疗，如地诺单抗和双膦酸盐，以减少骨相关时间变得更加重要。

在这种背景下，对骨转移复杂生物学的更好理解将有助于识别新靶点和开发针对骨转移的新疗法。乳腺癌骨转移治疗的最新进展包括 CTSK 抑制药、Src 抑制药、223Ra 和抗 TGF-β 抗体。尽管 Src 抑制药无论是作为单一药物还是与内分泌治疗联合使用都没有表现出抗肿瘤活性，但 Src 抑制药达沙替尼与曲妥珠单抗联合治疗在临床试验中显示了令人鼓舞的结果。此外，223Ra 在乳腺癌骨转移患者中显示出骨转换生物标志物的减少，目前正在与化疗和免疫疗法相结合的临床试验中进行试验。这些和未来临床试验的结果将进一步阐明它们对生存结果和生活质量的影响。

第四篇

骨髓瘤：一种骨相关疾病
Myeloma: A Bone Associated Disease

第68章　骨细胞与骨髓瘤细胞之间的生物学关系
Biological relationship between bone and myeloma cells

Claire M. Edwards　Michelle A. Lawson　著

陶雨佳　黎志宏　彭宏凌　译

要　点

- 骨髓瘤的生长破坏了破骨细胞和成骨细胞之间的动态平衡，造成溶骨性骨病。
- 骨髓内多种类型的细胞影响着骨髓瘤细胞的定植、生存及生长或休眠。
- 现有骨病的修复仍然是目前骨髓瘤管理中的一大挑战。

缩略语		
BAFF	B-cell-activating factor, also known as TNFSF13B	B 细胞激活因子，又称 TNFSF13B
BM	bone marrow	骨髓
BMAd	bone marrow adipocyte	骨髓脂肪细胞
BMME	bone marrow microenvironment	骨髓微环境
BMP	bone morphogenic protein	骨形态发生蛋白
BMSC	bone marrow stromal cell	骨髓基质细胞
CBFA1	core-binding factor runt domain alpha subunit 1, also known as RUNX2	核心结合因子 α1，又称 RUNX2
CCL3	chemokine (C-C motif) ligand 3, also known as MIP1a	趋化因子（C-C 基序）配体 3，又称 MIP1α
CCL4	chemokine (C-C motif) ligand 4, also known as MIP1b	趋化因子（C-C 基序）配体 4，又称 MIP1β
CCL20	chemokine (C-C motif) ligand 20, also known as MIP3a	趋化因子（C-C 基序）配体 20，又称 MIP3α
CRAB	hyperCalcemia, renal impairment, anemia, and bone disease	高钙血症、肾功能损害、贫血和骨病
CXCL12	C-X-C motif chemokine 12, also known as stromal cell-derived factor 1	C-X-C 基序趋化因子 12，又称基质细胞衍生因子 1
DKK1	Dickkopf-1	Wnt 通路抑制因子 Dickkopf-1
HGF	hepatocyte growth factor	肝细胞生长因子

IL-1	interleukin 1	白细胞介素 1
IL-11	interleukin 11	白细胞介素 11
IL-17	interleukin 17	白细胞介素 17
IL-1R1	interleukin 1 receptor type 1	白细胞介素 1 受体类型 1
IL-1b	interleukin 1b	白细胞介素 1β
IL-3	interleukin 3	白细胞介素 3
IL-6	interleukin 6	白细胞介素 6
IL	interleukin	白细胞介素
M-CSF	N-Macrophage colony-stimulating factor	巨噬细胞集落刺激因子
mAb	monoclonal antibody	单克隆抗体
MIP1α	macrophage inhibitory protein 1α, also known as CCL3	巨噬细胞抑制蛋白 1α，又称 CCL3
MIP1β	macrophage inhibitory protein 1β, also known as CCL4	巨噬细胞抑制蛋白 1β，又称 CCL4
MIP3α	macrophage inhibitory protein 3α, also known as CCL20	巨噬细胞抑制蛋白 3α，又称 CCL20
miR	microRNA	微 RNA
miR-21	microRNA-21	微 RNA-21
NF-κB	nuclear factor kappa-light-chain-enhancer of activated B cells	活化 B 细胞的核因子 κ 轻链增强子
OAF	osteoclast-activating factor	破骨细胞激活因子
OIF	osteoblast-inhibitory factor	成骨细胞抑制因子
OPG	osteoprotegerin, also known as TNFRSF11B	骨保护素，又称 TNFRSF11B
OPN	osteopontin, also known as bone sialoprotein 1	骨桥蛋白，又称骨唾液酸蛋白 1
p62	sequestosome-1	家蚕隔离体蛋白 1
QOL	quality of life	生活质量
RANK	receptor activator of nuclear factor kappa B	核因子 κB 受体激活因子
RANKL	receptor activator of nuclear factor kappa B ligand, also known as TNFSF11	核因子 κB 受体激活因子配体，又称 TNFSF11
RUNX2	runt-related transcription factor 2, also known as CBFA1	Runt 相关转录因子 2，又称 CBFA1
SoC	standard of care	标准治疗
SRE	skeletal-related event	骨骼相关事件
STAT3	signal transducer and activator of transcription 3	信号转导子与转录激活因子 3
TAK1	TGF-β-activated kinase-1	转化生长因子 β 活化激酶 1
TGF-β	transforming growth factor β	转化生长因子 β

Th17	T helper 17 cell	辅助 T 细胞 17
TNFRSF11B	tumor necrosis factor receptor superfamily member 11B, also known as OPG	肿瘤坏死因子受体超家族成员 11B，又称 OPG
TNFSF11	tumor necrosis factor ligand superfamily member 11, also known as RANKL	肿瘤坏死因子配体超家族成员 11，又称 RANKL
TNFSF13B	tumor necrosis factor ligand superfamily member 13B, also known as BAFF	肿瘤坏死因子配体超家族成员 13B，又称 BAFF
TNF-α	tumor necrosis factor α	肿瘤坏死因子 α
TRAIL	TNF-related apoptosis-inducing ligand	TNF 相关凋亡诱导配体
TRAP	tartrate-resistant acid phosphatase	抗酒石酸酸性磷酸酶
VCAM-1	vascular cell adhesion molecule 1	血管细胞黏附分子 1
XBP1	X-box-binding protein 1	X-box 结合蛋白 1

多发性骨髓瘤（MM）是一种浆细胞肿瘤，在骨髓中克隆增殖。多发性骨髓瘤的特点是产生单克隆免疫球蛋白（被称为副蛋白或 M-spike），并与骨重塑的动态过程解耦。多发性骨髓瘤的分类采用 CRAB 标准（高钙血症、肾功能损害、贫血和骨病）[1]。多发性骨髓瘤占全世界所有新发癌症的 1%，同时是第二常见的血液学恶性肿瘤，5 年生存率低（53.2%）[2]。大约 70% 的患者在被诊断为多发性骨髓瘤时即存在骨髓瘤骨病（myeloma-induced bone disease，MBD），80%～90% 的患者在病程中的某个阶段出现 MBD[3]。这是因为 MM 细胞的生长通过产生一系列能够促进破骨细胞骨吸收和抑制成骨细胞骨形成的细胞因子，从而显著破坏正常的骨骼功能。这些变化可导致溶骨性病变、高钙血症、病理性骨折、脊髓压迫和疼痛的发生，统称为骨骼相关事件，导致生活质量明显下降。尽管在过去的 10 年中，随着更有效的抗多发性骨髓瘤疗法的发展，患者的总生存率有了显著提高，但对于 MBD 的管理进展甚微。本章我们将讨论骨髓微环境（bone marrow microenvironment，BMME）和 MM 细胞之间的生物学关系（图 68-1），以及目前治疗 MBD 的方法。

一、骨髓瘤骨病

在正常生理条件下，骨骼健康通过骨形成和骨吸收之间的动态平衡维持，从而发生骨骼的再矿化（约每 7 年一次）及其对生理压力的适当反应能力。在多发性骨髓瘤患者体内，这种平衡被打破，破骨细胞的数量和活性增加，以及成骨细胞的减少，导致加速骨质疏松和发生溶骨性病变[3]。

破骨细胞活化因子（osteoclast-activating factor，OAF）由 MM 细胞或骨髓微环境中的其他肿瘤激活细胞（如骨细胞、脂肪细胞、免疫细胞等）产生，促进破骨细胞的骨吸收（表 68-1）。早期确定的 OAF 包括 RANKL[4-6, 8]、CCL[15-19]、IL[21,22,24,25,30,37]、TGF-β[33, 36] 和 TNF-α[37, 38]。近年发现 OAF 还包括 miR-21[31, 32]、XBP1[58]、BAFF[42, 43]、多配体蛋白聚糖 -1[10, 59]、Notch 信号介质、OPN[51, 52, 60-62]、螯合体 -1（p62）[39, 45] 和 CXCL12[54-57, 63]。许多最近发现的 OAF（如 RANKL）充当先前已知的刺激破骨细胞生成和骨溶解的信号通路的上游或下游介质，并为治疗 MBD 提供新的治疗靶点。

同时成骨细胞抑制因子（osteoblast-inhibitory factor，OIF）的分泌会阻碍骨形成，从而进一步加重 MBD。OIF 包括 Wnt 信号通路的成员，

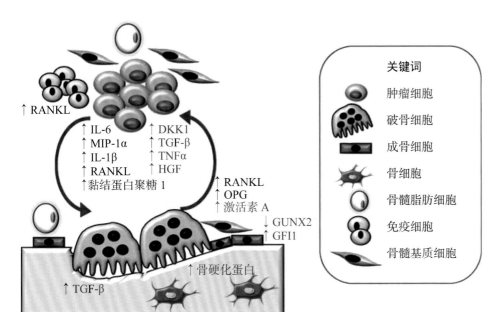

DKK1 [64-66] 和 sFRP-2 [67]；TGF-β 超家族的成员，激活素 A [68] 和 TGF-β [33-36]；骨细胞衍生因子硬化蛋白 [17, 69-71]；HGF [72, 73]。OIF 由 MM 细胞和骨髓微环境中的其他细胞生成，其通过抑制成骨细胞祖细胞的募集和成骨细胞分化来抑制骨形成。例如，骨细胞释放旁分泌因子硬化素和 RANKL，分别抑制成骨细胞的骨形成和增强破骨细胞的骨溶解作用 [17, 69-71]。在骨吸收过程中，TGF-β 从骨基质中释放出来，促进破骨细胞生成并阻碍成骨细胞祖细胞分化为成熟成骨细胞 [33-36]。TGF-β 还作用于成骨细胞和骨髓基质细胞，刺激促肿瘤因子（如 IL-6）的释放，形成所谓的骨破坏和肿瘤生长的"恶性循环" [74, 75]。

骨髓微环境中的其他细胞可以调节破骨细胞、成骨细胞和 MM 细胞的生存和生长。例如骨髓脂肪细胞（bone marrow adipocyte，BMAd）已被证明能促进多发性骨髓瘤的生长、生存和肿瘤耐药性，并促进 MBD [76-80]。同样，骨细胞也已被证明通过分泌硬蛋白和 RANKL 促进 MBD，并通过双向 Notch 信号促进多发性骨髓瘤生长 [69, 81]。虽然不是本章的重点，但免疫细胞对 MBD 的作用也越来越被认可。免疫功能紊乱是多发性骨髓瘤进展的一个特征，已知 T 细胞表达高水平的 RANKL 支持 MM 的破骨细胞生成 [13]。

多发性骨髓瘤患者在诊断后通常要接受诱导化疗以清除大部分的肿瘤负荷。然而，并非所有的肿瘤都被清除，剩余的肿瘤可能导致疾病复发，这被称为微小残留病灶 [82]。MRD 是由于化疗抗性和（或）休眠肿瘤细胞的存在，成为阻碍患者治愈性治疗发展的一个主要问题。在小鼠模型中，MM 细胞休眠已被证明是一种可逆状态：通过与骨衬细胞或成骨细胞接触而"开启"，通过 RANKL 增加破骨细胞的骨吸收而"关闭" [83]。因此，新兴的骨合成代谢疗法可能有希望用于治疗 MBD，促进骨形成和修复已受损的骨骼 [35, 70, 84]，也可能通过骨衬细胞 / 成骨细胞的参与保持 MM 细胞的休眠状态来预防肿瘤复发。

二、多发性骨髓瘤增加破骨细胞激活因子

（一）RANKL/RANK/OPG 系统在多发性骨髓瘤中的作用

MM 细胞在骨髓微环境中的存在和积累诱发了生理性 RANKL/OPG 比例的严重改变 [7, 85]，导致破骨细胞生成增多和活性增加 [5, 6, 8]。尽管很矛盾 [87]，但是多发性骨髓瘤患者的血清 RANKL 水平很高 [86]，这一定程度上是由 MM 细胞表达 RANKL 导致的 [4, 8]。其他因子的表达进一步增加

表 68-1　多发性骨髓瘤中的破骨细胞激活因子			
因 子	来 源	作 用	参考文献
RANKL	MM 细胞，骨髓基质细胞，内皮细胞，T 细胞	通过结合破骨细胞祖细胞上的 RANK 来促进破骨细胞的生成和活性	[4-9]
syndecan-1	MM 细胞	从骨髓微环境中去除 OPG	[10-12]
TRAIL	T 细胞	促进破骨细胞的生成和存活	[13, 14]
CCL3/MIP1α	MM 细胞	增加破骨细胞的数量	[15-19]
CCL4/MIP1β	MM 细胞	与 MBD 范围、RANKL 表达和血清骨吸收标志物相关	[18]
CCL20/MIP3α	MM 细胞	刺激 TRAP 阳性 /RANKL 阳性的破骨细胞的形成	[19, 20]
IL-1β	MM 细胞	诱导 MM 细胞和骨髓基质细胞中的 IL-6 表达	[21-23]
IL-3	MM 细胞	促进破骨细胞生成的早期阶段，增强 RANKL 和 CCL3 诱导的破骨细胞形成和骨吸收	[24]
IL-6	MM 细胞和骨髓细胞	促进肿瘤细胞的生存、增殖和肿瘤耐药性，并促进 MBD	[25-29]
IL-17	Th17 细胞	促进破骨细胞生成和 MM 细胞生长	[22, 30]
miR-21	MM 细胞和骨髓基质细胞	抑制 OPG 和增加 RANKL 表达	[31, 32]
TGF-β	MM 细胞，骨髓基质细胞，骨矿物质基质	促进破骨细胞生成	[33-36]
TNF-α	MM 细胞	增加破骨细胞生成	[37-41]
XBP1	骨髓基质细胞	支持 MM 细胞生长和诱导 RANKL 表达	
BAFF	MM 细胞和破骨细胞	独立于 RANKL 增强 M-CSF 诱导的破骨细胞生成	[42-44]
p62	骨髓基质细胞	促进破骨细胞因子 IL-6、RANKL 和 TNF-α 的表达	[39, 45]
Notch	MM 细胞和骨髓基质细胞	刺激 RANKL 和 Notch2 的表达以促进破骨细胞生成	[46-50]
OPN	MM 细胞和骨髓基质细胞	与患者 MBD 和体内肿瘤生长相关	[51-53]
CXCL12	骨髓基质细胞	● 参与 MM 细胞和破骨细胞前体的骨髓归巢 ● 诱导 MMP-9 的释放以刺激骨吸收	[54-57]

了骨髓微环境中包括骨髓基质细胞和内皮细胞等细胞的 RANKL 表达，从而加剧了这种情况[7, 9]。MM 细胞或患者血清中 RANKL 的表达与 MBD 与患者生存期短有关[86]。通过给 MM 小鼠注射重组 OPG 或 OPG 模拟肽来抑制 RANK/RANKL 信号，可以抑制破骨细胞生成，预防 MBD 的发生发展并减轻肿瘤负荷[85, 88]。

地诺单抗（XGEVA）是一种抗 RANKL 单克隆抗体，它在 2018 年获得 FDA 的批准用于治疗 MM 患者的 SRE。发现地诺单抗在预防 SRE 方面不逊于标准治疗方案的抗骨质疏松药唑来膦酸[89]。然而，在骨质疏松症的治疗中，已观察到停用地诺单抗治疗后出现反弹效应[90]。

抗 MM 治疗也能够调节 RANKL 信号通路。例如，自体干细胞移植可以恢复 RANKL/OPG 的比例并使骨转换正常化[91]。硼替佐米是一种蛋白酶体抑制药，可以降低 MM 患者血清中的 RANKL 水平，从而减少骨吸收并增加骨形成[64]。硼替佐米促进骨转换标志物正常化的作用机制可能是通过抗 MM 从而减少 OAF 和 OIF 或其自身对成骨细胞和破骨细胞有直接作用[92, 93]。

多发性骨髓瘤患者的骨髓中的 OPG 表达也下调[11]，一定程度上是由于黏结蛋白聚糖 1 的作用。黏结蛋白聚糖 1 是一种在 MM 细胞中高度表达的跨膜肝素硫酸蛋白聚糖，它在 MM 细胞表面与 OPG 结合、内化并随后降解[11]。实际上，这一过程将 OPG 从骨髓微环境中移除。在骨髓微环境里 OPG 可以调节 RANKL 诱导的破骨细胞生成。抑制 MM 小鼠的黏结蛋白聚糖 1 表达可减少肿瘤负荷并预防 MBD[10]。在 I 期临床试验中，发现一种肝素 – 辛癸烷 –1 轴抑制药是安全的[12]。然而，还需要进一步研究以确定它对 MM 患者预防 MBD 是否有益。

在多发性骨髓瘤中，T 细胞也支持 RANKL 诱导的破骨细胞生成，因为它们表达高水平的 RANKL、OPG 和 TRAIL[13]。有趣的是，高水平的 OPG 不阻碍 T 细胞对破骨细胞生成的支持，因为 OPG/TRAIL 复合物的形成能促进破骨细胞的生成和生存[13]。TRAIL 通常作为细胞凋亡的诱导剂。虽然 TRAIL 可以诱导 MM 细胞的凋亡，但在破骨细胞前体中，TRAIL 激活 TAK1 及下游的 NF-κB 信号，从而促进破骨细胞生成并抑制细胞凋亡[14]。

（二）趋化因子（C-C 基序）配体在骨髓瘤骨病患者中上调

CCL3、CCL4 和 CCL20 是多发性骨髓瘤中高效的破骨细胞激活因子，患者血清、骨髓浆细胞和 MM 细胞中的 CCL3 水平升高[15-19]。同样，CCL4 在 MM 细胞系和患者来源的 MM 细胞中也有表达[18]。CCL3 水平在疾病晚期患者中较高，与生存率低有关[15-17]。CCL3 和 CCL4 水平也与 MBD、RANKL 表达和血清骨吸收标志物的程度相关[16, 18]。

体外刺激骨髓中包括破骨细胞前体细胞等细胞，导致破骨细胞的数量明显增加，这可以用 CCL3 中和抗体来抑制[15]。此外，在体内抑制 CCL3 可以降低 5TGM1 MM 小鼠溶骨性病变的发生率和肿瘤负荷[94]。抑制 CCL3 的抗肿瘤作用也在体外得到证实，CCL3 中和抗体通过抑制 MEK/ERK 和 Akt/mTOR 的激活，增强了美法仑和硼替佐米的细胞毒性作用[95]。有趣的是，用双膦酸盐处理 MM 细胞系可显著降低 CCL3 水平[96]。这表明双膦酸盐在多发性骨髓瘤中的抗吸收作用可能归因于它对 MM 细胞中 CCL3 表达水平的影响，以及对破骨细胞的直接影响。

与不伴有 MBD 或伴 MBD 病情较轻的相比，伴有 MBD 的 MM 患者骨髓中 CCL20 水平更高[19, 20]。CCL20 升高是由于 MM 细胞通过释放 TNF-α 和 IL-1β 刺激骨髓微环境中成骨祖细胞、成骨细胞和破骨细胞等细胞，使其表达 CCL20[20]。MM 细胞还上调破骨细胞中 CCL20 和 CCR6 的受体，CCL20 促进 TRAP 阳性 /RANKL 阳性的破骨细胞形成，这一过程可以通过抗 CCL20 或抗 CCR6 抗体阻断[20]。然而，CCL20/CCR6 信号传导是否是 MM 患者的一个可行的治疗靶点仍有待验证。

（三）IL

MM 患者 IL-1β 水平升高[22]，而伴有 MBD 患者 IL-1β 水平甚至更高[21]。IL-1β 可以在 MM 细胞和 BMSC 中诱导 IL-6 表达[23]，这有助于促进破骨细胞生成。一项 II 期临床试验使用 IL-1 受体拮抗药治疗了一小群多发性骨髓瘤患者，发现可改善他们的无进展生存期[97]。然而，目前尚不清楚抑制 IL-1β 是否会对患者的 MBD 产生有益影响。

MBD 也归因于 IL-3 水平的升高。多发性骨髓瘤患者的骨髓浆细胞中 IL-3 水平升高，患者来源的 MM 细胞中 IL-3 mRNA 水平也升高[24]。IL-3 促进破骨细胞生成的早期阶段，并增强 RANKL 和 CCL3 诱导的破骨细胞形成和骨吸收[24]。此外，IL-3 还可以刺激 MM 细胞的增殖，从而进一步加剧 MBD[24]。

多发性骨髓瘤患者体内的 IL-6 水平升高。IL-6 可以促进肿瘤细胞的生存、增殖和耐药性，同时也能促进 MBD 的发生发展。尽管在某些情况下 MM 细胞本身也表达 IL-6[25, 28, 29]，但是骨髓微环境中的细胞是 IL-6 水平升高的主要原因[26, 27]。MM 细胞刺激骨髓基质细胞表达 IL-6 以支持其自身的生长生存。多发性骨髓瘤中 IL-6 被认为主要是来自骨髓前体细胞[98]。MM 细胞在骨髓中的生长是以其他造血细胞为代价的。然而，与其他类型的造血细胞相比，髓系细胞被保留的程度要大得多，这意味着在 IL-6 水平升高的情况下，骨髓中表达 IL-6 的髓系前体细胞的比例仍然很高[98]。多发性骨髓瘤中 IL-6 水平升高促进破骨细胞的形成（部分是通过增加成骨细胞中 RANKL 的表达），从而导致 MBD[99, 100]。体外实验发现抑制 IL-6 可抑制 MM 细胞生长[25]，研究抑制 IL-6 对多发性骨髓瘤影响的临床试验也已在进行[101-103]。然而，这些临床试验的重点一直放在临床反应率和生存率上，因此尚不清楚抗 IL-6 治疗是否对 MBD 有影响。

IL-17 是一种由 Th17 细胞表达的细胞因子，它参与炎症反应并能促进破骨细胞的发生，骨髓浆细胞中较高的 IL-17 水平与较高的 MBD 发生率相关[22]。抑制 IL-17 可以抑制 MM 细胞在体外和体内的生长，还可以预防溶骨性病变的发生发展[30]。

（四）激活破骨细胞骨吸收的其他机制

存在许多其他类型的破骨细胞激活因子，包括 TGF-β、TNF-α、miR-21、XBP1、BAFF、p62、Notch 和 OPN。TGF-β 由患者来源的 MM 细胞和骨髓基质细胞表达，并在骨吸收过程中从骨基质中释放。TGF-β 在 MBD 的发生中起着核心作用，既刺激破骨细胞骨吸收，又抑制成骨细胞骨形成。在体内，抑制 TGF-β 对空白小鼠的骨骼具有抗吸收和合成代谢作用[34]，并且可以修复 MM 小鼠溶骨性病变，并抑制其进一步发展[33, 35, 36, 84]。然而，目前抗 TGF-β 疗法在临床试验中的研究主要集中

在它们的抗癌能力上，缺乏对其骨调节剂的作用的探究。

MM 细胞表达 TNF-α。与健康对照组相比，多发性骨髓瘤患者的血清和骨髓中 TNF-α 水平更高[37, 38]。TNF-α 的高表达可能与疾病进展和 MBD 相关[37, 38]。TNF-α 在 RANKL 存在的条件下能直接促进破骨细胞生成，也可通过刺激骨髓基质细胞表达 RANKL，从而间接促进破骨细胞生成[40]。TNF-α 通过刺激骨髓基质细胞使 VCAM-1、IL-6 和 XBP-1 的表达上调[39, 41]，从而进一步促进破骨细胞和肿瘤发生。

miR-21 在患者来源的 MM 细胞和骨髓基质细胞中表达上调，这两种细胞的共培养可增加骨髓基质细胞中的 miR-21 表达[32]。miR-21 和 RANKL 的表达由 IL-6 信号传导的下游靶标分子 STAT3 诱导[31, 32]。miR-21 还抑制活化 STAT3 的蛋白抑制剂 PIAS3 的表达，解除其对 STAT3 信号传导的抑制，并为 miR-21 和 RANKL 表达提供了正反馈回路[32]。因此 miR-21 表达导致骨髓基质细胞中 OPG 和 RANKL 表达和分泌的失衡，抑制 OPG 和激活 RANKL 导致破骨细胞生成增加。因此，靶向 miR-21 可能是 MBD 的潜在治疗方向。

XBP1 在多发性骨髓瘤中表达升高，与肿瘤发生和 MBD 相关[41, 58, 104, 105]。XBP1 在对内质网应激的未折叠蛋白反应中发挥功能。由于副蛋白的生成，在 MM 中未折叠蛋白反应通常很高[106]。在多发性骨髓瘤中靶向 XBP1 的治疗作用主要集中在其抑制肿瘤发生上，在体内实验中已显示出前景[107]。然而，XBP1 也可能是治疗 MBD 的一个有益靶点。患者来源的骨髓基质细胞中的 XBP1 蛋白水平高于健康人群[41]。可以通过 TNF-α 处理正常骨髓基质细胞诱导 XBP1，并刺激 IL-6 和 VCAM-1 的表达[41]。在骨髓基质细胞中 XBP1 过表达可以增强其对多发性骨髓瘤生长的支持能力，并在体外诱导 RANKL 促进破骨细胞生成；反之，敲除 XBP1 则可以观察到相反的情况。在 5TGM1 模型的体内实验中发现，在骨髓基质细胞中 XBP1 的过表达促进了 MBD 发生发展和 MM 细胞的生

长[41]。因此，抑制 XBP1 在治疗 MBD 方面值得作进一步的研究。

BAFF，也被称为 TNFSF13B，是一种由 MM 细胞和破骨细胞产生的细胞因子。BAFF 可以独立于 RANKL 促进 M-CSF 诱导的破骨细胞生成[42]。在体内，抑制 BAFF 可以减少肿瘤负荷，提高生存率并预防 MBD 的发生发展[44]。一项 Ⅱ 期临床试验使用塔巴鲁单抗（抗 BAFF 抗体）结合地塞米松和硼替佐米，发现塔巴鲁单抗的耐受性良好，但它并没有改善无进展生存期[43]。骨相关事件的报道很少，也没有对骨质进行其他评估[43]，因此不能确定其对 MBD 的影响。

MM 患者来源的骨髓基质细胞通过增强 p62（NF-κB、MAPK 和 JNK）的通路信号传导，提高了促骨质生成的 IL-6、RANKL 和 TNF-α 的表达[39]。敲除 MM 患者来源的骨髓基质细胞中的 p62 会降低其对 MM 细胞生长的支持能力[39]。此外，来自 p62−/− 小鼠的骨髓基质细胞中 IL-6、RANKL 和 TNF-α 表达水平较低，导致对 MM 细胞生长和破骨细胞生成的支持能力降低[39]。用 XRK3F2 抑制 p62 的 ZZ 结合域可减少骨髓基质细胞在 TNF-α 作用下 IL-6 和 RANKL 的产生，从而减少破骨细胞的形成和对 MM 细胞生长的支持[45]。p62 抑制剂 XRK3F2 能诱导 5TGM1 小鼠体内皮质骨的形成[45]，它在治疗 MBD 方面的作用值得进一步研究。

近年来，越来越清楚的是，骨髓脂肪细胞和 MM 细胞之间的相互作用不仅促进了 MM 的生长和生存，而且还促进了 MBD 的发生发展。已知 MM 细胞可以改变骨髓脂肪细胞，改变其数量、定位和脂肪因子分泌[76, 79]。已发现这种重新编程的骨髓脂肪细胞在体内促进骨吸收和 MBD，这一过程取决于骨髓脂肪细胞中 EZH2 的表达[79]。此外，还发现 MM 细胞和骨髓基质细胞之间的相互作用以牺牲成骨细胞的形成为代价来促进成脂分化，提供了多发性骨髓瘤中成骨细胞抑制的另一种机制[108]。

Notch 信号通路也与 MM 的破骨细胞生成增加有关，MM 细胞上有 Notch 配体 Jagged1 和 Jagged2 表达[46-48]。MM 细胞和骨髓基质细胞中 Notch 信号活化能刺激 RANKL 的生成，促进破骨细胞生成和 Notch2 的表达，从而进一步增强 Notch 驱动的破骨细胞生成，这一过程可能会因 Jagged1/2 抑制而受阻[49]。通过在体内抑制 Notch 信号通路下游介质 γ 分泌酶可以抑制 MM 细胞生长和 MBD 的发生发展[50]。

OPN 是一种由成骨细胞、骨细胞和破骨细胞表达的骨基质蛋白，它通过整合素 $\alpha_v\beta_3$ 参与细胞黏附[60]。MM 患者血清中 OPN 升高[61, 62]，与 MBD 相关[51, 52]。OPN 由 MM 细胞产生，与健康对照骨髓基质细胞相比，MM 患者来源的骨髓基质细胞中 OPN 的表达增加。在体内抑制整合素 $\alpha_v\beta_3$ 可以影响 MM 的生长[53]。然而，目前尚不清楚这是否是治疗 MBD 的有效靶点。

CXCL12 是一种趋化因子，通过与 CXCR4 和 CXCR7 结合参与细胞迁移。MM 细胞表达 CXCR4 和 CXCR7[109]，与健康对照组相比，MM 患者骨髓中 CXCL12 的水平更高[57]。在体内使用 CXCR4 拮抗药 AMD3100 抑制 CXCR4 可以抑制 MM 细胞的骨髓归巢[57]。此外，破骨细胞前体细胞也表达 CXCR4，CXCL12 诱导其迁移和释放 MMP-9[54, 55] 以刺激骨吸收[55, 56]，这与患者的 MBD 相关[56]。在体内使用 CXCR4 拮抗药 T140 抑制 CXCL12/CXCR4 可预防 MBD 的发生发展[63]，表明破骨细胞前体细胞招募受到阻碍。相比之下，CXCL12 在体内 MM 细胞中过表达促进了 MBD，破骨细胞对肿瘤近端区域的招募增强，MMP 活性升高[63]。然而，到目前为止，临床试验只关注针对 CXCL12-CXCR4 相互作用的疗法的抗肿瘤作用，尚未报道其对 MBD 的影响。

三、多发性骨髓瘤抑制成骨细胞的形成和分化

除破骨细胞激活因子外，MBD 还因成骨细胞的抑制而进一步恶化，部分原因是骨髓中破骨细胞抑制因子的释放和表达上调（表 68-2）。特别是

表 68–2　多发性骨髓瘤中的破骨细胞抑制因子

因 子	来 源	作 用	参考文献
DKK1	MM 细胞和骨髓基质细胞	Wnt 信号通路的关键抑制剂	[65, 110, 111]
sFRP-2	MM 细胞	Wnt 信号通路抑制剂	[67]
硬化素	骨细胞	下调 Wnt 靶基因以抑制骨生成	[70, 71, 112]
激活素 A	骨髓基质细胞	抑制成骨细胞矿化	[68, 113]
Runx/CBFA1	骨髓基质细胞	MM 细胞抑制人骨髓基质细胞中 Runx2 导致成骨细胞形成和分化受抑制	[114–117]
TNF-α	T 细胞	通过降低 Runx2 和成骨因子抑制成骨细胞分化	[117, 118]
HGF	MM 细胞	抑制 BMP 和 Runx2 以减少成骨细胞生成	[73]
TGF-β	MM 细胞，骨髓基质细胞细胞，骨矿物质基质	阻碍成骨祖细胞分化为成熟的成骨细胞	[33, 35, 84, 119–122]

在多发性骨髓瘤患者血清中上调的 DKK1 [110, 111]、激活素 A [68, 123] 和硬化素 [112, 124]。

（一）骨髓瘤骨病中的 Wnt 信号传导

经典的 Wnt 信号通路在成骨细胞生成中起关键作用，MM 中破骨细胞抑制因子的分泌可抑制该通路，导致骨形成减少 [67, 111, 125, 126]。Wnt 蛋白与由 Frizzled 和 Lrp5/6 组成的细胞表面受体复合物结合 [125]。由此激活下游级联反应，从而阻止了 OPG 的有效启动子 β-catenin 的降解 [85]。DKK1 是 Wnt 信号传导的关键抑制剂，由患者来源的 MM 细胞和骨髓基质细胞产生，导致成骨细胞减少 [65, 110, 111]。此外，DKK1 与 MBD 患者出现溶骨性病变有关 [111]。sFRP-2 是一种 Wnt 拮抗剂，可防止 Wnt 与 Feizzled 的结合，也在 MM 细胞中过表达 [67]。抗 DKK1 单克隆抗体在 MM 的临床前模型中显示出良好的前景 [65, 127]，但迄今为止在 MM 临床试验中仅展现出少量的益处 [66]。

（二）硬化素对成骨细胞抑制的作用

硬化素是骨细胞分泌的骨形成抑制剂，它下调 Wnt 靶基因，如 OPG 导致成骨细胞分化和骨形成的抑制 [126]。患有活动性疾病的多发性骨髓瘤患者外周血中硬化素水平升高，与包括重度 MBD 在内的一些晚期疾病特征相关 [112]。硬化素水平高的 MM 患者的中位生存期明显短于硬化蛋白水平低的患者 [17]。在 MM 小鼠模型中，敲除硬化素基因（Sost）或给予抗硬化素抗体可预防 MBD [70, 71]。在体内 MM 模型动物中，与单独使用 Zol 相比，抗硬化素治疗与 Zol 联合使用时，预防病理性骨折效果更好 [70]。然而，尚未在小鼠模型或 MM 患者中进行硬化素对已确诊的 MBD 的有效性评估。在骨质疏松症患者中，罗莫舒单抗为代表的抗硬化素治疗与较低的骨折风险相关，但积极的骨效应仅持续了很短的时间 [128]。此外，使用双特异性抗体方法将 DKK1 和硬化素抑制相结合应用于空白小鼠，发现在促进骨形成和提高骨强度方面有很大潜力，因此将是在 MM 模型中测试的理想方法 [129]。在临床上，罗莫舒单抗尚未在 MM 患者中进行测试，但上述临床前研究表明它可能是一种有效的骨调节剂。

（三）抑制成骨细胞的其他机制

与健康对照组相比，MM 患者的激活素 A 明显增加，其水平升高与疾病晚期和 MBD 增加相关 [68]。激活素 A 与激活素 ⅡA 受体结合，发出信号抑制成骨细胞的矿化[130-132]。在 MM 的小鼠模型中，通过可溶性激活素受体ⅡA 的抑制，激活素 A 的水平已经下降[68,113]。一项小型Ⅱ期临床试验显示这种抑制药的耐受性良好，增加了骨标志物的形成，减轻了肿瘤负担和骨痛[119]。然而，在一项多发性骨髓瘤临床试验中，使用激活素 A 的诱饵受体 sotatercept 导致了一些意想不到的不良反应，其中包括血细胞比容的增加，这使得它重新成为治疗癌症性贫血的潜在药物[133,134]。激活素与 BMP 有共同的受体，骨髓瘤中骨龛的转录组分析发现基质祖细胞中 BMP 信号上调，在临床前模型中发现抑制 BMP 可以改善 MBD[135]。

成骨细胞分化的关键驱动因素是转录因子 Runx2/CBFA1 和 Osterix[136,137]。MM 细胞抑制了人类骨髓基质细胞中 Runx2/CBF1A 的活性，导致成骨细胞形成和分化的减少[114]。破骨细胞激活因子（如 IL-3 和 IL-7）发挥双重作用，分别通过诱导激活素 A 和抑制 Runx2 来抑制成骨细胞[114,115]。发现 MM 细胞表达高水平的转录抑制因子 Gfi1 阻断 Runx2 的转录，从而抑制成骨细胞的生成[116]。MM 细胞和骨髓基质细胞之间的相互作用以牺牲成骨细胞的形成来促进成脂分化，提供了多发性骨髓瘤中成骨细胞抑制的另一种机制[108]。MM 细胞还在骨髓微环境中诱导高水平的 TNF-α，它会降低 Runx2[117] 和 Osterix[118]，从而在破骨细胞生成和抑制成骨细胞分化中发挥双重作用。此外，MM 细胞还分泌能抑制 BMP 和 Runx2 的 HGF，从而抑制成骨细胞的生成[73]。

TGF-β 是一种在骨形成过程中兼具抑制作用[138,139] 和促进作用[140,141] 的细胞因子。TGF-β 由患者 MM 细胞和骨髓基质细胞表达，经历再吸收的过程从骨矿物质基质中释放出来[120,121]。用 TGF-βRI 抑制药（SD208）可以在细胞实验中阻断其作用[122]，并在 MM 的体内模型中减少肿瘤负荷[36,142]。一些 TGF-β 抑制药现在作为抗肿瘤药物正在进行癌症临床试验[143,144]。然而，已证明抑制 TGF-β 可增强空白小鼠的成骨和骨质成熟[138]。同样，在 MM 小鼠中发现抑制 TGF-β 的实验组

小鼠椎体强度明显提高，并且在末期与对照小鼠相比，股骨头溶骨性病变较少[33]。当 TGF-β 抗体 1D11 与标准治疗 ZOL 联合使用时，MM 小鼠的溶骨性病变得到了修复[84]。当同样的小鼠接受联合化疗时，为了减少肿瘤负荷接受 SD208 治疗，通过增强胶原基质的成熟度导致 MBD 的修复增强，并改善了对股骨骨折的抵抗力[35]。目前有几种 TGF-β 抑制药作为抗肿瘤药物正在进行肿瘤临床试验[143,144]，但它们作为骨调节剂在 MM 患者中的应用尚有待探索。

目前针对 MBD 患者的标准治疗是抗骨吸收剂，可有效抑制破骨细胞的骨吸收，但不能促进骨形成。因此，对于已经确诊 MBD 的患者来说，显然需要新的促进骨形成的疗法。我们希望这种疗法能够持续地增强骨形成，从而修复受损的骨骼。这对从骨折风险、疼痛控制和功能状态方面改善 MBD 患者的发病率和生活质量具有显著的转化潜力。

四、结论与展望

骨髓微环境为 MM 细胞的定植、生存和随后的生长或休眠提供了一个有利的环境。反之，MM 细胞在骨髓中的生长经常改变骨细胞的功能，驱动 MBD 的发生发展。虽然 MBD 主要与破骨细胞骨吸收的增加和成骨细胞骨形成的抑制有关，但骨髓微环境内的许多其他细胞也有可能促进肿瘤生长和（或）MBD。在过去 10 年，虽然抗肿瘤治疗提高了生存率，但微小残留病灶仍经常由于休眠或耐药细胞的重新生长而复发。此外，抗 MM 治疗也会加剧骨质流失，并导致 MBD[145]。大剂量类固醇（如地塞米松或泼尼松龙）经常用于 MM 以减轻炎症反应，调节免疫系统并减少化疗的不良反应。类固醇抑制 IL-6，减少 NF-κB，诱导 MM 细胞凋亡，因此成为许多 MM 治疗方案提供了核心。然而，大剂量地塞米松也会抑制成骨细胞的生成，下调 OPG，并反过来上调 RANK 和 RANKL 之间的相互作用，从而促进破骨细胞的生成和骨吸收。这突显了临床上的挑战，即调

整出一个对 MM 有积极影响但又不会导致 MBD 进展的类固醇剂量。在最近的研究中发现，将地塞米松等类固醇与免疫调节药物和双膦酸盐相结合，减少了大剂量类固醇引起的 MBD 程度。大多数 MM 患者在诊断时都有骨病的证据。虽然目前治疗 MBD 的方法可以防止进一步的骨损伤，但不能修复已发生的溶骨性病变。因此，迫切需要促进骨形成的药物。已经有许多体内研究评估了各种有希望的和潜在的骨调节疗法。然而到目前为止，其中只有少数被转化后用于 MM 患者以有效治疗 MBD。

第69章 骨髓瘤的最新治疗方法
Recent therapeutic approaches in myeloma

Ioannis Ntanasis-Stathopoulos　Evangelos Terpos　著

陶雨佳　黎志宏　彭宏凌　译

要 点

- 在过去的几年里，骨髓瘤的治疗方法增加了。
- 地诺单抗是一种 RANKL 抑制药，在预防骨相关事件方面不劣于唑来膦酸。
- 对于肾功能受损的患者，地诺单抗可能是一种更安全的用来满足其医疗需求的选择。
- 抗硬化蛋白抗体联合唑来膦酸是一种前景良好的治疗方法。

多发性骨髓瘤（MM）是一种浆细胞肿瘤，在美国的年发病率约为 4/100 000 人，在欧洲的年发病率为（4.5～6.0）/100 000 人。它是第二常见的血液系统恶性肿瘤，占全球所有恶性肿瘤的 1%～1.8%[1, 2]。中位确诊年龄约为 69 岁，大多数患者的确诊年龄在 65—74 岁。尽管在过去几十年中患者生存率和生活质量显著改善，但与一般人群相比，只有 10%～15% 的患者达到或超过了预期生存期[3]。在过去的几年中，患者管理和治疗方法均迅速发展，治疗方案中不断引入新药[4, 5]。几种不同的可用治疗方案为个性化治疗提供了机会[6]，并促进了紧急情况下（如 COVID-19 大流行）的连续护理[7]。

一、多发性骨髓瘤的治疗方法概述

（一）新确诊患者

是否适合行自体干细胞移植（autologous stem cell transplantation，ASCT）是指导新确诊 MM（newly diagnosed patients with MM，NDMM）患者治疗策略的首要因素。

对于年龄在 70—75 岁且无合并症的身体状况良好的患者，推荐予行诱导治疗后使用大剂量美法仑（high-dose therapy with melphalan，HDT）联合 ASCT 进行治疗[8]。最近，两项临床Ⅲ期试验对比了基于三重新型药物的诱导后的前期 ASCT 与首次复发时的 ASCT。两者都表明，在接受前期 ASCT 的 MM 患者中，无进展生存期得到改善[9-11]。尽管在高达 9% 的 NDMM 患者中可以实现超过 7 年的长期 PFS[12]，但优化诱导方案以增加微小残留病灶阴性患者的百分比，延长 PFS 和总生存期仍然是一个挑战[13-15]。蛋白酶体抑制药（proteasome inhibitor，PI）和免疫调节药（immunomodulatory drug，IMiD）是公认的三药联合的组成部分[4]。硼替佐米联合来那度胺和地塞米松（VRd）似乎更有效，但与替代方案［如硼替佐米联合沙利度胺和地塞米松（VTd），硼替佐米单抗联合环磷酰胺和地塞米松（VCd）[16-19]］尚未进行直接比较。最近，抗 CD38 单克隆抗体已在一线治疗中引入。在随机Ⅲ期 CASSIOPEIA 研究中，与 VTd 相比，在 VTd 方案（Dara-VTd）中加入达雷妥尤单抗（Daratumumab）可产生更强的应答并显著延长 PFS[20, 21]。此外，在 VRd 方案（DaraVRd）中加入达雷妥尤单抗在 Ⅱ 期 GRIFFIN 研究中展现出了比 VRd 更高的应答率[22]。对于巩固治疗，其益处仍待商榷。然而，对于有高危疾病特征的患者，应考虑该治疗方法[8, 10, 23]。多项 Meta 分析证实了随机试验的结果，显示 ASCT 后维持来那度胺比安慰剂具有改善 PFS 和 OS 的优势[24-28]。使用 PI（包括硼替佐米或伊沙佐米）进行维持治疗是有效的，尤其是在来那度胺不耐受的情况下可以考虑使用[29, 30]。

对于老年 NDMM 患者或不适合 HDT/ASCT 的患者，前期治疗的主要方法包括来那度胺联合地塞米松（Rd），或者硼替佐米联合美法仑和地塞米松（VMP）[31, 32]。最近，与 Rd 相比，在 Rd 方案（VRd）中加入硼替佐米显示出 OS 优势[33]。此外，根据 ALCYONE 和 MAIA Ⅲ 期随机研究的结果，在 VMP（DaraVMP）和 Rd（Dara-Rd）中增加达雷妥尤单抗后，出现了两种新的护理标准[34-36]。

（二）复发 / 难治性患者

尽管一线治疗有效，但大多数 MM 患者最终会复发，而且早期复发的患者往往预后不佳[37]。患者和疾病特征、既往检测次数、既往反应的耐久性、既往暴露、硼替佐米和（或）来那度胺的耐药性是治疗复发 / 难治性多发性骨髓瘤（relapsed/refractory multiple myeloma，RRMM）患者决策时需要考虑的关键因素。对于接受过前期基于硼替佐米的方案但未使用来那度胺或达雷妥尤单抗（如 VCD、VTD 或 VMP）的患者，二线治疗包括基于来那度胺的三联方案，如 Rd 联合卡非佐米（KRd）、达雷妥尤单抗（Dara-Rd）、伊沙佐米（IRd）或埃罗妥珠单抗（EloRd）[38-42]。对于未接受达雷妥尤单抗的前期 Rd 治疗的患者或 ASCT 后接受来那度胺维持治疗的患者，二线治疗方案包括卡非佐米联合地塞米松（Kd）、达雷妥尤单抗联合硼替佐米和地塞米松（DaraVd）、泊马度胺联合硼替佐米和地塞米松（PomVd）、达雷妥尤单抗联合卡非佐米和地塞米松（DaraKd）[43-46]。对于来那度胺和地塞米松均无效的患者，DaraKd 可能是最合适的选择[46]。对于既往有二线或二线以上治疗的 RRMM 患者，DaraKd 或三联疗法 [包括泊马度胺、地塞米松和抗 CD38（达雷妥尤单抗、伊沙佐米）] 或抗 SLAMF7 单克隆抗体（埃罗妥珠单抗）是最有效的治疗方案[47-50]。达雷妥尤单抗可以恢复对 IMiD 的敏感性，因此再治疗可能是一种选择[51, 52]。对于对硼替佐米敏感的 RRMM 患者，对于 t（11; 14）或 Bcl-2 高表达的患者，塞利尼索联合硼替佐米和地塞米松（SelVd）或维奈克拉联合硼替佐米和地塞米松（VenVd）可考虑作为药物选择[53, 54]。对 PI、IMiD 和达雷妥尤单抗暴露或难治的患者的治疗尤其具有挑战性[55, 56]。对于三线复发的患者，塞利尼索联合地塞米松（Sd）或单药联合抗体 – 药物耦联物 Belantamab Mafodotin 可能是合适的选择[57, 58]。针对骨髓瘤细胞表面 BCMA 或其他抗原 [包括双特异性 T 细胞接合物（bispecific T cell engager，BiTE）和嵌合抗原受体 T（chimeric antigen receptor T，CAR-T）] 的免疫治疗正在临床研究中，已在大量预处理的 RRMM 患者中显示出有希望的初步结果[59-62]。

二、骨髓瘤相关骨病

溶骨性骨病是 MM 最常见的并发症，而高达 80% 的 NDMM 患者有骨髓瘤相关骨病的证据[63]。骨病是 MM 患者生活质量的主要决定因素，同时考虑到可能会出现难以控制的骨相关事件的风险，如病理性骨折和脊髓压迫，以及伴随的骨痛[64]。在临床治疗中，超过 20% 的 MM 患者可能在一线和二线治疗期间或首次复发时发生新的 SRE[65]。全身低剂量螺旋 CT 目前是评估骨髓瘤相关骨病的新标准[66, 67]。

三、骨髓瘤相关骨病的病理生理学

骨髓瘤骨病的病理生理学已经得到了很好的研究，MM 细胞与骨细胞、成骨细胞和破骨细胞等骨组织内细胞的相互作用打破了对生理性骨重塑的平衡[68]。MM 诱导的骨细胞凋亡为骨髓瘤细胞归巢提供了有利的环境[69]。事实上，MM 患者体内的活骨细胞数量减少，这与骨病负荷增加有关[70]。骨细胞和骨髓瘤细胞产生可溶性因子，包括 NF-κB、RANKL、硬化素和 DKK1，这些因子抑制成骨细胞的成熟，并促进破骨细胞活性，从而造成骨质流失[68, 71-74]。对成骨细胞活性的抑制主要是通过调控 Wnt 和 β-catenin 通路[68]。MM 细胞和骨细胞分泌 Wnt 拮抗剂，如硬化蛋白和 dickkopf-1[73-75]。破骨细胞活性的增加是由 RANK/RANKL 信号通路的激活驱动的[76-78]。OPG 由成骨细胞、骨髓干细胞和骨细胞产生，它能阻碍 RANKL 和 RANK 之间的相互作用[79, 80]，而骨髓瘤细胞降解 OPG。RANKL/OPG 比值的增加有利于骨破坏，并且该比值已被公认为一个 NDMM 患者的预后指标[81]。其他细胞内和细胞间的信号通路参与骨髓瘤骨病复杂的发病机制[68]，包括 TGF-β 信号传导、趋化因子（如 CCL3）、信号蛋白 4D、SDF-1α、OPN、IL、膜联蛋白 Ⅱ、TNF 超家族成员和 Hippo 信号通路[82-93]。对这些机制的深入理解指引着目前正在临床试验评估中的新型药物的开发[94-96]。

四、骨髓瘤相关骨病的治疗方法

蛋白酶体抑制药（protease inhibitor，PI）对 MM 患者的骨形成有积极作用，它通过减少细胞自噬和凋亡来恢复骨细胞活力[97]。有趣的是，PI 通过独立于 Wnt 信号传导的方式上调细胞内 β-catenin 途径来促进成骨细胞的分化；因此，它对骨髓瘤骨质具有合成代谢作用[98-100]。基于 PI 和 IMiD 的方案均显示通过减少骨破坏和预防 SRE 对骨代谢产生有利影响[101-104]。达雷妥尤单抗单药治疗也显示出对 RRMM 患者骨代谢的有利影响[105]。

重要的是，科学家们对将复杂的潜在病理生理学转化为有效的骨靶向药物（表 69-1）有着浓厚的兴趣[68, 113, 114]。所有骨髓瘤相关性溶骨性疾病患者在确诊后均应使用抗骨吸收药物治疗，如唑来膦酸或帕米膦酸盐或地诺单抗，并同时给予标准的抗骨髓瘤治疗[64, 115, 116]。

（一）双膦酸盐

双膦酸盐的结构特征与焦磷酸盐相似，因此，它们对骨具有高度的趋向性。在骨重塑过程中，骨矿物质中双膦酸盐的释放通过阻止质子的过度积累和降低 pH 来阻碍骨吸收，而双膦酸盐的内吞作用最终导致破骨细胞凋亡[117]。

除标准抗骨髓瘤治疗外，双膦酸盐也被认为是有症状的 MM 和骨受累患者的标准治疗。一项网络 Meta 分析纳入了来自 24 项随机对照试验中 7293 例 MM 患者的数据，结果显示，与安慰剂组或不治疗组相比，双膦酸盐在预防 SRE、病理性椎体骨折和降低骨痛程度方面具有良好的效果[118]。有趣的是，与对照相比，只有唑来膦酸显示出 PFS（HR=0.70，95%CI 0.52～0.95）和 OS（HR=0.57，95%CI 0.43～0.75）的益处。唑来膦酸在预防 SRE 和减轻骨痛方面并不逊色于帕米膦酸盐[107, 119, 120]。在一项由 1018 例被诊断患有 MM 的美国退伍军人参与的研究表明，与帕米膦酸盐相比，唑来膦酸使任何原因导致的死亡风险降低了 22%，SRE 的发病率降低了 25%[121]。然而，使用唑来膦酸（2.6% vs. 0.8% 和帕米膦酸盐联用）时，出现 ONJ 的患者比例较高[121]。此外，唑来膦酸在接受前期抗骨髓瘤治疗的 NDMM 患者中在降低 SRE 方面优于氯膦酸盐（27% vs. 35%，P=0.004）[109]。

有趣的是，随机医学研究委员会骨髓瘤第九期（MRC-Ⅸ）研究显示，在没有骨髓瘤骨病证据的 MM 患者亚组中，服用唑来膦酸与氯屈膦酸相比，可降低 SRE 发生率[109]。因此，有症状的患者，即使常规 X 线检查没有发现骨病也应接受骨靶向药物治疗，尽管对于没有任何骨病变的患者来说，可能并不能确定其获益。如果 MGUS 或无症状 MM 出现骨质疏松症，必须根据骨质疏松指南使用抗骨质疏松药物[113, 115, 116]。

仅对于初次治疗后未达到部分缓解的患者需要唑来膦酸持续治疗 2 年以上。对于完全缓解或已达到良好部分缓解的患者，认为 12～24 个月的唑来膦酸治疗就足够了[116, 122]。在对 MRC-Ⅸ

表 69-1　评估骨靶向药物治疗骨髓瘤骨病疗效和安全性的随机临床试验概述

研　究	治疗方案	患者人数	首次 SRE 中位时间（月）	SRE 发生率	ONJ	肾毒性
Berenson 等[106]	90mg 帕米膦酸 vs. 安慰剂，每 4 周一次，9 个周期后对比	196 vs. 181	安慰剂组更短（P=0.001）	24% vs. 41%（P<0.001）	NR	NR
Rosen 等[107]	静脉注射 4mg 或 8mg 唑来膦酸 vs. 静脉注射 90mg 帕米膦酸，每 3～4 周一次，持续 12 个月	129 vs. 65	12.5 vs. 9.4	NR	NR	NR
Gimsing 等[108]	30mg 帕米膦酸 vs. 90mg 帕米膦酸	252 vs. 252	10.2 vs. 9.2（P=0.63）	33.7% vs. 35.2%	0.8% vs. 3.2%	NR
Morgan 等[109, 110]	每 3～4 周静脉注射 4mg 唑来膦酸 vs. 每天口服 1600mg 氯来膦酸	981 vs. 979	NR	27% vs. 35%（P=0.0004）	4% vs. <1%	两组相近（P=0.55）
Himelstein 等[111]	唑来膦酸每 12 周一次 vs. 每 4 周一次	139 vs. 139	NR	55% vs. 60%	NR	NR
Raje 等[112]	皮下注射 120mg 地诺单抗 + 静脉注射安慰剂 vs. 静脉注射 4mg 唑来膦酸 + 皮下注射安慰剂，每 4 周一次	859 vs. 859	22.8 vs. 24（P=0.01）	43.8% vs. 44.6%	4.1% vs. 2.8%	10% vs. 17.1%

NR. 未报道；ONJ. 颌骨骨坏死；SRE. 骨相关事件

研究中招募的符合移植条件的患者（n=1111）进行的回顾性分析发现，唑来膦酸仅在达到或优于非常好的部分缓解的患者或亚群中保持其在预防 SRE 方面的优势，如移植后第 100 天评估的结果。有趣的是，唑来膦酸相对于氯膦酸盐的生存获益仅在移植后有部分骨髓瘤反应的患者中可见（P=0.009），但在完全缓解或部分缓解良好的患者中并不明显[122]。重要的是，在复发时必须重新使用唑来膦酸[115, 116]。在 ONJ 的情况下，应停用双膦酸盐，如果 ONJ 已愈合，可重新使用[115]。此外，Z-MARK 研究采用了基于 nNTX 水平的模型，该研究基于 3 个月的生物标志物检测结果，评估了唑来膦酸方案的动态适应性[123]。如果 uNTX≥50nmol/mmol 肌酐，则每月给予唑来膦酸，如果 uNTX<50nmol/mmol 肌酐，则每 3 个月给予一次唑来膦酸。该方法可降低研究的第 1 年（5.8%）和第 2 年（4.9%）的 SRE 发生率，ONJ 的 2 年发病率为 3.3%[123]。然而，一项 Meta 分析并未显示唑来膦酸与其他双膦酸盐相比有过高的风险[118]。

必须注意的是，大多数 ONJ 病例会痊愈，并可以重新开始骨靶向治疗，特别是在非自发性 ONJ 的 MM 患者中[124]。同样重要的一点是，由于存在肾功能衰竭的风险，肌酐清除率低于 30ml/min 的患者不推荐使用双膦酸盐[116]。

（二）地诺单抗

地诺单抗是一种针对 RANKL 的高特异性 IgG$_2$ 全人源单克隆抗体。因此，地诺单抗可防止 RANKL 与 RANK 的结合，并在功能上模仿 OPG 的作用。随后，破骨细胞的成熟、发挥功能和存活均受到抑制，阻碍骨吸收过程[113]。

在迄今为止最大规模的针对 MM 患者的安慰剂对照试验中，将地诺单抗与唑来膦酸进行了比较。这项多中心的随机双盲双模拟对照试验纳入了 1718 例 NDMM 患者。该研究证明，地诺单抗在延迟首次 SRE 的时间方面不劣于唑来膦酸（HR=0.98；95%CI 0.85～1.14，P=0.010），接受地诺单抗治疗的患者为 17.3 个月，接受唑来膦酸的患者为 17.6 个月[112]。该研究证实了先前一项

Ⅲ期试验的结果，该试验还表明在 180 例 NDMM 和 RRMM 患者亚组中，地诺单抗在预防或延迟首次 SRE 时间方面不劣于唑来膦酸[125]。由于在 20090482 试验中，两个治疗组大部分的首次 SRE 发生在前 6 个月内，为了确保充分暴露于骨靶向剂，在 15 个月时才进行了具有里程碑意义的分析。这项析因分析显示，与唑来膦酸相比，地诺单抗显著延长了首次 SRE 的时间（HR=0.66，95%CI 0.44～0.98，P=0.039)[112]。此外，当地诺单抗与 NDMM 患者的标准一线治疗一起给药时，与唑来膦酸相比，其 PFS 改善了 10.7 个月（P=0.036）。在随后的亚组分析中，地诺单抗在 PFS 方面的益处在有意接受 ASCT 的患者中表现得尤为明显（P=0.002)[126]。值得注意的是，两个治疗组在患者和疾病特征方面均未报道显著差异[66, 127]。目前尚未报道两种骨靶向药物之间的 OS 差异。

此外，地诺单抗对接受过自体移植的患者展现出更好的肾脏安全性，以及 PFS 方面的优势[64, 115, 126]。因为它不通过肾脏清除，对于肌酐清除率<30ml/min 的患者而言，地诺单抗是一种合理的选择，尽管肌酐清除率<30ml/min 的骨髓瘤患者中相关数据有限。地诺单抗应持续给药，因为尚无关于在骨髓瘤患者中地诺单抗如何停药的数据，而停用地诺单抗具有一定风险。在获得具体数据之前，建议在最后一剂地诺单抗后 6～9 个月，给予唑来膦酸治疗，以防止出现反弹现象[113]。

为了预防低钙血症，在接受双膦酸盐或地诺单抗治疗时都必须补充维生素 D 和钙[113, 116]。在 20090482 试验中，接受地诺单抗治疗的患者（17%）比接受唑来膦酸治疗的患者（12%）更容易出现低钙血症[112]。肌酐清除率和血清 ALP 的数值可以预估低钙血症的风险[128]。两组患者的 ONJ 发病率没有显著差异（4% vs. 3%），认为预防措施对两种抗骨吸收药物都至关重要[112, 129]。

（三）骨硬化蛋白单克隆抗体

骨硬化蛋白由骨细胞分泌，与异常骨重塑相关。它阻碍经典 Wnt 通路的激活并抑制成骨细胞的成熟，从而阻碍骨矿化并诱导成骨细胞凋亡[130, 131]。在 MM 临床前模型中，用单克隆抗体拮抗骨硬化蛋白可恢复失调的骨代谢并降低骨脆性[74, 75]。中和抗体（如罗莫舒单抗和布索组单抗）是人源性的单克隆抗骨硬化蛋白抗体，已在骨质疏松症患者的临床环境中进行了评估[132, 133]。最初的随机双盲Ⅰ期临床试验是在接受皮下注射或静脉注射罗莫舒单抗与安慰剂治疗的健康男性和绝经后女性中进行的[134]。结果显示，与安慰剂相比，罗莫舒单抗可提高血清骨形成标志物（如 PINP 或 BSAP）的水平，并降低骨吸收标志物 CTX 水平[134]。重要的是，除了对生物标志物水平的有益调节之外，还伴随着椎骨小梁和皮质骨密度的显著且持久的改善[133, 135]。

考虑到单独抑制骨硬化蛋白没有显著的抗骨髓瘤活性[75]，治疗方法旨在将抗骨硬化蛋白抗体与特异性抗骨髓瘤药物相结合。然而，在体外细胞实验中，抗骨硬化蛋白抗体联合硼替佐米和地塞米松对骨髓瘤细胞进行处理，没有产生显著的抗骨髓瘤活性；因此正在研究其他的药物组合[136]。最近，在一系列特征明确的小鼠和人类骨髓瘤骨病异种移植模型中，评估了抗骨硬化蛋白抗体治疗作为单药或与双膦酸盐联合治疗的效果[75]。更具体地说，McDonald 等的研究表明，抗骨硬化蛋白抗体的单药治疗和唑来膦酸的单药治疗都能防止骨髓瘤引起的骨质流失，而抗骨硬化蛋白抗体的治疗还能增加骨强度。有趣的是，有人认为抗骨硬化蛋白抗体在增强骨强度方面优于唑来膦酸。与唑来膦酸单药治疗相比，在治疗过程中添加抗骨硬化蛋白抗体可增加骨量和抗骨折能力。总的来说，这些研究结果指出，抗骨硬化蛋白抗体和唑来膦酸的组合可能为骨髓瘤相关骨病的治疗提供额外的临床相关的益处[75]。相关的临床研究备受期待。

（四）放疗、微创治疗和开放外科手术

前瞻性和回顾性数据均显示大多数 SRE 发生

在初诊或复发的早期[112, 137]。在 20090482 研究中的首次 SRE 里，前 3 个月和前 6 个月里 SRE 的发生率分别为 60% 和 81%[112]。因此，目前骨靶向药物在预防 SRE 方面的短期效果不够确切，可能需要用其他方法进行早期干预。筛查高危人群需要考虑的危险因素包括骨髓瘤骨病负荷、是否患骨质疏松症、肿瘤临床进展情况、既往 SRE 患病情况、治疗方案和治疗时间[137]。对于无法控制的疼痛、即将发生病理性骨折或脊髓压迫的情况，可以采用 30Gy 以下的低剂量放射治疗作为姑息性治疗[116, 138, 139]。对于无症状的椎体压缩性骨折，应考虑采用椎体后凸成形术或椎体成形术[116, 140-142]。对于长骨骨折、骨性压迫脊髓或椎体不稳定的患者，建议进行开放手术[116, 143]。

五、结论与展望

尽管近年来双膦酸盐一直是骨髓瘤骨病的标准治疗方法，但考虑到地诺单抗在预防 SRE 方面不逊于唑来膦酸，并在符合接受 ASCT 的 NDMM 患者中可能最大限度地减少肾脏毒性和改善 PFS，可将地诺单抗视为一种可接受的具有成本效益的替代品。对于肾功能受损的患者，地诺单抗可能是更安全的选择。然而，仍需进行包括这一类患者群体在内的临床研究。事实上，由于在病程中发生 SRE 的风险过高，这些患者目前接受特定骨靶向药物治疗及标准抗骨髓瘤治疗的医疗需求尚未得到满足[65]。对骨髓瘤骨病的发病机制的更深入了解可能会产生新的抗骨髓瘤药物和骨靶向药物的组合，从而减轻患者疾病负荷，并恢复正常骨代谢。除了抑制骨破坏外，逆转骨损伤仍然是一个重大挑战。合成代谢药物与抗骨质疏松治疗及抗骨髓瘤治疗相结合，可能是恢复骨髓瘤微环境中正常骨代谢的关键。抗骨硬化蛋白抗体联合唑来膦酸甚至地诺单抗似乎是在将来进行临床评估的最有希望的治疗方法。